GESUND DURCH HEILKRÄUTER

Dr. Markus Gurtner

Gesund
durch Heilkräuter

Mit 16 vier- und 16 einfarbigen Kunstdrucktafeln, 150 zweifarbigen Kräuter-
bildern und über 150 meist zweifarbigen Abbildungen zum übrigen Text

GONDROM

5. Auflage 1980
Sonderausgabe für den Gondrom Verlag, Bayreuth
© by Andreas & Andreas, Verlagsbuchhandel, Salzburg
Schutzumschlaggestaltung: Atelier Blaumeiser, München
ISBN 3-8112-0016-X
Printed in Italy

Die moderne Wissenschaft hat sich unter anderem die Aufgabe gestellt, die sogenannten Zeitkrankheiten zu untersuchen. Diese weltweiten Forschungen sind zwar noch nicht beendet, doch zeichnen sich schon heute zwei Dinge ab, die für jeden von uns von Bedeutung sind: Was immer auch die weiteren Nachprüfungen ergeben mögen, unnatürliche Lebensweise und falsche Ernährung werden die Hauptursachen bleiben.

Kein vernünftig denkender Mensch wird ernsthaft behaupten wollen, daß Medikamente an sich schädlich seien. Der Mißbrauch aber, der oft mit ihnen getrieben wird, ist sicher von Übel!

Mit diesen drei Dingen: natürlichem Leben, gesunder Ernährung und Eindämmung des Medikamentenmißbrauches durch Rückkehr zu den Heilpflanzen sind auch schon die Hauptaufgaben unseres Buches umschrieben.

Man wird sich in unserem Buch leicht zurechtfinden. Braucht man rasch Auskunft über eine Heilpflanze, einen Tee oder ein Nahrungsmittel, über ein Naturheilverfahren, richtige Krebsvorbeugung oder was immer es sein soll, so verwende man bitte das ausführliche Stichwortverzeichnis ab Seite 467. Für den Notfall ist das Kapitel „Erste Hilfe" ab Seite 447 bestimmt. Will man tiefer in ein Problem eindringen, will man loskommen von der Hast des Alltages, so möge man sich die Kapitel einzeln vornehmen.

Der alphabetisch geordnete Kräuterteil ist nach den bekanntesten Namen der Pflanzen zusammengestellt. Dann folgen der lateinische und anschließend noch verschiedene deutsche Namen, mit denen das Heilkraut in einzelnen Teilen unseres Sprachgebietes benannt wird. Sämtliche Namen finden sich im Stichwörterverzeichnis.

Jene Kapitel, die der Krankheitsvorbeugung dienen, sollte jeder lesen! Jeden von uns bedrohen die immer häufiger auftretenden Zeitkrankheiten, wie etwa Herz- und Kreislaufleiden. Die Wissenschaft hat für den Laien Richtlinien bereit, wie diesen Krankheiten vorzubeugen ist und wie sie rechtzeitig erkannt werden können. Man kann es nicht oft genug betonen: Krebs ist heilbar, wenn er früh genug erkannt wird.

„Die meisten Selbstmorde werden mit der Speisekarte begangen." Dieser Satz eines bekannten Mannes ist nur zu wahr und deshalb wendet sich das Kapitel „Unsere Nahrung" von Universitätsprofessor Dr. Wilhelm Halden besonders an die Hausfrauen. Auch hier mache man es bitte so, wie oben vorgeschlagen. Wenn man wissen will, was etwa Cholesterin ist, so sucht man dieses Wort im Stichwörterverzeichnis. In Zeiten der Muße möge man sich aber den ganzen Abschnitt vornehmen. Ernährung nach den Grundsätzen dieses Kapitels bedeutet keine einseitige Phantasterei, sondern Leben nach den Ergebnissen der modernen Ernährungsforschung.

Nun noch ein ernstes Wort: Es ist nicht Aufgabe dieses Buches, den Leser zur Selbstbehandlung anzuleiten! Wer nur einigermaßen über medizinische Dinge Bescheid weiß, kann ermessen, wie schwer gerade die richtige Behandlung mit Heilpflanzen ist! Sie verlangt mehr Erfahrung, mehr ärztliches Fingerspitzengefühl, als der Gebrauch moderner Medikamente. Heilpflanzen sind — wenn sie falsch angewendet werden — nicht weniger gefährlich als andere Medikamente, und die Naturheilverfahren greifen tief in den Ablauf der Lebensvorgänge ein.

Wir wollen die Wissenschaft nicht überschätzen. Trotzdem bleibt dem Menschen des 20. Jahrhunderts der Weg, den etwa die Alten mit der Signaturenlehre gingen, verschlossen. Nach den Gesetzen der „Signatura rerum" gäbe die äußere Form einer Heilpflanze Aufschluß darüber, wie sie in der Heilkunde zu verwenden sei. Der kleine, harte Steinsame müßte demnach ein hervorragendes Mittel bei Steinleiden sein. Daß man auf diesem etwas eigenartigen Weg trotz allem tatsächlich wirksame Heilmittel fand, ist einerseits wohl auf den Zufall, andererseits aber auch auf die Tatsache zurückzuführen, daß es stets Ärzte gegeben hat, die mehr der eigenen Erfahrung als der augenblicklich herrschenden Lehrmeinung vertrauten und vertrauen.

Für den Menschen von heute den goldenen Mittelweg zu finden, soll unsere Aufgabe sein. Möge das Buch „Gesund durch Heilkräuter" ein Meilenstein auf dem Weg zu einer „Medizin der Mitte" werden!

Die Autoren

Inhaltsverzeichnis

Heilpflanzenalphabet

Unsere Nahrung

Erste Hilfe

WIE DIESES BUCH
ZUM HELFER
IN ALLEN LEBENSLAGEN WIRD

HEILKRÄUTER ODER MEDIKAMENTE?

In Tabletten, Injektionen und teuren Kuren sieht der Mensch des 20. Jahrhunderts den Gipfelpunkt jeder Behandlung. Man darf ohne Übertreibung sagen, Arzt und Patient beten vielfach immer noch die Technik so sehr an, daß sie es bei den hochmodernen Behandlungsmethoden bewenden lassen. Zwei Dinge werden dabei vernachlässigt: die so unendlich wichtige Vorbeugung und jenes weite Gebiet der Heilungsmöglichkeiten, das mit „Natürlichen Heilmethoden" am besten umrissen ist. An sich handelt es sich bei der Trennung der Heilkunde in ein schulmedizinisches und ein naturheilkundliches Lager um eine Reihe von Trugschlüssen, Fehldeutungen, aber auch von Unduldsamkeit, mangelndem Einfühlungsvermögen und Konkurrenzangst auf beiden Seiten. Fragen wir uns doch einmal, welcher Unterschied zwischen einer naturheilkundlichen und einer schulmedizinischen Wärmebehandlung besteht! Fragen wir, ob die Digitalispflanze, von Naturheilbeflissenen verordnet, eine andere ist als die gleiche Droge, verordnet vom Leiter einer Universitätsklinik!

Ist es unberechtigt, beide streitenden Teile einmal zu fragen: Gibt es neben einer natürlichen auch eine unnatürliche Heilung? Die Technik hat uns viele Möglichkeiten in die Hand gegeben. Wir können nicht nur Krankheitserreger von unvorstellbarer Kleinheit mit dem Mikroskop sichtbar machen, wir können auch Wirkstoffe, die wir aus dem Pflanzenreich kennen, künstlich herstellen. Wir können dem Patienten das Stoffwechselprodukt von verschiedenen Pilzarten, gereinigt und genau abgemessen, einverleiben. Es bleibt aber immer noch ein Wirkstoff der Natur wie etwa das Penicillin und alle anderen Antibiotica. Wir können Vitamine in kleine Kapseln sperren, in Tabletten pressen und damit viele Krankheiten günstig beeinflussen. Bleiben sie aber nicht trotzdem Vitamine, ursprünglich Wirkstoffe aus dem Pflanzenreich, unerläßlich für den gesunden Körper?

Wir müssen aber auch dem einseitigen Naturheilkundeanhänger eine Frage stellen: Wenn wir die Möglichkeit haben, einen Wirkstoff genau zu bemessen, der im Übermaß genossen giftig, in kleinen Mengen aber wirkungslos ist, wie etwa das Digitalisgift, warum sollen wir es dann nicht in genauen Abmessungen verordnen? Hat es einen Sinn, Pflanzenauszüge nach uralten

11

Rezepten zu machen, die nach Stunden oder Tagen schon wirkungslos werden, wenn wir in einer Tablette die gleichen Stoffe jahrelang haltbar anwenden können?

Es gilt — wie immer im Leben — einen Mittelweg zu finden und viele Ärzte sind heute bemüht, eine Brücke zu bauen zwischen den strengen, rein naturwissenschaftlich-chemisch denkenden Kollegen und jenen, die das naturverbundene Denken trotz Studium und Klinikpraxis nicht verloren haben.

Mit den modernen Heilmitteln wird zweifelsohne Mißbrauch getrieben. Berge von Tabletten ißt mancher im Laufe seines Lebens und muß gestehen, daß ihm seine Kopfwehpulver zwar augenblickliche Erleichterung geschaffen, das Leiden aber keineswegs behoben haben. Andernfalls wären ja die vielen Pulver gar nicht nötig gewesen. Ganz ähnlich ist es mit Schlafmitteln, Mitteln zur Bluterneuerung und vielen anderen. Wir wollen das Medikament durchaus nicht verdrängen, die Injektionsspritze des Arztes nicht unnötig machen, wir wollen sie aber wieder auf jenen Platz stellen, der ihnen gebührt: Helfer in jenen Zeiten der Not zu sein, in denen andere, einfachere und vielleicht auch weniger schädliche Mittel versagen. Die Antwort auf unsere eingangs gestellte Frage — Heilkräuter oder Medikamente? — darf daher auch nicht zugunsten der einen oder der anderen ausfallen, sondern muß lauten: Heilkräuter *und* Medikamente! Beide sind wichtig! Naturheilmaßnahmen und Schulmedizin, beide sollten im Leben des modernen Menschen ihren Platz einnehmen. Die beiden Richtungen sollten sich gegenseitig nicht bekämpfen, sondern ergänzen.

Zur heilenden Wirkung vieler Kräuter und anderer natürlicher Heilmittel kommt noch eine weitere, überaus wichtige und viel zu wenig beachtete Aufgabe hinzu: die Krankheitsvorbeugung. Freilich ist Vorbeugen eine bei weitem weniger dankbare Aufgabe als Heilen. Heißt Vorbeugen doch fast immer, demjenigen, dem geholfen werden soll, liebgewordene Gewohnheiten wegzunehmen und ihm an Stelle seiner Mittagszigarre ein mehr oder weniger bitteres Tränklein oder ein ungewohntes grünes Blatt vorzusetzen.

Wer kann schon beweisen, daß er mit der Vorbeugungsmaßnahme dem Nächsten wirklich geholfen hat? Eine gut gelungene Magenoperation, die den Patienten von argen Schmerzen befreit, ist weitaus eindrucksvoller. Und dennoch wollen wir unseren Vorbeugungsfeldzug wagen, denn neben den Heilkräutern haben wir noch eine zweite Waffe in der Hand: Krankheitsvorbeugung durch richtige Ernährung! Im Zeitalter der Konserve und des penicillinbehandelten Schweinefleisches muß unsere Aufmerksamkeit ganz besonders der Küche gelten. Wurde doch eindeutig bewiesen, daß ein Großteil der typischen Volksleiden, vor allem die Herz- und Gefäßkrankheiten, durch unrichtige Ernährung zustandekommen. Wir haben die Lebensregeln unserer Vorfahren fast völlig vergessen. Mancher ist geneigt, über ein Rezept aus dem

Jahre 1776 zu lachen, in dem 40 Gramm Krebsaugenpulver, frisches, süßes Mandelöl und 4 Lot Mannasyrup vermischt werden zu „eben dem Gebrauch" Wie mancher, den ein Schlaganfall für Jahre ans Bett fesselte, hätte gut daran getan, die Regeln für „vollblütige Leute" zu befolgen, die „vermöge ihrer Leibesbeschaffenheit zum Schlagflusse geneiget sind"! Hätte er nur seine Nahrung „ganz kühlend und verdünnernd eingerichtet, alle hitzigen, geistigen Getränke, alle gewürzten und zu nahrhaften Speisen, wie auch alle heftigen und anhaltenden Leidens- und Gemüthsbewegungen" vermieden! Er hätte dann nichts anderes getan, als das befolgt, was die besten Herzspezialisten des 20. Jahrhunderts verordnen, nämlich Fett, Flüssigkeit, Salz und Gewürze einzuschränken und sich so wenig wie möglich aufzuregen. Und das hätte er zweifelsohne mit Erfolg getan.

Dort, wo wir also ein „kleines Übel" haben, dürfen, ja sollen wir getrost auf die Heilkräuter zurückgreifen. Schlaflosigkeit bekämpft man häufig mit einem Kräutertee besser als mit Betäubungsmitteln. Dort, wo es gilt, ernsthafte Leiden rasch zu bekämpfen, werden wir das ganze Rüstzeug der Schulmedizin ins Treffen führen. Dennoch soll uns dies nicht hindern, zusätzlich die eine oder andere Heilpflanze zu gebrauchen, vor allem bei chronischen Leiden!

Zur Vorbeugung werden wir einerseits die Regeln einer gesunden, vernünftigen Ernährung befolgen, wie sie Prof. Halden eingehend darstellt, andererseits aber auch im Frühjahr und Herbst eine Entschlackungskur und sonst gelegentlich eine kräftigende und blutstärkende Kräuterkur machen, all dies im Einvernehmen mit unserem Arzt, der ja als „Doktor der gesamten Heilkunde" die Erfahrungen aller Heilmethoden verwerten darf und verwerten soll!

Warum wir krank werden

Böse Geister und Dämonen, erzürnte Götter und rachsüchtige Hexen wurden jahrtausendelang für alle Krankheiten und Leiden verantwortlich gemacht, bis es nach langem Suchen gelang, jene Kleinstlebewesen zu finden, die wir heute als Krankheitserreger kennen. Freilich wußte man sehr genau, daß nicht allen Krankheiten ein Bakterium oder ein ähnliches Lebewesen zugrunde liegt, doch war man bis vor nicht allzulanger Zeit noch geneigt, neben den anderen äußeren Schäden nur „Krankheitserreger" als Ursachen einer Erkrankung anzuerkennen. Lange bevor man die Krankheitserreger im Mikroskop sehen konnte, haben Ärzte und Naturforscher einen lebendigen Feind vermutet. Lange bevor man überhaupt daran dachte, eine solche Theorie allgemein anzuerkennen, wurden schon Abhandlungen über die „Infektion" geschrieben, aber niemand wollte sie ernst nehmen. Die alten Lehren von der schlechten Säftemischung oder der Hexen- und Dämonenglaube waren stärker.

Die Erkenntnisse der neueren Forschung waren so eindrucksvoll, ihre Schlußfolgerungen so überzeugend, daß man nun wieder geneigt war, alles

Frühere als Unsinn abzutun — so etwa die Lehre von der falschen Säftemischung. Aber auch damit schoß man übers Ziel hinaus. Die Hormonforschung hat die Grundidee der „Säftelehre" wieder zu Ehren gebracht und manche Ergebnisse der Blutchemie geben ebenfalls den alten Ärzten recht. Dies muß man sich vor Augen halten, wenn man sich fragt, warum wir krank werden. Denn manches, was heute noch als falsch abgetan wird, kann in einigen Jahren für richtig gehalten werden. Andererseits wird auch sicherlich manche Grundfeste der heutigen Medizin zu Gunsten einer neuen Lehre fallen müssen.

Der Mensch sieht sich von zwei Seiten bedroht: einerseits von den Feinden, die von außen auf uns einwirken, die mit einer Ansteckung in unseren Körper kommen oder die uns deshalb schaden, weil sie den Organismus in irgendeiner Hinsicht beeinflussen (Hitze, Kälte, Stoß, Schlag, aber auch Atomstrahlung und seelische Belastung), andererseits von jenen Störquellen, die in uns gelegen sind, sei es nun, daß sie vererbt wurden oder daß sie einer Schädigung entstammen, die uns schon während der Entwicklung im Mutterleib traf. Die Zahl der von außen kommenden Feinde ist erheblich größer als jene der Störquellen in uns selbst. Doch darf man die Tatsache nicht unterschätzen, daß man die Anfälligkeit für die eine oder andere schwere Erkrankung ererben kann. So wurde zum Beispiel nachgewiesen, daß es eine direkte Krebsvererbung zwar nicht gibt, daß aber die Bereitschaft, Krebs zu bekommen, weitervererbt werden kann.

Bei den Krankheitserregern unterscheiden wir die winzigen, oft auch mit dem Elektronenmikroskop noch nicht sichtbar zu machenden Virusarten, die der Forscher zum Teil dadurch erkennen kann, daß er sie durch bestimmte feinste Filter schickt. Je nach Größe des Erregers hält nun der eine Filter die winzigen Keime zurück und der andere läßt sie passieren. Die Virusforschung bewegt sich am Rande der Frage: Gibt es einen Übergang vom toten Stoff zum lebendigen? Denn manche Virusart scheint einmal ein lebendiger Organismus und das andere Mal ein toter chemischer Stoff zu sein. Eine Reihe wichtiger Virusarten konnte man in den letzten Jahren und Jahrzehnten genau bestimmen, wie zum Beispiel die Erreger der Kinderlähmung, der Grippe und andere mehr.

Wesentlich größer sind die Bakterien (auch als Bazillen bezeichnet). Es handelt sich um Spaltpilze, die verschiedene Formen haben und meist auch nach diesen Formen eingeteilt werden. Manche können sich nicht selbst fortbewegen, manche sind mit Geißeln ausgestattet und zeigen unter dem Mikroskop eine lebhafte Beweglichkeit. Man findet Kugeln, die einzeln oder in Ketten und Trauben beisammen liegen, Stäbchen, die wiederum Ketten bilden, und schraubenzieherartige Formen, die sich wie kleine Schlangen fortbewegen, wie etwa die Erreger der Syphilis.

Man kann Bakterien — oft verhältnismäßig einfach — auf sogenannten Nähr-böden züchten, meist genügt ihnen ein chemisch einwandfrei zusammenge-setztes „Futter", während die Züchtung von Viren fast nur auf „lebenden" Nährböden gelingt (zum Beispiel in Eiern).

Die Krankheitserreger kommen auf irgendeinem Weg — sei es durch Ein-atmen, durch Essen, durch Verschmieren usw. — in den Körper und versuchen nun, sich hier zu vermehren. Ob ihnen das gelingt oder nicht, hängt vom All-gemeinzustand und von der Abwehrbereitschaft des Körpers, von der „Dispo-sition" ab. Für viele Bakterienarten hat der Körper spezielle Abwehrstoffe zur Verfügung, sei es, daß er diese „Immunität" ererbt hat, sei es, daß er mit Bak-terien der gleichen Art schon in Berührung gekommen war und nun Abwehr-körper, die wie ein Schlüssel ins Schloß passen, zum Kampf bereit hält. Ge-lingt es, nicht, die Eindringlinge sofort unschädlich zu machen, bricht einige Zeit nach der Infektion die eigentliche Erkrankung aus. Wie lange die „Inku-bationszeit" dauert, hängt von der Erregerart und von der Abwehrkraft des Organismus ab. Ist die Erkrankung ausgebrochen, dann wird der Kampf an allen Fronten geführt, die erhöhte Temperatur im Körper macht den Bakterien das Leben sauer, die Gesundheitspolizei des Organismus, die weißen Blut-körperchen, wird in den Kampf geworfen. Die weißen Blutkörperchen fressen buchstäblich solange Bakterien, bis sie selbst daran zugrundegehen. Neuer-liches Aufflackern der Infektion macht sich durch neuerliche Fieberstöße, durch Schüttelfrost usw. bemerkbar.

Neue Gefahr: Strahlungsschäden

Unter den Feinden von außen ist uns ein neuer entstanden, ein vom Men-schen selbst entfesselter — die radioaktive Strahlung. Mag sein, daß mancher die Gefahren zu schwarz malt, was aber bisher an Opfern sterben mußte. sollte eigentlich genügen, um den Forschern zu denken zu geben! Nicht die Hitze, die bei einer Atombombenexplosion entsteht, nicht die Sprengwirkung, — all das konnte man auch mit anderen Mitteln erreichen und hat es auch gründlich ausgenützt — nein, die Strahlung als solche bedroht uns, nicht den einzelnen Menschen, sondern unsere ganze Generation und unsere Nachkom-men! Tausende und Abertausende mußten durch die Verseuchung, die bisher verursacht wurde, an Weißblütigkeit sterben und die Schutzmaßnahmen sind noch durchaus unzulänglich! Dennoch dürfen wir hoffen, daß uns die Wissen-schaft auch hier einen Weg zeigen wird, der genügend Schutz verspricht und die Heilung von Atomschäden möglich macht. Einige Substanzen hat man schon gefunden. So weiß man zum Beispiel, daß das sogenannte Cystein, ein Stoff, den man auch sonst im Körper findet, Schäden durch radioaktive Strahlen günstig beeinflußt.

15

Jedenfalls führt jede zu starke Einwirkung radioaktiver Strahlungen zu Schädigungen, die meist in ein krebsähnliches Bild ausarten. Trotzdem glauben wir sagen zu können, daß für eine allgemeine Atom-Angst oder gar Atom-Panik keine Ursache besteht.

Leib und Seele sind ein Ganzes

Nach der Entdeckung der Krankheitserreger war man geneigt, alle Krankheiten auf den Befall mit Bakterien zurückzuführen. Allmählich fand man aber, daß durchaus nicht jeder, der mit den Keimen in Berührung kommt, deshalb auch zwangsläufig erkranken müsse, auch dann nicht, wenn er noch nie mit dieser Erkrankung zu tun hatte — also keine Immunität erworben haben konnte. Erst als die allzu technisch orientierte Wissenschaft überwunden war, als man erkannte, daß auch seelische Störungen Krankheiten verschulden können, konnte man den Beweis erbringen, daß es neben einer körperlichen Veranlagung auch eine seelische Bereitschaft für die Erkrankung als solche gibt — daß man nach einer großen Aufregung zum Beispiel eher an einer Grippe erkrankt als sonst. Die seelische Belastung wurde sogar als alleinige Ursache mancher sogenannter organischer Erkrankungen bewiesen — man kann ohne weiteres Magengeschwüre nur deshalb bekommen, weil man sich dauernd über irgend etwas ärgern muß. Andere wieder bekommen Herzbeschwerden, noch andere Kopfschmerzen. Selbstverständlich verwendet die moderne Behandlung diese Erkenntnisse auch in ihrem Arbeitsbereich. Moderne Seelenbehandlung ersetzt das „Dämonenaustreiben", dessen Grundgedanke, wie wir heute wissen, der Schocktherapie unserer Tage durchaus nahe kommt.

Aus all dem Gesagten erkennen wir aber einen wichtigen Hinweis für unsere Gesundheit: Der an sich so einfache Rat, ein ausgeglichenes und ruhiges Leben zu führen, der so banal und nichtssagend klingt, ist jene Lebensweisheit, die uns am besten vor allen Krankheiten bewahrt. Übertreibungen in jeder Hinsicht können die Ursache einer Erkrankung sein, wobei zum Beispiel übermäßig betriebener „Gesundheitssport" nicht nur an einer Herzschwäche, sondern auch an seelischen Verstimmungen oder an einer Infektionskrankheit schuld sein kann! Wenn irgendeine Schädigung unseren Körper trifft, so wird sich diese meist an der schwächsten Stelle auswirken — die bei jedem Einzelnen von uns zu jeder Zeit eine andere sein kann!

Tabelle der wichtigsten Krankheitserreger

Erkrankungen durch Viren:

Grippe	Tollwut	Gehirnentzündung
Kinderlähmung	Schnupfen	Gürtelrose
Masern	Gelbfieber	Papageienkrankheit
Pocken		

durch Kugelbakterien:

Eiterungen	Wochenbettfieber	Scharlach
Abszesse	Gehirnhautentzündung	Lungenentzündung
Fingerwurm		

durch Stäbchenbakterien („Bazillen" in engerem Sinn):

Pest	Tetanus	Diphtherie
Nagerpest	Gasbrand	Ruhr
Maltafieber	Tuberkulose	Brechdurchfall

durch krankheitserregende Schmarotzer:

Amöbenruhr	Malaria

FÜR DIE LIEBE IST KEIN
KRAUT GEWACHSEN

Hexen und Zauberer, Kräuterheilkundige und Scharlatane, alle haben versucht, jenen Liebestrank zu finden, mit dem man sich die begehrte Person gefügig machen könne. Gott sei Dank — es ist nicht gelungen! Damals nicht, als man mit unheimlichen Destillierapparaten Schlangenhäute, Regelblut, gepulverte Knochen, Vogelnester, giftige und harmlose Kräuter unter Beschwörungen zum „Elixier" zusammenbraute, und heute nicht, da die blitzblanken Maschinen und Zylinder die Alchimistenküche ersetzt haben.

Je näher wir dem Problem der Sexualität gekommen sind — wir sind von der wirklichen Erkenntnis sicherlich noch meilenweit entfernt! —, um so mehr kristallisiert sich eine Tatsache heraus: Hormone und andere Stoffe können gegebenenfalls die sexuelle Erregbarkeit als solche verändern, manchmal steigern, manchmal vermindern — jenes Gefühl aber, das wir Liebe nennen, hat mit diesen Dingen nichts zu tun! Es führt eine schmale Brücke vom Sexualleben zur echten Liebe. Sie ist ein gefährlicher Steg und niemand kann durch sexuelle Reize jenes Gefühl erzeugen, das wir unter Liebe verstehen. Deshalb mußten nicht nur jene Versuche fehlschlagen, die — unter praktisch richtigen Voraussetzungen zur Erhöhung der sexuellen Potenz — von den Alten unternommen wurden, wie etwa die Verordnung von Stierhoden, von örtlich die Geschlechtsorgane reizenden Teemischungen usw., sondern auch alle Bemühungen, Liebe durch kristallisierte Hormone zu „erzeugen"!

Es ist ganz einfach die Voraussetzung falsch! Wenn wir die Absicht haben, die Potenz eines körperlich schwachen Ehepartners zu erhöhen, der in treuer Liebe an seiner Frau — bzw. an seinem Mann — hängt, so können wir mit „Liebesmitteln" gegebenenfalls Erfolg haben, denn dann fehlt nur die körperliche Fähigkeit. Dort aber, wo die seelische Bindung mangelt, ist buchstäblich Hopfen und Malz verloren. Liebe läßt sich nicht erzwingen, weder mit Mitteln der Schulmedizin, noch mit Kräutern oder anderen Anwendungen.

Wohl aber stehen uns Kräuter zur Verfügung, mit denen die nachlassende Sexualkraft in bescheidenem Rahmen wieder angeregt werden kann. Den alten Kräuterbüchern dürfen wir allerdings nur in sehr begrenztem Maße folgen, da sie häufig überaus gefährliche Zubereitungen empfehlen. Manche Giftpflanzen (Tollkirsche, Bilsenkraut) rufen beim Menschen sexuelle Erregungszustände hervor, sie vermitteln, ähnlich wie bestimmte Rauschgifte dem Orientalen, erotische Träume, das Gefühl des Fliegens und anderes mehr. Die Grenze zwischen der tödlichen oder wenigstens überaus schädlichen Dosis und jener, die nötig ist, um die „Träume" hervorzurufen, ist aber nur ein schmaler Grat! Wir müssen uns deshalb auf die Anwendung jener Kräuter beschränken, die ganz allgemein die Lebensfunktionen fördern, vor allem also auf die Vitaminspender. Nur in Ausnahmefällen und mit ausdrücklicher ärztlicher Genehmigung können auch harntreibende Substanzen zu Hilfe genommen werden.

Vor allem aber sei sich der Leser einer Tatsache bewußt: Wie die Forschung ergeben hat, sind die Fälle von Impotenz, mit verschwindenden Ausnahmen, immer Fälle seelischer Störungen! Die mangelnde Geschlechtskraft hat ihre Ursache in frühen Erlebnissen, die einen Schock hinterlassen haben. Oft genügt schon die Angst vor der Impotenz, um Impotenz zu erzeugen. Die Behandlung solcher Zustände kann daher auch nicht mit Kräutern — wenigstens nicht mit Kräutern allein — erfolgen, es muß vor allem der Seelenarzt zu Rate gezogen werden.

Dann aber ergibt sich oft die paradoxe Lösung, daß das beste Mittel zur Hebung der Sexualkraft ein Beruhigungsmittel ist: zum Beispiel etwa dann, wenn es sich um Fälle mit vorzeitigem Samenerguß handelt.

Der vernünftige Patient wird bei vorzeitigem Nachlassen der Sexualkraft also:

* nicht selbst behandeln, sondern den Arzt aufsuchen;
* keine „Anregungsmittel" verwenden, wenn sie nicht ausdrücklich verordnet wurden; sie können mehr schaden als nützen;
* natürlichen Mitteln, vor allem der allgemeinen Kräftigung den Vorzug gegenüber chemischen Reizmitteln einschließlich der anreizenden Kräutermischungen geben;
* nicht den vermessenen Wunsch haben, Liebe mit „Mitteln" aller Art erzwingen zu wollen;
* sich den Wünschen seines Sexualpartners weitgehend anpassen, um ihm so eine Brücke zu bauen, wenn es das eine oder andere Mal nicht richtig funktionieren will;
* niemals dem Partner gegenüber von dessen „Schwäche" sprechen oder sich gar über sein Versagen lustig machen.

Selbstbefriedigung (Onanie, Masturbation)

Ein sonst so fortschrittlicher und allem Natürlichen aufgeschlossener Mann wie Pfarrer Kneipp schrieb in seinem Buch „So sollt ihr leben!" über die „Unzucht", womit wohl die Selbstbefriedigung gemeint ist: „Ein schreckliches Laster, in das sich so viele verirren, ist die Unzucht. Sie rafft viele Opfer dahin und hat für das Berufsleben die allertraurigsten Folgen. Auch hier heißt es: Was Du aussäst, wirst Du ernten. Gegen kein anderes Laster sollen die Eltern die Kinder mehr schützen als gegen dieses. Leicht können dieselben sich in dieses Laster verirren, wenn Vater und Mutter kein wachsames Auge haben. Hat sich aber ein Jüngling oder eine Jungfrau demselben einmal hingegeben, so wird Vater- und Mutterwort kaum vermögen, die Unglücklichen noch zurückzuhalten und zu bessern. Wie vielen Tausenden wird in den schönsten Jahren dieses Laster schon ein Totengräber! Am allertraurigsten aber ist es, wenn mit der Unzucht sich die Trunksucht verbindet. Wer mit zwei Mördern es zu tun hat . . ."

Das Vorwort zu diesem Buch wurde 1889 geschrieben. Nehmen wir ein „Doktorbuch" aus der gleichen Zeit zur Hand — „Das Buch vom gesunden und kranken Menschen" von Dr. Carl Ernst Bock, weiland Professor der pathologischen Anatomie zu Leipzig, so lesen wir Sätze, die uns modern anmuten: „Die Selbstbefleckung kommt bei beiden Geschlechtern und fast in allen Lebensaltern, hauptsächlich aber in der Jugend (zwischen dem 13. und 17. Jahr) so häufig vor, daß man die allermeisten Jünglinge für Onanisten ansehen kann . . ." Weiter heißt es: „. . . eine Verirrung, zu der gewiß viele Tausende ohne alle Verführung von außen her durch körperliche Zustände hingezogen werden . . ." Und man meint Freud zu lesen, wenn man erfährt: „Zu der viele Kinder, bloßen Naturtrieben folgend, schon den Grund legen, ehe sie noch ordentlich denken können."

Eine Konzession an die damalige Zeit ist es, wenn Dr. Bock dann noch sagt: „. . . welche gar nicht wissen und ahnen, wie unsittlich und unter Umständen auch nachteilig . . ."

Wenn wir den modernen amerikanischen Bericht von Kinsey lesen oder einen Arzt nach seinen Erfahrungen fragen, so wird er in groben Zügen das sagen, was vor mehr als sechzig Jahren Dr. Bock schrieb. Bei Erwachen des Geschlechtstriebes ist die Selbstbefriedigung regelmäßig zu finden, bei Knaben etwas häufiger als bei Mädchen. Es wäre völlig sinnlos, nun mit Strafen zu drohen, den „Sünder" abzukanzeln und ihm die schwersten Folgen für Körper und Seele zu prophezeien, soferne er nicht mit diesem „verächtlichen Laster" aufhöre. Denn er wird nicht aufhören. Er wird aber aller Voraussicht nach, wenn wir die Folgen entsprechend düster geschildert haben, eine schwere Neurose bekommen, die seinen ganzen Lebensweg überschattet!

Es ist selbstverständlich, daß wir unsere Kinder rechtzeitig aufklären, daß wir ihnen all das, was ein junger Mensch über das Wunder der Menschwerdung wissen soll, in einfachen und nüchternen Worten sagen. Dabei kann man auch die Selbstbefriedigung streifen, darf durchaus auch erwähnen, daß übermäßiges Ausführen nervös und müde machen kann, wir werden aber auch gleich dazu sagen, daß der Arzt in solchen Fällen helfen kann! Der junge

Mensch soll nicht ein „Laster" mit sich herumschleppen, sondern gesund und frisch und ohne „Schuldgefühle" aufwachsen. Selbstbefriedigung in mäßigem Umfang werden wir stillschweigend als etwas Natürliches übersehen, bemerken wir Anzeichen von Nervosität, Unsicherheit usw., ist der Arzt zu Rate zu ziehen. Völlig unsinnig ist es, mit Drohungen wie „Rückenmarkschwindsucht", Zeugungsunfähigkeit, Impotenz usw. zu arbeiten. Die Neurose, die wir dadurch erzeugen, führt nur zu noch stärkerer Reizung des Geschlechtstriebes.

Von den Heilkräutern stehen uns vor allem Hopfen und beruhigende Teemischungen zur Verfügung, welche Melisse, Baldrian, Primel usw. enthalten. Die Ernährung sei reizlos, Gemüse, Milch und Obst sollen überwiegen, auch Fasttage kommen — Arzt! — in Frage. Ob die immer wieder empfohlenen Kaltanwendungen wirklich nützen, bleibe dahingestellt. Wenn man bedenkt, daß man im allgemeinen Kaltanwendungen durchführt, um die Durchblutung zu steigern, so sind sie wohl eher abzulehnen. Daß die Kälte den Geschlechtstrieb vermindert, ist nicht zu erwarten! Günstig wirkt sich hingegen Sport aus, wozu natürlich auch alle Formen des Wassersports zählen.

DIE GESCHLECHTSORGANE (GENITALIEN)

So unähnlich äußerlich die männlichen und weiblichen Geschlechtsorgane auch sind, im Prinzip ihres Aufbaues folgen sie dem gleichen Plan und es scheint nach neuen Forschungsergebnissen durchaus möglich zu sein, das Geschlecht des Keimes noch längere Zeit nach der Befruchtung in der einen oder anderen Weise beeinflussen zu können. Die alte Theorie, nach der das Vorhandensein bestimmter Chromosomen im männlichen Samen *allein* für das Geschlecht des Kindes ausschlaggebend sei, scheint überholt zu sein.

Zu den voll entwickelten Geschlechtsorganen zählen bei der Frau und beim Mann vor allem zwei Hormondrüsen, die gleichzeitig jene Zellen vorbereiten, die später einmal bei der Vereinigung ein Wesen werden sollen. Bei dem Zeugungsvorgang als rein mechanischem Geschehen ist nicht viel Geheimnisvolles: Die Samenzelle erreicht die Eizelle, dringt in sie ein — wobei sie vorsorglich ihr Fortbewegungsorgan, den langen Schwanz, draußen läßt — und das Wunder des Lebens beginnt wieder einmal neu.

Der männliche Geschlechtsapparat

Das Zentralorgan sind die beiden Hoden, in denen ständig neue Samenzellen (Spermien, siehe Abb. 1, Seite 23) gebildet werden. Sie liegen im Hodensack, der mit einer Bauchfellausstülpung ausgekleidet ist. Ursprünglich waren Bauchhöhle und Hodensack miteinander verbunden; die Hoden bleiben bis zur Zeit der Geburt geschützt in der Bauchhöhle und wandern erst während oder knapp nach der Entbindung in den Hodensack. Findet diese Wanderung nicht statt, kann ein Hoden (oder beide) entweder ganz in der Bauchhöhle bleiben (wie man dies bei Zwittern beobachtet) oder im zu engen Leistenkanal steckenbleiben (Leistenhoden). Umgeben ist der Hoden von einer ziemlich straffen Kapsel, die nur wenig dehnbar ist. Unter dem Mikroskop finden wir im Hoden Kanälchen, die aufgeknäuelt in den durch das Bindegewebe voneinander teilweise getrennten Läppchen liegen. In den etwa 200 Läppchen sind rund 300 (!) Meter Kanälchen untergebracht, in denen die Samenzellen heranreifen. Die kleinen Kanälchen enden in einem Netz, aus dem neuerlich zarte Kanälchen zum Nebenhoden führen. Der Nebenhoden dient als Samenspeicher. Er besteht wieder aus einer Unzahl aufgeknäuelter Kanälchen, die letzten Endes im Samenleiter enden.

Die Samenzelle

Den genaueren Bau eines Samenfadens zeigt Abb. 1. Mit Hilfe ihres Schwanzes können sich die Samenfäden verhältnismäßig rasch vorwärtsbewegen, wenn sie in einer für sie günstigen Umgebung sind. Sie legen dann pro Minute etwa dreieinhalb Zentimeter zurück. Im Schleim der Scheide verlieren sie bald ihre Beweglichkeit und gehen zugrunde, während sie in der Gebärmutter äußerst lebhaft sind und mit aller Anstrengung nach einer Eizelle suchen. Nach neueren Forschungen bleiben die Samenzellen nur wenige Stunden befruchtungsfähig. Die ganze Berechnung der Ehekalender beruht auf dieser fast hundertprozentig bewiesenen Annahme.

Der bei der Samenentleerung ausgespritzte Same besteht neben den Samenfäden aus dem Sekret der Drüsen, die entlang der Harn-Samenröhre (Vorsteherdrüse, Samenbläschen, Drüsen im vorderen Anteil der Harnröhre) gelegen sind, und dem Sekret des Nebenhodens. Die Gesamtmenge eines Ergusses beträgt etwa drei Kubikzentimeter. Die Zahl der Samenzellen in dieser Menge wird auf etwa 250 bis 300 Millionen geschätzt! Allerdings ist nur ein Teil davon lebensfähig. Auch im gesunden Samen findet man verschiedene „Mißbildungen", Samenfäden mit zwei Köpfen, mit kurzem, unbeweglichem Schwanzteil usw. Die Zeugungsfähigkeit des Samens wird nach der Zahl und Beschaffenheit der Samenfäden beurteilt, die ähnlich wie das Blut in einer Zählkammer gezählt werden können.

Neben seiner Funktion als Geburtsstätte des Samens ist der Hoden auch eine Hormondrüse. Das männliche Hormon hat nicht nur „sexuelle" Wirkung, es wirkt auch gefäßerweiternd, anregend und wird daher in der Therapie vielfach verwendet.

Der *Samenleiter* befördert den Samen aus dem Nebenhoden bis zur Harnröhre, wobei er in weitem Bogen von der Vorderseite der Blase, zwischen Blase und Harnleiter, zur Vorsteherdrüse zieht.

Die *Samenbläschen*, besser Bläschendrüsen genannt, münden beiderseits dort, wo der Samenleiter in die Vorsteherdrüse eintritt.

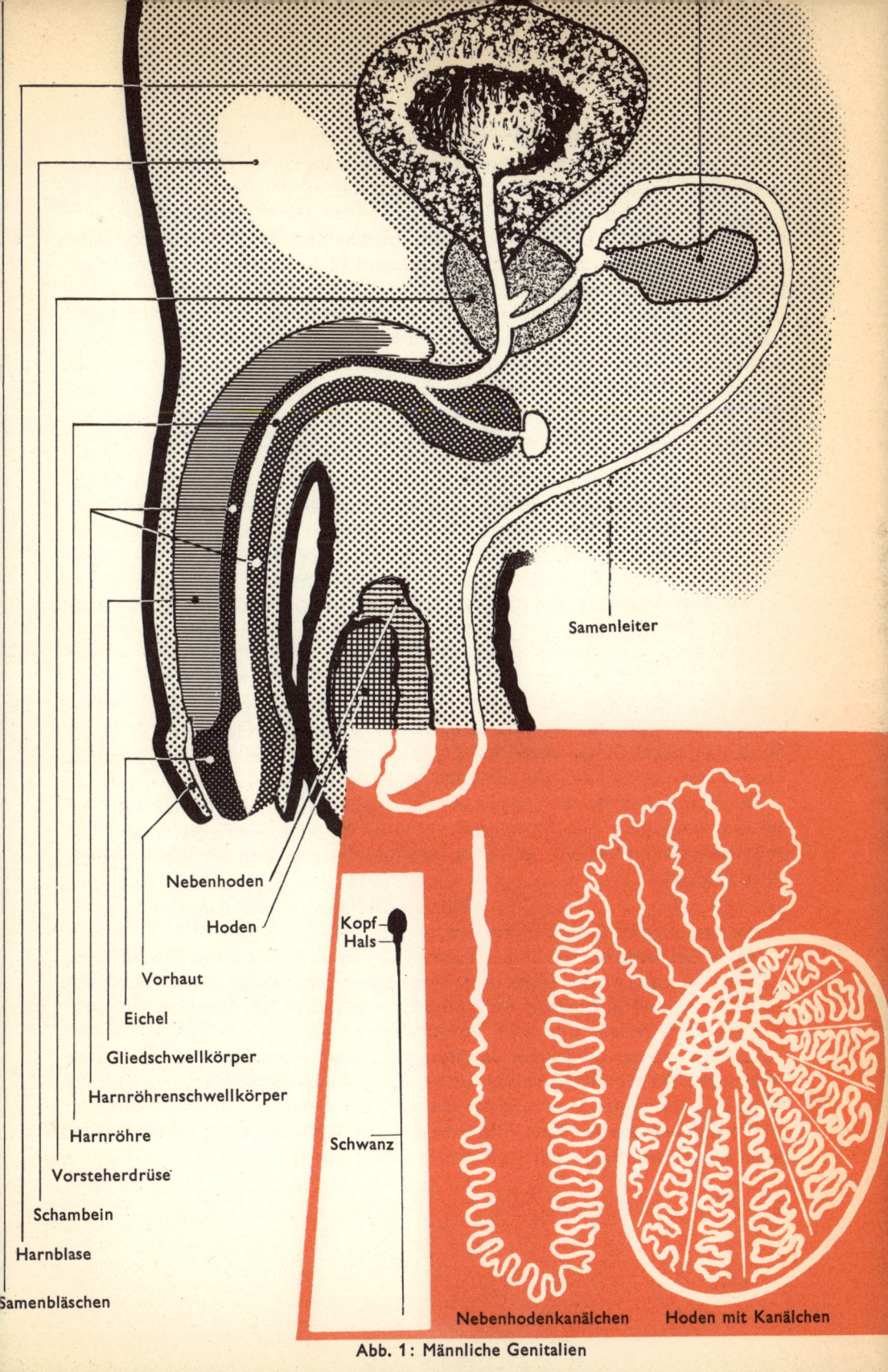

Samenleiter

Nebenhoden

Hoden

Vorhaut

Eichel

Gliedschwellkörper

Harnröhrenschwellkörper

Harnröhre

Vorsteherdrüse

Schambein

Harnblase

Samenbläschen

Kopf
Hals

Schwanz

Nebenhodenkanälchen   Hoden mit Kanälchen

Abb. 1: Männliche Genitalien

Die männliche Harnröhre (Urethra)

Die männliche Harnröhre reicht von der Blase bis zur Spitze der Eichel und ist etwa 17 cm lang. Unmittelbar nach ihrem Abgang aus der Blase durchsetzt sie die Vorsteherdrüse. Sie wird zum Großteil von den Harnröhrenschwellkörpern des Gliedes umgeben. In ihrem ganzen Verlauf ist sie von Schleimdrüsen ausgekleidet, deren Sekret die Harnröhre — und bei geschlechtlicher Reizung auch die Eichel — schlüpfrig macht.

Die Vorsteherdrüse (Prostata) hat etwa Kastanienform und liegt am Blasenausgang. Sie ist von einer festen Kapsel umgeben, die der Anlaß zur Vorsteherdrüsenvergrößerung ist. Ihre Hinterfläche liegt am Mastdarm auf und kann von hier aus auch gut untersucht werden. Bei geschlechtlicher Erregung wird reichlich Prostatasekret abgesondert, eine Flüssigkeit, die dem Samen vorauseilt und die saure, für den Samen tödliche Umgebung der Scheide neutralisiert.

Das männliche Glied (Penis, Phallus)

Die Hauptmasse des Gliedes bilden die drei Schwellkörper: Ein Schwellkörper umgibt die Harnröhre (Harnröhrenschwellkörper) und ist vorne zur Eichel aufgetrieben, die beiden anderen (Gliedschwellkörper) bilden hinten zwei Schenkel, die mit dem Schambein verwachsen sind.

Über den Mechanismus der Aufrichtung des männlichen Gliedes (Erektion) sind sich die Wissenschaftler auch heute noch nicht einig. Jedenfalls kommt die Aufrichtung so zustande, daß durch nervöse Reize reichlich Blut in die Bluträume der Schwellkörper gebracht wird. Dieses Blut kann durch eine noch nicht sicher erforschte ventilartige Einrichtung erst abfließen, wenn die geschlechtliche Erregung vorüber ist. Die Kraft des angestauten Blutes ist so stark, daß es bei Gewalteinwirkung zum „Bruch" des Gliedes kommen kann, einer äußerst schwer zu behandelnden Verletzung.

Die Vorhaut stößt, wie jedes andere Deckgewebe, alternde Zellen ab, die im Verein mit dem Talg der spärlich vorhandenen Talgdrüsen bei mangelnder Reinlichkeit eine weißlich-gelbliche Masse bilden, die von Bakterien zersetzt wird (Smegma).

Die Samenentleerung

Die hochempfindlichen Nervenendigungen an der Eichel sind mit einem Zentrum im Rückenmark und dadurch auch direkt und indirekt mit höheren Zentren und mit dem Gehirn (dem Bewußtsein) verbunden. Durch mechanische Reize, aber auch durch Vorstellungen sexueller Art, kann es zur Aufrichtung des Gliedes und nach entsprechender Reizung zur Entleerung des Samens kommen (Orgasmus des Mannes). Dabei wird der Samenleiter um weit mehr als die Hälfte seiner Länge plötzlich zusammengezogen, aus der Vorsteherdrüse wird Sekret in die Harnröhre beigemengt und der Same von hier ruckweise ausgestoßen. Ohne Sekret der Vorsteherdrüse ist der Same nicht zeugungsfähig.

Die weiblichen Geschlechtsorgane

Äußere Geschlechtsorgane

Unter dem Schamberg, einem Fettpolster, liegen die großen Schamlippen, die normalerweise auch bei gespreizten Beinen nur wenig klaffen. Erst wenn man sie entfaltet, überblickt man die eigentliche weibliche Scham mit den kleinen Schamlippen, dem Kitzler und dem Scheidenvorhof, der vom Jungfernhäutchen (Hymen) oder seinen Resten begrenzt wird. Auch bei der unberührten Frau ist das Jungfernhäutchen mehr oder weniger durchgängig — muß doch sowohl das Scheidensekret als auch im geschlechtsreifen Alter das Menstruationsblut die Geschlechtsorgane verlassen können! Die Beurteilung der Jungfräulichkeit ist oft überaus schwierig. Bei manchen Frauen kann auch der erfahrene Gerichtsmediziner oder Frauenarzt nicht mit Sicherheit sagen, ob ein Geschlechtsverkehr stattgefunden hat oder nicht. Man lasse sich also zu keinem leichtfertigen Urteil verleiten!

Die großen Schamlippen sind kräftige Hautfalten, die nach oben in den Schamberg übergehen. Die kleinen Schamlippen sind ebenfalls Hautfalten. Sie sind zarter, von einer schleimhautähnlichen Haut überzogen und ziehen nach oben bis zum Kitzler. Zu beiden Seiten des Scheideneinganges liegen die beiden Vorhofschwellkörper, die, wie die Schwellkörper des männlichen Gliedes, bei sexueller Erregung stark anschwellen.

Das Gebiet vom unteren Ende der großen Schamlippen bis zum After heißt Damm und ist etwa 4 Zentimeter breit. Bei schweren Geburten kommt es oft zu teilweisen oder kompletten (bis zum After reichenden) Einrissen.

Eine Anzahl von Schleimdrüsen, die vor allem bei geschlechtlicher Erregung viel Sekret abgeben, halten die Scheide feucht und machen den Scheideneingang und die Scheide für den Verkehr schlüpfrig.

Innere Geschlechtsorgane

Die *Scheide* ist ein 7 bis 8 cm langes, von Schleimhaut ausgekleidetes Rohr. Querlaufende Falten bilden bei Frauen, die noch nicht geboren haben, im unteren Scheidendrittel kräftige Wülste, die nach mehreren Geburten allmählich verflachen. Die Gebärmutter ist ein birnförmiges, muskulöses, kräftiges Hohlorgan. Der Gebärmutterkörper ist normalerweise als ganzer nach vorne geneigt. Außerdem bilden Körper und Hals noch einen ebenfalls nach vorne offenen Winkel (Abb. 2, Seite 27).

Bei verschiedenen Erkrankungen, zum Beispiel durch Verwachsungen der Bänder, die die Gebärmutter in ihrer Lage halten, können Lageänderungen zustande kommen. Für die schwangere Frau kann eine Knickung der Gebärmutter nach hinten gefährlich werden, wenn sich die Gebärmutter nicht, wie dies fast immer der Fall ist, in den ersten Monaten aufrichtet. Hat der Frauenarzt eine solche Knickung festgestellt, so überwacht er das Aufrichten beziehungsweise hilft im gegebenen Zeitpunkt nach.

Auf die Schleimhaut der Gebärmutter kommen wir noch bei der Menstruation (siehe Seite 32) zu sprechen.

In die Gebärmutter führen aus der Bauchhöhle die leicht geschlängelten 10 bis 12 cm langen Tuben, röhrenförmige Gebilde, die an ihrer erweiterten Öffnung in der Bauchhöhle mit fransenartigen Anhängen versehen sind.

Abgesehen davon, daß der Gebärmutterhals meist mit einem Schleimpfropf verschlossen ist, steht durch die Tuben die Bauchhöhle der Frau — im Gegensatz zu der des Mannes — mit der Außenwelt in Verbindung.

Dies ist für das „Aufsteigen" von Infektionen, vor allem nach Geburten, von großer Bedeutung. Es kann auf diesem Wege zu einer Verschleppung der Keime in die Bauchhöhle kommen!

Etwa mandelförmig sind die beiden *Eierstöcke*. In etwas übertragenem Sinne darf man sagen, daß die normale Entwicklung der Frau von der Funktion ihrer Eierstöcke abhängt. Selbstredend wissen wir dabei, wie sehr alle Hormondrüsen untereinander in Verbindung sind und wie sehr die Unter- oder Überfunktion der einen (etwa der Hirnanhangdrüse) alle anderen beeinflußt.

In jedem Eierstock liegen — schon beim Neugeborenen — etwa 200.000 Ureier bereit, deren Zahl sich im Leben nicht mehr vermehrt. Wir finden hier einen grundlegenden Unterschied gegenüber der männlichen Keimdrüse, die immer wieder neue Samenzellen produziert.

Wenn man die Geschlechtsperiode der Frau mit 30 Jahren rechnet, so werden etwa 400 bis 450 Eizellen in dieser Zeit aus beiden Eierstöcken frei und wandern, nachdem sie den Eierstock verlassen haben, durch die Tuben in die Gebärmutter.

Während Schäden, die die männliche Keimdrüse treffen, nicht unbedingt auch Samenschädigungen zur Folge haben müssen, da ja nach einiger Zeit völlig neue Zellen herangereift sind, muß sich jedes Beeinflussen des Eierstockes bleibend auf die in ihm enthaltenen Eizellen auswirken. Die Frau ist also in dieser Hinsicht — und nicht nur in dieser! — gefährdeter als der Mann. Man denke nur an die Schäden durch radioaktive Bestrahlung!

Über die Hormonproduktion der Eierstöcke und die entsprechenden Veränderungen der Gebärmutterschleimhaut gibt Abb. 2 Auskunft. Irgendeine der vielen bereitliegenden Eianlagen in einem der beiden Eierstöcke beginnt zu reifen, die umgebenden Zellen vermehren sich, es entsteht der „Primärfollikel" mit einem Durchmesser von etwa 30 tausendstel Millimetern!

Die heranwachsende Eizelle ist nicht nur die vorläufige Heimat des Eies. Sie erzeugt auch das für den ganzen Organismus der Frau, vor allem aber für das Wachstum der Gebärmutterschleimhaut wichtige „Follikelhormon".

26

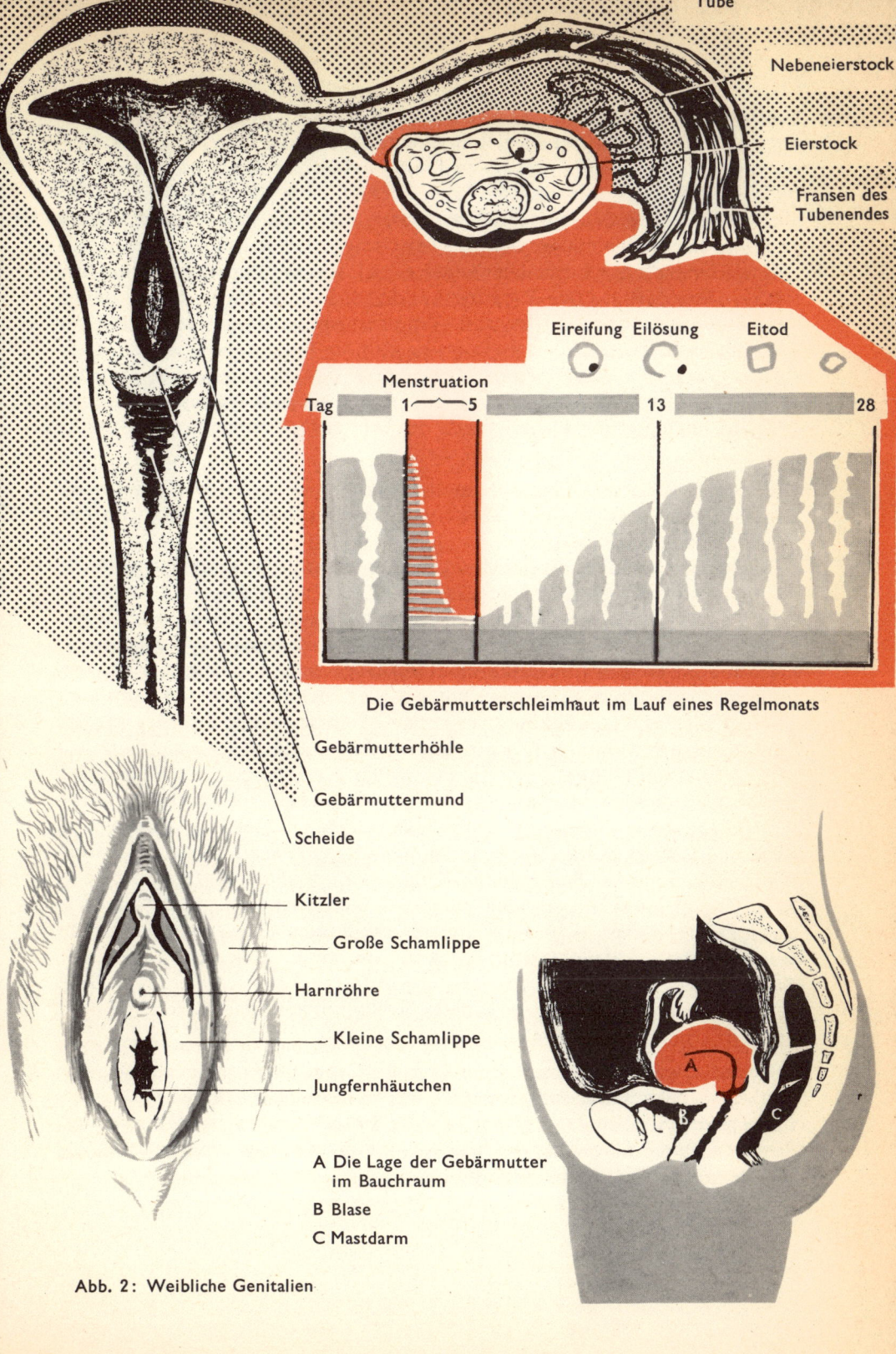

Tube

Nebeneierstock

Eierstock

Fransen des
Tubenendes

Eireifung Eilösung Eitod

Menstruation

Tag 1⌒5 13 28

Die Gebärmutterschleimhaut im Lauf eines Regelmonats

Gebärmutterhöhle

Gebärmuttermund

Scheide

Kitzler

Große Schamlippe

Harnröhre

Kleine Schamlippe

Jungfernhäutchen

A Die Lage der Gebärmutter
  im Bauchraum

B Blase

C Mastdarm

Abb. 2: Weibliche Genitalien

Allmählich entsteht aus der wachsenden Zelle der Graafsche Follikel. Aus dem winzigen Urei ist ein Gebilde geworden, das die Oberfläche des Eierstockes deutlich vorwölbt und bis zu 2 mm groß werden kann. Infolge der Zunahme des Flüssigkeitsdruckes im Innern des Follikels (die Flüssigkeit stammt aus den umgebenden Blutgefäßen) platzt der Graafsche Follikel — der *Eisprung* hat stattgefunden. Manche Frau empfindet dieses Geschehen als „Mittelschmerz", bei normalem Regelverlauf am 14. Tag nach Beginn der letzten Menstruation. Der Eisprung kündigt sich auch durch einen steilen Temperaturanstieg an, der bis zum Temperatursturz knapp vor Beginn der nächsten Regel dauert. Vor dem Eisprung fällt die Temperatur etwas ab. Temperatur immer im After messen! Temperaturmessung und genaue Führung eines Menstruationskalenders ergeben zusammen einen Ehekalender von verhältnismäßig großer Sicherheit, da das bei der Ovulation ausgestoßene Ei, unbefruchtet, nach einigen Stunden abstirbt.

Das leere Graafsche Bläschen erfährt nun eine überaus bedeutungsvolle Umbildung. Es entsteht der „Gelbkörper", eine Hormondrüse, die das *Gelbkörperhormon* produziert.

Während man das Follikelhormon auch im männlichen Organismus findet, ist das Gelbkörperhormon anscheinend ein rein weibliches Hormon. Seine Aufgabe ist es, die durch Einwirkung des Follikelhormons gewachsene Gebärmutterschleimhaut für die Einnistung des Eies vorzubereiten. Wurde das Ei befruchtet, so wird es vom Gelbkörperhormon geschützt. So lange die Schwangerschaft besteht, reift kein neuer Follikel im Eierstock heran und kann auch — von sehr seltenen Ausnahmen abgesehen — kein neues Ei befruchtet werden.

Was geschieht mit dem Ei, nachdem es den Eierstock verlassen hat? Aus dem Graafschen Follikel wird das Ei mit der Flüssigkeit in die Bauchhöhle geschleudert und hier (fast immer) von den Fangarmen, die am trichterförmigen Tubenende vorhanden sind, in die Tube geleitet. Findet es diesen Weg nicht und gelangt durch Zufall ein Samenfaden aus der Tube in die Bauchhöhle, so kann es zur *Bauchhöhlenschwangerschaft* kommen. Das befruchtete Ei nistet sich meist in der Umgebung des Eierstockes ein. Auch am Weg durch die Tube kann es befruchtet werden und unter Umständen nicht mehr weiterwandern — dann spricht der Arzt von einer Tubenschwangerschaft. Beide Erscheinungen bedeuten eine ernste Gefährdung für die Frau, da es meist schon in den ersten zwei Monaten zu einer plötzlichen schweren Blutung in die Bauchhöhle kommen kann.

Normalerweise aber wandert das Ei in die Gebärmutter und nistet sich nun hier ein — manchmal etwas weiter oben, manchmal etwas tiefer. Der Einnistungsort spielt nur dann eine praktische Rolle, wenn sich der Mutterkuchen durch zu tiefe Einlagerung des Eies vor den inneren Gebärmuttermund legt und so zu einer Geburtskomplikation wird.

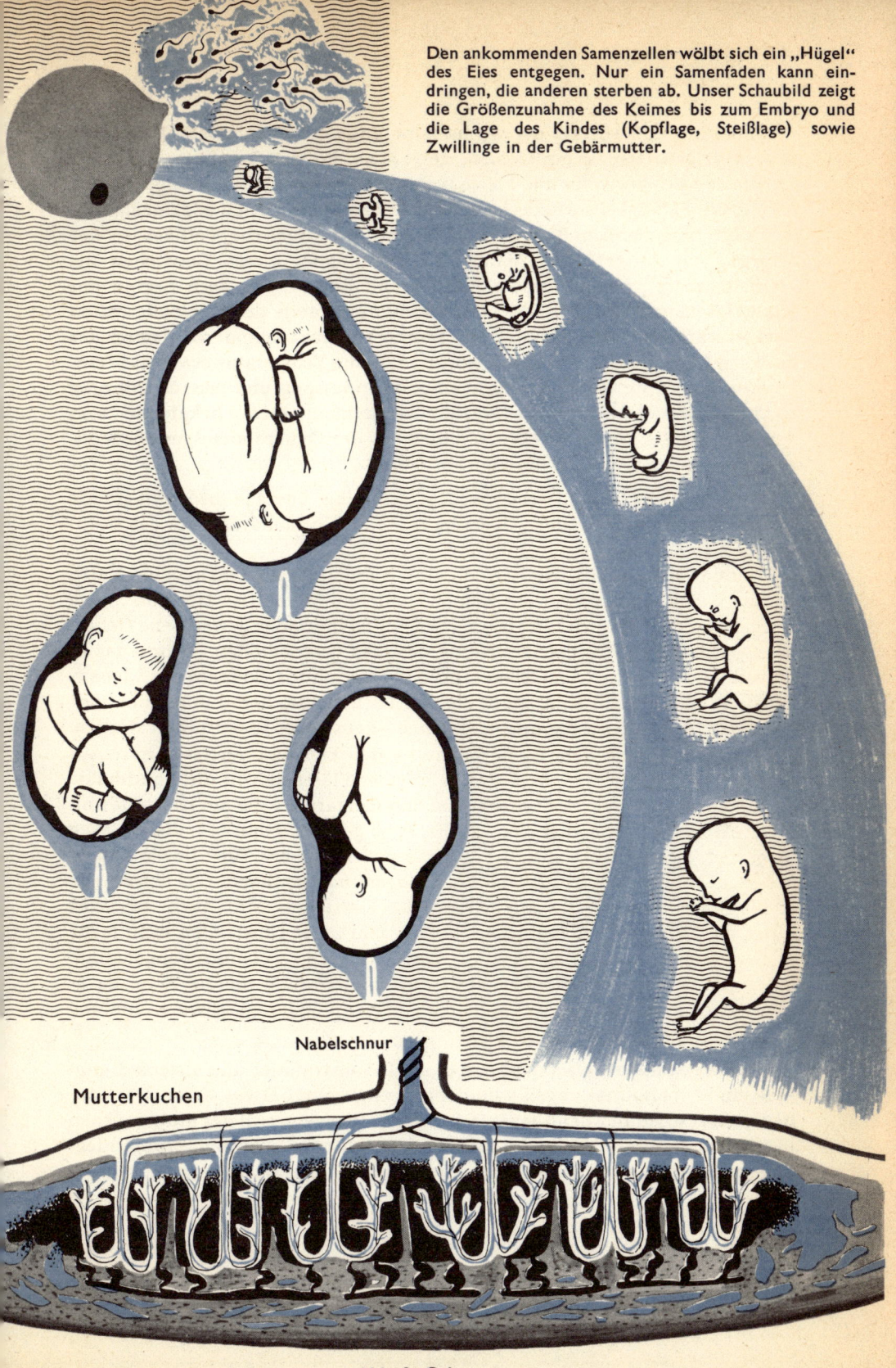

Den ankommenden Samenzellen wölbt sich ein „Hügel" des Eies entgegen. Nur ein Samenfaden kann eindringen, die anderen sterben ab. Unser Schaubild zeigt die Größenzunahme des Keimes bis zum Embryo und die Lage des Kindes (Kopflage, Steißlage) sowie Zwillinge in der Gebärmutter.

Nabelschnur

Mutterkuchen

Abb. 3: Geburt

Das mütterliche Blut mischt sich im Mutterkuchen *nicht* mit dem kindlichen! Die Blutgefäße liegen aber so nahe beisammen, daß Nährstoffe und auch manche andere wichtige Stoffe (Hormone, Abwehrstoffe usw., aber auch bestimmte Gifte!) aus dem mütterlichen Kreislauf in den kindlichen übertreten können.

Soll es ein Junge werden?

Die Frage, ob Junge oder Mädchen, beschäftigt wohl alle Eltern, und mancher ist recht enttäuscht, wenn das Schicksal seinem Wunsche nicht entgegenkam. Nun, das Geschlecht des Kindes ist — so scheint es zumindest nach dem derzeitigen Stand der Wissenschaft zu sein — im Augenblick der Zeugung bestimmt, in jenem Moment, in dem sich Samenzelle und Eizelle vereinigen.

Um überhaupt zur Eizelle zu gelangen, muß die Samenzelle einen weiten Weg gehen, den sie nur dank ihrer Eigenbeweglichkeit zurücklegen kann. Von den vielen Millionen Samenzellen, die den Weg antreten, kommt jeweils nur eine für die wartende Eizelle in Frage. Gegen die Eizelle, ein Kügelchen von etwa einem Zehntelmillimeter Durchmesser, ist die Samenzelle winzig, das Größenverhältnis ist etwa das eines Stecknadelkopfes zu einem Apfel. Die Eizelle enthält die für die ersten Lebensstunden des Keimes nötigen Nährstoffe, während die Samenzelle, die ja, um beweglich zu sein, ganz klein gehalten ist, nur mit einem peitschenschnurähnlichen Schwanz ausgestattet ist, der zur Fortbewegung dient. Im Moment der Befruchtung fällt dieses Fortbewegungsorgan einfach ab.

Männlich oder weiblich?

Die Entscheidung, ob aus dem Keim ein Junge oder ein Mädchen wird, fällt in dem Augenblick, in dem entschieden wird, welche Samenzelle von der Eizelle aufgenommen wird. Die Samenzelle ist nämlich der Träger jenes Kernschleifenpaares, das für die Richtung der Entwicklung zum Mann oder zum Weib wahrscheinlich verantwortlich ist.

Die Kernschleifen oder Chromosomen, von denen die normale menschliche Zelle 48 enthält, sind die Träger der Erbeigenschaften. Was sie an zukunftsbestimmenden Kräften mitbekommen, entscheidet darüber, ob das Kind blonde oder dunkle Haare haben, ob es jähzornig oder sanft sein wird und welche besonderen Begabungen es ins Leben mitbringt. Damit nun im neuen menschlichen Organismus, der aus der Vereinigung von Samenzelle und Eizelle entsteht, die Chromosomenzahl 48 erhalten bleibt, haben die beiden Fortpflanzungszellen nur je 24 solcher Kernschleifen. Neben verschiedenen Merkmalen stechen die Kernschleifen der Samenzellen auch dadurch hervor, daß es Samenzellen mit zwei sogenannten X-Chromosomen unter den 24 gibt und andere, die statt des X-Paares ein X- und ein Y-Chromosom haben. Diese Eigenschaft XX oder XY entscheidet aber über das Geschlecht! Nach dem heutigen Stand der Wissenschaft ist also der Mann der geschlechtsbestimmende Teil. Dies mögen besonders jene Männer bedenken, die ihren Frauen vielleicht schon Vorwürfe gemacht haben, wenn diese nur Mädchen gebären.

Gegen die Theorie, daß allein der Mann geschlechtsbestimmend ist, sprechen allerdings Versuche aus jüngerer Zeit, bei denen es gelungen ist, befruchtete Hühnereier durch Hormongabe in die weibliche Entwicklungsrichtung zu bringen. Merkwürdigerweise ist das Gegenteil, nämlich einen Überschuß an Hähnchen zu erzielen, nicht gelungen.

Seitdem die Annahme wahrscheinlich wurde, daß die Samenzellen die Triebkraft für die Entwicklung des Geschlechtes enthalten, hat es nicht an Versuchen gefehlt, die Natur zu beeinflussen, vor allem, um männliche Nachkommen zu erhalten. Die einzige Methode, die bisher einige Erfolge verzeichnen konnte, ist, den Säuregehalt der Scheidenschleimhaut zu vermindern.

Hier tun sich aber manche Gewissensfragen auf, die sich Forscher und Eltern wohl vorlegen sollten, bevor sie an solche Versuche gehen. Die Natur hat die Verteilung der beiden Geschlechter so geregelt, daß sie sich im Endergebnis ungefähr die Waage halten. Ein Eingriff in diese Ordnung heißt aber, an den Grundfesten unserer Bevölkerungsstruktur rütteln. Frauen- oder Männerüberschuß sind Probleme, die durch Kriege und Epidemien in vielen Gebieten der Erde schon sowieso groß genug sind! Fallen wir aber der Natur, die auch hier auf längere Sicht mit uns unbekannten Mitteln Ausgleich schafft, in den Arm, sind die Folgen kaum abzusehen. Darüber hinaus erleben wir es täglich an uns selbst und an unserer Umgebung, wie gering unsere Fähigkeit ist, zu beurteilen, was für spätere Zeiten — und gar für Generationen! — gut oder schlecht sein werde.

Die nächste und vielleicht noch näherliegende Frage ist, ob nicht durch einen unnatürlichen Eingriff in die Schleimhautverhältnisse die Samenzellen geschädigt werden. Über aller Heilkunde steht aber der Grundsatz: Vor allem nicht schaden!

Die Frage, ob unser Kind ein Junge oder ein Mädchen werden soll, wollen wir eben doch lieber der Natur überlassen, der Fügung unseres Schicksals, die wohl mehr als bloßer Zufall ist!

Gewißheit vor der Entbindung

Der Wunsch mancher Eltern, schon vor der Geburt ihres Kindes zu wissen, ob sie einen Jungen oder ein Mädchen bekommen werden, ist begreiflich. Zahlreiche Versuche sind gemacht worden, um das Geheimnis um einige Wochen oder Monate früher zu lüften. Schon im Altertum war bekannt, daß der Urin schwangerer Frauen das Wachstum des Roggens und des Weizens verschieden beeinflussen könne. Heute weiß man, daß die Geschlechtshormone dabei eine gewisse Rolle spielen. Trotzdem sind alle Versuche, auf diese Art Gewißheit zu bekommen, an den vielen Fehlerquellen, denen diese Methode unterliegt, gescheitert.

Sicherlich haben nicht nur die Hormone der Mutter auf das Kind Einfluß, sondern auch umgekehrt die Wirkstoffe des Kindes auf die Mutter. Aber der Weg zu einer exakten Diagnose ist noch weit. Die Forschung in dieser Richtung ist wohl auch nicht sehr dringend. Irgendwelche ärztlichen Schlußfolgerungen aus der früheren Feststellung des Geschlechts sind auch kaum zu erwarten.

Und vergessen wir doch nicht: Was immer unser Kind auch sei, ein Junge oder ein Mädchen, es hat Anspruch auf unsere ganze Liebe und wird uns Freude machen, ob es nun Annemarie oder Peter heißt.

Die Menstruation

Wurde das Ei nicht befruchtet, so stirbt es nach einigen Stunden ab, der Gelbkörper im Eierstock bildet sich allmählich zurück und ein neues Ei beginnt heranzureifen. Bei normalem Zyklus am 28. Tag gibt dann das Überwiegen des Follikelhormons und das Nachlassen der Gelbkörperhormonentwicklung den Weg für die Abstoßung der nun unnütz gewordenen Gebärmutterschleimhaut frei — die Regelblutung beginnt. Wie lange sie dauert, hängt zum Teil vom Hormonhaushalt, zum Teil aber auch von einer Reihe anderer Faktoren, wie zum Beispiel der allgemeinen Ernährungsverhältnisse, ab. Bei der gesunden Frau soll sie etwa 2 bis 4 Tage dauern.

Von *Dysmenorrhoe* spricht man, wenn die Regel *schmerzhaft* ist,
von *Hypomenorrhoe*, wenn sie *schwach* ist,
von *Hypermenorrhoe*, wenn sie zu *stark* ist,
von *Oligomenorrhoe*, wenn sie zu *selten* kommt,
von *Polymenorrhoe*, wenn sie zu *häufig* auftritt.

Menstruationsbeschwerden

Die hormonale Steuerung der Menstruation funktioniert bei vielen Frauen nicht so, wie es sein sollte. Es kommt dadurch häufig zu Terminverschiebungen. Es gibt Frauen, die regelmäßig alle 14 Tage, alle 21 Tage oder auch nur alle 35 Tage die Regel bekommen. Schwankungen zwischen 21 und 31 Tagen rechnet man zum Bereich des Normalen, wenn nebenher keine wesentlichen Beschwerden bestehen.

Auch die Dauer der Blutung ist sehr verschieden und schwankt bei noch Gesunden zwischen 2 und 7 Tagen. Am häufigsten findet man eine Blutungsdauer von 3 bis 4 Tagen.

Eine völlig regelmäßige Wiederkehr der Menstruation und immer gleiche Dauer der Blutung gibt es bei keiner Frau!

Die Beschwerden, über die während der Menstruation geklagt wird, sind allgemeines Unbehagen, Schwitzen, Müdigkeit, Ziehen im Kreuz, Völlegefühl im Bauch, oft Wallungen, Spannungsgefühl in den Brüsten (Hormonwirkung), Harndrang und nicht selten auch Stimmungsschwankungen, Kopfschmerzen, Migräne, Übelkeit, Erbrechen. Auch Hautunreinheiten werden häufig beobachtet.

Wirklich beschwerdefrei im Laufe der Menstruation sind nur ganz wenige Frauen, man rechnet etwa 10 Prozent.

Heute wird die Frage viel diskutiert, ob während der Menstruation Binden verwendet werden sollen oder die sogenannten Tampons, Wattebäuschchen, die in die Scheide eingeführt werden. Auf der Reise, beim Sport usw. (wenn dies während der Menstruation schon geschehen muß!) ist gegen die Verwendung der Tampons sicher nichts einzuwenden und bei entsprechender Hygiene auch nichts gegen ihre Dauerverwendung. Mancher Arzt rät trotzdem ab, die Tampons dauernd zu gebrauchen.

Was kann die Frau nun gegen die Menstruationsbeschwerden tun?

Wenn wir auch nicht dafür eintreten wollen, daß jede Frau zur Zeit der Menstruation wenigstens am ersten und zweiten Tag Bettruhe halten muß — dies kommt nur für Ausnahmefälle in Frage, die übermäßige Beschwerden nach sich ziehen —, so soll doch die Menstruationszeit eine Zeit der Schonung sein. Besondere Anstrengungen sind jedenfalls zu meiden und Baden ist unserer Ansicht nach nicht erlaubt.

Medikamente sollen ausschließlich nur dann genommen werden, wenn sie vom Arzt verordnet wurden, da gerade die Zeit der Menstruation eine Zeit besonderer Empfindlichkeit ist und jeder Wirkstoff unter Umständen gefährlich werden kann.

Gegen zu reichliche Menstruation werden Teemischungen verordnet (nur vom Arzt!), die Hirtentäschel, Wiesenknöterich, Mistel, Zinnkraut und Tormentille enthalten. Dieselben Kräuter in Verbindung mit Brennessel, Ringelblume und Raute werden auch gegen unregelmäßige Menstruation empfohlen.

Schmerzhafte Menstruation, die vor allem bei Jugendlichen vorkommt, wird (wiederum vom Arzt!) mit Schafgarbe, Melisse, Kamille, Pfefferminze, Frauenmantel und Baldrian bekämpft, überdies mit Sitzbädern, Moorbädern, Heublumenbädern usw.

Eine wichtige Voraussetzung zur Regelung der Menstruation und Behebung von Menstruationsbeschwerden ist eine allgemein vernünftige Lebensweise und die Behebung seelischer Konflikte.

Auch übermäßiger Geschlechtsverkehr kann zu Menstruationsbeschwerden führen. Menstruationsbeschwerden bei jungen Frauen hören häufig nach der ersten Geburt auf.

SCHWANGERSCHAFT, GEBURT, WOCHENBETT, WECHSELJAHRE

Verboten währen der Schwangerschaft:

Jedes stärkere Abführmittel,
Scheidenspülungen,
Heben oder Tragen schwerer Lasten,
Leistungssport,
Skilaufen,
Motorradfahren,
Aufregung,
übermäßiger Geschlechtsverkehr; in der letzten
Zeit ist vollkommene Enthaltsamkeit geboten.

Verboten während des Wochenbettes:

Scheidenspülungen,
jedwede körperliche Arbeit (keine Wochenbett-
gymnastik!),
Geschlechtsverkehr.

Schwangerschaft

Eine häufige unangenehme Begleiterscheinung der Schwangerschaft, vor allem im Anfang, ist das Schwangerschaftserbrechen. Wenn es nach einigen Wochen wieder verschwindet und nicht so heftig ist, daß die Schwangere an Gewicht verliert, kann man es fast als normale Begléiterscheinung bezeichnen. Normal insoweit, als die „zivilisierte" Frau eben mit Schwangerschafts-erbrechen auf die Schwangerschaft reagiert. Manche Ärzte sind der Ansicht, daß es sich dabei um seelisch-nervöse Störungen handle, andere wieder glauben, daß hormonale Umstellungen am Schwangerschaftserbrechen schuld seien. Häufig bewähren sich gegen Schwangerschaftserbrechen Kamillentee und andere krampflösende und magenberuhigende sowie allgemein beruhi-gende Kräuter wie die Melisse, der Baldrian usw. Empfohlen werden gegen das Schwangerschaftserbrechen auch der Rundblättrige Sonnentau und der Frauenmantel. Schwangerschaftserbrechen höheren Grades muß selbstver-ständlich ärztlich behandelt werden.

Kräftigend während der Schwangerschaft wirken die Isländische Flechte und alle Vitaminspender. Wir werden reichlich von dieser Möglichkeit Gebrauch machen!

In den letzten Monaten vor der Entbindung widmen wir auch der Brust besondere Aufmerksamkeit. Eingezogene Brustwarzen müssen durch Ansaugen mit Saughütchen möglichst so weit gebracht werden, daß sie normal hervorstehen; besonders empfindliche Brustwarzen können mit einer Abkochung tanninhältiger Kräuter (vom Arzt verordnet!) gekräftigt werden. Allzuviel ist auch hier von Übel und man verwendet bei empfindlichen oder eingezogenen Brustwarzen, wenn diese nicht richtig funktionieren wollen, später lieber ein Brusthütchen.

Wichtig ist die Schwangerschaftsgymnastik als natürliche Anregung für die Baucheingeweide und Kräftigung der Bauchmuskulatur.

Entbindung

Das Wunder der Geburt ist ein natürlicher Vorgang und der Mensch soll ihn so wenig wie möglich beeinflussen! Nur wenn es nötig ist, wird der Arzt Spritzen verwenden, die Zange anlegen usw. Der größte Teil aller Entbindungen geht glatt vor sich. Das häufigste Ereignis ist noch ein Riß in der Scheidewand beziehungsweise ein Riß des Dammes. Solche Risse können verhältnismäßig leicht vernäht werden und heilen rasch. Wie sehr man die Entbindung durch seelische Beeinflussung erleichtern kann, hat vor allem der Engländer Read gezeigt. Auch die oben erwähnte Schwangerschaftsgymnastik ist eine ausgezeichnete Vorbereitung für eine erleichterte Entbindung. Denken wir doch nur daran, wie leicht und klaglos die Entbindung bei naturverbundenen Völkern meist vor sich geht!

Kräuter, sei es nun als Abkochung oder als Aufguß etc., haben bei der Entbindung nichts zu suchen! Was wir brauchen, ist peinliche Sauberkeit, sorgfältige Überwachung von Mutter und Kind durch Arzt und Hebamme, wenn möglich im Entbindungsheim oder Krankenhaus, und Arzneizubereitungen, die genau dosierbar sind. Hier dürfen wir nicht „der Natur vertrauen", hier müssen wir mit exakten Mitteln arbeiten! Freilich werden dabei häufig Wirkstoffe verwendet, die Heilpflanzen entnommen sind, so zum Beispiel Mutterkornpräparate aus dem Mutterkornpilz. Eine große Rolle zur Beeinflussung einer nicht völlig normal verlaufenden Geburt spielen auch hormonhältige Medikamente. Vor allem wird ein Hormon der Hirnanhangdrüse viel angewendet.

Abnabelung

Da jeder einmal in die Situation kommen kann, einer Frau bei der Entbindung beizustehen, sei hier noch kurz die Abnabelung beschrieben. Der Laienhelfer soll sich vor allem dadurch auszeichnen, daß er nur die allernotwendigsten Hilfeleistungen macht und alles sein läßt, was er nicht versteht! Wer

sich in dieser Situation der Abnabelung nicht gewachsen fühlt,
kann ohne weiteres warten, bis Arzt
oder Hebamme eintreffen.

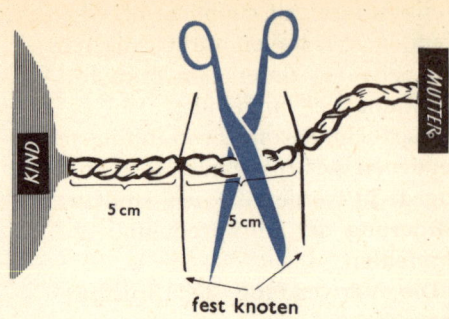

Abb. 4: Abnabelung

Stehen uns aber ein ausgekochtes
Bändchen und eine ausgekochte
Schere zur Verfügung, so können
wir die Abnabelung durchführen.
Zuerst wird 5 Zentimeter vom Nabel
des Kindes entfernt die Nabelschnur
mit einem Teil des ausgekochten
Bändchens fest zugebunden, zweimal umschlungen und kräftig ge-
knüpft. Einige Zentimeter weiter zur Mutter bindet man nochmals sorgfältig
und kräftig ab. Dann wird mit der ausgekochten Schere die Verbindung
zwischen Mutter und Kind durchtrennt. Sollte trotz kräftigem Knoten das
Kind aus der Nabelschnur noch bluten, so muß nochmals mit einem neuen,
keimfreien Bändchen abgebunden werden. Auf den Nabelstumpf kommt
keimfreier Verbandstoff. *Niemals das Nabelende mit den Fingern berühren!*
(Siehe Abbildung.)

Stillen

Die wichtigste Aufgabe der jungen Mutter ist es, ihr Kind selbst zu ernähren!
Das Kind hat ein unabdingbares Naturrecht auf Muttermilch, die wir ihm
nur im äußersten Notfall vorenthalten dürfen. Mit der Muttermilch nimmt es
eine Reihe von Schutzstoffen auf, die es die ganze Jugendzeit über vor einer
Unzahl von Krankheiten, Schäden usw. bewahren. Brustkinder überstehen
Krankheiten viel besser, sind in der Entwicklung kräftiger, ruhiger und — will
man den neuesten amerikanischen Forschungsergebnissen Glauben schenken
— auch weniger anfällig für Süchte und suchtähnliche Zustände wie Rauchen,
Alkohol und so weiter.

Es mag sein, daß manche Brust schwer in Gang kommt. Brüste, die keine
Milch geben, sind, wenn die Mutter stillwillig ist, überaus selten! Unnatürlich
und ein schweres Vergehen am eigenen Kind ist es, nicht zu stillen, um die
Form der Brust zu erhalten! Abgesehen davon, daß wir vom menschlichen
Standpunkt aus diese Haltung ablehnen, geht die Rechnung auch nicht auf.
Die Form der Brust wird durch das Stillen keineswegs schlechter, wenn ein
guter Stillbüstenhalter getragen und die Brust auch sonst richtig gepflegt wird.

Um die Milchbildung in Gang zu bringen oder mangelhafte Milchbildung
zu fördern, können wir neben vitaminreicher Ernährung eine ganze Reihe von

Heilkräutern mit gutem Erfolg verwenden. Wir haben die wichtigsten auf Seite 111 unter dem Stichwort „Milchmangel" angeführt.

Auch Höhensonnebestrahlungen, bei denen die Brustwarzen sorgfältig zugedeckt werden müssen, sind zur Förderung der Milchproduktion zu empfehlen.

Die Verwendung des Brusthütchens bei eingezogenen oder wunden Brustwarzen zeigt Abbildung 5.

Ist nach 6 bis 8 Monaten das Stillen beendet, so kommt es manchmal vor, daß die Milch nicht versiegen will. Auch hier können uns Kräuter helfen. Siehe bei Salbei (Seite 307 ff.) und Walnuß (Seite 344 f.).

Krampfadern

Im Verlaufe der Schwangerschaft und im Wochenbett müssen wir besonderes Augenmerk auf die Beine richten, vor allem dann, wenn Krampfadern vorhanden sind. Lan-

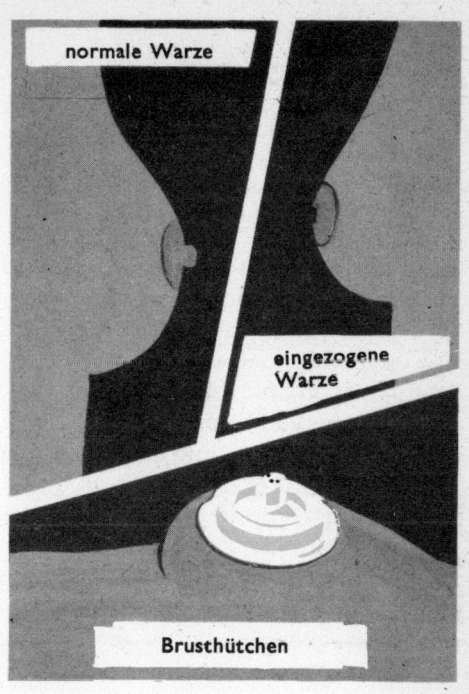

Abb. 5: Die Brustwarze

ges Stehen begünstigt die Bildung von Krampfadern ebenso wie Hartleibigkeit. Schon deshalb müssen wir im Laufe der Schwangerschaft mit milden Mitteln für geregelten Stuhlgang sorgen. Daß starke Abführmittel verboten sind, haben wir bereits erwähnt. Zur Verhütung von Krampfadern verwenden wir am besten Kastanienextrakt aus der gewöhnlichen Roßkastanie, den wir aus der Apotheke beziehen.

Besteht Neigung zu Krampfadern, so soll die Frau Gummistrümpfe oder Bandagen tragen, sofern der Arzt nichts anderes verordnet. Im Wochenbett ist manchmal ein Zinkleimverband nötig.

Die Behandlung von Krampfadern und Unterschenkelgeschwüren ist immer Sache des Arztes! Der alte Aberglaube, „schlechtes Blut" fließe aus den Unterschenkelgeschwüren ab, ist barer Unsinn. Eine gute, naturgemäße Behandlung bei Unterschenkelgeschwüren ist die „Blutwäsche", vom Arzt „hämatogene Oxydationstherapie" genannt. Dieses Verfahren wurde von dem Schweizer Arzt Dr. Fed. Wehrli entwickelt und wird heute von vielen Ärzten angewendet.

AN DER LEBENSWENDE

Jugend, Lebensblüte und Lebensausklang, diese drei großen Abschnitte werden im wesentlichen von den Hormondrüsen, vor allem den Sexualdrüsen gesteuert. Dies gilt nicht nur für die Frau. Es ist heute allgemein wissenschaftlich anerkannt, daß es auch beim Mann ein sogenanntes Klimakterium gibt und daß auch bei ihm Veränderungen in der Hormonproduktion diesen Übergang herbeiführen.

Zu Unrecht aber — und das beweist nicht nur der Lebenslauf vieler berühmter Männer und Frauen, sondern auch die Alltagspraxis jedes Arztes — wird jener Lebensabschnitt gefürchtet, der mit den Wechseljahren beginnt. Freilich, eines steht für die Frau fest, sie kann keine Kinder mehr bekommen. Wir dürfen aber mit gutem Gewissen fragen: „Ist das nicht recht so? Ist die Natur nicht sehr weise, daß sie eine Grenze gesetzt hat, die verhindert, daß der ältere Organismus Belastungen ausgesetzt werde, denen er nicht mehr gewachsen ist?"

Mit dem Wechsel beginnt für die Frau eine neue Zeit, eine Zeit, in der sie ihr Leben oft besser und reicher genießen kann als vorher. Der Freude mit den Kindern folgt die meist ungetrübtere Freude mit den Enkeln. Es beginnt die Zeit, in der man schon gelernt hat, das Leben zu genießen, und durchaus auch körperlich und seelisch noch fähig ist, die Daseinsfreuden zu erleben.

Das Spiel der Hormone

Wie sieht es nun mit dem Hormongeschehen bei Mann und Frau aus? Die weiblichen Keimdrüsen erzeugen zwei Hormone, das sogenannte Follikelhormon und das Gelbkörperhormon. Beide Hormone entstehen sicher nicht ausschließlich in den Eierstöcken, und außer ihnen findet man bei der Frau auch das einzige männliche Sexualhormon, das beim Manne in den männlichen Keimdrüsen erzeugt wird.

Die engen Beziehungen, die die Hormondrüsen untereinander verbinden, haben wir schon kennengelernt, ebenso die einflußreiche Rolle des Konzertmeisters unter den Hormondrüsen, der Hirnanhangdrüse. Wie überall im Körper werden auch hier die Wege in beiden Richtungen befahren. Eine Verminderung der Hormonerzeugung in der einen Drüse führt zur Vermehrung, ja oft zum Überschießen der Hormonerzeugung in der anderen.

In den Wechseljahren macht die Hormonproduktion drei Phasen durch: Zuerst wird weniger Gelbkörperhormon erzeugt, die Follikelhormonwirkungen überwiegen. Die Beschwerden, die in dieser Zeit auftreten, gleichen jenen, die der Arzt bei Patientinnen sieht, die zu viel Follikelhormon eingenommen haben. Solche Fälle sieht man leider immer wieder; manche Patientin glaubt, des Guten nicht genug tun zu können. In dieser Zeit sind stärkere Blutungen häufig und die Patientin muß zur Kontrolle den Arzt aufsuchen.

Im zweiten Stadium sinkt die Hormonproduktion allmählich auf ein Mindestmaß ab, die Blutungen hören ganz auf, die Grenze ist überschritten.

Bei manchen Patientinnen kommt es im dritten Stadium zum Überschießen der Produktion bestimmter Hormone der Hirnanhangdrüse. Die führende Stellung dieser Drüse bringt nun aber ein verstärktes Arbeiten der Schilddrüse, der Nebennierenrinde, des Nebennierenmarks mit sich, die Bauchspeicheldrüse wird mehr angeregt, als es normalerweise der Fall ist, kurz der ganze Hormonhaushalt ist etwas durcheinander. Bei dem engen Zusammenhang des Hormondrüsensystems mit dem der Lebensnerven ist es kein Wunder, daß in einem solchen Fall alle Regulationen gestört sind. Die Patientinnen haben Gefäßkrämpfe, die häufig sehr unangenehm, trotzdem aber harmlos sind, sie neigen zu schlechter Stimmung, zu grundlosem Weinen usw.

Der natürlich lebende Mensch wird nun aber nicht gleich mit Kanonen auf Spatzen schießen und wegen geringer Wechselbeschwerden den Arzt um eine Hormonspritze bitten! Selbstverständlich wird er sich untersuchen lassen, ob Mann oder Frau. Wir werden im Kapitel Krebs noch hören, wie wichtig gerade um diese Zeit die Untersuchung ist! Die Beschwerden aber können häufig mit einfachen Mitteln bekämpft werden, ohne daß wir einen Eingriff in den Hormonhaushalt des Körpers vornehmen müssen.

Baldrian, Melisse, Pfefferminze, Orangenblüten — kurz alle jene Pflanzen, die eine beruhigende Wirkung auf das Nervensystem haben — stehen uns für diesen Zweck zur Verfügung. Und gegen den vor allem bei Frauen so lästigen Schweiß können wir Salbeitee oder Teemischungen trinken, die in ähnlichem Sinne wirken.

Die Herzbeschwerden der Wechselzeit, sei es nun einfaches Herzklopfen, seien es ernste Herzbeschwerden, sprechen meist gut auf Teemischungen an, die neben den beruhigenden Kräutern auch Weißdorn oder vom Arzt verordnete Mengen des Maiglöckchens enthalten.

Neben den Kräuteranwendungen kommen gerade in den Wechseljahren auch die Kneippschen Kuren in Frage. Sind doch die Wallungen und auch die Herzbeschwerden häufig Ausdruck einer gestörten Gefäßregulation. Wasserkuren, richtig angewendet, tragen als „aktive Gefäßgymnastik" zur Besserung der Gefäßfunktion wesentlich bei.

Erst wenn diese Mittel versagen, werden wir zu den Hormonen unsere Zuflucht nehmen, die in schweren Fällen oft wahre Wunder wirken. Es wäre völlig sinnlos, sich, wenn Kräuter- und Naturheilanwendungen nicht helfen, von den Beschwerden quälen zu lassen, denn der Hormonhaushalt soll möglichst bald wieder in Ordnung kommen, ist doch die unausgeglichene Hormonproduktion wahrscheinlich eine Mitursache des Krebses.

Heilende Kristalle

Die Beschwerden der Wechseljahre soll die Patientin keineswegs hinnehmen. Auch in diesem Stadium kann die Hormontherapie sehr viel Gutes tun. Nachdem schon in den Jahren 1925 bis 1935 der deutsche Nobelpreisträger Prof. Dr. Butenandt zuerst die Sexualhormone chemisch trennen und dann noch ihre Formel angeben konnte, gelang es der pharmazeutischen Industrie, genau dosierte Hormonpräparate zu erzeugen. Auch andere Stoffe, die hormonähnliche Wirkungen haben, wurden gefunden, so daß dem Arzt heute eine ganze Reihe von Medikamenten zur Verfügung stehen, um den Hormonausfall wieder wettzumachen. Neben Tabletten und Injektionen, die der Arzt den Patienten verordnet, kann er auch, um eine langdauernde Wirkung zu erzielen, Hormonkristalle unter die Haut einpflanzen. Freilich gelingt auch damit nicht die „Verjüngung", von der die Menschheit träumt.

So wie es gelingt, durch Hormonbehandlung die Wechselerscheinungen der Frau zu beseitigen, kann man auch beim Mann die oft viel unklareren Beschwerden, die als Folge des Hormonausfalles auftreten, mit männlichem Hormon beseitigen. Ob und wann ein Hormon in Frage kommt und welches Hormon verwendet wird, kann selbstverständlich nur der Arzt im Einzelfalle entscheiden. Oft genügen auch andere Medikamente, so vor allem Beruhigungsmittel und gefäßerweiternde Mittel.

Ein Großteil der Frauen und Männer in den Wechseljahren bleibt natürlich von allen diesen Erscheinungen verschont; sowohl die beiden weiblichen Hormone als auch das männliche Hormon werden gleichmäßig weniger erzeugt und die Wechseljahre gehen oft völlig ohne Beschwerden vorüber. Die Blutungen hören bei der Frau manchmal ganz plötzlich, manchmal allmählich auf. Der Mann gleitet ganz allmählich in den neuen Lebensabschnitt hinein.

Genaue Kontrolle ist die beste Vorbeugung

Die Wechseljahre sind allerdings auch eine Zeit der Gefahr. Der Laie weiß heute schon, daß gerade in dieser Periode der Krebs häufiger ist als sonst. Ebenso nehmen die Gefäßerkrankungen in dieser Zeit zu. Der Beginn des Klimakteriums soll daher bei Mann und Frau auch das Startzeichen für eine genauere ärztliche Überwachung bedeuten. Die Frau gehört zum Hausarzt und zum Frauenarzt. Der Mann wird vom Hausarzt erfahren, ob nicht auch bei ihm eine Röntgenuntersuchung, ein Elektrokardiogramm oder etwas anderes nötig ist. Solche Kontrollen ermöglichen die Frühdiagnose sowohl des Krebses als auch der Kreislaufstörungen. Frühdiagnose bedeutet aber größtmöglichste Erfolgschance für jede Art der Behandlung.

WENN UNSER KIND KRANK IST

Erwachsene haben, wenn sie krank sind, am liebsten Ruhe. Fieber und Kopfschmerzen nehmen ihnen die Lust am Lesen. Meist sind sie glücklich, der Hast des Alltags für einige Zeit entronnen zu sein. Bei Kindern ist dies grundsätzlich anders: wenn diese matt und still im Bettchen liegen, ist der Zustand recht bedrohlich. Sonst ist das Kinderzimmer ein munterer Ort, in dem viel gelacht, manchmal auch geweint wird, in dem aber jedenfalls alles vom Bewegungsdrang des Kindes erfüllt ist. Wenn Mutti für fünf Minuten in der Küche ist, beginnt schon das ungeduldige Rufen „Muuutiii, komm!"

Trotz hohem Fieber sind unsere kleinen Patienten oft schwer im Bett zu halten, sie wollen spielen, den neuen Baukasten erproben oder die Puppenküche in Betrieb nehmen.

Auch wenn die Wohnverhältnisse beschränkt sind, sollte unser kleiner Patient doch für die Dauer der Krankheit einen eigenen Raum haben. Aus dem Kinderzimmer sollen Brüderchen und Schwesterchen, wenn möglich, ausziehen, schon wegen der Ansteckungsgefahr. Es sei denn, sie sind, wie es zum Beispiel bei Masern meistens der Fall ist, gleich miterkrankt.

Das Kinderzimmer soll wenigstens folgende Bedingungen erfüllen:

Es muß gut lüftbar und möglichst freundlich sein.
Es soll dem Kind auch bei Tag Ruhe zum Schlafen gewähren.
Überheizung ist ebenso ungesund wie Kälte.
Das Zimmer soll licht sein, trotzdem soll niemals direktes Licht auf das Krankenbett fallen.

Unser kleiner Patient braucht:

eine *Glocke*, damit er nicht dauernd „Muuutiii!" rufen muß,
ein *Brett* oder eine Tasse für die Spielsachen,
eine gute *Lampe* mit indirektem Licht über dem Bett,
immer ein wenig *Fruchtsaft*, Wasser oder kühlen Tee auf dem Nachtkästchen gegen den oft quälenden Durst
und, wenn irgend möglich, ein wenig *Gesellschaft*.

Das Kind, gewöhnt, den ganzen Tag zu spielen oder sonstwie beschäftigt zu sein, immer auf Entdeckungsreisen aus, muß sich erst daran gewöhnen, nun für einige Tage ans Bett gefesselt zu bleiben. Ältere Kinder werden mit Vorliebe zu lesen beginnen und gerade das müssen wir ihnen, solange sie Fieber haben, verbieten. Das Lesen bei Fieber strengt die Augen besonders an, es kann sogar zu dauernder Kurzsichtigkeit führen. Mutter oder Vater sollen sich Zeit nehmen, dem kleinen Patienten vorzulesen, bis das Fieber gefallen ist und er wieder spannende Entdeckungsreisen ins Märchenland machen kann.

Vater und alle Besucher müssen aber ihre Zigaretten draußen lassen, wenn sie unseren kleinen Patienten besuchen. Rauch ist für ihn ein recht lästiger und unangenehmer Störenfried!

Daß man den Arzt ruft, wenn ein Kind höheres Fieber hat, ist selbstverständlich. Trotzdem kann es nicht schaden, wenn die Mutter auch selbst ein wenig nach dem Rechten sieht. Schließlich wird der Onkel Doktor dann manche Frage stellen, und gerade bei Kinderkrankheiten ist Mutters Bericht für die Diagnose von großer Bedeutung. In den ersten Tagen sind die Symptome der meisten Kinderkrankheiten kaum von einander zu unterscheiden. „Man weiß nie, was das Kind noch ausbacken wird", sagt ein erfahrener Kinderarzt, „vielleicht bleibt es aber auch nur eine einfache Grippe."

Mutter wird jedenfalls auf folgende wichtige Zeichen achten:

Der *Appetit* ist häufig recht mangelhaft, die Zunge belegt;

die *Augen* können gerötet sein, der Blick müde oder frisch; Bindehautkatarrh ist eine häufige Begleiterscheinung vieler Kinderkrankheiten.

Ob ein *Ausschlag* vorhanden ist, sollte bei jedem Waschen und Wäschewechsel kontrolliert werden; oft dauert er nur einige Stunden!

Mit einer Taschenlampe und einem Löffelstiel sehen wir uns den *Hals* an, ob er gerötet ist, die Mandeln einen Belag zeigen und ob die Wangen nicht vielleicht kleine weiße Flecken an der Innenseite haben.

Den ersten *Harn* heben wir für den Arzt auf.

Husten muß nicht immer nur Folge einer Bronchitis sein, auch ein Luftröhrenkatarrh kann ihn verursachen.

Ist der Husten außergewöhnlich stark, zieht das Kind dabei schwer Luft ein (oft mit einem deutlich hörbaren Schluchzen) oder bricht es nach einem Hustenanfall, müssen wir das selbstverständlich dem Arzt sofort melden (Keuchhusten!).

Den *Auswurf* bewahren wir in einer Spuckschale auf.

Krämpfe erfordern unsere besondere Aufmerksamkeit, auch vorübergehende Bewußtseinstrübungen, wie sie bei hohem Fieber manchmal vorkommen.

Ohrenschmerzen kommen bei einem Schnupfen oder einer Grippe genau so vor wie bei einer schweren Infektionskrankheit. Wir sehen nach, ob der äußere Gehörgang nicht feucht ist.

Ruhiger Schlaf unterstützt den Heilungsvorgang. Von unruhigem Schlaf, Herumwälzen, nächtlichem Aufschreien usw. berichten wir dem Arzt.

Die *Stimme* ist oft nur vorübergehend belegt und heiser, der Arzt ist für einen solchen Hinweis dankbar.

Auch der *Stuhl* muß kontrolliert, gegebenenfalls aufbehalten werden. Verschiedene Verdauungsstörungen haben seine Verfärbung zur Folge.

Fiebermessen

Wenn der Arzt nichts anderes verordnet hat, legen wir das Thermometer so in die Achselhöhle ein, daß der Quecksilberbehälter gut in der Mitte liegt. Besonders bei kleineren Kindern soll während des Fiebermessens immer jemand in der Nähe sein. Ein Thermometer ist rasch zerbrochen, Quecksilber ist giftig und Scherben sind scharf! — Eine weitere Möglichkeit ist das Fiebermessen im After, wie es die Abbildungen 6 und 7 zeigen.

Hat das Kind Schmerzen in der Nabelgegend oder denkt Mutter aus einem anderen Grund an eine Blinddarmentzündung, soll auch die Temperatur im After gemessen werden. Dazu fetten wir das Thermometer mit etwas Vaseline ein. Wie bei allem, was wir mit unserem kleinen Patienten tun, erklären wir ihm auch hier, was geschieht. Er hat ein Recht darauf und wird sich die Prozedur eher gefallen lassen, wenn er weiß, was mit ihm gemacht wird.

Nachdem das Thermometer etwa eine Minute eingelegt war, nehmen wir es heraus, lesen ab und legen es nochmals ein und wiederholen das so lange, bis die letzte und vorletzte Ablesung die gleiche Zahl ergeben haben. Nur so gemessen, stimmt die Temperatur sicher, nur so vermeiden wir Meßfehler.

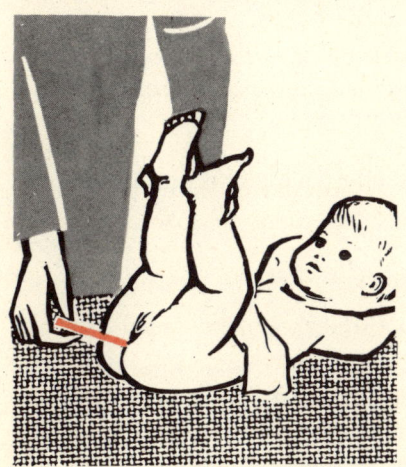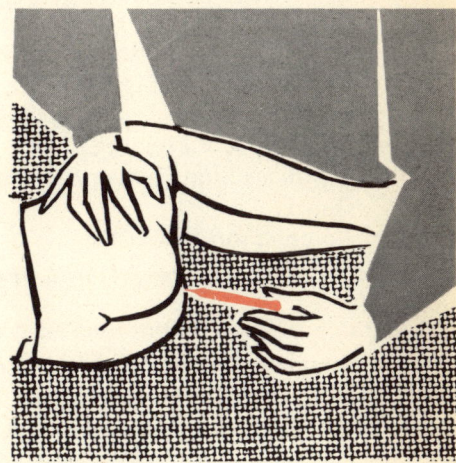

Abb. 6 und 7: Richtiges Fiebermessen

Fieber muß immer *vor der Mahlzeit* gemessen werden, da die Verdauungsarbeit die Körpertemperatur um einige Teilstriche erhöht.

Die Diät des fiebernden Kindes

Die ersten zwei bis drei Tage dürfen wir getrost unseren kleinen Patienten fasten lassen. Gegen den Durst sind Fruchtsäfte erlaubt, z. B. Sanddornsaft, der wegen seines Vitamingehaltes sehr wichtig ist, auch kalter Tee oder Limonade. Da fiebernde Kinder meist appetitlos sind, fällt ihnen das Hungern gar nicht schwer. Hat der Arzt nichts anderes verordnet, bauen wir nun allmählich eine gute, leichte Krankenkost auf, die den Magen nicht belastet. Kinderkrankenkost muß aber besonders schmackhaft sein und darf nicht langweilig werden. Außerdem meiden wir alle Speisen, die das Kind in gesunden Tagen nicht mag. Erziehungsversuche im Hinblick auf das Essen sind ganz allgemein kaum angebracht, während einer Krankheit lassen wir sie aber auf jeden Fall bleiben. Obst hilft den Vitaminbedarf decken, Süßspeisen liefern Kalorien; als Brot kommen vor allem Knäckebrot und Zwieback in Frage, als Brotaufstrich Butter und Topfen (Quark).

Mit eiweißreichen Nahrungsmitteln wollen wir besonders anfangs eher vorsichtig sein, müssen aber dem Kind nicht kleinlich jeden Wunsch verwehren. Hat es auf etwas Schinken oder Rührei Appetit, dürfen wir ihm diese Speisen getrost geben. Die Mahlzeiten sollen klein sein; stellt sich wieder Hunger ein, dann darf das Kind auch zwischendurch etwas essen.

Ein Diätbeispiel für den dritten Tag:

 8 Uhr: eine Tasse Kamillentee (oder Pfefferminztee), mit Zucker gesüßt, dazu etwas Knäckebrot, dünn mit Butter oder (und) Marmelade bestrichen.

10 Uhr: etwas Obst, zum Beispiel eine Apfelsine oder ein geschabter Apfel.

12 Uhr: Kartoffelbrei, grüne Erbsen oder ein anderes zartes Gemüse, je nach Jahreszeit, frisch gepreßter Obstsaft.

14 Uhr: Kompott oder Pudding.

17 Uhr: wenn das Kind Hunger hat, eine Scheibe Knäckebrot (mit Butter oder Quark).

19 Uhr: Kompott mit Zwieback.

Nach Bedarf und für die Nacht Obstsaft gegen den Durst.

Wir beschäftigen das kranke Kind

Nicht immer ist jemand zum Vorlesen da und nicht jedes Kind kann zuhören. Da ist oft guter Rat teuer, denn einerseits soll sich das Kind nicht abdecken, soll möglichst ruhig liegen, andererseits ist der Bewegungsdrang auch bei höher fiebernden Kindern meist sehr groß. Nun kommt uns die Tasse bzw. das Brett zu Hilfe, das wir dem Kind auf die Decke stellen. Darauf können — je nach Alter — Würfel aufgestellt, Puppen gepflegt und Burgen gebaut oder auch mal „Mensch ärgere dich nicht" gespielt werden.

Alle Spiele und Handarbeiten, die die Augen anstrengen, sind bei höherem Fieber ebenso wie das Lesen verboten. Mädchen sollen also zum Beispiel im Bett nicht nähen oder häkeln.

Der Radioapparat bietet ebenfalls viel Abwechslung. Auch Fernsehen darf unser kleiner Patient, aber weder zu lange noch kurz vor dem Einschlafen. Für Kinder ist Fernsehen und Radiohören knapp vor dem Einschlafen meist so aufregend, daß der Schlaf dann nicht kommen will.

Erbrechen

Häufig erbrechen Kinder zu Beginn fieberhafter Erkrankungen. Mutter sollte immer daran denken und ein Gefäß — möglichst nicht das Nachtgeschirr — bereithalten. Ein schützendes Tuch über die Deckenkappe wird auf jeden Fall geboten sein. Wenn das Kind erbricht, richte man es möglichst auf und halte ihm die Stirn bei vornübergebeugtem Kopf. Ist alles heraußen, geben wir zuerst Wasser zum Mundspülen und anschließend etwas Fruchtsaft. Liegt das Kind beim Erbrechen, so gehört der Kopf nach links gewendet. Manche Kinder erbrechen schwer, manche leicht, immer werden ein paar aufmunternde Worte der Pflegeperson gut tun.

Bittere Medikamente

Wer nimmt schon gerne ein Pulver! Was Wunder, wenn auch unser Kleinstes nicht sehr erfreut über die verschiedenen Medikamente ist, die der Onkel Doktor verschrieben hat. Je nach Veranlagung und Alter des Kindes kann man seinen Ehrgeiz ansprechen oder ein paar kleine Tricks anwenden. Lösliche Pulver und Tabletten reicht man am besten mit etwas Fruchtsaft, der den Geschmack übertönt. Will man ein Mittel in Milch geben, löst man es zweckmäßigerweise vorerst mit etwas Wasser auf. Für Kinder, die Medikamente schwer nehmen, verordnet der Arzt oft Zäpfchen. Manchmal ist dies wegen der Neigung zum Erbrechen unerläßlich.

Kleine Dragees, die unzerkaut geschluckt werden sollen, versteckt man in etwas Kartoffelbrei, sie gehen so meist unbemerkt beim nächsten Herunterschlucken mit. Manchmal wird Muttis Geduld zwar ziemlich hart auf die Probe gestellt, dennoch soll das Medizineinnehmen keinesfalls zur Tragödie ausarten. Auch dem Kind schaden Aufregungen und können die Genesung hinauszögern.

Sorgfältig muß auch darauf geachtet werden, daß das Medikament — oftmals als Bonbon angepriesen — nicht in Reichweite des Kindes bleibt. Solcher Leichtsinn hat schon zu mancher Vergiftung geführt. Auch Hustensäfte, vornehmlich die modernen, sulfonamidhaltigen, können gefährlich werden.

Wenn das Fieber herunter soll

Fieber ist an sich ein natürlicher Abwehrvorgang, trotzdem ist es manchmal nötig, etwas dagegen zu tun. Ein probates Mittel, das Fieber zu senken, sind Essigpackungen der Füße (siehe Abbildung). Man taucht ein Stück Leinen in eine lauwarme verdünnte Essiglösung (1 Eßlöffel auf ½ Liter Wasser) und schlägt den Fuß nun zuerst in den Essigumschlag und dann in ein trockenes Tuch ein, wie es unsere Abbildung zeigt. Nach einer halben bis einer Stunde ist das Fieber meist bedeutend gesunken.

Wickel muß der Arzt verordnen. Wie sie ausgeführt werden, zeigt Abbildung 9.

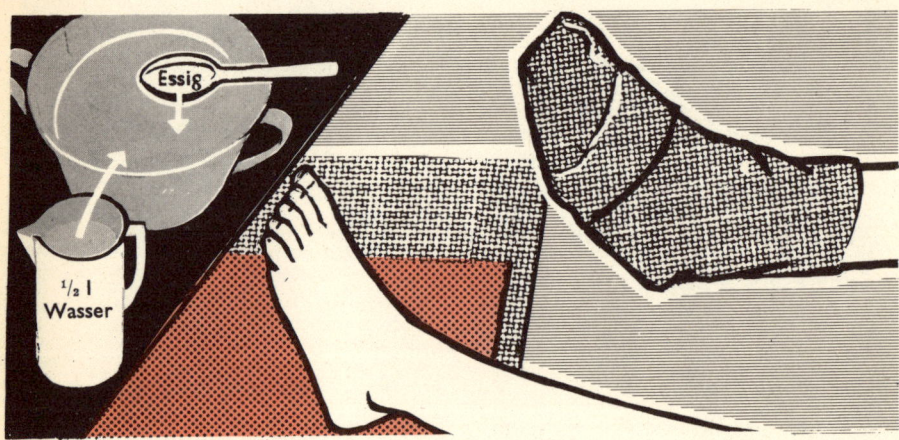

Abb. 8: Essigpackung

Nicht zu früh aufstehen!

Manche Mutter meint, das Kind müsse auch nach einer Erkrankung, vor allem, wenn es nur eine leichte Grippe war, so rasch wie möglich wieder zur Schule, um ja nichts zu versäumen. Diese Ansicht ist — das gilt übrigens genau so für den Erwachsenen — grundfalsch und ist an vielen Rückfällen mit unzähligen Krankheitstagen schuld!

Abb. 9: Die nebenstehende Abbildung zeigt, wie ein Brustwickel richtig angelegt wird. Man achte darauf, daß das Wasser die vom Arzt verordnete Temperatur hat — alte Leute dürfen meist keinen kalten Wickel haben — und daß keine Feuchtigkeit nach außen dringt. Nach dem Wickel gut abtrocknen und warm halten.

46

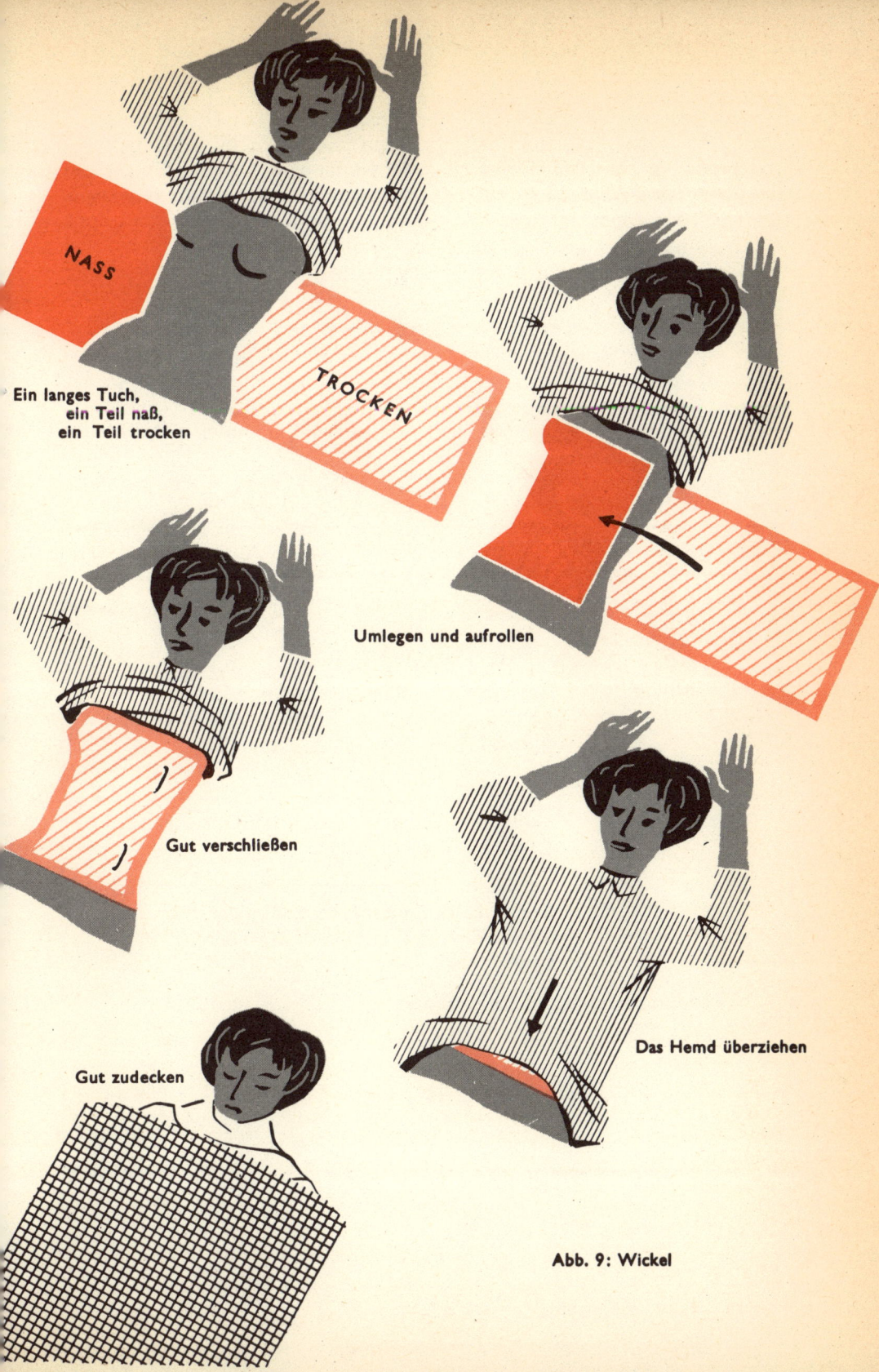

NASS

TROCKEN

Ein langes Tuch,
ein Teil naß,
ein Teil trocken

Umlegen und aufrollen

Gut verschließen

Das Hemd überziehen

Gut zudecken

Abb. 9: Wickel

Auch wenn es nur eine leichtere Erkrankung war, soll der Patient mindestens einen Tag fieberfrei im Bett bleiben und sich dann einen weiteren Tag daheim erholen, bevor er wieder zur Schule geht. Vergessen wir nicht, daß man unmittelbar nach einer überstandenen Krankheit für eine neue Infektion besonders anfällig ist!

Fassen wir also nochmals zusammen:

Das *Kinderkrankenzimmer* soll hell, gut gelüftet, warm, aber nicht überheizt sein!

Nicht zu früh aufstehen! Ein Tag fieberfrei im Bett!

In den ersten Tagen genügen als Diät *Fruchtsäfte*, später sei man mit eiweißhältigen Speisen sparsam, richte sich aber sonst soweit wie möglich nach den Wünschen des kleinen Patienten.

Lesen während des Fiebers ist verboten! Vorlesen erwünscht! Nach Mutti soll unser kleiner Patient nicht rufen, sondern *läuten*.

Bei allen Pflegemaßnahmen soll das Kind *wissen*, was mit ihm geschieht!

Kräuter, die für die Kinderpflege von Bedeutung sind

Kamille	als Tee, zum Spülen, für Umschläge, Kamillenöl in Rezepten vom Arzt
Pfefferminze	milder Tee bei Magenverstimmung, zur Appetitanregung und als Erfrischungsgetränk im Sommer. Nicht regelmäßig verwenden!
Huflattich	bei Husten
Anis	verdauungsanregend, in ärztlichen Rezepten (Hustensaft)
Eibisch	bei allen Schleimhauterkrankungen des Mundes und des Rachens, zu Spülungen nach dem Zahnziehen und auch nach Ausfallen der Milchzähne
Feldstiefmütterchen	bei Keuchhusten
Knoblauch	zur Wurmkur nach Anweisung des Arztes

Alle Vitaminspender, von ausländischen Früchten vor allem Grapefruitsaft und Orangensaft

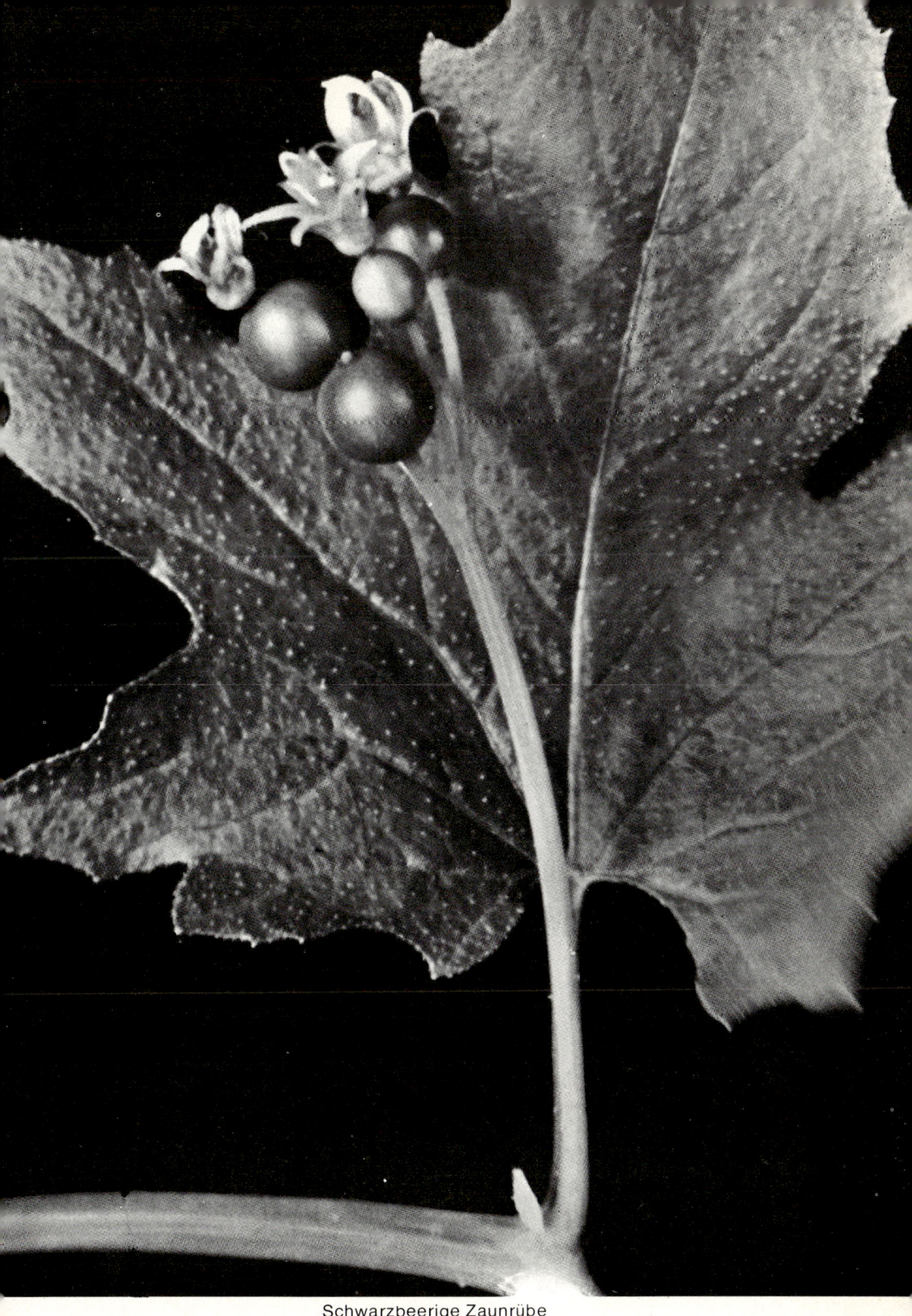

Schwarzbeerige Zaunrübe

Tafel 1

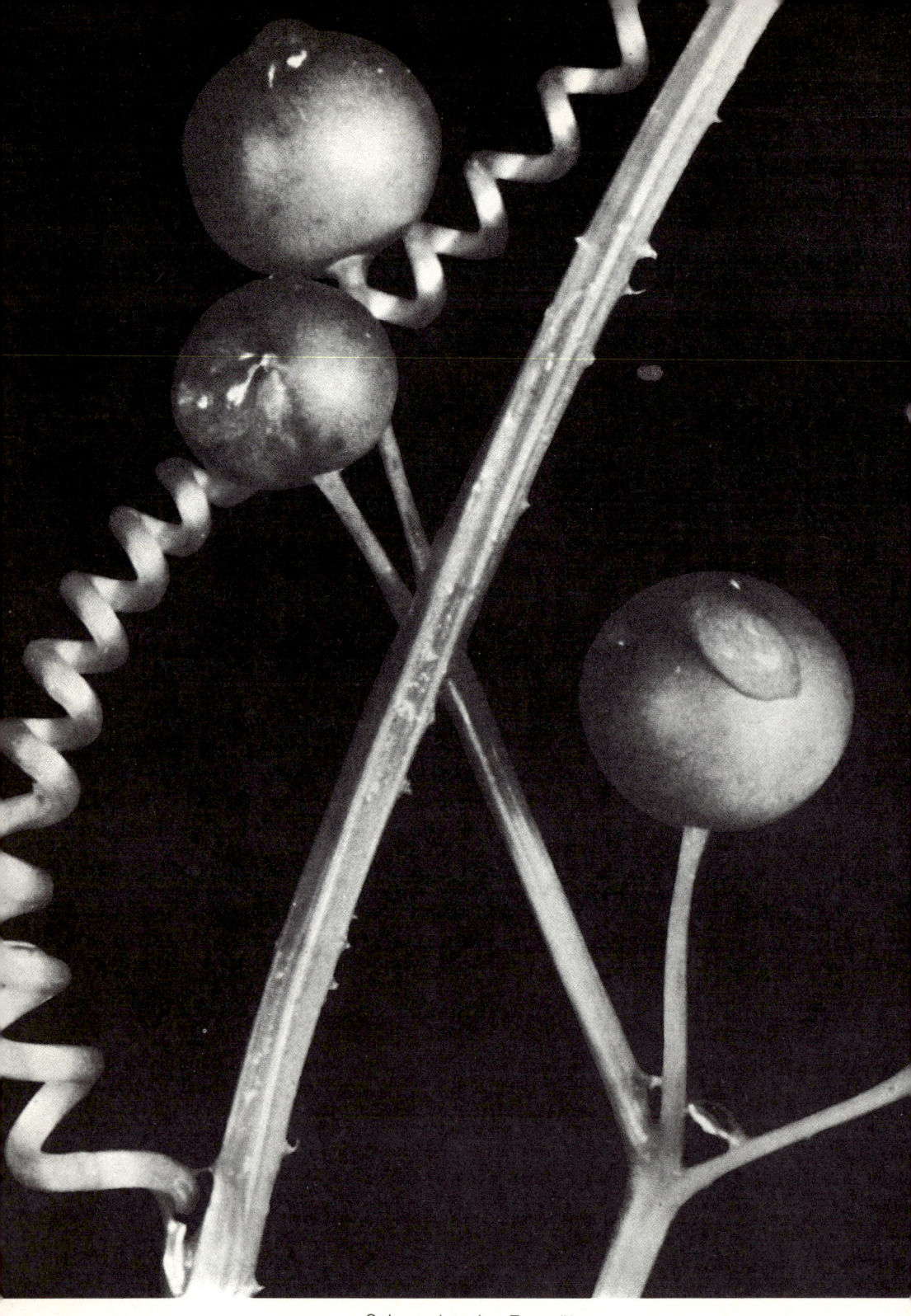

Schwarzbeerige Zaunrübe

Krankheit	Ursache	Durch-schnitts-abstand Ansteckung — Ausbruch	Dauer	Hauptkrankheitszeichen
Diphtherie *Diphtheria*	Bakterien	2 bis 5 Tage	Wochen	Membranartiger Belag auf den Mandeln oder an einer anderen Stelle (Kehlkopf, Nabel, Haut usw.), schmutzig grau, haftet fest auf der Unterlage. Schluck-beschwerden, in schweren Fällen Herzschwäche, bei Kehlkopf-diphtherie rauher, bellender Husten, Erstickungsanfälle, zie-hendes Atemgeräusch. *Nicht zu früh aufstehen lassen!*
Eiterflechte *Impetigo contagiosa*	Bakterien	einige Tage	Wochen	Oberflächliche Eiterbläschen mit gelbgrüner Kruste, wenn sie auf-gebrochen sind. Vorwiegend Ge-sicht, Haarboden und Hände.
Feuchtblattern (Windpocken) *Varicellae*	Virus	12 bis 16 Tage	10 bis 16 Tage	Allmähliches Aufschießen von kleinen Knötchen, die zu Bläs-chen werden und verschorfen. Tiefere Schorfe hinterlassen kleine Narben. Mäßiges Fieber, manchmal vor Auftreten der Knötchen scharlachähnlicher Ausschlag.
Fraisen, eine Form der Tetanie	Vitamin-D-Mangel Störung im Kalk- und Phosphor-haushalt	—	—	Krämpfe, Gliederzucken, Grim-massieren mit Bewußtlosigkeit für kurze Zeit (zwei bis drei Minuten). Es kann auch zum Stimmritzenkrampf kommen, wo-bei das Kind blau wird. *Wichtig der rechtzeitige Vitamin-D-Stoß!*
Keuchhusten *Pertussis*	Bakterien	8 bis 15 Tage	4 bis 8 Wochen	Typisch die Art des Hustens mit dem ziehenden, tiefen Einatmen nach einigen bellenden Husten-stößen. Anfänglich gewöhnlicher Husten! Kind macht im Husten-anfall schwerkranken Eindruck, öffnet weit den Mund, streckt die Zunge heraus, kann aber in der anfallsfreien Zeit frisch und lebendig sein und muß kein Fieber haben. Vorwiegend im Anfang sind hustenreizstillende und auswurffördernde Kräuter angezeigt. Arzt! *Impfung!*
Kinderlähmung *Poliomyelitis*	Virus	2 bis 10 Tage	un-bestimmt	Kann wie eine Grippe oder harmlose Erkältungskrankheit beginnen. Später sehr heftige Kopfschmerzen und Steifheit des Nackens. Lähmungen können, müssen aber nicht vorhanden sein! *Impfung! Bei Verdacht sofort Arzt rufen!*

Krankheit	Ursache	Durchschnittsabstand Ansteckung — Ausbruch	Dauer	Hauptkrankheitszeichen
Masern *Morbilli*	Virus	9 bis 11 Tage	1 bis 2 Wochen	Beginnt meist wie eine Erkältung mit Bronchitis und Bindehautkatarrh. Meist noch vor dem Ausschlag Auftreten von kleinen weißlichen Pünktchen an der Innenseite der Wange (Kopliksche Flecken), die häufig sehr rasch verschwinden. Fieber zu Beginn und besonders bei Ausbruch des allgemeinen Ausschlages hoch. Ausschlag beginnt im Gesicht und geht auf Brust, Rücken und schließlich Arme und Beine über. Kinder sehr gut pflegen! *Masern, an sich meist harmlos, Begleitkrankheiten sehr gefährlich!*
Mumps *Parotitis epidemica*	Virus	12 bis 20 Tage	10 bis 12 Tage	Nach grippeähnlichem Vorstadium teigige Schwellung der Wangen mit Abstehen der Ohrläppchen. Fieber wechselnd. Kinder meist sehr „raunzig". Folgekrankheiten kommen vor, und zwar: Hodenentzündung und Gehirnhautentzündung.
Röteln *Rubeolae*	Virus	15 bis 18 Tage	einige Tage	Kein Vorstadium, häufig geringe Störung des Allgemeinbefindens. Ausschlag beginnend auf Ohren, Stirne, Wangen, später schubweise am ganzen Körper. Häufig Lymphdrüsenschwellungen auf Hinterkopf und Nacken.
Scharlach *Scarlatina*	Bakterien	2 bis 9 Tage	2 bis 3 Wochen	Tritt in zwei Schüben auf. Erstes Kranksein wie Angina, mit Belägen im Hals usw., hohem Fieber. Zunge anfänglich grauweiß belegt, nach Abfall des Belages rot mit stark hervortretenden Geschmackspapillen: Himbeerzunge! — Zweites Kranksein, oft nicht scharf zu trennen, mit Ausschlag und später Schuppung. Ausschlag vorwiegend an Bauch, Innenseite der Oberschenkel und Brust, Hals und Rücken. Schuppung besonders deutlich an Handflächen und Fußsohlen. Verordnete Bettruhe genau einhalten, da gefährliche Nachkrankheiten möglich! (Herz, Nieren usw.). *Impfung!*

GESCHLECHTSKRANKHEITEN

Ebenso wie wir beim Krebs vor jedem Behandlungsversuch mit Heilkräutern warnen, wenn nicht eine ausdrückliche ärztliche Verordnung vorliegt, so gilt die gleiche Warnung für die Geschlechtskrankheiten. Wird diese Warnung in den Wind geschlagen, dann vollzieht sich mit Unerbittlichkeit der schicksalhafte Ablauf.

Die Schulmedizin besitzt heute Mittel, mit denen es möglich ist, den Tripper in überraschend kurzer Zeit und auch die Syphilis in wenigen Wochen abzuheilen, wenn der Patient nur rechtzeitig erscheint. Jeder Selbstbehandlungsversuch kann die ganze Sache nur verschlimmern und bringt uns in Gefahr!

Wer also den Verdacht hegt, daß er sich mit einer Geschlechtskrankheit angesteckt habe, wende sich sofort und unmittelbar an seinen Arzt, der auch nach dem Gesetz der einzig Berechtigte ist, eine Geschlechtskrankheit zu behandeln. Es ist durchaus nicht so, daß Naturheilverfahren als zusätzliche Behandlungsmethode bei der Bekämpfung der Geschlechtskrankheiten nicht in Frage kämen. Hierbei kann es sich aber immer nur um eine Unterstützung handeln und niemals um direkte Bekämpfung.

Wenn auch die Geschlechtskrankheiten als solche heute seltener geworden sind, so soll doch jedermann über die ersten Krankheitszeichen Bescheid wissen.

Sie sind beim Tripper: Kitzeln und Brennen in der Harnröhre, Harndrang und Brennen beim Harnlassen. Allmählich kommt es zu einem gelblicheitrigen Ausfluß aus der Harnröhre. Jeder Geschlechtsverkehr ist auch nur beim leisesten Verdacht auf eine Ansteckung strengstens verboten! Die ersten Zeichen des Trippers treten drei bis fünf Tage nach der Ansteckung auf. Der Tripper wird heute meist mit Penicillin behandelt und läßt sich so innerhalb von 24 bis 48 Stunden praktisch völlig ausheilen.

Bei der Syphilis können die ersten Anzeichen eher übersehen werden als beim Tripper. Oft ist der sogenannte Primäraffekt der Ansteckungsstelle mit dem kleinen Geschwür so winzig, daß man ihm keine Beachtung geschenkt hat. Meist aber wird das Geschwür bemerkt. Es ist hart und entwickelt sich aus einem kleinen Knoten, der an der Oberfläche allmählich geschwürig zerfällt. Er ist häufig kreisrund, etwa linsengroß, meist braunrot und wird wegen seiner festen Konsistenz auch harter Schanker genannt. Die ersten Zeichen der Syphilis treten drei bis vier Wochen nach der Ansteckung auf.

Die syphilitische Ansteckungsstelle muß durchaus nicht an den Geschlechtsteilen zu finden sein, sie kann auch an der Brustwarze, am Mund, kurz überall dort, wo entweder Schleimhaut vorhanden ist, die an sich sehr leicht verletzt wird, oder sonst eine kleine Verletzung dem Syphiliserreger die Möglichkeit gegeben hat, in den Organismus einzudringen. Die Geschwüre sind fast immer schmerzlos!

Wurde die syphilitische Ansteckung anfänglich nicht bemerkt und heilte der sogenannte Primäraffekt von selbst ab (was er auf jeden Fall tut), so kann der zweite Hinweis auf die Erkrankung die gleichzeitig auftretende und oft länger anhaltende Schwellung der Lymphdrüsen in der Nähe des Ansteckungsherdes sein. Es können also die Lymphdrüsen in der Gegend der Geschlechtsorgane geschwollen und schmerzlos sein oder, wenn der „Primäraffekt" etwa an der Brustwarze saß, die Lymphdrüsen der Achsel usw. Bei Frauen wird der Primäraffekt häufig dadurch übersehen, daß er in der Scheide selbst gelegen ist. Bestand schon vorher eine Hauterkrankung, die den Syphiliserregern den Eintritt erleichterte, so können auch mehrere Primäraffekte zu finden sein.

Wer Geschlechtsverkehr hatte und irgendwelche der oben beschriebenen Anzeichen bemerkt, gehe unverzüglich zum Arzt! Je früher man die Syphilis, auch Lues genannt, entdeckt, um so rascher und sicherer ist die Heilung!

Nach etwa acht Wochen kommt es zum zweiten Stadium der Syphilis, mit allgemeiner Schwellung der Lymphdrüsen, manchmal Kopfschmerzen, Wadenschmerzen und einem meist bräunlichroten Ausschlag, der die verschiedensten Formen annehmen kann. Wird die Erkrankung nicht behandelt, so kommt es wechselnd zur Abheilung und zum Neuauftreten verschiedener Hautausschläge, auch Anginen werden beobachtet, bis nach einigen Jahren der Übergang ins dritte Stadium stattfindet. Auch hier gibt es wieder verschiedene Krankheitserscheinungen. Die Syphilis wird treffend „der Affe unter den Krankheiten" genannt, kann sie doch fast alle anderen Hautkrankheiten, Geschwürarten usw. imitieren.

Etwa fünf bis fünfzehn Jahre nach der Ansteckung kommt es — wenn sie überhaupt in Erscheinung tritt — zur Nervensyphilis, die bis zur völligen Verblödung führen kann.

Behandlung

Wie eingangs betont, ist die Behandlung der Geschlechtskrankheiten unbedingt Sache des Arztes. Neben dem Salvarsan und seinen modernen Abkömmlingen hat heute auch das Penicillin einen bedeutenden Platz in der Syphilisbehandlung inne. Die Schmierkuren mit Quecksilber und Injektionskuren mit Wismutpräparaten sind als zusätzliche Behandlungsmethoden in Gebrauch.

Wichtig ist für den bleibenden und sicheren Erfolg der Behandlung die Frühdiagnose! Bei jedem Verdacht daher sofort zum Arzt!

Volksfeind Nr. 1: KREBS

Unter jenen Krankheiten, die auch für einen kurzen Versuch der Kräuterbehandlung völlig ungeeignet sind, steht der Krebs an erster Stelle. Ungeheure Fortschritte hat die naturwissenschaftliche Medizin in der Behandlung des einmal ausgebrochenen Krebses gemacht. Es ist heute nur noch eine Frage der Aufklärung des Patienten, ob er gerettet werden kann oder nicht. Krebs ist heilbar, wenn er rechtzeitig entdeckt wird. Die Hauptverantwortung für die zeitgerechte Erkennung liegt natürlich beim praktischen Arzt, den der Durchschnittspatient vorerst einmal aufsucht. Doch soll der moderne Mensch die ersten Anzeichen der Krebserkrankung kennen, um eine Veränderung schon selbst als krebsverdächtig deuten zu können. Denn immer noch sterben Tausende Frauen an den Folgen des Brustkrebses nur deshalb, weil sie einen kleinen, wenig oder gar nicht schmerzhaften Knoten im Drüsengewebe der Brust nicht beachtet haben oder gar mit heißen Auflagen behandeln wollten. Immer noch gibt es Patientinnen in den Wechseljahren, die einen verdächtigen Ausfluß für eine normale Wechselerscheinung halten und den Arzt zu spät aufsuchen.

Mancher Leser wird vielleicht einwerfen, daß eine entsprechende Aufklärung in dieser Hinsicht zu übertriebener Angst vor dem Krebs führen könnte. Was aber ist die Angst, Krebs zu haben, vor dem unerbittlichen Schicksal eines Kranken, den der Arzt nicht mehr operieren kann, weil er zu spät gekommen ist! Außerdem ist die Krebsangst unbegründet, sobald wir uns rechtzeitig untersuchen lassen. Da wir noch keine sichere Vorbeugung gegen den Krebs kennen, ist die Früherkennung unsere beste Waffe. Am häufigsten tritt, vor allem bei Frauen, der Krebs in den Wechseljahren auf. Abgesehen davon, daß man den Arzt bei jeder verdächtigen Erscheinung aufsuchen muß, empfiehlt es sich, etwa nach dem 40. Lebensjahr jedes Jahr, oder bei mehreren Krebsfällen in der Familie, alle halben Jahre eine Kontrolluntersuchung durchführen zu lassen. Dazu gehören neben einer gynäkologischen Untersuchung auch eine Blutkontrolle, gegebenenfalls auch eine Kehlkopfspiegelung, Röntgenkontrolle und anderes mehr.

Krebsuntersuchungsstellen

Manche Kliniken haben Krebsambulanzen eingerichtet, Stationen, an denen man sich gründlich untersuchen lassen kann. Dort werden sehr häufig neben Krebsverdacht oder Krebs auch noch andere Leiden festgestellt, die der Patient bisher nicht beachtet oder vernachlässigt hat. Ob man eine solche Krebsuntersuchungsstelle aufsucht oder seinem langjährigen Hausarzt vertraut, ist vielfach Geschmacksache. Wenn der Hausarzt wieder jene Stelle einnehmen wird, die ihm früher im Bereich der Familie zugekommen ist, wird ihm vielleicht auf alle Fälle der Vorzug zu geben sein. Kennt er doch den Patienten seit vielen Jahren und kann im Zweifelsfalle immer noch eine fachärztliche Kontrolle veranlassen. Selbständig Röntgenbefunde machen zu lassen oder selbst Diagnosen zu stellen, ist immer eine zweischneidige Sache, im Falle einer Krebserkrankung bedeutet dies aber praktisch Selbstmord. Jedenfalls gehören jede Frau und jeder Mann über 40 in regelmäßige Überwachung des Arztes und muß jede verdächtige Änderung des Allgemeinbefindens sowie der einzelnen Organe sofort geprüft werden.

Die zwei Krebsformen: Karzinom und Sarkom

Der Arzt unterscheidet je nach der befallenen Gewebeart den Krebs des Deckgewebes, das Karzinom, und den Krebs des Binde- und Stützgewebes, das Sarkom.

Zu den Karzinomen zählen alle jene Geschwülste, die von einem Oberflächengewebe ausgehen, auch dann, wenn diese „Oberfläche" im Inneren einer Drüse liegt. Sarkome hingegen sind zum Beispiel der Knochenkrebs, der Krebs der Pigmentgeschwülste (Muttermal) der Haut. Während die Sarkome meist sehr bösartig sind und vor allem bei Jugendlichen früh erkannt werden müssen, um auch nur einige Aussicht auf Heilung zu haben, ist die gutartigste Form der Krebsgeschwülste der Hautkrebs (nicht der Pigmentzellenkrebs!), der langsam wächst und keine oder fast nie Tochtergeschwülste zur Folge hat. Pigmentgeschwülste der Haut sind besonders bösartig, treten aber fast immer nur dann auf, wenn ein (schwarzes) Muttermal gereizt wurde. Es darf niemals versucht werden, einen solchen Fleck mit Salben, Kräutern oder ähnlichem entfernen zu wollen. Selbst der Chirurg geht solche Schönheitsfehler nur ungern an und läßt sie lieber in Frieden.

Die Krebsursachen

Auf Abbildung 10 haben wir die wichtigsten Krebsursachen, soweit sie heute bekannt sind, zusammengestellt. Eines ist wohl so gut wie sicher: einen Krebserreger im strengen Sinne gibt es nicht, wohl kann aber ein Krankheitserreger das Gewebe so schädigen, daß zuletzt ein Krebs entsteht. Ein Beispiel dafür ist eine Form des Blasenkrebses, die im Orient häufig zu finden ist. Der Schmarotzer Bilharzia aus der Gattung der Saugwürmer reizt allmählich die Blasenschleimhaut so stark, daß sich ein Blasenkrebs ausbildet.

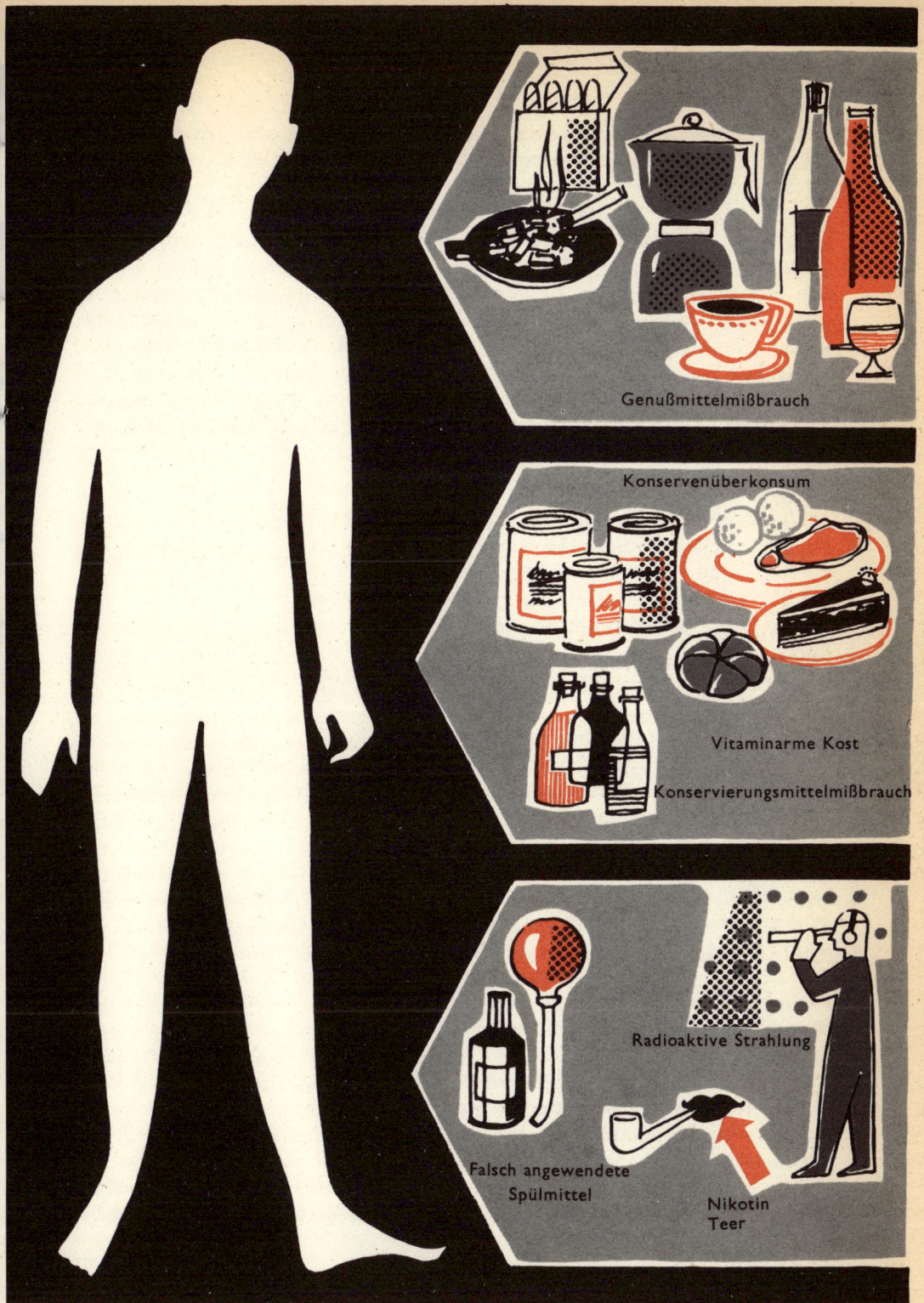

Abb. 10: Krebsursachen

Von Tierversuchen weiß man, daß es verschiedene Virusarten (nicht oder kaum sichtbare Krankheitserreger) gibt, die Krebs erzeugen. Man kann Tiere auf diese Art mit Krebs „anstecken".

Der Krebs des Tieres hat viel gemeinsam mit dem des Menschen. Dennoch kann man nicht alles vom Tier auf den Menschen übertragen. Völlig falsch ist es, den Pflanzenkrebs (zum Beispiel den Baumkrebs) in Zusammenhang mit dem menschlichen Krebs zu bringen. Der Pflanzenkrebs ist eine völlig andere Erscheinung. Es handelt sich um Wucherungen, die vor allem das Leben der Pflanze kaum bedrohen und denen alle wesentlichen Merkmale des menschlichen und tierischen Krebses fehlen. Der Baumkrebs entsteht durch Pilze, manchmal auch durch Frost. Durch Ausschneiden ist die Geschwulst ohne weiteres zu entfernen. Bleibt sie am Baum, so ist das Leben der Pflanze kaum gefährdet.

Wieso entsteht nun im menschlichen Organismus eine Krebszelle?

Wieso führen die verschiedensten Schäden immer wieder zu dem einen Ergebnis: Zellen beginnen zu wuchern, sie sind stärker als alle anderen Zellen im Körper, nehmen Nähr- und Wirkstoffe dort, wo sie sie eben brauchen, her und können auch nicht, wie dies der Arzt Dr. Salzborn versucht hat, ausgehungert werden. Ähnlich wie das im Mutterleib wachsende Kind sich ohne Rücksicht auf den Organismus der Mutter ernährt, lebt auch die Krebsgeschwulst von gesunden Zellen und führt, wenn der Arzt nicht rechtzeitig eingreift, zum Untergang des ganzen Körpers.

Ein bekannter Forscher, Professor Dr. Otto Warburg, der sich seit seiner frühesten Forscherzeit mit dem Problem der Zellatmung befaßt, hat eine bestechend wahrscheinliche Erklärung für die Bildung der Krebszelle gefunden. Prof. Warburg, dem die Wissenschaft neben vielen anderen Entdeckungen zum Beispiel die Entdeckung des Atmungsfermentes verdankt, fand, daß Sauerstoffmangel im Stoffwechsel der Zelle so tiefgreifende Veränderungen herbeiführt, daß sie entweder abstirbt oder sich in eine Krebszelle verwandelt. Wodurch dieser Sauerstoffmangel zustandekommt, ist dabei belanglos. Es kann ebensogut ein Gift die Sauerstoffaufnahme hindern, wie auch der ständige Druck eines Augenglasbügels durch Verminderung der Blutzufuhr Sauerstoffnot erzeugen kann. Hitze, Röntgenstrahlen, kurz alle jene Schädigungen, die wir auf Abb. 10, Seite 55, kennengelernt haben, können, wenn die Zelle nicht völlig abstirbt, dazu führen, daß sie ihren Stoffwechsel umstellt und ohne freien Sauerstoff auskommt. Die vielen Gründe, die dafür sprechen, daß Warburgs Theorie richtig ist, können wir in unserem Rahmen natürlich nicht einmal streifen. Aus seiner Erkenntnis ergibt sich aber eine Fülle von Richtlinien für eine wirksame Krebsvorbeugung. Viele früher als zu einfach abgetane Vorschläge erhalten einen tiefen Sinn, viele alte, einfache Lebensregeln eine glänzende Bestätigung. Doch davon mehr im Kapitel Krebsvorbeugung, Seite 58.

Ist Krebs vererbbar?

Die erste chirurgische Klinik in Wien unter Professor Schönbauer hat in einer großangelegten Befragung versucht, der Frage der Vererblichkeit des Krebses näherzukommen. Das Ergebnis der Auswertung der Fragebögen war: Der Krebs als solcher ist nicht vererbbar, wohl aber eine gewisse Krebsanlage, eine oft nicht unbedeutende Krebsbereitschaft. Kinder krebskranker Eltern erkranken häufiger an einer ähnlichen Krebsform als Kinder von Eltern, die an anderen Krankheiten gestorben sind. Unter ähnlichen Krebsformen versteht man dabei nicht etwa, daß nun Magenkrebs der Vorfahren nur als Magenkrebs der Enkel wieder zu finden sei, vielmehr findet man bei solchen Patienten häufiger einen Krebs irgendwo im Deckgewebe der Verdauungsorgane usw. Weitere Forschungen sind in dieser Richtung in Gang. Welche Schlüsse wir daraus ziehen. lesen Sie auf Seite 60.

Kann falsche Ernährung an Krebs schuld sein?

Wir wollen die Antwort gleich vorwegnehmen: „Ja!" Schon aus den Ergebnissen der Zellatmungsforschung dürfen wir ableiten, daß die Ernährung eine wichtige Rolle spielt. Ist doch eine ausreichende Vitaminversorgung Grundbedingung guter Nährstoff- und auch Sauerstoffverwertung. Einen besonderen Platz nehmen wahrscheinlich die Fette ein. Es gelingt nicht nur, durch Verfütterung großer Fettmengen Krebs zu erzeugen, Fettleibigkeit als solche ist eine der Ursachen schlechter Zellatmung.

Es ist aber schon von Bedeutung, wie wir unsere Nahrung zubereiten, wie wir sie aufbewahren oder wie sie bis zum Verbraucher konserviert wurde. Wir wollen das Kind nicht mit dem Bade ausgießen und nun auf jede chemische Konservierung verzichten. Wissen wir doch auch, daß es die Menge der cancerogenen Stoffe ist, die den Anstoß zur Krebsentstehung gibt. Auch dürfen wir doch wahrscheinlich den alten Lehrsatz des Paracelsus auf alle Stoffe im Hinblick auf die Krebsentstehung ausdehnen: „Nur die Menge macht das Gift." Dennoch wollen wir möglichst wenig „Nahrungsmittel" und um so mehr „Lebensmittel" verwenden, um die „Giftmenge" in engen Grenzen zu halten.

Bei manchen Zubereitungsarten entstehen viele Röstprodukte, also Substanzen, die ihre Existenz einer unvollständigen Verbrennung verdanken. Solche Stoffe sind aber ebenfalls krebserregend, wenn sie in großen Mengen genossen werden. Niemand muß sich deshalb sein Wiener Schnitzel versagen, die Panade ist trotz dieser Erkenntnis zweifelsohne kein Gift und auch gebrannte Haselnüsse werden nicht zur Ursache des Krebses, es sei denn, man ernährt sich einseitig mit solchen Speisen.

Den Fetten kommt wahrscheinlich auch durch die Cholesterinbildung im Körper eine besondere Bedeutung zu. Da wir aber, schon um Herz und Gefäße zu schonen und der Arteriosklerose vorzubeugen, nicht im Übermaß Fette genießen sollen (siehe Seite 123 ff.), fällt diese Gefahr für den vernünftig lebenden Menschen fort. Einseitige fettlose Ernährung wäre natürlich ebenfalls gesundheitsschädlich.

Kommt der Krebs vom Rauchen?

Eines steht fest: Im Tabakrauch konnten Wissenschaftler eine Reihe von Stoffen feststellen, die „carcinogen", also krebserzeugend wirken. Fest steht auch, daß alle bisherigen Statistiken beweisen, daß der Krebs bei Rauchern viel häufiger vorkommt als bei Nichtrauchern. Dies wird besonders eindrucksvoll, wenn man die Krebserkrankungen nach der sogenannten Rauchstraße ordnet. Kehlkopfkrebs kommt fast nur bei Rauchern vor, ebenso Magenkrebs und Krebs der Mundhöhle. Je weiter man „abwärts" kommt, um so weniger Raucher findet man unter den Krebspatienten. So sind beim Magenkrebs nur etwas mehr als die Hälfte Nikotinverbraucher. Als Raucher wurden dabei nur Patienten angesehen, die regelmäßig dem Tabakgenuß huldigen und im Durchschnitt mehr als 15 Zigaretten täglich konsumieren.

Man darf also mit Fug und Recht sagen, daß das Rauchen an der Krebsentstehung beteiligt ist. Vielleicht wirkt es sich erst dadurch so stark aus, daß es eine zusätzliche Belastung bedeutet; atmen wir doch täglich mit den Abgasen der Industrie und den Auspuffgasen etc. krebserregende Stoffe ein.

Wer weniger als 10 bis 15 Zigaretten täglich raucht, muß nach dem derzeitigen Stand der Wissenschaft nicht damit rechnen, durch das Rauchen Krebs zu bekommen; sicher ist auch die Anfälligkeit der einzelnen Menschen verschieden und die Frage der Krebsveranlagung von großer Bedeutung.

Wie man dem Krebs vorbeugen kann

Die Erkenntnisse der Krebsforschung führen uns zu uralten Weisheiten zurück. Die Tatsache, daß praktisch jede Schädigung zu Krebs führen kann (so z. B. Schädigungen durch ein lange Zeit verwendetes Pessar in der Scheide, durch übermäßige Sonnenbestrahlung, durch Zigarettenrauch oder infolge ungesunder Ernährung), rückt die alten allgemein gehaltenen Lebensregeln in ein neues Licht. Wenn wir in Frieden mit unseren Mitmenschen leben und den Ärger möglichst meiden, wird unser Magen zur Zufriedenheit arbeiten. Er wird nicht übermäßig viel Säure erzeugen, die Magenschleimhaut wird gesund bleiben und die häufigsten Vorstadien des Magenkrebses (die Magenschleimhautentzündung und das Magengeschwür) bleiben uns erspart. Daran werden einige Zigaretten im Tag und ein Gläschen Wein nichts ändern, wohl aber starkes Rauchen und Trinken. Damit sind wir beim guten Rat der Alten, alles mit Maß zu tun, angelangt. Aber auch bei der Weisheit des Paracelsus, daß die Menge das Gift mache, stehen wir nun ebenso wie bei den

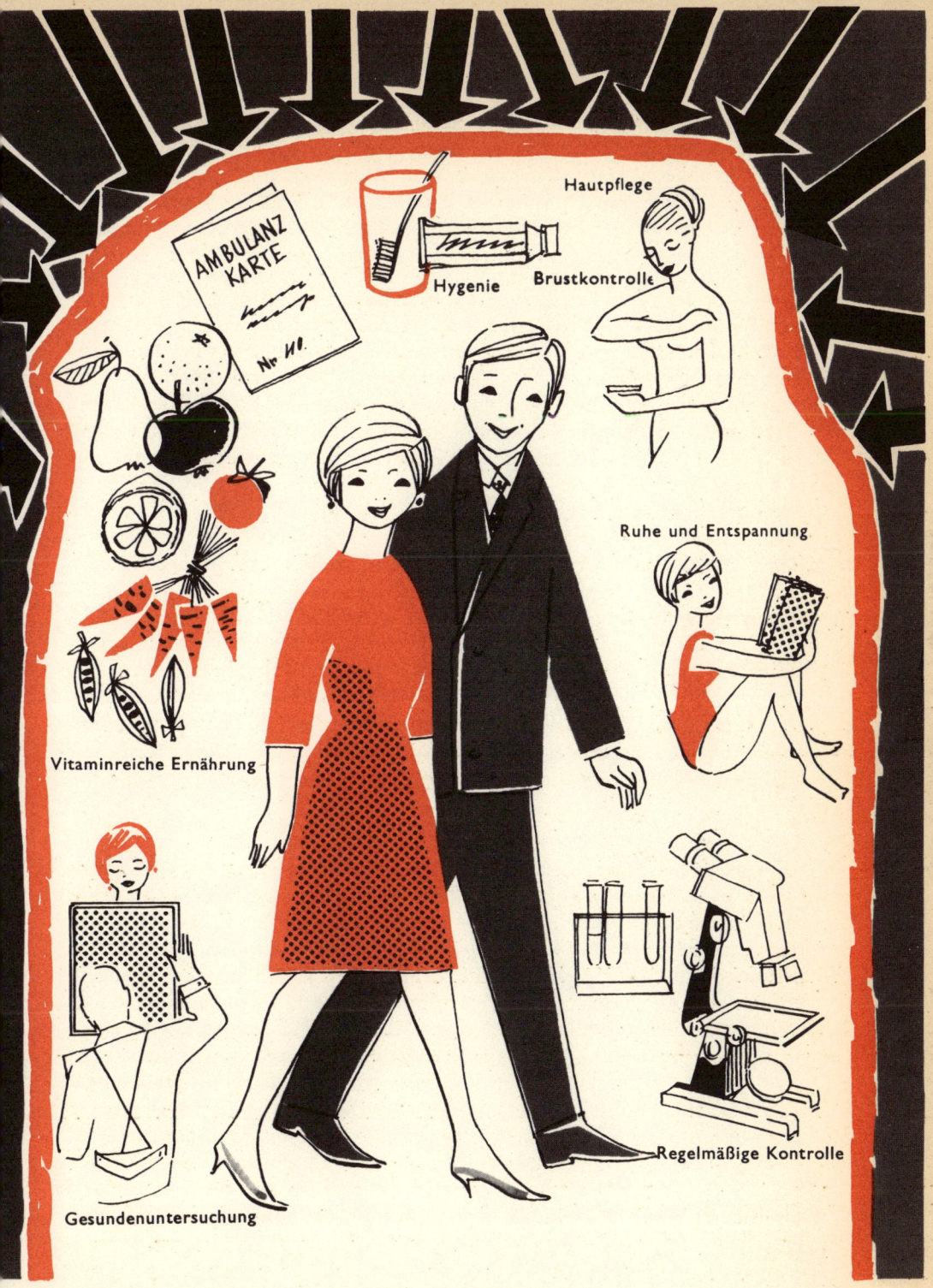

Abb. 11: Krebsvorbeugung

Diätvorschriften des berühmten griechischen Arztes Hippokrates. Aktive Krebsvorbeugung bedeutet also vor allem mäßiges Leben und natürliches Leben. Wir müssen nicht sklavisch jede Konserve meiden, wir sollen aber auch ausreichend frische Nahrung zu uns nehmen. Reichliche Vitaminversorgung gleicht manchen Schaden aus. Menschen, deren Familiengeschichte Krebskranke aufzählt, müssen besonders vorsichtig sein und sollen etwa ab dem 35. Lebensjahr regelmäßig kontrolliert werden. Welche Kontrollen durchgeführt werden müssen, entscheidet am besten der Hausarzt.

Eine bewährte Methode, den Krebs der Geschlechtsorgane der Frau rechtzeitig zu erkennen, ist die Untersuchung des „Abstriches". Der Arzt entnimmt vom inneren Muttermund etwas Sekret und streicht es auf ein Untersuchungsglas. Im Laboratorium wird der Abstrich gefärbt und unter dem Mikroskop beurteilt. Abbildung 12 zeigt die Entnahme, Abbildung 13 normale und krebszellenhaltige Abstriche. Bei einer Statistik über 15.000 untersuchte Frauen konnte mit dieser Methode in eineinhalb Prozent der Fälle eine Krebsgeschwulst entdeckt werden, die auch bei genauer gynäkologischer Untersuchung noch nicht feststellbar war. Bei so früher Erkennung des Krebses darf man mit Sicherheit auf Heilung rechnen.

Was können wir nun vom Standpunkt der Kräuterheilkunde tun, um dem Krebs vorzubeugen? (Daß eine Behandlung mit Kräutern nicht in Frage kommt, haben wir schon gehört!)

Unter den Heilpflanzen finden wir eine ganze Reihe, die reich an Vitamin A und Vitamin C sind. Sie dienen besonders der Vorbeugung von Haut- und

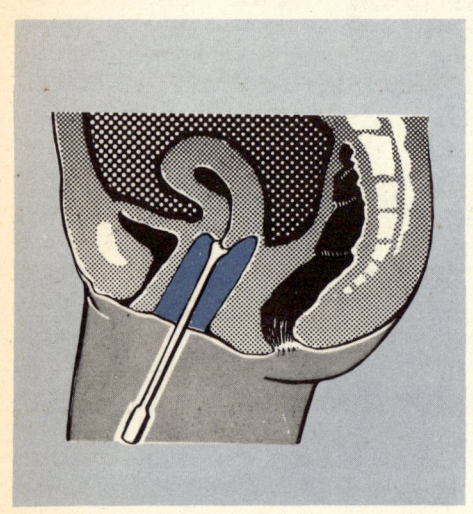

Abb. 12: Entnahme des Abstriches

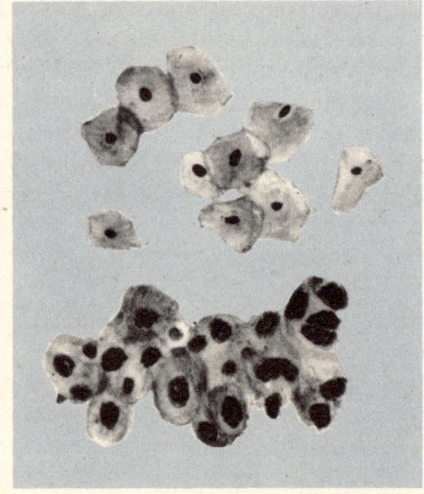

Abb. 13: Normale Zellen und Krebszellen

Schleimhautschäden. Ausreichende Vitamin-A-Versorgung des Körpers ist darüber hinaus ein sehr gutes Mittel, einer Magenschleimhautentzündung vorzubeugen, und durch Vitamin C wird unter anderem auch die Infektionsabwehr des Körpers gestärkt. All dies wirkt sich natürlich auch als Krebsvorbeugung aus. Entschlackungskuren und Frühjahrskuren tragen ebenfalls zum Ausgleich vieler Störungen bei und gehören damit zu einer echten Krebsvorbeugung.

Der Krebskranke und seine Umgebung

Die Art, wie sich die Verwandten und Bekannten eines krebskranken Patienten verhalten sollen, hängt zum Teil davon ab, ob es der Arzt für richtig befunden hat, den Kranken über seinen Zustand aufzuklären, oder nicht. Handelt es sich um einen klaren Fall mit Operation und Nachbehandlung mit allem Drum und Dran, so wird der Patient meist auch wissen, daß er eine bösartige Geschwulst hatte. Mancher wird sich Sorgen machen, wird ängstlich aufpassen, ob nicht irgendwo das erste Zeichen einer Tochtergeschwulst zu entdecken ist. Viele sind aber vernünftig genug, ins normale Leben zurückzukehren und ihrer Erkrankung nicht mehr Aufmerksamkeit zu schenken als nötig. Gespräche um den Krebs werden aber auch diese Patienten kaum erfreuen. Ebenso nicht die ausführliche Krankengeschichte eines anderen Patienten, dem nicht mehr geholfen werden konnte.

Liegen die Dinge bei einem Kranken ernster und wissen die Angehörigen, daß der Patient wahrscheinlich unheilbar ist, so ist das Verhalten sorgfältig den Umständen anzupassen. Auch für den Arzt ist die Entscheidung, die er nun zu treffen hat, oft schwer. Wird der Patient die Seelenkraft haben, die volle Wahrheit zu ertragen, oder zählt er zu jenen, bei welchen eine barmherzige Lüge angebrachter erscheint? Manchmal ist ein Patient so ausgeglichen, daß er sehr wohl um sein Schicksal weiß, aber darauf besteht, daß seine Lieben so lange wie möglich nichts von dem drohenden Unheil erfahren. Manchmal versteht er die Tragweite der ärztlichen Entscheidungen gar nicht. In jedem Einzelfall den richtigen Ton zu finden, ist vor allem eine Sache des Herzenstaktes, eine Sache der Beherrschung und der inneren Gefestigtheit. Wer sich dieser Aufgabe nicht gewachsen fühlt, streift das Thema Krankheit am besten gar nicht. Wer seiner selbst sicher ist, kann viel Trost spenden. Gänzlich zu verwerfen ist die schlechte Gewohnheit vieler Besucher, den Patienten mit einem „Sehen Sie aber schlecht aus!", „Mein Gott, Sie haben sich aber verändert!" zu erschrecken, und doch muß man als Arzt diese Gedankenlosigkeit nur zu oft erleben.

Was der Kranke braucht, ist eine ausgeglichene, ruhige Umgebung, in der er, solange er auf ist, seiner Beschäftigung nachgehen kann. Streit, Ärger und auch ständiger Lärm wirken schädigend und vermehren die Beschwerden.

Liegt der Patient, so braucht er sorgfältige Pflege ohne besonderes Bedauern und Bemitleiden. Ein aufmunterndes Wort, ein kleiner Scherz und ein heiteres Buch sind ebenso wichtig wie die vom Arzt verordnete Diät.

Unsere Schaubilder zeigen die wichtigsten Krebsarten und die auch für den Laien auffälligen ersten Krankheitszeichen.

1. Hirntumor: Erste Zeichen Kopfschmerzen, Schwindel, Doppelbilder sehen, Anfälle von Bewußtlosigkeit, Lähmungserscheinungen.

2. und 5. Hautkrebs: Im Gesicht, aber auch sonst am Körper kleine Knötchen bzw. Bläschen, von einem kleinen roten Hof umgeben. Keine besonderen Entzündungserscheinungen, längere Zeit unverändert, verhältnismäßig hart. Auch eine kleine warzenähnliche Verhärtung, die manchmal eine Kruste trägt (darunter gegebenenfalls ein kleines Geschwür), kann den Anfang bilden. Hautkrebs kommt auf der unversehrten Haut manchmal auch bei Narben vor.

3. Lidkrebs: Kleines Geschwür am Augenlid.

4. Nase: Geruchstörungen, chronisches Nasenbluten, übelriechender Nasenschleim, ständig verstopfte Nase.

6. Ohrspeicheldrüse Schwellungen in der Wangengegend, Speichelfluß.

7. Ohr: Schwindel, Schmerzen, Hörstörungen.

8. Zunge und Lippen: Jede Verhärtung, jedes kleine Geschwür ist krebsverdächtig! Besonders bei Rauchern! Knotenförmige Verhärtung, kleines Geschwür, schlecht heilende Verletzungen.

9. Kieferknochen: Auftreibung, die mit der Haut nicht verschiebbar ist.

10. Kehlkopf: Heiserkeit, chronischer Katarrh, im Ausgehusteten kleine Blutfäden.

11. Schilddrüse: Knoten in der Schilddrüse, die plötzlich zu wachsen beginnen. Wachsen von Knoten, die schon längere Zeit bestanden haben.

12. Halswirbel: „Rheumatische" Beschwerden aller Art!

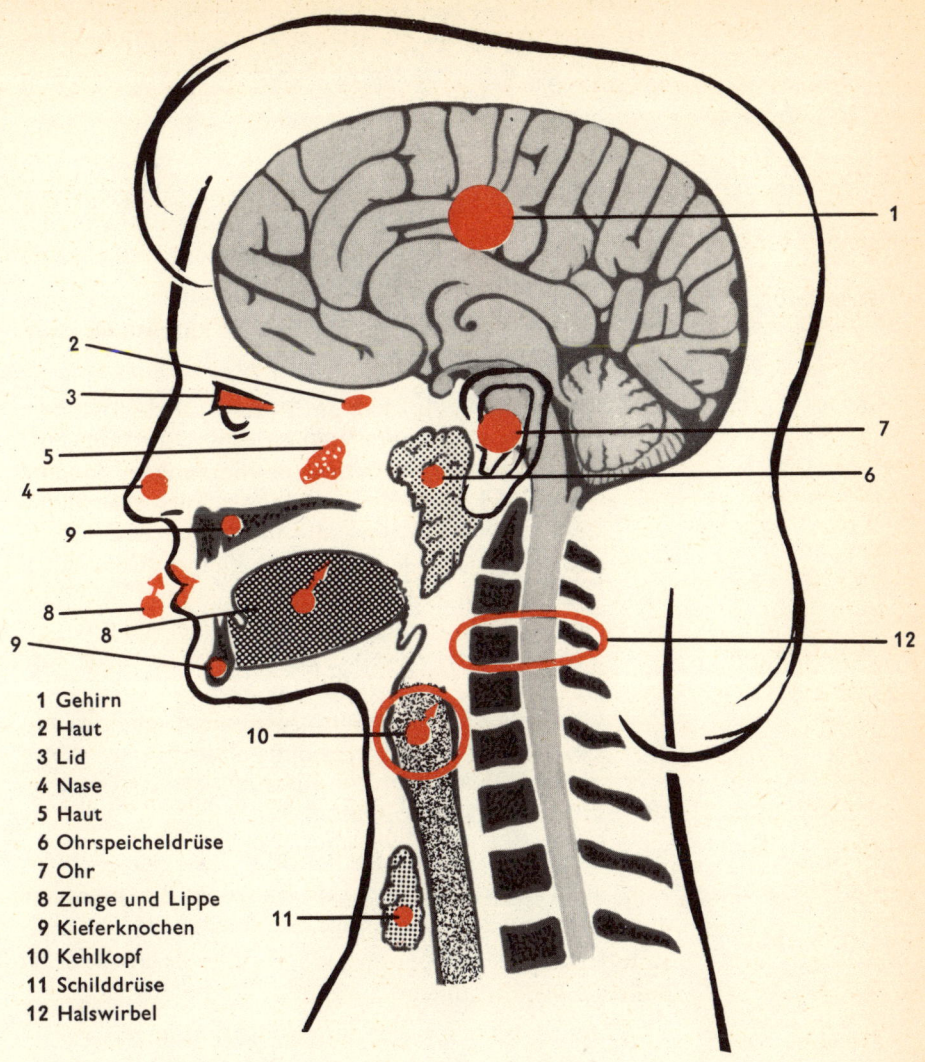

1 Gehirn
2 Haut
3 Lid
4 Nase
5 Haut
6 Ohrspeicheldrüse
7 Ohr
8 Zunge und Lippe
9 Kieferknochen
10 Kehlkopf
11 Schilddrüse
12 Halswirbel

Abb. 14: Krebserkrankungen im Bereich des Kopfes und Halses

Das Zeichen ♂ bedeutet, daß diese Krebsform häufiger bei Männern vorkommt, das Zeichen ♀, daß Frauen öfter an dieser Form erkranken.

1. Lunge:	Husten, der länger als ein bis zwei Wochen dauert, muß zur Kontrolle Anlaß geben! Notfalls nach einiger Zeit eine zweite Kontrolle!
2. Speiseröhre:	Schlucken fester Speisen und größerer Bissen macht Beschwerden.
3. Brustdrüse der Frau:	Knoten, die meist nicht schmerzen. Eingezogene Brustwarze, Haut über einem Knoten eingezogen. Unter Umständen Absonderung eines Sekretes aus der Brustwarze.
4. Brustdrüse des Mannes:	Selten; ebenfalls Verhärtung, Vergrößerung und Zunahme der Pigmentierung.
5. Magen:	Appetitlosigkeit, fader Geschmack im Mund, aber auch Schmerzen. Widerwillen gegen Fleisch, Aufstoßen, Erbrechen, Druck- und Völlegefühl ohne Grund. Häufig sind die Patienten blaß, haben ein „Magengesicht" und sind blutarm.
6. Bauchspeicheldrüse:	Koliken im Oberbauch, Störungen im Stoffwechsel, auch Ohnmachtsanfälle, Abmagerung.
7. Leber und *8. Galle:*	Verdauungsstörungen, Gallenanfälle, Magenbeschwerden, Druckgefühl im rechten Oberbauch. Gallensteine können durch den ständigen Reiz, den sie ausüben, Ursache eines Gallenblasenkrebses werden. Wenn der Arzt die Operation als nötig erachtet, nicht lange zögern!
9. Dickdarm *(und Dünndarm):*	Stuhlverstopfung oder Durchfall oder beides wechselnd, schwarzer Stuhl durch Blutbeimengung (Blutprobe im Stuhl nach entsprechender Vorbereitung!), Koliken.
10. Mastdarm:	Blutbeimengung zum Stuhl (rotes Blut), Stuhldrang ohne oder mit nur geringer Entleerung, manchmal von einer schleimig-blutigen Masse. Dünner Stuhl, oft nur bleistiftdick.

Wir merken uns: Alle auf diesen Schaubildern genannten Krankheitszeichen können, müssen aber durchaus nicht Krebs bedeuten. Sie müssen lediglich ein Anlaß sein, den Arzt aufzusuchen. Nur die rechtzeitige Erkennung sichert den Erfolg der Behandlung!

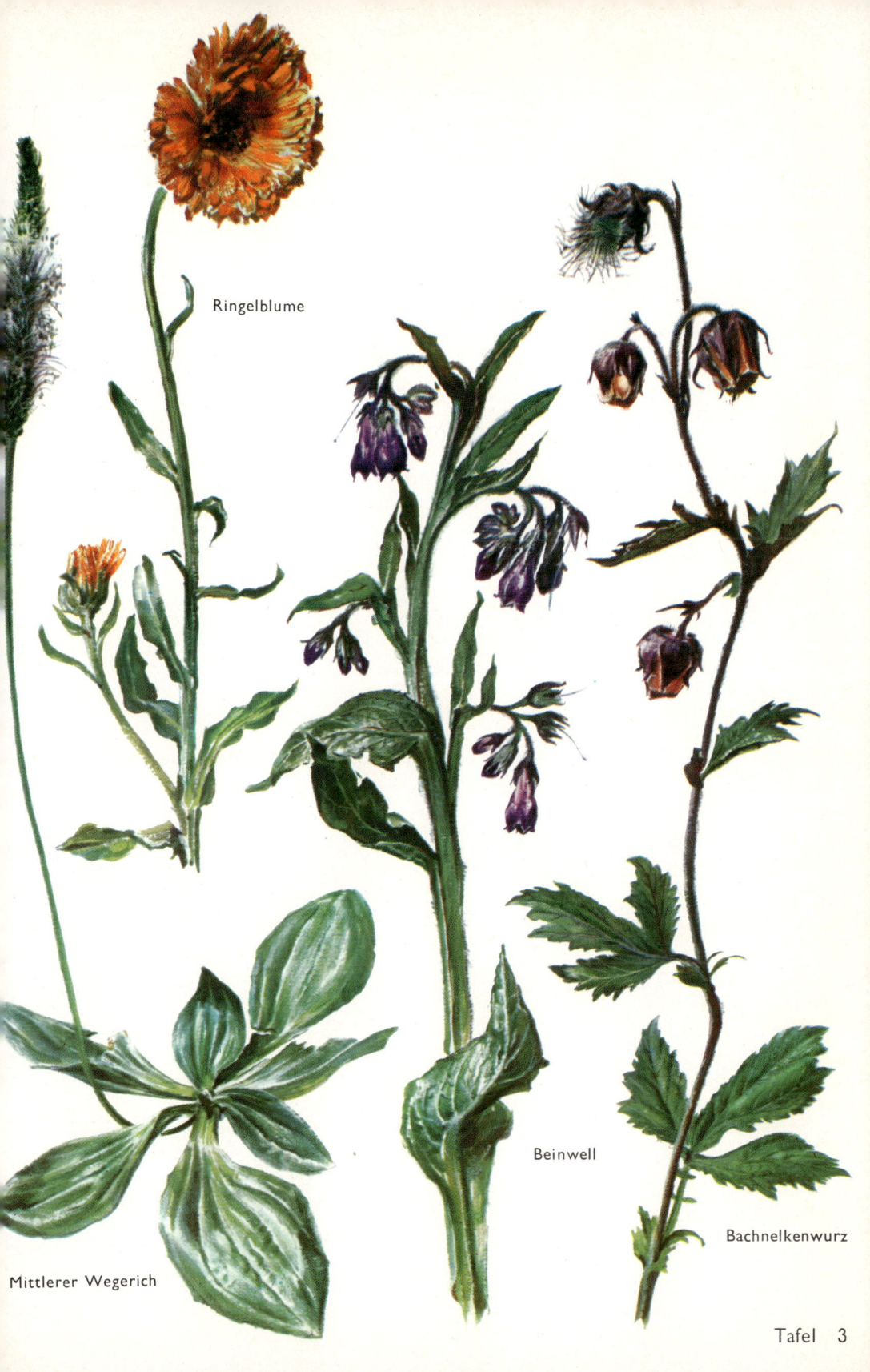

Ringelblume

Mittlerer Wegerich

Beinwell

Bachnelkenwurz

Tafel 3

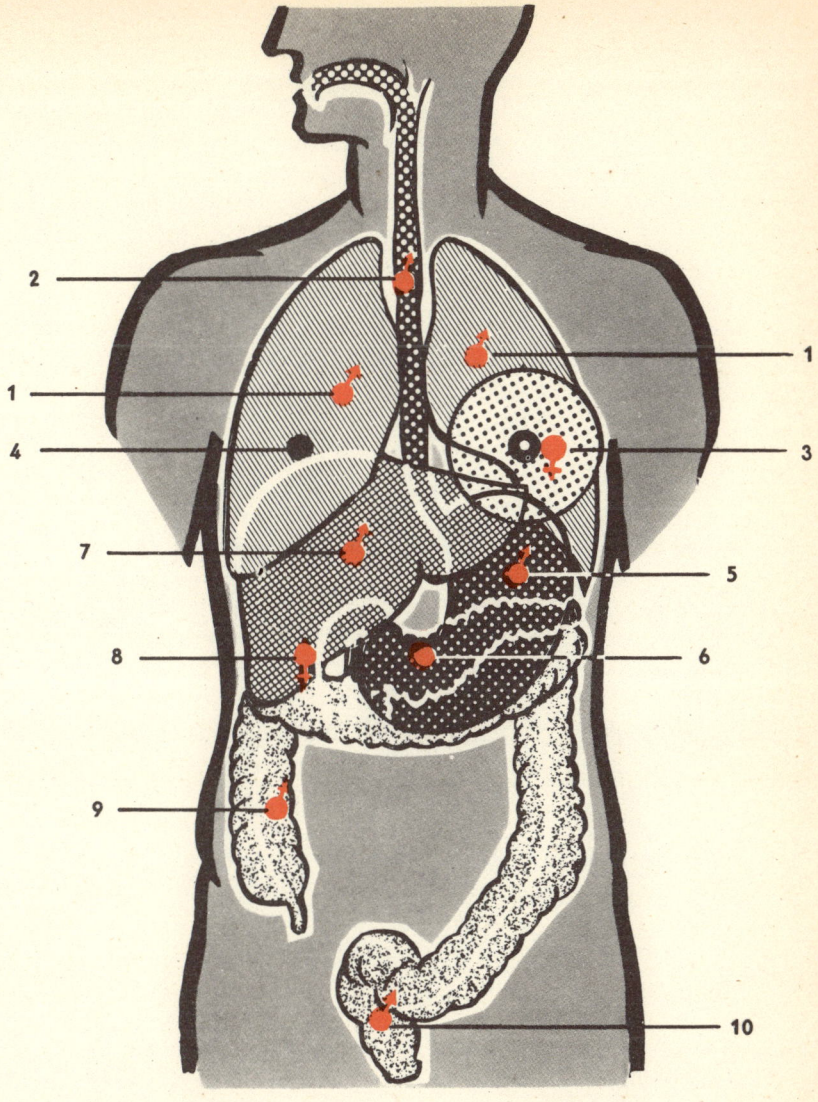

1 Lunge   6 Bauchspeicheldrüse
2 Speiseröhre   7 Leber
3 Brustdrüse der Frau   8 Galle
4 Brustdrüse des Mannes   9 Dickdarm
5 Magen   10 Mastdarm

Abb. 15: Krebs im Brust- und Bauchraum

Krebsverdächtige Zeichen an den Harn- und Geschlechtsorganen

1. Niere: Blut im Harn. Niemals verdächtigen Harn wegschütten! Koliken, dumpfer Schmerz im Rücken und ziehender Schmerz in den Leisten (selten).

2. Blase und Vorsteherdrüse: Beschwerden bei der Harnabgabe, Druck im Gebiet des „Dammes", Blutbeimengung im Harn, Harndrang bei mäßigen Harnmengen.

3. Männliches Glied, Vorhaut: Knoten in der Eichel, die meist schmerzlos sind, ekzemartige Bildungen auf der Vorhaut.

4. Hoden: Knoten im Hoden, Veränderungen im ganzen Körper, die auf eine Hormonstörung hinweisen (selten).

5. Eierstock und Eileiter: Jede unregelmäßige Blutung kann Zeichen einer

6. Gebärmutterkörper: krebsigen Entartung oder auch eines Krebsvor-

7. Gebärmutterhals: stadiums sein. Manchmal fleischwasserähnlicher

8. Gebärmuttermund: Ausfluß (oder auch nur starker Ausfluß). Blutun-

9. Scheide: gen nach dem Verkehr.

10. Äußere Geschlechtsteile: Knoten oder kleine Geschwüre (selten). Häufiger Jucken, langsames Kleinerwerden der Organe, Ausschlag.

Nicht vergessen: Spätestens um die Zeit des Wechsels regelmäßige Kontrolle jeder Frau durch den Arzt, ein- oder zweimal jährlich und bei jeder verdächtigen Veränderung!

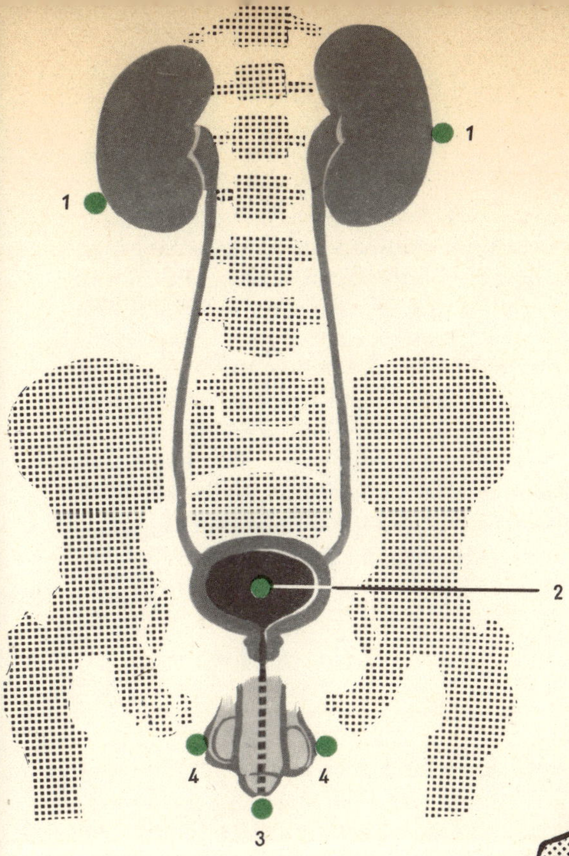

BEI MANN

1 Nieren
2 Blase
3 männliches Glied
  und Vorhaut
4 Hoden

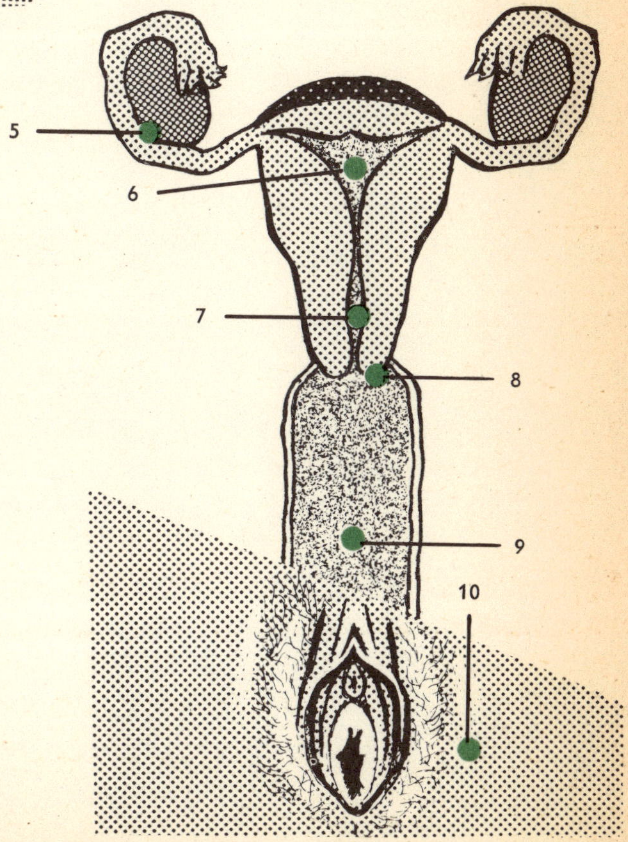

UND FRAU

5 Eierstock und Eileiter
6 Gebärmutterkörper
7 Gebärmutterhals
8 äußerer Muttermund
9 Scheide
10 äußere Geschlechtsteile

Abb. 16: Krebs der Harn-
und Geschlechtsorgane

Gibt es eine Krebsdiät?

Viele Ärzte haben versucht, den Krebs mit Diät zu beeinflussen. Man ging, wie wir schon erwähnt haben, von dem Gedanken aus, die „Wucherung auszuhungern". Bekannt wurde der in Bockfließ ansässige Dr. Salzborn, dessen Ziel, eine Krebshungerdiät zu finden, leider nie erreicht wurde. So sehr sich Salzborn auch bemühte, er konnte keinen Krebsfall heilen. Die Patienten, die gebessert wurden, litten — wie sich immer wieder herausstellte — nicht an Krebs, sondern an einer anderen Krankheit. Heute verwendet man viele Diätformen bei den einzelnen Krebserkrankungen, um vorzubeugen, die Behandlung zu unterstützen und um die Verdauung zu erleichtern. Eine Krebsheildiät gibt es aber ebenso wenig, wie es eine Vorbeugungsdiät gibt, es sei denn, man will eine gesunde und normale Ernährung, die an sich ein Vorbeugungsmittel gegen alle Krankheiten ist, zur krebsfeindlichen Diät erklären.

NATURHEILVERFAHREN
MODERNE BEHANDLUNGSMETHODEN

Richtige Abhärtung

Während der eine sich vor jedem Luftzug hütet und ängstlich bedacht ist, ja nicht mit kaltem Wasser in Berührung zu kommen, gibt es andere, die sich gar nicht genug in kalter Luft tummeln können und im Winter zugefrorene Seen oder Flüsse aufbrechen, um im eiskalten Wasser ihr geliebtes Bad nehmen zu können. Auch unter den Ärzten herrscht keineswegs Einstimmigkeit, wenn die Frage der Abhärtung diskutiert wird. Es sind soviele Gesichtspunkte zu berücksichtigen, so viele — oft widersprechende — Erfahrungen zu verwerten, daß die Ansichten häufig völlig gegensätzlich sind. Der eine schwört auf das kalte Wasser, auf dünne Unterwäsche und rechtzeitige Abhärtung, der andere schützt den „Gefährdeten" mit Seide, Wolle und Leder.

Der Gefahr, eine Erkältungskrankheit zu bekommen, ist vorwiegend der „zivilisierte" Mensch ausgesetzt. Der „Wilde", der mit der Natur eng Verbundene, ist den Temperaturreizen, die der Wechsel von Tag und Nacht, von Wind und Wetter bedingt, meist in größerem Maße unterworfen als der Zivilisierte. Seine Abwehreinrichtungen müssen ständig arbeiten, die Anpassung an die Umgebung fällt dem so trainierten Körper viel leichter. Je mehr wir uns vor den Unbilden der Witterung schützen können, je dichter die Kleidung wird und je gleichmäßiger die Temperatur der Umgebung, um so schwächer werden die Abwehrreaktionen, wenn uns doch einmal ein kalter Luftzug trifft.

Da wir wissen, daß die Ursache vieler Erkrankungen eine vorhergehende „Erkältung" war, steigert sich bei ängstlichen Menschen die Furcht vor jeder Abkühlung so sehr, daß sie vor jedem Luftzug fliehen und sich in möglichst warme und dichte Stoffe kleiden. In übergroßer Sorge behüten sie auch ihre Kinder und lassen sie nur bei strahlender Sonne an die frische Luft. Sie vergessen dabei völlig ein wichtiges Grundgesetz der Natur: Nicht benützte Organe und Regulationseinrichtungen verkümmern. Ein nicht gebrauchter Muskel wird schwach, ein unbenütztes Auge allmählich blind. Ebenso ist es mit den Schutzeinrichtungen, die in unserem Organismus vorgesehen sind, um die Auseinandersetzung mit der Temperatur der Umwelt erfolgreich bestehen zu können.

Die Furcht vor der Erkältung ist also eine häufige Ursache von Erkältungskrankheiten, denn jeder Mensch kommt im Laufe seines Lebens unbedingt immer wieder in Situationen, in denen er sich gegen niedere Temperaturen zur Wehr setzen muß.

Der Organismus paßt sich vor allem durch Erweiterung und Verengung der Hautblutgefäße Temperaturschwankungen an. Zarte Muskeln, die in der Wand dieser dünnen Arterien liegen, können ganze Hautpartien von der Durchblutung fast völlig abschalten und andere Gebiete wieder doppelt und dreifach mit körperwarmem Blut versorgen. Aus den unterkühlten Hautpartien wird das Blut ins Körperinnere gebracht und hier wieder angewärmt. Ist ausreichend warmes Blut vorhanden, so löst sich der Verschluß der Hautgefäße und in die blasse und kühle Haut strömt wieder warmes, hellrotes, sauerstoffreiches Blut ein. Wir können diesen Vorgang gut beobachten, wenn wir die Hände mit Schnee abreiben. Sie werden zuerst blaß und kalt, um nach einiger Zeit hellrot, warm und gut durchblutet zu werden. Damit sind wir aber auch schon bei der so wichtigen Frage angelangt: „Wie härtet man sich am besten ab?", denn durch Schonung, das wissen wir nun, können wir dem Körper jedenfalls nur schaden.

Das Wesen aller Abhärtung ist die Übung der Abwehrvorgänge, im besonderen der Hautdurchblutung. Es ist nun keineswegs für jedermann gut, täglich ein kaltes Bad zu nehmen — nichts wäre verfehlter, als in dieser Hinsicht zu übertreiben. Wir dürfen nicht vergessen, daß wir ja bis zum Beginn der Abhärtungsmaßnahmen „gesündigt" haben und die Regulationsvorgänge vernachlässigt wurden. Ein Bad im kalten Wasser kann also schweren Schaden anrichten, denn der Körper steht der Kälteeinwirkung fast schutzlos gegenüber. Deshalb beginnen wir mit einem milderen Abhärtungsmittel, das uns auch überall unbegrenzt zur Verfügung steht — mit dem *Luftbad!* Da wir Tag und Nacht unsere Haut mit mehr oder weniger dichten Stoffen bedecken, stellt auch die Zimmerluft für den nackten Körper einen kräftigen Reiz dar, dessen Stärke vorwiegend von der Temperatur abhängt. Das Luftbad soll stets in einem Raum vorgenommen werden, dessen Temperatur uns nicht frösteln läßt! Wir kommen damit zu einer weiteren wichtigen Grundregel: Die Abhärtung darf nicht unangenehm empfunden werden und man darf dabei nie frösteln! (Siehe auch Tafel 8 und 9.)

Wie man Luftbäder macht

Auch im Sommer beginnt man zweckmäßigerweise in einem geschlossenen Raum. Geht man gleich ins Freie, darf der „Badeplatz" nicht windig sein. Anfänglich genügen fünf Minuten. Man geht dabei völlig unbekleidet oder nur mit einem dünnen Hemd bekleidet langsam im Zimmer auf und ab, kann auch kleine gymnastische Übungen einschalten, etwa Hüpfen auf der Stelle oder einige Knieübungen. Am besten macht man das Luftbad gleich morgens vor dem Ankleiden. Im Freien suchen wir uns eine schattige Stelle, denn das Luftbad soll durchaus nicht gleichzeitig ein Sonnenbad sein! Fühlt man sich durch die Luft erfrischt, kann die „Badezeit" täglich etwas gesteigert werden, bis man, wenn es die Zeit erlaubt, etwa eine halbe Stunde erreicht. Allmählich dürfen wir auch die Reize vermehren. Wir dürfen auch einmal ins Freie gehen, wenn etwas Wind weht. Das Fenster darf offen stehen, die Raumtemperatur niedriger sein.

Das Luftbad ist nicht nur ein mildes und ausgezeichnetes Abhärtungsmittel gegen Erkältungskrankheiten, man schätzt es ebenso als Nervenberuhigungsmittel. Auch Kleinkinder können schon Luftbäder nehmen. Wenn die Mutter sie morgens zum Wickeln aus dem Bettchen nimmt, sollen sie 5 bis 10 Minuten im warmen Raum strampeln können, bevor sie wieder ins Bettchen kommen. Schon frühzeitig dürfen sie — im Einvernehmen mit dem Arzt — lange Zeit im Freien sein (Balkon) — wenn sie nur gut warm angezogen sind. Sommer *und* Winter dürfen wir sie hinausstellen und mit ihnen spazierengehen. Wir tragen damit mehr als durch alle anderen Maßnahmen zur frühzeitigen Abhärtung bei.

Luftbäder bei Kranken und Schwächlichen

Alles, was wir bisher über die Luftbäder gesagt haben, gilt für normales Klima und für gesunde Menschen, die einer Erkrankung vorbeugen wollen. Luftbäder können ebenso auch bei Krankheiten erfolgreich sein, doch müssen solche Kuren genau mit dem Arzt besprochen werden. Unabsehbarer Schaden kann sonst entstehen. So kann zum Beispiel eine Luftbadekur im Meeresklima ein Herzleiden oder eine Schilddrüsenerkrankung einerseits wesentlich bessern, aber andererseits, wenn ein ungünstiger Zeitpunkt gewählt wurde, den Patienten in ernste Gefahr bringen. Luftbaden im Hochgebirge oder am Meer sollte man überhaupt nur dann, wenn man sich völlig gesund fühlt oder der Arzt ausdrücklich seine Einwilligung gegeben hat.

Warmes und kaltes Wasser

Die Anwendung des Wassers als Vorbeugung und als Heilmittel, wie es uns vor allem Prießnitz und Kneipp gelehrt haben, muß ebenso sorgfältig überwacht und geplant sein wie etwa der Gebrauch eines Medikamentes. Kaltes und warmes Wasser sind keinesfalls deshalb, weil sie „natürliche" Heilfaktoren darstellen, ungefährlich! Ein eiskaltes Bad kann ebensoviel oder noch mehr Schaden anrichten als eine Medikamentenvergiftung! Vor jeder Übertreibung sei also auch in dieser Hinsicht eindringlich gewarnt! Wasserkuren, auch wenn sie als Vorbeugung gedacht sind, soll man nicht mit kaltem, sondern wenigstens mit lauwarmem oder abgestandenem Wasser beginnen, wenn man es nicht vorzieht, zuerst einmal warmes Wasser zu verwenden. Sowohl ein kurzes warmes Bad als auch eine warme Dusche sind ebenfalls bewährte Vorbeugungsmittel gegen Erkältungskrankheiten. Nur allmählich darf man auf niedere Temperaturen übergehen — bis die Regulationen schon soweit eingespielt sind, daß uns auch während und nach der kalten Dusche nicht fröstelt!

Alle Wasseranwendungen müssen im warmen Raum durchgeführt werden!

Wir können mit täglichen Fußbädern beginnen, die langsam steigend fünf bis fünfzehn Minuten dauern dürfen, wenn wir warmes Wasser verwenden. Kalte Bäder macht man am besten nur in Form von Wechselbädern. Zu Beginn für drei bis vier Minuten ins warme Wasser, anschließend kurz (!) ins kalte (höchstens 30 Sekunden) und dann wieder ins warme. Jedes Wechselbad immer mit warmem Wasser beginnen und beenden. Wechselbäder sind vor allem für Frauen, die unter kalten Füßen leiden, eine ausgezeichnete Vorbeugung. Kalte Füße sind ja bekanntlich überaus häufig die Ursache der Schnupfenanfälligkeit. Mit regelmäßig durchgeführten Wechselbädern werden sie bald besser durchblutet sein und das lästige Kältegefühl wird verschwinden.

Von kalten Bädern wollen wir lieber abraten, sie gehören ausschließlich in den Behandlungsplan von Kuranstalten und sind kein Vorbeugungsmittel. Hingegen ist die kühle oder noch besser die Wechseldusche vor allem bei jüngeren Menschen vielleicht das beste, sicherste und ungefährlichste Mittel, um die Anfälligkeit für Erkältungskrankheiten los zu werden.

Der Raum, in dem wir uns duschen, muß wiederum warm sein — ein kaltes Badezimmer ist ungeeignet! Wie beim Wechselfußbad drehen wir auch hier die Brause zuerst auf warm, bis wir uns pudelwohl fühlen. Dann kommt der heroische Entschluß — und für ein paar Sekunden lassen wir den vollen Strahl des kalten Wassers die Hautfunktion kräftig anregen. Diese Anregung wirkt sich auf den Gesamtorganismus günstig aus. Das Herz scheint einen Augenblick stillzustehen, bis es zu kräftigen Schlägen ansetzt, die, wie genaue Untersuchungen ergeben haben, die doppelte Blutmenge durch den Körper pumpen. Die Atmung setzt, ebenfalls nach einer kurzen Pause, doppelt kräftig wieder ein. Die Sauerstoffaufnahme steigt auf das Doppelte!

Nach der kalten Dusche muß nicht unbedingt warm nachgebraust werden, doch ist es auch kein Fehler, nochmals warmes Wasser zu verwenden. Wichtig ist das nun folgende feste Abtrocknen, bis die Haut frischrot und wirklich von jeder Feuchtigkeit befreit ist. Erst dann dürfen wir in die Kleider schlüpfen. Wer Zeit hat, kann sich nach der Dusche noch etwas hinlegen, bei älteren Menschen ist diese Maßnahme durchaus zu empfehlen.

Kneippanwendungen zeigt Tafel 7. Sie sollen nur im Einvernehmen mit dem Arzt durchgeführt werden.

Andere Abhärtungsmaßnahmen

Selbstverständlich sind Luft- und Wasserbad nicht die einzigen Möglichkeiten einer guten Vorbeugung.

Ein ausgezeichnetes Anregungsmittel für alle Arten der Hauttätigkeit ist Schwimmen. Der leichte Widerstand des Wassers massiert die Körperoberfläche, stärkt die Durchblutung, fördert die Arbeit der Schweißdrüsen usw. Gymnastik fördert die Durchblutung vor allem durch Anregung der Haargefäße, die den Muskel so reichlich durchziehen. Massage wirkt sich auf Haut und Muskulatur aus und ist gleichzeitig immer ein Luftbad.

Ein gutes Abhärtungsmittel, besonders bei gestörter Hautdurchblutung, ist die Trockenbürstenmassage, die nach einiger Übung auch jeder Laie durchführen kann. Mit kräftigen, harten Bürsten wird dabei die Haut etwa zehn Minuten lang in streichenden Bewegungen herzwärts massiert.

Richtige Kleidung

Ein wichtiger Faktor für die zweckmäßige Abhärtung ist auch unsere Bekleidung. Sie hat die Aufgabe, uns vor zu großem Wärmeverlust zu schützen, behindert aber, wenn sie zu dicht ist, die Hautatmung und Hautdurchblutung. Vor allem die Unterwäsche muß durchlässig sein und den Schweiß, der ständig abgegeben wird, ausreichend aufsaugen. Auch für regelmäßige Durchlüftung muß gesorgt sein, da es sonst zu Wärmestauungen kommt, die die Arbeit der Hautgefäße lähmen.

Im Sommer soll die Kleidung vor Sonnenbestrahlung schützen, sonst aber möglichst luftig sein — nur gegen Abend brauchen wir Schutz gegen Kälte. Im Winter werden vor allem Kinder häufig zu warm angezogen. *Ein* Paar Wollsocken reicht praktisch immer aus (Mutter wird es meist nicht glauben!). Zwei Paar Socken verursachen höchstens starken Fußschweiß oder beengen den Fuß bei zu kleinen Schuhen.

Auch die übrige Kleidung darf nicht zu eng anliegen. Jede Abschnürung behindert den Blutkreislauf örtlich und kann sich durch Reflexe auch auf andere Gebiete ausdehnen.

Sauna und Dampfbad

Als besonders wirksame Abhärtungsmaßnahme wird immer wieder die Sauna empfohlen. Sie ist eigentlich nichts anderes als ein Bad in heißer Luft mit zeitweiser Abkühlung. Neben der Hautdurchblutung regt die Sauna vor allem die Tätigkeit der Schweißdrüsen stark an, die unter den Ausscheidungsorganen des Körpers eine viel wichtigere Stellung einnehmen, als man allgemein annimmt. Die Sauna ist aber auch eine beachtliche Kreislaufbelastung und sollte eigentlich nicht ohne ärztliche Genehmigung angewendet werden. Wer zu Erkältungskrankheiten neigt, wird für alle Fälle gut

daran tun, bevor er regelmäßig die Sauna aufsucht, den Organismus mit Luft-
bädern und Duschen auf die Belastung vorzubereiten.

Als Abhärtungsmaßnahme kommt das Dampfbad weniger in Frage; seine
Vorteile als allgemeine Anregung sind aber unbestritten.

Goldene Regeln für die Abhärtung

* Immer langsam beginnen. Die beste Zeit für den Anfang ist der Sommer.
* Luftbäder nimmt man im Schatten, Sonnenbäder beeinflussen die Haut
in anderem Sinne und sind als Abhärtungsmaßnahme ungeeignet.
* Auch Abhärtungsmaßnahmen müssen ein angenehmes Gefühl hinter-
lassen! Der Spruch „Gelobt sei, was hart macht!" ist unbiologisch. Nur all-
mähliche Gewöhnung ist gesund und überlastet nicht.
* Wasseranwendungen immer im warmen Raum durchführen!
* Nach jeder Dusche gut abtrocknen. Nichts ist gefährlicher und macht an-
fälliger für Erkältungskrankheiten als feuchtkalte Haut.
* Auch nach dem Luftbad ist eine Reinigungsdusche zweckmäßig, um ein-
getrocknete Schweißreste zu entfernen.
* Vor der ersten Sauna bzw. dem ersten Dampfbad zum Arzt!
* Keine Klimakur und keine Kaltwasseranwendungen ohne ärztliche
Untersuchung beginnen!

Heilende Quellen

Die Heilkraft des Bades im allgemeinen und die der Mineralquellen im besonderen ist eine der ältesten Erkenntnisse der Medizin und ist trotz modernster Forschungsmethoden bei weitem noch nicht restlos geklärt. Wenn man
auch manche Erkenntnisse gewonnen hat, wenn die Wissenschaft auch immer
tiefer in das Geheimnis der Heilquellen eindringt, so gibt es doch für eine
ganze Reihe von Erscheinungen, deren Vorhandensein die Medizin zwar
kennt und deren Wirkungen sie bestätigen muß, noch keine Erklärung.

Im wesentlichen sind es drei große Wirkgruppen, die von einem Heilbad
ausgehen:

Temperaturreize,
chemische Hautreize,
die Aufnahme von Stoffen, die im Wasser gelöst sind, durch Haut und
 Schleimhäute.

Die Wärme als Heilfaktor

Schon wenn wir daheim im Bad liegen, können wir die Wärmewirkung
an uns selbst gut beobachten. Die Haut wird gerötet, ein Beweis dafür, daß
sich die Blutgefäße erweitert haben, das Herz schlägt etwas rascher, es muß
mehr Blut durch den Organismus fördern. Nach längerem Aufenthalt in der
Wanne, schon nach etwa fünf bis zehn Minuten, fühlen wir eine angenehme

Müdigkeit. Für den Gesunden ist das warme Bad von zehn Minuten meist ein gutes Schlafmittel. Diese Allgemeinwirkungen am Körper geben uns aber einen Beweis dafür, daß die Wärme des Badewassers wesentlich mehr bewirkt als nur eine oberflächliche Reizung der Haut. Der ganze Körper arbeitet am Temperaturausgleich mit, es kommt zu einer Tiefenwirkung, die den allgemeinen Stoffwechsel fördert, den Abtransport der Schlacken erleichtert usw.

Stärker noch wirkt das kalte Bad und die kalte Dusche. Nach anfänglicher Gefäßverengung kommt es zu einer besonders starken Erweiterung und zur Tiefenwirkung an allen Organen des Körpers. Der Reiz, den Wärme oder Kälte ausüben, ist aber sozusagen nur eine Vorbereitung für die eigentlichen Aufgaben des Heilbades, denn durch sie wird die Haut empfänglicher für die chemischen Reize, die von der Heilquelle ausgehen.

Man kennt auch ganz bestimmte Hautzonen, deren Reizungen sich den darunter liegenden Organen mitteilen und eine bessere Durchblutung zur Folge haben.

Kohlensäurebäder

Unter allen Heilbädern haben Kohlensäurebäder die stärkste Hautreizwirkung. Die Hautblutgefäße werden stark erweitert, der Blutdruck sinkt. Besonders die Venentätigkeit wird begünstigt, daher eignen sich Kohlensäurebäder in vielen Fällen von Kreislaufschwäche. Die durch die Haut und mit der Atmung aufgenommene Kohlensäure wirkt noch zusätzlich auf den Kreislauf und bessert die Durchblutung. (Siehe Tafel 6.)

Radiumbäder

Die Radioaktivität, die unserem Zeitalter ihren unverkennbaren Stempel aufgedrückt hat, wird in der Medizin schon seit Menschengedenken angewandt: im Radiumbad. Der größte Teil des Radiums wird bei einem solchen Bad inhaliert, sicherlich aber kommt auch ein Teil durch die Haut in den Körper. Radium steigert die Stoffwechselvorgänge und die Ausscheidung, wirkt sich daher besonders bei rheumatischen Erkrankungen aus. Daneben ist es auch kreislauffördernd. Wie bei den meisten Mineralbadekuren läßt man auch beim Radium gleichzeitig eine Trinkkur machen. Hauptsächlich werden die Radiumbäder bei chronischen Gelenkleiden, Nervenschmerzen, leichteren Formen der Arteriosklerose und bei leichten oder mittelschweren Graden der Hochdruckkrankheiten angewandt. Auch bei Stoffwechselstörungen und Drüsenunterfunktion werden Erfolge erzielt.

Steinsalz- und Solebäder

Die einfachste Form des Mineralbades sind die Steinsalz- und Solebäder. Von Steinsalzquellen spricht man, wenn nicht mehr als 15 Gramm Steinsalz im Liter Quellwasser enthalten sind, von Solequellen dann, wenn der Steinsalzgehalt höher liegt. Neben reinen Steinsalzquellen gibt es natürlich auch solche, die andere Mineralien und nebenbei auch oft Kohlensäure enthalten.

Steinsalz- und Solebäder werden bei Blutarmut, Rekonvaleszenz, bei Katarrhen der oberen Luftwege, Gelenkentzündungen chronischer Art und auch bei bestimmten Formen der Tuberkulose angewandt.

Schwefelbäder

Sie führen zu einer Umstimmung des ganzen Körpers. Im Schwefelbad ist vor allem der Schwefelwasserstoff wirksam, der einerseits durch die Haut aufgenommen wird, andererseits aber auch über die Lunge in den Körper kommt. Schwefelbäder werden in erster Linie gegen rheumatische Beschwerden angewandt, sie wirken aber auch bei Gicht und haben manchmal einen sehr günstigen Einfluß auf die Zuckerkrankheit.

Eisenquellen

enthalten verschiedene Eisensalze, die die Blutbildung anregen. Das Hauptanzeigegebiet für die Eisenquellen sind daher auch verschiedene Formen der Blutarmut. In ganz erstaunlich kurzer Zeit wird mit solchen Bädern das Blutbild gebessert, der Blutfarbstoffgehalt nimmt zu und die Zahl der roten Blutkörperchen steigt rapid an. Gerade bei den Eisenquellen spielt wahrscheinlich der Klimafaktor eine wesentliche Rolle, da auch schon ein Aufenthalt in einem mittleren Reizklima zu einer deutlichen Verbesserung des Blutbildes führt.

Jodbäder

werden seit uralter Zeit zur Bekämpfung der Arteriosklerose empfohlen, sie sind auch bei mancher Hautkrankheit von großem Vorteil. Bei Frauenleiden kann ein Jodbad gegebenenfalls in Frage kommen. Bevor Frauen Jodbäder nehmen, muß aber der Grundumsatz geprüft werden.

Bitterwässer

werden nicht nur getrunken, sondern auch zur Badekur verwendet. Sie enthalten Schwefelverbindungen mit Natrium und Magnesium. Sie wirken abführend, regeln die Verdauung und fördern den Stoffwechsel.

Bevor man ins Bad fährt

„Der Arzt im Bad wird mich schon untersuchen" ist eine häufige Ausrede, um nicht vor dem Bad zum Arzt gehen zu müssen. Diese Haltung ist völlig falsch und kann den Patienten unter Umständen schwer schädigen. Die Auswahl des geeigneten Badeortes ist nämlich auch für den Arzt ein häufig nicht ganz leicht zu lösendes Problem. Keinesfalls kann daher der Laie beurteilen, welches Bad und welches Klima ihm zusagen wird. Sicherlich wird der Arzt auf unsere Wünsche so weit wie möglich eingehen, er muß aber vor allem an unsere Gesundheit denken, Blutdruck und Kreislaufverhältnisse beurteilen, unsere Reaktionsfähigkeit im allgemeinen kennen usw. Der erste Weg führt uns deshalb zum Hausarzt, an den wir uns ja auch sonst vertrauensvoll wenden. Er wird uns meist die Wahl zwischen mehreren Bädern lassen können. Bei der Auswahl, die der Patient nun aus eigenem zu treffen hat, wird er sich nicht zuletzt von finanziellen Erwägungen leiten lassen, auch dann, wenn eine Krankenkasse die Kosten zum Teil übernimmt. Manches Bad ist modischer, man benötigt Abendkleider und sonstige Ausrüstungsgegenstände, womöglich gar eine Garnitur Golfschläger, im anderen überwiegt das Idyll, Gastgeber und Gäste sind bescheidener, die Naturschönheiten oft um so großartiger.

Mitnehmen müssen wir jedenfalls auch im Sommer warme Kleidung, besonders ausreichend warme Unterwäsche; nicht mitnehmen sollen wir Arbeit aus dem Büro, denn mit dem Bad allein ist es nicht getan. Was uns im Bad vor allem gut tut, ist die Ruhe, das Fehlen der täglichen Hast. Auch unsere Sorgen sollen wir soweit wie möglich daheim lassen. Wir werden dann unsere Schwierigkeiten um so besser lösen können, je weniger wir während der Kur an sie gedacht haben!

Einen Brief an den Badearzt wird uns der Hausarzt ohnehin schreiben, es kann aber keinesfalls schaden, wenn wir auch die Befunde mitnehmen, die daheim im Schreibtisch liegen.

Die Sonne wärmt und belebt, sie kann aber auch schwere Schäden anrichten. Ins Reisegepäck gehören daher Sommer und Winter ein breitkrempiger Hut und Sonnenbrillen!

An Medikamenten nehmen wir die kleine Reiseapotheke mit und die Medikamente, die uns der Hausarzt in der letzten Zeit verordnet hat.

Fehler im Bad

Leider werden vom gesundheitsdurstigen Patienten, der die Heilkraft des Bades überstürzt „einsaugen" will, meist mehr Bäder genommen, als der Arzt vorgeschrieben hat. Vor dieser Unsitte kann nicht eindringlich genug gewarnt werden. Sie kann den ganzen Heilerfolg des Bades in Frage stellen, ja die heftige Badereaktion kann den Zustand sogar noch verschlechtern. Immer wieder kommen Patienten in die Ordination, die stolz erzählen, wie viele Bäder sie mehr genommen haben, immer wieder muß der Arzt dann die Folgen solcher Überdosierung behandeln. Auch die Ruhezeit nach dem Bad ist keine Marotte des Arztes, sie ist für die Erholung des Organismus, für seine Aufnahmsfähigkeit und für die Verarbeitung des Badereizes von größter Bedeutung! Diät muß im Bad meist nicht gehalten werden, es sei denn, sie wurde vom Arzt besonders vorgeschrieben. Die Badezeiten sollen aber nicht knapp nach oder vor einer Mahlzeit liegen. Besonders das Bad nach dem Essen stellt große Anforderungen an Herz und Kreislauf. Schließlich baden wir ja daheim auch nicht nach der Mahlzeit.

Badekur daheim

Wenn auch daheim die Klimawirkung, die Ruhe und eine Reihe anderer Faktoren fortfallen, so kann man doch manches Heilbad auch in die Badewanne verlegen. Vor allem die Schwefelbäder eignen sich dafür, allerdings leidet häufig die Wanne unter den verwendeten Chemikalien. Man erhält das Salz vieler Mineralquellen in fertigen Badepackungen für Heimkuren. Schwefelbäder, Moorbäder und Solebäder versenden auch gebrauchsfertige Lösungen, die nur mehr verdünnt werden müssen. Das Bad daheim kann die Badekur niemals ersetzen, in leichten Fällen kann es aber sicherlich ausreichen.

Bei jeder Badekur geht es immer um den ganzen Menschen, deshalb darf auch niemand annehmen, daß mit dem Bad allein schon alles getan sei. Regelmäßige Spaziergänge, ein ausgiebiges Nachmittagsschläfchen, erholsame Entspannung bei einem Kurkonzert oder einem schönen Buch, das Ausruhen der Augen im satten Grün der Wälder, all das sind Bestandteile eines Kuraufenthaltes, die ganz wesentlich zur Genesung beitragen! (Siehe Tafel 6.)

Wer klug ist, baut vor

Heilbäder sind aber keineswegs nur für richtige „Patienten" bestimmt. Sie sind auch für den Gesunden ein kaum zu überbietendes Maß an Erholungsmöglichkeiten und dabei gleichzeitig an Stoffwechselförderung, Entschlackung, Stärkung des Gefäßnervenspieles und allgemeiner Beruhigung. Das einfache schön gelegene Bad wird dabei dem Erholungsbedürfnis des modernen Menschen eher gerecht werden als der mondäne Kurort mit Spielkasinos und allem Drum und Dran des luxuriösen Badebetriebes.

Was ist Blutreinigung?

Den Ausdruck Blutreinigung treffen wir in allen Büchern, die sich mit Naturheilkunde, Kräuterbehandlung und ähnlichem befassen, sie können jedoch keine rechte Erklärung dafür finden, da jeder Autor etwas anderes darunter versteht.

Auf einen gemeinsamen Nenner gebracht, meint man die Entfernung schädlicher Stoffe aus dem Blut, seien es nun „Schlackenstoffe" oder andere dem Wissenschaftler geläufige Substanzen. „Schlackenstoffe" sind ein recht verwirrender Begriff, der aus der Notwendigkeit heraus geschaffen wurde, für alle überflüssigen Abfallstoffe ein umfassendes Wort zu prägen. Diese Schlackenstoffe sind meist Substanzen, die an sich für den Organismus nötig, beim einzelnen Patienten aber eben im Übermaß vorhanden sind. Nehmen wir nur das Cholesterin, eine wichtige Substanz, über die im Kapitel Ernährung mehr nachzulesen ist. Solange die richtige Menge im Blut kreist, handelt es sich um einen notwendigen Bestandteil unseres Blutes. Wird aber der Überschuß in den Blutgefäßen abgelagert, kommt es zur Arteriosklerose, die wiederum auch nur dann eine Krankheit ist, wenn die Einlagerungen zu reichlich sind.

Cholesterin an sich ist also sicher keine „Schlacke". Cholesterinüberschuß hingegen ist genau das, was sich der Naturheilkundige unter Schlackenablagerung vorstellt.

Wir wollen und müssen also mit allen Behandlungsmethoden, sei es nun mit Schulmedizin oder Naturheilkunde, versuchen, das Gleichgewicht im Körper herzustellen. Nicht die einzelne Substanz als solche ist Gift, sondern nur die Menge kann sich giftig auswirken! Und jeder Mangel ist genau so schädlich, bei vielen Substanzen noch viel schädlicher als der Überschuß.

Unter Blutreinigung verstehen wir daher — und diese Erklärung wird wohl am ehesten allen Richtungen der Medizin gerecht — den Versuch, die Mischungsverhältnisse im Blut und im Gewebe wieder zu normalen Werten zu bringen. Um beim Cholesterin zu bleiben: Den Cholesteringehalt des Blutes auf das normale Maß zu beschränken, ist eine Maßnahme, die uns zum Beispiel mit Fasten oder mit Rohkost meist bald gelingt und von den Fastenärzten und Rohkostvertretern auch als Blutreinigung angesehen wird. Der Wissenschaftler spricht exakter. Er meint allerdings auch immer nur einen Teil, wenn er von der „Normalisierung" des Cholesterinspiegels, vom Ausgleich der Säuren und Basen usw. spricht.

Die meisten sogenannten Blutreinigungstees enthalten im wesentlichen mehr oder weniger milde Abführmittel, viel wesentlicher ist aber wahrscheinlich der Vitamingehalt! Wir empfehlen daher zur Blutreinigung als wirksamer und gesünder den *Frischpreßsaft* in Verbindung mit den Tees, die vor allem das so empfindliche Vitamin C nicht vermitteln. Aber auch andere Vitamine, wie etwa der PP-Faktor, gehen beim Kochen und Brühen verloren.

Die Darmreinigung durch die mild abführende Wirkung der Blutreinigungstees (übrigens auch der meisten Preßsäfte) ist sicher zu begrüßen, doch darf ein abführender Tee nie längere Zeit genommen werden, es sei denn, er wurde ausdrücklich verordnet. Sonst gilt all das, was im Kapitel Stuhlverstopfung gesagt wurde.

Blutreinigungskuren macht man am besten im Frühjahr und im Herbst, wobei man nie den Frischpreßsaft vergessen soll. Im Frühjahr (Frühjahrskuren) werden wir ihn aus dem Kraut gewinnen (Brennessel, Brunnenkresse usw.), im Herbst aus den Früchten. Um diese Zeit kommt auch eine Traubenkur in Frage, die oft sehr gute Dienste leistet.

Gesund bleiben durch richtige Atmung

Anfänglich mag es ja ein wenig befremdlich erscheinen, wenn der Arzt Atemgymnastik verordnet, ja, wenn er dem Patienten auf den Kopf zusagt, der Patient verwende seine Atemmuskulatur falsch. Unter falscher Verwendung der Atemmuskulatur darf man sich freilich nicht ein bewußt falsches Atmen vorstellen, denn im allgemeinen denken wir über die Atmung nicht nach. Sie bleibt normalerweise vom Willen unbeeinflußt. Nicht unbeeinflußt bleibt sie aber von Stimmung und Laune, von der Gesamthaltung des Menschen und nicht zuletzt von schlechten Gewohnheiten. All das in Verbindung mit dem Mangel an Bewegung des modernen Menschen in Gottes freier Natur, mit der oft unnatürlichen Haltung bei der Arbeit im Büro, bei langen Autofahrten usw. hat dazu geführt, daß die Atemmuskulatur bei vielen Menschen nicht mehr richtig funktioniert.

Atmen heißt aber bei weitem nicht nur, frischen Sauerstoff für die Lebensvorgänge aufnehmen und Kohlensäure als Endprodukt des Stoffwechsels wieder abgeben, sondern von der Atembewegung werden praktisch alle Organe, die in Bauch und Brustkorb liegen, mehr oder weniger beeinflußt.

Kaum ein Lebensvorgang ist so ursprünglich mit dem Bewußtsein des Lebens, mit dem Gefühl, zu leben, verbunden wie das Atmen. Das befreiende Aufatmen nach schwerer seelischer oder körperlicher Belastung, aber auch die vielleicht größte Qual des Menschen, die Atemnot, geben ein beredtes Zeugnis davon. Wie sehr sich aber die Atemgewohnheiten auf Gesundheit und Krankheit auswirken, wie tiefgreifend richtige Atemübungen die Gesamtverfassung des Körpers ändern können, wurde von der Wissenschaft erst in den letzten Jahren richtig erkannt. Im Osten, wo die Atemübungen einen wichtigen Teil der Schule der Körperbeherrschung darstellen, waren diese Zusammenhänge schon seit Jahrtausenden bekannt. Die wissenschaftliche Begründung blieb allerdings unserer Zeit vorbehalten.

Der Hauptmotor der Atmung des Menschen ist das Zwerchfell, eine Muskel- und Bindegewebeplatte, die Bauch und Brustraum beweglich voneinander trennt. Bei der Einatmung tritt das Zwerchfell tiefer, die Lunge wird in den entstehenden freien Raum nachgezogen und kann Luft aufnehmen. Während sich die Zwerchfellmuskeln bei der Einatmung zusammenziehen und so die Muskelplatte abwärts bewegen, erschlaffen sie bei der Ausatmung, die von jenen Muskeln unterstützt wird, die zwischen den Rippen liegen. Wenn sich diese Zwischenrippenmuskeln zusammenziehen, steigt das erschlaffte Zwerchfell hoch, der Brustraum wird kleiner, die Rippen senken sich und die Luft wird aus der Lunge ausgepreßt. Bei ruhiger Atmung tauschen wir pro Atemzug etwa einen halben Liter Luft aus, der eben jene Sauerstoffmenge enthält, die der Körper benötigt, um die Lebensvorgänge aufrecht erhalten zu können.

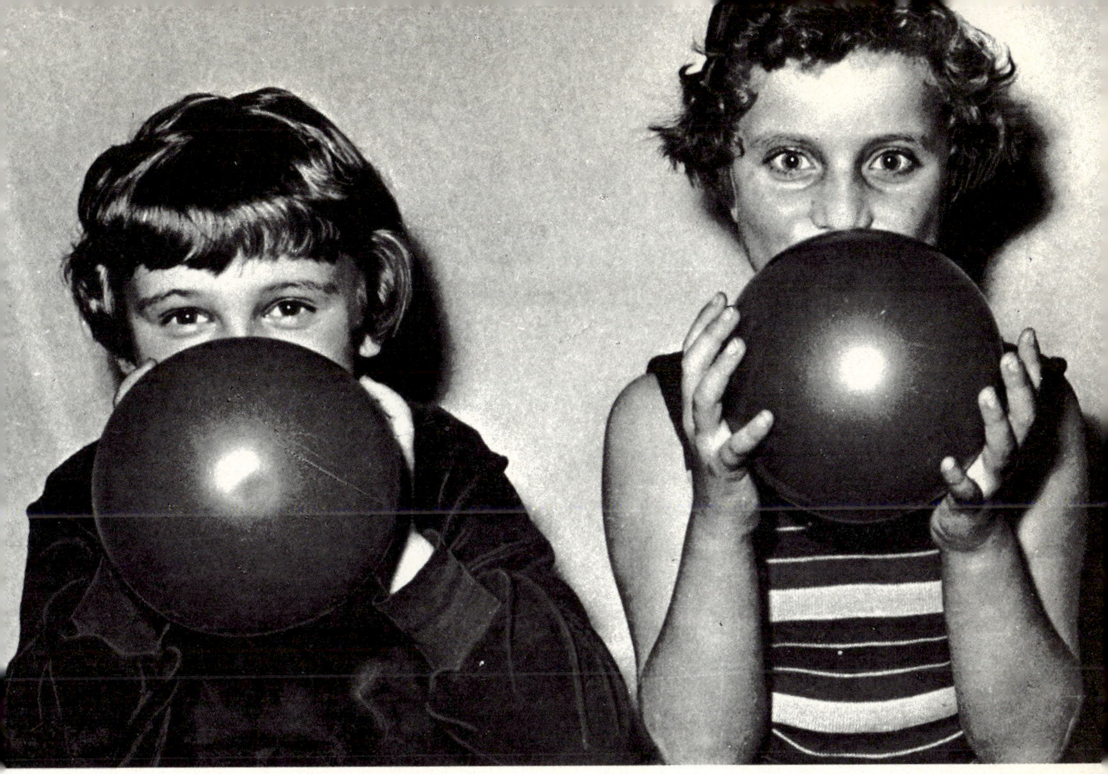

Eine gute Atemübung für jung und alt: Ballonaufblasen

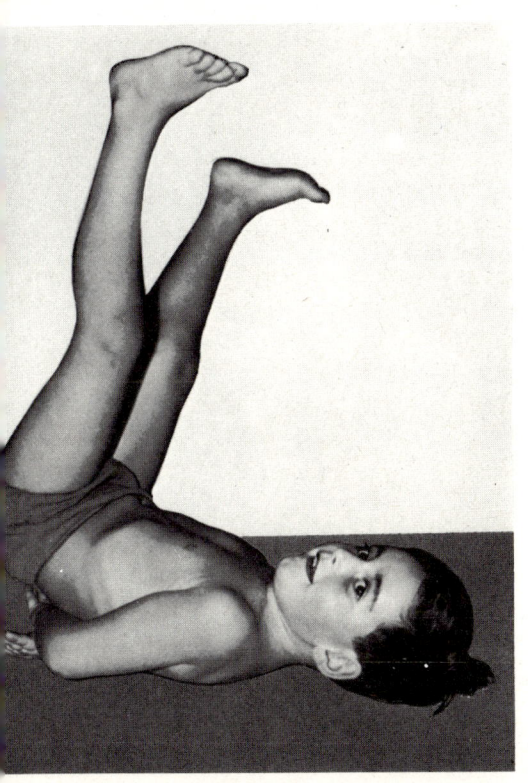

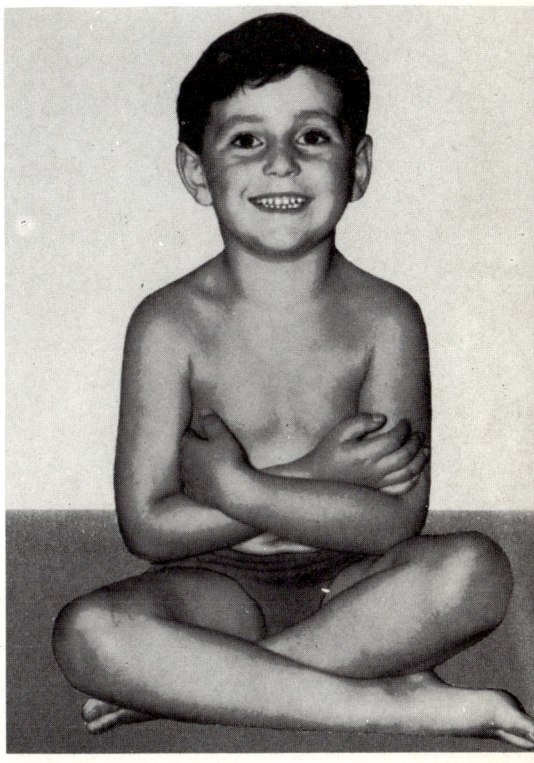

Gymnastik macht nicht nur Spaß, früh begonnen beugt sie vielen Krankheiten, besonders rheumatischen Schäden, vor.

Tafel 4

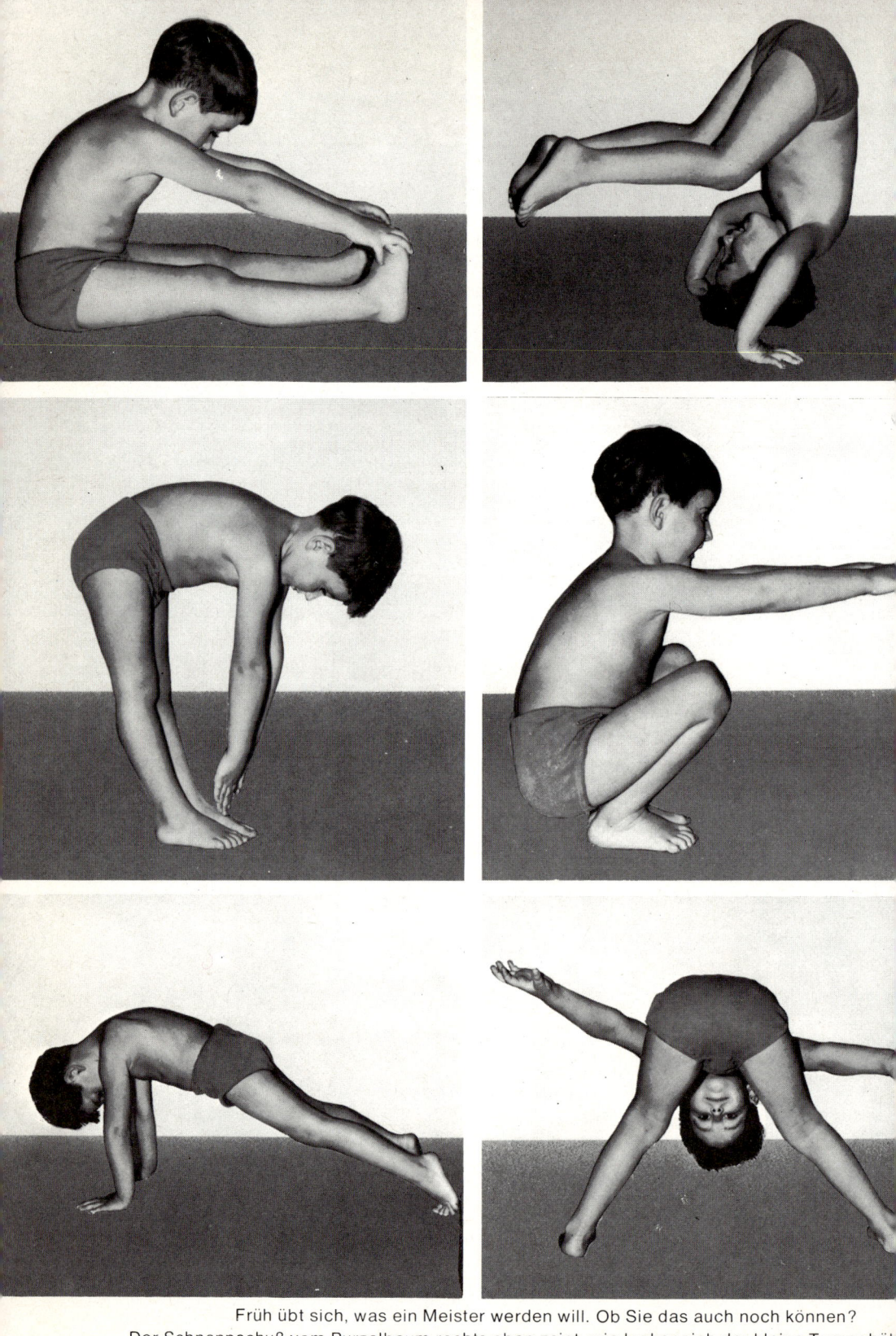

Früh übt sich, was ein Meister werden will. Ob Sie das auch noch können?
Der Schnappschuß vom Purzelbaum rechts oben zeigt, wie locker sich der kleine Turner häl

Tafel 5

Da wir in Ruhe etwa 16 Atemzüge pro Minute machen, tauschen wir etwa acht Liter Luft aus. Durch tiefe und angestrengte Atmung bei großer körperlicher Leistung oder gegebenenfalls auch bei Atemübungen können bis 60 Liter Luft und mehr pro Minute verbraucht werden. Die Atemreserve, die uns zur Verfügung steht, ist also sehr beachtlich und wir können sie durch ständige Übung beträchtlich erhöhen.

Bauch- und Brustatmung

Wir unterscheiden zwei verschiedene Arten der Atmung, die Brustatmung und die Bauchatmung. Werden bei der Brustatmung vorwiegend die Zwischenrippenmuskeln beansprucht und alle anderen Muskeln, die wir als Atemhilfsmuskeln bezeichnen (Halsmuskulatur, Kehlkopfmuskeln und bei tiefer Einatmung auch Gesichtsmuskeln), so schaltet sich bei der Bauchatmung auch die Bauchmuskulatur kräftig in den Vorgang ein.

Das Zwerchfell wird bei reiner Brustatmung weniger bewegt als bei reiner Bauchatmung. Am ausgiebigsten kann es sich bei richtiger Vollatmung, also bei Brust- und Bauchatmung gemeinsam, entfalten. Bei einiger Übung kann man Brust- und Bauchatmung gut voneinander trennen. Neben der Muskelkraft ist für die Atmung die Elastizität des Lungengewebes und der Rippen von großer Bedeutung. Das Lungengewebe ist so elastisch, daß die Lunge stets die Neigung zeigt, sich zusammenzuziehen. Dieser „Lungenzug", wie der Arzt es nennt, ist für die Atmung überaus wichtig. Wird die Lunge durch das Tiefertreten des Zwerchfells entfaltet, so kommt die Ausatmung in Ruhe nur durch die Elastizität der Lunge und des Brustkorbs zustande. Erst bei größerer Anstrengung, bei tieferem Ausatmen, wird auch die Ausatemmuskulatur für die Entfernung der Luft aus der Lunge nötig.

Bei angestrengter Einatmung wirken etwa hundert größere und kleinere Muskeln, bei angestrengter Ausatmung nur etwa die Hälfte mit.

Sehen wir uns nun einmal an, auf welche Lebensvorgänge sich die Atmung auswirken kann! Die Ausdehnung und Zusammenziehung der Lunge und die damit verbundenen Druckunterschiede im Brustkorb wirken sich auf Herztätigkeit und Kreislauf aus. So wird die Füllung des Herzens bei der Einatmung, die Entleerung bei der Ausatmung gefördert. Für die Bauchorgane ist die Bewegung des Zwerchfells und die Arbeit der Bauchmuskulatur wichtig, die Tätigkeit der Verdauungsdrüsen wird angeregt, die Leber bei tiefer Atmung sozusagen ausgepreßt, die Darmbewegung wird kräftiger und anderes mehr. So erklärt sich die anfänglich etwas befremdliche Tatsache, daß man Darmträgheit durch Atemübungen heilen kann. Vor allem aber wirkt eine gesunde Vollatmung vorbeugend gegen vielerlei Erkrankungen. Die Lunge wird bis in die Spitzen richtig entfaltet, Lungenbezirke, die normalerweise kaum an der Atmung teilnehmen, werden gut durchlüftet. Ausreichende Sauerstoffversorgung und gute Durchblutung sind aber die größten Feinde der Tuberkelbazillen, die nur dann gut gedeihen können, wenn wenig Sauerstoff vorhanden ist. Die Massage der Leber bei Atemübungen wirkt sich auch vorbeugend bei Erkrankungen der Gallenblase und vorbeugend gegen die Bildung von Gallensteinen aus, da die Gallenblase mit ausgedrückt wird.

Heilatmung gegen hohen Blutdruck

Hoher Blutdruck geht meist mit krampfhaften Spannungen im Gesamtorganismus einher. Ruhe und Entspannung wirken daher oft viel besser als alle Medikamente. Vom Arzt geleitete und überwachte Atemübungen sind ein oft erprobtes und selten versagendes Mittel gegen die Hochdruckkrankheit. In vielen Fällen wird der Blutdruck erheblich gesenkt und der Arzt kommt ohne die Verordnung von Medikamenten aus.

Wie man Atemübungen macht

Machen Sie einmal einen Versuch: Setzen Sie sich bequem in einen Lehnsessel, atmen Sie tief ein und anschließend langsam mit einem summenden Ton wieder aus. Beim Ausatmen dürfen Sie gerade nur so viel Luft herauslassen, wie nötig ist, einen tiefen Summton zu erzeugen. Wenn Sie dies einige Male geübt haben und den leisen Summton richtig treffen, nehmen Sie eine Uhr mit Sekundenzeiger zur Hand. Wie lange können Sie summen? 15 Sekunden, 20 Sekunden? Nun, dann sollten Sie Atemübungen machen, und wenn Sie beim Stiegensteigen auch sonst kurzatmig sind, nun auch einmal mit Ihrem Hausarzt sprechen. Geht es 30 Sekunden, sind Sie schwächer Durchschnitt, 40 etwa sind normal, darüber hinaus kommen beim ersten Versuch meist nur sportlich trainierte Menschen, die schon eine gewisse Atemschulung haben.

Freie Brust- und Bauchatmung ist nur dann möglich, wenn uns keine beengenden Kleidungsstücke daran hindern. Soll man schon an sich den engen Gürtel oder stark schnürende Korsette meiden, so sind sie bei Atemübungen unter allen Umständen abzunehmen. Sowohl die Bauchmuskulatur als auch der Brustkorb müssen frei beweglich sein und auch sonst darf keine Engstelle (Kragen, Strumpfband usw.) den Blutkreislauf oder die Atembewegungen hemmen.

Der normale Atemweg führt durch die Nase. Sie ist das Organ, das die Luft vorerst einmal prüft, ob sie für unsere Lungen überhaupt geeignet ist, sie versorgt sie mit Feuchtigkeit und wärmt sie vor. Deshalb sollten wir auch bei Atemübungen im allgemeinen immer durch die Nase einatmen. Ausatmen dürfen wir — zum Beispiel beim Blasen gegen Widerstand — durch den Mund.

Atemübungen können wir stehend, liegend und sitzend machen, es hängt ganz davon ab, was wir erreichen wollen. Wer richtig trainiert, wer für

Gesang oder Sport eine kräftige Lunge braucht und gesund ist, darf sich beim Atmen natürlich mehr anstrengen als jener, der Heilatmung zur Besserung eines Leidens betreiben muß. *Heil*atmung ist auch immer eine Übung, die wir nicht ohne Arzt tun dürfen. Jede verstärkte Atmung hat ja, wie wir schon wissen, tiefgreifende Wirkungen auf den Gesamtorganismus und strengt auch Herz und Kreislauf an.

Einfache Atemübungen, wie wir sie im folgenden beschreiben, darf jeder versuchen. (Siehe auch Tafel 4.)

Beginnen wir sitzend! Wir nehmen die gleiche Stellung ein wie bei unserem Versuch, einmal zu prüfen, wie lange wir ohne Atemzug auskommen. Bequem im Sessel sitzend, atmen wir gerade so tief ein, daß wir das Gefühl haben, die Lungen richtig mit guter Luft angefüllt zu haben. Dann wird summend langsam ausgeatmet, bis wir das Bedürfnis spüren, wieder einen Atemzug zu tun. In den ersten Tagen macht man diese Übung wenige Minuten, allmählich steigert man sie auf fünf, später auf zehn.

Im Liegen kann man vor allem die Bauchatmung gut üben, da der Körper am besten entspannt ist und sich die Bauchmuskulatur ungehindert bewegen kann. Im Liegen dürfen wir auch einmal versuchen, ein wenig mehr zu atmen, als wir es im Augenblick nötig haben. Wir erzeugen dadurch einen Sauerstoffüberschuß im Blut, der, wenn wir tief und rasch genug atmen, zu einem schwebenden rauschähnlichen Gefühl führt.

Reine Brustatmung wird am besten im Stehen trainiert. Bei der Ausatmung lassen Sie den Oberkörper ohne Muskelarbeit locker vornüberfallen, die Hände hängen frei herab. Bei der Einatmung versuchen wir, den Brustkorb so weit wie möglich auszudehnen. Mit zurückgereckten Armen unterstützen wir die Brustkorbentfaltung, während die Halsmuskulatur, die anfänglich auch zu Hilfe genommen wird, später nicht mehr betätigt werden muß. Tiefes Einatmen bei voll entfaltetem Brustkorb fördert vor allem die Durchlüftung der Lungenspitzen.

Wer Atemübungen richtig macht, wer es lernt, seine Atmung zu beherrschen, erlebt sein Leben intensiver. Ein schönes, freies Lebensbewußtsein gesellt sich zu einem Gefühl innerer Sicherheit und allgemeinen Wohlbehagens. Dabei soll keine der beiden Atemarten einseitig betrieben werden. Das Richtige ist eine Vollatmung, die sowohl die Bauchatmung als auch die Brustatmung entsprechend ausnützt.

Atemübungen im Gehen

Nachdem man mit den bisher genannten Übungen gelernt hat, die Atmung zu beherrschen, kann man auch im Gehen Atemübungen machen. Vorerst einmal entspannen, heißt auch hier das erste Gebot. Dann atmen wir etwa sechs Schritte lang ein, drei Schritte lang aus und machen dann ein bis zwei Schritte Atempause.

Atemübungen sollen aus der Verkrampfung, in der wir alle durch Beruf, Verweichlichung usw. gehalten sind, herausführen. Sie dürfen also keineswegs krampfhaft gemacht werden. Was erreicht wird, muß leicht erreicht werden, ohne Anstrengung, aber mit Geduld. Für alle Übungen muß man sich konzentrieren können. Ein ruhiger Raum, im Sommer ein ruhiger Platz im Freien und eine gewisse Zeit der Sammlung vor Beginn der eigentlichen Übungen sind unerläßlich nötig. Erst wer die Übungen schon gut beherrscht, kann sie zur Beruhigung auch mal zwischendurch in der Straßenbahn oder am Weg zum Büro machen.

Saftkuren

Die immer weiter fortschreitende Technisierung unserer Nahrungszubereitung, ja der schwere Eingriff der Technik und Chemie in die Wachstumszeit der Pflanzen, die unsere Hauptnahrungsmittel darstellen, hat zu einer Verarmung des menschlichen Körpers an wichtigen Nähr- und Wirkstoffen geführt, die sich immer mehr bemerkbar macht.

Der Mangel ist nicht so groß, daß es gleich zu schweren Ausfallserscheinungen kommen muß, er ist aber immerhin groß genug, um „Mangelerscheinungen" hervorzurufen. So sind zum Beispiel die Zunahme der Schilddrüsenüberfunktion, die häufiger werdenden Nervenentzündungen und nicht zuletzt wohl auch der erschreckende Anstieg der Herz- und Gefäßerkrankungen zum Teil auf solche Mangelerscheinungen zurückzuführen.

Es ist ein Verdienst der leider auch oft übers Ziel hinausschießenden Naturheilbeflissenen, uns auf diesen Mangel aufmerksam gemacht zu haben. In einer natürlichen Lebensweise und damit auch in einer natürlichen Ernährung liegt sicher der Ausweg aus dieser Sackgasse, wenn wir nur nicht ins andere Extrem verfallen und uns nur mehr von der Natur ernähren lassen wollen.

Auffrischung der Vitamin- und Mineralsalzdepots unseres Körpers bietet uns der regelmäßige Genuß von Obst und Gemüse. Als Höhepunkt dieser natürlichen Auffrischung gilt die Saftkur, auch Saftfasten genannt, als eine Zeit, in der wir uns nur vorwiegend von Obst- und Gemüsesäften ernähren.

Wer soll eine Saftkur machen?

Der regelmäßige Genuß von Fruchtsäften zur normalen Ernährung wird nur in wenigen Fällen vom Arzt verboten werden, Fruchtsäfte darf fast jeder von uns trinken. Wer mit dem Magen oder dem Darm zu tun hat, Kreislaufkranke, Zuckerkranke, ja prinzipiell jeder, der eben eine Krankheit hat, muß sich natürlich vorher mit seinem Arzt ins Einvernehmen setzen.

Jeder Gesunde darf ohne weiteres eine Saftkur machen, darf ohne weiteres täglich seinen Obstsaft zum Essen trinken. Wer an sich in ärztliche Behandlung gehört, wird auch den Saft nicht ohne Arzt verwenden.

Besondere Heilanzeigen bei Saftkuren sind alle Ermüdungs- und Erschöpfungserscheinungen, Herz- und Kreislauferkrankungen, bestimmte Nierenleiden, Nervosität, Nervenschwäche, Verdauungsstörungen, Vitaminmangel und chronischer Kopfschmerz (alles nur nach ärztlicher Untersuchung). Die Saftkur ist auch eine zweckmäßige Einleitung einer Abmagerungsdiät.

Das tägliche Glas Saft

Für den regelmäßigen Genuß, am besten morgens vor dem Frühstück, eignet sich praktisch jede Gemüse- und Obstart der Jahreszeit. Wir dürfen uns hier weitgehend nach unserem Geschmack richten und letzten Endes auch nach dem Geldbeutel. Wer einen empfindlichen Magen hat, esse vor dem Saft ein Stück Brot, am besten Vollkornbrot. Abends vor dem Schlafengehen lasse man den Saft lieber bleiben, er führt häufig zu Sodbrennen und Völlegefühl im Magen.

Welche Säfte kommen für eine Kur in Frage?

Vor allem dürfen wir nur frisches, unverwelktes Gemüse und reifes, frisches Obst nehmen. Das Obst muß nicht äußerlich schön sein, man soll aber auch nicht nur Fallobst verwenden. Wenn wir die Wahl haben, verwenden wir lieber Obst und Gemüse, das mit Kompost gedüngt ist, an Stelle von solchem, das chemisch gedüngt wurde.

Am meisten wird der Apfel zur Saftbereitung verwendet, er ist relativ am billigsten und enthält ausreichend Vitamine, auch etwas Eisen und eine Reihe von Fruchtsäuren, die den Körperstoffwechsel anregen. Sein Phosphorsäuregehalt dürfte sich auch auf das Nervensystem günstig auswirken. Man preßt ihn immer möglichst mit der Schale, weil in der Schale und knapp darunter die wichtigsten Wirkstoffe gespeichert sind.

Von den anderen Obstsorten ist die Birne am ergiebigsten, deren Saft allerdings noch etwas rascher verdirbt als der Saft des Apfels. Birnensaft ist harntreibend und in der Wirkung ausgesprochener als der Apfelsaft, der ein besseres Alltagsgetränk ist. Reife Pflaumen und Zwetschken sind leicht verdaulich, regen die Darmtätigkeit an und enthalten natürlich auch reichlich Vitamine. Kirschen und Trauben alkalisieren die Körpersäfte. Besonders der Kirschensaft ist wegen seines hervorragenden Geschmacks beliebt.

Von den Gemüsesorten kann man für unvermischte Säfte Möhren, Tomaten, Rote Rüben, Sellerie und Kohlrabi verwenden. Etwas Zitrone veredelt den Geschmack und erhöht den Vitamingehalt. Für $1/4$ l Gemüsesaft braucht man etwa $1/2$ kg Gemüse, bei den Obstsorten hängt die Ausbeute vom Reifezustand und von der Obstart ab. Bei saftigen Früchten erhält man 90 Prozent und mehr des Verarbeitungsgewichtes.

Welche Pressen kann man verwenden?

Das einfachste Hilfsmittel ist die Glasreibe oder eine Metallreibe aus nicht veränderlichem Metall. Allerdings ist das Reiben größerer Mengen recht mühsam, außerdem muß man — um richtigen Saft zu erhalten — das Geriebene dann noch durch ein Tuch pressen. Einfacher ist es schon mit dem Fleischwolf, für den es eigene Preßansätze gibt. Am einfachsten ist es natürlich, man verwendet eine der modernen Obstpressen, die entweder als eigene Geräte hergestellt werden oder als Anschlußgerät an einen Mixer.

Bevor man das Obst oder Gemüse preßt, wäscht man es sorgfältig in lauwarmem Wasser (Schutz gegen Wurminfektion) ab. Dabei wäscht man auch gelegentliche Rückstände vom Spritzen ab, wenn auch Gemüse und Obst so lange vor der Ernte gespritzt werden, daß theoretisch keine Rückstände bleiben können.

Nach dem Waschen entfernt man Stengel und eventuell anhaftende Blüten, zerkleinert das Preßgut nun je nach Gebrauchsanweisung des verwendeten Gerätes und der verwendeten Obst- beziehungsweise Gemüseart. Steinfrüchte müssen entkernt werden, und nun frisch drauf los! Der frische Saft wird uns ausgezeichnet munden. Der *frische* Saft! Das ist überaus wichtig. Wir sollen immer nur so viel pressen, wie wir unmittelbar verbrauchen, der Sauerstoff der Luft, der auf den Saft dauernd einwirkt, macht nämlich sehr bald tiefgreifende Veränderungen. Vitamine werden zerstört, Wirkstoffe gehen verloren, die im frischen Saft vollständig vorhanden sind. Haben wir einmal zu viel gepreßt, muß der Überschuß jedenfalls sofort in den Eisschrank und möglichst bald verbraucht werden.

Wie man eine richtige Saftkur macht

Haben wir uns zu einer richtigen Saftkur entschlossen und hat uns der Arzt seine Einwilligung gegeben, so beginnen wir rigoros gleich am ersten Tag mit dem Safttrinken. Viele nehmen vorher ein Abführmittel, um den Darm bei Beginn der Kur zu reinigen. Täglich werden ungefähr $3/4$ l Saft getrunken, und zwar auf drei Mahlzeiten des Tages gleich verteilt. Neben dem Saft essen wir — wenn wir uns zu einer „strengen Kur" entschlossen haben — gar nichts. Wenn wir es aber nicht allzu genau nehmen wollen, können wir neben den einzelnen Saftportionen etwas Vollkornbrot essen.

In den ersten zwei bis drei Tagen wird uns ein mehr oder weniger starkes Hungergefühl nicht erspart bleiben. Dann aber hat sich der Magen an die Kur gewöhnt und wir werden uns eher erleichtert fühlen. Schwere Arbeit dürfen wir uns im Laufe einer Saftkur nicht zumuten, ist doch der Kalorienbedarf unseres Körpers nur zum geringen Teil gedeckt. Er muß daher von seinen Reserven zugeben, und zwar nicht wenig, da ein Liter Saft nur etwa

400 Kalorien entspricht. Der Durchschnittsmensch braucht aber, wenn er nicht arbeitet, bekanntlich 2000 Kalorien.

Es wird ganz von uns oder von unserem Arzt abhängen, ob wir nur einige Tage oder gar drei Wochen lang die Saftkur durchhalten. Zur Kur wird man für den Anfang am besten Saftmischungen verwenden und reichliche Abwechslung walten lassen. Zum Abschmecken nimmt man Zitronen- oder Orangensaft, zum Versüßen Kirsch- oder Birnensaft. Besonders bei reifen Früchten kann man — wenn nötig — etwas Honig beimengen. Wenn wir Honig beifügen, erhöhen wir damit gleichzeitig den Kaloriengehalt. Dies ist besonders für jene wichtig, die während der Kur ihrem Beruf nachgehen.

Fasten als Heilmittel

Viel einschneidender, dafür aber auch viel wirksamer als die Saftkur ist die richtige Fastenkur, während der wir höchstens einige Schluck Wasser zu uns nehmen dürfen. Der viel stärkeren Wirkung der Fastenkur entspricht aber auch die strengere Auswahl jener, die eine Fastenkur machen dürfen. Zum Zwecke von Vorbeugung und Entschlackung dürfen sich alle Gesunden unbedenklich solchen Kuren unterziehen. Soll eine Fastenkur längere Zeit durchgeführt werden, wird man sie zweckmäßigerweise in eine Kuranstalt verlegen. Absolut verboten sind Fastenkuren für Patienten, die an schwerer Tuberkulose erkrankt sind. Meist werden sie aber auch Krebsleidenden, Zuckerkranken und an Schilddrüsenstörungen höheren Grades Leidenden nicht erlaubt werden können.

Fastenkuren sind so alt wie der Versuch zu heilen selbst. Sie werden sogar vom „vernunftlosen" Tier instinktiv gemacht. Es ist also vielleicht nicht ganz richtig, die strenge Unterscheidung zu treffen, wonach der Mensch fastet, das Tier aber hungert. Allerdings ist das Fasten beim Menschen nicht nur eine rein körperliche Angelegenheit. Die seelischen Erscheinungen während der Fastenzeit sind von großer Bedeutung und für die Wirkung der Kur durchaus nicht gleichgültig.

Wenn auch die Schulmedizin das Fasten als Heilmittel lange Zeit sehr vernachlässigt hat, so darf man doch die Fastenkur als eine durchaus exakte und wissenschaftlich fundierte Heilmethode ansehen. Kein Geringerer als Hippokrates, den man gern den Begründer der wissenschaftlichen Medizin nennt, hat den Satz geprägt: „Je mehr ihr einen Kranken ernährt, um so mehr schadet ihr ihm."

Wir dürfen also, von wenigen für den Laien unwesentlichen Ausnahmen abgesehen, die Behandlung jeder Krankheit mit Fasten beginnen. Meist hält ja der gesunde Instinkt den Patienten ohnehin davon ab, etwas zu essen. Er ist häufig genug zum Mißvergnügen besorgter Verwandter, appetitlos.

Was im Körper während des Fastens vorgeht

Bevor wir die Fastenkur eingehend beschreiben, wollen wir uns einmal ansehen, was im Körper geschieht, wenn wir ihm für längere Zeit das tägliche Brot vorenthalten. Seitdem es eine exakte wissenschaftliche Untersuchung der Vorgänge beim Menschen gibt, wird diese Frage untersucht. Wir können uns daher auf ganz genaue und gut fundierte Angaben stützen. Neben Tierversuchen wurde vor allem der Stoffwechsel bei Hungerkünstlern beobachtet und dabei gleich exakt überprüft, wie lange ein Hungerkünstler wirklich fasten kann. Dabei kamen ganz erstaunliche Ergebnisse heraus. Unter wissenschaftlicher Kontrolle hungerte der Hungerkünstler Meravatti 50 Tage, ein anderer, Succi, 30. Der Bürgermeister von Cork, McSwinsey, starb im Gefängnis nach 75tägigem Hungerstreik, nachdem man ihm nur einmal an einem der letzten Tage etwas Nahrung aufgenötigt hatte.

Wie lange ein Tier hungern kann, hängt wesentlich vom Tempo ab, mit dem die Stoffwechselvorgänge in seinem Körper ablaufen. So können Hunde ohne Schaden bis zu 100 Tagen und länger fasten. Kleinere Tiere, Vögel zum Beispiel, sterben schon viel früher. Tiere, die sich mit ihrem Stoffwechsel sehr der Umgebung und der Nahrungslage anpassen, können, wie zum Beispiel Frösche, bis zu zwölf Monaten ohne Nahrung bleiben. Sie verlieren dabei fast zwei Drittel ihres Körpergewichtes! Irgendwelche bleibende Schädigungen lassen sich nach einer solchen Hungerperiode nicht feststellen.

Wenn der Körper von außen keinen Betriebsstoff mehr zugeführt bekommt, muß er ihn aus seinen eigenen Reserven nehmen. Anfänglich betreibt er dabei einen ziemlichen Raubbau, es werden etwa ebensoviel Kalorien verbraucht wie bei normaler Kost. Erst allmählich stellt sich der Organismus auf Sparen um, die Verbrennungsvorgänge verlaufen langsamer und werden auf ein Mindestmaß eingeschränkt.

Hauptquelle der Nahrungsreserven, die verbrannt werden, ist das Körperfett. Es hängt daher auch ganz wesentlich vom Fettgehalt des Körpers ab, wie lange man fasten kann. Die Kohlehydratreserven des Körpers, vor allem das Glykogen, das hauptsächlich in der Leber gespeichert ist, werden bald verbraucht. Schwindet auch das Fett allmählich dahin, wird Eiweiß herangezogen, an erster Stelle das Muskeleiweiß. Zu etwa gleichen Teilen wird dann Fett und Eiweiß verbrannt. In der Reihenfolge der Gewichtsabnahme kommen nach dem Körperfett im allgemeinen Leber und Milz, dann Muskulatur, Blut, Nieren, Haut, Darm, Lunge, Bauchspeicheldrüse, Knochen und erst an letzter Stelle Herz und Zentralnervensystem dran. Die Gewichtsabnahme dieser Organe ist so gering, daß sie praktisch ohne Bedeutung bleibt. Man muß annehmen, daß sich diese lebenswichtigen Organe von der Substanz der anderen ernähren, ein Beweis mehr für den wundervollen Plan der Natur, die auch schwerste Zeiten miteinkalkuliert hat.

Für den jungen Menschen vor und in der Reifezeit ist das Fasten begreiflicherweise gefährlicher als für den ausgebildeten Organismus. Ist beim jungen Menschen doch alles noch im Aufbau begriffen. Für den Aufbau vieler Organe wird mehr Material gebraucht als für ihren bloßen Betrieb.

Für den Laien im ersten Augenblick befremdlich wirkt die Tatsache, daß man im Laufe einer Hungerkur zwar Wasser trinken darf, es aber durchaus nicht trinken muß. Bei den Verbrennungsvorgängen im Körper entsteht neben anderen Verbindungen nämlich ausreichend Wasser, so daß wir auf Wasserzufuhr von außen fast nicht angewiesen sind. Voraussetzung dafür ist natürlich, daß wir nicht in der Wüste oder sonst bei großer Hitze fasten, wo dem Körper durch Schwitzen enorme Wassermengen verlorengehen.

Am ersten Fasttag stellt sich der Hunger ein. Ein nicht genau beschreibbares Gefühl, das der Wissenschaftler zu den sogenannten Gemeingefühlen zählt, da es nicht genau lokalisierbar ist. Hunger entsteht nicht nur bei leerem Magen. Auch wenn der Zuckergehalt des Blutes stark herabgesetzt ist, kommt es zu Hunger, ja sogar zu richtigem Heißhunger.

Nach zwei oder drei Tagen hat sich der Organismus mit der neuen Situation abgefunden und wir empfinden keinen Hunger mehr. Die Fastenkur verliert bald alles Heroische. Es gibt keine Hungerqualen, es sei denn seelische, wenn wir aus widrigen Umständen heraus gezwungen sind, zu hungern, etwa in Zeiten von Hungersnot, beim Verirren in Gebieten, wo keinerlei Nahrung zu beschaffen ist, und aus ähnlichen Anlässen. Wie wir aus Berichten Hungernder wissen, kommt es auch nach langem Fasten vielfach zu keinem Hungergefühl, nur Schwäche und Müdigkeit nehmen zu. Allmählich versinkt der Fastende in einen Zustand der Bewußtlosigkeit. Hungerqualen, wie wir sie aus Beschreibungen Gefangener kennen, sind nach Ansicht der Fastenärzte nur seelisch bedingt.

Kot wird auch im Hungerzustand ausgeschieden, ein Beweis dafür, daß die Verdauungsdrüsen noch arbeiten. Sie stellen erst allmählich ihre Tätigkeit ein. Nach zehn Tagen schied ein Hungerkünstler noch 22 Gramm Kot ab. Das tägliche Mittel des gesunden Menschen liegt bei 170 Gramm. Nach längerem Fasten kommt es zu den aus dem Krieg wohlbekannten Hungerödemen, Schwellungen, die vor allem die Beine betreffen. Sie entstehen dadurch, daß der Organismus durch Herabsetzung des Bluteiweißes das Wasser nicht mehr im Blut gebunden halten kann und zur Entlastung ins Gewebe abgibt.

Nach einigen Tagen Fasten hat sich der Körper dem Nahrungsentzug angepaßt. Der Puls ist kleiner und schwächer geworden, ein Ausdruck sparsamer Kreislauftätigkeit. Im Blut finden wir weniger Wasser, die Atemzüge werden flacher und häufiger, der Harn stark sauer. Die Muskulatur ermüdet leicht, die allgemeine Leistungsfähigkeit bleibt aber längere Zeit mit einem guten

Durchschnitt erhalten. So führte zum Beispiel ein Zahnarzt seine ganze Ordination ohne besondere Schwierigkeiten während einer 14tägigen strengen Fastenkur weiter. Dabei ist uns allen mehr oder weniger schmerzlich bekannt, daß gerade ein Zahnarzt oft seine ganze Körperkraft ins Treffen führen muß, um eines widerspenstigen Zahnes Herr zu werden.

Vor allem werden durch das Fasten alle jene Organe des Körpers geschont, die mit der Verdauung zu tun haben. Stoffwechselschlacken werden abtransportiert, ja man geht wahrscheinlich nicht fehl, wenn man annimmt, daß der Körper manchen schädlichen Abfallstoff an Stelle eines anderen Betriebsstoffes einfach verbrennt. Da vor allem Magen und Darm geschont werden, empfiehlt sich eine Fastenkur in erster Linie bei allen Magen- und Darmleiden, bei Magengeschwüren, bei chronischer Stuhlverstopfung oder Neigung zu Durchfällen — wohlgemerkt immer unter Kontrolle des Arztes. Auch bei Steinleiden ist eine Fastenkur zu empfehlen, gelingt es doch manchmal, damit kleine Steine aus dem Körper zu entfernen und die Neigung zur Bildung von weiteren Steinen hintanzuhalten. Auch von Migräneanfällen, die durch eine Fastenkur völlig verschwanden, wird berichtet. Sicherlich hat das Fasten auch auf den Rheumatismus, auf allgemeine Arterienverkalkung, auf die Hochdruckkrankheit und auf Hautleiden einen maßgebenden Einfluß. — Fettsüchtige sollen Fastenkuren erst nach einer langsamen, aber stetigen Verminderung des Körpergewichtes beginnen, es sei denn, sie entschließen sich zum Aufenthalt in einer Kuranstalt.

Die Durchführung der Kur

Eingeleitet wird die Fastenkur mit einem Abführmittel, um dem Darm die Selbstreinigung zu erleichtern. Wenn nötig, kann man nach ein oder zwei Tagen das Abführmittel nochmals nehmen und einen Einlauf oder ein Darmbad anschließen.

Das Hungergefühl der ersten Tage können wir mit einem Glas Wasser beruhigen. Bei einiger Selbstüberwindung wird es bald verschwunden sein. Irgendwelche Beschwerden stärkerer Natur dürfen weder am Anfang noch sonst im Laufe des Fastens auftreten.

Viele Fastenärzte erlauben während der ganzen Kur das Wasser- beziehungsweise auch das Teetrinken, man spricht daher auch vom Teefasten. Wir halten die Flüssigkeitszufuhr aber in möglichst engen Grenzen. Bald werden wir fast ganz auf Wasser oder Tee verzichten können. Anfänglich treten besonders bei nervösen Menschen leichter Schwindel und etwas Herzklopfen auf, gelegentlich auch mäßige Kopfschmerzen. Kleinere Pulsunregelmäßigkeiten sind im Verlaufe einer Fastenkur belanglos. Sollte sich eine dieser Beschwerden stärker bemerkbar machen, werden wir unserem Arzt davon berichten.

90

In den ersten Fastentagen kommt es fast immer zu einem üblen Mundgeruch, den wir durch sorgfältige Zahnpflege bekämpfen. Auf die Körperpflege müssen wir im Laufe der Fastenkur unser spezielles Augenmerk richten, besonders auf die Hautpflege. Die Haut ist ein wichtiges Stoffwechsel- und Entgiftungsorgan des Körpers. Während des Fastens spielen sich daher auch in der Haut viele Vorgänge stärker und heftiger ab als bei normaler Ernährung.

Fastenzeit ist für den Organismus eine richtige Rastzeit. Der Sauerstoff-Kohlensäureaustausch durch die Lunge ist daher auch auf ein Minimum beschränkt. Um dem Körper reichlich Sauerstoff zukommen zu lassen, empfehlen sich im Laufe der Kur Atemübungen. Wenn es irgend möglich ist, sollte man bei offenem Fenster schlafen. Auch ausgleichende Gymnastik tut im Laufe einer Fastenkur gut.

Der Gewichtsverlust, der anfänglich ein Kilogramm und mehr täglich beträgt, vermindert sich allmählich und wird bald erstaunlich gering.

Wie lange soll man fasten?

Diese Frage kann nur der Arzt entscheiden. Im allgemeinen genügen zwei Wochen, schwächlichere Patienten brauchen oft nur acht Tage. Andererseits sind in vielen Kuranstalten schon Fastenkuren bis zu 60 Tagen und mehr mit Erfolg durchgeführt worden.

Stellen sich Beschwerden ein, kann der Arzt die Fastenkur unterbrechen und an Stelle des Fastens für einige Tage Rohkostdiät verordnen.

Ob man nach einer strengen Fastenkur gleich wieder auf den normalen Speisezettel übergehen soll oder erst langsam die Diät aufbauen darf, ist eine umstrittene Frage. Da wir immer eine gewisse Vorsicht für vernünftig halten und auch in der Behandlung den goldenen Mittelweg bevorzugen, wollen wir von der Fastenkur langsam über leicht verdauliche Speisen, also etwa über einen Obst- oder Rohkosttag zum Alltag übergehen. — Plötzliches Einstellen der Fastenkur wird von manchen Ärzten für lebensgefährlich angesehen, sie fürchten die Überflutung des Organismus mit Abfallstoffen. Diese Gefahr ist ebenfalls eine ernste Mahnung für alle, die „selbständig" fasten wollen.

Auch über den Zeitpunkt, an dem wir die Fastenkur durchführen, müssen wir uns ein wenig den Kopf zerbrechen. Wir werden nicht gerade zu fasten beginnen, wenn wir vor heiklen Aufgaben stehen, wenn uns die Büroarbeit gerade über den Kopf wächst oder wenn wir auf Sommerurlaub fahren, um reichlich Sport zu betreiben. Die beste Zeit für Fastenkuren ist das Frühjahr und der Herbst, also die Zeiten der Umstellung. Im Frühjahr werden die Winterschlacken entfernt und im Herbst ist die Kur eine gute Vorbereitung auf den Winter.

Heilmittel Meerwasser

Ob Sie es glauben oder nicht, die Gesamtmenge Gold, die man theoretisch aus allen Meeren der Welt gewinnen könnte, liegt bei 9 Millionen Tonnen! Neben dem gewöhnlichen Kochsalz hat man im Meerwasser bis heute etwa 30 verschiedene Elemente entdeckt, die fast alle für jede Art von Leben überaus wichtig sind. Am bekanntesten ist das Jod. — Die an sich geringen Mengen können bei manchen doch schon ganz beträchtliche Wirkungen entfalten. Deshalb muß man zum Beispiel bei Meerwassertrinkkuren Menschen, die an Schilddrüsenüberfunktion oder ganz allgemein an gesteigerter Nervosität leiden, erst ganz allmählich an die Wirkung des Meerwassers gewöhnen.

Mit seinem überaus großen Reichtum an verschiedensten Stoffen ist das Meer ein riesiges Heilmitteldepot, das immer noch viel zu wenig ausgenützt wird. Je mehr Chemie und Technik ihren Siegeszug gehen, um so mehr scheint auch diese natürliche Quelle der Gesundheit in Vergessenheit zu geraten. Schon im frühesten Altertum, ja wahrscheinlich schon bei den ersten Versuchen des Menschen, zu heilen, wurde das Meerwasser als Medikament benützt, sei es, daß man Bäder nahm, sei es, daß es als Trinkkur verordnet wurde. In allen Küstengegenden findet man immer wieder Ärzte und Laien, die die Wirkung des Meerwassers preisen, ob man nun einen Fischer an der felsigen Küste Dalmatiens fragt oder im Norden einen betagten Badearzt.

Das Meerwasser ist als Heilmittel immer wieder in Vergessenheit geraten — auch heute schüttelt mancher Wissenschaftler den Kopf. Medikamente, deren Gehalt an bestimmten Substanzen ständig gleich und genau zu bestimmen ist, sind ihm lieber. Sicherlich hat diese exakte Auffassung auch ihre gute Daseinsberechtigung, doch wollen wir nicht übersehen, daß es sich beim Meerwasser um eine von der Natur ständig im Gleichgewicht gehaltene Flüssigkeit handelt, die sicher eine Reihe von Verbindungen enthält, die wir heute noch gar nicht kennen. An allen Küsten steigert sich in unserem Jahrhundert das Interesse am Meerwasser, Kuranstalten sind entstanden, führende Wissenschaftler beschäftigen sich mit seiner Wirkung, in Europa ebenso wie in Nordamerika. Heute, da wir wieder lernen, den Menschen als ein Ganzes zu betrachten, steht uns auch die Verwendung des Meerwassers als die von der Natur geschaffene beste Zusammensetzung der wichtigsten Elemente näher.

Welche Krankheiten werden beeinflußt?

Da sich im Meerwasser fast alle wichtigen Spurenelemente finden, ist der Kreis der Krankheiten, die auf eine Meerwasserkur ansprechen, überaus groß. Freilich muß im Einzelfall der Arzt entscheiden, ob man dem Patienten eine Trink- und Badekur oder nur eines von beiden empfehlen kann oder ob er zuerst einer anderen, modernen Behandlung unterzogen werden muß.

Wurde aber einmal im Sinne der Meereskur entschieden, kommen Erkrankungen der Atmungsorgane, des Blutes, von Herz und Kreislauf, der Muskeln, des Nervensystems, der Verdauungsorgane und der Hormondrüsen in Frage. Das ist eine Liste, die fast alle Gebiete der Medizin berührt. Das Kind mit schlechtem Appetit und wenig roten Blutkörperchen kann ebenso am Meer gesund werden wie die Patientin mit Regelstörungen.

Das Lungenasthma

Nur wer einen schweren Asthmaanfall gesehen oder an sich erlebt hat, kann beurteilen, wie sehr dieses Leiden den Patienten quälen kann. Krämpfe der kleinen Muskelchen, die die Endverzweigungen der Luftröhre umgeben, machen das Atmen fast unmöglich. Der Kranke fürchtet jeden Moment, zu ersticken.

Auch die modernste Behandlung, die neben bewährten älteren Präparaten auch ein Hormon der Nebenniere verwendet, bleibt oft ohne durchschlagenden Erfolg. Es gehört zu den schönsten Erlebnissen in der ärztlichen Praxis, solche Patienten am Meer gesunden zu sehen; die Anfälle bleiben oft ganz fort und die Kranken fühlen sich wie neugeboren. Auch Inhalationskuren fern der Küste führen häufig zum gleichen Erfolg.

Verblüffende Ähnlichkeit: Blutserum und Meerwasser

Die exakte Analyse des Meerwassers ergibt eine verblüffende Ähnlichkeit in der Zusammensetzung mit dem Blutwasser – der Flüssigkeit, in der unsere Blutkörperchen aufgeschwemmt sind. So wird auch durch das Meerwasser die Bildung der roten und weißen Blutkörperchen auf natürlichem Wege angeregt. Die Überprüfung ergibt schon nach wenigen Tagen einen deutlichen Anstieg.

Die große Ähnlichkeit des Meerwassers mit dem Blutserum nimmt uns weniger wunder, wenn wir bedenken, daß der Ursprung des Lebens mit großer Wahrscheinlichkeit doch am ehesten im Meerwasser zu suchen ist. Für wieviele lebende Organismen, für Tiere und Pflanzen, ist doch das Meer die Lebenssubstanz, die sie umgibt!

Die Wirkung auf das Blut beruht sicher nicht nur auf der Einwirkung chemischer Substanzen, sie ist auch klimatisch bedingt – bringen doch auch andere Klimaveränderungen, also etwa ein Aufenthalt im Hochgebirge, eine Vermehrung der Blutkörperchen mit sich.

Für Herz- und Kreislaufleidende nicht immer ungefährlich

Besonders bei Herzkranken ergibt sich die Bedeutung einer Beratung mit dem Arzt vor einer Meereskur klar und deutlich. Kann an sich schon eine

Klimaveränderung das Herz übermäßig belasten, so sind die Nord- und Ostsee mit ihrem rauhen Klima und die südlichen Meere mit der oft großen Hitze für manchen Kreislaufkranken eine ernste Gefahr. Andererseits sind es wiederum gerade diese Leiden — unter bestimmten Umständen —, die auf eine wohldurchdachte und richtig gewählte Meer- und Meerwasserkur ausgezeichnet ansprechen.

Von Versuchen und aus den Erfahrungen mit Schiffbrüchigen weiß man, daß der Genuß von Meerwasser zu einer starken Entwässerung des Körpers führt, ein Vorgang, den man bei Kreislaufleiden mit den verschiedensten Medikamenten zu erreichen versucht. Hochdruckkranke zeigen bei Seebädern meist eine deutliche Blutdrucksenkung, besonders an Küsten, die nicht zu heiß sind.

Stärkere Muskeln, kleinerer Bauch

Ganz besonders interessante Ergebnisse zeigten Untersuchungen bei Kindern, die in Seebädern zur Kur waren. Der Bauchumfang nahm regelmäßig ab, während die Muskulatur an Umfang und Kraft zunahm. Die Zunahme der Muskeln entsprach ganz der, die man bei regelmäßigem sportlichem Training finden kann. Sicherlich wird durch den Aufenthalt am Meer die Entdeckerfreude der Kinder angeregt. Sie machen mehr Bewegung und haben besseren Appetit und sind mehr in der Sonne. Die Zunahme der Muskelkraft scheint aber noch etwas stärker zu sein, als man es durch diese Faktoren erwarten kann. Übrigens haben auch Untersuchungen im Hochgebirgsklima eine deutliche Zunahme der Muskelkraft gezeigt.

Seelische Wirkungen

Ohne Zweifel hat die Weite des Meeres, der Blick ins Unendliche des Horizonts auf den Menschen einen tiefen seelischen Einfluß. Bekommt mancher im Binnenland Geborene anfänglich sogar ein ängstliches Gefühl gegenüber der Großartigkeit des Meeres, so weicht die Unrast allmählich einer tiefen inneren Ruhe, die sich wohltuend auf das ganze Nervensystem auswirkt. Manche Nervenerkrankungen sprechen auf eine Meereskur an, so zum Beispiel die Lähmung des Gesichtsmuskels, die man so häufig nach einem Schlaganfall beobachten kann. — So mancher Dichter hat das Meer besungen, seine erregende Wirkung ebenso wie die große Beruhigung, die von ihm ausgehen kann.

Heilmittel gegen schlechte Verdauung

Von ganz besonderer Bedeutung ist das Meerwasser für die Regelung einer gestörten Verdauung. Dank seinem Gehalt an verschiedenen Salzen wirkt es leicht abführend und regelt gleichzeitig die Salzsäureproduktion der Magenschleimhaut. Merkwürdigerweise wird sowohl ein Mangel günstig beeinflußt als auch die übermäßige Produktion von Magensäure. Besonders deutlich ist die Steigerung des Appetits, die automatisch zur Anregung der Verdauungsdrüsen (Leber, Bauchspeicheldrüse usw.) führt. Für den Stoffwechsel ist von großer Bedeutung, daß das richtige Verhältnis zwischen Eiweiß, Fetten und Kohlehydraten im Körper bald wieder hergestellt wird, wenn es vor der Meereskur gestört war.

Der Mineralstoffhaushalt des modernen Menschen ist durch die Vielfalt unserer künstlichen und meist denaturierten (entnatürlichten) Nahrung häufig genug gestört. Eine Meerwassertrinkkur unter ärztlicher Aufsicht kann zur Auffüllung der Mineraldepots, zur Remineralisation führen.

Was ist Psychosomatik?

„Wenn sich ein Blatt bewegt, kann auch der Ast erzittern", sagt ein altes chinesisches Sprichwort. Nach den Erkenntnissen der modernen Medizin kann man es sinngemäß auf den Organismus übertragen und sagen: Wenn irgend etwas im Körper nicht stimmt, bleibt kein Organ unbeeinflußt. Dieses „Irgend etwas" ist nun wirklich ein sehr weitgespannter Begriff. Ob wir uns nun den Magen mit einer ungeeigneten Diät verdorben haben oder ob wir Sodbrennen bekommen, weil ein Brief mit ärgerlichem Inhalt kam, immer wird der ganze Körper in Mitleidenschaft gezogen, keine Zelle lebt für sich allein.

Diese Erkenntnis ist durchaus noch nicht alt, beziehungsweise sie war lange Zeit in Vergessenheit geraten. Nachdem man im Mikroskop die Zellen erkannt hatte, nachdem sich die Lehre von der Entstehung der Krankheiten immer mehr auf das einzelne Organ geworfen und nur mehr ein krankes Herz, eine kranke Leber oder eine kranke Schilddrüse gesehen hatte, war der große Überblick fast in Vergessenheit geraten. Während die alten Ärzte sehr wohl immer den Gesamtmenschen, die Gesamtpersönlichkeit beurteilten, den Willen des Kranken, wieder gesund zu werden oder aber krank zu bleiben, in ihre Behandlung einbezogen, hatten die Vertreter der „naturwissenschaftlichen" Medizin fast vergessen, daß der Mensch aus mehr als einzelnen Organen besteht.

Leib, Seele und Krankheit

Da trat, von Amerika kommend, eine neue Richtung der Heilkunde auf den Plan und ihre prominenten Vertreter (in Deutschland vor allem Professor Weizsäcker, gestorben im Jänner 1957 in Heidelberg) lehrten nicht nur, daß Leib und Seele ein Ganzes seien, sondern daß der Ursprung aller Krankheit in Störungen des Seelenlebens zu suchen sei. Sie konnten an Hand genau studierter Krankengeschichten beweisen, daß es immer Krisenzeiten des einzelnen Menschen waren, in denen die eine oder die andere Krankheit auftrat. Sie schossen aber doch vielleicht ein wenig übers Ziel hinaus, wenn sie die Ursache jedes Knochenbruches in einem seelischen Konflikt finden wollten. Die Grundlagen dieser Lehre aber waren richtig, das haben heute wohl auch ihre ärgsten Feinde anerkennen müssen: Die Seele (= Psyche) und der Leib (= Soma) sind eben nicht voneinander zu trennen. Wie sich eine kleine örtliche Verbrennung auch in der Funktion der Hormondrüsen bemerkbar macht, so gibt es eine Reihe von Krankheiten, deren Ursprung zweifelsohne in einem überlasteten Seelenleben zu suchen ist.

Angst, das Grundübel unserer Zeit

„Ich wäre vor Angst fast gestorben", sagt man im Volksmund und vergißt dabei nur zu oft, daß man aus Angst tatsächlich sterben kann. Bedenken wir doch, welche Beobachtungen jeder von uns an sich selber machen kann, wenn er einmal Angst hat! Das Herz klopft rascher und stärker, der Atem geht hastiger, die Hände werden feucht und in den Verdauungsorganen gibt es ein mehr oder weniger deutliches Rumoren. All dies sind körperliche Auswirkungen einer Empfindung. Keine Chemikalie, kein „natürlicher" Stoff, den man von außen in den Körper eingebracht hat, ist an den Veränderungen schuld. Warum also, fragte sich mancher Wissenschaftler, sollte ständige Angst nicht auch bleibende Schäden hervorrufen können?

Am eindrucksvollsten ist vielleicht die Verbindung Ärger und Appetitlosigkeit. Ist es Ihnen nicht auch schon einmal so gegangen, daß Ihnen eine unangenehme Nachricht gründlich den Appetit verdorben hat? Nun, der Arzt weiß, daß unangenehme Nachrichten, Angst und Schrecken die Verdauungssäfte völlig zum Versiegen bringen können. Der Organismus hat jetzt andere Sorgen, er ist ganz auf die Abwehr des drohenden Ereignisses eingestellt. Höchste Alarmbereitschaft läßt die Zeit und Ruhe erfordernde Tätigkeit der Nahrungsaufnahme nicht zu.

Sind die unangenehmen Eindrücke auf ein normales Maß beschränkt und haben wir Zeit, uns anschließend wieder zu erholen, so können wir eine ganz ordentliche Portion Angst oder Ärger vertragen. Wird der Bogen aber überspannt, sind die Erholungspausen zu kurz oder schwelt die Angst im Unterbewußtsein dauernd weiter, so kann es zu schweren Störungen kommen. Vor dieser Situation steht aber der moderne Mensch nicht nur aus einer einzigen Ursache. Von der Sorge um die eigene Existenz bis zur Sorge, welche durch die Existenz der Atombombe hervorgerufen wird, gibt es genug Sachen, über die man sich den Kopf zerbrechen kann, – und manche Nerven halten dieser Belastung eben nicht stand.

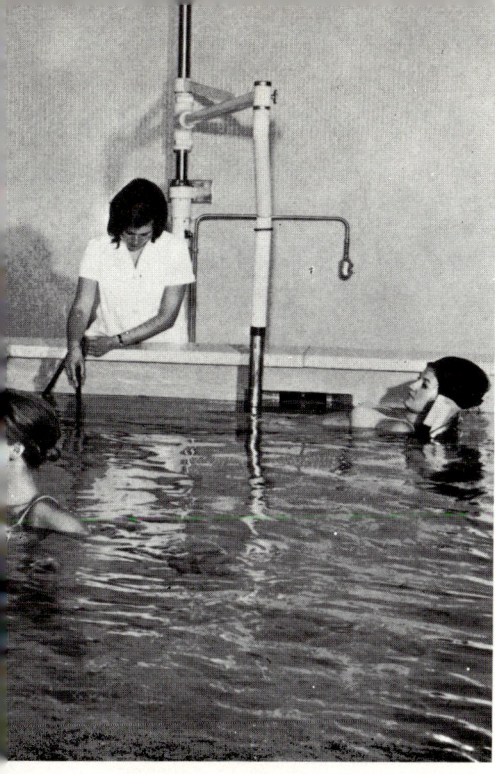

Unterwassermassage

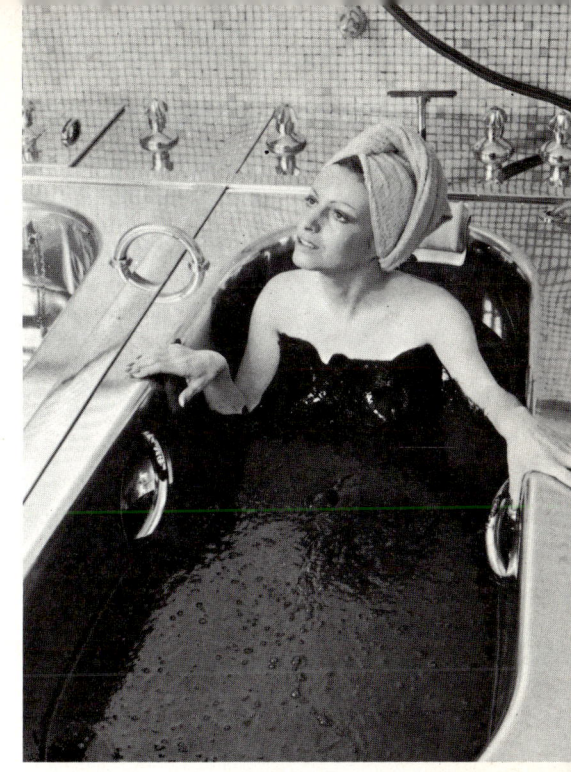

Moorbad

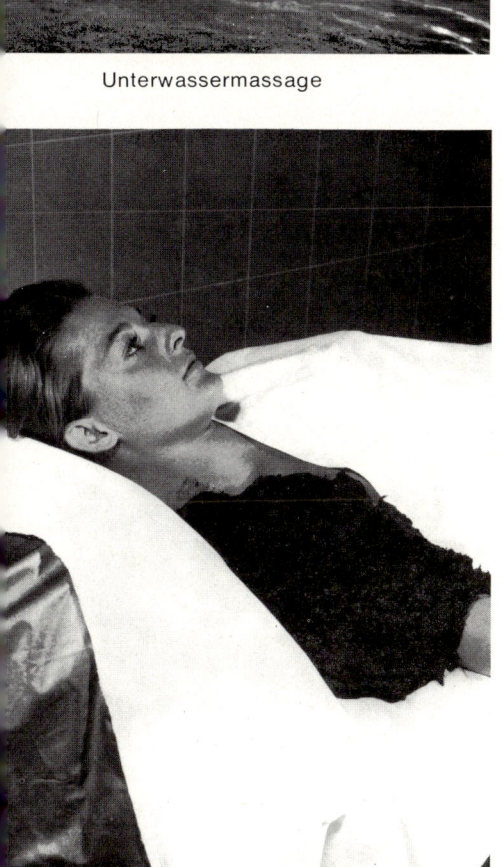

Schlammpackung

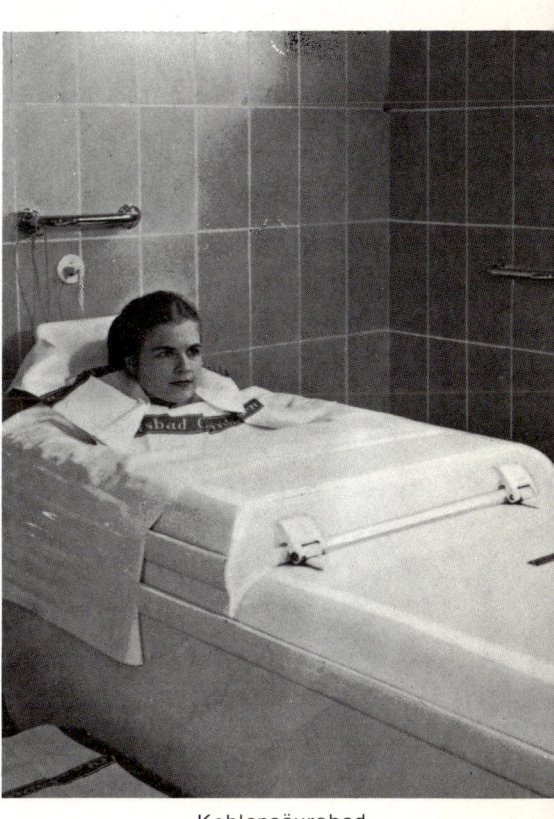

Kohlensäurebad

Tafel 6

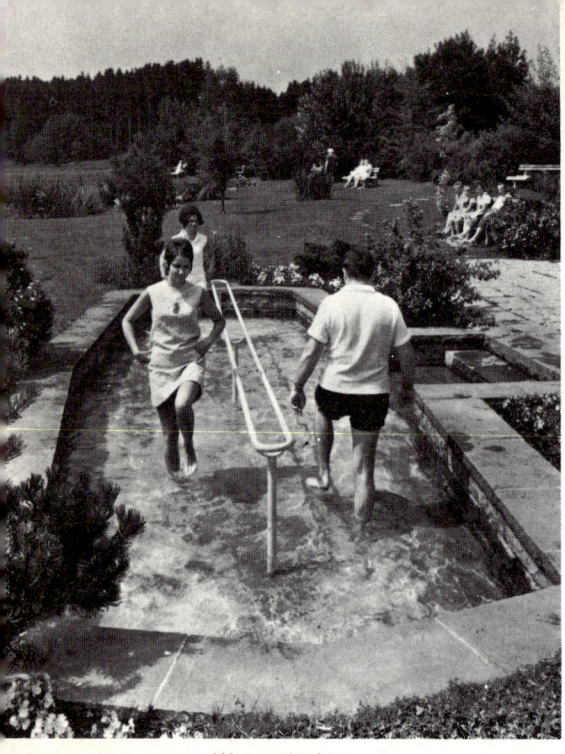

Wassertreten

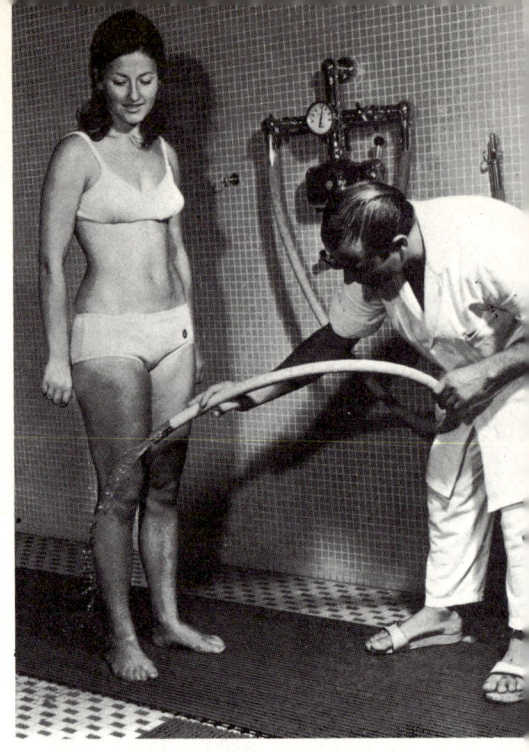

Knieguß mit dem scharfen Wasserstrahl

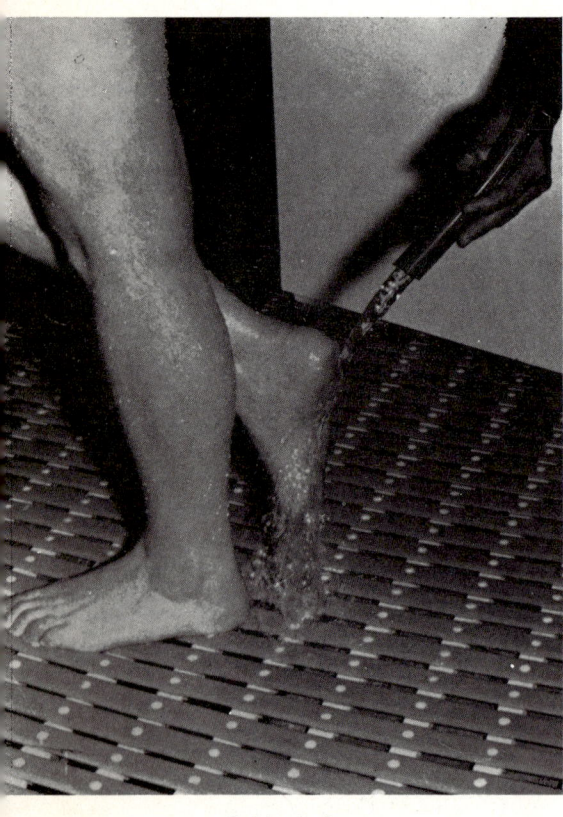

Sohlenguß

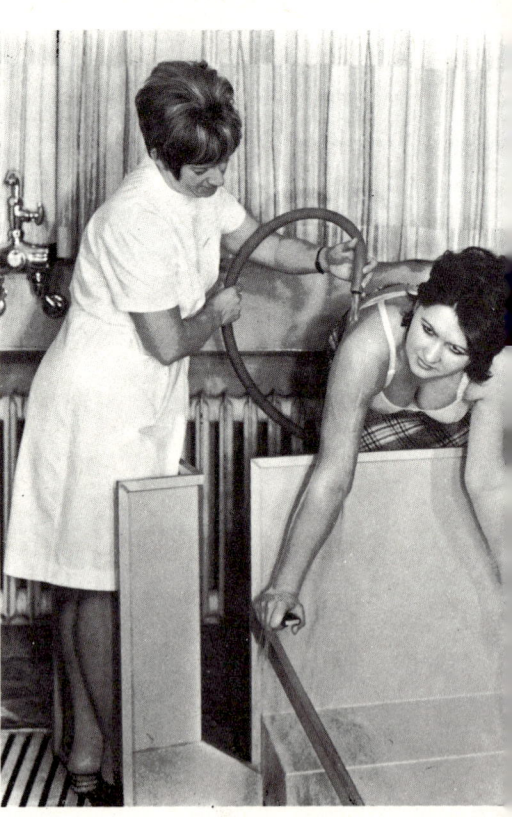

Schulterguß

Tafel 7

Die Folgen einer ständigen Überbeanspruchung müssen nun aber gar nicht am Nervensystem selbst bemerkbar werden. Freilich wird der eine oder der andere eben „nervös". Es gibt aber vielfach Menschen, die äußerlich ruhig und gelassen bleiben, dafür aber zum Beispiel Herzbeschwerden bekommen. Werden solche Patienten vom Arzt mit den rein naturwissenschaftlichen Methoden untersucht, so kann mit bestem Willen und bei größter Sorgfalt nichts gefunden werden. Das Elektrokardiogramm ist normal, die Herztöne sind in Ordnung, auch im Röntgenbild kann der Arzt nichts finden und der Blutdruck ist genau auf der richtigen Höhe. Dennoch klagen diese Patienten über Herzbeschwerden und über andere Krankheitszeichen, die auf schwere Veränderungen hinweisen. Eine genaue seelenärztliche Untersuchung fördert dann die eigentliche Ursache zutage: Angst. Man schätzt in Amerika die Zahl solcher „Herzkranker" auf etwa fünf Millionen! Jede Behandlung mit „Medikamenten" muß hier versagen. Wenn es nicht gelingt, den Patienten mit seiner Angst auszusöhnen, ihn darüber aufzuklären, woher seine Beschwerden kommen, werden sie ihm bleiben und wahrscheinlich eines Tages zu tatsächlichen, sogenannten „organischen" Veränderungen führen.

Die Widerstandskraft sinkt

Während die Entstehung von Magenleiden, Herzbeschwerden usw. durch seelische Ursachen verhältnismäßig einleuchtend ist, ist die Frage noch immer sehr umstritten, wie weit seelische Vorgänge an Infektionskrankheiten schuld sein können. Vor allem die Tuberkulose wird immer wieder als eine Krankheit hingestellt, die nur dann im Organismus wirklich Fuß fassen kann, wenn es die Persönlichkeit des Patienten ermöglicht. Wenn man bedenkt, daß die Hormondrüsen an der Abwehr von Infektionskrankheiten ganz wesentlich beteiligt sind (vor allem die Nebennieren), daß der Vitaminhaushalt eine große Rolle spielt (richtige Funktion der Verdauungsorgane!), so wird man diese Annahmen nicht ganz von der Hand weisen können. Allerdings wird die Wahrheit — wie ja meist — in der Mitte liegen. Ist der Ansturm der Bakterien zu stark und sind die äußeren Umstände ungünstig, dann wird eben auch ein seelisch völlig gesunder und ausgeglichener Mensch erkranken. Freilich dürfen wir erwarten, daß er die Krankheit leichter und rascher überstehen wird als sein mißmutiger und ängstlicher Schicksalsgenosse.

Auch die Lebensnerven können „lernen"

Man nimmt an, daß etwa die Hälfte aller Krankheitsfälle wenigstens zum Teil seelische Ursachen hat. Welche Mittel hat nun die moderne Medizin gegen solche Erkrankungen zur Verfügung? Bedenkt man, daß es sich ja meist darum handelt, das sogenannte unwillkürliche Nervensystem zu beeinflussen, so scheinen die Aussichten anfangs gering. Hatte doch die Wissen-

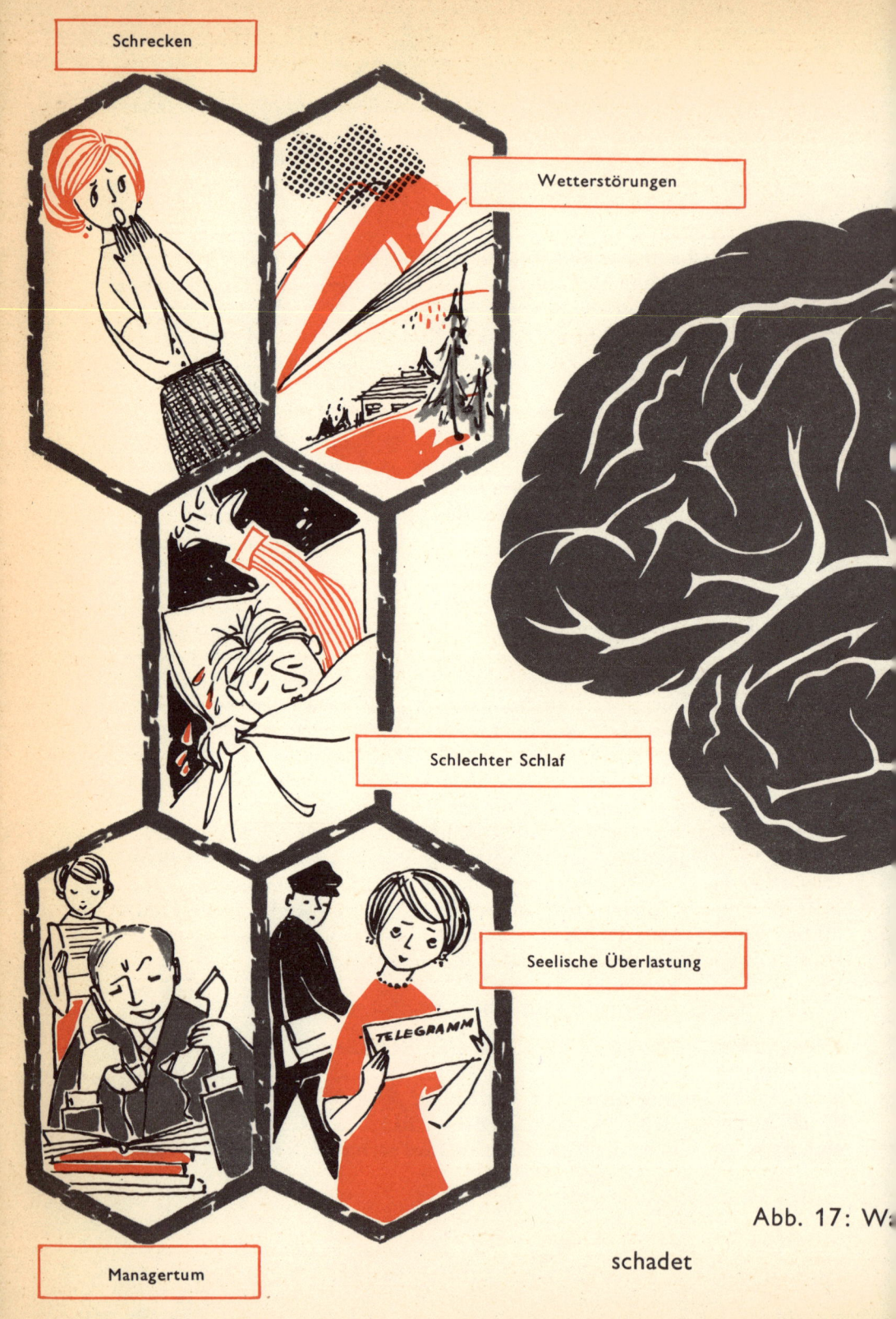

Schrecken

Wetterstörungen

Schlechter Schlaf

Seelische Überlastung

Managertum

Abb. 17: W...

schadet

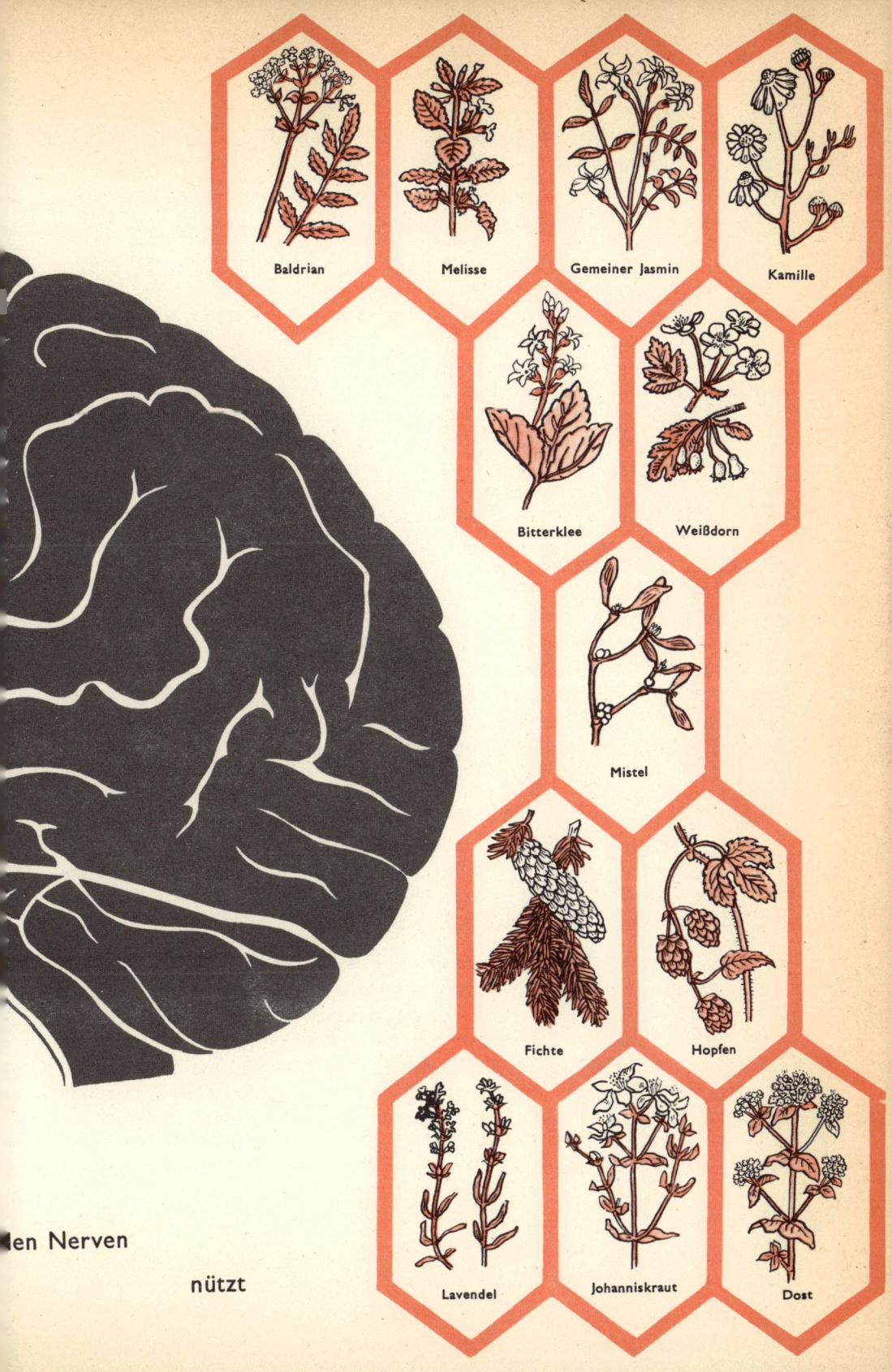

Baldrian

Melisse

Gemeiner Jasmin

Kamille

Bitterklee

Weißdorn

Mistel

Fichte

Hopfen

Lavendel

Johanniskraut

Dost

den Nerven

nützt

schaft gelehrt, daß die „Lebensnerven", die den Ablauf der Lebensvorgänge regeln, vom Willen nicht zu beeinflussen sind, weshalb man sie auch ausdrücklich „unwillkürliches" Nervensystem nannte. Genaue Forschungen, vor allem die Beobachtung an Yogis usw., ergaben, daß das unwillkürliche Nervensystem durchaus nicht so unbeeinflußbar sei, daß man vielmehr nach einiger Übung sehr wohl seinem Herzen befehlen könne, „Schlage langsamer!" und daß der viel verspottete französische Apotheker Coué mit seinem „Es geht schon besser, es geht schon besser" gar nicht so unrecht gehabt habe. Wir können auch unser Unterbewußtsein, dessen Sitz die Wissenschaftler etwa im Zentrum des Gehirns nahe bei der Zentrale für die Lebensnerven und den Hormondrüsen vermuten, sehr wohl beeinflussen. Indische Fakire beherrschen diese Kunst so gut, daß sie schier übermenschliche Fähigkeiten entwickeln. In Deutschland hat ein bekannter Seelenarzt, Prof. Schultz, das „autogene Training" geschaffen, eine hervorragende Methode, die Funktion der Lebensnerven sozusagen unter Kontrolle zu bekommen. Selbstverständlich ist hiezu die Anleitung eines erfahrenen Seelenarztes nötig.

Aber auch die „Naturwissenschaft" ist nicht untätig geblieben und hat eine Reihe von Medikamenten entwickelt, die hervorragend geeignet sind, Angstzustände zu beheben, Willen und Unbewußtes, Körperfunktionen und Seelenleben ins Gleichgewicht zu bringen. Welche Methode anzuwenden ist, muß natürlich der Arzt entscheiden. Meist wird zur Erleichterung im Anfang die Droge nützlich sein. Zur Stärkung für das weitere Leben muß aber der Seelenarzt dem Patienten helfen, innerlich mit seinen Problemen fertig zu werden.

Für den Laien aber ist eines zu wissen wichtig: Leib und Seele beeinflussen sich gegenseitig. So wie man Magenschmerzen bekommen kann, weil ein Termin drängt, so kann man auch in der geistigen Leistung nachlassen, unwillig und unleidlich werden, weil der Magen nicht ordentlich funktioniert. Für beide Fälle hat die moderne Medizin Hilfsmittel. In beiden Fällen wird der Erfolg nicht ausbleiben, wenn der Patient Vertrauen zum Arzt hat, ihm auch über seine Sorgen und inneren Nöte berichtet und nicht nur über Sitz und Stärke seiner Schmerzen Auskunft gibt.

Vorbeugung gegen Nervosität: Richtige Entspannung

Wer von uns hätte noch nicht das beängstigende Gefühl gehabt, aus der Tretmühle des Alltags nicht mehr herauszukommen. Die allgemeinen Sorgen, immer überschattet von der großen Sorge um die Zukunft, scheinen uns zu erdrücken. Sie verfolgen uns in den Schlaf, sie verbittern uns den Sonntag und vergällen uns den wohlverdienten Urlaub. Wir wissen es aus Erfahrung: Ein gut Teil unseres Urlaubes verbringen wir damit, uns erst daran zu gewöhnen, daß die tägliche Hetzpeitsche plötzlich nicht mehr da ist. Die Verkrampfung greift tief in unser Leben ein.

Die Flut der Lebensbücher, angestopft bis oben mit guten Ratschlägen, ist der beste Beweis dafür, daß irgendetwas in unserem Alltag nicht stimmt. Dauernde Anspannung, Verkrampfung, die Unmöglichkeit, sich einer wohltuenden Ruhepause hinzugeben, sind aber eine große Gefahr für unseren Körper und für unsere Seele. Viele, ja vielleicht die meisten Störunger, die typischen Erscheinungen der Überlastungsschäden, haben ihre Ursache in diesen Sünden wider die Natur.

Überall dort, wo Zivilisation und Technik in das Leben noch nicht eingegriffen haben, finden wir die Ruhepause als wichtigen Bestandteil des täglichen Lebens. Kann nun der moderne Mensch etwas gegen diese Verkrampfung tun? Es sei gleich laut und deutlich geantwortet: Ja, er kann etwas tun!

Im autogenen Training besitzen wir eine wirksame Entspannungsbehandlung aller jener Krankheitserscheinungen, die durch übermäßige Verkrampfung entstanden sind. Spüren wir solche Verkrampfungen an uns selbst, dann müssen wir bald den Hausarzt aufsuchen, der uns an einen Kollegen verweisen wird, dem die Methode der Entspannungsbehandlung geläufig ist.

Wir wollen es aber gar nicht so weit kommen lassen und rechtzeitig vorbeugen. Das können wir bei einiger Übung überall dort machen, wo wir nur ein wenig Ruhe haben.

Auf den Willen kommt es an

Bevor wir mit Entspannungsübungen beginnen, müssen wir uns ganz ernsthaft darüber klar werden, daß wir nur zum Ziel kommen können, wenn wir Geduld und den ernsthaften Willen aufbringen, dem Alltag für eine Weile zu entfliehen. Besonders am Anfang brauchen wir für die Entspannungsübungen einen Raum, der nicht zu warm geheizt und nicht zu grell beleuchtet ist.

Daß wir für äußere Ruhe sorgen und darauf achten, daß wir während der Entspannungsübung nicht gestört werden, ist selbstverständlich. Auch innerlich soll man sich vorher entspannen, Gedanken an unangenehme Tagesereignisse verdrängt man für die Ruhezeit! Nun lassen wir uns bequem in den Sessel fallen und bemühen uns, alle Muskeln zu entspannen. Der Körper ruht bequem in sich selbst. Wenn uns eine Kopfstütze fehlt, schieben wir unseren Sessel an die Wand. Beengende Kleidungsstücke werden geöffnet. Wir atmen durch die Nase, schließen die Augen und lassen als erstes den Unterkiefer schlaff herabfallen. Schon diese erste Übung bringt uns das deutliche Gefühl einer Entspannung der Gesichtsmuskulatur. Die Arme liegen schlaff auf der Sessellehne, die Beine sind je nach Höhe des Sessels locker nach vorne gestreckt. In dieser Stellung verharren wir einige Minuten. So wie wir die Entspannungsübung langsam begonnen haben, müssen wir sie

auch langsam beenden. Wir schließen
als erstes wieder den Mund und richten uns allmählich aus der lockeren
Stellung auf. Dann erst öffnen wir die
Augen und bleiben noch eine Weile
sitzen.

Eine andere Entspannungsstellung,
die wir besonders dann bevorzugen
werden, wenn wir keinen Lehnsessel
zur Verfügung haben, zeigt die Abbildung 18. Sie wird als „Droschkenkutscherhaltung" bezeichnet. Da das
Kinn in dieser Haltung auf die Brust
gedrückt wird, können wir den Unterkiefer nicht herabfallen lassen. Trotzdem können wir die Gesichtsmuskulatur entspannen und die Lippen
locker lassen. Auch in dieser Stellung
werden wir bald die Erschlaffung der
Gesichtsmuskulatur spüren.

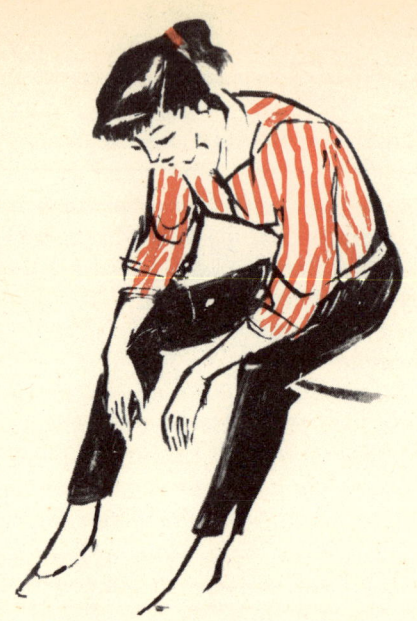

Abb. 18: Droschkenkutscherhaltung

Entspannung durch Spannung?

Ein viel, leider zu viel geübtes Mittel, der Spannung des Alltags zu ent-
rinnen, ist der häufige Besuch spannungsgeladener Kriminal- und Aben-
teurerfilme und das Lesen aufregender Kriminalromane, die zweifellos
imstande sind, uns von den Sorgen des Alltags eine Zeitlang abzulenken.
Die spannungsgeladene Atmosphäre eines aufregenden Wildwestfilmes kann
sicher aus den Alltagssorgen herausführen. Daß sie aber immer das richtige
Mittel sei, unsere Verkrampfung zu lösen, wird wohl niemand ernstlich behaupten wollen.

Entspannung vor dem Einschlafen

Eine häufige Erscheinung beim gehetzten Menschen unserer Zeit sind die
Schwierigkeiten beim Einschlafen. Die guten Ratschläge, die uns von Bekannten und Verwandten zuteil werden, sind unzählig. Der eine rät uns
bis 1000 zu zählen, der andere verordnet einen Kriminalroman, während der
dritte meint, man müsse nur richtig einschlafen „wollen". Der Kriminalroman
ist wohl nur dann ein Einschlafmittel, wenn er schlecht geschrieben ist, und
der feste Wille, einzuschlafen, ist häufig das größte Schlafhindernis. Die alte
Methode des Zählens hat da schon mehr Aussichten auf Erfolg. Sie läßt uns
durch die Eintönigkeit eher hinübergleiten in das Traumland.

Um rascher einzuschlafen, können wir die einfache Entspannungsübung auch im Liegen durchführen. Dabei müssen wir auf die Stellung, in der wir allgemein einschlafen, Rücksicht nehmen. Wer häufig und gerne seitlich liegend einschläft, kann auch in dieser Lage versuchen, den Körper zu entspannen. Man kann sich das Gefühl der Müdigkeit und Schläfrigkeit buchstäblich einreden. Dabei vergesse man nicht die wichtigsten Voraussetzungen für ein gesundes Schlafzimmer: Es soll ein kühler, gut gelüfteter und möglichst ruhiger Raum sein!

Wenn man diese einfachen Entspannungsübungen einige Zeit geübt hat, bemerkt man bald, daß man sie praktisch überall durchführen kann. Man lernt, sich vom Lärm der Umgebung los zu machen und die verschiedenen Umweltreize fernzuhalten. Wer die einfachen Entspannungsübungen nur einigermaßen geübt hat, wird, ohne seine äußere Haltung wesentlich zu verändern, auch bald einen Weg finden, sich in der Straßenbahn oder in den Mittagsstunden im Büro zu entspannen. Er wird jede Pause erfolgreich dazu benützen können, sich den Alltagssorgen ein wenig zu entziehen. Auf diese Weise können wir ohne großen Zeitverlust und ohne besondere Anstrengung viele Krankheiten verhindern, die für die heutige Zeit typisch sind.

Entspannungsübungen sind zum Beispiel auch ein probates Mittel, um einen Theaterbesuch besonders genußreich zu gestalten. Wer sich in kluger Voraussicht einen Platz wählt, an dem er nicht Besuchern, die knapp vor Beginn der Vorstellung kommen, jedesmal den Weg freimachen muß, kann sich durch einfache Entspannung besonders gut auf den bevorstehenden Genuß vorbereiten.

Zum Schluß eine Warnung: Versuchen Sie keinesfalls, die Entspannungsübungen zu übertreiben, zu lange auszudehnen oder schon aufgetretene Störungen mit Entspannungsübungen ohne ärztliche Hilfe behandeln zu wollen! Unsere Ratschläge dienen der Vorbeugung. Behandlung ist immer Sache des Arztes!

KRANKHEITEN UND HEILPFLANZEN ZU IHRER BEHANDLUNG

Eine alphabetisch geordnete Auswahl

Abmagerung	siehe Appetitlosigkeit
Abstillen	Salbei
Afterbrennen	Kamillenbäder
Afterjucken	Kamillen- und Heublumenbäder
Akne	Erdbeere
Alterszittern	siehe Schüttellähmung (Arzt!)
Angina	Große Bibernelle, Eibisch, Wilde Malve, Salbei
Angina pectoris	Arnika, Weißdorn
Angstgefühl	Baldrian, Melisse, Pfefferminz, Rosmarin
Appetitlosigkeit	Anis, Arnika, Artischocke, Bachnelkenwurz, Bärlauch, Echter Beifuß, Benediktenkraut, Große Bibernelle, Kleine Bibernelle, Bohnenkraut, Brunnenkresse, Dill, Dost, Eberreis, Edle Engelwurz, Wilde Engelwurz, Gelber Enzian, Isländische Flechte, Hopfen, Judenkirsche, Kalmus, Knoblauch, Koriander, Kren, Kümmel, Majoran, Meisterwurz, Echte Nelkenwurz, Paprika, Petersilie, Pfefferminze, Rhabarber, Safran, Schafgarbe, Schlehe, Sellerie, Schwarzer Senf, Weißer Senf, Silbermänteli, Tausendguldenkraut, Wacholder, Walnuß, Wasserminze, Wermut
Arteriosklerose	Artischocke, Knoblauch, Knoblauchrauke, Mistel, Zwiebel; alle Vitaminspender
Asthma	Betonie, Gundelrebe, Stechapfel, Tausendguldenkraut
Atem, übelriechender	Apfel, Blattgrün, Erdbeere, Kümmel
Atembeschwerden	neben der Behandlung: Alant, Apfel, Klette, Melisse, Pfefferminze, Rosmarin
Aufstoßen	Arnika, Dill, Wacholder
Augenschwäche (Nachtblindheit): alle Vitamin-A-haltige Pflanzen, z. B. Karotte	

Ausfluß	Bärendill, Frauenmantel, Gänseblümchen, Weiße Taubnessel
Ausschläge	siehe Hautkrankheiten
Auswurf, mangelhafter	Fenchel, Huflattich, Großblumige Königskerze, Pfefferminze, Sanddorn, Echte Schlüsselblume, Seifenkraut, Stiefmütterchen, Wohlriechendes Veilchen, Wiesenkümmel
Bandwurm	siehe Würmer
Basedow	siehe Schilddrüsenüberfunktion
Beine, offene	siehe Krampfadern
Bettnässen	Bärentraube, Breitwegerich, Johanniskraut, Schafgarbe, Spitzwegerich
Bienenstiche	Goldrute; Huflattich (siehe auch Insektenstiche)
Bindehautkatarrh	Augentrost (Arzt!)
Biß giftiger Schlangen	nur ärztliche Hilfe! Abbinden siehe Erste Hilfe!
Blähungen	Anis, Bärlauch, Bohnenkraut, Dill, Dost, Edle Engelwurz, Wilde Engelwurz, Fenchel, Herzgespann, Hühnerdarm, Kalmus, Kamille, Koriander, Kümmel, Liebstöckel, Melisse, Petersilie, Pfefferminze, Schafgarbe, Veilchen, Wasserfenchel, Wasserminze, Wermut
Blähungen mit Koliken:	Anis, Fenchel, reichlich Kamille
Blasenleiden (Arzt!)	Bärentraube, Birke, Ehrenpreis, Preiselbeere, Gelbe Taubnessel
Bleichsucht	siehe Blutarmut
Blutarmut	alle Vitaminspender. Spinat ist nicht eisenreicher als anderes Gemüse, dafür aber der Lauch!
Blutdruck, hoher	Mistel, Mutterkorn
Blutdruck, niederer	Färberginster, Deutscher Ginster
„Blutreinigung"	Boretsch, Brennessel, Brunnenkresse, Efeu, Erdbeere, Erdrauch, Kleine Nessel, Echte Quecke, Sandsegge. Schachtelhalm. Weiße Taubnessel, Waldmeister, Wasserdost, Wundklee
Brandwunden	Gemeine Hauswurz bei leichten Formen als Öl! Lein im Brandliniment
Bronchitis	Alant, Weißer Andorn, Anis, Gefleckter Aronstab, Betonie, Große Bibernelle, Bohnenkraut, Echter Ehrenpreis, Eibisch, Edle Engelwurz, Fenchel, Fichte, Isländische Flechte, Gundelrebe, Habichtskraut, Hanfnessel, Haselwurz, Heidelbeere, Himbeere, Hohlzahn, Holunder, Huflattich, Hühnerdarm, Große Kapuziner-

106

Bronchitis (Fortsetzung)	kresse, Käslikraut, Großblumige Königskerze, Kreuzblume, Kuhschelle, Leberblümchen, Liebstöckel, Rettich, Ritzen, Roßkastanie, Safran, Sanikel, Weißer Senf, Sonnentau, Spitzwegerich, Stechapfel, Steinklee, Stiefmütterchen, Süßholz, Gelbe Taubnessel, Weiße Taubnessel, Wohlriechendes Veilchen, Wasserfenchel, Zwiebel, Zypressenwolfsmilch
Brustdrüsen, verhärtete, beim Abstillen: Salbei	
Brustfellentzündung	Lein, Paprika, Weißer Senf
Brustverschleimung	siehe Bronchitis
Darmgase	siehe Blähungen
Darmkatarrh	siehe Magen-Darmkatarrh
Darmkolik	siehe Magen-Darmkatarrh
Darmschwäche	Benediktenkraut, Echte Engelwurz, Kren (Meerrettich), Leinkraut
Darmsteifungen	Linde
Darmwürmer	siehe Würmer
Diarrhöe	siehe Durchfall
Dickleibigkeit	milde Abführmittel: Äpfel, Erdbeeren, Feigen, Saftfasten
Drüsentätigkeit, erhöhte, der Schilddrüse: siehe Schilddrüsenüberfunktion	
Durchfall	Anserine, Apfel, Bachnelkenwurz, Bärlauch, Becherblume, Berberitze, Betonie, Bohnenkraut, Brombeere, Flachs, Isländische Flechte, Frauenmantel, Fünffingerkraut, Gundelrebe, Habichtskraut, Heidelbeere, Echte Hundszunge, Schwarze Johannisbeere, Knabenkraut, Lungenkraut, Möhre, Echte Nelkenwurz, Echte Quecke, Rhabarber, Roßkastanie, Salbei, Tormentille, Traubenkirsche, Vogelbeere, Roter Weiderich, Wiesenbibernelle, Wiesenknöterich, Ysop
Eingeweidewürmer	siehe Würmer
Eiterungen	Arzt!
Emphysem	siehe Lungenblähung
Engbrüstigkeit	siehe Angina pectoris
Entgiftung, allgemeine	siehe „Blutreinigung"
Entkräftung	Äpfel, Feigen, Fichte, Isländische Flechte; alle Vitaminspender
Entzündungen	siehe die einzelnen Organe
Entzündungen der Luftwege: siehe Bronchitis	

Epilepsie	nur Arzt, keine Kräuter!
Erkältungskrankheiten	siehe schweißtreibende Pflanzen
Erschlaffung des Darmes:	siehe Darmschwäche
Feigwarzen	siehe Warzen
Fieber	Eberreis, Linde und alle unter „Schweißtreibende Pflanzen" genannten
Flechte	siehe Hautleiden
Fluß, Weißer	siehe Ausfluß
Frostbeulen	Eiche, Kren, Weiße Rübe
Frühlingskuren	siehe „Blutreinigung"
Fußschweiß	Birke, Eiche
Gallenleiden	Alant, Artischocke, Echter Beifuß, Berberitze, Gelber Enzian, Erdrauch, Gemeines Katzenpfötchen, Große Klette, Lavendel, Löwenzahn, Schafgarbe, Schöllkraut, Tausendguldenkraut, Wasserdost, Wermut
Gallensteine	siehe Gallenleiden
Geburt	Himbeere (wehenfördernd)
Gelbsucht	nur Arzt!
Gelenkrheuma	siehe Rheuma. Nur Arzt!
Gerstenkorn	Leinsamen (Arzt!)
Geschlechtskälte	siehe Potenz, verminderte
Geschlechtstrieb, übermäßiger:	siehe sexuelle Übererregbarkeit
Geschwüre, Geschwülste:	nur Arzt!
Gesichtsausschläge	siehe Akne und Hauterkrankungen
Gicht	Brennessel, Brunnenkresse, Giersch, Gnadenkraut, Herbstzeitlose, Große Klette, Kren, Porst, Ruprechtskraut, Sandsegge, Stechapfel, Wiesengeißbart
Goldadern	siehe Hämorrhoiden
Grippe	siehe schweißtreibende Pflanzen
Gurgelwasser	Beinwell, Große Bibernelle, Kleine Bibernelle, Eibisch, Eiche, Fünffingerkraut, Wilde Malve, Odermennig, Salbei, Ysop
Haarausfall	Brennessel, Kalmus, Kapuzinerkresse, Große Klette
Halsentzündung	siehe Gurgelwasser
Halskatarrh	siehe Gurgelwasser
Hämorrhoiden	milde Abführmittel, Birke, Heublumenbäder, Kamille, Leinkraut
Handschweiß	Eichenrindenbäder, Salbei

Harngrieß usw.	aus dem Kreis der harntreibenden Pflanzen, nur nach ärztlicher Verordnung
Harntreibende Pflanzen	Alant, Arnika, Augentrost, Große Bibernelle, Kleine Bibernelle, Birke, Bohne, Bruchkraut, Eberwurz, Eisenkraut, Erika, Goldrute, Haselwurz, Hauhechel, Holunder, Roter Holunder, Schwarze Johannisbeere, Judenkirsche, Kren, Kuhschelle, Leberblümchen, Liebstöckel, Linde, Löwenzahn, Lungenkraut, Petersilie, Gemeiner Porst, Rettich, Schachtelhalm, Schlehe, Sellerie, Silberweide, Stechapfel, Stiefmütterchen, Süßholz, Wohlriechendes Veilchen, Wacholder, Wegwarte, Wiesengeißbart, Zwiebel
Hartleibigkeit	siehe Stuhlverstopfung
Hautfinne	siehe Akne
Hautleiden, Ekzeme	Bittersüß, Bohne, Echter Ehrenpreis, Eiche, Erdrauch, Kälberkropf, Echtes Labkraut, Pfefferminze, Seifenkraut, Sellerie, Stiefmütterchen, Traubenkirsche, Zypressenwolfsmilch
Heiserkeit	Isländische Flechte, Himbeere, Käslikraut, Wilde Malve, Gemeiner Porst, alle Ritzenarten, Gelbe Taubnessel, alle Wegericharten
Herzanfälle	warme Auflagen, Baldrian, Melisse
Herzkrankheiten (Arzt!)	Adonis, Arnika, Baldrian, Gelber und Roter Fingerhut, Herzgespann, Maiglöckchen, Melisse, Schwarze Nieswurz, Oleander, Raute, Weißdorn
Husten	Alant, Weißer Andorn, Bachnelkenwurz, Gemeines Fettkraut, Isländische Flechte, Hanfnessel, Himbeere, Holunder, Käslikraut, Kreuzblume, Liebstöckel, Wilde Malve, Gemeiner Porst, Quendel, Sanikel, Sonnentau, Spitzwegerich, Stechapfel, Stiefmütterchen, Süßholz, Gelbe Taubnessel
Hypochondrie	Baldrian, Melisse, Schafgarbe, Wegwarte
Insektenstiche	Goldrute, alle Lattich- und Pfefferminzarten, Petersilie, Porst
Katarrh	siehe Bronchitis
Keuchhusten	Quendel
Kieferhöhlenentzündung (Vorbeugung): siehe Schnupfen	
Koliken	siehe Magen-Darmkatarrh
Kopfschmerzen	Baldrian, Einbeere, Hopfen, Lavendel, Melisse, Pfefferminze

Kopfschuppen	Brennessel, Rosmarin
Kräftigung, allgemeine	Bockshornklee, Gelber Enzian, Schafgarbe, Tausendguldenkraut
Krampf im Magen	siehe Magen-Darmkrankheiten
Krampfadern	Odermennig, Roßkastanie
Krampflösend	Anis, Bärlauch, Bilsenkraut, Dill, Dost, Fenchel, Gänseblümchen, Kamille, Knoblauch, Kümmel, Lavendel, Majoran, Pfefferminze, Rettich, Ringelblume, Schöllkraut, Thymian, Tollkirsche, Waldmeister, Wasserminze, Wermut
Krebs	nur Arzt!
Kreislaufstörungen	siehe Herzleiden
Kropf	siehe Schilddrüsenüberfunktion
Leberleiden	nur mit ärztlicher Zustimmung neben der normalen Behandlung: Berberitze, Erdrauch, Jakobskreuzkraut, Große Klette, Leberbalsam, Schöllkraut
Luftwege, Krankheiten der: siehe Bronchitis	
Lungenblähung	Weißer Andorn
Lungenkrankheiten	siehe Lungentuberkulose. (Alle Kieselsäurepflanzen sind auch bei nichttuberkulösen chronischen Lungenleiden gegebenenfalls angebracht. Verwendung nur auf ärztliche Verordnung!)
Lungenschwindsucht	siehe Lungentuberkulose
Lungentuberkulose	Bockshornklee, Gemeines Fettkraut, Hanfnessel, Hohlzahn, Lungenkraut, Salbei, Sandsegge, Schachtelhalm, Schafgarbe, Vogelknöterich
Magen-Darmkatarrh	Anserine, Gefleckter Aronstab, Augentrost, Bärendill, Bitterklee, Brombeere, Eberreis, Eiche, Wilde Engelwurz, Erdbeere, Isländische Flechte, Habichtskraut, Heidelbeere, Hohlzahn, Huflattich, Schwarze Johannisbeere, Johanniskraut, Kalmus, Kamille, Kaslikraut, Knabenkraut, Großblumige Königskerze, Echtes Labkraut, Majoran, Melisse, Pfefferminze, Quendel, Ritzen, Ruprechtskraut, Salbei, Sandsegge, Schafgarbe, Silbermänteli, Spitzwegerich, Steinklee, Süßholz, Weiße Taubnessel, Tausendguldenkraut, Thymian, Vogelknöterich, Walnuß, Wasserminze, Wegwarte, Roter Weiderich, Wiesenknöterich, Ysop
Magenschwäche	siehe Verdauungsschwäche
Mastdarmkrampf	heißes Kamillensitzbad

110

Menstruationsbeschwerden: siehe Regelstörungen

Migräne	Mutterkorn, Echte Schlüsselblume (Arzt!)
Milchmangel	Anis, Dill, Eisenkraut, Fenchel, Isländische Flechte, Bittere Kreuzblume, Petersilie
Mundfäule	die meisten Gurgelwässer, Salbei, Wiesenknöterich
Muskelerkrankungen	Weißer Germer
Muskelkrämpfe	Einreibungen mit Franzbranntwein, Melissengeist; innerlich: Kamille, Melisse
Nachtblindheit	Alant, Möhre
Nachtschweiß	Salbei, Ysop
Nasenbluten	Hirtentäschel
Nasenverstopfung	siehe Schnupfen
Nervosität	Baldrian, Dost, Fichte, Hopfen, Gemeiner Jasmin, Johanniskraut, Lavendel, Melisse, Passionsblume, Weißdorn
Neuralgie	siehe Schmerzstillend
Ohnmacht	Melissengeist etc. (riechen lassen, nicht einflößen!)
Podagra	siehe Gicht
Potenz, verminderte	Bockshornklee, Safran, Walnuß
Rachenkatarrh	Eibisch, Fünffingerkraut, Gundelrebe, Salbei
Rauhe Stimme	siehe Heiserkeit
Regelstörungen (Arzt!)	Weißer Andorn, Bärendill, Eisenkraut, Frauenmantel, Stinkender Gänsefuß, Scharfer Hahnenfuß, Kuhschelle, Osterluzei, Quendel, Ringelblume, Silbermänteli

Reizmildernde Pflanzen: Huflattich, Kamille, Wilde Malve, Tormentille

Rheumatismus, chronischer	Apfel, Beinwell, Brennessel, Brunnenkresse, Buschwindröschen, Erika, Färberginster, Flachs, Giersch, Deutscher Ginster, Schwarze Johannisbeere, Große Klette, Kren, Kleines Mädesüß, Kleine Nessel, Osterluzei, Paprika, Echte Quecke, Raute, Rosmarin, Sellerie, Stiefmütterchen, Vogelbeere, Wiesengeißbart, Wurmfarn
Rippenfellentzündung	Schwarzer Senf, Weißer Senf

Samenabgang, unwillkürlicher: Habichtskraut, Hopfen

Scheidenjucken	Echter Ehrenpreis, Kamillenbäder, Stiefmütterchen

Schilddrüsenüberfunktion: Baldrian, Hopfen, Melisse, Mutterkorn, Wolfsfuß

Schlaflosigkeit	Baldrian, Gemeine Heckenkirsche, Melisse, Weiße Taubnessel, Taumellolch
Schlaganfall	nur sofort Arzt verständigen, siehe Erste Hilfe.
Schlangenbiß	siehe Erste Hilfe! Keine Kräuter oder Wurzeln!
Schmerzstillend	Blauer Eisenhut, Weißer Germer, Hundspetersilie, Sadebaum
Schnupfen	Gundelrebe, Kamille, Odermennig, Pfefferminze, Tormentille, Wermut
Schüttellähmung	Hohler Lerchensporn, Tollkirsche (Arzt!)
Schwangerschafts-beschwerden	häufig durch Blähungen, daher milde blähungswidrige Zubereitungen, vitaminreiche Pflanzen
Schweißtreibende Pflanzen (Fieber)	Kleine Bibernelle, Birke, Brombeere, Dost, Eberreis, (wirkt wie Chinin), Eberwurz, Efeu, Wilde Engelwurz, Roter Holunder, Schwarzer Holunder, Schwarze Johannisbeere, Kuhschelle, Linde, Passionsblume, Gemeiner Porst, Purpurweide, Schlehe, Schwarzpappel, Silberweide, Wohlriechendes Veilchen, Wasserfenchel

Sexuelle Übererregbarkeit: Dost, Habichtskraut, Hopfen

Skorbut	alle Vitamin-C-hältigen Pflanzen, vor allem Zitrone, Grapefruit, aber auch alle einheimischen Vitamin-C-Spender, wie Bachbunge, Brunnenkresse, Sanddorn
Skrofulose	Walnuß
Sommersprossen	Gemeine Hauswurz, Linde
Stoffwechselförderung	Ackerschachtelhalm, Weißer Andorn, Bärlauch, Berberitze, Bitterklee, Brennessel, Brunnenkresse, Echter Ehrenpreis, Erdrauch, Hauhechel, Hirtentäschel, Hohlzahn, Kalmus, Große Klette, Kreuzdorn, Löwenzahn, Echte Quecke, Schafgarbe, Sellerie, Spargel, Walnuß, Wegwarte, Zwiebel
Stuhlverstopfung	Alpen-Ampfer, Apfel, Echter Beifuß, Benediktenkraut, Faulbaum, Feld-Rittersporn, Flachs, Gänseblümchen, Geduldampfer, Gnadenkraut, Hauhechel, Hirtentäschel, Roter Holunder, Schwarzer Holunder, Große Klette, Kreuzdorn, Gemeine Kugelblume, Leinkraut, Rettich, Rhabarber, Ringelblume, Schlehe, Vogelbeere, Wasserdost, Wegwarte, Wermut, Wiesenlein, Rotbeerige Zaunrübe, Schwarzbeerige Zaunrübe, Zaunwinde

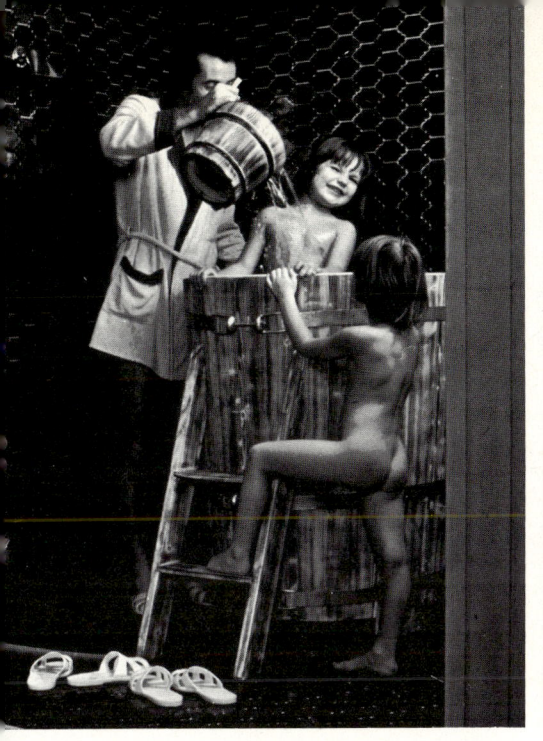
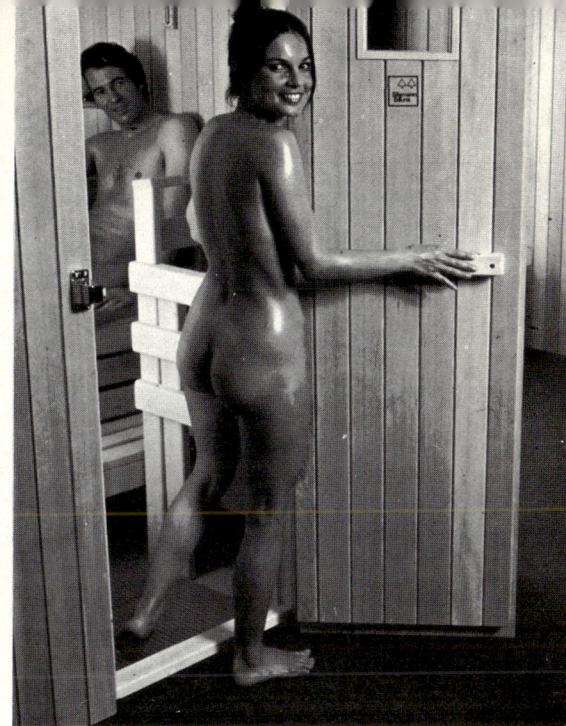
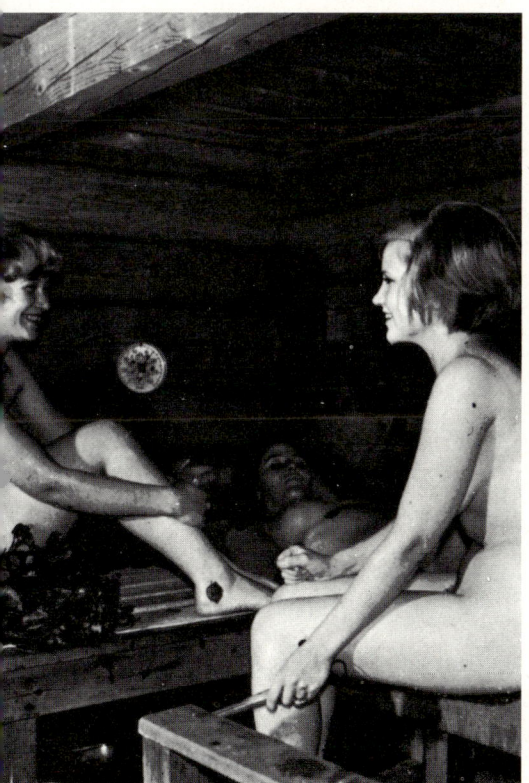
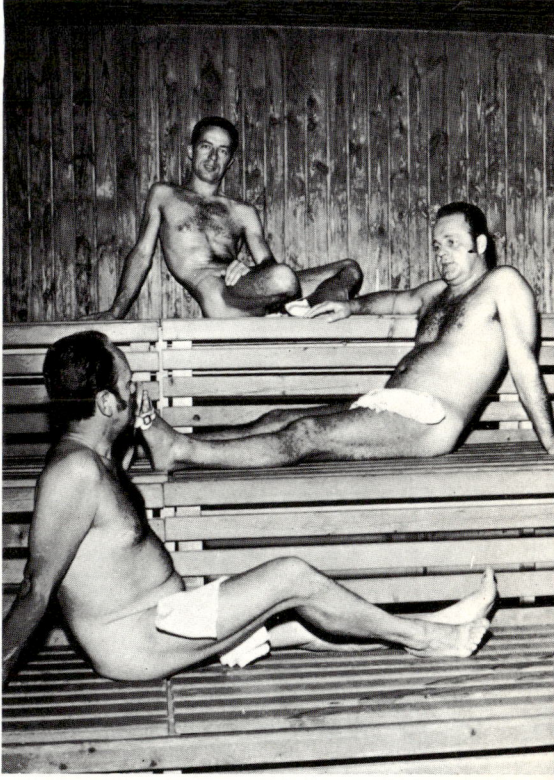

Sauna und Dampfbad sind – von Jugend an benützt – die beste Vorbeugung gegen Erkältungskrankheiten und Gefäßstörungen. Vor dem kalten Wasser darf man sich allerdings auch nicht fürchten!

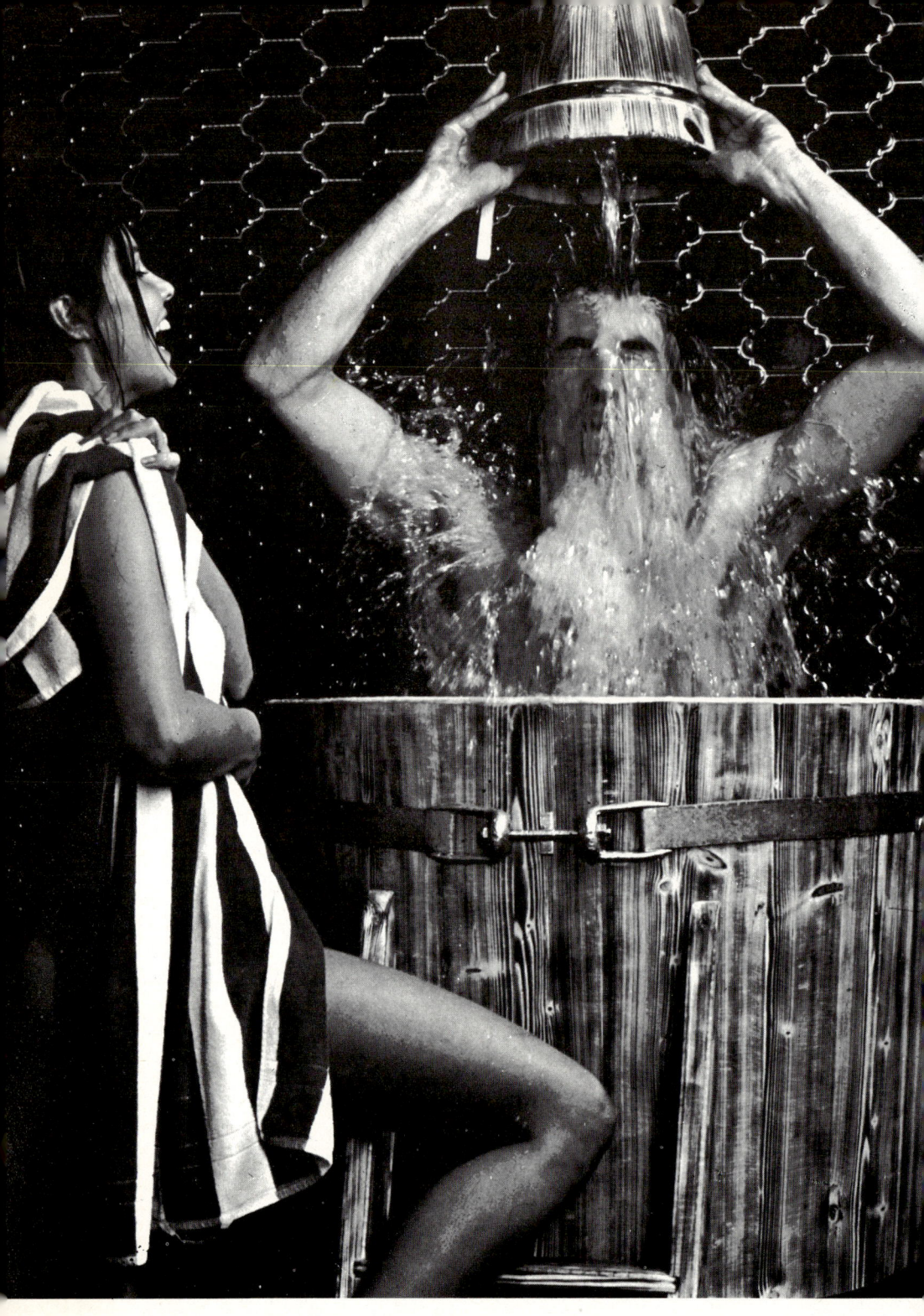

Schon die kalte Dusche nach dem Bad ist eine bewährte Abhärtungs- und Erfrischungsmethode. Wenn man den ersten Schock überwunden hat, fühlt man sich bald pudelwohl. Machen Sie's nach!

Tafel 9

Verbrennungen	siehe Brandwunden
Verdauungsschwäche	Alant, Angelika, Anis, Augentrost, Benediktenkraut, Berberitze, Bibernelle, Birke, Bitterklee, Dill, Enzian, Erdrauch, Knoblauch, Koriander, Kümmel, Lavendel, Liebstöckel, Linde, Malve, Melisse, Meerrettich, Quendel, Rhabarber, Rosmarin, Safran, Sanikel, Schafgarbe, Senf, Wacholder, Ysop
Vitaminspender	Bachbunge, Eberreis, Heckenrose, Himbeere, Karotte, Paprika, Preiselbeere, Sanddorn
Warzen	Gemeine Hauswurz, Sadebaum, Schöllkraut, Sonnentau
Wassersucht	Lungenkraut (Arzt!)
Wechselbeschwerden	Baldrian, Hopfen, Melisse, Osterluzei, Taumellolch
Wundmittel	Arnika, Gemeine Hauswurz, Johanniskraut, Linde, Wilde Malve, Osterluzei, Ringelblume, Sanikel, Schachtelhalm, Steinklee
Würmer	Alant, Feld-Rittersporn, Knoblauch, Gemeiner Kürbis, Rainfarn, Thymian, Wurmfarn, Zwiebel
Zahnfleischblutungen	Augentrost, Brombeere, Brunnenkresse, Grapefruit, Hirtentäschel, Petersilie, Wiesenknöterich, Zitrone
Zahnschmerzen	Melisse, Salbeiwurzel, Spitzwegerich
Zipperlein	siehe Gicht
Zuckerkrankheit	Bohne, Flachs, Springwurz, Zwiebel

Bewährte Mischrezepte

Abführmittel:

Gnadenkrautblätter
Schafgarbe
Sennesblätter
Kümmel

} zu gleichen Teilen, gut mischen

1 Teelöffel mit 1 Tasse siedendem Wasser aufkochen und kalt werden lassen; morgens und abends je 1 Tasse trinken

oder:

Faulbaumrinde
Sennesblätter
Stiefmütterchenblätter
Schafgarbenblätter

} zu gleichen Teilen, gut mischen

1 Eßlöffel in 1/8 l kaltem Wasser 3 Stunden ziehen lassen, anschließend kurz aufkochen; früh und abends 1 Tasse

Mild abführend: Faulbaumrinde
Kamille
Knoblauch
Schafgarbe } zu gleichen Teilen

1 Eßlöffel mit 1 Tasse siedendem Wasser aufgießen, 10 Minuten ziehen lassen; Tagesmenge 1 Tasse (am besten morgens nüchtern)

Arteriosklerose: Baldrianwurzel 1 Teil
Schachtelhalmblätter 1 Teil
Mistel 4 Teile
Weißdorn 4 Teile } fein zerkleinern

1 Eßlöffel mit 1 Tasse kaltem Wasser ansetzen, 8 Stunden stehen lassen; Tagesmenge (in 3 bis 4 Teilen)

Blähungen: Kümmel
Kamillen
Pfefferminzblätter
Anis } zu gleichen Teilen

1 Eßlöffel mit 1 Tasse siedendem Wasser aufgießen; ein- bis zweimal täglich

oder: Kamillen
Melissenblätter
Fenchelfrüchte
Anis
Kümmel } zu gleichen Teilen, gut vermischen

1 Teelöffel mit 1 Tasse siedendem Wasser aufgießen; Tagesmenge 1 bis 2 Tassen

Blasenkatarrh: Liebstöckelwurzel 1 Teil
Petersilienfrüchte 1 Teil
Bärentraubenblätter 2 Teile

1 Teelöffel mit $^{1}/_{4}$ l Wasser aufkochen; zweimal täglich 1 frisch bereitete Tasse

Blasenleiden (Arzt!):
Hauhechelwurzel
Liebstöckelwurzel
Süßholzwurzel
Schachtelhalmkraut
Stiefmütterchen } zu gleichen Teilen

1 Eßlöffel mit 1 Tasse siedendem Wasser aufgießen, 10 Minuten stehen lassen; ungesüßt warm trinken

Blutarmut: Brennesselblätter
Tausendguldenkraut
Wermut
Hagebutten
} zu gleichen Teilen

1 Eßlöffel mit $^1/_4$ l Wasser kalt ansetzen, 3 Stunden ziehen lassen, anschließend aufkochen, wiederum 10 Minuten ziehen lassen, mit Honig süßen; tagsüber schluckweise trinken

Blutreinigend:

Anis	1 Teil
Kamillen	4 Teile
Kümmel	4 Teile
Sennesblätter	8 Teile

2 Teelöffel mit 1 Glas siedendem Wasser aufgießen; morgens und abends je 1 Tasse

oder: Löwenzahnwurzel und -blätter
Sennesblätter
Kamillenblüten
} zu gleichen Teilen

2 Teelöffel mit 1 Tasse siedendem Wasser aufgießen; morgens und abends je 1 Tasse, jedesmal frisch zubereiten!

oder:

Wermut	1 Teil
Birkenblätter	2 Teile
Schafgarbe	2 Teile
Tausendguldenkraut	2 Teile
Pfefferminzblätter	4 Teile
Stiefmütterchen	4 Teile

} gut mischen

1 Teelöffel mit 1 Tasse siedendem Wasser aufgießen; Tagesmenge 3 Tassen, dazu dreimal täglich 1 Teelöffel Frischpreßsaft aus Brunnenkresse oder Brennessel

oder: Schlehenblüten
Sennesblätter
Holunderblüten
Brunnenkresse
Schafgarbe
Bitterklee
Löwenzahn
} zu gleichen Teilen

1 Teelöffel mit 1 Tasse siedendem Wasser aufgießen, 10 Minuten ziehen lassen; 1 bis 2 Tassen täglich

Bronchitis:

Eibischblätter	1 Teil	
Käsepappel	1 Teil	gut vermischen
Süßholzwurzel	1 Teil	
Leinsamen	2 Teile	

1 Teelöffel mit 1 Tasse Wasser aufkochen und mit Honig süßen; zwei- bis dreimal täglich 1 Tasse so heiß wie möglich trinken

oder:

Anis	
Süßholzwurzel	zu gleichen Teilen,
Spitzwegerichblätter	gut vermischen
Fenchelfrüchte	
Huflattichblätter	

1 Teelöffel mit 1 Tasse Wasser aufkochen und mit Honig oder braunem Zucker süßen; dreimal täglich 1 Tasse so heiß wie möglich trinken

oder:

Malvenblätter und -blüten	
Königskerzenblätter und -blüten	zu gleichen Teilen
Huflattichblätter	

oder:

Königskerze	
Süßholz	
Eibischwurzel	zu gleichen Teilen
Eibischkraut	
Huflattichblätter	

1 Teelöffel mit 1 Tasse siedendem Wasser aufgießen; drei- bis viermal täglich 1 Tasse, mit Honig gesüßt, heiß trinken

Durchfall:

Schafgarbenkraut	
Stiefmütterchenkraut	
Benediktenkraut	zu gleichen Teilen
Kamillenblüten	
Sennesblätter	
Pfefferminzblätter	

1 Eßlöffel mit 1 Tasse siedendem Wasser aufgießen und 10 Minuten ziehen lassen; warm trinken

Fettsucht:

Wurzel und Blätter vom Löwenzahn	7 Teile
Pfefferminzblätter	7 Teile
Faulbaumrinde	15 Teile
Sennesblätter	15 Teile

1 Eßlöffel mit $1/4$ l siedendem Wasser aufgießen, eine halbe Stunde ziehen lassen; mehrmals täglich 1 Tasse (Arzt!)

Galletreibend: Schafgarde
Stiefmütterchen
Benediktenkraut
Faulbaumrinde } zu gleichen Teilen

1 Eßlöffel mit 1 Tasse Wasser kalt ansetzen, 8 Stunden ziehen lassen, aufkochen; Tagesmenge 2 bis 3 Tassen, schluckweise trinken

Gallensteine: Benediktenkraut
Malvenblüten
Ringelblume
Stiefmütterchen
Faulbaumrinde
Schafgarbe } zu gleichen Teilen

1 bis 2 Teelöffel mit 1 Tasse siedendem Wasser aufgießen; 1 bis 3 Tassen täglich

Haarausfall: Brennesselblätter 1 Gramm
Zwiebel 1 Gramm
70 % Alkohol 100 Gramm

Aufgießen, einige Tage stehen lassen; zum Massieren der Kopfhaut

Hämorrhoiden: Faulbaumrinde
Schafgarbe
Süßholzwurzel
Fenchelfrucht } zu gleichen Teilen, gut vermischen

1 Eßlöffel mit 1 Tasse siedendem Wasser aufgießen, 10 Minuten ziehen lassen; heiß trinken

oder: Melisse 3 Teile
Schafgarbe 3 Teile
Schlehenblüten 3 Teile
Arnikablüten 5 Teile
Faulbaumrinde 15 Teile

1 Eßlöffel mit 1 Tasse Wasser kalt ansetzen, 6 Stunden ziehen lassen, anschließend 10 Minuten aufkochen; Tagesmenge 2 Tassen

Harntreibender Tee nach dem Deutschen Arzneibuch:
grob zerschnittene Liebstöckelwurzel
grob zerschnittene Hauhechelwurzel
grob zerschnittene Süßholzwurzel
zerstoßene Wacholderbeeren } zu gleichen Teilen

1 Teelöffel mit 1 Tasse siedendem Wasser aufgießen; Tagesmenge nach Anordnung des Arztes

Nervöse Herzbeschwerden:

Arnikablüten	1 Teil
Boretschkraut und -blüten	1 Teil
Rautenblätter	2 Teile
Wiesenbibernell (Wurzel)	3 Teile
Melissenblätter	3 Teile

} alles gut vermischen

1 Teelöffel der Mischung mit 1 Tasse siedendem Wasser aufgießen; Tagesmenge (schluckweise) 2 Tassen

Kehlkopfkatarrh:

Malvenblüten
Eibischwurzel
Süßholzwurzel
Königskerze
Huflattich
Bibernelle

} zu gleichen Teilen, gut mischen

1 Teelöffel mit 1 Tasse siedendem Wasser aufgießen, mit Honig süßen

oder:

kalt ansetzen, 6 Stunden ziehen lassen, kurz aufkochen, 5 Minuten ziehen lassen, abseihen; heiß trinken

Keuchhusten:

Salbei	5 Teile
Anis	8 Teile
Schlüsselblume	10 Teile
Eibischwurzel	15 Teile
Holunderblüten	15 Teile
Thymian	15 Teile

} gut mischen

1 Eßlöffel mit 1 Tasse Wasser kalt zustellen, 3 Stunden ziehen lassen, aufkochen, 10 Minuten ziehen lassen; tagsüber eßlöffelweise zu nehmen

Koliken:

Kamille
Melisse
Baldrian
Bitterklee

} zu gleichen Teilen

1 Eßlöffel mit ¼ l siedendem Wasser aufgießen, 10 Minuten ziehen lassen; warm trinken

Allgemeine Kräftigung:

Arnika
Bitterklee
Melisse
Meisterwurz

} zu gleichen Teilen

1 Teelöffel mit $1/4$ l siedendem Wasser aufgießen; zweimal täglich 1 Tasse

Krampfadern: Kalmuswurzel
Kastanienfrüchte und -blätter
Brennesselblätter
Thymianblätter

} zu gleichen Teilen, gut vermischen

3 Eßlöffel mit 1 l Wasser aufkochen, dem Unterschenkelbad zusetzen und $1/2$ Kaffeelöffel Kochsalz beifügen

Lungentuberkulose *(Kobert-Kühnscher Kieseltee):*

Hohlzahn	2 Teile
Schachtelhalm	3 Teile
Vogelknöterich	6 Teile

} nach Verordnung des Arztes!

Magenanregend:

Kalmuswurzel	1 Teil
Schafgarbe	1 Teil
Wermut	1 Teil
Tausendguldenkraut	2 Teile

} gut vermischen

1 Teelöffel mit 1 Tasse siedendem Wasser aufgießen; $1/2$ bis 1 Stunde vor dem Essen 1 Tasse

Magentee: zerstampfte Anissamen
zerstampfte Dillsamen
zerstampfte Fenchelsamen
zerstampfte Kümmelsamen
getrocknete Pfefferminzblätter

} zu gleichen Teilen

1 Teelöffel mit $1/8$ l siedendem Wasser aufgießen; $1/2$ Stunde vor der Mahlzeit oder schluckweise zur Mahlzeit

Menstruationsbeschwerden:

Rosmarin	1 Teil
Zinnkraut	1 Teil
Hirtentäschel	2 Teile
Schafgarbe	2 Teile

} gut mischen

1 Eßlöffel der Mischung mit 1 Tasse Wasser aufkochen, kurz ziehen lassen; Tagesmenge je nach ärztlicher Verordnung 1 bis 3 Tassen

Nervenberuhigung:

Kamille	1 Teil	
Lavendelblüten	1 Teil	
Pfefferminzblätter	1 Teil	
Baldrianwurzel	2 Teile	gut vermischen
Fenchelfrüchte	3 Teile	
Schafgarbe	3 Teile	

1 Teelöffel mit 1 Tasse siedendem Wasser aufgießen; zweimal täglich 1 Tasse warm trinken

oder (nach dem Deutschen Arzneibuch):

Baldrian	3 Teile	
Pfefferminzblätter	3 Teile	alles grob zerschneiden
Bitterklee	4 Teile	

1 Teelöffel mit 1 Tasse siedendem Wasser aufgießen; 1 bis 2 Tassen täglich

oder:

Baldrian	
Hopfenblüten	
Lavendelblüten	
Melisse	zu gleichen Teilen, gut mischen
Kamille	
Anis	

1 Eßlöffel mit 1 Tasse siedendem Wasser aufgießen; Tagesmenge 2 Tassen

Schlaflosigkeit:

Baldrian	
Melisse	
Lavendel	zu gleichen Teilen
Schafgarbe	

1 bis 2 Teelöffel mit 1 Tasse siedendem Wasser aufgießen, kurz ziehen lassen; warm trinken

Schweißhemmend:

Salbeiblätter	
Ysopblätter	zu gleichen Teilen,
Walnußrinde (von der Frucht)	alles fein zerkleinert

2 Eßlöffel mit 1 Tasse siedendem Wasser aufgießen, 10 Minuten kochen lasen; zwei Stunden vor dem Schlafengehen 1 Tasse trinken

Schweißtreibend:

Lindenblüten	
Holunderblüten	
Königskerzenblüten	zu gleichen Teilen
Kamille	

1 bis 2 Teelöffel mit 1 Tasse siedendem Wasser aufgießen; heiß trinken

Allgemein stoffwechselanregend:

Faulbaumrinde	2 Teile
Süßholzwurzel	2 Teile
Löwenzahnwurzel mit Blättern	3 Teile
Stiefmütterchenblätter	3 Teile

1 Eßlöffel in ½ l Wasser 3 Stunden kalt ziehen lassen, dann aufkochen und nochmals 15 Minuten ziehen lassen

Zuckertee:

Bohnenschalen	4 Teile	
Erdrauch	5 Teile	
Eukalyptusblätter	5 Teile	
Ginster	5 Teile	mischen
Birkenblätter	6 Teile	
Distelsamen	7 Teile	
Schwarzbeerblätter	7 Teile	

oder:

Bohnenschalen	1 Teil	
Brennesselblätter	1 Teil	gut mischen
Birkenblätter	2 Teile	
Schwarzbeerblätter	6 Teile	

1 Eßlöffel mit 1 Tasse siedendem Wasser aufgießen; dreimal täglich 1 Tasse

Bewährter Gebrauchstee (nach Flamm-Kroeber-Seel)

3 Teile Brombeer- und Himbeerblätter mit 4 Teilen Blättern der Schwarzen Johannisbeere (noch grün) mischen, nach dem Welken mit dem Nudelwalker zerdrücken, mit etwas Wasser einspritzen, in ein Tuch einknoten und 2 bis 3 Tage an einem warmen Ort gären lassen. Anschließend neuerlich trocknen, ergibt einen schmackhaften Frühstückstee.

Kräuterbitter

Nach bewährten, alten Rezepten, die vor allem in Klöstern jahrhundertelang bewahrt wurden, werden die Kräuterschnäpse und Kräuterliköre hergestellt. Im wesentlichen handelt es sich um alkoholische Auszüge, die je nach den verwendeten Kräutern nur gut schmecken oder aber — was meist der Fall ist — auch eine medizinische Wirkung haben. Dies beginnt beim einfachen Wermut, der auch im Wermutwein ein magenstärkendes und appetitanregendes Mittel ist, und geht bis zum alten Klosterlikör, dem „Klostergeist", der als Mittel gegen viele, ja häufig gegen alle Leiden empfohlen wird.

Was ist nun wirklich von solchen Gesundheitslikören zu halten?

Da sie die Wirkstoffe der verwendeten Pflanzen, sowohl die ätherischen Öle als auch die Bitterstoffe, einen Teil der Mineralstoffe und anderes in verhältnismäßig starker Konzentration enthalten, ist ihnen durchaus eine Wirkung zuzusprechen. Natürlich sind sie kein Allheilmittel, doch kann man zum Beispiel eine Magenverstimmung meist recht gut beeinflussen, wenn man ein Gläschen eines guten Kräuterlikörs trinkt. Richtige Schnäpse sind für einen empfindlichen Magen unter allen Umständen verboten, auch wenn es sich um „Kräuter"-Schnäpse handelt. Erstens gehen beim Destillieren die meisten ätherischen Öle verloren, zweitens aber richtet die Alkoholkonzentration auf der Magenschleimhaut wesentlich mehr Schäden an, als alle Kräuter, die mitgebrannt wurden, je wieder gut machen können. Wer aber einen an sich gesunden Magen hat und einmal des Guten zu viel tat, darf sich auch ein Gläschen Kräuterbrand genehmigen.

Wir haben ein altes Ansetzrezept aufgeschrieben, um zu zeigen, wie viele Bestandteile oft bei den „Bittern" verwendet wurden. In vorsichtiger Dosierung hat sich das genannte Rezept bei Appetitlosigkeit, Magendrücken und auch Stuhlträgheit recht gut bewährt. Selbstverständlich werden dem „Schwedenbitter", wie dieses „Elixier" genannt wird, Heilkräfte bei fast allen Krankheiten zugeschrieben, doch dürfte seine Wirkung wohl nicht über eine allgemeine Anregung hinausgehen.

Als Tagesmenge nimmt man je nach Stärke der Beschwerden von 1 Kaffeelöffel bis 2 Eßlöffel, wobei man immer mit einer kleinen Probemenge, also etwa einem halben Kaffeelöffel beginnt. Frauen sollen während des Unwohlseins den „Schwedenbitter" nicht verwenden.

Die angegebenen Kräuter setzt man mit 1½ l gutem Kornbranntwein an, schüttelt mehrmals täglich, läßt etwa 9 Tage ziehen und seiht ab. Der erhaltene Auszug wird mit einem weiteren Liter Kornbranntwein aufgefüllt und ist so verwendbar.

1. Myrrhen	26 g	11. Eibenwurzeln	4 g
2. Rhabarber	18 g	12. Tormentille	2 g
3. Diptam	7 g	13. Bibergail	2 g
4. Enzian	7 g	14. Muskatblüte	2 g
5. Angelika	7 g	15. Lärchenschwamm	5 g
6. Kampfer	2 g	16. Weißzucker	11 g
7. Safran	2 g	17. Muskatnüsse	18 g
8. Aloe vom besten	26 g	18. Bärenzucker	54 g
9. Theriak venz.	18 g	19. Sennesblätter	2 g
10. Zittwerwurzeln	9 g	20. Kalmuswurzeln	18 g
(Zittwer)		21. Terra Sigillata	5 g

WICHTIGE ERKRANKUNGEN UND IHRE BEHANDLUNGS- MÖGLICHKEITEN MIT HEILKRÄUTERN

Herz- und Gefäßkrankheiten

Angina pectoris

Brustenge ist das unschöne, aber bezeichnende Wort für dieses Krankheitsbild, das viele Ursachen haben kann. Ein Vorgang bleibt dabei immer gleich: Der Herzmuskel erhält zu wenig Sauerstoff. Mag nun ein Krampf der Herzkranzgefäße vorliegen, ausgelöst durch übermäßigen Zigarettengenuß, oder eine wirkliche Erkrankung, immer kommt es zu dem beängstigenden und bedrückenden Gefühl, das meist mit starken Schmerzen einhergeht. Wir wissen heute schon sehr viel über die Ursachen dieser Erkrankung und können daher den Patienten auch handfeste Ratschläge zu ihrer Verhütung geben.

Üppiges Essen schädigt das Herz

Wie jede andere Arterie können auch die Herzkranzgefäße von der Arteriosklerose befallen werden. Die Ursache der Adernverkalkung ist zu reichliche und vor allem zu eiweiß- und fettreiche Nahrung. Besonders in Eiern ist ein Stoff reichlich enthalten, den der Körper zwar braucht, der im Übermaß aber zum Teil für die Arterienverkalkung verantwortlich ist: das Cholesterin (siehe Seite 431).

Über cholesterinhältige Nahrungsmittel siehe Seite 373.

Rauchen verengt die Gefäße

Nikotin ist ein Gefäßkrampfgift. Wer also an sich schon zu Gefäßkrämpfen neigt, muß es meiden oder nur mit Einschränkung genießen, die Herzkranzgefäße werden es ihm danken. Näheres darüber auf Seite 334.

Aufregung führt zu Gefäßkrämpfen

Ein Schreck oder ein seelischer Schock wirken sich oft am Herzen direkt aus — nicht umsonst heißt es im Volksmund: „Es drückt mir das Herz ab", „Mein Herz blieb vor Schreck stehen!"

Durch die Lebensnerven gesteuert, beantworten die Herzkranzgefäße bei vielen Menschen jede Aufregung mit einer Verengung. Dadurch kommt es automatisch zu einer Verminderung der Blutzufuhr und durch diese Drosselung auch zur Drosselung der Sauerstoffversorgung. Die unmittelbaren Folgen sind Schmerzen, die meist unter dem Brustbein fühlbar werden und auch in die linke Hand beziehungsweise in beide Hände oder in die rechte Hand und in den Rücken ausstrahlen können.

Die Herzkranzgefäße sind eben einmal ein Staat im Staate und gehorchen ihren eigenen Gesetzen. Das geht schon daraus hervor, daß die Nerven, die normalerweise die Gefäße verengen, die Herzkranzgefäße erweitern und umgekehrt. Gegenüber der Gefäßversorgung anderer Körpergebiete haben die Herzkranzgefäße einen Nachteil: Für eine ausfallende Herzkranzarterie kann keine andere wirksam einspringen; das von ihr versorgte Gebiet stirbt ab und wird zum Narbengewebe, wenn die Arterie verstopft ist. Wir tun also gut daran, den Motor, der für unsere Blutversorgung verantwortlich ist, pfleglich zu behandeln und nicht zu überlasten. Einmal geschädigte Bezirke des Herzmuskels können zwar vernarben, sie werden aber nicht mehr arbeitstüchtig.

Wenn wir auch nicht jeden Ärger meiden können, so sind doch Urlaub und Ruhe wirksame Vorbeugungsmittel gegen eine „angina pectoris", die selten einen ausgeglichenen und ruhigen Menschen befällt.

Wirksame Gefäßgymnastik

Nicht nur unsere Muskeln wollen trainiert werden, auch die Gefäße können wir durch regelmäßige Übung jung erhalten! Alle Anwendungen der Naturheilkunde kommen für eine solche Gefäßgymnastik in Frage. Wassertreten, Wechselbäder, kalte und warme Duschen, Tautreten, Atemübungen fördern das Spiel der Gefäßmuskeln und schaffen auch Schlackenstoffe, die sich in der Gefäßwand ablagern können, wieder fort.

Ein Vorschlag für wirksame Vorbeugung

Morgens eine Wechseldusche, 5 Minuten warm und 1 Minute kalt. Dabei machen wir reichlich Bewegung, bürsten uns ab und sorgen dafür, daß uns nicht kalt wird.

Selbstverständlich muß das Badezimmer im Winter geheizt sein, wenn wir zum Abtrocknen und eventuell auch für eine kurze anschließende Gymnastik drinnen bleiben.

Wollen wir an Stelle der Dusche ein Wechselbad nehmen (nicht täglich!), dann darf das kalte Bad nur einige Sekunden dauern!

Nach der Dusche oder dem Bad gut abfrottieren und etwas Gymnastik treiben. Die Gymnastik muß vor allem die Durchblutung fördern. Eine gute Übung für diesen Zweck ist: Niedergehen in tiefe Hockestellung — rasch aufstehen und strecken, so hoch man kann. Bei der Streckung wird das Blut aus den Venen herzwärts befördert und das Herz selbst entlastet.

Zweimal wöchentlich suchen wir die Sauna oder das Dampfbad auf. Beide Formen der Wärme- und Kälteanwendung sind heute allgemein ärztlich empfohlen. Wer Beschwerden hat, muß selbstverständlich vorher seinen Arzt fragen, ob er in die Sauna gehen und wie lange er darin verweilen darf.

Täglich machen wir einen kleinen geruhsamen Spaziergang, zu dem wir uns mindestens 15 Minuten Zeit nehmen. Diesen Spaziergang können wir uns auch bei schlechtem Wetter leisten — weder Regen noch Schnee soll uns davon abhalten.

Das Abendessen soll die leichteste Mahlzeit des Tages sein und keinesfalls später als zwei Stunden vor dem Zubettgehen eingenommen werden. Schwer verdauliche Speisen beeinflussen den Schlaf. Der Zwerchfellhochstand, der einer üppigen Mahlzeit meist folgt, drückt das Herz in eine starke Querlage und verursacht oft Beschwerden!

Keinesfalls schaden kann uns ein Obstfasttag in der Woche, an dem wir nur Obst der betreffenden Jahreszeit oder einen Liter Milch mit einem oder zwei Brötchen zu uns nehmen. Selbstverständlich suchen wir uns für einen solchen Fasttag nicht gerade den arbeitsreichsten Tag aus. Normale Arbeit können wir aber an einem einzelnen Obstfasttag, wenn der Arzt nichts dagegen einzuwenden hat, ohne weiteres leisten.

Eine wichtige Vorbeugungsmaßnahme ist auch die Regelung des Stuhlgangs, da vom Darm dauernd giftige Stoffe aufgenommen werden, wenn die Nahrungsreste zu lange dort verweilen. Unter diesen giftigen Substanzen befinden sich auch solche, die zur Gefäßverengung führen. Wir können zur Regelung am Abend einige Zwetschken oder Dörrpflaumen essen. Auch Feigen, die man morgens in einem Glas Wasser einweicht und am Abend ißt, haben sich bewährt. Siehe auch Kapitel „Stuhlverstopfung", Seite 146 ff.

Es gibt auch falsche Herzschmerzen

Wir müssen aber nicht wegen jedes Schmerzes in der Herzgegend gleich in große Sorge verfallen. Besonders nervöse Menschen neigen zu Gefäßkrämpfen, die durch die mangelnde Blutversorgung einer Herzmuskelpartie zwar Schmerzen machen, aber noch keinen Dauerschaden hinterlassen. Erst wenn wir ständig die Warnungszeichen des Herzens mißachten und ihm weiterhin zu viel zumuten, wird die Sache wirklich ernst!

Neben diesen Herzbeschwerden, die wir noch zu den echten Herzbeschwerden rechnen können, gibt es auch eine Reihe von Schmerzen in der Brustkorbgegend, die nicht durch das Herz bedingt sind, so vor allem Nervenschmerzen der Zwischenrippennerven, Krämpfe des Zwerchfells, des Magens und andere Beschwerden. Die Entscheidung liegt beim Arzt.

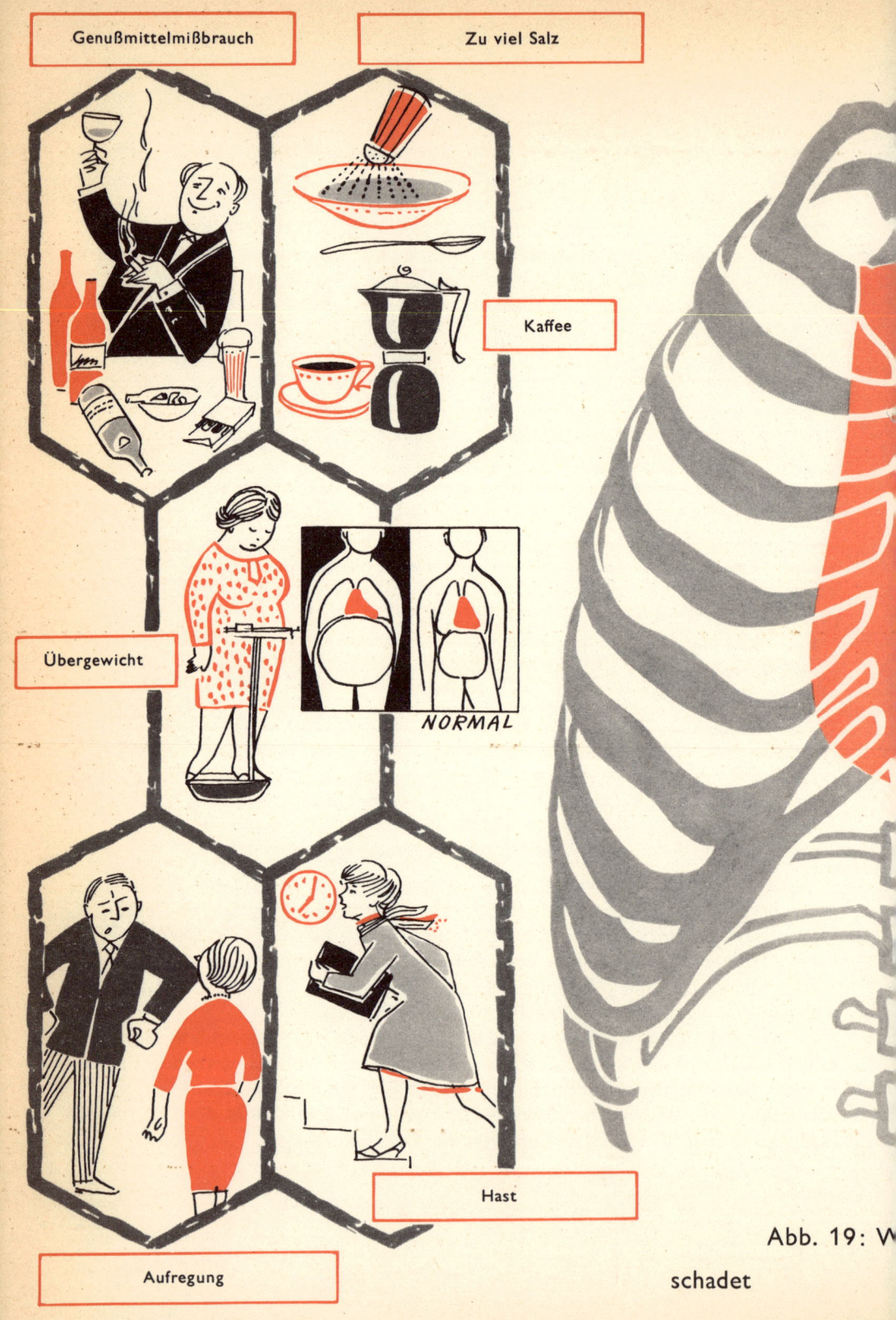

Genußmittelmißbrauch

Zu viel Salz

Kaffee

Übergewicht

NORMAL

Aufregung

Hast

Abb. 19: W

schadet

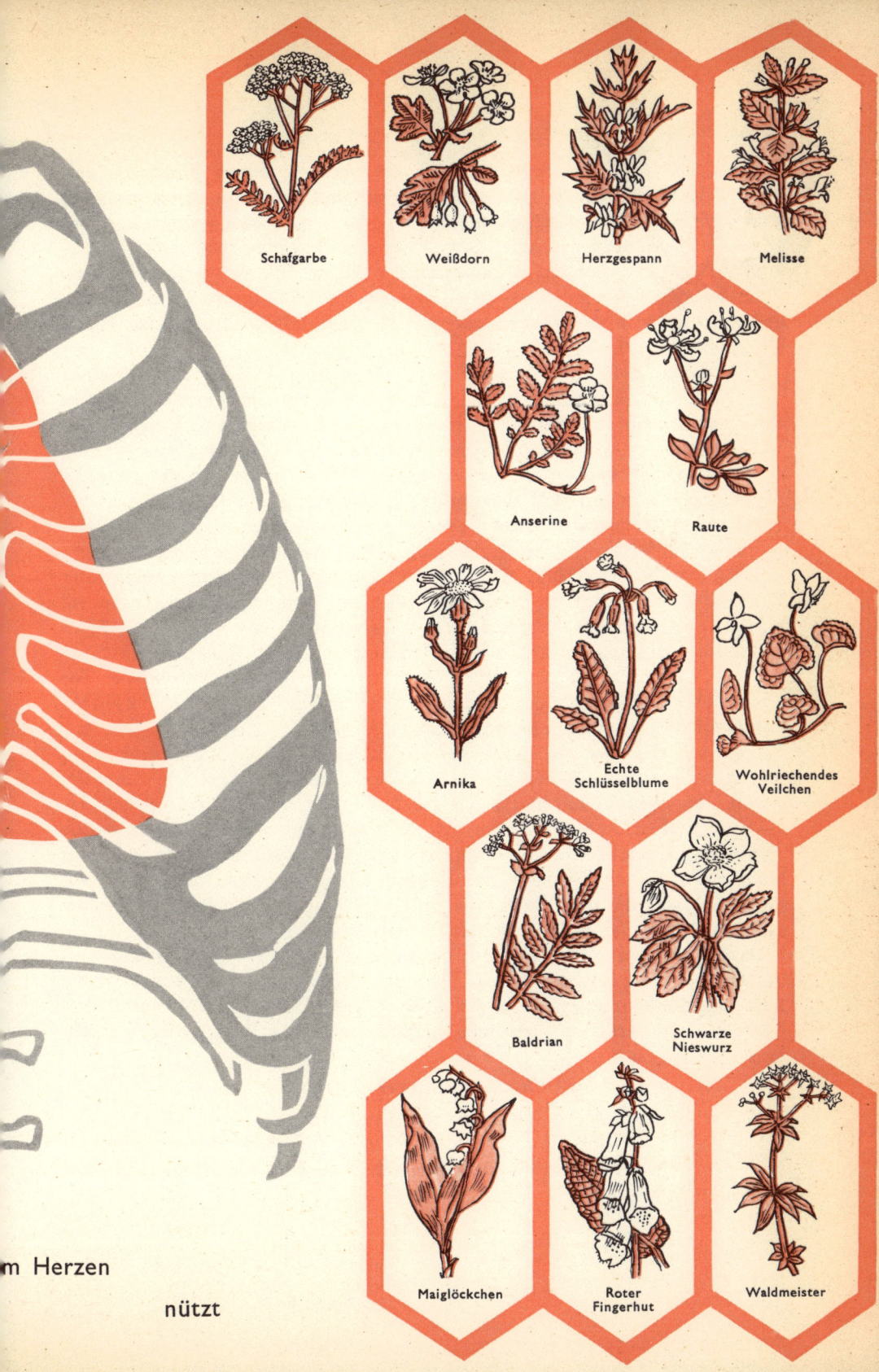

Schafgarbe

Weißdorn

Herzgespann

Melisse

Anserine

Raute

Arnika

Echte
Schlüsselblume

Wohlriechendes
Veilchen

Baldrian

Schwarze
Nieswurz

Maiglöckchen

Roter
Fingerhut

Waldmeister

m Herzen

nützt

Herz- und Kreislaufschwäche

Herz- und Kreislaufschwäche darf nicht mit niederem Blutdruck verwechselt werden, der an sich keine Erkrankung darstellt und eher zu begrüßen ist. Der niedere Blutdruck wird nur dann vom Arzt behandelt, wenn er starke Beschwerden macht. Gerade dann sollen aber alle jene Anwendungen als erste versucht werden, die die Naturheilkunde kennt. Kneippkuren werden sich ebenso bewähren wie das Betreiben gesunder Sportarten, und auch manche Heilpflanze trägt zur Hebung des Blutdruckes bei (siehe niederer Blutdruck, Seite 106).

Aber auch wenn das Herz wirklich geschwächt ist oder der Kreislauf mangelhaft funktioniert, kann man neben der Behandlung mit den Mitteln der Schulmedizin eine Reihe von Heilpflanzen mit gutem Erfolg anwenden! Voraussetzung dafür ist, daß wir uns mit dem Arzt ins Einvernehmen setzen, da sonst Überschneidungen möglich sind, die zu schweren Vergiftungen Anlaß geben könnten. Mit zusätzlicher Verwendung von Heilkräutern und Anwendung der Naturheilkunde gelingt es häufig, starke Medikamente einzusparen. Oft ist es schon einfache Ruhe, ein längerer Urlaub, der das Herz kräftigt. Von den Heilpflanzen, die die Schulmedizin verwendet, kommt der Fingerhut zur „Kräuterbehandlung" nicht in Frage, während Weißdorn, Meerzwiebel, Oleander, Adonis, allerdings ebenfalls vorwiegend in Form von industriell hergestellten Frischauszügen, gute Dienste leisten. Der Arnika wird neben der gefäßerweiternden Wirkung auf die Herzkranzgefäße eine allgemeine Gefäßbeeinflussung zugeschrieben und Arnikazubereitungen haben sich schon in vielen Fällen bewährt.

Nicht nur dort, wo die Herzbeschwerden rein nervöser Natur sind, kann man auf die allgemein beruhigenden Heilpflanzen zurückgreifen. Auch der wirklich Herzkranke hat häufig nervöse Nebenbeschwerden, die sich auf das Herz auswirken, und gerade für ihn ist Beruhigung wichtig. Soweit es die allgemeine Flüssigkeitseinschränkung gestattet, werden Baldrian- oder Melissentee beziehungsweise beruhigende Teemischungen gut tun. Wer Flüssigkeit sparen muß (und das müssen Herzkranke meist), verwendet zweckmäßigerweise den alkoholischen Auszug.

Da sich, wie wir schon erwähnt haben, auch der Zwerchfellhochstand auf das nervöse Herz und das kranke Herz auswirken kann, muß jedenfalls für Regelung der Verdauung gesorgt werden. Stark wirkende Abführmittel sind allerdings zu vermeiden, da jede heftige Entleerung eine schwere Kreislaufbelastung ist.

Hoher und niederer Blutdruck

Während der niedere Blutdruck so richtig ein dankbares Behandlungsgebiet für die Naturheilkunde ist, muß der echte hohe Blutdruck meist streng nach den Regeln der Schulmedizin behandelt werden. Allerdings sind echte

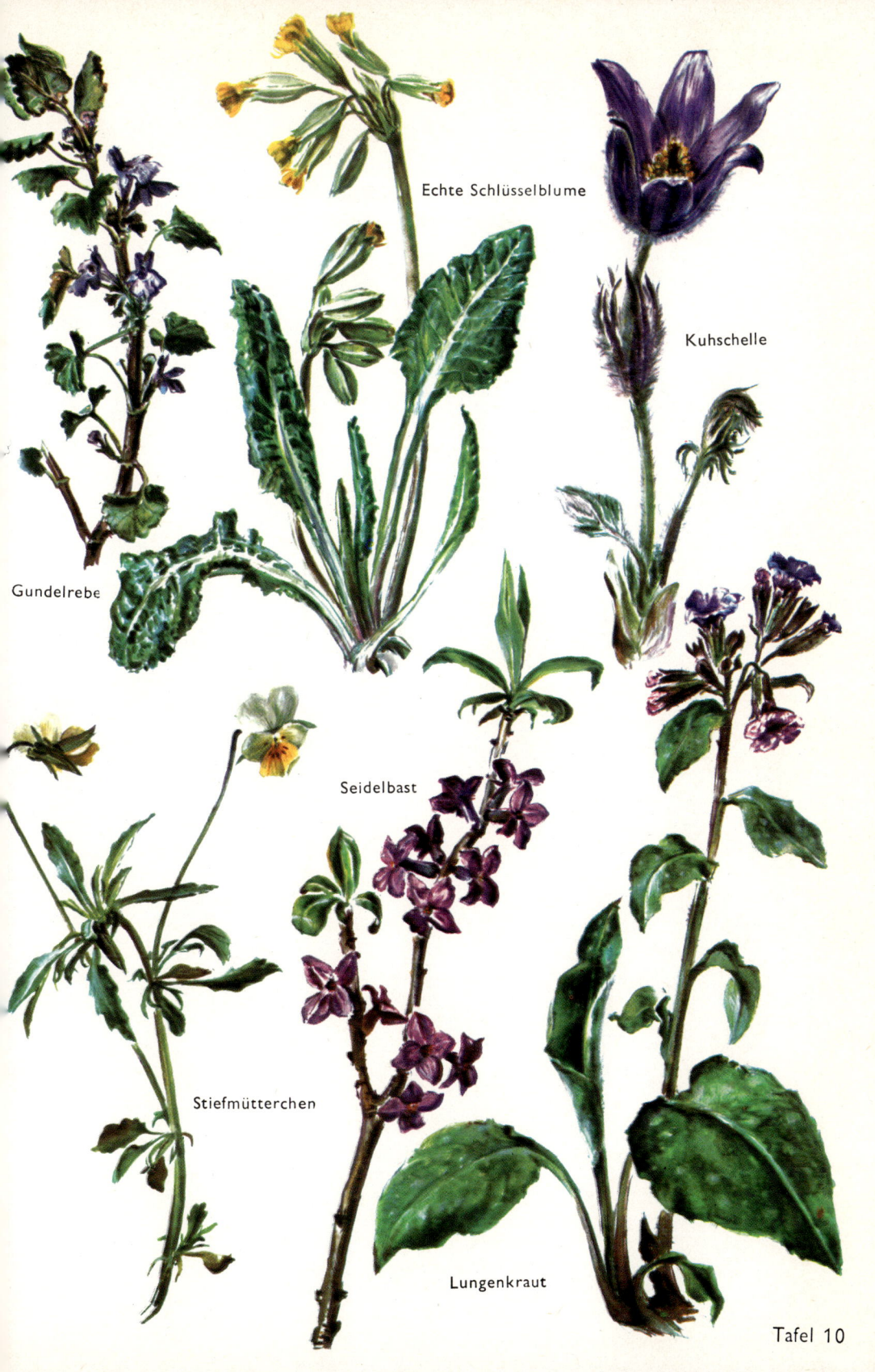

Echte Schlüsselblume

Kuhschelle

Gundelrebe

Seidelbast

Stiefmütterchen

Lungenkraut

Tafel 10

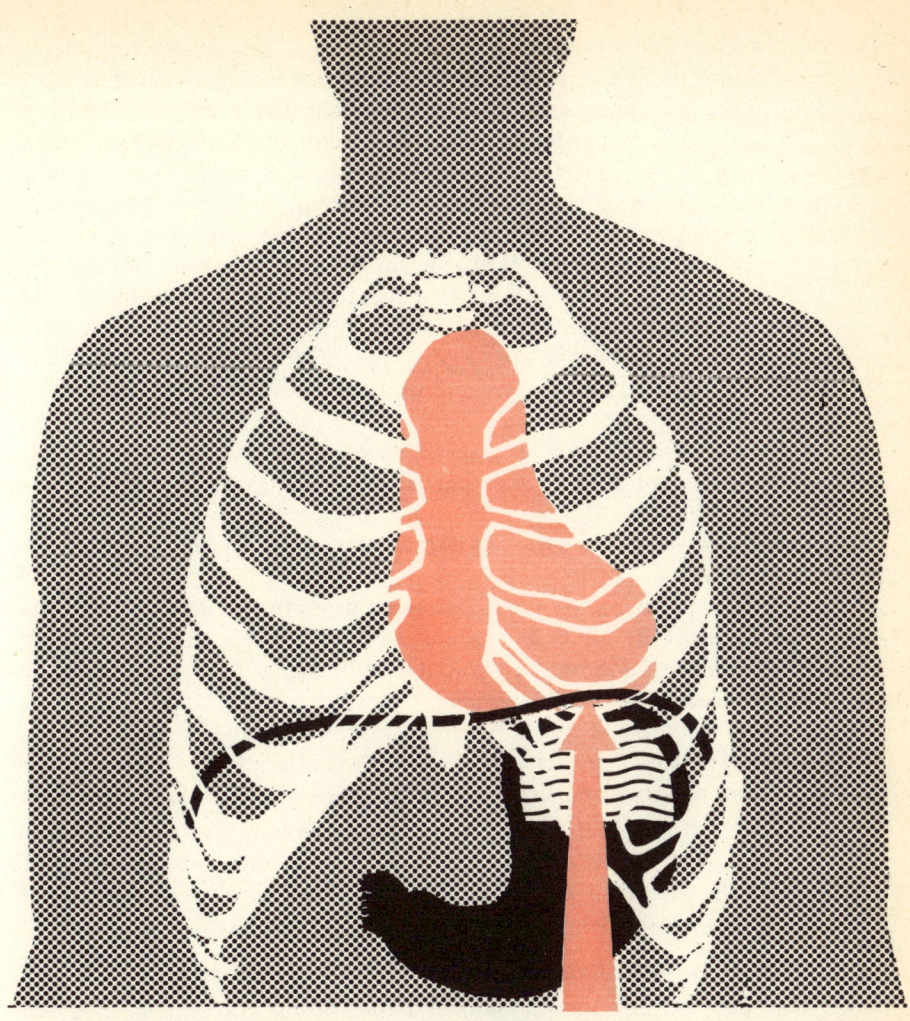

Abb. 20: Zwerchfellhochstand kann ebenfalls zu Herzbeschwerden führen. Manchmal genügt es, kräftig aufzustoßen.

Hochdruckfälle verhältnismäßig selten! Viel häufiger handelt es sich um Hochdruck in den Wechseljahren, Hochdruck durch Nervosität, durch gestörte Verdauung, allgemeine Überforderung und Überspannung und ähnliches. In diesen Fällen hilft in erster Linie allgemeine Beruhigung, Änderung der Lebensweise, vernünftige, naturnahe Ernährung. Dazu kommt als erfolgversprechende Hilfe die Behandlung nach Naturheilmethoden (Kneippkuren, siehe Tafel 7) und die Verwendung von Heilkräutern wie der Mistel, des Weißdorns und anderer Pflanzen.

Von besonderer Bedeutung sind Saftfastenkuren, die heute von vielen modern denkenden Ärzten gegen die Hochdruckkrankheit angewendet werden.

Dazu noch ein wichtiger Rat: Hängen Sie nicht allzu sehr an der Blutdruckzahl. Sie ist schon an sich ständig Schwankungen unterworfen, steigt durch Aufregung oft sprunghaft an (zum Beispiel bei der ersten Untersuchung beim Arzt), um dann häufig bald wieder zu normalen Werten abzusinken. Die Angst vor dem hohen Blutdruck, der Schreck über die vom Arzt mitgeteilte oder im Befund gelesene Zahl kann aber zur ständigen Erhöhung des Blutdrucks führen, wenn der Patient sich nicht darüber im klaren ist, daß es sich nur um einen Augenblickswert handelt. Viele Fälle von hohem Blutdruck sind nichts anderes als ein sogenannter Erfordernishochdruck. Der Organismus stellt sich eben auf jenen Blutdruck ein, den er im Augenblick nötig hat!

Überlassen wir also die Beurteilung, ob unser Blutdruck zu hoch oder zu niedrig ist, getrost dem Arzt; wir ersparen uns unnötige Sorgen und helfen gleichzeitig bei der Behandlung mit.

Auch Atemübungen (siehe Seite 80) können gegen hohen Blutdruck mit Erfolg angewandt werden.

Die modernen Medikamente der Schulmedizin gegen den hohen Blutdruck stammen aus einer Heilpflanze. Ihre blutdrucksenkende Wirkung war sowohl in China als auch in Südamerika schon lange bekannt. Es handelt sich um die *Rauwolfia serpentina,* eine Heilpflanze, die schon um 1570 von dem Augsburger Arzt und Botaniker Leonhard Rauwolf ihren Namen erhielt. Sie gehört zur Familie der Hundsgiftgewächse und wurde vor allem in Indien als Volksmittel gegen den hohen Blutdruck und viele andere Krankheiten schon früh verwendet. Der vorwiegend in der Wurzel enthaltene Wirkstoff Reserpin senkt nicht nur den Blutdruck, sondern wirkt auch allgemein beruhigend. Exakt dosierte Präparate sind zweckmäßiger als Wurzelanwendungen, da es bei diesen zu Unverträglichkeitserscheinungen kommen kann.

Harn und Blutdruck verraten Nierenkrankheiten

Groß war der Schreck in der ganzen Familie, als Hänschens Urin am Morgen purpurrot war! Eine kleine Grippe hatte er ja schon gestern, aber nun sah es so aus, als sei eine schwere Nierenerkrankung dazugekommen. Gott sei Dank konnte der Arzt die Mutter beruhigen. Das Rot stammte diesmal nicht von einer Blutung. Hänschen hatte gestern im Laufe des Tages zwei Tabletten Pyramidon bekommen. Dieses Medikament wird im Körper zu einem roten Farbstoff verarbeitet, der mit dem Harn ausgeschieden wird. Auch manche andere Medikamente, vor allem das altbekannte Sulfonamid Prontosil, machen einen stark rot gefärbten Harn. Die Ausscheidung jener Abbauprodukte des Stoffwechsels, die nicht mit dem Kot oder Schweiß aus dem Körper entfernt werden, ist eben die Hauptaufgabe der Nieren, die vor

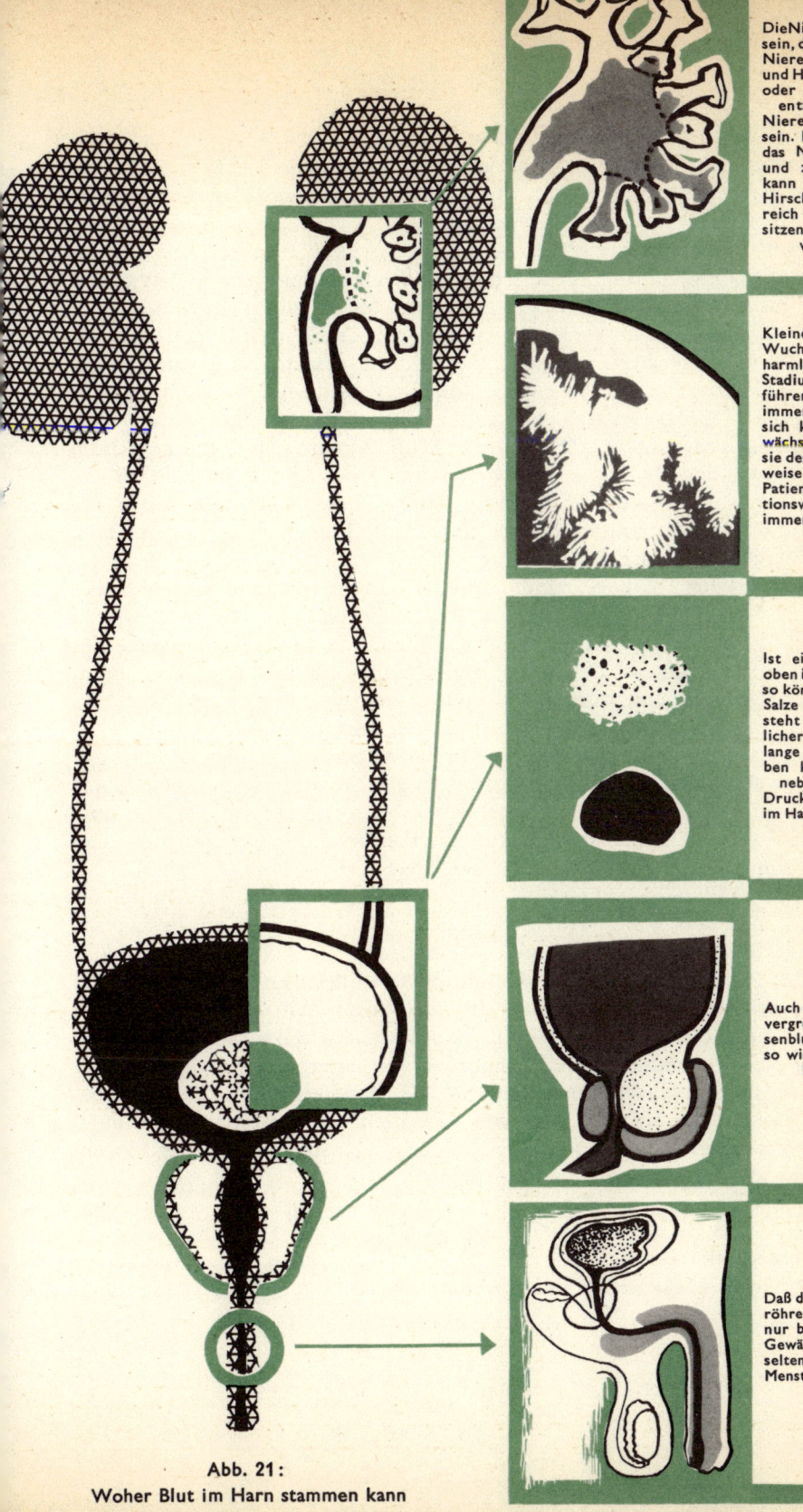

DieNiere selbst kann krank sein, das Blut kann aus dem Nierengewebe stammen und Hinweis für eine akute oder chronische Nierenentzündung, für eine Nierentuberkulose usw. sein. Ein Nierenstein kann das Nierenbecken reizen und zur Blutung führen, kann aber auch wie ein Hirschgeweih in dem Bereich der Nierenkelche sitzen und das Nierengewebe verletzen.

Kleinere oder größere Wucherungen in der Blase – harmlos oder auch das erste Stadium eines Krebses – führen früher oder später immer zu Blutungen. Wenn sich kleine Teile des Gewächses loslösen, so können sie den Blasenausgang zeitweise versperren und der Patient kann dann nur portionsweise harnlassen – immer ein Grund, zum Arzt zu gehen!

Ist ein kleiner Stein von oben in die Blase gerutscht, so können sich hier weitere Salze anlagern und es entsteht ein oft recht beachtlicher Blasenstein, der lange Zeit unbemerkt bleiben kann. Wiederum ist, neben einem leichten Druckgefühl, häufig das Blut im Harn der erste Hinweis.

Auch die Vorsteherdrüsenvergrößerung kann zu Blasenblutungen führen, ebenso wie zu Schmerzen beim Harnlassen usw.

Daß das Blut aus der Harnröhre stammt, kommt meist nur bei Verletzungen vor. Gewächse sind überaus selten. Bei Frauen immer an Menstruationsblut denken.

Abb. 21:
Woher Blut im Harn stammen kann

allem eine große selbsttätig arbeitende Filteranlage sind. Wie aber bei allen Organen der Vergleich mit einer Maschine oder sonstigen von Menschenhand geschaffenen Anlagen versagt und nur ein schwaches Bild der tatsächlichen Arbeit gibt, so ist es auch bei den Nieren.

Im ersten Augenblick erscheint es ja unwahrscheinlich: Über eine Million kleiner selbständiger Filter, die sogenannten Nierenkörperchen oder Wunderknäuel, entnehmen dem vorüberfließenden Blut in einer Niere alle jene Stoffe, die ausgeschieden werden müssen. Der Kreislauf vollbringt dabei eine ungeheure Leistung. Etwa tausend Liter Blut werden im Laufe eines Tages durch eine Niere gepumpt! Sie strömen durch die winzigen Blutgefäße in den Wunderknäuel, jedes einzelne eben groß genug, um ein Blutkörperchen nach dem anderen passieren zu lassen. Jeder Wunderknäuel ist von einer Hülle umgeben, die den Anfang eines Nierenkanälchens bildet. In vielfach geschlungenem und gewundenem Weg führen diese Kanälchen durch die Nierenrinde zum Nierenmark und vereinigen sich hier zu größeren Röhrchen, die zuletzt an der Spitze einer Nierenpyramide enden. Tröpfchen für Tröpfchen fließt aus dem Wunderknäuel in die Kanälchen, Richtung Nierenbecken; insgesamt etwa 180 Liter. 99 Prozent davon werden auf ihrem Weg wieder von der Wand der Kanälchen aufgenommen und dem Blutkreislauf zugeführt. Nur etwa eineinhalb Liter gelangen täglich als Harn über das Nierenbecken in die Blase und werden von hier in mehreren Portionen abgegeben. Die Harnverhaltung ist eine der gefürchtetsten Erkrankungen, kann doch auf längere Zeit kein Organ für die Nieren einspringen. Allerdings ist auch das Nierengewebe, obwohl beide Nieren verhältnismäßig klein scheinen, so arbeitstüchtig, daß schon ein Viertel einer Niere genügt, die nötige Ausscheidung zu bewältigen. Aus dem Nierenbecken wird der Harn durch wellenartige Pumpbewegungen in die Blase befördert.

Schon seit urdenklichen Zeiten ist der Harn ein wichtiges Hilfsmittel für den Arzt. Aus seiner Beschaffenheit, aus der Farbe, dem Geruch, aus der Menge, die der Patient in 24 Stunden abgibt, und nicht zuletzt aus den Angaben des Patienten, wann und wie oft er Harn lassen muß, kann der Arzt wichtige Schlüsse ziehen. Ist der Harn also schon seit dem Altertum ein wichtiges diagnostisches Hilfsmittel, so brachte die mikroskopische Untersuchung neue grundlegende Erkenntnisse. In einer Zentrifuge wird der Bodensatz in Spitzgläsern abgesetzt; nur ein Tropfen dieses „Sedimentes" kommt zur Untersuchung. Neben den Kristallen verschiedener Salze findet man zum Beispiel bei einer Nierenentzündung kleinste Ausgüsse der Nierenkanälchen, die sogenannten Nierenzylinder.

Wo tut es weh?

Schmerzen, die von einer oder beiden Nieren ausgehen, müssen durchaus nicht immer im Rücken empfunden werden. Sie können in die Leistengegend, in den Bauch, zum Beispiel Richtung Magen ausstrahlen, ja es können nur jene Hautgebiete schmerzen, deren Empfindungsnerven gemeinsam mit den Nierennerven in das Rückenmark eintreten.

Eine Nierenerkrankung kann aber auch — und das ist für den Laien wichtig zu wissen! — ohne Schmerzen, nur mit Fieber oder nur mit Blutharnen beginnen. Manchmal sind Blutdruckveränderungen, die der Arzt zufällig bei einer Kontrolluntersuchung feststellt, der erste Hinweis.

Auch Gesunde können Eiweiß im Harn haben

Die Niere läßt normalerweise kein Eiweiß aus dem Blut in den Harn übertreten. Trotzdem muß der Eiweißnachweis noch kein Zeichen einer Erkrankung — vor allem kein Zeichen einer Nierenerkrankung — sein. Bei mageren jungen Menschen findet man oft Eiweiß, ohne einen anderen krankhaften Befund erheben zu können. Auffallend war für die Ärzte immer, daß die Eiweißbeimengung im Harn sofort verschwindet, wenn man den Betreffenden ins Bett legt. Lange blieb diese Form des Eiweißharnens ein Rätsel. Die Abnahme des Harns, getrennt aus beiden Nieren, ergab, daß das Eiweiß fast ausschließlich aus der linken Niere stammte. Endlich fand man die Lösung: Verändert die Niere an sich schon beim Liegen und Stehen ihre Lage, so sinkt sie bei mageren Menschen besonders tief, wenn sie aufstehen. Die Blutgefäße der linken Niere werden dabei abgeknickt. Eiweißausscheidung, oft in größeren Mengen, ist die Folge.

Die „Eiweißschwelle" der Niere kann auch dann durchbrochen werden, wenn wir zu viel eiweißhaltige Nahrungsmittel essen und im Blut Überangebot an Eiweiß vorhanden ist. Das ist ja gerade das Wunderbare an der Nierenarbeit: Wie ein denkender Chemiker kann die Niere das durchgepumpte Blut auf den Gehalt an den verschiedensten Bestandteilen prüfen. Sie läßt ebensoviel darin, wie für den Körper zuträglich ist. So wird auch ein Zuckerüberangebot mit dem Harn aus dem Körper entfernt.

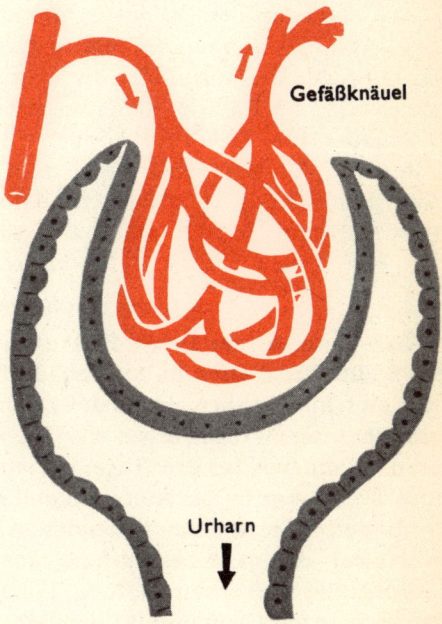

Abb. 22: Ein Wunderknäuel. Aus der Arterie fließt das Blut in das dünnmaschige Netz und gibt den Urharn in die beckenförmige Hülle ab. Der Harn fließt zu den Nierenkanälchen.

133

Der Wunderknäuel

Sehen wir uns einmal eine solche kleine Filteranlage näher an! Sie ist von einer Kapsel umschlossen, die mit den Anfangsteilen eines Harnkanälchens verbunden ist. Eine Unzahl kleiner Gefäßschlingen wird von der hauchdünnen Arterie, die in den Knäuel hineinführt, mit Blut versorgt. Die feinen Gefäßwände sind nur für jene Stoffe durchlässig, die der Arzt harnpflichtige Substanzen nennt. Eine ebenso kleine Arterie leitet das Blut aus den Nierenkörperchen wieder heraus. Durch die Verteilung des Blutes in die feinen Gefäße entsteht eine Oberfläche, die man auf etwa eineinhalb Quadratmeter (entspricht der Körperfläche eines normal gewachsenen 16jährigen Mädchens) schätzt.

Wenn man eine Angina nicht beachtet

Etwa acht bis zehn Tage nach einer Angina, die nicht genügend behandelt wurde, drei Wochen nach einem Scharlach oder im Anschluß an eine andere Infektionskrankheit kommt es plötzlich bei eher geringem Fieber zur Ausscheidung eines trüben, stark eiweißhältigen Harns, meist auch zu Schmerzen in der Nierengegend. Der Blutdruck steigt in schwereren Fällen schon zu Beginn stark an, der Patient ist müde, abgespannt, matt und hat Gliederschmerzen, so daß man anfänglich geneigt ist, an einen Rückfall zu denken. Schwellungen der Augenlider, die Verminderung des Harns, sein Trübwerden, manchmal auch Rötlichwerden weisen dann auch den Laien auf eine Nierenerkrankung hin. Allerdings können alle diese Zeichen auch fehlen. Leichtere Fälle verlaufen sogar manchmal auch unbemerkt. Aus den Ergebnissen der Harnuntersuchung kann der Arzt darauf schließen, ob vorwiegend die Nierenkörperchen erkrankt sind oder ob es sich um eine Entzündung der Nierenkanälchen handelt. Verdächtigen Harn nie wegschütten!

Sofortmaßnahmen und Behandlung

Auch beim geringsten Verdacht auf eine Nierenentzündung sofort ins Bett! Bei Schüttelfrost oder Kältegefühl hilft die Wärmeflasche. Nichts zu essen oder zu trinken geben! Handelt es sich wirklich um eine Nierenentzündung, verordnet der Arzt als erstes eine Hunger- und Durstkur, die man bei leichteren Fällen zwei bis drei Tage, bei schwereren bis zu einer Woche einhalten muß. Schmerzen in der Nierengegend kann man mit warmen Dunstumschlägen lindern. Alle anderen Maßnahmen bleiben dem Arzt überlassen.

Erst bei der Nachbehandlung kommen wieder allgemein kräftigende Maßnahmen stärker zur Geltung. Waren bisher Bettruhe, Fasten und Dürsten die wichtigsten Grundpfeiler der Behandlung, so kommt es jetzt darauf an, den Körper bei den Wiederherstellungsarbeiten zu unterstützen. Wann dieser Zeitpunkt gekommen ist, bestimmt der Arzt vornehmlich nach dem Harnbefund. Geringere Mengen Eiweiß bleiben im Harn noch längere Zeit und verschwinden meist erst nach Monaten.

Was soll eine Nachbehandlungsdiät enthalten:

Vitaminreiche Fruchtsäfte
Frisches Obst je nach Jahreszeit
Nüsse
Mandeln
Bananen
Salat
Karotten (Vitamin A)
Zitronen (Vitamin C)
Milch

Weitere Maßnahmen:

Sonnenbäder
Sorge für regelmäßigen Stuhl
Schwitzen
Warme Fußbäder
Badekuren
Trinkkuren

Nur mit ausdrücklicher ärztlicher Erlaubnis:

Vorsichtige Abhärtung
Nierentee

Verboten:

Alkohol
Kaffee
Rettich
Sellerie
Ingwer
Senf
Spinat

Kopfschmerzen

Wenn die Verkehrsampel über der Kreuzung auf „rot" steht, wer fährt schon weiter? Wer riskiert sein Leben, indem er einfach durch den Gegenverkehr fährt und die Warnung nicht beachtet? Kein vernünftiger Mensch!

Wie ist es aber, wenn unser Organismus sein Warnsignal einschaltet? Eines der wichtigsten Gefahrenzeichen, ein allgemein gültiges Signal ist der Kopfschmerz: Wie oft wird er nicht beachtet! Wie viele Menschen machen es wie der leichtsinnige Fußgänger, sehen nicht rechts oder links und marschieren einfach los oder — um zum Kopfschmerz zurückzukehren — nehmen ein

Pulver und betäuben den Schmerz, ohne seine Ursache zu beheben. Denn — dies wollen wir gleich eingangs feststellen — Kopfwehpulver lindern zwar den Schmerz, sie haben aber keine heilende Wirkung, sie beheben keineswegs die Ursache.

Was tut eigentlich weh?

Kopfschmerzen sind ein überaus verbreitetes Leiden. Nur wenige Menschen berichten, daß sie das Gefühl, Kopfschmerzen zu haben, überhaupt nicht kennen.

Das Gehirn selbst ist unempfindlich. Das weiß man von Gehirnoperationen, bei denen nur die Kopfschwarte durch eine Injektion örtlich betäubt werden muß. Der Schnitt im Gehirn selbst wird nicht empfunden. Der Schmerz dürfte, so meinen die Neurologen, in den Gehirnhäuten und vielleicht auch in den Blutgefäßen sitzen. Manche Form des Kopfschmerzes ist eigentlich ein Nervenschmerz der Schädelnerven, so zum Beispiel die Hinterhauptneuralgie oder der Gesichtsnervenschmerz (die Trigeminusneuralgie).

Die eigentlichen Ursachen des Kopfschmerzes sind in falscher Blutverteilung, Gefäßkrämpfen und in der Steigerung des Druckes in der Schädelhöhle zu suchen. Ausgelöst werden diese Veränderungen durch eine ganze Reihe von Krankheiten und Umwelteinflüssen.

Am leichtesten zu verstehen ist der Kopfschmerz nach einer durchwachten Nacht, nach größeren Anstrengungen und Aufregungen. Es fehlt eben die ausreichende Erholung und wie jedes Organ, so leidet auch der Kopf, wenn er überanstrengt wird.

Auch am Beginn der meisten Infektionskrankheiten, von der einfachen Grippe bis zum Typhus und zur Kinderlähmung, steht fast immer der Kopfschmerz als erstes Warnsignal. Manchmal kann der Ausbruch einer Krankheit verhindert werden, wenn der Patient sich sofort ins Bett legt und mit einer Schwitzkur seinen Körper im Abwehrkampf unterstützt.

An chronischen Kopfschmerzen sind häufig Verdauungsstörungen, vor allem die Stuhlverstopfung schuld. Durch die Darmträgheit werden Stoffe aufgenommen, die an sich aus dem Körper entfernt werden sollen. Auch die allgemeine Durchblutung des Körpers leidet, wenn es zu Stauungen im Bauchraum kommt.

Bei Frauen und Mädchen sind Kopfschmerzen häufig die Folge einer Blutarmut. Die Patientinnen müssen durchaus nicht blaß aussehen, ja es kann sogar die Zahl der roten Blutkörperchen normal sein und nur das für den Sauerstoff so wichtige Eisen fehlen. Sicher ist, daß jeder Sauerstoffmangel auf die Dauer Kopfschmerzen macht. So kann zum Beispiel dauernder Kopfschmerz das erste und einzige Zeichen einer Kohlengas- oder Leuchtgasvergiftung sein. Viele Menschen bekommen in schlecht gelüfteten Räumen regelmäßig Kopfschmerzen.

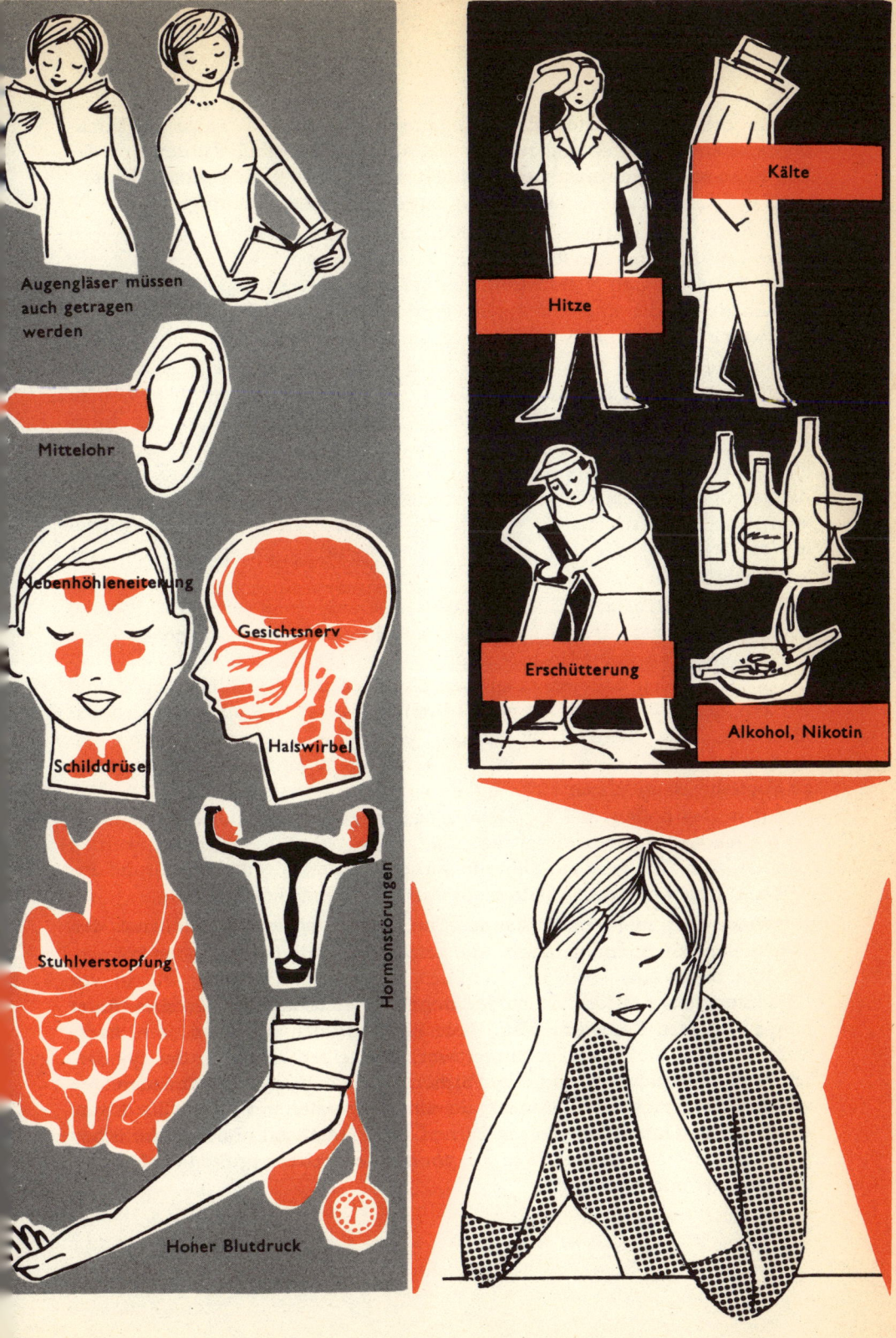

Augengläser müssen
auch getragen
werden

Mittelohr

Nebenhöhleneiterung

Gesichtsnerv

Schilddrüse

Halswirbel

Stuhlverstopfung

Hormonstörungen

Hoher Blutdruck

Hitze

Kälte

Erschütterung

Alkohol, Nikotin

Abb. 23: Häufige Ursachen von Kopfschmerzen

Beim Schnupfen entsteht der Kopfschmerz nicht nur als Folge der Infektionskrankheit. Die verlegte Nase kann ihrer Aufgabe, Kühlanlage des Kopfes zu sein, nicht mehr nachkommen. Dies ist eine Erscheinung, die auch bei Nasenpolypen und Stockschnupfen zu Kopfbeschwerden führt.

Im Alter ist die Arteriosklerose eine der Hauptursachen, an die der Arzt denken muß, wenn der Patient über Kopfschmerzen klagt. Oft sind damit hoher Blutdruck und Nierenstörungen verbunden. Auch ungeeignete Brillen können chronische Kopfschmerzen verursachen. Eine gefährliche Form von Kopfschmerzen tritt beim grünen Star, der Druckerhöhung im Auge, auf.

Eine häufige und immer wieder zu wenig beachtete Quelle chronischer Kopfschmerzen sind Eiterherde im Körper! Vor allem vereiterte Nebenhöhlen und vereiterte Zähne. Die Nebenhöhlenentzündung führt nicht nur durch Abgabe von Giften in die Blutbahn zu Beschwerden, sie wirkt auch direkt auf die Kopfnerven. Da chronische Nebenhöhlenentzündungen ebenso wie tote Zähne nur verhältnismäßig wenig örtliche Beschwerden machen, werden sie vom Patienten vernachlässigt und der dringende Rat des Arztes, die schwelenden Gefahrenherde doch gründlich beseitigen zu lassen, wird in den Wind geschlagen.

Eine Geschwulst im Schädel ist — Gott sei Dank — viel seltener der Grund des Kopfschmerzes, als es der Laie glaubt, während Veränderungen der Halswirbelsäule häufiger die Ursache sind.

Von den vielen anderen möglichen Ursachen des Kopfschmerzes wollen wir nur noch Nierenerkrankungen, Vitaminmangel, hohen und niederen Blutdruck, eine Gehirnerschütterung, Vergiftung, Kreislaufstörungen und Stoffwechselkrankheiten nennen. Bei Kindern können Eingeweidewürmer zu Kopfschmerzen führen.

Wir wollen hoffen, daß der Leser, nachdem er die lange Liste der wichtigsten Ursachen kennengelernt hat (die noch beliebig verlängert werden könnte), zum Arzt geht und ihm die Suche nach dem eigentlichen Grund anvertraut! Kopfwehpulver schaffen nur vorübergehende Erleichterung.

Hat der Arzt, meist in Zusammenarbeit mit mehreren Spezialisten, den Patienten genau durchuntersucht und kein organisches Leiden finden können, so steht meist eine seelische Krankheit, enttäuschte Hoffnung, Furcht vor Entdeckung einer tatsächlichen oder eingebildeten Schuld oder anderes hinter den chronischen Kopfschmerzen. Viele Fälle konnten geheilt werden, nachdem es dem Seelenarzt gelungen war, den eigentlichen Grund der Beschwerden aufzudecken und dem Patienten zu helfen, mit seinen Problemen wirklich fertig zu werden. Manchmal gelingt dies schon in wenigen Sitzungen, wenn der Patient aufgeschlossen ist und dem Seelenarzt ohne falsche Scheu aus seinem Leben berichtet. Wer sich vor dem Arzt in ein „gutes Licht" stellen will, schadet nur sich selbst!

Keine Behandlung ohne Untersuchung!

Wenn wir nun einige bewährte Mittel gegen Kopfschmerzen anführen und vor allem die Kräuter- und Naturheilkunde zu Worte kommen lassen, so wollen wir vorerst nochmals warnen. Dauert der Kopfschmerz einige Tage und will trotz einfacher Maßnahmen nicht aufhören, gibt es nur eines: den Arzt fragen. Das ganze Rüstzeug der modernen Medizin ist gerade gut genug, um in schwierigen Fällen die eigentliche Ursache rechtzeitig zu finden. Dann kann selbst in verzweifelten Fällen die Hirnchirurgie noch Hilfe bringen. Vogel-Strauß-Politik zu betreiben und laufend Kopfwehpulver oder Kräutertee zu verwenden, ist ein Leichtsinn, der oft teuer bezahlt werden muß.

Wann darf man Kopfwehpulver nehmen?

Ebenso schädlich wie der unkontrollierte Gebrauch von Tabletten ist das Gegenteil: die Furcht vor Medikamenten, die der Arzt verordnet hat. Manche Form der Kopfschmerzen beruht zum Beispiel auf mangelhafter Durchblutung. Verschreibt der Arzt nun ein gefäßerweiterndes Mittel und wir nehmen es nicht, kann die gestörte Sauerstoffversorgung zu bleibenden Schäden führen. (Hier ist zu bemerken, daß wir keine Heilpflanze kennen, die einem solchen gefäßerweiternden Mittel in der Wirkung gleichkäme.)

Es kann nicht schaden, wenn wir einen „Kater" mit einer Kräutermischung oder einer Tablette bekämpfen. Am besten ist es freilich, wir schlafen uns am nächsten Tag gründlich aus! Kopfschmerzen bei Infektionskrankheiten werden mit einfachen Umschlägen oder ähnlichen Maßnahmen behandelt.

Alle Beschwerden, die länger dauern, müssen natürlich vom Arzt behandelt werden!

Wasser, Vitamine und frische Luft

Häufig sind Kopfschmerzen durch übermäßigen Blutandrang zum Kopf bedingt. Das richtige Mittel ist dann die Ableitung des Blutstromes nach dem Unterkörper hin. Diesem Zweck dienen: barfuß gehen, Wassertreten, Tautreten, Wechselfußbäder und Wickel, die je nach dem erwünschten Wirkungsgrad nur auf die Waden beschränkt oder über den ganzen Unterleib gemacht werden. Auch kalte Armbäder, jedoch nicht länger als 10 bis 15 Sekunden sind zu empfehlen. Anschließend mit einem groben Leinentuch die Arme energisch trocken reiben.

Ein Stirnumschlag muß durchaus nicht immer den gewünschten Erfolg haben. Vor allem soll man vorher erproben, ob heiße oder kalte Kompressen Linderung schaffen. Dann wird man aber auch Sorge tragen, daß sich der Patient nicht erkältet. Ein wenig Luftzug gibt es fast in jedem Raum und eine zusätzliche Neuralgie hat man sich bald geholt.

Bei vielen Patienten kann der Kopfschmerz, vor allem wenn er auf Durchblutungsstörungen beruht, in der Sauna mit Erfolg behandelt werden. Man nimmt vorher ein ansteigendes Fußbad, geht dann in die Kabine und legt sich mit einem kühlen Tuch am Kopf nieder. Anschließend sorgfältig abtrocknen und längere Zeit im warmen Ruheraum bleiben.

Häufig hat auch die Umstellung der Ernährung ausgezeichnete Erfolge, vor allem bei Menschen, die früher eiweißreich verpflegt waren. Nach einigen Saftfasttagen (siehe Seite 84 ff.) gibt man reiche Rohkost, bis die Beschwerden völlig verschwunden sind, und baut dann allmählich eine gemischte Ernährung auf, die fett- und eiweißarm ist. Selbstverständlich müssen alle Genußmittel wie Nikotin, Kaffee und Alkohol eingeschränkt oder am besten ganz weggelassen werden.

Manchmal reichen die Vitamine der Nahrung trotz reichlichem Obst- und Gemüsegenuß nicht aus und der Arzt muß zusätzlich Vitamintabletten verschreiben.

Besonders bei Kopfschmerzen durch geistige Überlastung oder seelische Störungen sind Entspannungsübungen ein ausgezeichnetes Mittel. Allerdings müssen sie meist unter Leitung eines erfahrenen Seelenarztes durchgeführt werden, damit sie Erfolg haben, da es durchaus nicht einfach ist, sich wirklich zu entspannen.

Auch ein wenig Massage darf der Patient selbst versuchen. Mit Zeige-, Mittel- und Ringfinger der rechten und linken Hand wird gleichzeitig an beiden Kopfseiten die Haut zart massiert, ohne Gewalt anzuwenden. Am besten wirkt die Massage der Schläfen und seitlichen Stirngegend, bei Schmerzen am Hinterkopf massiert man über den Warzenfortsatz. Jede stärkere Massage ist unbedingt geschulten Fachkräften zu überlassen.

Zehn wichtige Regeln bei Kopfschmerzen

Kopfwehpulver nur vorübergehend verwenden, auf längere Zeit nur in Ausnahmefällen mit ausdrücklicher ärztlicher Verordnung.

Kalte Füße mit Wechselbädern behandeln.

Alle Eiterherde entfernen lassen. Nicht aus Eitelkeit tote Zähne im Mund behalten.

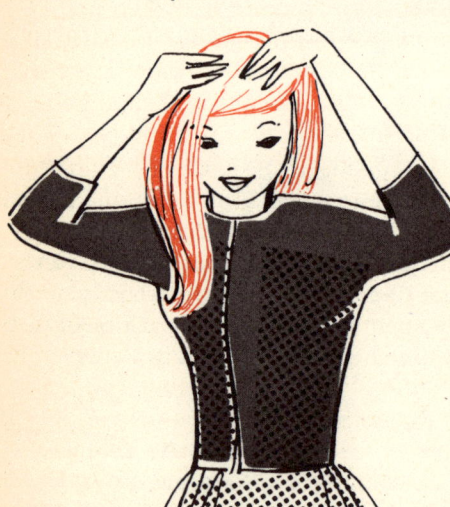

Abb. 24: Kopfmassage

140

Jeden Schnupfen gründlich ausheilen.

Nach einer Gehirnerschütterung immer so lange liegen bleiben, bis der Arzt das Aufstehen ausdrücklich verordnet.

Keine engen Kopfbedeckungen tragen (Kappen mit Gummiband!).

Die Brillen jährlich einmal kontrollieren lassen.

Für regelmäßigen Stuhl sorgen.

Vitaminreiche, fett- und eiweißarme Diät.

Rauchen, Bohnenkaffee und Alkohol einschränken, am besten völlig meiden.

Heilkräuter bei Kopfschmerzen: Baldrian, Einbeere, Hopfen, Lavendel, Melisse, Pfefferminze.

Bauchschmerzen

Bauchschmerzen können durchaus harmlos sein — ja, sie sind es auch meist. Dennoch müssen wir jedesmal daran denken, daß auch eine ernste Ursache dahinter stecken kann. Machen wir dann einen Fehler, geben wir etwa einem Kind mit Schmerzen im Nabelbereich Abführmittel oder ein schmerzstillendes Pulver, so wird uns der Arzt einen berechtigten Vorwurf nicht ersparen können. Wir wollen deshalb in einem kurzen Überblick die wichtigsten Ursachen von Bauchschmerzen besprechen.

Oft fällt es dem Patienten schwer, die Stelle, wo es weh tut, genau anzugeben. Der Schmerz ist zu undeutlich, zu allgemein. Ein andermal kann der Schmerz genau über der Gallenblase empfunden werden und doch von der Niere ausgehen. Auch Herzschmerzen können sich im Oberbauch auswirken und vom Laien mit Magenkoliken verwechselt werden. Deshalb wollen wir in jedem Fall den Arzt fragen, wenn die Beschwerden längere Zeit anhalten, und unter allen Umständen ihm die Diagnose überlassen. Dennoch ist es gut, Bescheid über die möglichen Ursachen zu wissen, da wir Erste Hilfe leisten können, bis der Arzt kommt.

„... Und ein heißes Bügeleisen auf den kalten Leib gebracht, hat es wieder gut gemacht." Die lustig-traurige Geschichte Wilhelm Buschs hat einen guten Rat für uns bereit: *Wärme* am Bauch wird wohl nie schaden! Wir dürfen also sicherlich versuchen, Bauchschmerzen mit dem Heizkissen, mit einem Dunstumschlag oder der Wärmeflasche zu bessern. Ein Patient mit Magenkoliken wird genau so dankbar dafür sein wie ein Kind mit einer Blinddarmentzündung.

Viel genauer müssen wir es uns überlegen, ob wir ein *Abführmittel* geben dürfen. Zu Beginn eines gewöhnlichen Durchfalles ist es erlaubt. Es entfernt die reizenden Stoffe aus dem Darm. Ebenso kann ein Abführtee Beschwerden bei einer Stuhlverstopfung bessern. Verboten aber ist ein Abführmittel dann,

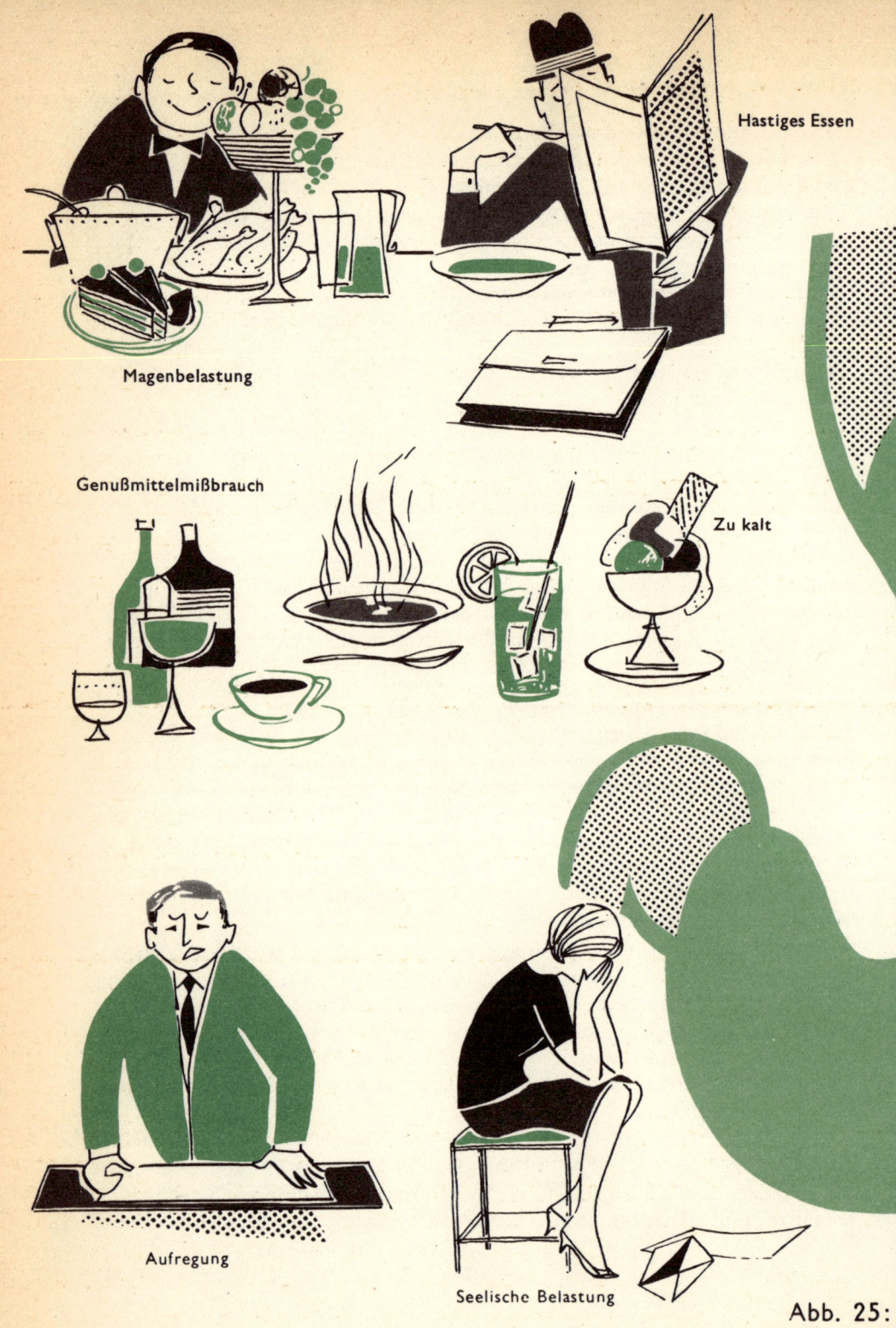

Magenbelastung

Hastiges Essen

Genußmittelmißbrauch

Zu kalt

Aufregung

Seelische Belastung

Abb. 25:

schadet

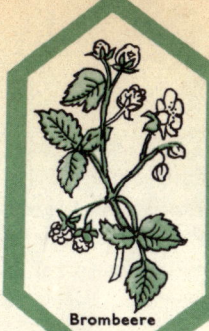
Brombeere

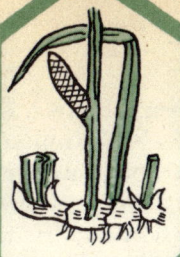
Kalmus

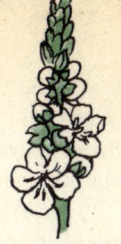
Königskerze

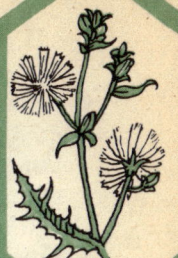
Wegwarte

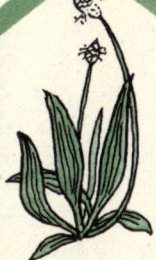
Spitzwegerich

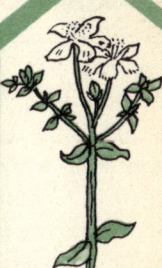
Johanniskraut

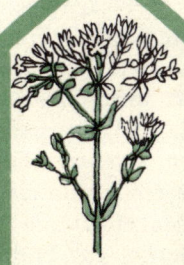
Tausendgulden-
kraut

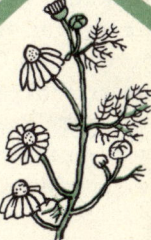
Kamille

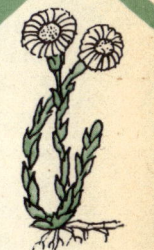
Huflattich

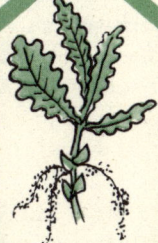
Eiche

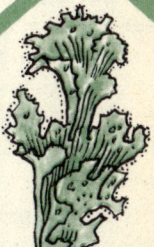
Isländisches Moos

Magen

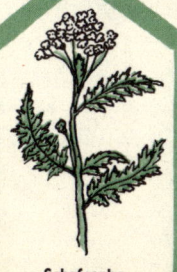
Schafgarbe

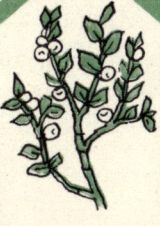
Heidelbeere

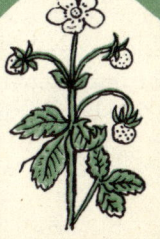
Erdbeere

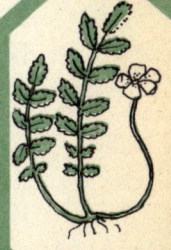
Anserine

nützt

wenn wir nicht genau wissen, ob etwa die Gallenblase oder der Blinddarm erkrankt ist. Über pflanzliche Abführmittel siehe Seite 113 f.

Fasten kann nie schaden, ebensowenig eine Tasse ungesüßten Kamillentees. Jedenfalls gehen wir zu Bett, wenn die Schmerzen stärker sind. Anziehen der Knie schafft meist etwas Erleichterung, manchmal auch die rechte oder linke Seitenlage. Alle anderen Maßnahmen besprechen wir besser vorher mit dem Hausarzt.

Schluckbeschwerden sollten immer ein Anlaß sein, den Arzt aufzusuchen. Erweiterungen der Speiseröhre oder nervöse Erscheinungen können die Ursache sein, manchmal auch eine Geschwulst.

Sodbrennen kann durch übermäßige Magensäureproduktion, besonders wenn man viel Süßes gegessen hat, aber auch bei völligem Fehlen der Magensäure auftreten. Der Arzt wird entscheiden, ob es die Folge eines Magenkatarrhs ist und eine entsprechende Diät verordnen oder sonst Abhilfe schaffen. Verwendbare Kräuter siehe Seite 110 und 119.

Ein *Magenkatarrh* ist normalerweise die Antwort des Magens auf einen groben Diätfehler. Zwei bis drei Tage Fasten heilt ihn völlig aus. Häufig beginnt eine Magenverstimmung mit Erbrechen, der Magen hilft sich selbst. Beimengung von grünlichem Schleim ist noch kein Beweis dafür, daß auch die Galle miterkrankt ist, da normalerweise bei fetten Mahlzeiten Gallenflüssigkeit aus dem Zwölffingerdarm in den Magen übertritt. Man soll den Brechreiz nicht unterdrücken, sondern eher mit dem Finger nachhelfen, um die Stoffe, die am Magenkatarrh schuld sind, möglichst rasch aus dem Magen zu entfernen. Wer seinen Magenkatarrh einem Nikotin- oder Alkoholmißbrauch verdankt, tut gut daran, zur Entgiftung reichlich Milch zu trinken. Magenberuhigend wirken unter anderem Tausendguldenkraut, Kamille, Pfefferminze, Melisse. Siehe auch Seite 119! Lange und periodisch immer wiederkehrende Beschwerden mag das *Magen-* oder *Zwölffingerdarmgeschwür* erzeugen, dessen Ursache meist in langdauernder schlechter Behandlung des Magens zu suchen ist, sei es nun, daß unser Patient zu viel raucht oder trinkt, sei es, daß er zu jenem Menschentyp gehört, dem sich jeder Ärger auf den Magen schlägt; denn für viele ist der Magen ein richtiges Stimmungsbarometer.

Die *Magensenkung* als solche ist keine Erkrankung. Sie ist nur die Folge rascher Abmagerung oder an sich zarter Konstitution. Sie macht allein auch keine Beschwerden. Wird in einem solchen Falle dem Magen aber zu viel zugemutet, so ist er empfindlicher und wird rascher mit Beschwerden antworten als sein wohlgepolstertes Gegenstück.

Starke Schmerzen, häufig auch allgemeines Krankheitsgefühl, Erbrechen, Schüttelfrost und Fieber können vom *Gallenanfall* kommen. Die heftigen Schmerzen, die kolikartig auftreten, strahlen in den Rücken und meist auch in

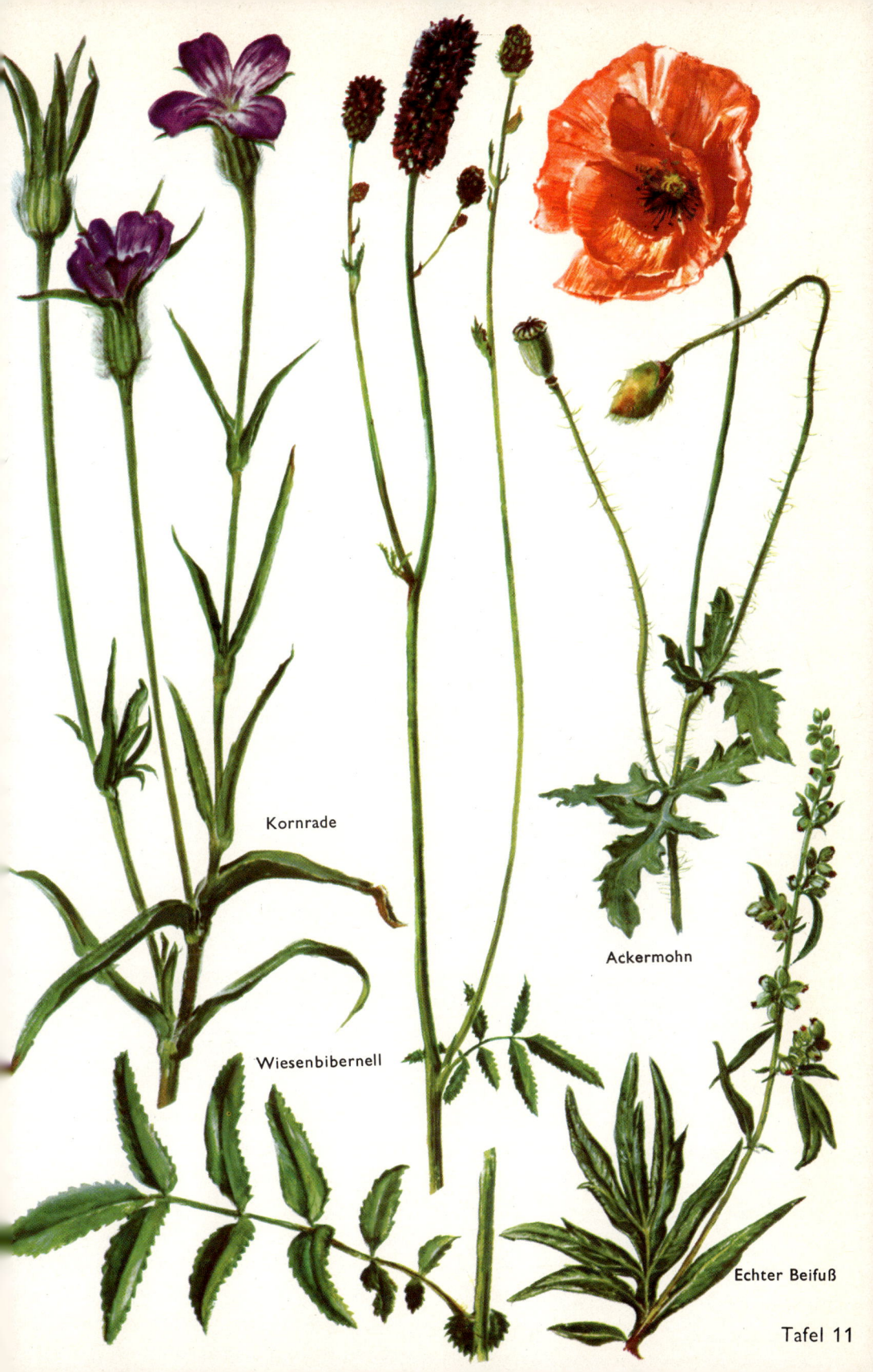

Kornrade

Wiesenbibernell

Ackermohn

Echter Beifuß

Tafel 11

die rechte Schulter aus. Erste Hilfe: Wärme — gegebenenfalls, wenn vom Arzt verordnet, ein krampflösendes Zäpfchen. Der Arzt muß auf alle Fälle verständigt werden und wird selten ohne starkwirkende Heilmittel auskommen. Gallenkranke sollen nicht nur Diät halten, sondern auch dafür sorgen, daß sie sich nicht erkälten.

Plötzlich wie eine Gallensteinkolik kann auch die *Bauchspeicheldrüsenentzündung* auftreten — manchmal ohne erkennbare Ursache, manchmal nach einem Diätfehler, nach schwerem Heben und anderem mehr. Die Schmerzen sind meist im linken Oberbauch am stärksten, oft strahlen sie nach beiden Seiten, häufig in den Rücken aus. Wenn wir — bis der Arzt kommt — so vorgehen wie bei einer Gallenkolik, können wir dem Patienten nicht schaden. Die Diagnose ist oft schwierig zu stellen, wir überlassen sie selbstverständlich dem Hausarzt.

Wurmfortsatzentzündung

Ein oft zitierter und selten zu Unrecht verdächtigter Störenfried in der Bauchhöhle ist der *Wurmfortsatz,* jener Anhang am Anfang des Dickdarms, der nach dem Dickdarmteil, an den er angewachsen ist, fälschlich als Blinddarm bezeichnet wird. Auch der Arzt kennt eine Blinddarmentzündung, er denkt dabei aber an eine Erkrankung eben des Blinddarms, an dem der Wurmfortsatz angewachsen ist.

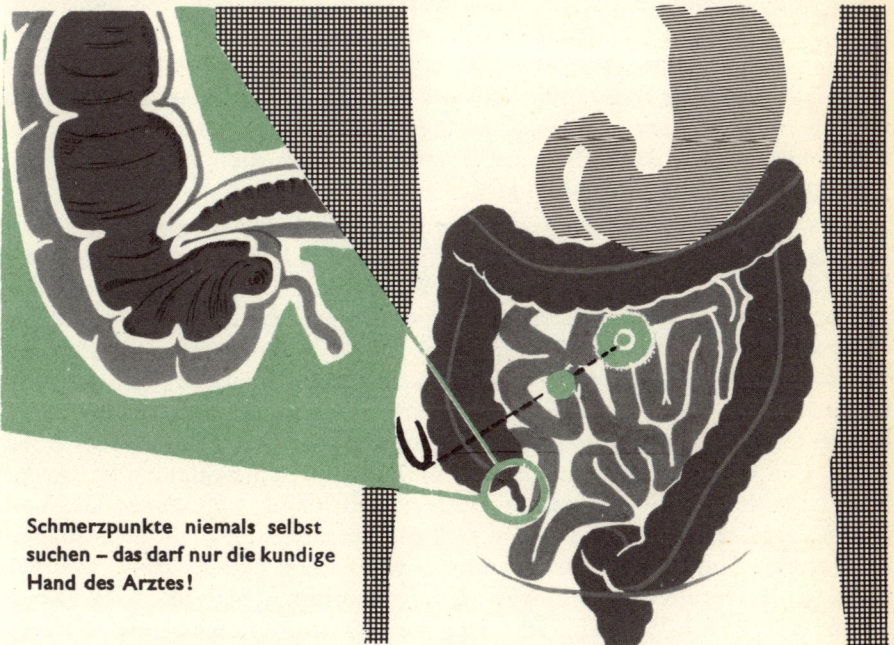

Schmerzpunkte niemals selbst suchen – das darf nur die kundige Hand des Arztes!

Abb. 26: Die Lage des Wurmfortsatzes und die Schmerzpunkte

Der Wurmfortsatz kann sowohl einen Gallenanfall als auch so ziemlich alle anderen Baucherkrankungen vortäuschen, je nachdem, wie er im Bauch gelegen ist. Er kann verhältnismäßig lang sein und aufwärtsgerichtet hinter dem Blinddarm liegen, er kann aber auch zur Bauchmitte zu gelegen sein und in der Richtung der Blase Beschwerden machen.

Bei Kindern führt eine Wurmfortsatzentzündung meist zu *Nabelkoliken;* diese müssen deshalb immer beachtet und dem Arzt mitgeteilt werden.

Bei derartigen Anfällen knicken ältere Kinder häufig beim Gehen in der Hüfte ein und entlasten so die schmerzende Bauchpartie. Bei allen Beschwerden im rechten Unterbauch bis zur Gallengegend sollte man jedenfalls an eine Blinddarmentzündung denken und weder ein Abführmittel noch ein schmerzstillendes Pulver geben!

Durchfall ist entweder die Folge einer Infektion oder eines Diätfehlers, wenn wir vom nervösen Durchfall absehen. Einige Fasttage, gegebenenfalls ein paar Apfeldiättage, bringen ihn bald zum Verschwinden. Heidelbeeren leisten ebenfalls gute Dienste. Bei jedem länger dauernden Durchfall müssen wir den Hausarzt fragen. Siehe auch Seite 64 (Krebsverdacht).

Stuhlverstopfung

Die Stuhlverstopfung ist ein weit verbreitetes Leiden, das man mit gutem Recht als Tribut an die Zivilisation bezeichnen kann. Auch in der Tierwelt finden wir die Stuhlträgheit, aber nur beim Haustier; aus den Berichten der Völkerkundler aber wissen wir, daß frei lebende Eingeborene dieses Leiden nicht kennen. Frauen erkranken häufiger als Männer, Menschen, die viel sitzen, neigen eher dazu als Sportler oder als solche, die einem Beruf nachgehen, der viel Bewegung verlangt.

Trotz dieser Neigung der zivilisierten Menschen zur Darmträgheit darf man sagen, daß viele nur deshalb an Verstopfung leiden, weil sie nicht die Geduld aufbrachten, auf ihren Stuhl zu „warten". Es ist durchaus nichts Krankhaftes oder Ungewöhnliches für viele Menschen, wenn sie einmal einen oder auch zwei Tage keinen Stuhl haben. Viele fühlen sich zeit ihres Lebens wohl und haben dabei nur jeden zweiten oder dritten Tag eine Entleerung. Wenn dies auch nicht die allgemeine Regel ist, so ist es jedenfalls verfrüht, wenn man nach einer kurzen Stuhlträgheit gleich zum Abführmittel greift. Und eben das tut der moderne Mensch, der mit Reklamen für solche Medikamente überschüttet wird. Es liegt natürlich auch im Interesse des Verkäufers solcher Mittel, die Stuhlträgheit als besonders gefährliche Krankheit hinzustellen und ihr eine Reihe schrecklicher Folgen nachzusagen. Zweifelsohne ist die regelrechte Stuhlverstopfung manchmal Ursache von Kopfschmerzen, Bauchgrimmen, schmerzhaften Darmsteifungen und anderen Übeln; sie muß aber, um diese Folgen zu haben, schon längere Zeit dauern!

Die Ursachen der Stuhlverhaltung

Der Darm ist ein innen mit Schleimhaut ausgekleidetes Muskelrohr, in dem die Speisen durch regelmäßige Zusammenziehung und Erschlaffung in einer Richtung befördert werden. Im Magen (genau genommen, schon im Mund) beginnt die Aufnahme der Nährstoffe, bis gegen Ende des Dickdarms der ausgelaugte Speisebrei im wesentlichen nur mehr unverwertbare oder für die augenblickliche Lage des Körpers überschüssige Stoffe enthält. Aus dem Dünndarm wird der ausgesogene Nahrungsbrei in den Dickdarm befördert, wo ihm nur mehr Wasser entzogen wird. Allmählich wird er zur Ausscheidung vorbereitet, kommt aus dem aufsteigenden Teil des Dickdarms, der an den Dünndarm anschließt, in den Querdarm (siehe Abbildung 27 auf Seite 149) und von hier in den absteigenden Teil, um im letzten S-förmigen Stück auf die Abgabe zu warten. Als letzte Ursache einer Stuhlträgheit kann nun die Darmmuskulatur einerseits zuviel, andererseits aber auch zuwenig arbeiten. Wir haben dann entweder die krampfhafte Stuhlverhaltung, die spastische Obstipation vor uns oder bei mangelhafter Muskelarbeit die schlaffe oder atonische. Wie jedes Organ paßt sich auch der Darm weitgehend an die Gewohnheiten an und ist nebenbei auch vom Nervensystem her verhältnismäßig leicht zu beeinflussen. Damit sind aber die wesentlichen Ursachen der Stuhlträgheit schon umrissen.

Wer sich nicht die Zeit zum täglichen Stuhlabsetzen nimmt, dessen Darm beginnt sich allmählich auf größere Pausen in der Stuhlabgabe umzustellen. Wer an sich schlaffe Bauchdecken hat, keinerlei körperliche Bewegung machen muß oder will und auch sonst einen „niederen Lebensdruck" hat, wird also verständlicherweise auch zur Stuhlverhaltung neigen. Sein Darm wird schlaff sein, die Muskulatur den Darminhalt nur langsam weiterbefördern, der Stuhldrang wird spät einsetzen.

Genau umgekehrt ist es beim übernervösen Mann oder bei der „überspannten" Frau. Beider Lebensnerven sind überbeansprucht, alles in ihrem Körper steht unter Hochspannung, die unwillkürliche Muskulatur ist ebenso oder noch mehr verkrampft als jene Muskelgruppen, die unserem Willen unterliegen. Auch die Muskeln des Dickdarms arbeiten übereifrig und die an sich kräftigen, aber lockeren Ringe, die sich immer wieder bilden und lösen und so den Stuhl weiterbefördern, werden zu harten, tiefen Einschnitten, die sich nur selten lockern. Die krampfhafte Stuhlverhaltung zeigt als typisches Krankheitszeichen daher auch den kleinknolligen, harten, oft steinharten Stuhl, dessen Absetzen große Schwierigkeiten bereitet. Die Schmerzen beim Stuhlgang sind ein weiterer Grund dafür, daß der Patient, bewußt oder unbewußt, das Stuhlabsetzen so lange wie möglich hinauszieht. Nun kommt aber noch eine weitere Komplikation: Ob nun der Stuhl aus Darmträgheit oder aus Verkrampfung nicht weiterbefördert wird, die Speisenreste beginnen sich immer mehr zu zersetzen und Stoffe zu bilden, die bei normalem Stuhlgang nicht entstehen. Diese Zersetzungsprodukte reizen ihrerseits die Darmwand, die nun beim krampfhaft gespannten Darm noch kräftigere Muskelarbeit leistet, – ein Teufelskreis, der unterbrochen werden muß!

Der Patient versucht es nun, meist allzufrüh, mit einem Abführmittel. Statt bei „Überspannung" alles daranzusetzen, den verkrampften Körper wieder zu lockern, statt Beruhigung des schon leicht entzündeten Darmes, wird die Darmschleimhaut mit dem Abführmittel noch zusätzlich gereizt. Der Anfangserfolg gibt dem Patienten recht, er hat eine Entleerung. Um aber die nächste herbeizuführen, ist meist schon wieder ein Abführmittel nötig, und dies geht so weiter, bis sich der Darm allmählich an die Abführmittel so gewöhnt hat, daß er gar nicht mehr reagiert. Hat der Patient Glück, ändert sich seine Lebenssituation so, daß die Spannungen nachlassen, so hat er vielleicht trotz des Abführmittels Stuhl – andernfalls braucht er immer mehr, braucht Abwechslung und hat zeit seines Lebens Beschwerden. Das Abführmittel ist also leider auch eine Ursache für diese weitverbreitete Krankheit!

Wie man Abhilfe schafft

Das erste Gebot bei der Behandlung der Stuhlträgheit ist Geduld. Leidet der Patient schon lange unter dieser Zivilisationskrankheit – vor allem laborieren Frauen oft seit ihrer Mädchenzeit, in der man von „solchen" Dingen ja oft nicht sprechen durfte, daran –, so gelingt es natürlich nicht von heute auf morgen, diesen Zustand zu ändern. Bemerkt der Patient erst seit einigen Tagen oder Wochen, daß etwas mit dem Stuhl nicht in Ordnung ist, so muß er vor allem die Geduld aufbringen, den nächsten Stuhlgang zu erwarten. Erlaubt sind nur alle jene Maßnahmen, die darauf abzielen, die *Ursache* zu beheben. Wer also viel im Büro sitzt, wird einen täglichen Spaziergang einlegen, wer aus der Mühle der täglichen Anspannung nicht herauskommt, wird einmal längeren Urlaub nehmen müssen. Bedenken wir doch, daß wir aus einem beginnenden Leiden ein chronisches machen, wenn wir nicht gleich bei den ersten Anzeichen eingreifen! Und heute, da wir wissen, wie schwerwiegend eine chronische Schädigung sein kann, heute, da die Wissenschaft nachweisen konnte, daß jede chronische Schädigung letzten Endes einmal zum Krebs führen kann, müssen wir besonders vorsichtig sein! Im Anfang wenigstens stehen uns ausreichend natürliche Mittel zur Verfügung, dieses Übel im Keim zu ersticken. Ob wir nun unsere allzufeine Nahrung ändern und an Stelle des Weißbrotes ein kräftiges Vollkornbrot setzen, ob wir Bauchgymnastik treiben oder das Auto täglich eine Stunde stehen lassen und zu Fuß gehen, das alles ist nicht so wesentlich. Wesentlich ist jedoch, daß wir das Übel rechtzeitig erkennen und daß es an der Wurzel

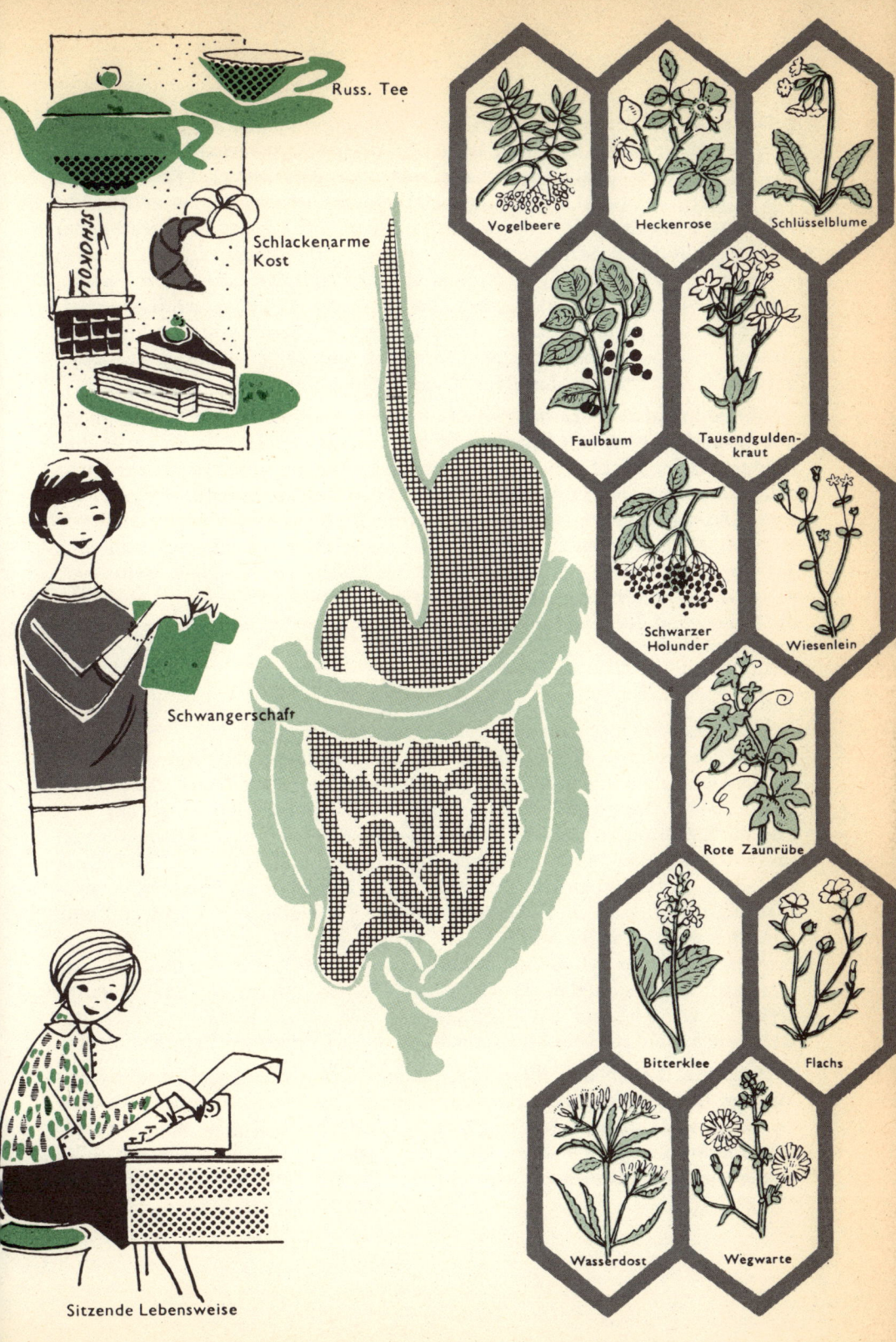

Russ. Tee

Schlackenarme Kost

Schwangerschaft

Sitzende Lebensweise

Vogelbeere

Heckenrose

Schlüsselblume

Faulbaum

Tausendgulden-
kraut

Schwarzer
Holunder

Wiesenlein

Rote Zaunrübe

Bitterklee

Flachs

Wasserdost

Wegwarte

Abb. 27: Ursachen der Stuhlverhaltung und bewährte Abführmittel

gefaßt wird. Da wir zumindest in fortgeschrittenen Jahren auf alle Fälle den Arzt aufsuchen, denn Durchfall kann ebenso wie Stuhlverhaltung ein erstes Zeichen des Krebses sein, werden wir, wenn wir nicht sehr bald Erfolg haben, uns mit dem Hausarzt beraten. Selbsterkenntnis ist schwer und es ist nicht jedermann gegeben, dahinterzukommen, daß die eigentliche Ursache der Stuhlverhaltung der ständige Streit mit der Schwiegermutter ist! Wir greifen — wenigstens anfänglich — auch nicht ohne zwingenden Grund zum „natürlichen" Heilmittel, zum Abführtee. Daß es aber auch im natürlichsten Heilmittel selbstverständlich immer wieder, meist chemisch sehr gut bekannte, zumeist reizende Substanzen sind, die den Stuhlgang bewirken, sei jenen gesagt, die allzuviel für das „Natürliche" schwärmen.

Was soll man aber tun, wenn man nun doch schon seit vielen Jahren trägen Stuhlgang hat, wenn die Sünden aus der Jugendzeit stammen, wenn Schamhaftigkeit oder Beruf das regelmäßige Stuhlabsetzen verhindert haben und nun die „chronische Obstipation" eben da ist? Dann müssen wir uns vorerst einmal unserem Hausarzt anvertrauen. Ihm stehen unter anderem folgende Möglichkeiten zur Verfügung: Anfangs wird er prüfen, ob nicht eine andere — ernstere — Erkrankung dahinter steckt, und zweitens nachsehen, wieweit die Erkrankung schon Schäden hinterlassen hat, wie weit also etwa die Darmwand der Dickdarms gereizt beziehungsweise wie träge die Darmmuskulatur schon ist.

Hat er so auch die Ursache der Verstopfung geklärt, so gilt es bei Trägheit den Darm mit möglichst natürlichen Mitteln anzuregen, bei Verkrampfung diesen Krampf zu lösen. Im ersteren Fall genügen oft Medikamente beziehungsweise Pflanzenstoffe, die gar nicht in den Organismus aufgenommen werden, sondern nur als Ballaststoffe den Darminhalt vermehren. Durch die stärkere Dehnung der Darmwand wird die Muskulatur zur besseren Arbeit angeregt und die Darmträgheit kann mit diesem einfachen und unschädlichen Mittel unter Umständen schon behoben sein. Manchmal hilft ein Darmbad, Schlacken auszuräumen, die Entzündung der Darmwand zu bessern, manchmal müssen Massage und andere anregende Behandlungen, Gymnastik und ähnliches herangezogen werden. Gilt es, den Krampf zu lösen, so liegt das Schwergewicht der Behandlung häufig gar nicht im Bereich des Darmes! Viel wesentlicher ist es oft, daß der Arzt dem Patienten hilft mit seinen Problemen fertig zu werden, und ein Beruhigungsmittel, sei es nun ein Baldriantee oder eine andere stärkere Mischung, dient oft auf Umwegen als Abführmittel.

Manchmal helfen alle diese Maßnahmen nicht, manchmal sind sie aus äußeren Gründen gar nicht durchführbar und man muß letzten Endes doch zu einem Abführmittel greifen. Wenn es nicht darum geht, eine vorübergehende Stuhlträgheit — etwa im Verlauf einer Reise — zu beheben, sollte weder ein Abführtee noch ein anderes Abführmittel ohne Befragen des

Arztes genommen werden. Halten wir uns immer vor Augen, daß wir den Grundstein zu einem langen und unangenehmen Leiden legen, das in seinem Gefolge Hämorrhoiden, Kopfschmerzen, allergische Ausschläge und vieles andere mehr haben kann.

Bevor man zum eigentlichen Abführtee greift, kann man auch noch versuchen, die Darmbakterien, die ja die Verdauungsarbeit erst möglich machen und die auch ein gewichtiges Wort beim Stuhltransport im Darm mitzusprechen haben, zu unterstützen. Getrocknete Feigen oder Zwetschken, tagsüber eingeweicht und abends gegessen, beleben den Bakteriengehalt des Darmes durch jene Keime, die auf den Früchten vorhanden sind und im Wasser zu sprießen beginnen.

Welche Pflanzen kommen nun als Abführmittel in Frage?

mild. = m, kräftig = k

Vogelbeere *(Sorbus aucuparia)* m
Faulbaum *(Rhamnus frangula)* k – häufiges Abführmittel
Bitterklee *(Menyanthes trifoliata)* m
Flachs *(Linum usitatissimum)* m
Gottesgnadenkraut *(Gratiola officinalis)* k
Heckenrose *(Rosa canina)* m
Schwarzer Holunder *(Sambucus nigra)* m
Echter Kreuzdorn *(Rhamnus cathartica)* k
Schwarzer Maulbeerbaum *(Morus nigra)* m
Schlüsselblume *(Primula officinalis)* m
Rhabarber *(Rheum palmatum)* k
Sauerampfer *(Rumex acetosa)* m
Tausendguldenkraut *(Centaurium umbellatum)* m
Walnuß *(Juglans regia)* m
Gemeiner Wasserdost *(Eupatorium cannabinum)* m
Wegwarte *(Cichorium intybus)* m
Wiesenlein *(Linum catharticum)* m
Rotbeerige Zaunrübe *(Bryonia dioica)* k
Zaunwinde *(Calystegia Sepium)* m

Rheumabehandlung

Die Behandlung der akuten rheumatischen Erkrankungen mit Fieber usw. gehört selbstverständlich in die Hand des Arztes. Medikamente sind nötig, meist auch Injektionen, und das Krankenhaus bleibt dem Patienten selten erspart. Ganz anders ist es beim chronischen Rheumatismus, bei den langsam und schleichend verlaufenden Formen, die der Arzt natürlich auch behandeln muß, bei denen aber eine aktive Mithilfe des Patienten erforderlich ist. Viele Rheumakuren können daheim gemacht werden, Packungen und Bäder sind oft wirksamer als Injektionen, Medikamente und die Behandlung mit hochkomplizierten Apparaten. Auch Heilkräuter können mit Erfolg angewendet werden.

Eines scheint allerdings unumgänglich notwendig zu sein: Beim chronischen wie beim akuten Rheumatismus müssen vorerst alle Krankheitsherde entfernt werden, soll die Behandlung Aussicht auf endgültigen Erfolg haben! Wann dies geschieht und welche zusätzlichen Kuren nötig sind, bestimmt selbstverständlich der Arzt.

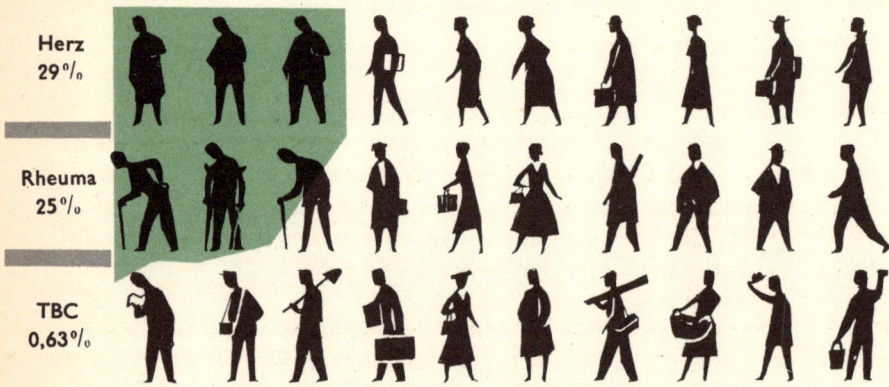

Abb. 28: Rheumatismus ist eine teure Krankheit. 25% aller Rentner sind Rheumatiker und nur 0,63% leiden an Tuberkulose.

Verbesserte Durchblutung

Wärme in jeder Form als Bad, Packung, Dampf oder Heißluft ist schon seit undenklichen Zeiten *die* Rheumabehandlung. Sie führt an der behandelten Stelle zu einer besseren Durchblutung und fördert neben der schmerzstillenden Wirkung den Abtransport der Stoffwechselschlacken. Die Entfernung der Stoffwechselschlacken aus dem erkrankten Gewebe, die Beruhigung der chronischen Entzündung sind aber die Hauptaufgaben jeder Rheumabehandlung. Seit diese Erkenntnis durchgedrungen ist, wurde auch der Kältereiz — bisher ängstlich vermieden — ein wesentlicher Bestandteil der Therapie. Die Wärme, die von außen zugeführt wird, ist, abgesehen von der schmerzlindernden Wirkung, nicht so wesentlich wie die verbesserte Durchblutung (die vom Körper selbst erzeugte Wärme!), die meist durch plötzlichen Wechsel von heiß auf kalt oder umgekehrt am besten erzielt werden kann.

152

Rheumabad daheim

Ob man eine Rheumabadekur durchführen darf, muß mit dem Arzt be-
'sprochen werden, auch wenn der Kurort das heimatliche Badezimmer ist.
Jedes Bad bedeutet eine Belastung für Herz und Kreislauf; je höher die
Temperatur ist und je stärker die Zusätze wirken, um so mehr muß auch das
Herz arbeiten. Manchmal kann der Arzt nur Teilbädern zustimmen, die dann
im wesentlichen gleich gemacht werden wie das Vollbad. Die Wanne wird
nur — je nach' Anweisung des Arztes — etwa bis zur Nabelhöhe gefüllt oder
der Patient macht nur Fußbäder in einem geeigneten Gefäß.

Auch bei der Badekur daheim darf man den Erfolg nicht erzwingen
wollen. Zu häufiges und zu langes Baden kann wesentlich mehr schaden als
nützen. Schon mancher Rheumatiker ist aus einem teuren Kurort verschlechtert
zurückgekehrt, weil er, gegen die Anweisung des Arztes, mehr Bäder genommen hatte, als ihm verordnet worden waren.

Immer soll das Bad angenehm empfunden werden! Der Patient darf weder
kalt haben noch gleich zu Beginn eine krebsrote Haut bekommen. Wir schaffen uns also ein Badethermometer an und sorgen dafür, daß die Wassertem-
peratur beim Einsteigen etwa 35 Grad betrage. Fühlt sich unser „Kurgast"
wohl, dürfen wir nach einigen Minuten heißeres Wasser zugießen und die
Badetemperatur allmählich bis auf 39 oder 40 Grad steigern. Stärkeres Herzklopfen, Atemnot oder Schweißausbruch sind immer ein Grund, das Bad zu
unterbrechen!

Von großer Bedeutung ist die Temperatur im Badezimmer. Der Patient
darf sich nie erkälten, die Badekur würde sonst rasch eine Verschlechterung
der Krankheit zur Folge haben. Bei älteren Menschen drohen übrigens die
Lungenentzündung und andere schwere Erkältungskrankheiten. Sehr zweckmäßig ist ein Diwan im Badezimmer, auf dem sich der „Kurgast" nach dem
Bad, gut in Tücher eingeschlagen, erholen kann.

Das improvisierte Dampfbad

Nicht jeder kann sich eine Heimsauna kaufen und vor allem im Winter
ist es nicht jedermanns Sache, aus Sauna und Dampfbad durch die kalten
Straßen heimzukehren. Wir wollen uns also daheim mit einfachen Mitteln
ein kleines Dampfbad einrichten. Dazu benötigen wir nur ein Leintuch, eine
Wolldecke und eine Waschschüssel. Wenn das Dampfbad länger dauern soll,
auch noch einen Elektro- oder Spirituskocher. Bei unserem Beispiel wollen
wir Fuß- und Kniegelenke behandeln, selbstverständlich kann man auch
andere Körperpartien in die Dampfbehandlung miteinbeziehen.

Auf einem Stuhl werden Wolldecke und Leintuch so vorbereitet, daß sie,
nachdem sich der Patient hingesetzt hat, wie eine Glocke über das Wasch-

becken gebreitet werden können. Als Auflage für die Füße haben wir einige Holzleisten über das Waschbecken gelegt. Um längere Dampfeinwirkung zu erzielen, können wir entweder von Zeit zu Zeit siedendes Wasser nachgießen oder das Waschbecken selbst auf einen Kocher stellen. (Achtung, gut fixieren!) Bei Elektrokochern ist darauf zu achten, daß der Kocher gut geerdet ist und überdies nur ein völlig geschlossenes Gerät verwendet wird.

Die Wirkung der Hautreize

Neben den Nieren und der Leber ist die Haut ein wichtiges Ausscheidungs- und Entgiftungsorgan. Die Nerven, die ein bestimmtes Hautgebiet versorgen, stehen in enger Verbindung mit den Nerven tiefer gelegener Organe. Jeder Reiz, der die Haut trifft, führt auch zu Veränderungen in anderen Körpergebieten. Diese Zusammenhänge wurden schon von den Ärzten des Altertums ausgenützt und gewannen in den letzten Jahren vor allem zur Rheumabehandlung wieder große Bedeutung.

Will man die hautreizenden Wirkstoffe mancher Kräuter ausnützen, so wendet man am besten ein „Pflaster" an. Meist wird das Capsiplast empfohlen, dessen Auflage die Wirkstoffe der Paprikapflanze (Beißbeere!) enthält. Auch Senf *(Brassica)* und andere Reizstoffe und der *Thermophor in der Tube* können verwendet werden. Über die Dosierung ist bei den einzelnen Pflanzen nachzulesen.

Mit dem *Thermophor in der Tube* hat man die hautreizende Wirkung genau dosierbarer chemischer Substanzen breiten Patientenschichten zugänglich gemacht. Ein etwa zentimeterlanges Stück solcher Salben wird mit Hilfe eines Verreibers und nicht mit der bloßen Hand so lange in die Haut eingerieben, bis die Salbe vollkommen aufgenommen wurde. Wichtig ist, den Verreiber zu benützen, da sonst die Finger des Helfers mitbehandelt werden.

Zu Abb. 29: Entsprechungszonen der Haut. Diese Entsprechungszonen oder Headschen Zonen entsprechen Hautgebieten, deren Nerven im gleichen Rückenmarkabschnitt ins Rückenmark eintreten wie die Nerven der entsprechenden Organe. Wird die dazugehörige Hautpartie in irgendeiner Form gereizt – sei es nun durch einen Nadelstich bei der Akupunktur, sei es durch ein Senf- oder Paprikapflaster, durch Brennen mit Moxa, durch Auflegen eines Thermophors oder Bestrahlen mit einer Bestrahlungslampe und anderes –, so kommt es zu Reaktionen in den dazugehörigen Organen.

Bei manchen Krankheiten kann man auch eine dem erkrankten Organ entsprechende überempfindliche Hautzone feststellen, so zum Beispiel bei Gallenleiden am rechten Oberbauch, die ebenfalls den Headschen Zonen entspricht. Auf diese Weise wurden die Zonen überhaupt erst durch die Schulmedizin entdeckt, während viele Entsprechungen schon lange vorher der Volksheilkunde und der östlichen Heilkunde bekannt waren.

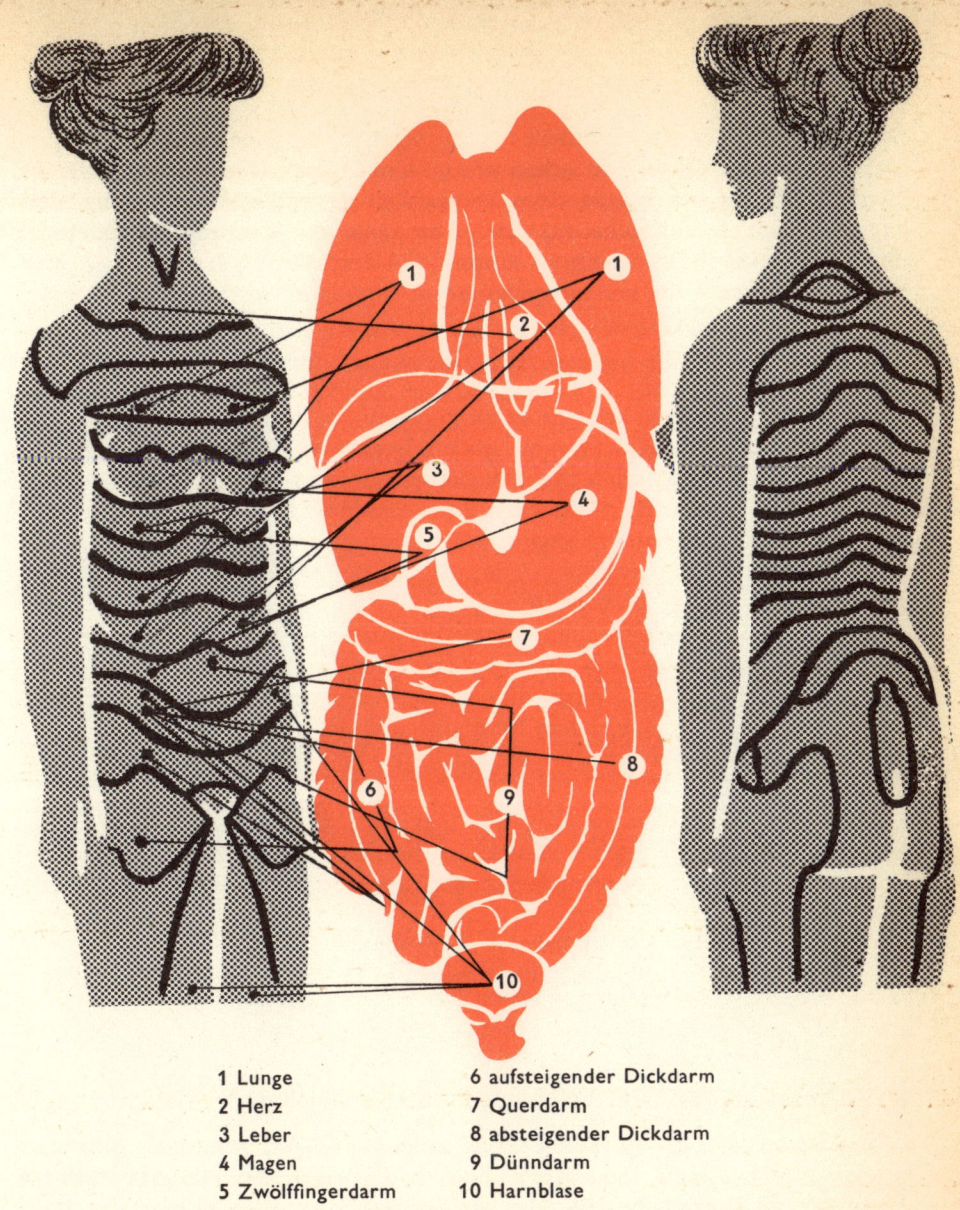

1 Lunge	6 aufsteigender Dickdarm
2 Herz	7 Querdarm
3 Leber	8 absteigender Dickdarm
4 Magen	9 Dünndarm
5 Zwölffingerdarm	10 Harnblase

Abb. 29: Headsche Zonen

Die in unserem Schaubild gezeigten Hautzonen haben jeweils mit den eingezeichneten Organen direkte Verbindungen. Wird die Hautzone gereizt und dadurch besser durchblutet, so steigt auch die Durchblutung der abhängigen Organe. Nicht, wie man früher annahm, eine „Ableitung" des Blutes findet statt, sondern ganz im Gegenteil eine vermehrte Blutzufuhr. Die Theorie war also falsch – trotzdem bleibt aber die heilende Wirkung, denn die vermehrte Durchblutung hat auch einerseits den Abtransport von Gift- und Schlackenstoffen, andererseits die Zufuhr neuer Abwehrstoffe zur Folge.

Noch sorgfältiger muß man es aber vermeiden, eine Schleimhaut mit der Salbe in Berührung zu bringen, da dieses empfindliche Gewebe viel zu stark gereizt werden würde. Kommt durch einen Zufall Salbe ins Auge, entsteht ein heftiger Bindehautkatarrh. Hat man auf der zu behandelnden Stelle zu viel Salbe aufgetragen, kann man sie vor dem Verreiben mit etwas in Öl getauchter Watte wieder entfernen.

Nach einigen Minuten empfindet der Patient ein leicht brennendes Wärmegefühl, die behandelte Stelle rötet sich und wird durch die verstärkte Durchblutung gut warm. Nach etwa einer halben Stunde sind Röte und Wärme am Höhepunkt angelangt. Mit einem Wolltuch kann die Wärmewirkung noch gesteigert werden, ebenso kann man bei weiterer Behandlung jedesmal etwas mehr Salbe verwenden, damit die Wirkung ausreicht.

Natürliche Hautreize

Was man heute einfach und gut dosiert mit der Salbe machen kann, war schon lange im Heilschatz einer natürlichen Behandlung vorbehalten. Neben verschiedenen ziehenden und hautreizenden Pflastern erzeugt vor allem die Anwendung der Brennessel (*Urtica dioica,* Seite 205 f.) einen intensiven und langanhaltenden Hautreiz. Die Brennessel ist auch heute noch ein beliebtes Mittel, einen Hexenschuß rasch zu bessern oder zu vertreiben. Mit einigen Stauden wird die zu behandelnde Stelle geschlagen, bis sie gut gerötet ist. Dann deckt man ein warmes Tuch darüber und wartet, bis die Hautreaktion wieder völlig abgeklungen ist. Meist hat sich dann auch der Hexenschuß empfohlen.

Moor und Schlamm

Moore, Schlamme und Heilerden werden vom Arzt unter dem Sammelnamen Peloide zusammengefaßt. *Heilmoore* werden aus frisch gestochenem Torf hergestellt, der zuerst getrocknet und dann in eigenen Mühlen gemahlen wird. Mit gewöhnlichem Wasser oder Mineralwasser wird aus dem Torf dann der Moorbrei hergestellt.

Schlamme sind Mineralablagerungen von Heilquellen.

Als *Heilerden* verwendet man Ton, Lehm und Löß. Bestimmte Schlammsorten und Heilerden sind leicht radioaktiv. Ob diese Radioaktivität auch tatsächlich eine Wirkung entfaltet, ist sehr umstritten.

Schlamm, Moor und Heilerden kann man sowohl zur offenen Behandlung als auch eingenäht in Kompressen käuflich erwerben. Reinlicher und praktischer ist die Kompressenbehandlung, wirksamer wahrscheinlich das direkte Auftragen des Breies auf die zu behandelnde Körperstelle. Beim direkten Kontakt kommt nicht nur die Wärmewirkung besonders gut zur Geltung, auch die im Brei gelösten Wirkstoffe werden von der bloßen Haut besser aufgenommen. Ist auch die Frage, welche Stoffe in den verschiedenen Schlamm- und Moorarten wirksam sind, noch bei weitem nicht geklärt, so beweisen die Heilerfolge doch recht eindrucksvoll, daß die Moor- oder Schlammbehandlung der einfachen Wärmetherapie in vielen Fällen überlegen ist.

Bei der Behandlung mit Moor, Schlamm oder Heilerde gehen wir ganz ähnlich vor wie bei einem Wickel. Bevor der Patient mit dem Heilbrei in Berührung kommt, muß alles fertig vorbereitet sein, sonst kühlt einerseits der Brei aus, andererseits kann sich der Patient erkälten.

Benötigt werden eine Wolldecke, ein wasserdichter Stoff (Plastik), ein leichtes Leintuch und ein Topf zum Erhitzen des Breies. Wie und wie lange der Brei zu erhitzen ist, steht jeweils genau in der Gebrauchsanweisung. Auf die Haut auftragen dürfen wir ihn gerade so heiß, daß es der Patient noch verträgt. Ob man den Brei auf das Leinentuch gibt und dann den Patienten damit einschlägt oder zuerst den Brei aufträgt und anschließend das Tuch darüberlegt, hängt von der Art des Breies ab. Dann kommt das wasserdichte Tuch darüber und anschließend die Wolldecke. Niemals darf Feuchtigkeit nach außen dringen!

Die Dauer der Behandlung werden wir am besten mit dem Arzt besprechen, da auch Schlamm- und Moorpackungen Herz und Kreislauf anstrengen. Anschließend waschen wir den Patienten gut warm ab (in einem warmen Raum) und hüllen ihn wieder in warme Tücher ein.

Heilpflanzen gegen den Rheumatismus

Es gibt zwei Möglichkeiten: Äußerlich können Heilpflanzen als Packungen und Badezusatz verwendet werden, innerlich als Tee. Packungen und Badezusätze wirken neben der Wärmespeicherung auch durch den Gehalt an ätherischen Ölen und Mineralsalzen (siehe Einleitung).

Die Hauptaufgabe der Kräuterbehandlung bei der innerlichen Verwendung ist die Stoffwechselanregung und Entschlackung. Die zwei wichtigsten Vertreter sind der Lindenblütentee und der Holundertee. Sie wirken beide schweißtreibend und unterstützen so eine innere Reinigung. Am vielseitigsten kann die Brennessel verwendet werden. Frisch liefert sie einen ausgezeichneten Hautreiz, als Preßsaft schenkt sie uns Vitamine und Mineralsalze, als Tee wirkt sie harntreibend und regt die Verdauungstätigkeit an.

Den schweißtreibenden Tee geben wir (wenn es der Arzt erlaubt!) am besten nach einem Bad, wenn wir vorsichtiger sein wollen, nach einem heißen Fußbad.

Als Badezusatz wird vor allem der Kalmuswurzel eine gute Wirkung gegen chronische rheumatische Beschwerden zugesprochen. Verwendung siehe Seite 257 f.

Durch die Erfolge der Rheumabehandlung mit den modernen Medikamenten, mit richtig dosierten Wärme- und Kälteanwendungen, Kurzwellen, Ultraschall und anderem ist die Heilpflanzenbehandlung mit Recht etwas in den Hintergrund getreten, als zusätzliche Maßnahme ist sie aber nach wie vor zu empfehlen und zeigt immer wieder verblüffend gute Ergebnisse.

Wichtige Ratschläge für die Rheumabehandlung daheim:

* Nicht übertreiben! Die vorgeschriebene Zeit für den Kurgebrauch beachten! Längere Behandlung kann schädlich sein.

* Wenn die Behandlung tagsüber erfolgen muß, dann anschließend wenigstens eine halbe Stunde im warmen Raum bleiben!

* Die Behandlung wird zweckmäßig am Abend vor dem Zubettgehen durchgeführt.

* Alle Kuranwendungen müssen im warmen Raum gemacht werden, der Patient darf nicht frösteln.

* Zugluft und Feuchtigkeit im Raum sind Gift für jeden Rheumakranken. Warme Kleidung — vor allem Unterwäsche — ist ein wirksamer Schutz.

* Wenn die Beschwerden gebessert sind, den Körper nicht überlasten, sondern langsam an schwerere Aufgaben gewöhnen!

UNSERE HEILPFLANZEN

Welche Wirkstoffe enthalten die Heilpflanzen?

Alkaloide. Zu den wirksamsten Stoffen, die wir in den Heilpflanzen finden, zählen die Alkaloide. Sie wurden schon früh in der Schulmedizin verwendet. Auch die Chemie hat sich sehr bald mit ihnen beschäftigt. Im Jahre 1806 gelang dem damals 20jährigen Apotheker Sertuerner die Reindarstellung des hochwirksamen Stoffes Morphin. Seinen Namen verdankt es der betäubenden Wirkung. (Morpheus ist der Gott der Träume.) Wenige Jahre später wurden weitere Alkaloide entdeckt, heute kennt man etwa 400 verschiedene Verbindungen dieser Gruppe. Ihre chemische Zusammensetzung ist zum Teil so kompliziert, daß sie bis heute noch nicht völlig aufgeklärt werden konnte. Die Alkaloide sind basenähnlich (Alkalien = Basen; -oid bezeichnet die Ähnlichkeit), werden deshalb auch Pflanzenbasen genannt und bilden mit den Pflanzensäuren (etwa der Apfelsäure, der Zitronensäure usw.) Salze. Im Gegensatz zu vielen anderen Wirkstoffen, die auf alle Zellen mehr oder weniger starken Einfluß haben, greifen die Alkaloide meist einzelne Zellarten, zum Beispiel Nervenzellen, an. Sie wirken, wie der Wissenschaftler sagt, spezifisch.

Wichtige Alkaloide sind: Cocain, Opiumalkaloide, das krampferregende Strychnin, das fiebersenkende Chinin, das Nikotin, das Gift der Tollkirsche — Atropin —, das in der Schulmedizin zu Narkosezwecken heute viel verwendete Curarin (indianisches Pfeilgift), das Alkaloid des Eisenhutes — Aconitin — und andere.

Das Vorkommen der Alkaloide ist auf einige Pflanzengattungen, zu denen die Nachtschattengewächse (Solanazeen), die Mohngewächse (Papaverazeen), die Rubiazeen, zu denen der Kaffeebaum, der Waldmeister und das Labkraut zählen, u. a. m. beschränkt.

Alkaloidhaltig sind ferner noch das Veilchen, der Baldrian, der Enzian, die Kalmuswurzel, die Hauhechel und andere.

Ätherische Öle. Sie sind im Pflanzenreich weit verbreitet und werden durch Destillation gewonnen. In der Schulmedizin finden sie heute wenig Anwendung, zum Teil als hautreizende Stoffe, zum Teil zur Desinfektion der Harnwege und zur Geschmacksverbesserung. Ihren Namen haben sie von den in ihnen enthaltenen Äthern, die für den Geruch verantwortlich sind.

Zu den ätherischen Ölen zählen der Kampfer in den Blättern des Kampfer-baumes, das Menthol (ein Alkohol) im Pfefferminzöl, das Geraniol in Rosen und Geranien und das Citral aus dem Zitronenöl. Interessant ist es, daß ein Grundstoff der ätherischen Öle chemisch eng mit dem Sulfonamid Prontosil und das Citral mit dem Karotin, einer Vorstufe des Vitamins A, verwandt ist. In größeren Mengen sind die ätherischen Öle giftig. Es kann zu Krämpfen und zu Kreislaufversagen kommen.

Ballaststoffe. Bestimmte Pflanzenteile wirken nicht chemisch auf den Orga-nismus, sondern, vor allem bei der Verdauung, ausschließlich durch ihre Menge und ihre Widerstandskraft gegen die Verdauungssäfte. Nur durch Auffüllung des Darmes regen sie die Darmwandmuskulatur zu erhöhter Tätigkeit an und dienen so als schonende Abführmittel. Dasselbe gilt für die im mensch-lichen Darm unverdauliche Zellulose, die den Grundstock der Stengel und Strünke bildet.

Bitterstoffe. Wenn uns das Bier schmeckt und auch den Appetit anregt, so nicht zuletzt wegen der Bitterstoffe des Hopfens. Zu den Bitterstoffen zählt man die verschiedensten Substanzen. Gemeinsam ist ihnen nur, daß sie, wie etwa das Chinin, noch in äußerst starken Verdünnungen einen bitteren Ge-schmack haben. Sie reizen die Mundschleimhaut und bewirken dadurch einen Reflex in der Magenschleimhaut, die mehr Magensaft erzeugt. Ätherische.Öle, die in vielen Pflanzen, die bitterstoffreich sind, ebenfalls vorkommen, ver-stärken die Wirkung der Bitterstoffe. Bitterstoffe findet man im Tausend-guldenkraut, im Wermut, im Bitterklee, im Hopfen, in der Arnika und im Bitterholz *(Lignum Quassiae).*

Cholin ist in vielen Pflanzen enthalten und als Bestandteil des für den menschlichen Organismus so wichtigen Lezithins praktisch in allen Körper-zellen zu finden. Es wirkt ganz ähnlich wie der sogenannte Vagusstoff, Azetylcholin, eine Cholinverbindung, die die Lebensnerven und auch die Einzelzelle noch in einer Verdünnung von 1 : 10,000.000,000.000 anregt. Bei Zufuhr durch den Magendarmkanal wird Cholin allerdings zerstört, doch mag es sein, daß es aus den Baustoffen wieder leichter aufgebaut werden kann. An sich regt es die Darmtätigkeit und Speichelsekretion an, senkt den Blut-druck anfänglich, steigert ihn dann und wirkt insgesamt im gleichen Sinne wie der Sparmeister unter den lebenden Nerven, der Vagus.

Gerbstoffe. Die Ledergerbung wird durch Umwandlung des Eiweißes der Tierhaut bewirkt. Diese Eiweißreaktion findet auch auf der Haut und vor allem auf der Schleimhaut statt. Ursprünglich wurden zum Gerben nur pflanzliche Stoffe verwendet, heute gebraucht man neben der Gerbsäure aus Rinden auch verschiedene Salze (Chrom-, Eisen-, Aluminiumsalze usw.). Bringt man einen Tropfen einer stark verdünnten Gerbstofflösung auf die

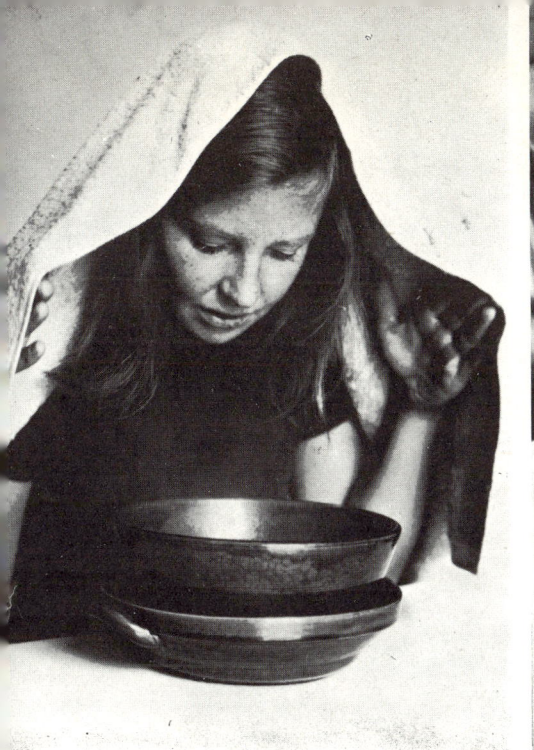

Ein Kräuterbad öffnet die Poren

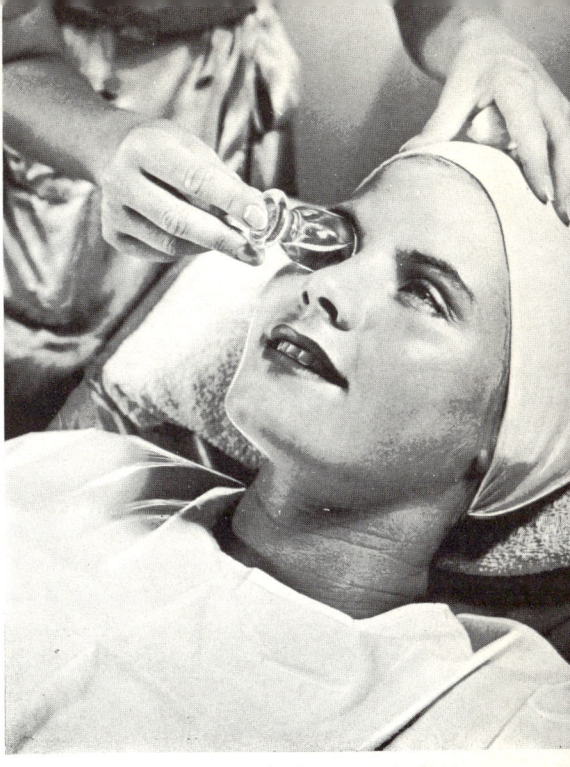

Augenbäder mit Zusätzen sollen nur vom
Fachmann gemacht werden

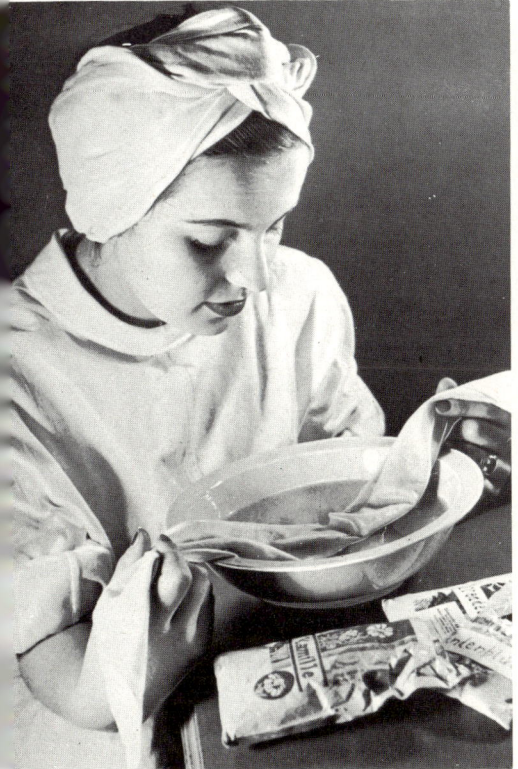

üde Augen erfrischt eine Kräuterkompresse

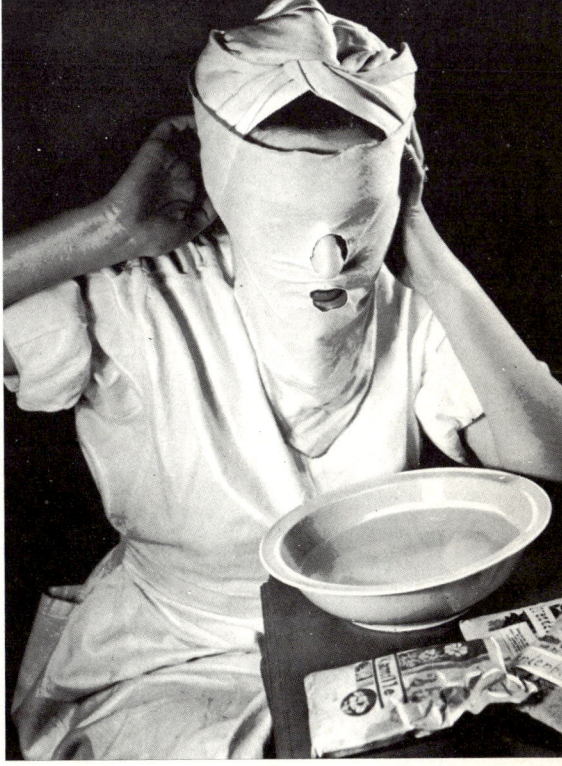

Kamillenkompresse für das Gesicht,
hergestellt aus einem alten Tuch

Tafel 12

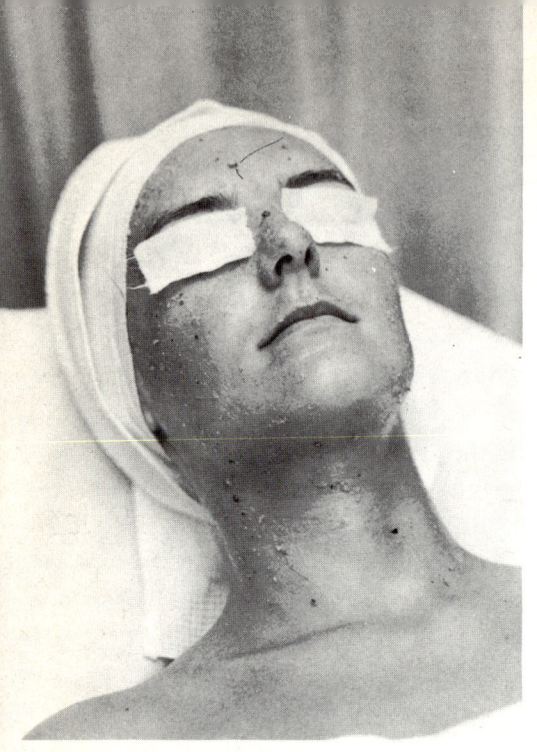

Nüsse-Mandel-Honig-Masken
nähren die Haut

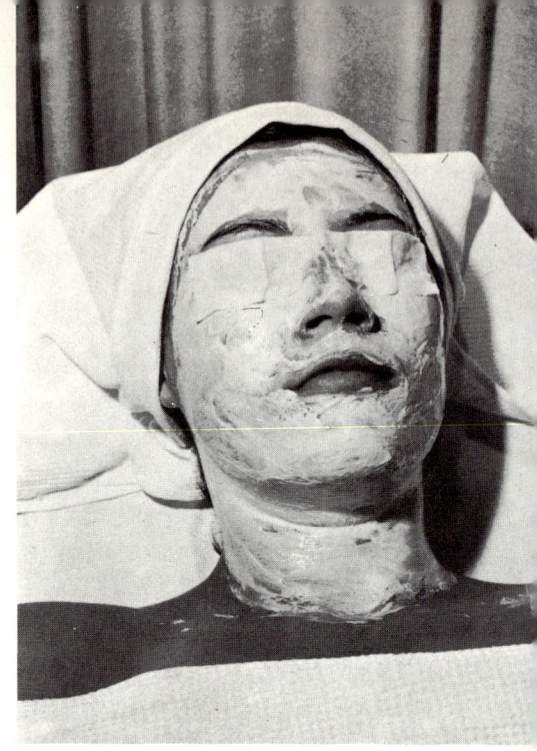

Algenmasken sind feuchtigkeitsspen-
dend und nährend

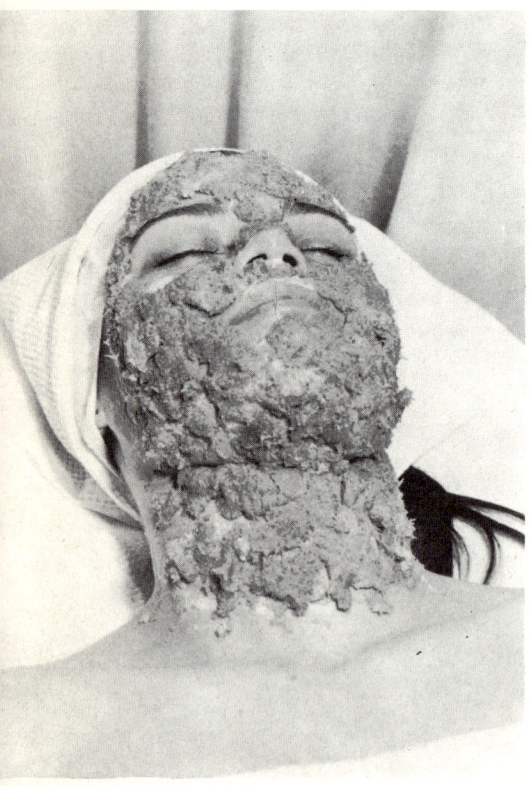

Karottenmasken sind gute Vitamin-
A-Träger

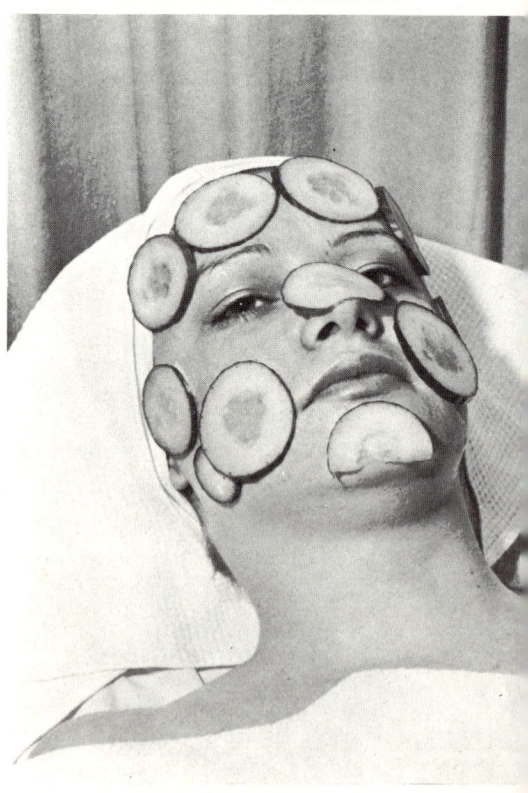

Gurkenmasken halten die Haut rein
und sind sehr belebend

Tafel 13

Zunge, so empfindet man ein merkwürdiges, zusammenziehendes (adstringierendes) Gefühl — unser feinster Gradmesser, ob ein Stoff gerbende Eigenschaften hat oder nicht.

Bringt man einen Gerbstoff auf die Schleimhaut, so wird das Eiweiß der obersten Schicht ausgefällt. Außerdem kommt es örtlich zur Gefäßverengung, bei stärkerer Einwirkung auch zur Schrumpfung des Gewebes. Wie auch wissenschaftlich erwiesen wurde, findet eine gewisse Abdichtung der Zellen gegeneinander statt. Gerbstoffe wirken daher, richtig angewandt, bei Entzündungen, zum Beispiel bei Schleimhautkatarrh der Atemwege, günstig. Ein wichtiger Gerbstoff ist das *Tannin,* die aus Galläpfeln gewonnene Gerbsäure. Es enthält Traubenzucker, der sich verhältnismäßig leicht abspalten läßt, und kommt auch in der Ratanhiawurzel, in der Eichenrinde, im Salbei, in der Tormentillewurzel und anderen vor. Tannin wird in Verbindung mit Eiweiß als Tannalbin gegen Durchfälle auch von der Schulmedizin verwendet. — *Extractum Ratanhiae* ist im Schweizer Arzneibuch enthalten, ebenso der Eichensame *(Semen quercus),* der als Aufguß (Eichelkaffee) vor allem bei kleinen Kindern gegen Durchfall wirksam ist.

Glukochinine. In einer Reihe von Heilpflanzen konnten Wirkstoffe nachgewiesen werden, die den Blutzucker sowohl im Tierversuch als auch beim Menschen deutlich senken. Da die Schulmedizin heute auch Stoffe kennt, die blutzuckersenkend wirken, ohne dem Insulin ähnlich zu sein, wird auch die Verwendung glukochininhaltiger Pflanzen wieder interessanter. Pflanzen, die Glukochinine enthalten, sind unter anderem:

die Zwiebel *(Allium cepa),* Seite 360 f.
die Brennessel *(Urtica dioica),* Seite 205 f.
die Heidelbeere *(Vaccinium myrtillus),* Seite 243
der Bockshornklee *(Trigonella Foenum graecum),* Seite 203 f.
die Sommereiche *(Quercus robur),* Seite 214 f.
die Springwurz *(Polygonatum odoratum),* Seite 324 f.
die Gerste *(Hordeum vulgare),* Seite 402
das Schöllkraut *(Chelidonium maius),* Seite 316 f., u. a. m.

Die Verwendung blutzuckersenkender Heilkräuter kommt nur für Patienten in Frage, die an einer leichten Zuckerharnruhr erkrankt sind, und nur dann, wenn es der Arzt ausdrücklich genehmigt. Darüber hinaus müssen immer wieder gelegentliche Blut- und Harnzuckerkontrollen gemacht werden.

Für schwere Fälle kommt die Verwendung solcher Heilpflanzen überhaupt nicht in Frage, bei mittelschweren können sie unter Umständen zur Insulineinsparung beitragen.

Glykoside. Das wichtigste Herzmittel — Digitalis — zählt zu jenen Stoffen, die der Chemiker als Glykoside bezeichnet. Sie haben ihren Namen von dem

in ihnen chemisch gebundenen Traubenzucker (der Glukose). Durch Einwirkung von Säuren und Fermenten (natürlichen Verdauungsstoffen) werden
die Glykoside in Traubenzucker und andere Stoffe (Alkohole, Säuren usw.)
zerlegt. Auch die in Pflanzen häufig vorkommenden Saponine zählen wegen
ihrer Traubenzuckeranteile zu den Glykosiden. Beachtenswert ist es auch,
daß die Digitalisverbindungen chemisch verschiedenen Hormonen sehr ähnlich sind. Digitalis wirkt nicht nur auf den Herzmuskel, wo es besonders stark
angreift, sondern auch auf die Nieren und verschiedene andere Organe.
Näheres siehe Roter und Gelber Fingerhut, Seite 224 und 225.

Auch manche Wirkstoffe, die man in Enzian, Fieberklee, Hauhechel, Heidelbeere, Schafgarbe und vielen anderen findet, sind Glykoside. Sie sind, in
größeren Mengen genommen, meist giftig.

Mineralsalze. Wenn man sich die modernen Vitaminkombinations-
präparate ansieht, so drängt sich unwillkürlich die Frage auf: Müssen diese
Stoffe, als Kapseln oder Tabletten abgepackt, eingenommen werden? Haben
wir nicht in Obst und Gemüse eine ebenso reichhaltige und wahrscheinlich
wirksamere Kombination? Nichts gegen Vitamintabletten, die bei starkem
Vitaminmangel unerläßlich sind! Aber dazu noch Mineralstoffe wie Eisen,
Spurenelemente usw., die wir in jedem Obst in ausreichender Menge aufnehmen können?

Jedenfalls spielen die Mineralsalze in der belebten Natur eine unerhört
große Rolle, sind für viele Lebensvorgänge, wie zum Beispiel für den Druck
im Inneren der Zelle, unerläßlich und ihr Fehlen macht sich bald oder allmählich, sicher aber eines Tages bemerkbar.

An der Bildung von Mineralsalzen sind vor allem Natrium (Wasserhaushalt), Kalium (Wasserhaushalt, Herzarbeit), Kalzium (Muskel- und Nerven-
arbeit, Blutgerinnung), Chlor, Brom, Jod, Magnesium, Kupfer, Eisen, Stickstoff und Silizium beteiligt.

Saponine. Wegen ihres Zucker-(Glukose-)Gehaltes werden auch die Saponine
zu den Glykosiden gerechnet. Es handelt sich um Stoffe, die mit Wasser stark
schäumen und auch sonst seifenähnliche Eigenschaften haben. Chemisch
besteht mit den Seifen keine Ähnlichkeit. Trotzdem können sie wie Seife
zur Reinigung verwendet werden (so zum Beispiel die Seifenwurz als Fleck-
putzmittel). Die gleiche Eigenschaft, die sie zu seifenähnlichen Stoffen macht,
bewirkt auch, daß sie die Aufnahme von anderen Substanzen im Organismus
erleichtern, weshalb saponinhaltige Pflanzen gerne in Teemischungen verwendet werden. Der Saponingehalt der Heilpflanzen schwankt — wie der
Wirkstoffgehalt meist überhaupt — je nach Jahreszeit, Düngung, Lichtverhält-
nissen usw.

Für die Saponine kommen fünf wichtige Anwendungsgebiete in Frage:

Auswurfförderung, ähnlich wie wir diese bei dem Alkaloid Emetin in der Ipecacuanha finden. Das Erzeugnis der Schleimdrüsen wird dabei nicht nur vermehrt, sondern auch verdünnt, so daß zum Beispiel der Schleim der Bronchien leichter ausgehustet werden kann. Heilpflanzen, die besonders zur Auswurfförderung geeignet sind, sind die Seifenwurzel, die Primel und das Veilchen.

Eine weitere wichtige Eigenschaft der Saponine ist die Förderung der Harn-abgabe: Auch hier finden wir wieder unsere wichtigsten Vertreter, die Primel und die Seifenwurz, daneben auch die Birke und das Bruchkraut.

Bei Schleimhauterkrankungen wird die mildreizende und dabei schleim-hautreinigende Wirkung der Saponine verwendet, wobei sich die seifen-ähnlichen Eigenschaften besonders bewähren (Zahnpasten, Mundwässer).

Schmerzstillend wirken die Saponine bei chronischen Schmerzzuständen wie veraltetem Gelenkrheumatismus, Nervenschmerzen und auch selbst bei so starken Schmerzen, wie sie manchmal der Krebs im späten Stadium ver-ursacht, werden sie mit Erfolg angewandt.

Als letzte wesentliche Möglichkeit kommt noch die Eigenschaft der Saponine, die Aufnahme anderer Wirkstoffe in den Organismus zu er-leichtern, in Frage. Vor allem bei der Digitalisverordnung wird vom Arzt von dieser Möglichkeit Gebrauch gemacht.

Schleimstoffe erzeugen Tier und Pflanze als Schutzsubstanz, die die Ober-fläche gegen chemische Einwirkung und auch gegen Reizung und ähnliche Schäden weitestgehend schützen. Ein solcher Schleimstoff ist zum Beispiel Gummi arabicum. Bei Stuhlverstopfung erhöhen die Schleimstoffe die Gleit-fähigkeit der im Dickdarm aufgestapelten Nahrungsreste. Unsinnig ist es natürlich, wenn manches alte Kräuterbuch angibt, daß diese Schleimstoffe auch noch in der Niere als sanfter Überzug wirken, werden sie doch, bis sie die Niere erreichen, schon längst auf ihrem Wege dahin chemisch verändert.

Vitamine. Den Vitaminen ist im Abschnitt „Gesunde Ernährung" ein eigenes Kapitel gewidmet (siehe Seite 381 f.). Die Heilwirkung Vitamin-C-haltiger Kräuter war schon lange vor der Entdeckung der Vitamine bekannt. So wußte man zum Beispiel, daß das Scharbockkraut den Scharbock (Skorbut) der See-leute rasch heile. Auch von den Zitronen wußte man dies. Leider wurde dieses Wissen zu wenig verwertet, obwohl viele Gelehrte schon damals von der Not-wendigkeit einer obst- und gemüsereichen Ernährung sprachen. Wieviel Not und Elend hätte den Schiffern erspart bleiben können!

Der Vitamingehalt vieler Heilpflanzen dient vor allem der Vorbeugung, so zum Beispiel bei der Frühjahrskur, mit der man durch frische, früh-wachsende Kräuter den immer deutlicher werdenden Vitamin-C-Mangel ausgleichen kann.

Die richtige Anwendung der Heilkräuter

Wenn man Heilkräuter sammeln will, so muß man sich vorerst die Frage vorlegen: „Habe ich genügend pflanzenkundliche Kenntnisse, um die Heilpflanzen richtig zu erkennen?" Auch der beste Pflanzenatlas ist nur ein Hilfsmittel für den Geschulten, der weiß, was ein Staubgefäß ist, ein mittelständiger oder ein unterständiger Fruchtknoten, der den Unterschied der Blattformen, des Blattansatzes und anderes kennt. Für eine einfache Frühjahrskur wird es bald reichen. Auch Hagebutten wird wohl jeder erkennen. Handelt es sich aber um Kräuter, die die Behandlung einer Krankheit unterstützen sollen, muß nicht nur die richtige Sammelzeit beachtet werden, auch der Boden, in dem die Heilpflanze heranwächst, ist von Bedeutung, ebenso ob die Pflanze naß oder trocken gesammelt wurde, und anderes mehr. Damit aber noch nicht genug: Es kommt — abgesehen von jenen Pflanzen, die man zur Erzeugung von Preßsäften verwendet oder die als Salat genossen werden — noch die Trocknung hinzu, bei der viele Wirkstoffe verloren gehen. Im allgemeinen empfiehlt es sich daher, die Heilkräuter in der Apotheke bzw. im Fachgeschäft zu besorgen. Dann hat man die sichere Gewähr, einwandfrei behandelte Kräuter zu bekommen, und kann sich, soweit dies bei Heilkräutern überhaupt möglich ist, auf den Wirkstoffgehalt verlassen. Vor allem die Vitamine, aber auch ätherische Öle und andere Substanzen gehen bei längerem Lagern zum Großteil verloren. Die Kräuter sollen daher möglichst bald verbraucht werden.

Aufbewahrung

Da Licht und Sauerstoff meist an der Wirkstoffverminderung schuld sind, bewahrt man Heilkräuter am besten in gutschließenden, braunen Gläsern an einem trockenen und kühlen Ort auf. Auch Blechbüchsen sind gut geeignet. Alle Jahre wird die Kräuterapotheke erneuert, um uns vor Enttäuschungen zu bewahren. Wurden Kräuter feucht und müssen deshalb neuerlich getrocknet werden, so darf dies an warmen Tagen nur im Schatten, in der kalten Jahreszeit nur in einem warmen trockenen Raum — nicht aber in der Küche — erfolgen. Auch beim Trocknen frischer Kräuter muß dies beachtet werden.

Aufguß und Abkochung

Die häufigste Anwendung wirkstoffhaltiger Pflanzen ist der Aufguß. Schon der Chinesische oder Russische Tee, den wir als Aufguß trinken, hat medikamentöse Eigenschaften. Er enthält unter anderem Teein, eine Verbindung, die dem Coffein nahesteht und auch ähnlich wirkt.

Daneben wirkt starker Russischer Tee ob seines Tanningehaltes stopfend. Er wird beim Teefasten gegen Durchfall angewendet und ist wohl die Hauptursache für das Nationalleiden der Engländer, die Hartleibigkeit. (Der sogenannte „Russische Tee" kommt keineswegs aus Rußland. Diese Bezeichnung kommt vielmehr daher, daß früher die besonders edlen Teesorten aus Ostasien statt auf dem Seeweg über Sibirien nach Europa gebracht wurden. Dies geschah deshalb, um sie der Gefahr des Feuchtwerdens weniger auszusetzen als auf dem Seetransport.)

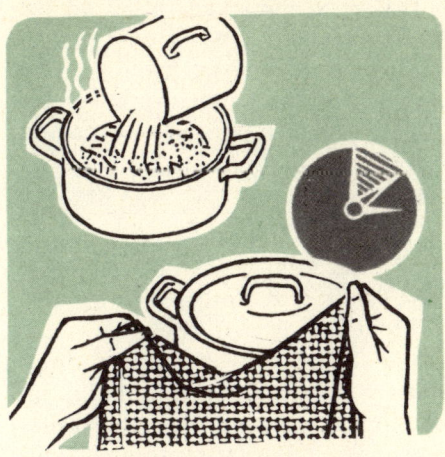

Abb. 30: Aufguß

Aufguß:

Nötig:

    ein Aluminiumgefäß zum Erhitzen
        des Wassers,
    ein Porzellangefäß oder ein emailliertes Gefäß zum Aufgießen,
    ein Deckel,
    die benötigte Kräutermenge.

Aufgüsse werden immer dann gemacht, wenn man das Wasser zwar kochen muß, um bestimmte Wirkstoffe zu erhalten, aber mit Rücksicht auf die ätherischen Öle und andere flüchtige Substanzen die Wärme nur kurz einwirken lassen will. Im allgemeinen verfährt man so, daß das kurz kochende Wasser über die in einem zweiten Gefäß vorbereiteten Kräuter gegossen wird. Manche Rezepte verlangen aber auch, daß man die vorgeschriebene Kräutermenge in das kurz aufkochende Wasser wirft und den Topf anschließend sofort vom Feuer nimmt. Zehn Minuten läßt man dann ziehen, nachdem das Gefäß mit einem gut sitzenden Deckel verschlossen worden ist.

Aufgüsse macht man zum Beispiel von Holunder, Lindenblüten, von Kamillen, Melissen und Pfefferminze.

Abkochung:

Nötig:

    ein emailliertes Gefäß,
    ein Tuch zum Durchseihen,
    die benötigte Menge der Heilpflanzen.

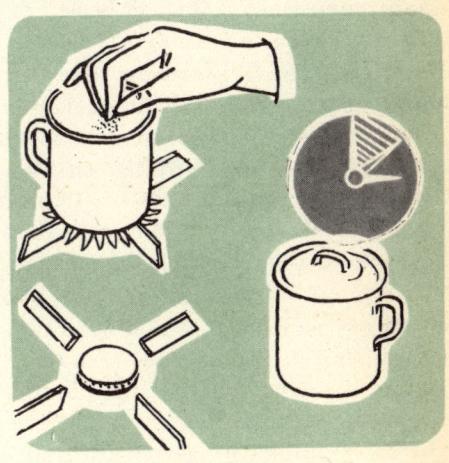

Abb. 31: Abkochung

Kommt es vorwiegend auf die Bitterstoffe und Mineralsalze an, so macht man eine Abkochung. Es werden zwar die ätherischen Öle und auch ein Großteil der Vitamine meist verlorengehen, um so mehr Bitter- und Mineralstoffe sind aber im Tee enthalten.

Je nach der verwendeten Heilkräuterart wird die vorgeschriebene Menge entweder mit einem Viertelliter kaltem Wasser verrührt, anschließend aufgekocht und dann noch drei bis vier Minuten kochen gelassen oder erst ins kochende Wasser hineingegeben. Anschließend läßt man zwei bis drei Minuten ziehen. Pflanzenteile, deren Inhaltsstoffe besonders schwer ausziehbar sind, wie Rinden, Wurzeln und Hölzer, müssen je nach Angabe auch zehn Minuten und länger kochen und auch längere Zeit ziehen. Nachdem der zubereitete Tee lauwarm geworden ist, wird er durch das Tuch abgeseiht und nach Vorschrift getrunken.

Kalter Auszug

Nötig:

ein Porzellangefäß.

Will man einerseits die ätherischen Öle und andere flüchtige Stoffe mit Sicherheit erhalten und andererseits die anderen Substanzen nur mild zur Wirkung kommen lassen, so macht man einen kalten Auszug. Am besten verwendet man ein Porzellangefäß, um keinerlei Metall mit dem Extrakt in Berührung zu bringen. Man nimmt etwa die doppelte für den Aufguß vorgeschriebene Kräutermenge und setzt ein Viertelliter kaltes Wasser zu. Der Auszug ist nach 10 bis 12 Stunden fertig und wird unverändert getrunken.

Alkoholischer Auszug — Extrakt

Man wird im allgemeinen Extrakte nicht selbst herstellen. Dazu haben wir die fachkundige Hilfe des Apothekers, zumal die Wirkungen von Extrakten und Tinkturen sehr stark davon abhängen, ob sie richtig zubereitet wurden. Im Prinzip werden die Heilpflanzen etwa im Verhältnis 1 : 5 bis 1 : 10 in Alkohol angesetzt und nun, je nach der Pflanzensorte, längere oder kürzere Zeit (zwei bis sechs Wochen) stehen gelassen. Täglich wird ein- bis zweimal umgeschüttelt. Der Extrakt wird anschließend abgeseiht und verwendet. Da der Alkohol konservierend wirkt, ist der alkoholische Auszug verhältnismäßig lange Zeit haltbar.

Frucht- und Pflanzensäfte

Nötig:

eine einfache Zitronenpresse oder eine moderne Obst- und Gemüsepresse (vor allem für den großen Haushalt).

166

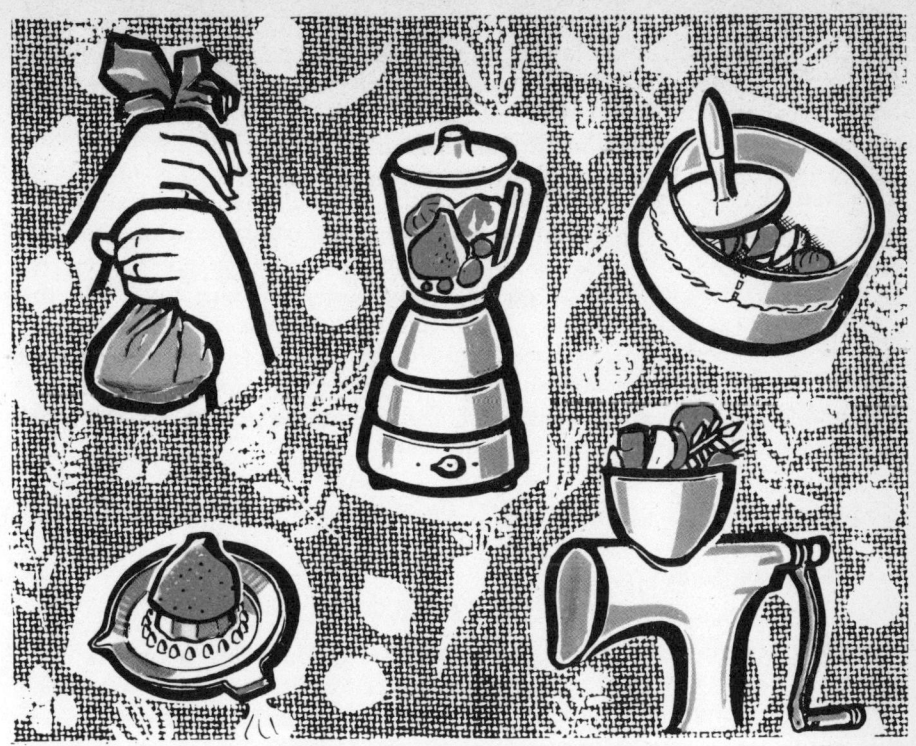

Abb 32: Herstellung von Fruchtsaften

Erfreulicherweise werden frisch gepreßte Säfte immer mehr im Alltag verwendet. Sie sind ausgezeichnete Vitaminspender und sorgen auch für die Auffüllung des Mineralstoffhaushaltes. Sie sollen möglichst jedesmal frisch gepreßt werden, da sie rasch an Vitamingehalt verlieren und bald zu gären beginnen. Bestimmte Pflanzenstoffe können durch Kochen und Eindicken zu einer sehr bekömmlichen Salse verarbeitet werden, wobei man Zucker oder Honig beifügt (zum Beispiel Holundersalse).

Welche Mengen sollen verwendet werden? Ist kein besonderes Rezept vorhanden, so nimmt man für ¼ l Wasser so viel Tee, wie man mit vier Fingern gut fassen kann (Abb. 31). Man erhält dabei etwa einen Eßlöffel des Krautes. Für Kinder und bei stärker wirkenden Arzneipflanzen genügen meist ein bis zwei Teelöffel.

Wie man den Tee gebraucht

Will man mit Lindenblütentee eine kräftige Schwitzkur einleiten, so wird er, gegebenenfalls mit Honig gesüßt, so heiß wie möglich und in einem Zug getrunken. Andere Tees, wie etwa ein Magenberuhigungstee aus Melissen und

Kamillen, sollen kühl oder lauwarm, niemals heiß oder kalt, und in kleinen Portionen, schluckweise verteilt auf den Tag, angewendet werden. Auch Hustentees, schleimlösende Zubereitungen, wird man in kleinen Mengen, allerdings wieder so heiß wie möglich trinken.

Will man die Wirkung eines Tees nicht abschwächen, empfiehlt es sich, ihn nicht lange Zeit zu trinken, sondern nur so lange, wie es die Erkrankung erfordert. Es ist auch sinnlos, die Kräuter einer Frühjahrskur das ganze Jahr über zu verwenden. Ebenso sollen Abführtees nicht dauernd genommen werden. Ist der Gebrauch unerläßlich, so wechselt man etwa alle zwei bis drei Wochen den Tee.

KRÄUTER-HAUSAPOTHEKE

Naturaufgeschlossene Menschen werden auch in der Hausapotheke eine Reihe von Kräutern vorrätig halten, die uns gegebenenfalls ausgezeichnete Dienste leisten können. Wenn wir den Weg der vernünftigen Mitte zweckmäßig einhalten wollen, so heißt naturverbunden nicht, daß unsere Hausapotheke nun aus lauter Kräutertees und Tinkturen bestehen solle. Sie soll und muß all das enthalten, was jede vernünftige Hausfrau in ihrer Hausapotheke vorrätig hat, daneben aber eine Reihe von Kräutertees und Kräutermischungen, die bei leichten Erkrankungen gleich bei der Hand sein sollen. Da auch die Teezubereitungen allmählich an Kraft verlieren, soll man die Hausapotheke etwa alle halben Jahre kontrollieren und die Teemischungen austauschen. Um sie nicht wegwerfen zu müssen, können wir von den meisten, wie etwa von der Pfefferminze oder der Melisse, guten Frühstückstee bereiten.

Welche Kräuter in Frage kommen, zeigt die nun folgende Tabelle.

Selbstverständlich müssen wir nicht alle genannten Teesorten bereithalten, sondern wählen aus der für die Hausapotheke zusammengestellten Liste einige aus. Zum Teil handelt es sich ja auch darum, ob man die Kräuter sammeln kann beziehungsweise ob man sie in der Apotheke oder in der Drogerie erhält.

Verwendung	*Heilpflanze*
Angina	Salbei
zur Beruhigung	Baldrian, Melisse
Blähungen	Anis, Fenchel, Kümmel
Blasenbeschwerden	Bärentraubentee, Blasenteemischung
Durchfall	Apfelpulver, getrocknete Heidelbeeren
bei Fieber zum Schwitzen	Holunder, Königskerze, Lindenblüten
Husten, Heiserkeit	Bibernelle, Isländische Flechte, Primel, Salbei, Spitzwegerich
Magenschmerzen	Kalmus, Kamille, Pfefferminze, Tausendguldenkraut, Wermut
Rachenkatarrh	Eibisch, Salbei
Schlaflosigkeit	Baldrian, Hopfen, Melisse
Stuhlverstopfung	Sennesblätter, besser: gemischter Abführtee
Umschläge	Eichenrinde, Kamille, Leinsamen

KRÄUTER HELFEN
DIE SCHÖNHEIT ERHALTEN

Getreu unserem Prinzip, aufzuklären und wenn nötig zu warnen, müssen wir vorerst betonen, daß eine Kräuter- oder Saftbehandlung der Haut, ebenso wie jede andere kosmetische Behandlung, nur begrenzt imstande ist, Fehler, die einmal gemacht wurden, wieder auszugleichen! Für die Erhaltung der Schönheit und Spannkraft der Haut ist zum Beispiel eine richtige Ernährung, wie sie auf Seite 416 ff. beschrieben wird, wichtiger als Packungen, Masken und ähnliches.

Die wichtigste unmittelbare Maßnahme zur richtigen Hautpflege ist die Reinigung! Man verwende: viel und womöglich fließendes Wasser, wenig oder gar keine Seife (fürs Gesicht) und keine chemischen Reinigungsmittel! Es sei denn ausnahmsweise, wenn man einmal besonders verschmutzt ist.

Wenn man nach dem Waschen alle Seife sorgfältig wegschwemmt, so ist eine milde gute Seife nicht gefährlich und kann auch zur Gesichtspflege verwendet werden. Ist die Haut trocken, soll die Seife reichlich Fett enthalten. Bei allen Behandlungen muß man zuletzt die Haut sorgfältig abtrocknen und – wenn sie trocken (das heißt: nicht fett in kosmetischem Sinne!) ist – mit einer fetten Creme schützen.

Hat der Arzt den Seifengebrauch verboten, so verwenden wir zum Waschen eine Abkochung von Kamillen, Käsepappel oder auch Rosmarin. Wir geben die übliche Menge ins kochende Wasser und lassen fünf Minuten kochen, dann einige Zeit ziehen und verwenden die Abkochung noch am gleichen Tag. Ein mäßiger Arnikazusatz ist empfehlenswert. Für *Kompressen* und andere Auflagen – die man nur nach Verordnung einer Kosmetikerin oder eines Arztes verwenden soll – tauchen wir ein mehrfach zusammengelegtes Leinentuch in die heiße Abkochung und legen die Kompresse so heiß wie möglich auf. Anschließend kann man kalt abreiben!

Die Verwendung von Kräutermischungen zu Packungen sollte den Kosmetiksalons vorbehalten bleiben. Die Zusammensetzung muß dem jeweiligen Hautbefund angepaßt werden. Man kann mehr schaden als nützen, wenn man ohne eingehende Untersuchung einfach drauflosbehandelt!

Zum milden Bleichen der Haut darf man Gurkenwasser und gegebenenfalls auch Obstsäfte verwenden, die jeweils frisch gepreßt werden müssen.

Zitronensaft wirkt verhältnismäßig stark und ist ein gutes Mittel, um Seifen-reste zu entfernen. Man kann auch eine Zitronenscheibe zum Abreiben der Haut verwenden, muß aber anschließend gut nachspülen.

Gurkenwasser wird vor dem Schlafengehen auf Gesicht und Hände aufge-tragen, man läßt es eintrocknen und spült nach 10 Minuten mit fließendem Wasser gründlich ab. Nicht vergessen, sorgfältig abzutrocknen!

Schafgarbenabkochung wird gegen unreine Haut und Mitesser empfohlen. Man wäscht morgens und abends mit der Abkochung, spült gut nach und trägt etwas trockene Creme auf. Bei unreiner Haut ist es wichtig, auf die Regelung der Verdauung zu achten!

Geriebene Äpfel mit Glycerin zu gleichen Teilen vermischt sind ein bewährtes Mittel gegen rauhe Hände.

Zur Haarpflege ist vor allem Kamillentee ausgezeichnet geeignet. Dem Spülwasser etwas Essig zusetzen (oder Zitronenwasser), hilft die letzten Reste des Shampoos zu entfernen.

Leichte Ausschläge können manchmal mit folgender Mischung im Keim erstickt werden:

Brennessel
Kamille
Pfefferminze } zu gleichen Teilen.
Thymian
Zinnkraut

Man nimmt für ein Viertelliter zur Abkochung einen Eßlöffel der Kräuter-mischung und wäscht sich damit zweimal täglich.

Tafel 12 und Tafel 13 zeigen die Anwendung verschiedener Kräuter- und Gemüsearten zu kosmetischen Zwecken.

Die folgenden zwei Tabellen erläutern die Maße und Gewichte, wie sie einst gebraucht wurden und wie man sie heute verwendet. Die Tabelle der alten Gewichtseinheiten soll dem Leser den Vergleich mit Kräuterbüchern aus vergangenen Tagen erleichtern.

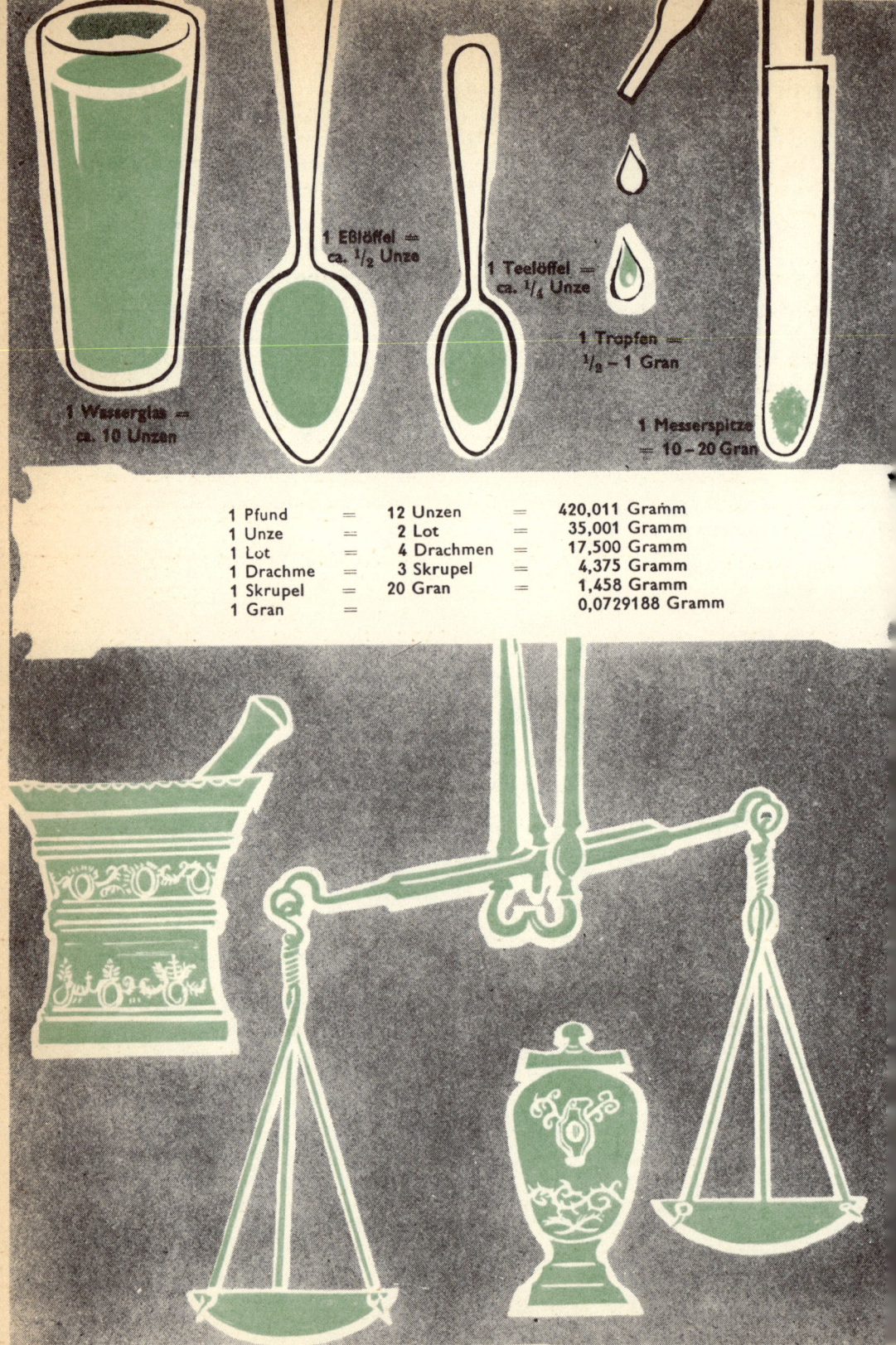

1 Eßlöffel =
ca. ¹/₂ Unze

1 Teelöffel =
ca. ¹/₄ Unze

1 Tropfen =
¹/₂ – 1 Gran

1 Wasserglas =
ca. 10 Unzen

1 Messerspitze
= 10 – 20 Gran

1 Pfund	=	12 Unzen	=	420,011 Gramm
1 Unze	=	2 Lot	=	35,001 Gramm
1 Lot	=	4 Drachmen	=	17,500 Gramm
1 Drachme	=	3 Skrupel	=	4,375 Gramm
1 Skrupel	=	20 Gran	=	1,458 Gramm
1 Gran	=			0,0729188 Gramm

Maße und Gewichte, wie sie in alten Kräuterbüchern Verwendung fanden

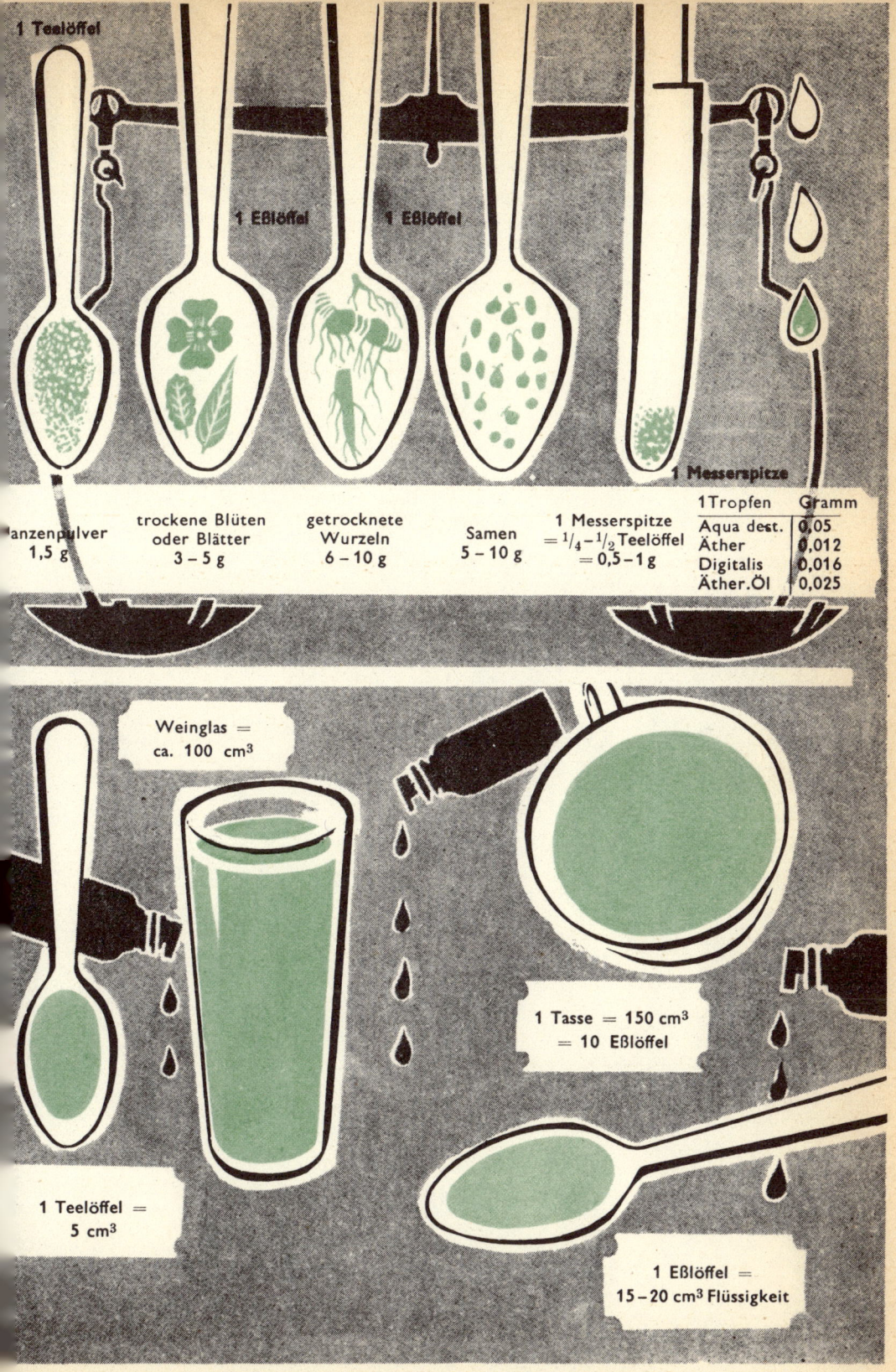

1 Teelöffel

1 Eßlöffel

1 Eßlöffel

1 Messerspitze

	1 Tropfen	Gramm
Aqua dest.	0,05
Äther	0,012
Digitalis	0,016
Äther.Öl	0,025

Pflanzenpulver 1,5 g

trockene Blüten oder Blätter 3 – 5 g

getrocknete Wurzeln 6 – 10 g

Samen 5 – 10 g

1 Messerspitze = $^1/_4$ – $^1/_2$ Teelöffel = 0,5 – 1 g

Weinglas = ca. 100 cm³

1 Tasse = 150 cm³ = 10 Eßlöffel

1 Teelöffel = 5 cm³

1 Eßlöffel = 15 – 20 cm³ Flüssigkeit

Maße und Gewichte, wie man sie heute verwendet

HEILPFLANZENALPHABET

Um unseren Lesern den Gebrauch der Kräuter zu erläutern, haben wir die verwendbaren Teile der Kräuter, die für den Hausgebrauch in Frage kommen, durch Symbole gekennzeichnet. Der jeweils verwendbare Teil der Pflanze ist am Symbol dunkel.

Die Symbole bedeuten im einzelnen:

Symbol	Verwendbar
	Blüten
	Samen
	Stengel
	Blätter
	Wurzelstock
	Wurzel
	Blühendes Kraut

Sind mehrere Teile der Pflanze dunkel hervorgehoben, sind natürlich alle so bezeichneten Teile verwendbar.

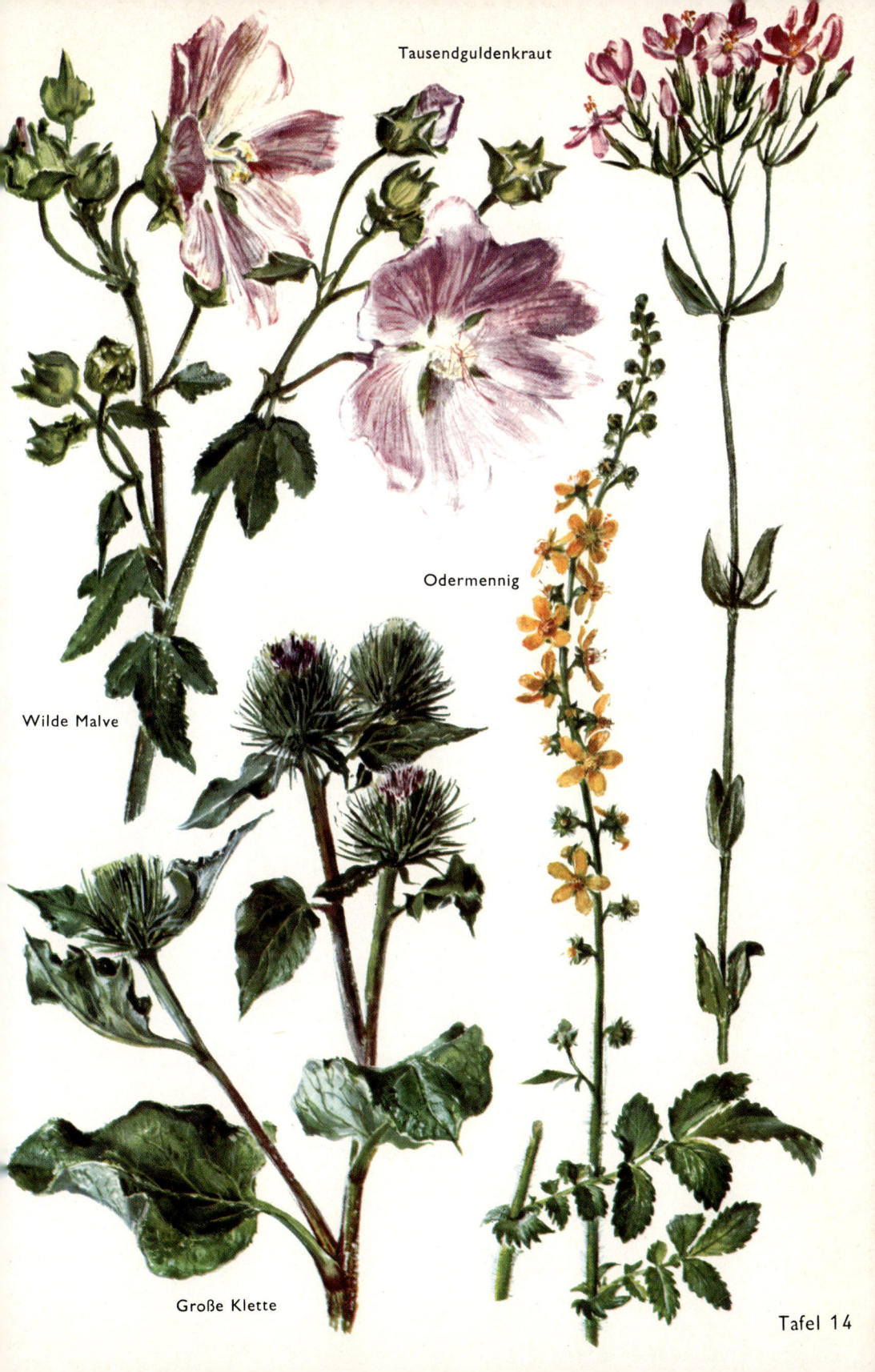

Tausendguldenkraut

Odermennig

Wilde Malve

Große Klette

Tafel 14

Ackermohn
(Papaver Rhoeas)

Feldmohn
Feuerblume
Klatschrose
Klatsch(rosen)mohn
Kornrose
Wilder oder Roter Mohn

Fundort: Äcker
Größe: bis ¹/₂ m
Blütezeit: Mai bis Juli
Günstige Ernte: —
Verwendbare Pflanzenteile: —
Hauptanzeigen: —
Zubereitung: —

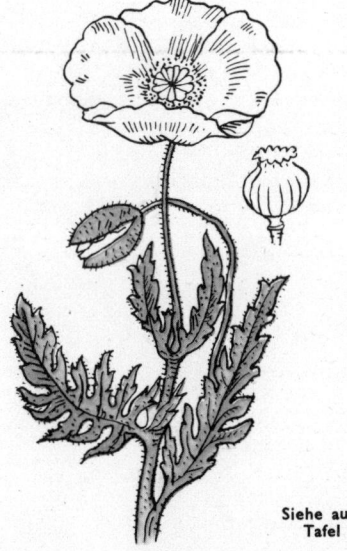

Siehe auch
Tafel 11

Der Ackermohn enthält kein Opium, wohl aber ein Alkaloid. Dieses wirkt zwar nicht betäubend, doch ist es zweckentsprechend, vorsichtig damit zu verfahren, weil es in seinen Auswirkungen noch nicht völlig untersucht ist. Klatschmohnvergiftungen kommen kaum vor. Der früher in der Medizin verwendete Ackermohnsirup als Hustenmittel dürfte vorwiegend durch die Schleimstoffe wirksam sein. Er ist heute durch viele andere ausgezeichnete Husten-mittel (auch solche aus der Pflanzenheilkunde) leicht zu ersetzen.

Aus Ackermohn darf auf keinen Fall ein Schlafsaft für Kinder zubereitet werden. Jedem, der einen derartigen Vorschlag macht, sollte man ganz energisch die Tür weisen.

Rezepte: —

Adonis
(Adonis vernalis)

Braunmäglein
Frühlingsteufelsauge
Böhmische Nieswurz

Fundort: sonnenreiche Hänge, Kiefernwäl-der; kalkliebend
Größe: 10 bis 40 cm
Blütezeit: April bis Juni
Günstige Ernte: April bis Juni
Verwendbare Pflanzenteile: blühende Pflanze
Hauptanzeigen: mäßige Herzschwäche
Zubereitung: Abkochung, Aufguß, Pulver, alkoholische Extrakte, Dragees

Wie das Maiglöckchen, so enthält auch das Frühlingsteufelsauge digitalisähnliche Glykoside. Es ist jedoch wesentlich weniger giftig als die Digitaliszubereitungen aus dem Roten und Gelben Fingerhut. Die Wirkstoffe des Frühlingsteufelsauges sind überaus empfindlich. Sie können deshalb ohne besondere Konservierung nicht längere Zeit aufbewahrt werden. Ebenso sind Abkochungen und Infuse aus der Apotheke auch nur kurze Zeit wirksam. Für die Anwendung der Wirkstoffe des Frühlingsteufelsauges über den Magen-Darmtrakt ist es außerdem noch nachteilig, daß diese Wirkstoffe gegen Salzsäure, die wir ja im Magensaft vorfinden, besonders empfindlich sind.

Es fehlen den Glykosiden aus dem Frühlingsteufelsauge aber eine Reihe un-angenehmer Eigenschaften der Digitalis-Glykoside. So fehlt zum Beispiel die un-erwünschte Eigenschaft des „Cumulierens". Der Arzt versteht unter „Cumulieren" die Tatsache, daß sich die Wirkung mancher Stoffe bei längerer Einnahme sozusagen

durch Aufpfropfung steigert und es allmählich durch zu langsame Ausscheidung
zu Vergiftungserscheinungen kommt.
Digitalispräparate dürfen deshalb nicht
ohne Unterbrechung genommen werden.

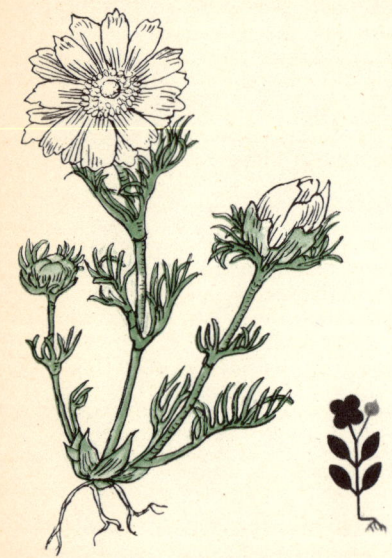

Eine weitere gute Wirkung kann man
den Inhaltsstoffen des Frühlingsteufelsauges
noch nachsagen: Sie erweitern die Herzkranzgefäße und wirken außerdem beruhigend; alles Dinge, die wir bei der Behandlung von Herzleiden besonders schätzen.

Vergiftungen kommen praktisch nicht vor.
Um die zerstörenden Wirkstoffe (Fermente) in der Pflanze zu vernichten, wird
das zur Blütezeit gesammelte Kraut bei
etwa 60 Grad getrocknet und dann ähnlich wie die Digitalisblätter verwendet.
Wie bei der Digitalis heute praktisch das
Infus aus der Apotheke nicht mehr gebraucht wird, ist man auch beim Adonis
auf standardisierte Medikamente übergegangen. Man erhält Adonispräparate als
Tabletten, Injektionen usw. Wann sie
anzuwenden sind, entscheidet der Arzt.

Das Kleine Teufelsauge, *Adonis aestivalis*,
auch Sommeradonis genannt, blüht rot oder
gelb, ist kleiner als das Frühlingsteufels-

auge und durch seinen überaus geringen
Wirkstoffgehalt praktisch unwirksam.

Rezepte: Präparate der pharmazeutischen
Industrie, alkoholische Extrakte, Tinkturen

Alant

(Inula Helenium)

Alantwurz
Brustalant
Galantwurzel
Helenenkraut

Fundort: angebaut
Größe: 1 bis 1½ m
Blütezeit: Juli und August
Günstige Ernte: März und April, Septem-
ber und Oktober
Verwendbare Pflanzenteile: Wurzel
Hauptanzeigen: Wurmmittel; hustenstill-
lend
Zubereitung: Abkochung, Kaltauszug, Öl,
Tinktur, Pulver

Die aromatisch riechende, bitter und scharf
schmeckende Alantwurz enthält ein ätherisches Öl, *Oleum Helenii*. Es enthält neben
drei anderen Wirkstoffen auch den Alant-
kampfer und geringe Mengen Azulen. Die

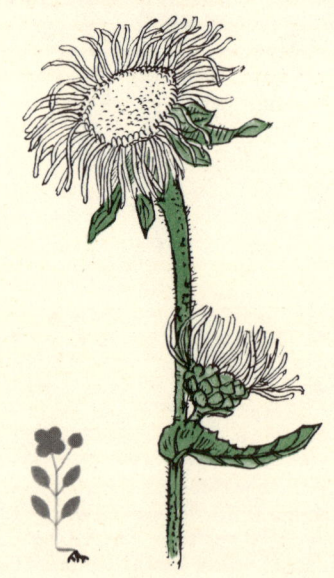

178

in der Alantwurzel enthaltene zuckerähnliche Substanz Inulin kann als Süßmittel für Zuckerkranke verwendet werden.

Das ätherische Öl *Oleum Helenii* wirkt, ähnlich wie Santonin, auf die Würmer und ist weniger giftig als dieses. Die deutlich schleimlösende und hustenreizstillende Wirkung der Alantwurzel macht sie auch als Mittel bei tuberkulösem Reizhusten und ähnlichen unangenehmen Erscheinungen verwendbar und beliebt. Auch gallensekretionsfördernd und harntreibend soll das Alantöl sein.

Hauptsächlich kommt es wohl als wurmabtreibendes Mittel in Frage. Hiezu kann man die Abkochung, aber auch die in der Apotheke bereitete Tinktur verwenden.

Die Blüte des Alant enthält einen Vitamin-A-ähnlichen Farbstoff. Dieser bringt bei Nachtblindheit Abhilfe ähnlich wie Vitamin A oder seine in mehreren Pflanzen, vor allem in der Karotte, enthaltenen Vorstufen.

Dem Alant werden neben Appetit- und Verdauungsanregung noch eine Reihe von anderen Wirkungen zugeschrieben. Vor allem soll er auch bei Regelstörungen, Hämorrhoiden, hohem Blutdruck usw. anwendbar sein. Diese Angaben sind bis heute nur zum Teil überprüft.

Gegen Ekzeme, vor allem auch gegen die Krätze, wird eine Salbe aus der Alantwurzel empfohlen. Sie dürfte aber in ihrer Wirkung von den modernen Präparaten weit übertroffen werden.

Rezepte:

Abkochung: 1 Teelöffel der fein zerkleinerten und getrockneten Wurzel mit 1 Glas Wasser abkochen; alle 2 Stunden 1 Eßlöffel voll nehmen

Tinktur: nach Verordnung des Arztes

Pulver: ebenso

Angeführt sei auch noch der Alantwein: 20 Gramm zerkleinerte Wurzeln werden mit 1 Liter Weinmost aufgegossen, in eine Flasche gefüllt, die mit einem Gärröhrchen versehen ist. Nun läßt man gären und erhält dann einen wohlschmeckenden Wein, von dem man täglich 1 bis 2 Likörgläser voll zur Magenstärkung verwenden kann.

Alpen-Ampfer

(Rumex alpinus)
Blacke
Bletschen

Fundort: Mittelgebirge, feuchte Orte
Größe: bis 2 m hoch
Blütezeit: Juli und August
Günstige Ernte: März und April, September und Oktober
Verwendbare Pflanzenteile: Wurzelstock
Hauptanzeigen: Abführmittel
Zubereitung: Pulver

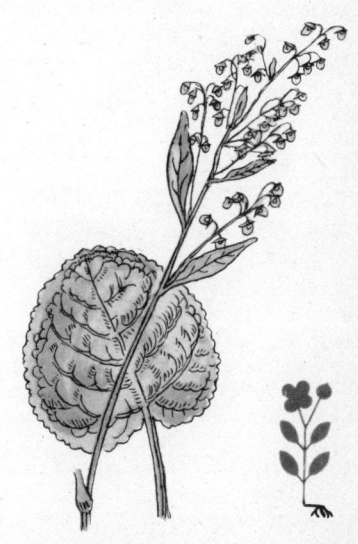

Der Alpenampfer enthält im Wurzelstock Emodin, Gerbstoff und geringe Mengen von ätherischem Öl. Der Wurzelstock war früher offizinell und ist ein gut verwendbares Abführmittel, das keine Nebenwirkungen hat und etwa halb so stark wirkt wie der offizinelle Rhabarber. Siehe auch Sauerampfer *(Rumex acetosa,* Seite 311) und Geduldampfer *(Rumex Patientia,* Seite 229).

Rezepte:

Pulver: messerspitzenweise ein- bis zweimal täglich oder zur stärkeren Wirkung 1 Teelöffel Pulver auf 1 Tasse heißen Tee

179

Weißer Andorn

(Marrubium vulgare)

Antonitee
Berghopfen
Weißer Dorant
Helfkraut
Mariennessel
Mutterkraut

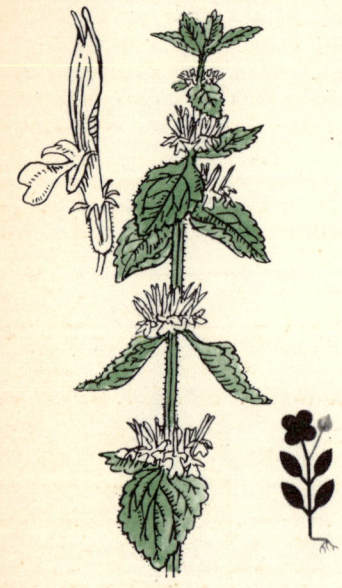

Fundort: Zäune, Ödland, Schutt, Wegränder
Größe: bis 60 cm
Blütezeit: Juni bis September
Günstige Ernte: Juni bis August
Verwendbare Pflanzenteile: blühendes Kraut und Blätter
Hauptanzeigen: Bronchialkatarrh, Husten, Lungenblähung
Zubereitung: Aufguß, Pulver, Saft

Die Blätter des Weißen Andorns riechen gewürzhaft und schmecken schwach nach Moschus, etwas bitter und scharf. Sie enthalten unter anderem den Bitterstoff Marrubin und wirken auswurffördernd, ohne wie die Ipecacuanha in größeren Dosen gleichzeitig ein Brechmittel zu sein. Es wäre daher die Verwendung des Weißen Andorns an Stelle der Ipecacuanha sehr anzuraten. Von manchen wird der Weiße

Andorn auch gegen Extraschläge des Herzens und nervöse Herzbeschwerden empfohlen, ebenfalls gegen leichte Regelbeschwerden. Da die Lungenblähung fast stets mit einer Bronchitis einhergeht, ist der Weiße Andorn auch hier angezeigt.

Äußerlich können die zerquetschten Blätter mit Einwilligung des Arztes bei hartnäckigen Hautausschlägen angewandt werden.

Rezepte:
Aufguß: 1 bis 2 Teelöffel mit ¼ l siedendem Wasser aufgießen; morgens und abends je eine Tasse
Pulver: dreimal täglich 1 Gramm
Preßsaft: zweimal täglich ein Teelöffel

Anis

(Pimpinella anisum, Anisum vulgare)

Bibernell
Pimpinelle

Fundort: angebaut
Größe: 30 bis 50 cm
Blütezeit: Juli und August
Günstige Ernte: Juli bis September
Verwendbare Pflanzenteile: reife Frucht
Hauptanzeigen: appetitanregend, krampflösend, blähungswidrig, schleimlösend
Zubereitung: Aufguß, Tinktur

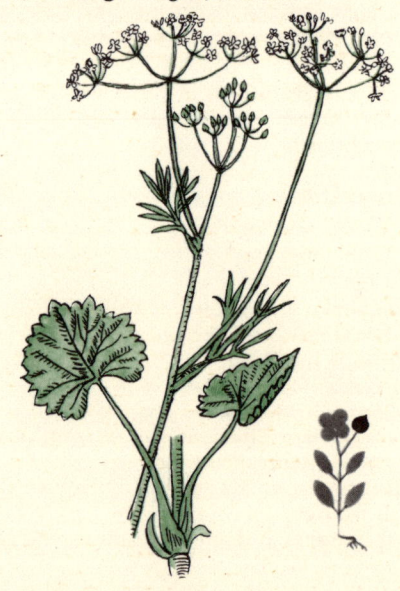

180

Der Anis stammt aus dem Mittelmeergebiet und hat ganz ähnliche Heilanzeigen wie der Fenchel (Seite 222 f.). Verwendet wird praktisch nur der reife Samen. Dessen Abkochung oder Aufguß wirkt krampfstillend, appetitanregend, verdauungsfördernd und hat auch einen deutlichen Einfluß auf die feinen Flimmerhärchen, die einen Großteil unserer Luftwege auskleiden.

Immer wieder und durchaus mit Erfolg wird Aniswasser zur Milchförderung bei stillenden Müttern empfohlen.

Auch das deutsche Arzneibuch enthält die Anisfrucht, deren Hauptwirkstoff ein ätherisches Öl, das farblose *Oleum anisi*, ist. Es wirkt noch stärker als das ätherische Öl des Fenchels und wird verschiedenen Arzneizubereitungen zur Wirkungsverstärkung und Geschmacksverbesserung beigegeben.

Rezepte:

Tinktur (kann selbst bereitet werden): 60 Gramm Anis oder 30 Gramm Anis und 30 Gramm Fenchel mit 1/2 l Branntwein und reinen Zitronenschalen ansetzen und 20 Tage an einer sonnigen Stelle stehen lassen. Auszug abseihen und — wenn vom Arzt nicht anders verordnet — teelöffelweise nehmen

Aufguß: 1 Teelöffel zerdrückte Früchte mit 1/4 l siedendem Wasser aufgießen; Tagesmenge

Vom Arzt wird Anis in verschiedenen Zubereitungen gerne in der Kinderpraxis verwendet.

Anserine

(Potentilla anserina)

Gänsefingerkraut
Krampfkraut

Fundort: Wegränder, Ödland, Wiesen, Dorfanger, sandige Stellen
Größe: 5 bis 20 cm
Blütezeit: Mai bis August
Günstige Ernte: Mai bis August
Verwendbare Pflanzenteile: Blätter, blühende Pflanze, Wurzel
Hauptanzeigen: Magen- und Darmkatarrh, Durchfall
Zubereitung: Aufguß, Abkochung, Pulver

Die gelbblühende Anserine wird verhältnismäßig häufig gefunden und enthält einen noch unerforschten Wirkstoff, der sicher krampflösend ist und auch beim Kochen nicht zerstört wird. Daneben enthält das Gänsefingerkraut Gerbsäure. Durch diese Kombination bildet es ein ausgezeichnetes Mittel gegen Durchfälle. Die Gerbsäure wirkt zusammenziehend, der krampflösende Stoff mildert die Koliken. Auch bei Ruhrepidemien soll die Anserine gute Dienste leisten. Allerdings darf daneben die Behandlung mit den entsprechenden modernen Wirkstoffen nicht versäumt werden.

Der Wurzel von Anserine wird vor allem eine stark lindernde Wirkung bei Zahnschmerzen zugesprochen.

Siehe auch
Tafel 27

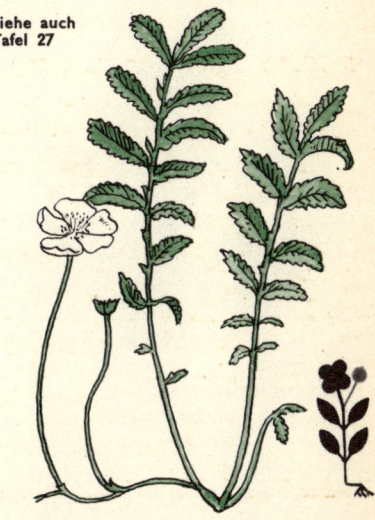

Rezepte:

Aufguß: 2 bis 3 Gramm der Wurzel oder 2 Gramm des fein zerkleinerten Krautes mit 1/4 l siedendem Wasser übergießen und kurz aufkochen lassen. Tagesmenge 2 bis 3 Tassen

Abkochung: 2 Teelöffel Kraut mit 1 Tasse Milch kurz aufkochen; bei Zahnschmerzen eine stärkere Abkochung zum stündlichen Mundspülen

Pulver: dreimal täglich 1 bis 2 Messerspitzen

Apfelbaum

(Pyrus Malus, früher *Pirus)*

Fundort: angepflanzt
Größe: je nach Gattung bis zu 10 m
Blütezeit: Mai
Günstige Ernte: Herbst
Verwendbare Pflanzenteile: Frucht, Schale
Hauptanzeigen: Durchfall
Zubereitung: frische Frucht geschabt, Aufguß, Wein

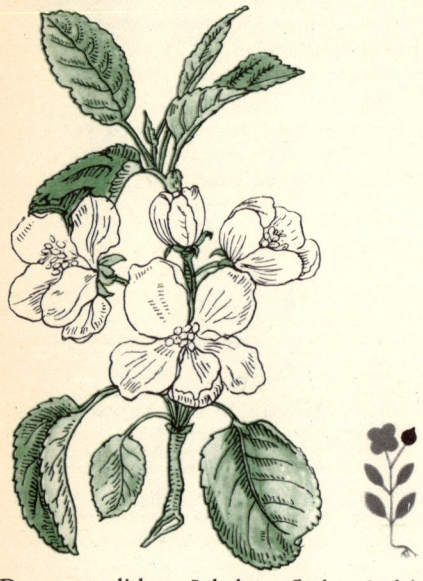

Der wesentlichste Inhaltsstoff des Apfels ist das Pektin. Es ist jeder Hausfrau als legierender Fruchtstoff bekannt. Pektine, vorwiegend das Apfelpektin, sind interessante Substanzen, die die Schleimhaut schützend einhüllen, Entzündungen stillen, die Blutgerinnung fördern, ja selbst als Blutersatzflüssigkeit in bestimmter Zusammensetzung verwendet werden können.
Ganz hervorragend ist die Wirkung geschabter Äpfel oder auch des Apfelpulvers bei Durchfallerkrankungen. Wir dürfen ohne weiteres bei jedem Durchfall vorerst einmal, wenn nicht etwa der Verdacht auf eine Blinddarmentzündung besteht, 1 bis 2 Fasttage mit einer Diät, die nur geschabten Apfel erlaubt, einschalten. Selbst bei Verdacht auf Blinddarmentzündung,

der natürlich sofort dem Arzt gemeldet werden muß, kann der geschabte Apfel nicht schaden. Unreife Äpfel eignen sich besser als reife und auch bei Säuglingen kann diese Behandlung ohne Bedenken durchgeführt werden.
Auch als mild abführendes Mittel kann der Apfel mit Schale und Gehäuse zur Vergrößerung der Stuhlmenge verwendet werden.
Apfelschalentee wird bei rheumatischen Erkrankungen empfohlen.
Eine besondere Anwendung des Apfels ist der vor allem in England gegen praktisch alle Krankheiten empfohlene Apfelwein. Wenn wir in alten Kräuterbüchern nachsehen, so finden wir, daß der Apfelwein „gegen alle Krankheiten ohne Ausnahme" angewendet werden kann und „vom verdorbenen Magen bis zum allgemeinen Unwohlsein alle Beschwerden" heilen soll.
Die Tabellen auf den nächsten Seiten bringen eine alte Vorschrift zur Verwendung des Apfelweines in Form der Petschschen Apfelweinkur, und wenn wir in den Schriften des Galenus nachblättern, so finden wir ebenfalls viel über die Heilwirkung der Äpfel. Der zu verwendende Apfelwein soll mindestens zwei Jahre alt sein, muß in Flaschen abgezogen werden und an einem kühlen Ort liegen.
Andere Medikamente sind nach der alten Vorschrift während der Apfelweinkur verboten. Wir haben diese Tabelle nur als Kuriosum gebracht, wollen aber betonen, daß gegen die Verwendung des Apfelweines als Gesundheitsgetränk bei beschwerdefreien Menschen nichts einzuwenden ist und sie bei Kranken nach Beratung mit dem Arzt ebenfalls durchaus gestattet werden kann.

Rezepte:

1 bis 2 Äpfel werden, nachdem sie geschält wurden, auf einer Glasreibe fein zerrieben und dem Patienten zwei- bis dreimal täglich als Diätkost gereicht.
Aufguß: 1 bis 2 Teelöffel getrockneter und zerkleinerter Apfelschalen mit ¼ l siedendem Wasser aufgießen; 1 bis 3 Tassen täglich

Aus einem alten Kräuterbuch:

„Von der richtigen Verwendung des Apfelweins"

I.*)

Nummer	Zeit des Gebrauches	A**)			B***)			C****)		
		Apfelwein	rohe Milch	frisches Wasser	Apfelwein	rohe Milch	frisches Wasser	Apfelwein	rohe Milch	frisches Wasser
1	Früh auf nüchternen Magen	$1/2$	$1/2$	$1/2$	$2/5$	$2/5$	$2/5$	$1/8$	$1/8$	$1/8$
2	Etwa $1/2$ Stunde nachher warme Milch oder Kakao statt Kaffee									
3	Zum zweiten Frühstück	$1/2$	—	—	$1/4$	—	—	—	—	—
4	Vor dem Mittagbrot ($1/2$ Stunde)	$1/2$	$1/2$	$1/2$	$2/5$	$2/5$	$1/5$	$1/8$	$1/8$	$1/8$
5	Vor dem Abendbrot ($1/2$ Stunde)	$1/2$	$1/2$	$1/2$	$2/5$	$2/5$	$1/5$	$1/8$	$1/8$	$1/8$
6	Zum Abendbrot	$1/2$	—	—	$1/4$	—	—	—	—	—
7	Inzwischen nach Belieben bei Durst, Teile	$1/2$	1	1	$1/2$	1	1	$1/8$	$1/8$	$1/2$
8	Nach 48stündigem Mangel des Stuhls Klistiere von	2	1	1	1	1	1	1	1	1
9	Abends wöchentlich 3mal Suppe von Mehl oder Grieß — Das quantitative Verhältnis des Apfelweins richtet sich nach Maßgabe der Vorschrift in der Tabelle.	1	1	1	$1/2$	1	1	$1/8$	$1/8$	$3/4$
10	Nach Reinigung der Lunge, Beruhigung im Halse und Kräftigung der Nerven Nr. 3 und Nr. 6	$1/2$–1	—	—	$1/8$	—	—	—	—	—
11	Zur Abwechslung bei Durst Limonade	1	—	2	1	—	2	Teile mit etwas Zucker		
12	Bei nächtlicher Unruhe und bei Träumen	—	—	1	—	—	1	—	—	1
								mit 1–2 Teelöffel Apfelweinessig		

*) Für solche, die weder an Lungen- noch an Schleimhaut-Affektionen im Halse leiden
**) A für starke Naturen
***) B für schwächere Naturen
****) C für schwache Naturen

NB. Als Normalmaß für Erwachsene ist das Achtelquartglas angenommen.

Nummer	Zeit des Gebrauches	D**) Apfelwein	rohe Milch	frisches Wasser	E***) Apfelwein	rohe Milch	frisches Wasser
1	Früh auf nüchternen Magen	$1/_8$	$1/_8$	$1/_8$	$1/_8$	$1/_2$	$1/_8$
2	Etwa $1/_2$ Stunde nachher warme Milch oder Kakao statt Kaffee						
3	Zum zweiten Frühstück	—	—	—	—	—	—
4	Vor dem Mittagbrot ($1/_2$ Stunde)	$1/_8$	$1/_8$	$1/_8$	$1/_8$	$1/_2$	$1/_8$
5	Vor dem Abendbrot ($1/_2$ Stunde)	$1/_8$	$1/_8$	$1/_8$	$1/_8$	$1/_2$	$1/_8$
6	Zum Abendbrot	—	—	—	—	—	—
7	Inzwischen nach Belieben bei Durst, Teile	$1/_8$	1	1	$1/_4$	1	1
8	Nach 48stündigem Mangel des Stuhles Klistiere von	1	1	1	1	1	1
9	Abends wöchentlich 3mal Suppe von Mehl oder Grieß. Das quantitative Verhältnis des Apfelweins richtet sich nach Maßgabe der Vorschrift in der Tabelle	$1/_4$	1	1	$1/_4$	1	1
10	Nach Reinigung der Lunge, Beruhigung im Halse und Kräftigung der Nerven Nr. 3 und Nr. 6 bei Tabelle I	—	—	—	—	—	—
11	Zur Abwechslung bei Durst Limonade						
12	Bei nächtlicher Unruhe und bei Träumen	1 mit 1–2 Teelöffel Apfelweinessig					

*) Für ähnliche Konstitutionen mit Rücksicht auf Lungen- und innere Halsleiden
**) D im ersten Stadium
***) E im zweiten Stadium

NB. Als Normalmaß für Erwachsene ist das Achtelquartglas angenommen

Nr.	Für Kinder im allgemeinen	12 Eßlöffel			6 J a h r e a l t Eßlöffel			3 Eßlöffel		
1	Früh auf nüchternen Magen	2	2	2	$1^1/_2$	$1^1/_2$	$1^1/_2$	$1^1/_4$	$1^1/_4$	$1^1/_4$
2	$1/_2$ Stunde später Milch statt Kaffee									
3	Vor dem Mittagbrot ($1/_2$ Stunde)	2	2	2	$1^1/_2$	$1^1/_2$	$1^1/_2$	$1^1/_4$	$1^1/_4$	$1^1/_4$
4	Vor dem Abendbrot ($1/_2$ Stunde)	2	2	2	$1^1/_2$	$1^1/_2$	$1^1/_2$	$1^1/_4$	$1^1/_4$	$1^1/_4$
5	Inzwischen nach Belieben für den Durst, Teile	$1/_2$	1	1	$1/_8$	1	1	$1/_8$	1	1
6	Klistiere im Notfall kalt	1	1	1	1	1	1	1	1	1
7	Suppe (wie oben) 3mal pro Woche	$1/_2$	1	1	$1/_2$	1	1	$4/_6$	1	1

Arnika

(Arnica montana)

Bergwohlverleih
Engelskraut
Fallwurzel
Johannisblume
Stichwurzel
Wohlverleih
Wolferley (Mittelalter)

Fundort: Bergwiesen, Heiden, Torfmoore, Triften, Raine, Kiefernwälder; auf kalkhaltigem oder gedüngtem Boden nicht oder nur schlecht gedeihend
Größe: 25 bis 50 cm
Blütezeit: Juni bis August
Günstige Ernte: März und April (Wurzel), Juni bis August (Blüten)
Verwendbare Pflanzenteile: Wurzel, Blüten
Hauptanzeigen: Wundheilung (Apotheke), magenstärkend, harn- und schweißtreibend, Herzbeschwerden
Zubereitung: Aufguß, Tinktur, Salbe, Extrakt

Wir haben schon im Vorwort betont, daß eine Heilpflanze, die sich im Volk durch Jahrhunderte, ja Jahrtausende höchsten Ansehens erfreut, ohne Zweifel Wirkstoffe enthalten muß, die wert sind, gebraucht zu werden. Daran ändert auch die Tatsache nichts, daß die Schulmedizin aller Zeiten bestimmte Heilmethoden immer wieder vergißt oder gar als schädlich hinstellt, und daran ändern auch Mißerfolge nichts, die durch falsche Verwendung zustandekommen.

Gerade die Arnika enthält reichlich Wirkstoffe, die zum Teil nicht ungefährlich sind. Bei dieser Pflanze ist daher sowohl die Möglichkeit der falschen als auch der irrtümlichen Verwendung durchaus gegeben. Es kann die Anwendung der Pflanze bei Erkrankungen, für welche sie nicht geeignet ist, aber auch die Verwendung zu großer Mengen Schäden oder zumindest unerwünschte Nebenerscheinungen zur Folge haben.

Während wir Arnikablüten und Arnikatinktur auch im Deutschen Arzneibuch aufgeführt finden, erwähnen sehr bekannte

Arzneikundebücher für Ärzte die Arnika überhaupt nicht.

In Blüte und Wurzelstock der Arnika konnte ätherisches Öl nachgewiesen werden, in kleineren Mengen auch in den Blättern. Das Öl der Blätter wird als *Oleum Arnicae florum* und das der Wurzel als *Oleum radicis Arnicae* bezeichnet. Im Blütenöl findet sich neben anderen Wirkstoffen etwas Azulen, im Wurzelöl sind einige Reizstoffe enthalten, die auf der Haut eine starke Entzündung hervorrufen können.

Siehe auch
Tafel 27

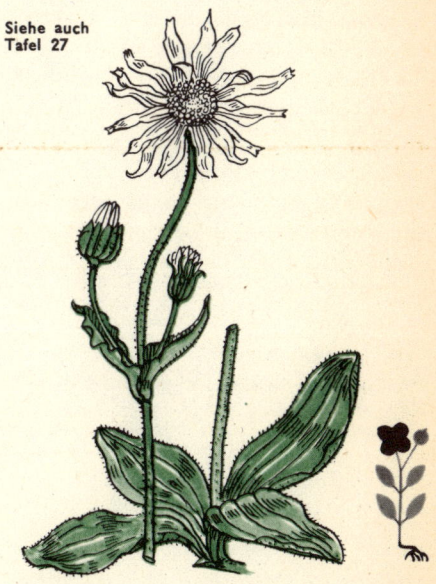

Außerdem findet man in der Arnika verschiedene Farbstoffe, einen Stoff, der deutliche Blutdruckwirkungen hat (anfangs blutdrucksteigernd, später blutdrucksenkend), einen Stoff, der herzwirksam ist und in größeren Mengen das Herz schädigt, sowie Cholin, das wir auf Seite 160 kennengelernt haben. Gerbstoffe finden sich in mäßiger Menge in Blüte und Wurzelstock. In der richtigen Dosierung fördern die Wirkstoffe der Arnika die Wundheilung eindeutig. Man darf aber selbstverständlich nur solche Salben gebrauchen, die exakt nach den Verordnungen der Heilkunde zu-

185

bereitet wurden. Deshalb verwendet man Arnikasalben von der Apotheke.

Das Auftragen von verdünnter Arnikatinktur auf frische Wunden oder auf die Haut kann zu Vergiftungserscheinungen führen. Es kann äußerlich zu Brennen, Hautenzündung der Wundumgebung und Blasenbildung kommen. Durch Aufnahme von Giftstoffen über Haut und Wunde in den Organismus können Übelkeit, Erbrechen, Herzklopfen, Fieber, Nasenbluten usw. auftreten. Die Arnikatinktur darf daher nicht ohne ärztliche Verordnung angewendet werden.

Außer zur Wundbehandlung wird Arnikatinktur seit einiger Zeit gegen solche Herzbeschwerden empfohlen, die durch Verengung der Herzkranzgefäße hervorgerufen werden. Die Anwendung erfolgt innerlich in entsprechenden Mengen. Die Entscheidung liegt beim Arzt.

Bei Mundschleimhautentzündungen und Halsentzündungen ist Verwendung von entsprechend verdünnter Arnikatinktur möglich. Die Verdünnung soll mindestens im Verhältnis 1:4 oder 1:5 erfolgen. Auch diese Anwendung darf nur nach ärztlicher Verordnung durchgeführt werden.

Bei Verstauchungen, Quetschungen usw. ohne offene Wunde können zerquetschte Arnikablätter als Erste Hilfe und auch zur weiteren Behandlung nach Weisung des Arztes mit gutem Erfolg gebraucht werden.

Rezepte:

Aufguß: 1 Teelöffel getrocknete Blüten mit 1/8 l siedendem Wasser aufgießen; Tagesmenge, in drei gleichen Teilen zu trinken

Tinktur: nach Verordnung des Arztes, mindestens vier- bis fünffach verdünnt, noch besser etwa 1 bis 2 Eßlöffel auf 1/4 l Wasser

Arnikasalbe (aus der Tinktur zubereitet): nach Verordnung des Arztes

Vergiftungserscheinungen: Bei versehentlichem Genuß von Arnikatinktur kommt es zuerst durch den örtlichen Reiz zu starken Schmerzen in Mund, Hals und Magen; ferner zu Übelkeit mit anschließendem Erbrechen, heftigem Magen-

katarrh, Schwindel, Zittern, Fieber und unregelmäßigem Herzschlag. Daneben kommt es aber auch zu Nasenbluten und anderen bedrohlichen Erscheinungen. Der Magen soll durch Reizen zum Brechen entleert werden, der Darmtrakt durch Abführmittel. Daneben soll Tierkohle gegeben werden. Auch dürfen Herzmittel wie Sympatol und Coramin angewandt werden, bis der Arzt eintrifft.

Vorsicht! Giftig!

Gefleckter Aronstab
(Arum maculatum)

Eselsohr
Zehrwurz

Fundort: Laubwälder, Gebüsche, Hecken; liebt feuchten, schattigen Boden
Größe: 30 bis 60 cm
Blütezeit: Mai und Juni
Günstige Ernte: März und April
Verwendbare Pflanzenteile: Wurzelstock (Arzt, Rezept!)
Hauptanzeigen: chronische Bronchitis, Schleimhautschäden, Magenschleimhautentzündung
Zubereitung: Pulver, Tinktur

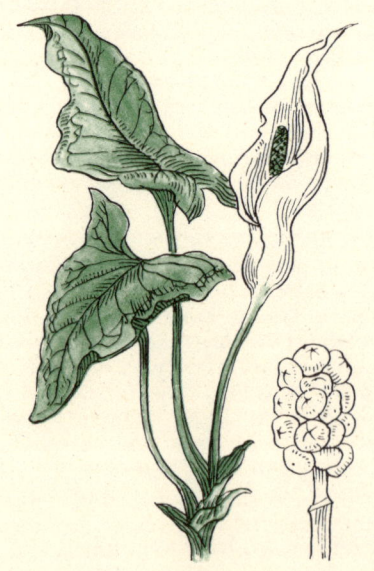

186

Die hübsche Blüte des Gefleckten Aron-
stabs ist ein botanisches Kuriosum, da sie
eine Falle für Insekten bildet, die zwar in
die Tiefe der Blüte eindringen können,
aber den Weg ins Freie erst dann wieder
finden, wenn die eigentümlichen Borsten
und Spitzen des Kranzes, der die Frucht-
und Staubblüten trennt, verwelken. In der
Zeit, in welcher die Insekten in der Blüte
eingeschlossen sind (einige Tage), führen
sie eine kräftige Bestäubung durch. Auch
eine andere interessante Erscheinung zeigen die Blätter des Aronstabes: Sie enthalten spitze nadelförmige Kristalle, um
die Pflanze vor Schneckenfraß zu schützen.
In allen Teilen der Pflanze findet sich ein
chemisch noch nicht bekannter Stoff, Aroin,
daneben etwas Saponin, Farbstoffe und
reichlich Stärke. Wird die Pflanze getrocknet oder ausreichend gekocht, so können
die Knollen ohne Vergiftungsgefahr gegessen werden. Sie waren früher wegen
des Stärkegehaltes ein beliebtes Nahrungsmittel. Der Name Zehrwurz, der in manchen Gegenden auch heute noch gebraucht
wird, ist daraus zu erklären.

Vergiftungen kommen vor allem bei Kindern vor, die die Knollen roh essen oder
sich an den sauerampferähnlich schmek-
kenden Blättern „erfrischen"; und werden
ebenso behandelt wie Seidelbastvergiftungen
(Seite 318 f.). Örtlich kann der Aronstab zu
einer Hautentzündung führen. Bei überempfindlichen Personen können auch geringe
Mengen starke Wirkungen hervorrufen.

Der Aronstab wurde früher verhältnismäßig viel als Heilpflanze verwendet, und
zwar sowohl die Blätter als auch die Knollen. Auch in neuerer Zeit wurden Versuche
gemacht, die Tinktur — zum Teil gemeinsam mit anderen Wirkstoffen — wieder in
die Heilkunde einzuführen. Die Ergebnisse
sind noch nicht eindeutig und der Aronstab darf keinesfalls ohne ärztliche Verordnung angewendet werden.

Manche Kräuterbücher empfehlen als Magenmittel eine Mischung vom pulverisier-
ten Wurzelstock des Aronstabes und des
Kalmus zu gleichen Teilen dreimal täglich
eine Messerspitze vor dem Essen.

Rezepte: Nur Arzt und Apotheke!

Artischocke
(Cynara Scolymus)

Fundort: angebaut (vor allem in den südlichen Ländern in großen Plantagen)
Größe: 50 bis 60 cm, sehr breit
Blütezeit: im Süden Frühjahr, in nörd-
licheren Gebieten Juli und August
Günstige Ernte: je nach Gebiet und Pflanzzeit März bis August
Verwendbare Pflanzenteile: Blätter, Wurzel und Blütenköpfe
Hauptanzeigen: galletreibend, vorbeugend
gegen Arteriosklerose
Zubereitung: die Früchte als Gemüse, Extrakte aus den Blättern und den Wurzeln
in fester oder flüssiger Form als Medikamente, Wein

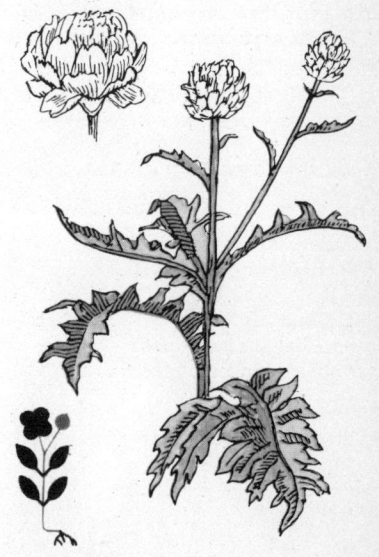

Die Artischocke ist ein ausgesprochenes
Delikateßgemüse. Besonders beliebt, aber
auch ziemlich teuer ist der Artischocken-
boden und der oberste Teil des Stengels.
Wurzel und Blätter enthalten einen Bitterstoff, Cynarin, dessen chemische Zusammensetzung im Jahre 1954 erkannt werden
konnte. Außerdem enthält die Artischocke
Gerbstoff, Fermente, Schleim, Vitamin A
und Vitamin B.

Gerade in der letzten Zeit wurde die Wirkung der Artischocke neuerlich genau untersucht und es konnte festgestellt werden, daß sie sowohl bei Gallenleiden als auch als Vorbeugungsmittel gegen die Arteriosklerose durchaus günstige Erfolge hat. Welche Stoffe letzten Endes diese Wirkungen hervorrufen, ist noch nicht genau bekannt. Auch weiß man noch nicht sicher, ob die Artischocke als sexuelles Anregungsmittel, als welches sie seit altersher in den südlichen Ländern gepriesen wird, wirklichen Wert hat.

Für uns kommt die Artischocke als Gemüse in Frage. Seit einiger Zeit sind aber auch fertige Artischockenpräparate im Handel, die als solche Verwendung finden.

Rezepte: Artischocken als Gemüse, Extrakte in flüssiger und fester Form als Medikamente; Verordnung durch den Arzt

Vorsicht! Giftig!

Attich

(Sambucus ebulus)

Eppich
Zwergholunder

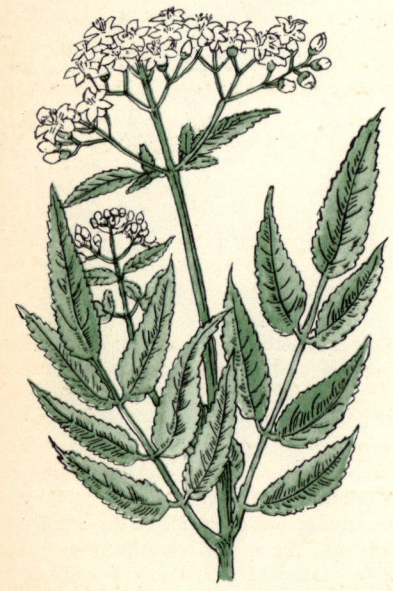

188

Fundort: Feldraine, Waldblößen, Gebüsche, lichte Waldstellen; gepflanzt
Größe: 1 bis 2 m
Blütezeit: Juni bis August
Günstige Ernte: März und April und September und Oktober (Wurzel), Juni bis August (Blätter), Juli (Frucht)
Verwendbare Pflanzenteile: Wurzel, Blätter, Frucht
Hauptanzeigen: früher als harn- und schweißtreibendes Mittel
Zubereitung: Apotheke

Der Attich oder Zwergholunder ist eine Heilpflanze, welche früher viel verwendet wurde. Wegen ihrer Giftigkeit sollte sie aber besser aus dem Arzneischatz gestrichen werden, es sei denn, der Arzt verschreibt sie in einem Rezept, welches in der Apotheke hergestellt wird, ausdrücklich.

Sie enthält einen chemisch noch unbekannten Bitterstoff, der wahrscheinlich als Ursache für die Attichvergiftungen in Frage kommt, denen Kinder zum Opfer gefallen sind.

Harntreibend wirkt der Zwergholunder wohl wegen seines Saponingehaltes und deshalb können wir ihn durch eine Reihe anderer, ungefährlicherer Saponinheilpflanzen ersetzen.

Rezepte: nur Arzt und Apotheke

Augentrost

(Euphrasia officinalis)

Hirnkraut
Milchdieb

Fundort: Wiesen, Raine, Triften, grasige Hänge
Größe: bis 30 cm
Blütezeit: Juli bis September
Günstige Ernte: Juli bis September
Verwendbare Pflanzenteile: blühendes Kraut
Hauptanzeigen: Magen- und Darmbeschwerden, Bindehautkatarrh (?)
Zubereitung: Abkochung, Pulver, Tinktur

Die Wirkung des Augentrostes ist umstritten. Die wissenschaftliche Untersuchung ergab als wesentlichen Inhaltsstoff praktisch nur das Glykosid Aucubin, das in größeren Mengen zu Vergiftungen führt.

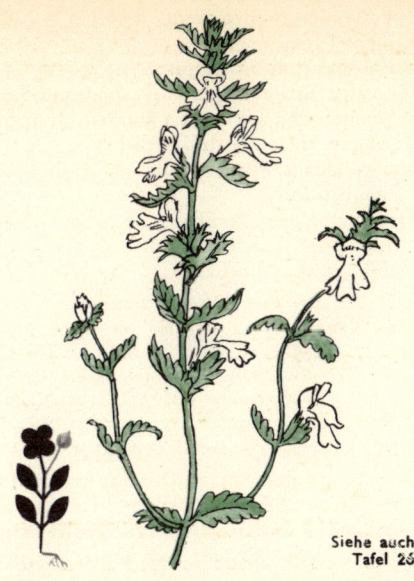

Siehe auch
Tafel 26

Bachbunge

(Veronica Beccabunga)

Bachbohne
Bachbungenehrenpreis

Fundort: Quellen, feuchte Gräben, Bäche
Größe: 30 bis 40 cm
Blütezeit: Mai bis August
Günstige Ernte: Frühling und Mai bis August
Verwendbare Pflanzenteile: Kraut
Hauptanzeigen: Vitamin-C-Spender, Skorbut, Blutarmut
Zubereitung: Essenz, Preßsaft, Abkochung

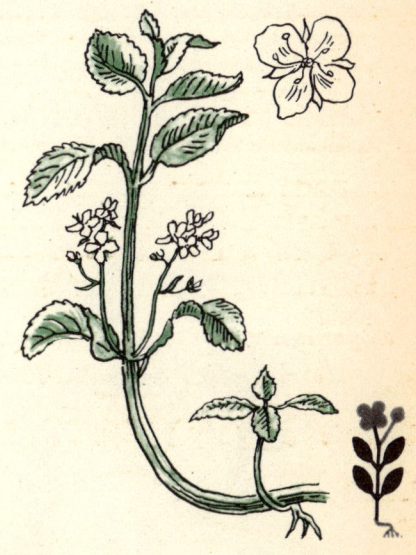

Aucubin ist auch in mehreren anderen Pflanzen, zum Beispiel im Waldwachtelweizen *(Melampyrum silvaticum)* und im Kleinen Klappertopf *(Rhinantus minor)* enthalten.

Der Augentrost wird gegen Zahnfleischblutungen, zur Steigerung der Harnausscheidung, gegen Magenschmerzen usw. empfohlen. Die Verwendung bei Bindehautkatarrh darf keinesfalls ohne ärztliche Genehmigung erfolgen, da sonst schwerer Schaden angerichtet werden kann. Vielleicht ist der Gebrauch nur auf die *„Signatura rerum"* zurückzuführen, denn die Blüten des Augentrostes können mit einiger Phantasie mit den Augenlidern verglichen werden. Näheres über die *„Signatura rerum"* siehe Einleitung.

Rezepte:

Abkochung: 1 Teelöffel des zerkleinerten und getrockneten blühenden Krautes mit 1/4 l Wasser 5 Minuten kochen

Pulver: einmal täglich eine Messerspitze mit Wasser. Nicht längere Zeit verwenden, bei Augenerkrankungen keinesfalls ohne Arzt!

Die Bachbunge wird schon in älteren Kräuterbüchern gegen Skorbut, Blutarmut und Darmbeschwerden empfohlen. Da sie Bitterstoff und Gerbstoff enthält, wirkt der frische Preßsaft leicht abführend. Neben Bitterstoff und Gerbstoff finden wir auch in der Bachbunge das nebenstehend erwähnte Aucubin.

Rezepte:

Frischpreßsaft: dreimal täglich 1 Tee- bis 1 Eßlöffel

Abkochung: einige Eßlöffel Frischpreßsaft mit Öl gegen Darmbeschwerden. Nur über ärztliche Verordnung anwenden

189

Bachnelkenwurz

(Geum rivale)

Sumpfnelkenwurz
Ufernelkenwurz

Fundort: feuchte Gebüsche, Erlenbrüche;
    auch trockener Boden
Größe: bis 50 cm
Blütezeit: Juli und August
Günstige Ernte: Juli und August
Verwendbare Pflanzenteile: blühendes
    Kraut, Wurzel
Hauptanzeigen: appetitanregend, gegen
    Brechreiz, Durchfall, schleimlösend
Zubereitung: Extrakt, Wein, Aufguß

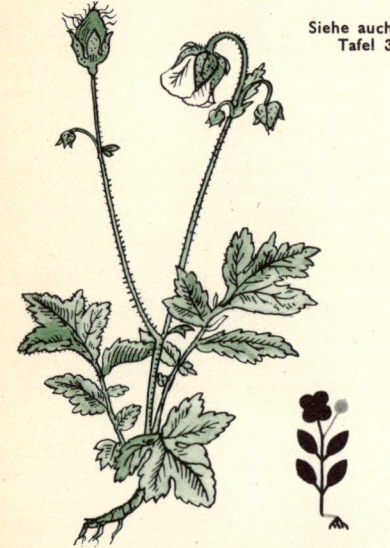

Siehe auch
Tafel 3

Die gelblichen Blüten hängen wie kleine
Glöckchen von den Stengeln und geben mit
den braunroten Kelchblättern der Pflanze
einen eigentümlichen Reiz. Die Wurzel der
Bachnelkenwurz und auch die der echten
Nelkenwurz riechen nach den Gewürznelken, die ebenfalls im Arzneibuch vorkommen *(Flores Caryophylli)*. Sie enthält
ein ätherisches Öl, dessen Wirkung vor
allem auf den Gehalt an Eugenol zurückzuführen ist. Dieses Eugenol findet man
auch in den echten Gewürznelken. Es ist
eine desinfizierende, örtlich schmerzstillende und in größeren Mengen durchaus

nicht ungefährliche Substanz, die zu Schwindel, Durchfall, Nierenreizung, ja zu rauschähnlichen und lebensbedrohlichen Zuständen führen kann, von denen sich der
Patient allerdings fast regelmäßig erholt.
Auch wird vom Eugenol behauptet, daß es
auf Ungeziefer tötend wirkt. Vor allem soll
es ein ausgezeichnetes Wanzenvertilgungs-
mittel sein.
Wie die echten Gewürznelken und deren
Öl so ist auch die Wurzel der Bachnelkenwurz ein gutes appetitanregendes Mittel.

Rezepte:

Extrakt: aus der frischen, blühenden
    Pflanze (Apotheke)

Bachnelkenwurzwein: einige Teelöffel des
    fein zerkleinerten und getrockneten
    Wurzelstocks längere Zeit ziehen lassen.
    Dies ergibt ein likörglasweise zu neh-
    mendes appetitanregendes Getränk.

Aufguß: 1 bis 2 Teelöffel des frischen,
    blühenden Krautes, fein zerkleinert, mit
    $^1/_4$ l siedendem Wasser aufgießen; Tages-
    menge

Bärendill

(Meum athamanticum)
Bärwurz

Fundort: im Hochgebirge auf Triften und
    Wiesen
Größe: bis 50 cm hoch
Blütezeit: Mai bis Juli
Günstige Ernte: Mai und Juni
Verwendbare Pflanzenteile: Wurzel
Hauptanzeigen: Ausfluß, Menstruations-
    beschwerden
Zubereitung: Abkochung

Der Bärendill enthält in seiner Wurzel ein
geruchloses und brennend schmeckendes
ätherisches Öl. Er war früher unter der Bezeichnung *Radix Mei* offizinell. Die Zusammensetzung des ätherischen Öles ist
noch nicht erforscht, auch über seine Wirkungen kann noch nicht viel ausgesagt
werden. Es riecht aromatisch und dürfte,
da sich die Pflanze hartnäckig als Heilpflanze hält, sicherlich manche noch genauer
zu erforschende günstige Wirkungen haben.
Über ätherische Öle siehe Seite 159 f.

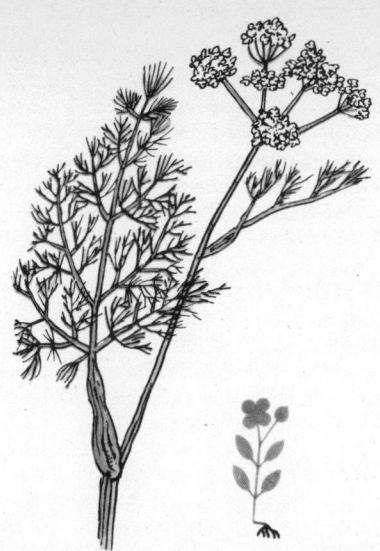

Die Bärentraube findet man vor allem auf steinigen Stellen in Gebirgswäldern. Ihre Blüten sind zartrosa, die Früchte kugelige rote Beeren. Im Blatt findet man das Glykosid Arbutin und einen verwandten Stoff, der vor allem in jenen Pflanzen reichlich zu finden ist, die im Gebirge gepflückt werden. Den höchsten Gehalt haben Pflanzen, die im August im Gebirge geerntet wurden. Außerdem findet man in den Blättern reichlich Gerbstoff, Gallussäure, weitere Glykoside und einen Bitterstoff.

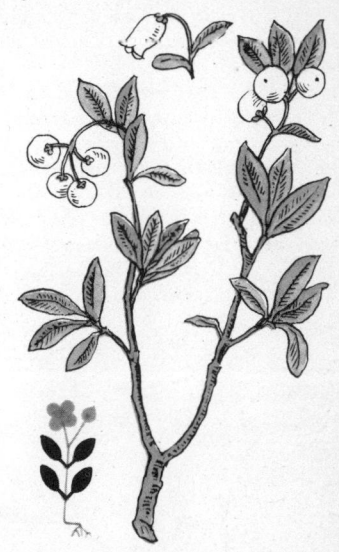

Bei harmlosen Formen von Weißfluß, von Menstruationsbeschwerden sowie als Magenmittel ist ein Versuch — wenn vorher vom Arzt die Harmlosigkeit der Erkrankung festgestellt wurde — gerechtfertigt. Auch gegen nervöse Herzbeschwerden und Ausschläge wird der Bärendill empfohlen. Ähnlich wie die Bärwurz soll auch der Madaun *(Meum muttelina)* wirken, eine kleinere Pflanze mit meist rötlichen Blüten.

Rezepte:

Abkochung: 2 Teelöffel mit. ¼ l Wasser 2 bis 3 Minuten kochen lassen, abseihen; Tagesmenge 2 Tassen

Vorsicht! Vergiftung möglich!

Bärentraube
(Arctostaphylos uva ursi)

Wilder Buchs
Moosbeere
Sandbeere
Steinbeere
Wolfstraube

Fundort: Heiden, Nadelwälder
Größe: 25 cm bis 1 m
Blütezeit: April bis Juni
Günstige Ernte: April bis August
Verwendbare Pflanzenteile: Blätter
Hauptanzeigen: Blasenkatarrh
Zubereitung: Tee, Kaltauszug, Pulver

Arbutin und der zweite ähnliche Stoff (Methylarbutin) werden im Organismus praktisch nicht verändert. Sie verlassen das Körperinnere durch die Nieren und beginnen erst im Harn einen keimtötenden Stoff abzuspalten. Dies geschieht allerdings nur dann, wenn der Harn nicht sauer reagiert. Es ist deshalb überaus wichtig, bei der Verwendung von Bärentraubenblättertee gleichzeitig ausreichend Speisesoda zu nehmen. Überreichlicher Genuß von Bärentraubenblättertee kann zu Magenbeschwerden führen.
Länger, als es die ärztliche Verordnung angibt, darf der Bärentraubenblättertee nicht verwendet werden, da es sonst zu einer chronischen Vergiftung kommen könnte.

Der Urin wird bei Gebrauch von Bärentraubenblättertee meist verfärbt. Diese Verfärbung ist kein Grund zur Sorge.

Rezepte:

Abkochung: Früher war die Abkochung des Bärentraubenblättertees gebräuchlich. Man gab 1 Eßlöffel der in der Apotheke erhältlichen Droge auf 2 Tassen Wasser und kochte verhältnismäßig lange Zeit. Ein anderes Rezept gibt an, man soll 2 Eßlöffel der Droge mit 3 Tassen heißem Wasser übergießen und dann so lange kochen, bis etwa 2 Tassen übrigbleiben; Tagesmenge 1 Tasse, in 2 Hälften getrunken

Nach neueren Forschungen empfiehlt es sich, einen Kaltauszug der Droge herzustellen, um die Magenschleimhaut durch den hohen Gerbstoffgehalt nicht zu gefährden.

Die verschiedenen, von der pharmazeutischen Industrie hergestellten Präparate werden nach Verordnung des Arztes genommen und sind meist gerbstofffrei.

Vorsicht! Giftig!

Bärlapp

(Lycopodium clavatum)

Hexenkraut
Keulenbärlapp
Moosfarn
Schlangenmoos

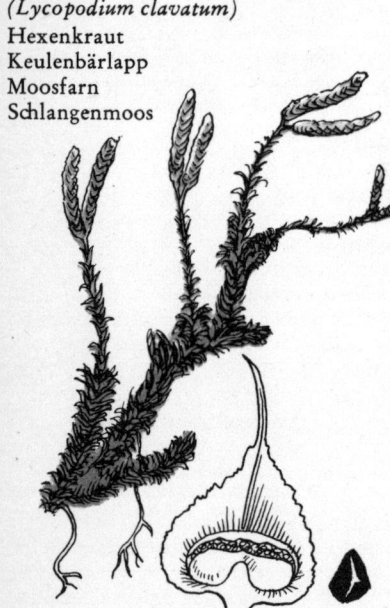

Fundort: trockene Nadelwälder, seltener Laubwälder
Größe: bis 1,20 m
Blütezeit: —
Günstige Ernte: August
Verwendbare Pflanzenteile: Sporen
Hauptanzeigen: giftig, nicht verwenden
Zubereitung: —

Bärlapp zählt, wie die Farne, zu den Gefäßsporenpflanzen. Die Sporen dieses Krautes enthalten eine geringe Menge des Giftes Lycopodin, das im Kraut selbst neben Alkaloiden verhältnismäßig reichlich enthalten ist. Es hat starke Giftwirkung und kommt an das indianische Pfeilgift Curare heran. Die leicht fiebersenkende Wirkung und die angeblich guten Eigenschaften bei Blasenleiden, Leber- und Gallenbeschwerden sollen nicht zum Gebrauche des Bärlapps verführen. Gerechtfertigt wäre lediglich die äußere Anwendung als Wundstreupuder, doch stehen uns hier wesentlich bessere Präparate zur Verfügung.

Rezepte: —

Bärlauch

(Allium ursinum)

Ramsel
Waldknoblauch
Zigeunerlauch

Fundort: feuchte Wälder, Waldschluchten, Auwälder, meist in großen Gruppen; schattenliebend
Größe: 15 bis 40 cm
Blütezeit: April bis Juni
Günstige Ernte: Juli und August
Verwendbare Pflanzenteile: ganze Pflanze
Hauptanzeigen: Durchfälle, Koliken, Appetitlosigkeit, Blähungen
Zubereitung: frisches Gemüse, Abkochung

Im wesentlichen ist der Bärlauch dem Knoblauch gleichwertig. Die rein weißen Blüten bedecken meist eine große Fläche im feuchten Waldboden und verbreiten einen durchdringenden Knoblauchgeruch. Da die Wirkstoffe beim Trocknen verlorengehen, muß die frische Pflanze verwendet werden. Außer bei Durchfällen, Koliken und Appetitlosigkeit kann man den Bärlauch zur Auswurfförderung anwenden.

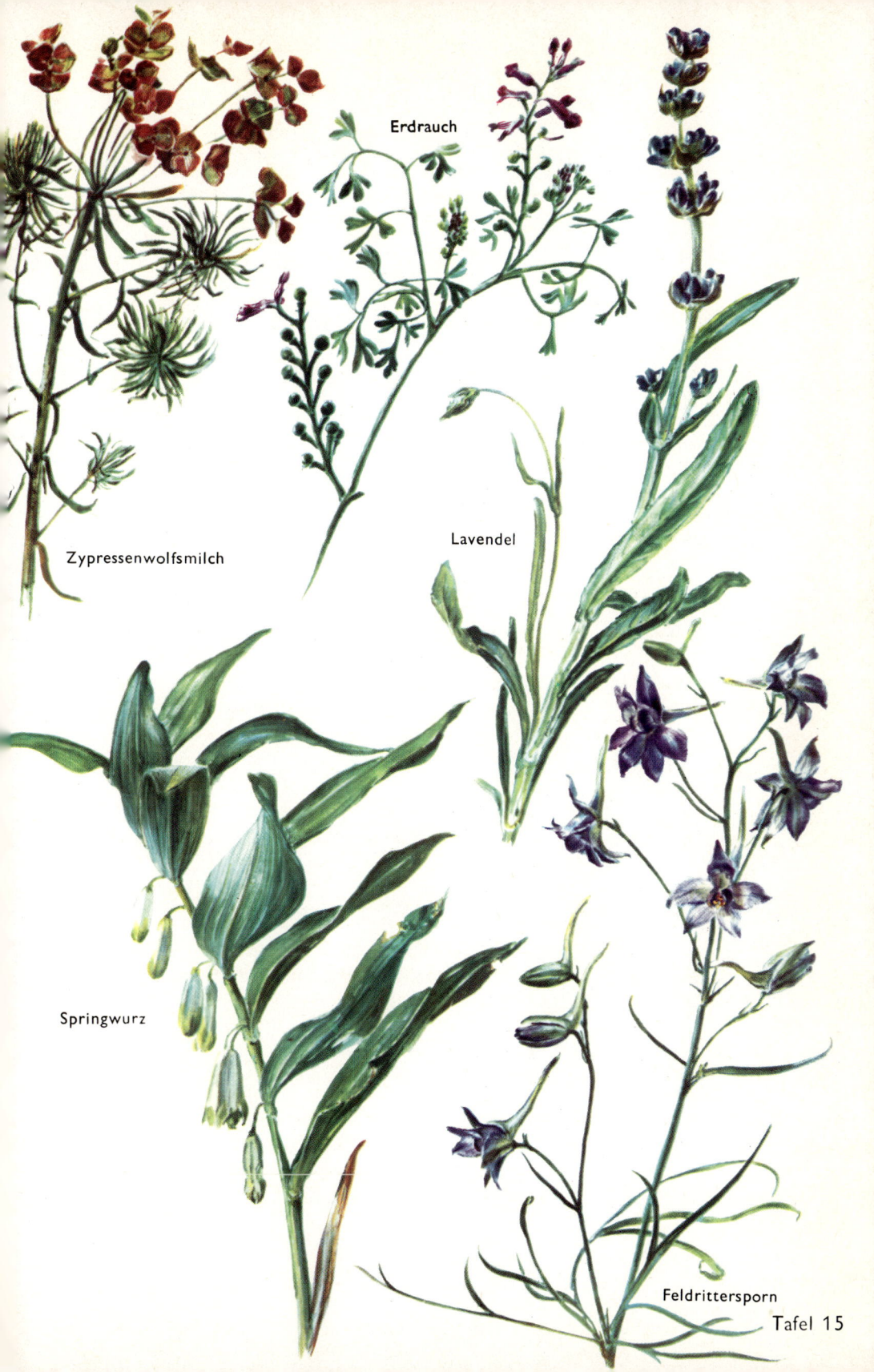

Erdrauch

Zypressenwolfsmilch

Lavendel

Springwurz

Feldrittersporn

Tafel 15

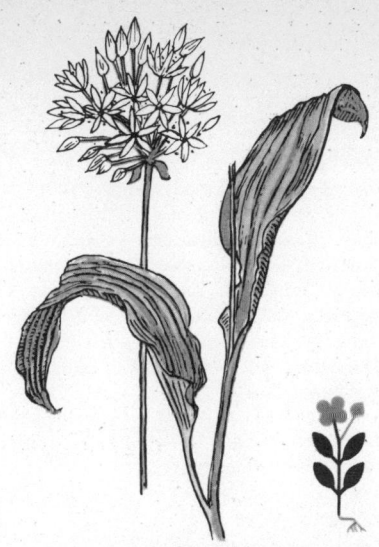

Wer würde den typischen Baldriangeruch nicht kennen, der in früheren Zeiten zur „alten Jungfer" gehörte wie Häubchen und Rüschen. Unmodern, meint mancher, sei der Baldrian, wirkungslos, behauptet sogar das eine oder andere Lehrbuch der Arzneikunde. Wir wollen als Beweis ein sehr bekanntes und ausgezeichnetes Buch darüber zitieren: „Seit alter Zeit werden verschiedene schlecht riechende und schlecht schmeckende Stoffe als Sedativa (Beruhigungsmittel) bei nervösen und hysterischen Zuständen verwendet. Unter ihnen finden die Baldrianpräparate auch heute noch ausgedehnte Anwendung . . . Von klinischer Seite wird oft behauptet, daß Baldrianpräparate aus frischer Droge eine gewisse sedative (beruhigende) Wirkung besitzen, doch liegen dafür keine objektiven Anhaltspunkte vor."

Ebenso wie beim Knoblauch ist die Wirkung der Fermente, die im Bärlauch enthalten sind, noch nicht sicher erforscht, doch dürften sie ohne Zweifel einen, wenn auch geringen, Einfluß auf die Drüsentätigkeit und die Verdauungsarbeit besitzen. Auch eine mäßige Wirkung auf die Herzkranzgefäße konnte festgestellt werden. Nach älteren Angaben soll der Bärlauch nicht nur „blutreinigend", sondern auch bei Hautausschlägen anwendbar sein.

Rezepte: Die beste Verwendung ist die der frischen Pflanze als Salat, Suppengrün, Brotaufstrich usw. Abkochungen sind nur in sehr begrenztem Maß wirksam und nur nach Verordnung zu nehmen.

Vorsicht! Vergiftung möglich!

Baldrian
(Valeriana officinalis)
Hexenkraut
Katzenkraut

Fundort: wild an feuchten Waldstellen, Gebüschen, Gräben, Ufern; angebaut
Größe: bis 150 cm
Blütezeit: Juli bis September
Günstige Ernte: August bis Oktober
Verwendbare Pflanzenteile: Wurzelstock
Hauptanzeigen: Beruhigungsmittel, Schlafmittel
Zubereitung: Aufguß, Tinktur, Extrakt, Abkochung

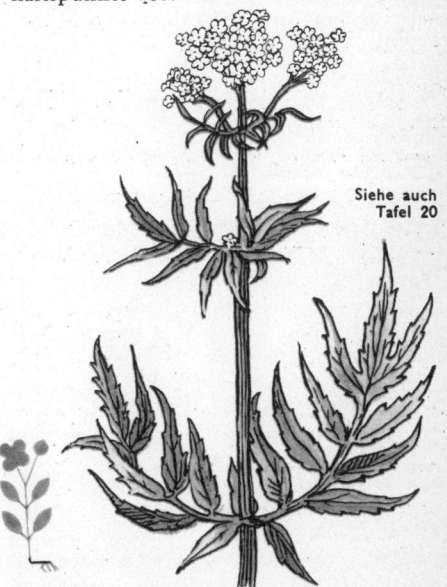

Siehe auch
Tafel 20

Wir wollen aber auch eine ebenso ernst zu nehmende Gegenstimme hören: *„Radix Valerianae* (Baldrianwurzel) hat eine bei Mensch und Tier erwiesene zentrale, vor allem am Großhirn, teilweise auch am Mittelhirn angreifende, beruhigende Wirkung. Große Dosen bewirken zentrale Lähmung — die sedative Baldrianwirkung

193

läßt sich tierexperimentell mit verschiedenen Methoden und an verschiedenen Tieren gut bestimmen."

Jeder in der Praxis stehende Arzt wird wohl aus den Erfahrungen, die er bei seinen Patienten machen konnte, die letzteren Ausführungen bestätigen können.

Die wesentlichsten Bestandteile der in frischem Zustande fast völlig geruchlosen Baldrianwurzel sind ein ätherisches Öl, Alkaloide (!) und einige andere Stoffe, die nicht wesentlich ins Gewicht fallen, darunter auch Gerbstoff.

Für den Baldrian gilt wohl auch das, was wir schon in der Einleitung gesagt haben: Heilpflanzen, die sich durch Jahrhunderte gehalten haben, dürften ohne Zweifel eine gute und manchmal auch sehr gute Wirkung haben. Das soll nicht heißen, daß manches moderne Medikament nicht stärker wirkt und gegebenenfalls auch imstande ist, ein bisher gebräuchliches Heilkraut zu verdrängen.

Alle Baldrianzubereitungen sollen aus der frischen Wurzel hergestellt werden. Es ist sonst zu befürchten, daß Zersetzungsvorgänge den heilenden Inhalt der Wurzel teilweise oder ganz zerstören. Der wäßrige Auszug ist vermutlich dem Aufguß überlegen, der alkoholische Auszug soll beide übertreffen.

Wenn man zwar sagen darf, daß Baldrian praktisch unschädlich ist, so treten doch nach langem Gebrauch bei manchen Patienten Vergiftungserscheinungen auf, die sich in Kopfschmerzen, steigernder Nervosität, Schlaflosigkeit, Herzbeschwerden äußern.

Die so oft beobachtete beruhigende Wirkung ist sicherlich ein Beweis für die Heilkraft des Baldrians. Wäre diese beruhigende Wirkung nicht vorhanden, so würde die Möglichkeit einer Vergiftung doch ein — wenn auch negativer — Beweis dafür sein, daß die Baldrianwurzel keineswegs wirkungslos ist.

Ein Einlauf aus Baldrianwurzelabkochung wird gegen Madenwürmer empfohlen. Als Schlafmittel können die Baldriantinktur oder der noch stärker wirkende alkoholische Auszug verwendet werden.

194

Rezepte:

Kaltauszug: 2 Teelöffel der zerkleinerten frischen Wurzel in ¼ l Wasser 24 Stunden ziehen lassen, abseihen; 1 bis 2 Tassen vor dem Schlafengehen

Aufguß: 2 Teelöffel mit 2 Tassen siedendem Wasser aufgießen; 1 bis 2 Tassen vor dem Schlafengehen, leicht gesüßt

Tinktur: 25 bis 30 Tropfen in etwas Wasser; abends als Schlafmittel, bei Tag als Beruhigungsmittel

Abkochung: 10 Gramm Wurzeln auf ¼ l siedendes Wasser

Der Nerventee des deutschen Arzneibuches enthält zu gleichen Teilen Baldrianwurzel, Bitterklee und Minzenblätter.

Becherblume

(Poterium Sanguisorba)

Wilde Bibernelle
Kleiner Wiesenknopf

Fundort: trockene Wiesen an sonnigen Stellen, auf Hügeln; liebt Kalkboden

Größe: 25 bis 50 cm

Blütezeit: Juni bis August

Günstige Ernte: Juli und August

Verwendbare Pflanzenteile: blühendes Kraut

Hauptanzeigen: Durchfall

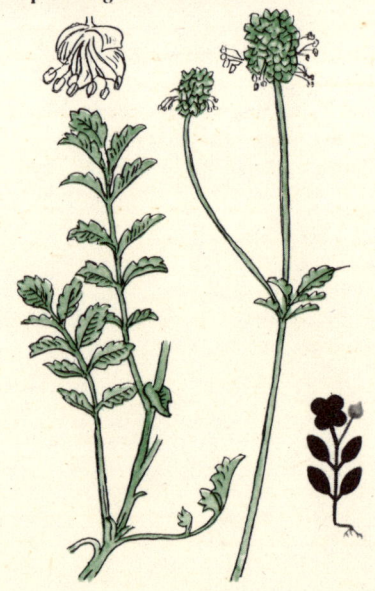

Siehe auch
Tafel 11

Zubereitung: Abkochung, alkoholischer Auszug

Da die Becherblume reichlich Gerbstoff enthält, kann sie mit Erfolg gegen Durchfall verwendet werden. Sie enthält auch Saponin und wird in der Volksmedizin als blutstillend gepriesen.

Der Geruch der anfänglich grünen, dann roten Blüten ist angenehm, der Geschmack aromatisch und etwas zusammenziehend. Junge Pflanzen können als Salatgemüse verwendet werden.

Rezepte:

Abkochung: 2 bis 3 Teelöffel der frischen zerkleinerten Pflanze mit ¼ l Wasser abkochen (gegen Durchfall)

Alkoholischer Auszug: nach Anweisung des Arztes

Siehe auch Wiesenbibernell (*Sanguisorba officinalis*), Seite 352 f.

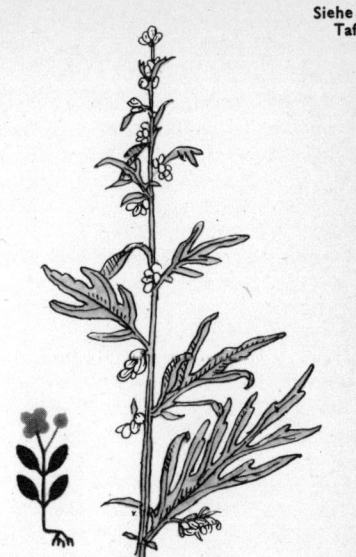

Vorsicht! Vergiftung möglich
Echter Beifuß
(Artemisia vulgaris)

Gänsekraut
Jungfernkraut
Weiberkraut
Wilder Wermut

Fundort: Wegränder, Gebüsche, Zäune, Ödland

Größe: 75 bis 150 cm

Blütezeit: August und September

Günstige Ernte: März und April, August (blühendes Kraut), September und Oktober (Wurzel)

Verwendbare Pflanzenteile: Wurzel, Kraut

Hauptanzeigen: appetitanregend, verdauungsfördernd, galletreibend

Zubereitung: Aufguß (Kraut), Pulver (Wurzel)

Der Wilde Wermut hat eine Reihe anderer Eigenschaften als der im Garten gezogene Wermut (*Artemisia Absynthium*, Seite 351 f.). Das im Wilden Wermut vorhandene ätherische Öl enthält einen wichtigen Stoff, das Cineol, den wir zum Teil auch im Eukalyptus und in vielen anderen Pflanzen finden.

In größeren Mengen führt Cineol zu Vergiftungserscheinungen, doch sind diese bei normaler Verwendung nicht zu befürchten. Cineol kommt auch als wurmtötendes Mittel in Frage. Nicht uninteressant ist die Tatsache, daß der Echte Beifuß galletreibend wirkt. Früher wurde die pulverisierte Wurzel gegen Epilepsie und zur Regelung der Menstruation empfohlen. Ein wirklicher Erfolg konnte nicht nachgewiesen werden. Hingegen ist eine appetitanregende, eine leicht abführende und eine in jüngster Zeit festgestellte galletreibende Wirkung nachweisbar.

Der Echte Beifuß wird in Japan und China zum Moxabrennen verwendet. Dies ist eine Heilmethode, die neben der Akupunktur im Orient viel verbreitet ist.

Rezepte:

Aufguß: 5 Gramm des getrockneten und zerkleinerten Krautes mit ⅛ l siedendem Wasser aufgießen; Tagesmenge eine Tasse, tagsüber schluckweise zu trinken

Mit Einwilligung des Arztes kann das aus der Wurzel hergestellte Pulver eventuell versucht werden, wobei man zweimal täglich einen halben Teelöffel in Wasser aufgelöst einnimmt.

195

Beinwell
(Symphytum officinale)
Schwarzwurz
Wallwurz
Speckwurz

Fundort: nasse Gräben, feuchte Wiesen
Größe: 50 cm bis 1 m
Blütezeit: Mai bis August
Günstige Ernte: März und April
Verwendbare Pflanzenteile: Wurzel
Hauptanzeigen: Rheumatismus, Mund- und Gurgelwasser
Zubereitung: Abkochung

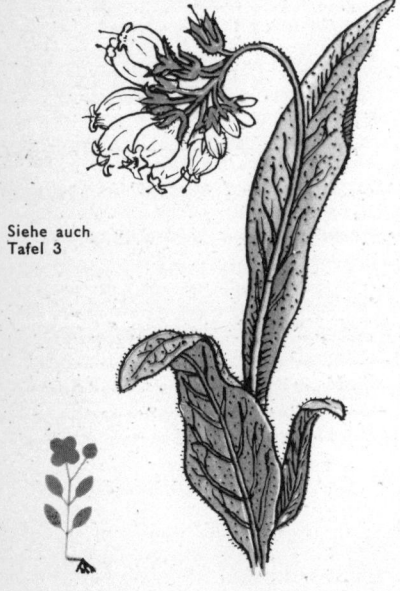

Siehe auch
Tafel 3

Die spindelförmige schwarze Wurzel des Beinwells, die nach einem kurzen fleischigen Wurzelstock anschließt, darf nicht mit der Schwarzwurzel verwechselt werden. Ebenso darf sie auch nicht mit der Haselwurz verwechselt werden, die neben anderen Namen in manchen Gegenden auch den Namen Schwarzwurz trägt.
In früheren Zeiten war eine Abkochung der Wurzel ein beliebtes Mittel gegen Durchfall, was sich aus dem starken Gerbstoffgehalt der Pflanze (etwas mehr im Kraut als im Wurzelstock) leicht erklären läßt.

Der Beinwell enthält im Kraut ein Alkaloid, das lähmend wirkt, und Cholin. Der Wurzelstock enthält Schleimstoffe, Stärke, Gummi und etwas ätherisches Öl, jedoch kein Alkaloid.
Der Wurzelstock war offizinell als *Radix Consolidae maioris* bekannt. *Radix Consolidae maioris* wurde und wird noch in Salbenform zur Behandlung von schlecht heilenden Wunden und als heiße Auflage bei rheumatischen Beschwerden, ja sogar bei Venenentzündungen usw. empfohlen. Die Verwendung bei so schwierig zu behandelnden Erkrankungen wie etwa der Venenentzündung ist nur in Präparaten ratsam, da wir sonst über wesentlich bessere Mittel verfügen.

Der heiße Brei darf als Auflage bei Bronchitis, Brustfellentzündung, Sehnenscheidenentzündung usw. an Stelle anderer hautreizender Mittel und anderer Wärmeanwendungen mit Einwilligung des Arztes durchaus versucht werden. Die Abkochung dient als Gurgel- und Mundwasser bei Rachenkatarrh, Halsentzündung und ähnlichen Erkrankungen.

Rezepte:

Abkochung: 2 Teelöffel der fein zerkleinerten Wurzel mit 1/4 l Wasser abkochen und ziehen lassen
Auflage: Aus den frischen Wurzeln mit wenig Wasser einen dicken Brei anrühren und wie Leinsamen verwenden.

Vorsicht! Nicht größere Mengen verwenden!

Benediktenkraut
(Cnicus benedictus)
Benediktinerdistel
Bitterdistel
Heildistel
Kardobenediktenkraut

Fundort: angebaut
Größe: 30 bis 50 cm
Blütezeit: Juni bis August
Günstige Ernte: Juni bis August
Verwendbare Pflanzenteile: blühendes Kraut und Zweigspitzen
Hauptanzeigen: appetitanregend, mild abführend
Zubereitung: Aufguß, Badezusatz, Tinktur

Als *Extractum Cardui benedicti* ist das Benediktenkraut, eine Distelart, auch im deutschen Arzneibuch zu finden. Es wird vorwiegend als appetitanregendes Mittel verwendet. Dies ist durchaus berechtigt, da es einen Bitterstoff, Cnicin, enthält und außerdem reichlich Schleim- und etwas Gerbstoff neben geringen Mengen eines ätherischen Öls.

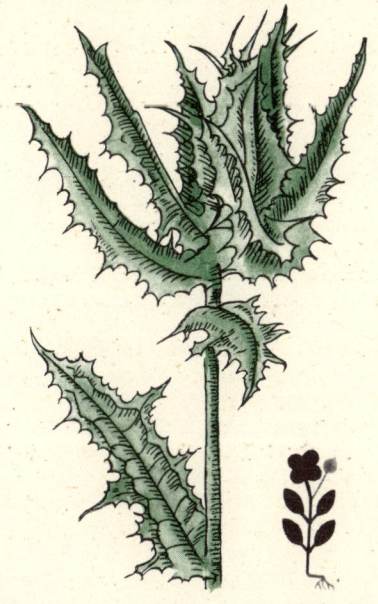

Empfohlen wurde das Benediktenkraut früher auch zur Auswurfförderung, als schweiß- und harntreibendes Mittel. Größere Mengen dürfen jedoch nicht verwendet werden, da sie zu Vergiftungserscheinungen führen. Diese verlaufen zwar nicht tödlich, sind aber wegen ihrer starken Nebenerscheinungen recht unangenehm. Eine äußere Anwendung auf Frostbeulen usw. ist nicht zu empfehlen.

Rezepte:

Aufguß: 2 Teelöffel mit ¼ l siedendem Wasser aufgießen; Höchsttagesmenge 2 Tassen

Tinktur: dreimal täglich 10 bis 20 Tropfen nach Verordnung des Arztes

Berberitze
(Berberis vulgaris)

Essigdorn
Sauerdorn

Fundort: Hecken, Gebüsche
Größe: bis 2½ m
Blütezeit: Mai und Juni
Günstige Ernte: März und April, September und Oktober (Wurzel), September (Frucht)
Verwendbare Pflanzenteile: Wurzel (vor allem Rinde), Frucht
Hauptanzeigen: Leberkrankheiten, Gallenleiden, Durchfälle, Vitamin-C-Spender
Zubereitung: Sirup, Abkochung, Mus aus den Früchten

Die allgemein bekannte Berberitze enthält in allen Pflanzenteilen, vorwiegend aber in der gelb gefärbten Wurzelrinde das Berberin, ein Alkaloid, sowie einige andere Alkaloide, die aber von keiner besonderen Bedeutung sind. Berberin regt den Kreislauf an und wirkt galletreibend. Während von der kreislaufanregenden Wirkung verhältnismäßig wenig Gebrauch gemacht wird, ist die Anwendung der Berberitze bei Leberleiden um so mehr angezeigt.

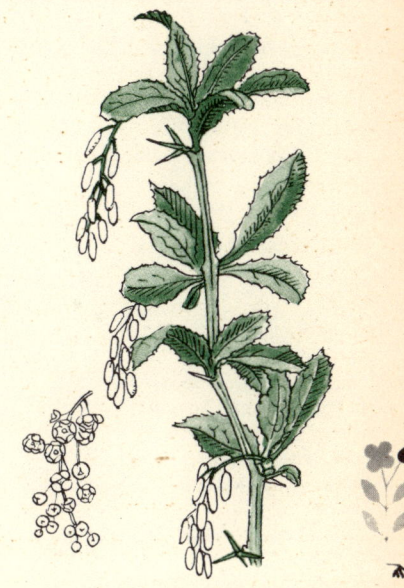

197

Interessant ist es auch, daß Berberin, als Injektion verwendet, ein ausgezeichnetes Mittel gegen die Orientbeule darstellt. Hingegen kann es bei Malaria nicht helfen, obwohl dies früher angenommen wurde. Der Berberitze kommt auch eine leicht fiebersenkende Wirkung zu. Diese ist allerdings nicht sehr bedeutungsvoll und tritt gegen die galletreibende Wirkung zurück.

Die Beeren der Berberitze enthalten, wenn sie reif sind, kein Alkaloid mehr. Zu Behandlungszwecken muß daher die Rinde der Wurzel verwendet werden. Diese soll möglichst frisch verbraucht werden. Sie gilt als gutes Mittel bei Leberkrankheit.

Als Abführmittel wird ein Aufguß der Beeren mit Wein empfohlen.

Die anderen der Berberitze zugesprochenen Wirkungen wie Appetitanregung, allgemeine Anregung, Verwendbarkeit bei Mundfäule usw. dürften kaum ernst zu nehmen sein. Jedenfalls gibt es für diese Erkrankungsbereiche wesentlich bessere Mittel.

Da die angewandte Berberitzenmenge bei Leberleiden genau dosiert werden muß und da jedes Leberleiden dauernd unter ärztlicher Kontrolle zu stehen hat, muß selbstverständlich die Berberitzenverwendung vom Arzt genau vorgeschrieben werden.

Rezepte:

Abkochung: von der fein zerkleinerten Wurzelrinde 1 bis 2 Teelöffel auf ¼ l Wasser; Tagesmenge nach Verordnung des Arztes

Betonie
(Betonica officinalis)
Heilziest
Teeblatt
Zehrkraut
Ziest

Fundort: Waldwege, Heide
Größe: 50 bis 75 cm
Blütezeit: Juni bis August
Günstige Ernte: Juni bis August
Verwendbare Pflanzenteile: blühendes Kraut
Hauptanzeigen: Asthma, Bronchitis, Durchfall
Zubereitung: Aufguß, Abkochung

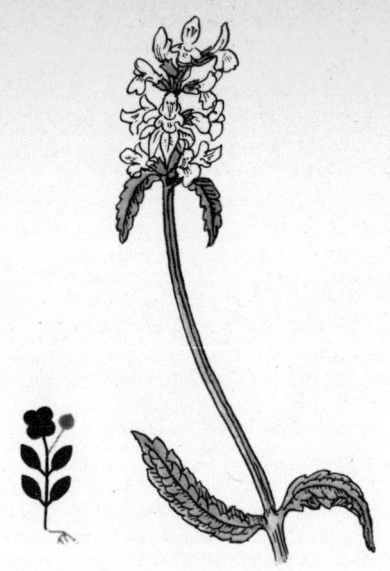

Die purpurrot blühende Betonie enthält Gerbstoffe und Betaine, unter anderem das nach der Betonie benannte Betonicin. Abgesehen von seiner schleimlösenden Wirkung, die gegen Erkrankungen der Luftwege und auch bei Asthma zweifelsohne eine gewisse Wirkung entfalten kann, wird die Betonie auch gegen Sodbrennen empfohlen. Der Gerbstoffgehalt rechtfertigt auch die Verwendung bei Durchfällen. In alten Volksheilbüchern findet man die Betonie immer wieder gegen die Fallsucht empfohlen. Es mag durchaus sein, daß sich bei der chemischen Untersuchung noch ein Stoff finden läßt, der diese Verwendung erklärlich macht. Wir besitzen aber heute gut wirksame und genau dosierbare Medikamente gegen die Epilepsie. Mit ihnen gelingt es in den meisten Fällen, die Anfälle vollkommen zum Verschwinden zu bringen oder sie wenigstens auf ein Mindestmaß herabzudrücken. Deshalb wäre jeder Versuch, die Fallsucht mit anderen Mitteln zu behandeln, ein grober und für den Patienten lebensgefährlicher Fehler.

Rezepte:

Aufguß: 2 Teelöffel mit 1 Tasse siedendem Wasser aufgießen; Tagesmenge 2 Tassen

Abkochung: 2 Teelöffel mit 1 Tasse Kandiszuckerwasser kurz aufkochen; tagsüber schluckweise trinken

Große Bibernelle

(Pimpinella maior)
Große Pimpinelle

Fundort: Waldränder, Moorwiesen
Größe: bis 1 Meter
Blütezeit: Juni bis September
Günstige Ernte: März und April, September und Oktober
Verwendbare Pflanzenteile: Wurzel
Hauptanzeigen: appetitanregend, harn- und schweißtreibend, Gurgelwasser
Zubereitung: Kaltauszug, Abkochung, Aufguß, Tinktur, alkoholischer Auszug

Die Große Bibernelle enthält ebenso wie die Kleine in ihrer Wurzel ein ätherisches Öl, Gerbstoff und Harz. Sie wird bei Halsentzündung, Erkältungskrankheiten, Kehlkopfkatarrh, Bronchitis empfohlen und soll auch als frische Wurzel ein gutes Mittel gegen Durchfall sein.
Die harntreibende Wirkung ist bestritten. Als Wundheilmittel ist die Bibernelle — trotz gegenteiliger Behauptungen — nicht geeignet.
Mit Genehmigung des Arztes kann die Große Bibernellenwurzel vor allem auch bei der starken Verschleimung, die bei Kinderkrankheiten wie Scharlach, Masern und Röteln vorkommt, verwendet werden.

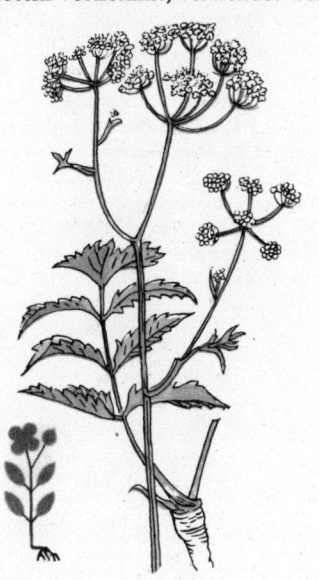

Gute Wirkung zeigt sie — ähnlich wie ihr naher Verwandter, der Anis — gegen Blähungen und Verdauungsbeschwerden. Die harntreibende und die verdauungsregelnde Wirkung machen es verständlich, daß die Bibernelle auch als „Blutreinigungsmittel" empfohlen wird.

Rezepte:

Kaltauszug: 2 Teelöffel getrocknete und zerkleinerte Wurzeln mit $1/4$ l Wasser kalt ansetzen, 10 Stunden ziehen lassen, abseihen
Aufguß: der Rückstand des Kaltauszuges kann außerdem noch mit siedendem Wasser überbrüht werden und nach neuerlichem Ziehen dem Kaltauszug wieder zugesetzt werden; mit Honig versüßt, tagsüber 1 bis 2 Tassen
Abkochung: 2 Eßlöffel getrocknete und zerkleinerte Wurzeln in $1/4$ l Wasser abkochen; als Gurgelwasser verwenden
Tinktur: 10 Tropfen auf Zucker vor allem bei Sodbrennen

Kleine Bibernelle

(Pimpinella saxifraga)
Pfefferwurz
Pimpinelle
Steinbibernelle
Steinbrech

Fundort: Gebüsche, Waldränder, Hänge, Triften, Weiden
Größe: bis 50 cm
Blütezeit: Juli bis September
Günstige Ernte: März und April, September und Oktober
Verwendbare Pflanzenteile: Wurzel
Hauptanzeigen: appetitanregend, harn- und schweißtreibend, Bronchitis, Gurgelwasser
Zubereitung: Abkochung, Tinktur, alkoholische Auszüge

Der Kleinen Bibernelle werden die gleichen Wirkungen nachgerühmt wie der Großen. Pfarrer Kneipp empfiehlt sie besonders gegen Rheuma und Sodbrennen, wobei man 10 Tropfen der Tinktur auf Zucker einnehmen soll.
Die Kleine Bibernelle ist eine nahe Verwandte des Anis *(Pimpinella anisum,* Seite 180) und

199

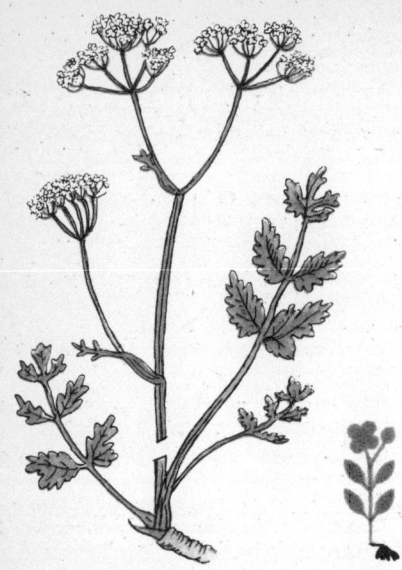

Verwendbare Pflanzenteile: —
Hauptanzeigen: wie Atropin
Zubereitung: Apotheke

Das Bilsenkraut enthält neben Atropin auch andere Alkaloide, Hyoscyamin, Scopolamin usw., die in der Heilkunde große Bedeutung erlangt haben. Allerdings ist das Bilsenkraut zur Anwendung als Heilpflanze im Hausgebrauch wegen seiner starken Giftigkeit nicht geeignet.

Den Namen Tollkraut hat ihm die Tatsache eingetragen, daß es bei Mann und Frau zu gesteigertem Geschlechtstrieb führt. Allerdings treten nebenher schwere Vergiftungserscheinungen auf, weshalb vor dieser Anwendung dringendst gewarnt werden muß.

Auch das Bilsenkraut zählt zu jenen Pflanzen, die wir schon im Arzneibuch des Dioscurides finden. Über die Wirkung des Atropins, das ähnlich wie das Hyoscyamin wirkt, siehe Tollkirsche (Seite 339).

Vergiftungen kommen durch Verwechslung mit der Gartenschwarzwurzel (*Scorronera hispanica*) oder der Pastinakwurzel (*Pastinaca sativa*) vor. Sie zeigen fast die gleichen Symptome wie Tollkirschenvergiftungen, sind aber im allgemeinen schwerer und lebensgefährlicher.

ihr Same soll wie der des Anis die Milchbildung bei stillenden Frauen anregen.

Die Wurzel schmeckt beißend scharf und ist offizinell. Sie enthält ätherisches Öl und einen Cumarin-Abkömmling namens Pimpinellin. Dieser ist wahrscheinlich der scharf schmeckende Bestandteil des ätherischen Öles. Ferner enthält die Kleine Bibernelle noch Gerbstoff und Harz. — Wurzel und Tinktur finden wir im Arzneibuch.

Manche Kräuterkundige geben der Kleinen Bibernelle bei Erkältungskrankheiten den Vorzug gegenüber der Großen.

Rezepte: wie bei der Großen Bibernelle (Seite 199)

Vorsicht! Giftig!

Bilsenkraut

(Hyoscyamus niger)

Tollkraut
Zigeunerkraut

Fundort: Hecken, Zäune, Waldränder, Ödland
Größe: 30 bis 60 cm
Blütezeit: Juni und Juli
Günstige Ernte: —

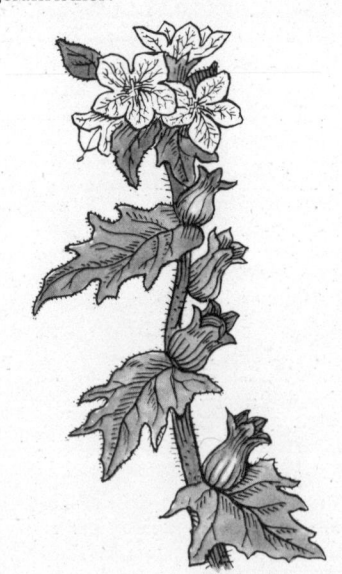

Als erste Hilfe bereitet man zur Magenspülung vor und gibt Tierkohle. Leichter Russischer Tee würde wirkungslos bleiben! Alles andere veranlaßt der Arzt. Man kann bis zu seinem Eintreffen nur noch notfalls Coramin, Sympatol oder starken Bohnenkaffee geben. Ist davon nichts vorhanden, kann man — nicht wegen der entgiftenden Gerbstoffwirkung, sondern wegen der koffeinähnlichen Wirkung — auch sehr starken Russischen Tee verabreichen. Wenn nötig, ist künstliche Atmung vorzunehmen!

Hyoscyamin und Scopolamin zählen zu den wichtigsten krampflösenden und beruhigenden Medikamenten, die dem Arzt für den Notfall als Spritze zur Verfügung stehen. Eigenverwendung ist schon wegen der Rezeptpflicht gar nicht möglich.

Dem Bilsenkraut fällt auch der König in Shakespeares „Hamlet" zum Opfer. Der Geist des ermordeten Vaters erscheint dem Dänenprinzen und spricht:

„ . . . da ich im Garten schlief,
wie immer meine Sitte nachmittags,
beschlich dein Oheim meine sichre Stunde,
mit Saft verfluchten Bilsenkrauts im
                Fläschchen,
und träufelt in den Eingang meines Ohrs
das schwärende Getränk; wovon die
                Wirkung
so mit des Menschen Blut in Feindschaft
                steht,
daß es durch die natürlichen Kanäle
des Körpers hurtig wie Quecksilber
                läuft.

Rezepte: Apotheke!

Birke

(Betula alba)

Weißbirke

Fundort: Wälder, Gebüsche; angepflanzt
Größe: bis 20 m
Blütezeit: April und Mai
Günstige Ernte: Mai und Juni
Verwendbare Pflanzenteile: junge Blätter
Hauptanzeigen: Blasenerkrankungen, schweißtreibend, harntreibend
Zubereitung: Abkochung

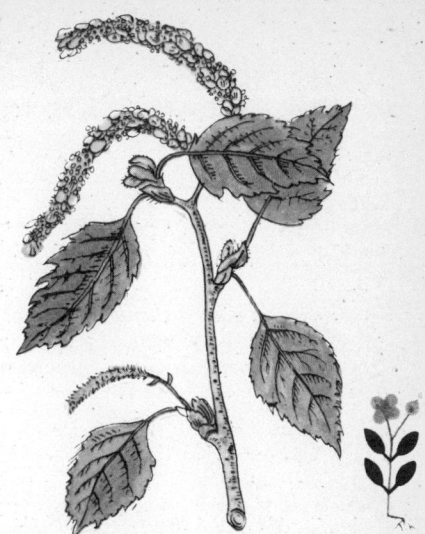

Die Birkenblätter enthalten vor allem Saponine, etwas ätherisches Öl und Gerbstoffe. Das ätherische Öl bewirkt den angenehmen Geruch der jungen Blätter. In der Rinde findet man Birkenkampfer.

Für die immer wieder behauptete und auch bestätigte harntreibende und harndesinfizierende Wirkung dürfte vor allem das ätherische Öl von Bedeutung sein. Es empfiehlt sich daher, Tee aus frischen jungen Birkenblättern zu bereiten, da in den getrockneten offizinellen Blättern nur wenig oder kein ätherisches Öl vorhanden ist.

Birkenblattknospen sollen ein gut galletreibendes Mittel sein.

Birkenblätterabkochungen werden auch gegen ein Übel, das vor allem den Männern große Sorgen bereitet, empfohlen: gegen die Glatze.

Die Moorbirke *(Betula pubescens)* hat praktisch die gleiche Bedeutung wie die Weißbirke.

Rezepte:

Aufkochung: 1 Eßlöffel junge Blätter mit 1 Tasse Wasser kurz aufkochen, 2 Stunden ziehen lassen und 1 Messerspitze kohlensaures Natron zufügen; Tagesmenge höchstens 2 Tassen

Auch der Preßsaft der jungen Blätter wird teelöffelweise empfohlen.

Bitterklee*)

(Menyanthes trifoliata)

Biberklee *)
Dreiblatt
Fieberklee *)
Gallenkraut
Monatsblume
Sumpfblume
Wasserklee *)
Zottenblume

*) Der Name „...klee" ist irreführend, da es sich um keinen Klee, sondern um eine Pflanze aus der Familie der Enziangewächse handelt.

Fundort: Ufer, Gräben, moorige Wiesen
Größe: 15 bis 30 cm
Blütezeit: Mai und Juni
Günstige Ernte: April bis Juni, Oktober
Verwendbare Pflanzenteile: Blätter während der Blüte oder im Herbst
Hauptanzeigen: nervöse Magenbeschwerden, leichte Magenkoliken
Zubereitung: Aufguß, Kaltauszug, Pulver

Der Bitterklee hat seinen Namen von dem noch bei einer Verdünnung von 1:9000 deutlich merkbaren Bitterstoff Menyanthin, einem Glykosid. Die Tatsache, daß er

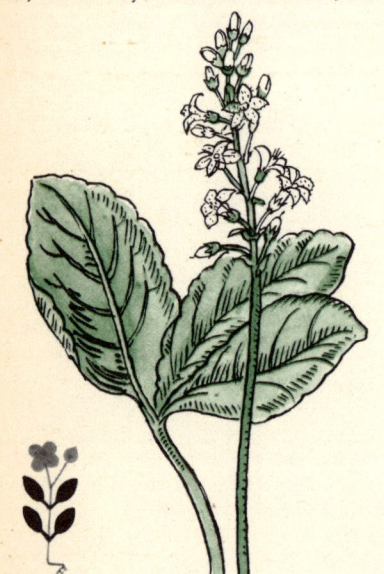

mit Vorliebe in sumpfigem und moorigem Gebiet zu finden ist, hat ihm — neben anderen Namen — den Namen Fieberklee eingetragen. Neben Menyanthin enthält er Gerbstoff, Pektin, etwas ätherisches Öl und Saponin.

Vor allem Pfarrer Kneipp hat den Tee des Bitterklees auch gegen „Magenfieber" empfohlen. Die Blätter sollen rasch luftgetrocknet werden. Ob die im Frühjahr und Frühsommer während der Blüte gesammelten Blätter oder die im Herbst gepflückten wirksamer sind, ist noch nicht entschieden. Siehe auch Enzian Seite 218.

Rezepte:

Aufguß: 1 Eßlöffel mit ¼ l siedendem Wasser überbrühen und ¼ Stunde ziehen lassen
Kaltauszug: 2 Teelöffel auf 2 Tassen Wasser ansetzen, 8 Stunden ziehen lassen
Pulver: dreimal täglich 1 bis 2 Messerspitzen voll

Achtung! Giftig!

Bittersüß

(Solanum Dulcamara)

Rote (Kletternde) Hundsbeere
Mäuseholz
Kletternder Nachtschatten

Fundort: Ufergebüsche, Mauern, Bach- und Flußufer
Größe: 50 bis 150 cm
Blütezeit: Mai bis August
Günstige Ernte: Mai und Juni
Verwendbare Pflanzenteile: junge Schößlinge vor der Blüte (früher zwei- bis dreijährige Stengel)
Hauptanzeigen: Hautkrankheiten
Zubereitung: vorwiegend homöopathisch

Für den Bittersüß gilt im wesentlichen das Gleiche, was wir beim Schwarzen Nachtschatten kennengelernt haben. Er enthält als Hauptwirkstoffe Alkaloide, Solanin und ähnliche Verbindungen und außerdem einen Bitterstoff, etwas Gerbstoff und reichlich Zucker. Hieraus erklärt sich auch der Name Bittersüß.

Auch durch den Bittersüßen Nachtschatten kommt es manchmal, besonders nach Ver-

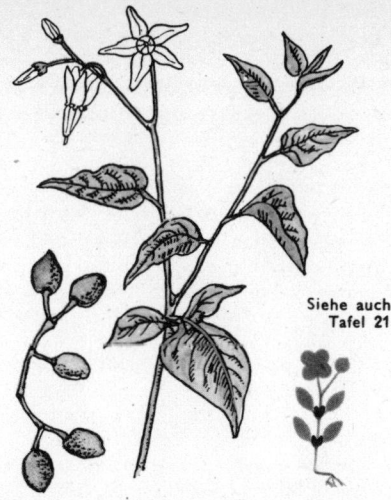

Siehe auch
Tafel 21

Verwendbare Pflanzenteile: Samen
Hauptanzeigen: Kräftigungsmittel (inner-
lich), Furunkel (äußerlich)
Zubereitung: Abkochung, Pulver, Brei

Der bitter schmeckende schleimhaltige Samen des Bockshornklees, der unangenehmen Geruch ausströmt, zählt zu den ältesten bekannten Heilpflanzen und wurde
schon von den Ägyptern und den Ärzten
um Hippokrates verwendet. Der Bockshornklee enthält neben anderen Wirkstoffen reichlich Schleim, Cholin (siehe Seite 160)
und einen Bitterstoff. Den unangenehmen
Geruch verdankt er dem ätherischen Öl,
seine kräftigende Wirkung dem Bitterstoff.
Äußerlich wird der Samen zu Breium-
schlägen verwendet. Innerlich findet er,
nachdem er in Geschmack und Geruch
durch Pfefferminzöl verbessert wurde, in
verhältnismäßig großen Dosen als Kräftigungsmittel Anwendung; dies vor allem
bei Tuberkulose und in der Genesungszeit
nach überstandenen Krankheiten.

zehren der Beeren, zu Vergiftungen, die
ähnlich verlaufen wie die Vergiftungen mit
Schwarzem Nachtschatten. Die Heilungsaussichten sind beim Bittersüßen Nachtschatten etwas günstiger. Über erste Hilfe
bei derartigen Vergiftungen siehe Schwarzer Nachtschatten Seite 286 f.
Die zwei- bis dreijährigen Stengel von Bittersüß waren früher offizinell und wurden
vornehmlich gegen Hautleiden gebraucht.
Heute macht nur mehr die homöopathische
Schule vom Bittersüß Gebrauch.

Rezepte:

Im Hausgebrauch nicht zu empfehlen,
    außer bei Verordnung durch den Arzt
Vom Pulver die vorgeschriebene Menge,
    zwei- bis dreimal täglich, beziehungs-
    weise von der homöopathischen Essenz
    die verordnete Tropfenzahl

Bockshornklee

(Trigonella Foenum graecum)

Griechisch Heu
Kuhhornklee

Fundort: angebaut (etwa im 9. Jahrhun-
    dert von Griechenland nach Mittel-
    europa gebracht)
Größe: bis 50 cm
Blütezeit: Juni und Juli
Günstige Ernte: August und September

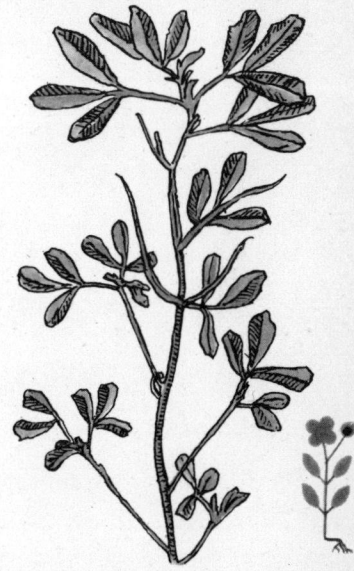

Der Saponingehalt macht die Verwendung
von Bockshornklee bei Bronchitis durchaus erklärlich. Die allgemein kräftigende
Wirkung erklärt den Gebrauch dieser Heilpflanze zur Steigerung der Geschlechtskraft.

203

Rezepte:

Abkochung: 2 Teelöffel Samen in ¼ l Wasser vorerst kalt ansetzen, 5 Stunden ziehen lassen, anschließend 1 Minute aufkochen, mit Zucker oder Honig süßen; Tagesmenge 2 bis 3 Tassen

Breiauflage: Samen zerstoßen, mit Wasser zu einem dicken, streichfähigen Brei anrühren, im Wasserbad erhitzen und nach Verordnung des Arztes verwenden

Bohne

(Phaseolus vulgaris)
Gartenbohne
Stangenbohne

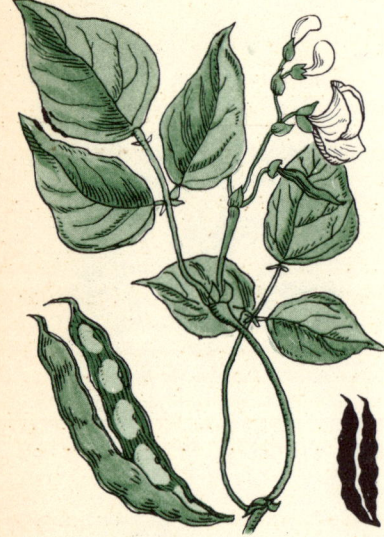

Fundort: gepflanzt (die eigentliche Heimat der Gartenbohne ist Ostindien)
Größe: bis 4 m, rankend
Blütezeit: Juni bis August
Günstige Ernte: September (nach Trocknen)
Verwendbare Pflanzenteile: leere Hülsen (Schoten)
Hauptanzeigen: harntreibend, blutzuckersenkend
Zubereitung: Abkochung

Man würde an sich einer so allgemein bekannten Gartenpflanze kaum heilkräftige Wirkung zusprechen. Es wurde aber sowohl die harntreibende als auch die blutzuckersenkende (gegen die Zuckerkrankheit gerichtete) Wirkung der Bohnenschalen eindeutig nachgewiesen. Schon Paracelsus hat Bohnentee verordnet. Die Bohnenschalen enthalten eine ganze Reihe von Wirkstoffen darunter etliche Fermente, und können bei genauer Blutzucker- und Harnzuckerkontrolle und mit Einwilligung des Arztes bei leichten Diabetesfällen verwendet werden.

Über die Art der blutzuckersenkenden Wirkung ist man sich noch im unklaren, jedenfalls weiß man, daß sie nichts mit dem Hormon der Bauchspeicheldrüse, dem Insulin, zu tun hat.

Gegen die Hautfinne (Akne) wird die Abkochung des Samens empfohlen, wobei das Kochwasser als Tee getrunken werden muß. Bohnenmehl beseitigt Juckreiz.

Rezepte:

Abkochung: je 20 Gramm der getrockneten und fein geschnittenen Bohnenschalen auf 1 l Wasser 3 Stunden lang kochen. Es empfiehlt sich aber die Zubereitung größerer Mengen. Die zu nehmende Tagesmenge schwankt je nach Verordnung zwischen ½ und ¾ l.

Bohnenkraut

(Satureja hortensis)

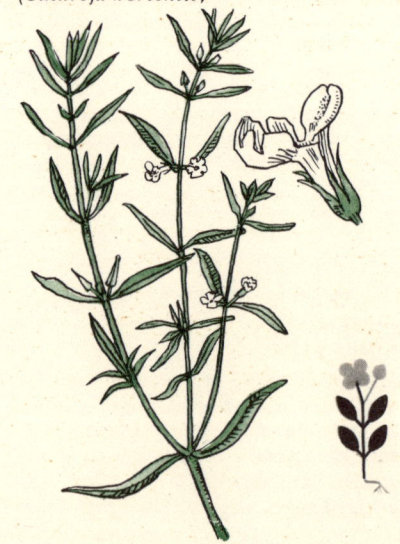

Fundort: angebaut
Größe: 30 bis 40 cm
Blütezeit: Juli bis Oktober
Günstige Ernte: August und September
Verwendbare Pflanzenteile: Kraut
Hauptanzeigen: blähungswidrig, appetit-
anregend, auswurffördernd; gegen Durch-
fall
Zubereitung: Aufguß, Küchengewürz

Wie der Kümmel enthält auch das Bohnenkraut ein ätherisches Öl, in dem sich Stoffe
befinden, die blähungswidrig, krampflösend und auswurffördernd wirken. Der
Gerbstoffgehalt der Pflanze macht sie auch
geeignet, gegen Durchfälle verwendet zu
werden. Bakterientötende Wirkung wird
dem Bohnenkraut ebenfalls zugeschrieben.
Auch bei Magen-Darmstörungen dürfen
wir ohne weiteres einen Versuch mit Bohnenkraut wagen, wenn keine allzu heftigen
Erscheinungen die sofortige Verständigung
des Arztes nötig machen. Gelingt es nicht,
in kurzer Zeit der Verstimmung Herr zu
werden, so ist selbstverständlich der Arzt
zu rufen.

Rezepte:
Aufguß: 4 Teelöffel mit ¼ l siedendem
Wasser aufgießen; Tagesmenge

Boretsch
(Borrago officinalis)

Gurkenkraut
Herzfreude

Fundort: angepflanzt
Größe: bis 60 cm
Blütezeit: Juni und Juli
Günstige Ernte: Mai bis August
Verwendbare Pflanzenteile: Blüten und
Kraut
Hauptanzeigen: „Blutreinigung"
Zubereitung: Aufguß

Der hellblau blühende Boretsch enthält
Schleimstoffe, Saponin, Gerbstoffe und
Mineralsalze, darunter Salpeter.
Boretsch wirkt leicht harntreibend und
wird, wie die meisten mehr oder weniger
stark abführenden Heilpflanzen, zur Blutreinigung empfohlen. Auch bei nervösem
Herzleiden kann ein Versuch mit Boretsch-
blütentee gemacht werden.

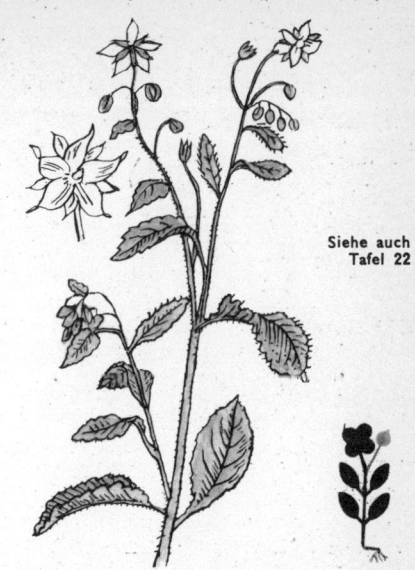

Siehe auch
Tafel 22

In älteren Büchern findet man den Boretsch
auch bei beginnender Entzündung der die
Körperhöhlen auskleidenden Häute (Brust-
fell, Bauchfell) empfohlen. Von einer solchen Verwendung ist aber, wenn sie nicht
ausnahmsweise einmal vom Arzt ausdrücklich empfohlen wird, abzusehen.

Rezepte:
Aufguß: 1 Teelöffel getrocknete Blüten
oder 2 bis 3 Teelöffel getrocknete Blätter mit 1 Tasse siedendem Wasser aufgießen, 5 Minuten ziehen lassen, abseihen. Dauernde Verwendung nicht ratsam!

Vorsicht! Vergiftung möglich!

Brennessel
(Urtica dioica)

Hanfnessel
Nessel

Fundort: Schutthaufen, Wegränder, Zäune,
Hecken, als Unkraut
Größe: 60 bis 150 cm
Blütezeit: Juni bis September
Günstige Ernte: Juni bis August
Verwendbare Pflanzenteile: Blätter und
Stengel, Samen
Hauptanzeigen: Rheuma, Haarausfall, zur
Stoffwechselförderung

205

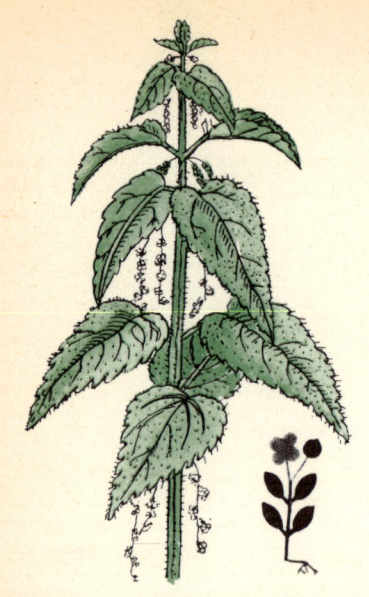

Zubereitung: Aufguß, Abkochung, Preßsaft, Salat

Die Brennessel und ihre kleinere Schwester, die Kleine Nessel, enthalten in ihren Brennhaaren ein Nesselgift, dessen Zusammensetzung noch nicht sicher bekannt ist. Jedenfalls fand man in den Brennhaaren auch das Gewebshormon Histamin und Spuren von Ameisensäure. Kommt die Haut mit den Brennhaaren in Berührung, so brechen diese ab, etwas Nesselgift spritzt aus und es entsteht eine Quaddel, die ähnlich wie ein Gelsenstich brennt.

Bei äußerlicher Anwendung ist die Brennessel ein gutes Mittel gegen leichteren Rheumatismus. Man schlägt den befallenen Körperteil mit frisch abgerissenen Brennesselstauden, bis die Haut deutlich gerötet ist. Das Nesselgift ist so wirksam, daß noch der zehnte Teil eines tausendstel Grammes (!) eine deutliche Quaddel auf der Haut hervorruft. Die Schulmedizin versucht heute, mit vitaminähnlichen und anderen Wirkstoffen die gesteigerte Hautdurchblutung hervorzurufen, indem man die erkrankte Gegend mit einer Salbe, die einen gefäßerweiternden Wirkstoff enthält, einreibt (Thermophor in der Tube).

Innerlich angewandt hat die Brennessel als sehr vitaminreiche und mineralsalzreiche Pflanze einen weiten Anwendungsbereich. Neben Vitamin C und Vitamin A enthält sie auch noch reichlich Blattgrün, vor allem in den Blättern, und fördert die Arbeit der Verdauungsdrüsen und die Darmbewegung. Sie wirkt blutstillend und stoffwechselanregend. Auch wird sie zur Förderung der Milchbildung bei stillenden Müttern, gegen Blutharnen, Hämorrhoiden und auch gegen Regelstörungen empfohlen. Die Samen und das Kraut sollen harntreibend wirken, doch konnte diese Wirkung noch nicht nachgewiesen werden. Man fand aber bei Überprüfung von Angaben aus der Volksmedizin, daß nach Anwendung von Brennesseln die Ausscheidung der Harnsäure bei Gichtkranken gesteigert wird.

Zu Frühjahrskuren kann der frische Preßsaft verwendet werden. Die junge Pflanze eignet sich für Salat. (Vorsicht! Verwendet man zum Salat nicht junge Pflanzen, sondern ältere, so kann es zu leichten Vergiftungserscheinungen durch örtliche Reizung der Schleimhäute des Verdauungstraktes und auch zu Nierenschädigungen kommen.) Die Brennessel kann auch als Gemüse verwendet werden. Vor allem ältere Pflanzen müssen aber längere Zeit kochen. Erhalten bleiben dann allerdings nur die Mineralstoffe, während die Vitamine und auch andere wichtige Wirkstoffe verlorengehen. Obwohl immer wieder behauptet wird, daß die Brennessel auch bei Zuckerkrankheit gute Dienste leistet, konnte ein Erfolg noch nicht nachgewiesen werden.

Äußerlich werden Brennessel-Abkochungen zum Haarwaschen bei Haarausfall empfohlen, da die enthaltenen Wirkstoffe die Durchblutung der Kopfhaut anregen.

Rezepte:

Aufguß: 2 bis 3 Eßlöffel geschnittene Blätter oder blühendes Kraut mit 2 Tassen siedendem Wasser aufgießen und 10 Minuten ziehen lassen

Den Preßsaft zu gleichen Teilen mit Wasser verdünnen, teelöffelweise einnehmen

Zur Haarwäsche: 100 Gramm fein zerschnittene Blätter mit 1/2 l Wasser und 1/2 l Essig kurz aufkochen und zum Haarwaschen verwenden

Brombeere
(Rubus fructicosus)

Fundort: Wälder, Hecken; angepflanzt
Größe: 1½ bis 3 m
Blütezeit: Juni und Juli
Günstige Ernte: Mai und Juni (Laub), August und September (Früchte)
Verwendbare Pflanzenteile: Blätter, Früchte
Hauptanzeigen: Magen-Darmkatarrh
Zubereitung: Aufguß, Fruchtpreßsaft

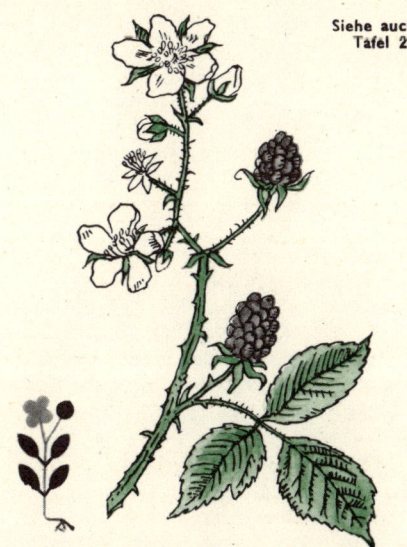

Siehe auch
Tafel 25

Der Name Brombeere bezeichnet eigentlich eine Sammelart. Es gibt eine ganze Reihe von Untergruppen der Brombeere, die im wesentlichen alle gleich wirken und ähnlich aussehen. Vor allem in den Blättern findet man reichlich Gerbstoffe und Vitamin C, in den Früchten unter anderem Schleim, Pektin und Fruchtzucker.
Die Verwendung der Brombeere als Heilpflanze ist uralt. Schon aus der Zeit um Christi Geburt kennen wir Rezepte, die das Kauen der Blätter zur Kräftigung bei Zahnfleischblutungen vorschreiben.
Wegen ihres Gerbstoffgehaltes wird sie bei Magen- und Darmkatarrhen und Durchfall verwendet, der Schleimgehalt macht sie bei Sodbrennen geeignet.

Rezepte:
Aufguß: 2 Teelöffel getrocknete Blätter mit ⅛ l siedendem Wasser aufgießen; Tagesmenge 1 bis 2 Tassen
oder: getrocknete, im Schatten gesammelte junge Sprossen (etwa eine Handvoll) mit ½ l siedendem Wasser übergießen, 8 Stunden ziehen lassen und tagsüber trinken

Bruchkraut
(Herniaria glabra)

Harnkraut
Tausendkorn

Fundort: sandige Stellen, Bruch, Acker, Wegränder, Ufer
Größe: 5 bis 15 cm
Blütezeit: Juni bis Oktober
Günstige Ernte: Juni bis Oktober
Verwendbare Pflanzenteile: blühende Pflanze
Hauptanzeigen: harntreibend
Zubereitung: alkoholischer Auszug, Aufguß, Kaltauszug

Das Bruchkraut schmiegt sich eng an den Boden an. Seine Blätter sind klein, die Blüten gelbgrün. Zerreibt man das Kraut unter Wasser, so bildet es einen leichten Schaum. Es enthält Saponine, etwas ätherisches Öl und Herniarin. Früher wurde es

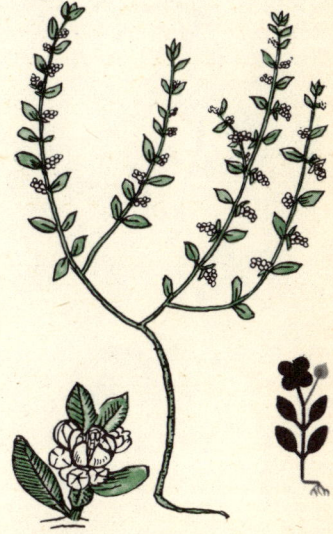

gegen Blasenkatarrh als *Herba Herniariae* verwendet. Seit der Einführung der Sulfonamide und Antibiotika wäre es töricht, einen Blasenkatarrh mit *Herba Herniariae* oder ähnlichen Mitteln behandeln zu wollen, es sei denn, der Patient wäre gegen alle neuen Präparate überempfindlich. Ob eine solche Überempfindlichkeit vorliegt, kann nur der Arzt feststellen. Als harntreibendes Mittel und gegen Grießbildung in den Harnwegen kann das Bruchkraut jedoch versucht werden.

Verwenden muß man das frische Kraut, da beim Trocknen ein Großteil der Wirkstoffe verlorengeht.

Rezepte:

Aufguß: 1 Eßlöffel frisches, zerkleinertes Kraut mit ¼ l siedendem Wasser aufgießen

Kaltauszug: 1 Eßlöffel frisches, zerkleinertes Kraut mit ¼ l Wasser ansetzen, ziehen lassen, abseihen

Alkoholischer Auszug: nach Verordnung

Brunnenkresse
(Nasturtium officinale —
Roripa nasturtium aquaticum)

Fundort: an Ufern, in Quellennähe
Größe: 40 cm bis 1 m
Blütezeit: Juni bis September

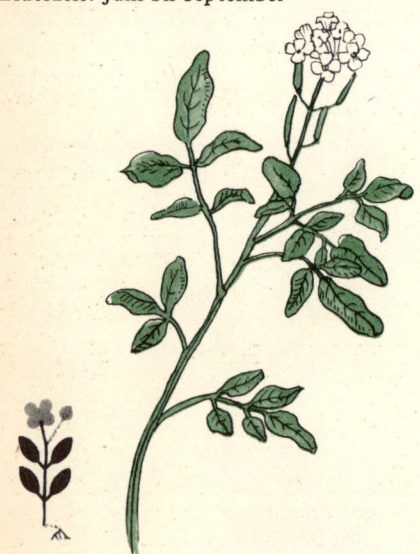

Günstige Ernte: April bis September
Verwendbare Pflanzenteile: frisches Kraut (junge Triebe)
Hauptanzeigen: „Blutreinigung", appetitanregend, Frühjahrskuren
Zubereitung: Saft, Aufguß, Salat

Die vitaminreiche Brunnenkresse ist ein ausgezeichnetes Frühlingsgemüse und kann wegen ihres Vitamin-C-Reichtums als Tee gegen Skorbut verwendet werden. Da Vitamin C auch ein gutes Vorbeugungsmittel gegen Infektionskrankheiten ist, kann die Brunnenkresse im Frühjahr mit voraussichtlich gutem Erfolg vorbeugend angewendet werden. Auch bei Gicht und Rheuma, leichten Verdauungsstörungen und Katarrhen der oberen Luftwege wird die Brunnenkresse empfohlen. Mancher Arzt warnt vor dem Gebrauch während der Schwangerschaft.

Rezepte:

Preßsaft (frisch): dreimal täglich 1 Teelöffel in Milch oder Wasser

Aufguß: 2 Teelöffel der jungen Triebe mit ¼ l siedendem Wasser aufgießen; dreimal täglich eine frisch zubereitete Tasse (nicht lange ziehen, nicht kochen lassen)

Vorsicht! Giftig!
Buschwindröschen
(Anemone nemorosa)

Fundort: Laubwälder, Gebüsche
Größe: 10 bis 25 cm
Blütezeit: März und April
Günstige Ernte: März und April
Verwendbare Pflanzenteile: Kraut vor Aufgehen der Blüten
Hauptanzeigen: durchblutungsfördernd bei Rheumatismus (Arzt)
Zubereitung: Homöopathie, Apotheke

So harmlos das freundliche Buschwindröschen aussieht, so gefährlich kann es werden. Wie der Saft seiner nahen Verwandten, der Nickenden Kuhschelle *(Anemone pratensis)* und der Kuhschelle *(Anemone Pulsatilla)*, wirkt auch der Saft des Buschwindröschens blasenziehend, wenn es äußerlich verwendet wird, und führt zu Vergiftung, wenn man es einnimmt.

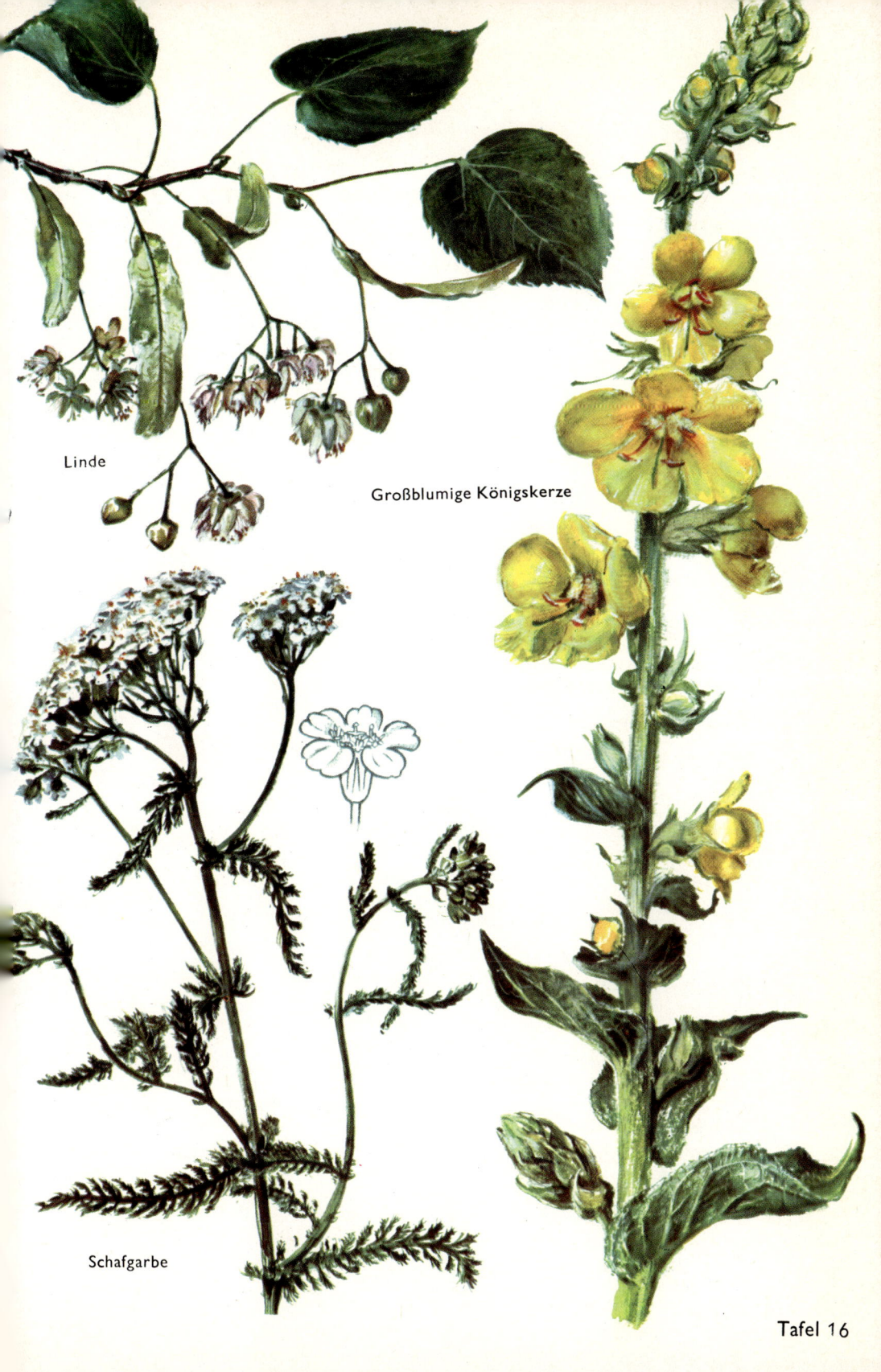

Linde

Großblumige Königskerze

Schafgarbe

Tafel 16

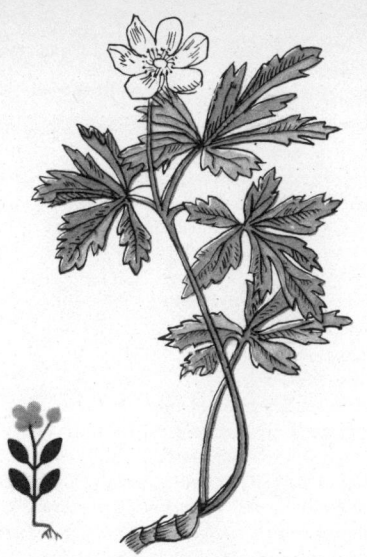

Siehe auch
Tafel 29

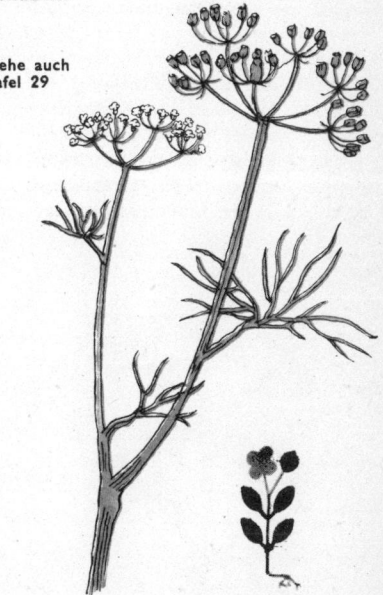

Hauptanzeigen: blähungswidrig, appetit-anregend, krampflösend, Steigerung der Milchabgabe

Zubereitung: Gemüse, Aufguß von den Samen

Die Wirkung der Dillfrüchte entspricht in großen Zügen der Wirkung des Kümmels und des Fenchels. Dem Dill wird neben einer leicht harntreibenden Wirkung auch eine kräftige Anregung der Milchsekretion zugeschrieben. Bei Schlaflosigkeit kann man eine Abkochung von Dillsamen versuchen. Andere Heilanzeigen, die teilweise noch in alten Kräuterbüchern empfohlen werden, wie etwa die Behandlung von Augenleiden mit Dill, sind unbedingt abzulehnen. Eine gute Magenteemischung aus verschiedenen Samen mit ähnlicher Wirkung wie der des Dills ist auf Seite 119 genannt.

Vergiftungen kommen vor allem dann vor, wenn das frische zerquetschte Kraut zu reichlich für Umschläge zur Rheuma-behandlung usw. gebraucht wird. Es kommt dann bei äußerlicher Anwendung zur Hautentzündung, Blasen- und gegebenenfalls sogar Geschwürbildung. — Vor allem sollte die Unsitte eingestellt werden, Kinder mit Buschwindröschenumschlägen zu behandeln, wenn sie starke Schuppen oder sonstige Ekzembildungen am Kopf haben!

In der Heilkunde wird das Buschwind-röschen praktisch nur mehr in der Homöo-pathie und hier ähnlich wie die Kuhschelle verwendet.

Rezepte: Preßsaft nur über Verordnung des Arztes

Dill

(Anethum graveolens)

Düll

Fundort: angebaut
Größe: 40 cm bis 1 m
Blütezeit: Juli bis September
Günstige Ernte: Juli bis September
Verwendbare Pflanzenteile: reife Früchte, bzw. das ganze Kraut ohne Wurzel

Rezepte:

Aufguß: 2 Teelöffel Samen mit 1/4 l sieden-dem Wasser aufgießen, 10 bis 15 Minuten ziehen lassen; Einzelgabe 1 Tasse, Tages-menge 2 bis 3 Tassen

Das frische Kraut als Gemüse (Vitamin-spender!)

Dost

(Origanum vulgare)

Dorant
Frauendost
Wilder Majoran
Wohlgemut

Fundort: Wald- und Wegränder, Gebüsche, Abhänge, Schluchten
Größe: 30 bis 40 cm
Blütezeit: Juli bis Oktober
Günstige Ernte: Juli bis Oktober
Verwendbare Pflanzenteile: blühendesKraut
Hauptanzeigen: krampflösend bei Husten, appetitanregend, blähungswidrig, schweißtreibend und beruhigend (?)
Zubereitung: Aufguß, Öl

Der Dost enthält ein ätherisches Öl mit Thymol und anderen Stoffen, die auch im Thymian enthalten sind, und Gerbstoff. Vor allem die krampfstillende Eigenschaft bei Keuchhusten und anderen Krampfhustenarten hat sich immer wieder gut bewährt. Auch die Appetitanregung und die beruhigende Wirkung bei Magen- und Darmkatarrhen ist durchaus erklärlich. Bisher unerklärlich ist die Wirkung von Dostzubereitungen bei Erkrankungen, die mit geschlechtlicher Übererregbarkeit ein-

hergehen. Auch die im allgemeinen beruhigende Wirkung des Dostes konnte bisher noch nicht erklärt werden.

Rezepte:
Aufguß: 2 bis 3 Teelöffel mit ¼ l siedendem Wasser aufgießen
Alkoholischer Auszug: nach Verordnung des Arztes
Öl: ebenfalls nach Verordnung des Arztes

Eberreis

(Artemisia Abrotanum)
Eberraute

Fundort: angebaut
Größe: bis 75 cm
Blütezeit: September und Oktober
Günstige Ernte: September und Oktober
Verwendbare Pflanzenteile: Kraut
Hauptanzeigen: appetitanregend, Magen-Darmkatarrh, Durchfall, fiebersenkend
Zubereitung: Aufguß, Extrakt, Essenz (Homöopathie)

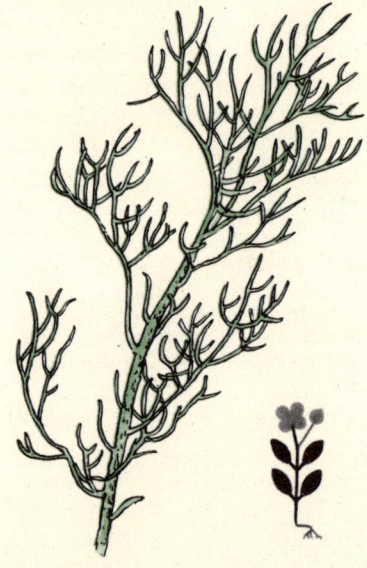

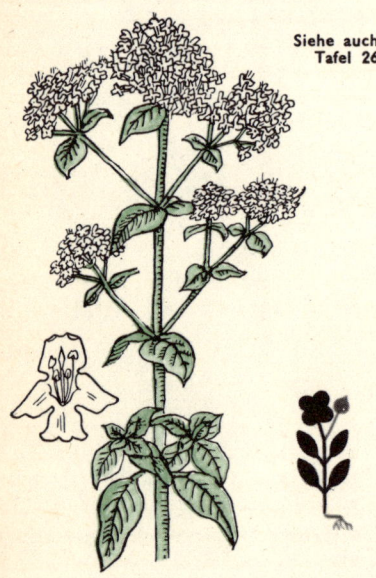

Siehe auch
Tafel 26

Das Eberreis oder die Eberraute war früher als *Herba Abrotani* offizinell. Es wurde von der Schulmedizin aufgegeben, scheinbar aber zu Unrecht, wie eine chemische Analyse ergibt. Das Kraut enthält ätherisches Öl, Gerbstoff, Bitterstoffe und ein

Alkaloid, das eine ganz ähnlich fiebersenkende Wirkung hat wie das Chinin. Bei vernünftiger Verwendung sind Vergiftungen nicht zu befürchten. Deshalb kann das Eberreis ähnlich verwendet werden wie der Wermut, *Artemisia absinthium*, Seite 351 f.

Rezepte: wie Wermut, Seite 351 f.

Stengellose Eberwurz
(*Carlina acaulis*)
Weiße Roßwurz
Silberdistel
Wetterdistel

Fundort: Hänge, Triften; kalkliebend
Größe: bis 15 cm
Blütezeit: Juli bis September

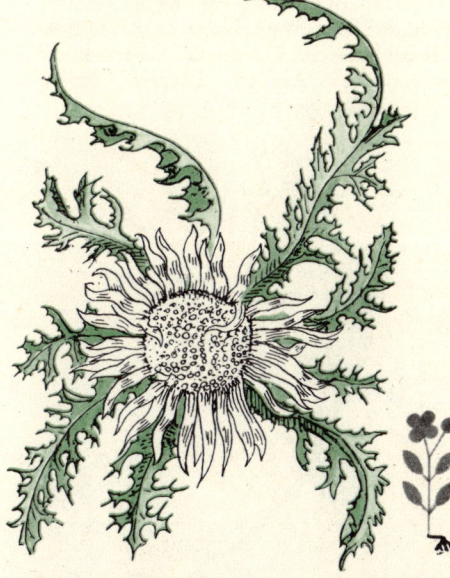

Günstige Ernte: September und Oktober
Verwendbare Pflanzenteile: Wurzelstock
Hauptanzeigen: harn- und schweißtreibend
Zubereitung: Tee, Pulver, Tinktur

Die Wetterdistel ist ein ausgezeichneter Feuchtigkeitsanzeiger, da sich die Blüten bei steigender Luftfeuchtigkeit langsam schließen. Die Blüten der stengellosen Eberwurz glänzen wie Silberscheiben. Der fingerdicke Wurzelstock riecht unangenehm scharf, so lange er frisch ist, später, wenn

er getrocknet ist, jedoch aromatisch. Die Wurzel schmeckt bitter und scharf. Sie enthält ein ätherisches Öl, Gerbstoff, Harz und Kohlehydrate.

Die Wurzel der Wetterdistel wird als schweißtreibendes Mittel bei Erkältungskrankheiten, als harntreibendes Mittel (zur „Blutreinigung") und auch als Wurmmittel empfohlen. Diese Wirkungen sind zwar wenig überprüft, sie können aber wegen des ätherischen Öles durchaus zutreffen.

Die Blütenböden der Eberwurz werden, ähnlich wie Artischocken, in Salzwasser gekocht und als Gemüse verzehrt. Sie sollen ausgezeichnet schmecken.

Rezepte:

Aufguß: 6 Teelöffel mit $^1/_4$ l siedendem Wasser aufgießen; Tagesmenge 2 bis 3 Tassen

Pulver: zwei- bis dreimal täglich 1 Messerspitze in Wasser

Tinktur: dreimal täglich 10 Tropfen auf Zucker oder in Wasser

Vorsicht! Vergiftung möglich!

Efeu
(*Hedera helix*)
Gemeiner Eppich
Wintergrün

Fundort: Felsen, Mauern, Schluchten
Größe: Kletterpflanze bis über 15 m
Blütezeit: August bis Oktober
Günstige Ernte: August und September
Verwendbare Pflanzenteile: junge Blätter
Hauptanzeigen: „blutreinigend", schweißtreibend (?)
Zubereitung: Kaltauszug

Der weit verbreitete Efeu galt früher als steinabtreibendes Mittel. Gestoßene Efeukörner wurden in Wein aufgelöst und diese Mischung getrunken. Von dieser Verwendung ist man aber wieder völlig abgekommen, weil die Efeufrüchte giftig sind und fallweise schwere Vergiftungen auftraten. In diesem Zusammenhang sind sogar Todesfälle bekannt geworden.

Welche Stoffe in den Efeublättern wirksam werden, ist noch nicht geklärt. Man glaubt, einen Stoff — Helixin — gefunden

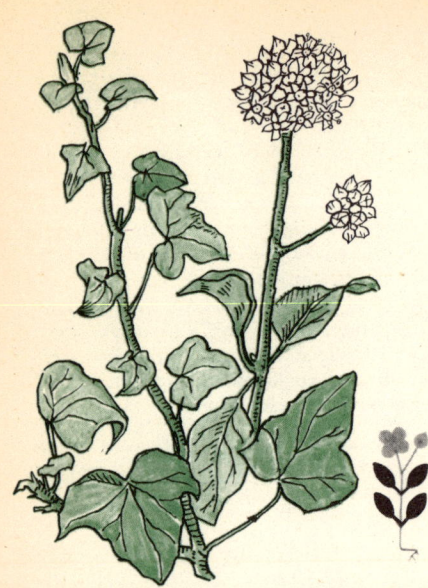

Der vor allem auf trockenen Wiesen häufig zu findenden Echte Ehrenpreis enthält ein Glykosid (Aucubin), Bitterstoffe und Gerbstoffe. Er wird vor allem bei Verschleimung der Atmungsorgane als schleimlösendes Mittel empfohlen, doch kann man ihn auch beim Blasenkatarrh zur Unterstützung der Behandlung heranziehen. Besonders günstig soll seine Wirkung bei chronischen Hautleiden sein, vor allem bei dem so häufigen Jucken an den Geschlechtsteilen alter Frauen. Da dieses Jucken jedoch das erste Zeichen von Krebs oder Zuckerkrankheit sein kann, so ist sofort der Arzt aufzusuchen.

Der frische Preßsaft des Ehrenpreises wird schließlich auch noch gegen Gicht empfohlen. In diesem Falle soll er in ziemlich großen Mengen morgens eingenommen werden.

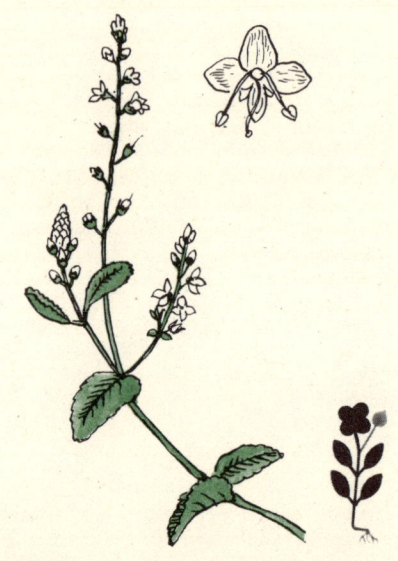

zu haben, der als örtlicher Reiz wirken soll. Der Tee kann bei Gallenleiden, chronischem Katarrh und ähnlichen Erkrankungen mit Einwilligung des Arztes versucht werden, doch sieht man im allgemeinen von einer Verwendung des Efeus als Heilpflanze besser ab.

Rezepte:

Kaltauszug: 1 Teelöffel auf $1/4$ l Wasser kalt ansetzen, 8 Stunden ziehen lassen; Tagesmenge 2 Tassen

Echter Ehrenpreis

(Veronica officinalis)

Heil aller Welt
Männertreu
Waldehrenpreis

Fundort: Waldwege, Schneisen, Triften, Heide
Größe: 15 bis 30 cm
Blütezeit: Juni bis August
Günstige Ernte: Juni bis August
Verwendbare Pflanzenteile: blühendes Kraut
Hauptanzeigen: Bronchitis, Verschleimung, Hautkrankheiten
Zubereitung: Aufguß, Preßsaft

Rezepte:

Aufguß: 2 Teelöffel mit einer Tasse siedendem Wasser aufgießen; Tagesmenge 2 bis 3 Tassen, schluckweise zu trinken
Saft: dreimal täglich 2 Teelöffel in etwas Milch oder Wasser. Nach Rücksprache mit dem Arzt bis zu 60 Gramm des frischen Preßsaftes morgens nüchtern gegen Gicht einnehmen

Eibe
(Taxus baccata)
Ibe

Fundort: heute ziemlich selten, kleine Waldbestände (zum Beispiel im Harz), angepflanzt
Größe: 12 bis 15 m
Blütezeit: März und April
Günstige Ernte: —
Verwendbare Pflanzenteile: —
Hauptanzeigen: —
Zubereitung: nur Homöopathie

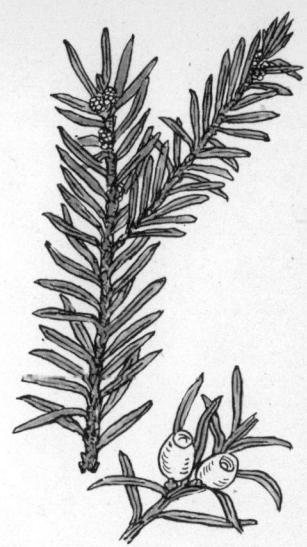

Die Eibe ist so giftig, daß sie ihr Giftgehalt sogar gegen Tierfraß schützt. Sie war in den germanischen Wäldern früher ein wichtiger Waldbaum. Funde aus den ältesten Pfahlbauten beweisen uns, daß die Eibe häufig als Ausgangsmaterial für Bogen, Kämme und andere Gegenstände verwendet wurde. Auch noch im Mittelalter waren die Eibenbestände im Zentrum Europas ausreichend. Erst der Raubbau des Mittelalters fügte den Eibenwäldern solchen Schaden zu, daß diese fast ausgestorben sind. Da die Eibe auch heute noch immer zum Unglück von Mutter und Kind (und meist der ganzen Familie!) als Abtreibmittel mißbraucht wird, haben wir sie in „Das Kräuterbuch" warnend aufgenommen. Die Verwendung der Eibe ist überaus gefährlich! Schon im Altertum war sie den Todesgöttern geweiht und die Kelten verwendeten das Taxusgift zum Bestreichen ihrer Lanzenspitzen und Pfeile.
Während fast alle Viehgattungen die Eibe meiden, frißt das Pferd die Zweige ab. Dies hat häufig Vergiftungen zur Folge.
Vergiftungserscheinungen beim Menschen: Bei geringen Mengen kommt es anfänglich zu Müdigkeit, Schwindel, Schläfrigkeit, bei größeren Mengen zu Erbrechen, heftigen Leibschmerzen (30 bis 120 Minuten nach dem Genuß), Schwindel, anfänglich Atmungs- und Pulsbeschleunigung, später zu Atmungs- und Pulsverlangsamung. Der Tod kann plötzlich eintreten.
Der wesentliche Wirkstoff der Eibe ist das Alkaloid Taxin, welches im Blatt (besonders reichlich im Winter) sowie im Samen vorkommt. Die anderen Wirkstoffe sind von verhältnismäßig geringer Bedeutung. Taxin wurde wegen seiner Herzwirksamkeit früher als Ersatzmittel für Digitalis verwendet. Es wurde jedoch wegen seiner viel geringeren Heilwirkung und insbesondere wegen seiner gefährlichen Nebenwirkungen bald wieder aus dem Schatz der Arzneimittel verbannt.

Rezepte:
Die Homöopathie verwendet Tinkturen in starker Verdünnung gegen Gicht und Leberleiden, Stuhlverstopfung u. a. m.

Eibisch
(Althaea officinalis)
Altheewurzel
Heilwurz
Weiße Malve
Sammetpappel
Schleimwurzel

Fundort: feuchter Salzboden, Gräben, feuchte Wiesen
Größe: 60 bis 150 cm
Blütezeit: Juni bis August
Günstige Ernte: März und April, September bis November (Wurzel), Mai und Juni (Blätter), Juli und August (Blüten)
Verwendbare Pflanzenteile: Wurzel, Blätter (vor der Blüte), Blüten

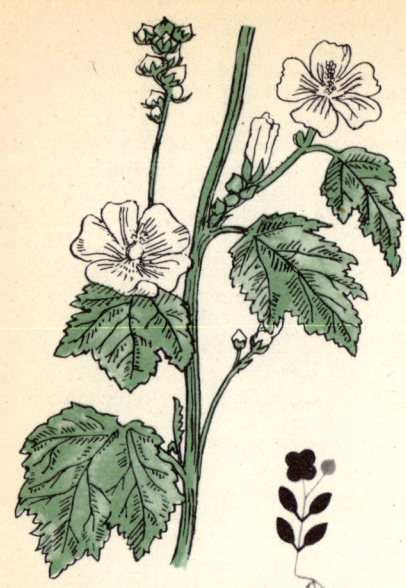

Hauptanzeigen: Rachenkatarrh, Bronchitis
Zubereitung: Aufguß, Kaltauszug,
  alkoholischer Auszug

Als altbewährtes Hausmittel sollte der
Eibischtee in keiner Hausapotheke fehlen.
Er wird vor allem bei Rachenkatarrh,
Bronchitis, Luftröhrenkatarrh usw. gute
Dienste leisten. Doch kann er auch zum
Augenspülen, als Gurgelwasser und zu Einläufen verwendet werden.
Die Hauptwirkung der Eibischwurzel und
der anderen Eibischzubereitungen beruht
auf den Schleimstoffen, die vor allem in
der Wurzel reichlich vorhanden sind. Daneben enthält die Eibischwurzel Stärke
und Zucker, etwas ätherisches Öl, Gerbstoff und Mineralsalze.
Die Eibischwurzel soll vor Verwendung
geschält werden. Am besten beschafft man
sie aus der Apotheke.

Rezepte:
Aufguß: 2 Eßlöffel Blüten oder Blätter
  mit ¼ l siedendem Wasser übergießen,
  nicht aufkochen, 5 Minuten ziehen lassen
Kaltauszug: 1 bis 2 Eßlöffel der fein zerkleinerten Wurzel 8 Stunden in ¼ l
  Wasser ziehen lassen, abseihen; Tagesmenge. (Aufguß zum Gurgeln, Kaltauszug zum Trinken.)
Alkoholische Auszüge: nach Verordnung

214

Eiche
(Quercus robur — Sommereiche)
(Quercus sessiliflora — Wintereiche)

Fundort: Wälder; gepflanzt
Größe: bis 35 m
Blütezeit: April und Mai
Günstige Ernte: März und April (Rinde),
  Oktober (Früchte)
Verwendbare Pflanzenteile: Rinde (offizi-
  nell), Früchte
Hauptanzeigen: Hauterkrankungen, Ma-
  gendarmkatarrh, Fußschweiß
Zubereitung: Abkochung, Kaltwasseraus-
  zug, Badezusatz, Fluidextrakt

Die Rinde sowohl der Sommer- als auch
der Wintereiche hat sich als offizinelle
Droge erhalten. Sie enthält vor allem
Gerbstoffe und einen Bitterstoff. Auch die
Samen enthalten reichlich Gerbstoff, da-
neben Zucker, Stärke und ein Öl.

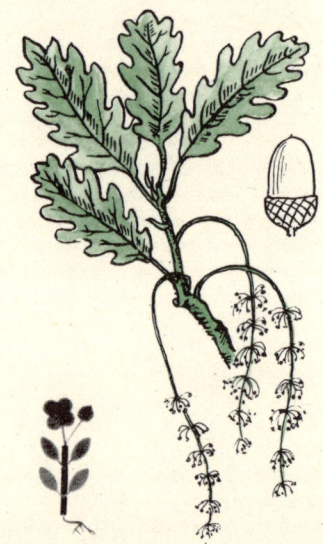

Über die Gerbstoffwirkung siehe Seite 160.
Eichenrindenbäder werden vorwiegend bei
Fußschweiß, Frostbeulen und Ekzemen angewendet. Die Anwendung bei Ekzemen
darf nur mit ärztlicher Verordnung vorgenommen werden. Als Gurgelwasser
kann eine Abkochung aus Eichenrinde verwendet werden.

Rezepte: Die Eichenrinde soll immer aus der Apotheke besorgt werden.

Bad: 1 kg Eichenrinde mit 2 l Wasser kochen, gegen Fußschweiß

Abkochung zum Tee: 1 Teelöffel Eichenrinde mit 1 Tasse Wasser aufkochen; Tagesmenge 2 Tassen

Fluidextrakt: nach Verordnung des Arztes Eichelkaffee als Ersatz-Kaffee

Vorsicht! Giftig!

Einbeere
(Paris quadrifolia)
Wolfsbeere

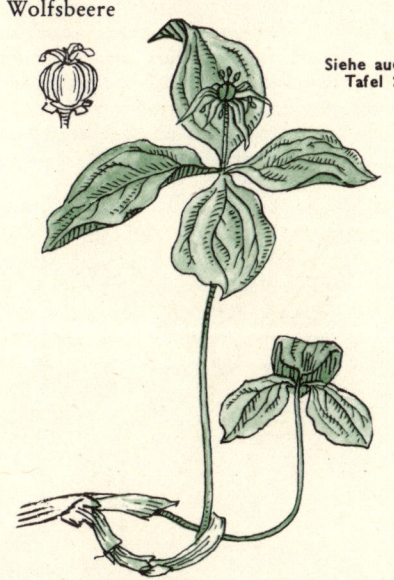

Siehe auch
Tafel 27

Fundort: Laubwälder, Gebüsche
Größe: 15 bis 30 cm
Blütezeit: Mai und Juni
Günstige Ernte: —
Verwendbare Pflanzenteile: frische Pflanze
Hauptanzeigen: ausnahmsweise über ärztliche Verordnung in kleinen Dosen bei Kopfschmerzen und ähnlichen Zuständen
Zubereitung: nur Apotheke

Die Einbeere ist zwar giftig, doch ist sie so selten, daß Vergiftungen verhältnismäßig wenig beobachtet werden. In alten Zeiten wurde sie als *Solanum furiosum* auch von den Ärzten gegen Lyssa verordnet. Heute kommt sie höchstens noch in homöopathischen Zubereitungen vor.

Die Einbeere enthält eine Anzahl von Saponinen, die starke Reizwirkungen ausüben. Sie können auch zu tödlichen Vergiftungen führen!

Die Vergiftungserscheinungen bestehen vor allem in Erbrechen, Darmkoliken, Durchfällen mit starkem Stuhl- und Harndrang, Schwindel, Kopfschmerzen und so weiter. Die da und dort noch anzutreffende Unsitte, zerquetschtes Kraut auf frische Wunden oder schlecht heilende Geschwüre zu geben, ist schärfstens zu verurteilen. Die Wirkstoffe der Einbeere können die Beschwerden nur vergrößern. Sie ist so giftig, daß sogar Hühner daran zugrundegehen.

Rezepte: Nur in der Homöopathie gebraucht

Vorsicht! Giftig!

Blauer Eisenhut
(Aconitum Napellus)
Echter Sturmhut

Fundort: Gebirgswälder, bis zu 2300 m Höhe, stellenweise auch die norddeutsche Tiefebene, feuchte Weiden und Gebüsche; angepflanzt

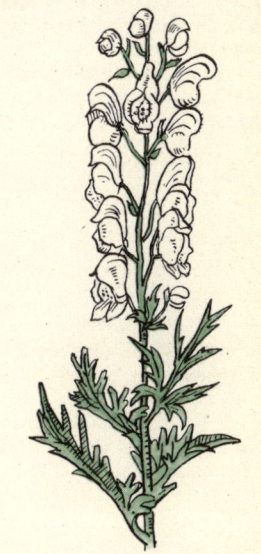

Siehe auch
Tafel 25

Größe: bis 150 cm
Blütezeit: Juni bis August
Günstige Ernte: Juli bis September
Verwendbare Pflanzenteile: —
Hauptanzeigen: Schmerzstillung
Zubereitung: nur Apotheke

Schon die alten Griechen und Römer kannten den Eisenhut als höchst giftige Pflanze und verwendeten den lateinischen Namen Aconitum für starke Gifte schlechthin. Das Hauptgift des Eisenhutes ist ein Alkaloid, Akonitin. Es zählt zu den wirksamsten Pflanzengiften, die wir kennen. Schon wenige Bruchteile eines tausendstel Grammes genügen, um eine deutliche Arzneiwirkung hervorzurufen. Etwas größere Mengen (etwa 3 bis 6 tausendstel Gramm!) wirken tödlich. Trotzdem ist das Akonitin ein wichtiges schmerzstillendes Mittel bei sonst nicht zu beeinflussenden Nervenschmerzen, bei chronischen Gelenkerkrankungen, aber auch bei schmerzhafter Rippenfellentzündung u. a. m. Akonittinktur war in den alten Arzneibüchern offizinell, wurde aber später wieder gestrichen, da ihr Wirkstoffgehalt sehr schwankte. Heute verwendet man vorwiegend chemisch reine Präparate, die von der pharmazeutischen Industrie geliefert werden. — Die Homöopathie verwendet Essenzen aus der ganzen frischen, blühenden Pflanze in hochgradigen Verdünnungen gegen Erkältungskrankheiten, Lungenentzündung u. a. m.

Rezepte: Zubereitungen nur auf ärztliche Verordnung aus der Apotheke

Eisenkraut

(Verbena officinalis)

Eisenhart
Gebräuchliches Eisenkraut

Fundort: Wegränder, Gräben, Mauern, Schutt, Hecken
Größe: 30 bis 80 cm
Blütezeit: Juli bis Oktober
Günstige Ernte: Juli bis September
Verwendbare Pflanzenteile: ganze Pflanze zur Blütezeit
Hauptanzeigen: harntreibend, milchfördernd, menstruationsregelnd

Zubereitung: Pulver, Kaltauszug, alkoholischer Auszug

Das blaßlila blühende Eisenkraut gibt den Wissenschaftlern noch manches Rätsel auf. Es enthält ein Glykosid, welches auch im schön blühenden Hartriegel, einem nordamerikanischen Zierstrauch, enthalten ist. Wirkung und Zusammensetzung dieses Stoffes sind zwar sehr interessant, bisher aber nur teilweise erforscht.

Außer dem oben erwähnten Glykosid enthält das Eisenkraut ätherisches Öl, Gerbstoff, Schleim, etwas Bitterstoff und ein Alkaloid. Das Glykosid wirkt milchfördernd und hat auch Einfluß auf die Gebärmutter. Die dem Eisenkraut im Volk nachgerühmte Wirkung bei gestörter Menstruation und mangelnder Milchabgabe wäre dadurch erklärt. Es konnte auch nachgewiesen werden, daß Auszüge aus dem Eisenkraut harntreibend wirken.

Früher hat man das Eisenkraut, in Wein ausgezogen, gegen Gelbsucht und, in Wein gesotten, gegen Leber-, Milz- und Nierenleiden empfohlen. Die menstruationsfördernde Wirkung des Aufgusses ist den alten Kräuterbüchern ebenfalls bekannt. Die Abkochung soll gegen Ekzeme und andere

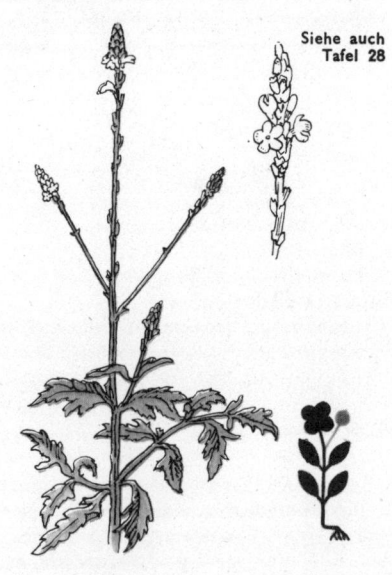

Siehe auch
Tafel 28

216

Hautleiden gut sein. Daß wir diese Abkochung heute nicht ohne ärztliche Verordnung anwenden, ist selbstverständlich. Interessant ist es, daß das Eisenkraut in Ägypten als „Träne der Isis" bezeichnet wurde und bezeichnet wird. Es wird dort unter Einhaltung bestimmter Gebräuche verordnet und angewendet und soll gegen Pest und Epilepsie wirken. Auch als aphrodisierendes Mittel wird das Eisenkraut angepriesen. Es heißt, daß es Frauengunst verschaffen soll. Näheres über Liebesmittel siehe Seite 18 ff.

Rezepte:

Kaltauszug: 1 Eßlöffel klein zerschnittenes Kraut mit Wurzel auf ¼ l Wasser 8 bis 10 Stunden ziehen lassen; Tagesmenge 2 Tassen

Fluidextrakt: nach Verordnung des Arztes

Pulver: dreimal täglich 1 Messerspitze

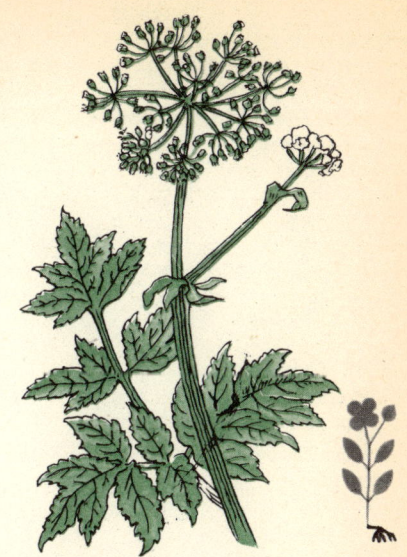

Edle Engelwurz

(Angelica archangelica)

Angelika
Brustwurz
Erzengelwurz
Heiligenbitter
Zahnwurzel

Fundort: angepflanzt; wild in wasserreichen Gebirgsschluchten, an Flußufern, feuchten Wiesen und Küstengebieten

Größe: 1 bis 2½ m

Blütezeit: Juli und August

Günstige Ernte: März und April, September und Oktober

Verwendbare Pflanzenteile: Wurzelstock und Wurzel im 2. Jahr

Hauptanzeigen: Badezusatz, Salbe (schmerzstillend), appetitanregend, blähungswidrig, schleimlösend

Zubereitung: Abkochung, Salbe, Pulver, Badezusatz, Tinktur, Kaltauszug

Die grünlichweiß blühende Engelwurz, die auch im deutschen Arzneibuch zu finden ist, enthält in allen Pflanzenteilen ätherische Öle. Das wesentlichste dieser Öle findet sich im Wurzelstock und in der Wurzel. Das Kraut enthält ein ganz ähnlich zusammengesetztes Öl, in dem auch Cumarinverbindungen vorkommen. Dar-

über hinaus finden sich vor allem in der Wurzel Gerbstoffe und Harze.

Das Angelikaöl ist durchaus nicht harmlos. Es wirkt in größeren Mengen auf Blutdruck, Herz und Atmung. Die Cumarinverbindungen können darüber hinaus die Haut gegen Licht überempfindlich machen, wodurch es zu einer allgemeinen Hautentzündung kommen kann (Badedermatitis). Diese tritt insbesondere dann auf, wenn überempfindliche Menschen mit dem Saft der frisch geschnittenen Pflanze in Berührung kommen.

Neben der Engelwurz als *Radix Angelicae* findet man im Arzneibuch auch noch das ätherische Öl und den zusammengesetzten Engelwurzspiritus, der aus Engelwurzöl, Baldrianöl, Kampfer, Wacholderöl, Alkohol und Wasser besteht. — Innerlich wird die Tinktur und auch die Wurzelabkochung als appetitanregendes, krampflösendes und blähungswidriges Mittel verwendet, manchmal auch zur Auswurfförderung.

Äußerlich wird die Wurzel zu Bädern und Kräuterkissen empfohlen, in Salbenform als Hautreizmittel (Thermophor in der Tube), aber auch als schmerzstillende Einreibung bei rheumatischen Beschwerden. Edle Engelwurz wird auch bei der Likörherstellung verwendet.

Rezepte:

Kaltauszug: 1 Teelöffel der zerkleinerten und getrockneten Wurzel mit 1 Glas Wasser kalt ansetzen, abseihen; Tagesmenge 2 Tassen

Abkochung: 1 Teelöffel auf 2 Glas Wasser kalt ansetzen, aufkochen und 5 Minuten ziehen lassen

Pulver: dreimal täglich eine Messerspitze nach Verordnung des Arztes

Badezusatz: Abkochung von 200 Gramm der zerkleinerten Wurzel

Wilde Engelwurz
(Angelica silvestris)

Angelika
Brustwurz
Theriak
Waldengelwurz

Fundort: feuchte Wiesen
Größe: bis 2 m
Blütezeit: Juni bis September
Günstige Ernte: März und April und September und Oktober
Verwendbare Pflanzenteile: Wurzel
Hauptanzeigen: schweißtreibend, appetitanregend, blähungshemmend, verdauungsfördernd
Zubereitung: Abkochung, Pulver

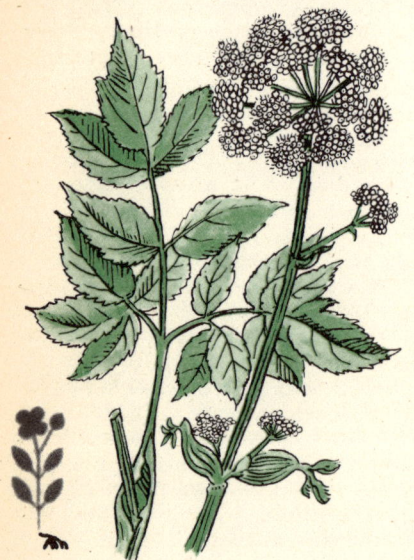

Die Wilde Engelwurz kann ganz ähnlich wie die Edle Engelwurz (siehe vorige Seite) verwendet werden.

Ihr Wurzelstock ist sehr kräftig ausgebildet, der Stengel hoch und hohl. Gefährlich ist die Verwechslung mit dem Wasserschierling (siehe Seite 347).

Gebraucht wird die Wilde Engelwurz vorwiegend gegen Koliken, Krämpfe und bei leichten Magenbeschwerden. Auch Pfarrer Kneipp hat sie in diesem Sinne empfohlen.

Rezepte:

Abkochung: 2 Teelöffel der fein zerkleinerten und getrockneten Wurzel mit $1/4$ l Wasser 5 bis 10 Minuten kochen lassen; Tagesmenge

Pulver: zwei- bis dreimal täglich 1 Messerspitze

Gelber Enzian
(Gentiana lutea)

Bitterwurz
Fieberwurz

Fundort: Gebirgswiesen, Triften; angebaut
Größe: bis 1 m
Blütezeit: Juli und August
Günstige Ernte: Oktober und November
Verwendbare Pflanzenteile: Wurzel
Hauptanzeigen: appetitanregend, kräftigend, Magenkatarrh, leicht galletreibend
Zubereitung: Abkochung, Pulver, Kaltauszug, Tinktur, Enzianbranntwein

Der Enzianwurzel wurde soviel nachgestellt, daß sie unter Naturschutz genommen werden mußte. Sie wird ja nicht nur für medizinische Zwecke, sondern vor allem auch zur Bereitung des Enzianbranntweins verwendet. Der Name Bitterwurz besagt schon, daß die Enzianwurzel einen Bitterstoff enthält. Es handelt sich um ein Bitterstoffglykosid, das bei entsprechender Behandlung mehrere weitere Bitterstoffe abgibt. Daneben enthält sie etwas Gerbstoff, Schleim und verschiedene Zuckerarten.

Die Bitterstoffe der *Gentiana* und der ähnlich zu verwendenden Pflanzen (siehe nächste Seite) haben den großen Vorteil, daß sie praktisch ungiftig sind und in verhältnis-

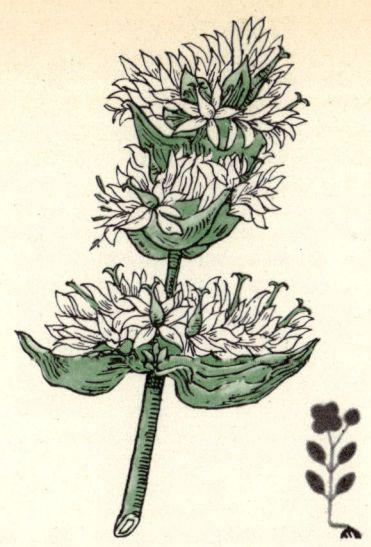

mäßig großen Mengen verwendet werden können. Sie sind ein ganz ausgezeichnetes appetitanregendes Mittel, verstärken die Durchblutung der Magenschleimhäute, kräftigen die Tätigkeit der Magenmuskulatur und fördern die Aufnahme der Nahrungsstoffe. Weiterhin konnte nachgewiesen werden, daß nach Einnahme von Enzianzubereitungen die Zahl der weißen Blutkörperchen steigt.

Wichtig ist es, daß alle Zubereitungen etwa 30 Minuten vor der Mahlzeit eingenommen werden, da die Enzianwirkung etwa so lange braucht, um voll zur Geltung zu kommen.

Die Heilwirkung bei verschiedenen gärungsbedingten Magen- und Darmbeschwerden läßt sich durch die gärungsmindernde Wirkung des Enzians erklären. — Es ist selbstverständlich, daß Enzianzubereitungen bei schwereren Magenerkrankungen, wie etwa bei einem Magengeschwür, nur mit ausdrücklicher Genehmigung des Arztes angewendet werden dürfen.

Enzianwurzel findet sich als *Radix Gentianae* im Deutschen Arzneibuch. Allerdings muß *Radix Gentianae* nicht nur vom Gelben Enzian stammen, sondern kann auch von verwandten Arten, dem Roten Enzian *(Gentiana purpurea)*, dem Gefleckten Enzian

(Gentiana punctata) sowie dem Ungarischen Enzian *(Gentiana pannonica)* stammen. Im wesentlichen sind die Eigenschaften der Wurzeln aller bisher genannten Enziansorten gleich.

Empfohlen wird der Enzian bei Magenschwäche, Appetitlosigkeit, träger Verdauung, bei Sodbrennen, bei vermehrtem Salzsäuregehalt im Magensaft, aber auch bei Blutarmut und ähnlichen Zuständen. Die Wirkung bei allgemeiner Schwäche, Blutarmut, nervösen Herzleiden usw. dürfte wohl nur indirekt durch allgemeine Kräftigung zu erklären sein.

Die Enzianwurzel riecht aromatisch und schmeckt anfänglich süß, dann rasch bitter. Noch bei einer Verdünnung von 1:20.000 ist der Bitterstoff wirksam.

Zur Wundbehandlung ist der Enzian ungeeignet, abgesehen von ausdrücklicher ärztlicher Verordnung!

Die dem Enzian nachgerühmte fiebersenkende Wirkung konnte nicht bestätigt werden.

Rezepte:

Abkochung: 1 Teelöffel mit ¼ l Wasser längere Zeit kochen lassen; eßlöffelweise

Kaltauszug: 1 Teelöffel mit ¼ l Wasser 2 Stunden ziehen lassen; tagsüber trinken

Tinktur: 10 bis 20 Tropfen dreimal täglich nach Verordnung des Arztes

Pulver: dreimal täglich 1 Messerspitze eine halbe Stunde vor dem Essen

Enzian ist auch in verschiedenen anderen Tinkturen *(tinctura amara, tinctura Chinae compositae* usw.) enthalten.

Erdbeere
(Fragaria vesca)
Walderdbeere

Fundort: Heide, Waldränder, Wälder
Größe: 10 bis 20 cm
Blütezeit: Mai und Juni
Günstige Ernte: Mai und Juni (Blätter), Juli (Früchte)
Verwendbare Pflanzenteile: junge Blätter, Früchte
Hauptanzeigen: Blutreinigung, Magen-Darmkatarrh
Zubereitung: Aufguß, Fruchtsaft

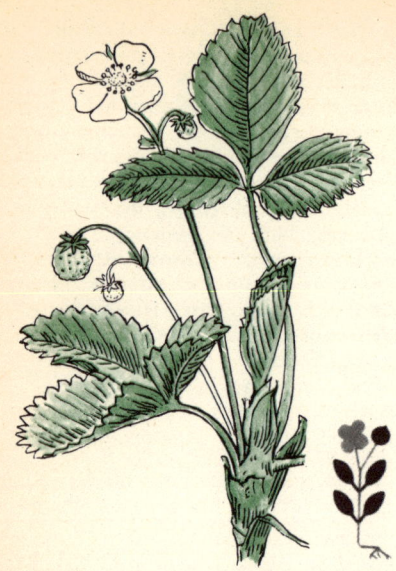

Die Erdbeere enthält in der Wurzel reichlich Gerbstoffe und auch noch im Blatt erhebliche Mengen davon. Erdbeerblättertee wird zur Blutreinigung empfohlen und kann auch als Ersatz für chinesischen Tee verwendet werden. Der hohe Gerbstoffgehalt erklärt die gute Wirkung bei Durchfällen. Auch bei der Hautfinne der Jugendlichen (Akne) leistet der Tee manchmal gute Dienste. Der frische Fruchtsaft ist vitaminreich und bei Fieber ein gut durststillendes Mittel. Zur Erdbeerkur kann man täglich etwa ½ kg frischer Früchte essen.

Rezepte:

Aufguß: 2 Teelöffel zerkleinerte Blätter mit 1 Tasse siedendem Wasser aufgießen

Abkochung: 1 Eßlöffel auf 1 Tasse Wasser

Fruchtsaft: täglich 2 Eßlöffel

Erdrauch

(Fumaria officinalis)

Ackerraute
Erdgalle
Faule Grete
Katzenkerbel
Krätzeheilwurz

Fundort: Äcker, Schutthalden, Gärten
Größe: 20 bis 40 cm

Blütezeit: Mai bis September
Günstige Ernte: Mai bis August
Verwendbare Pflanzenteile: blühendes Kraut
Hauptanzeigen: Leberleiden, galletreibend
Zubereitung: Aufguß, Kaltauszug

Der Erdrauch stand schon bei dem römischen Arzt Galen hoch in Ehren und wurde nicht nur bei Leber- und Gallenleiden, sondern vor allem auch als Krätzeheilmittel empfohlen. Er enthält einige Alkaloide, darunter das schon früh erkannte Fumarin sowie Bitterstoffe, Harz und Schleim, aber kein Saponin. Die Blätter schmecken unangenehm bitter, etwas salzig und sind nach dem Trocknen geruchlos. Besonders bei Leber- und Gallenleiden wird der Erdrauch angewendet. Sogar bei Leberverhärtung soll er wirksam sein, doch darf selbstverständlich ein Versuch nur mit Genehmigung des Arztes gemacht werden. Außer als Krätzeheilmittel wird der Erdrauch allein oder in Mischung mit anderen Kräutern auch als Blutreinigungsmittel empfohlen. Ebenso wird er bei chronischer Stuhlverhaltung sowie gegen Spulwürmer und als mild harntreibende Heilpflanze verwendet.

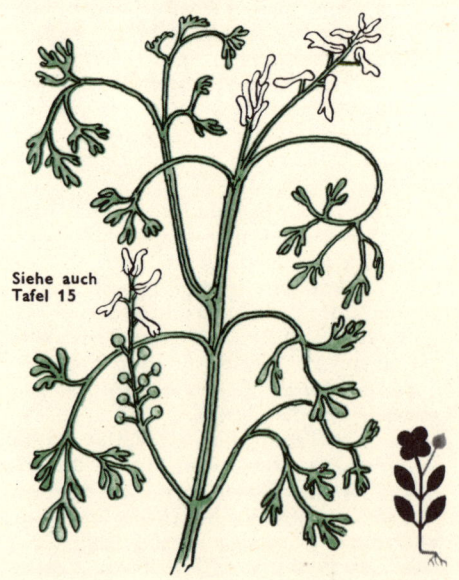

Siehe auch
Tafel 15

Rezepte:

Kaltauszug: 1 Teelöffel kleingeschnittener getrockneter Erdrauch wird mit ¹/₈ l Wasser angesetzt und 8 bis 10 Stunden ziehen gelassen; Tagesmenge 1 bis 2 Tassen

Aufguß: die gleiche Menge wie beim Kaltauszug

Das Infus macht der Apotheker (5- bis 10-prozentig).

Färberginster
(Genista tinctoria)

Fundort: trockene Wiesen, Triften, Wälder
Größe: bis ¹/₂ m hoch
Blütezeit: Juni und Juli
Günstige Ernte: Juni und Juli
Verwendbare Pflanzenteile: blühende Zweige
Hauptanzeigen: Rheumatismus, niederer Blutdruck
Zubereitung: Aufguß

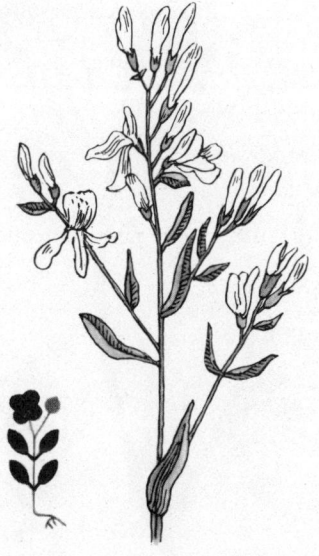

Die ganze Ginsterpflanze enthält Alkaloide. Seinen Namen verdankt der Färberginster einem gelben Farbstoff (Glykosid Luteolin), der früher zum Färben verwendet wurde. Nebenher enthält der Ginster auch ein ätherisches Öl und etwas Gerbstoff. Vor allem das Alkaloid Cytisin wirkt auf das Zentralnervensystem erregend und in größeren Dosen lähmend. Der Blutdruck wird durch allgemeine Gefäßverengung gesteigert, die Atmung angeregt. Färberginster-Präparate wurden daher auch als Ersatz für Digitalis angewandt, zumal der Färberginster auch eine harntreibende Wirkung besitzt.

Insgesamt ist die Wirkung des Färberginsters mit der Nikotinwirkung vergleichbar. Auch ein leichtes Abführen ist mit Färberginstertee zu erzielen.

Rezepte:

Aufguß: 2 Teelöffel mit 1 Tasse siedendem Wasser aufgießen, etwas ziehen lassen; Tagesmenge höchstens 2 Tassen. Bei erhöhtem Blutdruck verboten!

Achtung! Vergiftung möglich!

Faulbaum
(Rhamnus frangula)

Brechdorn
Grindholz
Pulverholz
Wegdorn
Zapfenholz

Fundort: in Mittel- und Niederwäldern als Unterholz
Größe: bis 6 m
Blütezeit: Mai und Juni
Günstige Ernte: März und April (Früchte), September bis November (Rinde)
Verwendbare Pflanzenteile: Rinde *(Cortex frangulae)*, unreife Früchte
Hauptanzeigen: Stuhlverstopfung
Zubereitung: Abkochung, Fluidextrakt, Kaltauszug

Die Faulbaumrinde gehört neben dem Rizinusöl und den Sennesblättern zu den am häufigsten verwendeten Abführmitteln. Den höchsten Wirkstoffgehalt findet man in der Rinde der drei- bis vierjährigen Zweige. Es handelt sich dabei um Emodin, einem abführenden Stoff.

Neben den Emodinverbindungen enthält die Faulbaumrinde noch Gerbstoff, Bitterstoff und Saponin. Auch in den Früchten des Faulbaumes finden sich Emodinverbindungen.

221

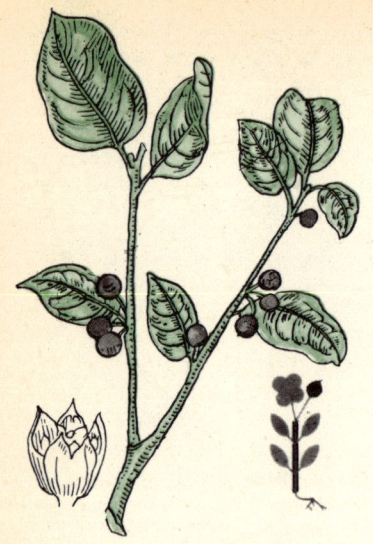

Die frische Rinde enthält nebenher noch einen Stoff (Frangularosid), der Übelkeit, heftige Koliken und sogar blutige Stühle zur Folge hat. Erst durch Ablagern oder vorübergehendes Erhitzen wird dieser Stoff zu den verwendbaren abführenden Substanzen umgewandelt.

Auch beim Faulbaum kann es zu Vergiftungen kommen, und zwar vor allem bei Kindern, die unreife Früchte essen. Als Vergiftungserscheinungen beobachtet man Übelkeit, Erbrechen, starke Koliken, wässerigen Durchfall — fallweise mit Blutbeimengungen — und auch Bewußtlosigkeit. Nierenschädigungen sind möglich.

Bei richtiger Dosierung ist die Faulbaumrinde ein ausgezeichnetes Mittel zur Behebung der chronischen Stuhlverstopfung. Der Arzt verschreibt Faulbaumrinde häufig in Verbindung mit Belladonna-Extrakt, um jede Krampfwirkung zu vermeiden. Sie darf nur solange eingenommen werden, wie sie vom Arzt verordnet wurde. Ihre dauernde Verwendung ist schädlich.

Schwangere dürfen Faulbaumrinde nur mit Genehmigung des Arztes und am besten in einer Mischung verwenden, die zu gleichen Teilen aus Faulbaum, Sennesblättern, Schafgarbe und Queckenwurzelstock besteht.

222

Rezepte:

Abkochung: 1 Teelöffel mit 1 Tasse Wasser aufkochen; abends zu trinken

Fluidextrakt: 20 bis 40 Tropfen, je nach Verordnung des Arztes

Unreife Früchte: 8 bis 10 Gramm pro Tag

Kaltauszug: 1 Teelöffel fein zerstoßener Rinde in 1 Tasse Wasser 12 Stunden ziehen lassen; abends zu trinken

Fenchel
(Foeniculum vulgare)

Fundort: angebaut

Größe: 1 bis 2 m

Blütezeit: Juli und August

Günstige Ernte: August und September (Frucht), Oktober (Wurzel)

Verwendbare Pflanzenteile: Frucht, Wurzel

Hauptanzeigen: krampflösend, blähungswidrig, auswurffördernd, milchfördernd

Zubereitung: Aufguß, Fenchelhonig, Fenchelwasser

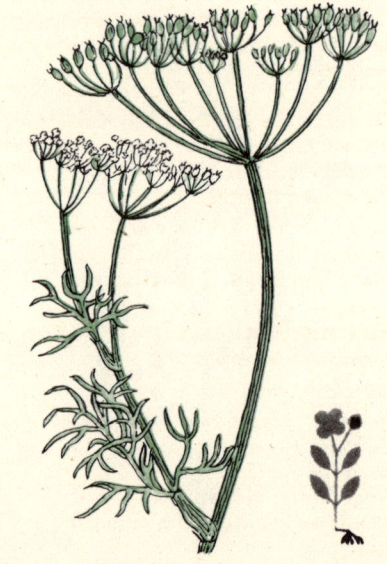

Der vor allem im Süden als Gewürz so beliebte Fenchel hat ähnlich wie Kümmel und Anis echte Heilwirkungen durch die in ihm enthaltenen krampflösenden und appetitanregenden Substanzen. Diese sind zum Teil im ätherischen Öl enthalten. Sie

kommen aber noch in anderen Verbindungen im Fenchel vor. Der Fenchel ist sehr ölreich und enthält bis 10 Prozent fettes Öl in der Frucht.

Verwendet werden vor allem die reifen Früchte. Sowohl die Wurzel als auch die Früchte sind als *fructus Foeniculi* im Deutschen Arzneibuch zu finden. Sie sind ein wichtiger Bestandteil blähungswidriger und koliklösender Rezepte (siehe zum Beispiel Seite 114).

Der Fenchel wird mit Erfolg als appetitanregendes Mittel, zur Lösung von Koliken und anderen Magen- und Darmkrämpfen, als blähungswidriges Mittel sowie zur Milch- und zur Auswurfförderung verwendet. Je nach Verordnung des Arztes kann man entweder Fenchelwasser, Fenchelöl, Fenchelhonig oder verschiedene andere Zubereitungen verwenden.

Rezepte:

Aufguß: 1 Eßlöffel frisch zerstoßenen Fenchelsamen mit ¼ l siedendem Wasser aufgießen, nicht kochen, aber am heißen Herd 5 Minuten ziehen lassen; mit Honig süßen

Fenchelhonig: 1 bis 3 Tropfen Fenchelöl mit einem gut gefüllten Eßlöffel Honig in einem Glasgefäß gut vermischen; teelöffelweise nehmen

Fenchelwasser: Apotheke

In verschiedenen blähungswidrigen Mischungen, in Fertigpräparaten und Abführmitteln ist Fenchel enthalten.

Gemeines Fettkraut

(Pinguicula vulgaris)

Blaues Fettkraut

Fundort: vorwiegend in Gebirgsgegenden
Größe: 5 bis 10 cm
Blütezeit: Mai und Juni
Günstige Ernte: Mai und Juni
Verwendbare Pflanzenteile: blühendes Kraut
Hauptanzeigen: früher Wundmittel, jetzt Keuchhusten, Reizhusten (auch bei Tuberkulose)
Zubereitung: Aufguß, Saft

Das blau blühende Gemeine Fettkraut wird vorwiegend an torfigen Orten gefunden und

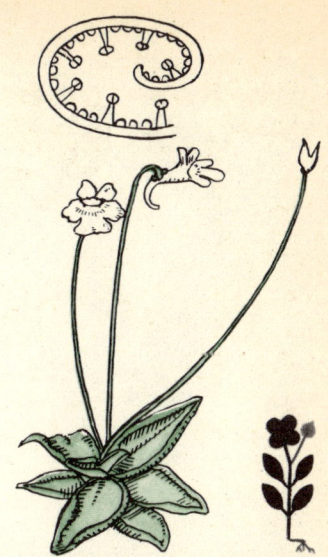

zählt ebenso wie der Rundblättrige Sonnentau *(Drosera rotundifolia*, Seite 323) zu den insektenfressenden Pflanzen. Ihre Blätter tragen an der Oberseite rauhe, tauglänzende Sekretdrüsen, die ein eiweißspaltendes Ferment (Wirkstoff) abgeben, welches das Eiweiß aus dem Insektenkörper auflöst und für die Pflanze verwendbar macht. Eben dieses Sekret hat auch krampflösende Wirkung. Weidendes Vieh läßt das Gemeine Fettkraut stehen.

Rezepte:

Fluidextrakt und Präparate ähnlich wie beim Rundblättrigen Sonnentau nach Verordnung des Arztes

Fichte

(Picea excelsa)

Rottanne

Schwarztanne

Fundort: Wälder, vorwiegend angepflanzt
Größe: bis 40 m
Blütezeit: Mai
Günstige Ernte: April und Mai
Verwendbare Pflanzenteile: junge Sprossen
Hauptanzeigen: Bronchitis, Beruhigung
Zubereitung: Abkochung, Inhalation, Badezusatz

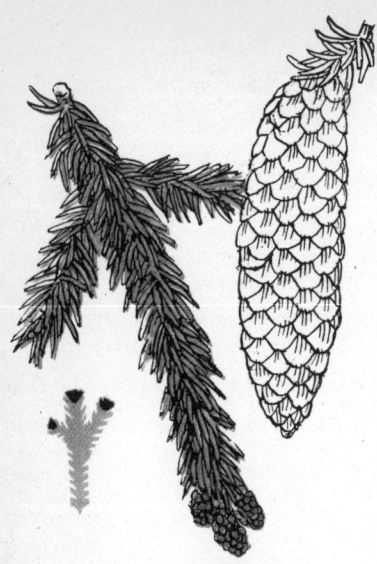

Von der Fichte — wie übrigens auch von der Tanne — werden vorwiegend die jungen Sprossen verwendet, die im Mai als grüne, lebensfrische Ansätze an den dunkelgrünen Zweigen sitzen. Sie sind wichtige Vitamin-C-Spender, enthalten neben Terpentinöl noch andere ätherische Öle und wirken beruhigend, „blutreinigend" und vor allem, wohl durch ihren Vitamingehalt, stärkend.

Fichtennadelbäder (am besten mit Fichtennadelextrakt zubereitet) dienen der allgemeinen Beruhigung und sind auch bei nervösem Herzleiden wirksam.

Das in der Fichte enthaltene Terpentinöl kann zu Vergiftungen führen und wird heute zweckmäßigerweise durch andere ungiftige Präparate ersetzt.

Rezepte:

Badezusatz: 200 Gramm Fichtennadelextrakt für 1 Vollbad oder Spezialpräparate nach Anweisung. Im Mai kann man aus frischen Sprossen (aus 1/2 bis 2 kg) eine kräftige Abkochung bereiten und als Badezusatz verwenden.

Abkochung: 70 bis 100 Gramm Sprossen auf 1 l Wasser kalt ansetzen, einige Stunden stehen lassen, dann aufkochen, 15 Minuten ziehen lassen, süßen; Tagesmenge 1 Tasse

Vorsicht! Giftig!

Roter Fingerhut
(Digitalis purpurea)

Fundort: Waldschläge, sonnige Hänge, Fichtenwälder; meist auf kalkarmem Boden
Größe: 40 bis 120 cm
Blütezeit: Juni bis August
Günstige Ernte: Juli und August
Verwendbare Pflanzenteile: Blätter
Hauptanzeigen: Herzmittel
Zubereitung: nur Apotheke bzw. pharmazeutische Industrie

Über kaum eine Heilpflanze wurde soviel geschrieben wie über den Roten Fingerhut. Sein Name Digitalis wurde ihm von einem der Väter der Botanik, Leonhard Fuchs aus Tübingen, im Jahre 1542 gegeben. Die erste Abbildung des Fingerhutes wurde 1546 von einem gewissen Hieronymus Bock, „Prediger", „Lehrer", „Arzt" und „Botaniker" in seinem „New Kreutterbuch" veröffentlicht. Den Volksheilkundigen und vor allem jenen auf der Insel Altengland war die Digitalis als Hexenmittel bei Herzbeschwerden und Wassersucht gut bekannt. Erst im Jahre 1785 veröffentlichte der Birminghamer Arzt William Withering seine berühmte Abhandlung über den Fingerhut und bestätigte damit dessen medizinische Brauchbarkeit. Er verband diese Abhandlung mit praktischen Ratschlägen für den Gebrauch bei Wassersucht und anderen Krankheiten. Seit dieser Zeit bürgerte sich der Fingerhut immer mehr und mehr als d a s wirksame Herzmittel ein. Seine Bedeutung stieg besonders, als es gelang, die Wirkstoffe des Fingerhuts chemisch zu isolieren. Etwa hundert Jahre nach Withering berichtete der Botaniker Kirk über die Herzwirkung des Pfeilgiftes Strophantus. Die Chemiker der späteren Zeiten fanden, daß es sich hier um einen ähnlichen Stoff handle wie beim Fingerhut. In der Zwischenzeit wurden digitalisähnliche Stoffe in vielen Heilpflanzen gefunden, so in der Meerzwiebel, im Oleander, im Maiglöckchen u. a. m. Schon im Jahre 1872 begann man mit Digitalisstoffen zu experimentieren, aber

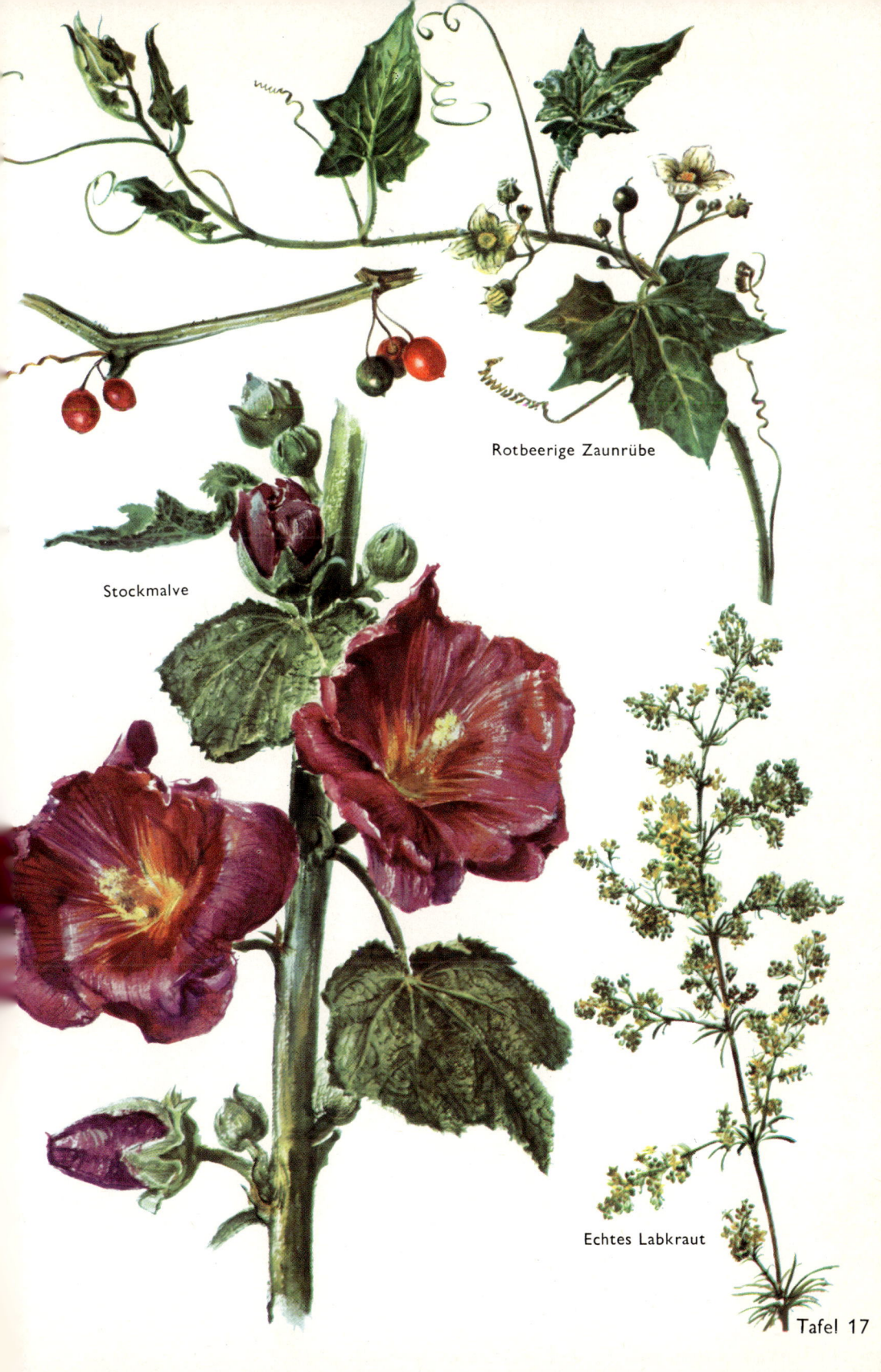

Rotbeerige Zaunrübe

Stockmalve

Echtes Labkraut

Tafel 17

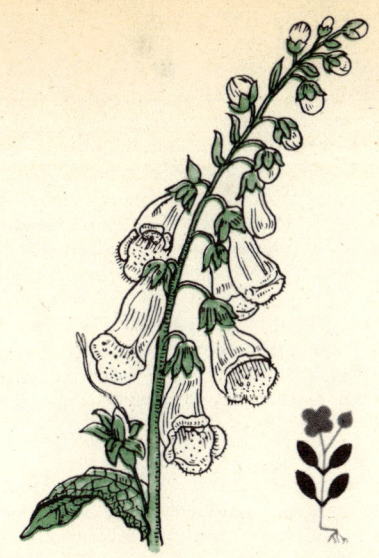

erst 1925 wurde die chemische Natur der Digitaliskräfte völlig geklärt. Hochinteressant ist es, daß diese Stoffe mit dem Vitamin D und mit den männlichen und weiblichen Geschlechtshormonen nahe verwandt sind.

Anfänglich verwendete man Digitalisabkochungen und -aufgüsse, doch kam man davon wieder ab, weil der Wirkstoffgehalt der einzelnen Pflanzen sehr unterschiedlich war. Auch hielt sich die Wirksamkeit der Abkochungen und Infuse nur kurze Zeit. Heute wird besonders der Rote Fingerhut — aber auch der Gelbe, der ebenfalls digitalisähnliche Stoffe enthält — in großen Plantagen für die pharmazeutische Industrie gepflanzt. Nach genauer Kontrolle des Wirkstoffgehaltes werden Präparate erzeugt, die jahrzehntelang haltbar sind.

In richtiger Dosierung ist das Digitalis ein ausgezeichnetes Herzmittel, welches heute aus der Behandlung der Herzkrankheiten überhaupt nicht mehr wegzudenken ist. Digitalis dürfte jetzt jenes Medikament sein, welches — nach Morphium — in der Schulmedizin am häufigsten verwendet wird. Digitalis kräftigt nicht nur den Herzmuskel, es erhöht auch die ausgeworfene Blutmenge und reguliert die Herzschlagfolge. Weiters bewirkt es auch die Abgabe des bei Herzkranken so häufig angestauten Wassers. In dieser Hinsicht beeinflußt Digitalis nicht nur das Herz, sondern auch die Nieren, vielleicht sogar noch andere Stellen des Körpers.

Die Digitalisvergiftung äußert sich durch Übelkeit, Brechreiz, Gelbsehen und Herzbeschwerden; die Herzschlagfolge wird verlangsamt und kann bis auf 20 und weniger absinken. Manchmal tritt auch sexuelle Übererregung auf. Die Digitalisvergiftung ist aber, wenn sie im Laufe einer Behandlung aufgetreten ist, verhältnismäßig leicht durch Absetzen des Medikamentes und Verordnung von Gegenmitteln zu beherrschen. Vergiftungen durch die Pflanze selbst kommen praktisch nicht vor. Es handelt sich fast immer um falschen Gebrauch oder Mißbrauch eines Digitalis-Präparates.

Als Erste Hilfe bei einer Digitalisvergiftung versuche man, den Magen so rasch wie möglich zu entleeren. Zur Entleerung des Darmes verwendet man Abführmittel und gibt, wenn nichts anderes vorhanden, starken Russischen Tee zu trinken. Besser sind Aufschwemmungen von Tierkohle. Der Patient soll in verdunkeltem Raum in waagrechter Lage ruhig gehalten werden. Dabei soll er wegen der Gefahr des Erbrechens nicht allein bleiben. Er darf sich möglichst nicht bewegen und muß vor allen von außen kommenden Reizen geschützt werden.

Eine Verwendung des Fingerhutes als Heilpflanze daheim kommt nicht in Frage!

Rezepte: nur vom Arzt, Präparate nur aus der Apotheke

Flachs
(Linum usitatissimum)
Haarlinsen
Lein

Fundort: angebaut
Größe: 30 bis 80 cm
Blütezeit: Juni bis August
Günstige Ernte: Juli und August
Verwendbare Pflanzenteile: Samen
Hauptanzeigen: abführend, wärmestauend, schleimhautberuhigend
Zubereitung: gekochte Samen, Samenpulver, zum Einnehmen und zu Umschlägen

225

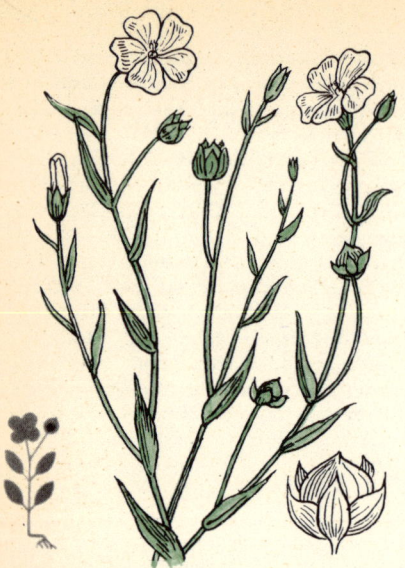

Abführmittel können auf zweierlei Art wirksam werden: einmal durch Reizung der Darmschleimhaut und zum andern durch Vermehrung der Kotmenge. Die Zunahme des Darminhaltes führt zu einer Reizung der Darmmuskulatur und zu beschleunigter Abgabe des Stuhles. Ein klassisches Beispiel für die zuletzt genannte Art der abführenden Wirkung ist der Leinsamen. Wird dieser ohne äußere Veränderung, also nicht zerstoßen oder pulverisiert, eingenommen, so quellen die einzelnen Samen auf und vermehren den Inhalt des Darmes ganz wesentlich. Der geringe Blausäuregehalt des Leins wirkt sich bei dieser Form der Einnahme nicht aus, weil die Samen unverbraucht wieder ausgeschieden werden. Allerdings sind einige Forscher der Meinung, daß die geringen Blausäuremengen doch eine gewisse Rolle spielen und die Darmschleimhaut, wenn auch nur in geringem Maße, reizen.

Während der Leinsamen äußerlich zu heißen Auflagen auch von der Schulmedizin gerne verordnet wird, ist eine weitere Anwendung, und zwar die bei Zuckerkrankheit, heftig umstritten. Empfohlen wird von den Anhängern dieser Anwendung 1 Eßlöffel Leinsamen auf 1 l Wasser. Diese Menge ist solange zu kochen, bis sie sich

auf ½ l verringert hat. Der ½ l ist als Tagesmenge in 3 Teilen zu trinken. Die Verwendung des Leinsamens soll den Blutzucker wenigstens in beschränktem Ausmaße senken. Ob dies wirklich der Fall ist oder ob nur durch den Genuß des Leinsamens der Hunger des Patienten vermindert wird und er daher weniger Kohlehydrate zu sich nimmt, bleibe dahingestellt.

Leinöl findet sich auch im sogenannten Brandliniment, einer Mischung von Leinöl und Kalkwasser, die vom deutschen Arzneibuch gegen Brandwunden angegeben wird. — Leinöl ist Vitamin-F-reich.

Rezepte:

Bei Darmträgheit 1 bis 2 Eßlöffel der unzerstoßenen, unbehandelten Leinsamen mit Wasser hinunterspülen. Dazu zweckmäßigerweise Zwetschkenkompott (Zwetschkenröster)

Zur Auflage bei rheumatischen Beschwerden füllt man die weichgekochten Samen in ein Leinensäckchen und legt es so heiß, wie es der Patient verträgt, auf die zu behandelnde Körperstelle auf. Eventuell kann man auch Leinsamenpulver aufkochen.

Abkochung: 1 Eßlöffel Leinsamen mit 1 l Wasser aufkochen bis ½ l übrigbleibt; Tagesmenge

Isländische Flechte

(Cetraria islandica)
Fiebermoos
Hirschhornflechte
Lungenmoos
Isländisches Moos
Purgiermoos

Fundort: Gebirge
Größe: bis 10 cm
Blütezeit: —
Günstige Ernte: frühes Frühjahr und Herbst
Verwendbare Pflanzenteile: ganze Pflanze
Hauptanzeigen: Katarrhe der oberen Luftwege, Magen-Darmstörungen
Zubereitung: Abkochung, Gallerte, Tinktur

Die wichtigsten Wirkstoffe in der Isländischen Flechte sind Schleimstoffe. Daneben

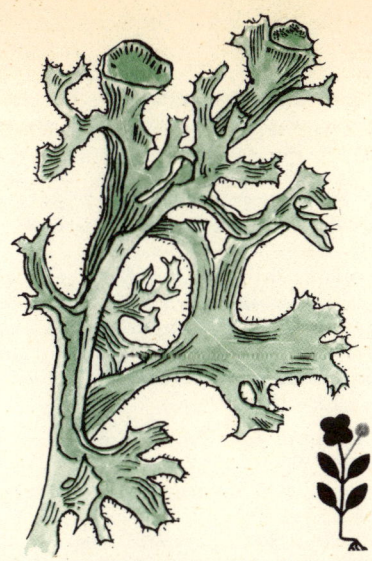

finden sich Flechtensäuren, unter denen sich eine durch besondere Bitterkeit auszeichnet, die Cetrarsäure. Die rohe Flechte ist wegen der starken Bitterwirkung der Cetrarsäure ungenießbar und kann erst durch Kochen genießbar gemacht werden. Bei der Erhitzung wird die Cetrarsäure zerstört. In der Isländischen Flechte findet man auch geringe Mengen von Vitamin A und — soferne der Boden, auf dem die Flechte wächst, jodhaltig ist — auch etwas Jod.

Im Deutschen Arzneibuch findet man die Isländische Flechte verzeichnet.

Als Abkochung, Gallerte oder Tinktur wird das Isländische Moos bei Husten, Heiserkeit und Bronchitis verwendet und dient auch als Stopfmittel bei starkem Darmkatarrh. Bei Appetitlosigkeit kann es als mildes Bittermittel empfohlen werden.

Rezepte:

Aufguß: 1 Teelöffel mit 1 Tasse siedendem Wasser aufgießen und längere Zeit weiterkochen lassen, eventuell unter Nachgießen von etwas Wasser; Tagesmenge 2 bis 3 Tassen

Gallerte: dreimal täglich 1 Eßlöffel

Tinktur: nach Verordnung des Arztes

Frauenmantel

(Alchemilla vulgaris)

Marienmantel
Sinau
Tauhalt
Taumantel

Fundort: Bachränder, feuchte Wiesen
Größe: 10 bis 40 cm
Blütezeit: Mai bis August
Günstige Ernte: Mai bis August
Verwendbare Pflanzenteile: blühendes Kraut
Hauptanzeigen: Durchfall, Weißfluß, Regelbeschwerden (Arzt!)
Zubereitung: Aufguß

Die unansehnliche gelblichgrün blühende Pflanze enthält tanninähnliche Gerbstoffe und einen noch unerforschten Stoff, dessen Wirkung bisher nicht genau erprobt werden konnte. Sie wird bei Rheumatismus, Magenbeschwerden, Darmkatarrh, Durchfall, Regelstörungen, Weißfluß und Zuckerkrankheit empfohlen.

Der Frauenmantel zählt zu jenen Pflanzen, die in der Volksmedizin viel verwendet werden, deren Wirkung aber nur in sehr begrenztem Maße bewiesen werden konnte.

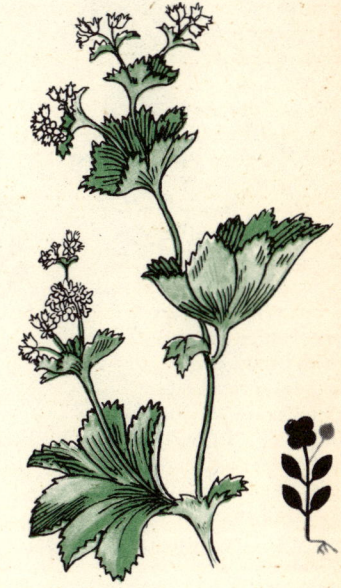

Da die Pflanze vorwiegend gegen Erkrankungen empfohlen wird, die bei nicht zeitgerechter Behandlung lebensgefährlich werden, dürfen wir sie keinesfalls ohne ärztliche Genehmigung verwenden.

Gepflückt soll der Frauenmantel erst dann werden, wenn der Tau abgetrocknet ist.

Rezepte:

Aufguß: 4 Teelöffel getrocknete und fein geschnittene Blätter mit 1/4 l siedendem Wasser aufgießen, 10 Minuten ziehen lassen; Tagesmenge 2 Tassen

Spülungen und andere äußere Anwendungen: doppelte Pflanzenmenge

Siehe auch Silbermänteli (Seite 321 f.)

Fünffingerkraut
(*Potentilla reptans*)
Kriechendes Fingerkraut

Siehe auch
Tafel 20

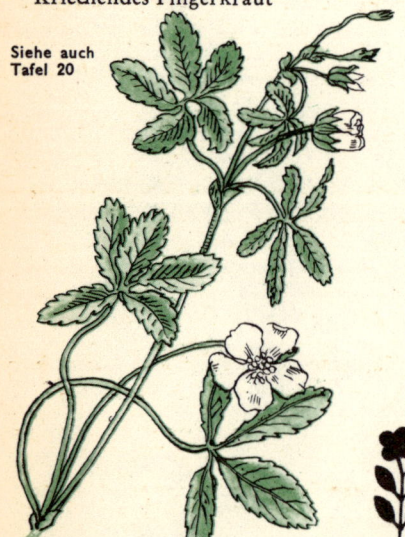

Fundort: Felder, Heiden
Größe: 15 bis 25 cm
Blütezeit: Mai bis August
Günstige Ernte: Mai bis August
Verwendbare Pflanzenteile: blühendes Kraut
Hauptanzeigen: entzündungswidrig, zusammenziehend
Zubereitung: Tinktur, Fluidextrakt, Aufguß, Pulver

Das Fünffingerkraut ist ein naher Verwandter der Tormentille (*Tormentilla erecta*, Seite 340) und hat auch ähnliche Wirkungen. Sein wesentlichster Inhalt ist der Gerbstoff, der die Pflanze zur Behandlung der Mundschleimhautentzündung, als Gurgelwasser und auch als Mittel gegen Durchfälle geeignet macht. Als Mittel gegen Durchfälle ist auch die pulverisierte Wurzel verwendbar.

Empfohlen wird das Fünffingerkraut auch gegen Nierenleiden, ja sogar gegen Zuckerkrankheit. Eine tatsächliche Wirkung konnte aber in derartigen Fällen bisher nicht nachgewiesen werden.

Rezepte:

Pulver (aus der Wurzel): messerspitzenweise

Tinktur: nach Verordnung des Arztes 20 bis 40 Tropfen

Aufguß: 2 bis 3 Teelöffel des fein zerkleinerten blühenden Krautes mit 1/4 l siedendem Wasser aufgießen; Tagesmenge 2 Tassen

Gänseblümchen
(*Bellis perennis*)
Marienblümchen
Maßliebchen

Siehe auch
Tafel 24

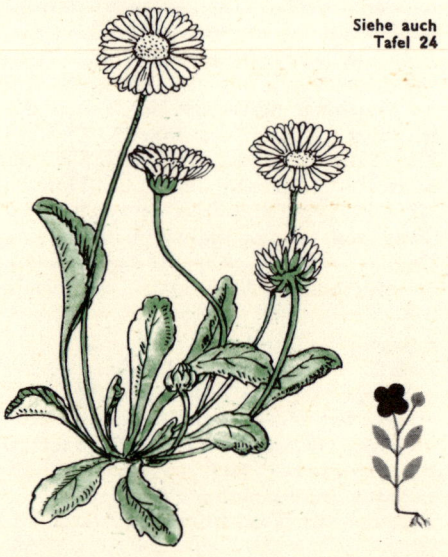

Fundort: Wiesen, Weiden, Triften, Gras-
plätze
Größe: bis 15 cm
Blütezeit: März bis September
Günstige Ernte: März bis September
Verwendbare Pflanzenteile: Blüten
Hauptanzeigen: Stuhlverstopfung
Zubereitung: Aufguß, Saft

Das Gänseblümchen liebt lehmigen Boden
und enthält als Wirkstoff in den Blüten
vorwiegend Saponin. Daneben enthält es
Gerbstoff, etwas ätherisches Öl, Bitterstoff
und Schleim.
Wegen seiner leicht abführenden, schleimlösenden sowie krampfstillenden Wirkung
wird das Gänseblümchen hauptsächlich bei
Stuhlverstopfung verwendet. Außerdem
kann es aber auch bei mäßigem Grade von
Ausfluß empfohlen werden.

Rezepte:
Aufguß: 3 Teelöffel der Blüten mit ¼ l
siedendem Wasser aufgießen; Tagesmenge
Saft: dreimal täglich 1 Tee- bis 1 Eßlöffel

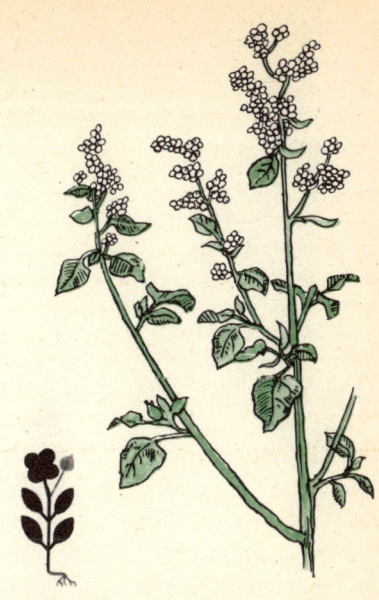

Stinkender Gänsefuß

(Chenopodium vulvaria)

Bocksmelde
Stinkmelde

Fundort: Wegrand, Mauern, Eisenbahn-
dämme, Schutt
Größe: 15 bis 40 cm
Blütezeit: Juli bis September
Günstige Ernte: Juli bis September
Verwendbare Pflanzenteile: blühende
Pflanze
Hauptanzeigen: Regelstörungen (?)
Zubereitung: Apotheke

Der unangenehme Geruch des Stinkenden
Gänsefußes stammt wahrscheinlich von
Zersetzungsprodukten der in ihm enthaltenen Wirkstoffe. Diese dürften bei normaler Verwendung als Heilpflanze kaum
einen Einfluß auf den Organismus ausüben können. Bei entsprechender Zubereitung werden sie aber nicht nur als
krampflösende Mittel (also auch bei Regelstörungen) in Frage kommen, sondern auch
bei Leberleiden vom Arzt angewandt.
Der Stinkende Gänsefuß wurde früher als
Aufguß oder Abkochung zur Förderung

der Menstruation und Krampflösung gepriesen. Da aber mit größter Wahrscheinlichkeit alle in diese Richtung zielenden
Wirkstoffe beim Kochen zerstört werden,
so dürfte diese Anwendung wirkungslos
bleiben.

Rezepte:
Alkoholischer Auszug nach Verordnung
des Arztes

Geduldampfer

(Rumex Patientia)

Gartenampfer
Englischer Spinat
Ewiger Spinat

Fundort: angebaut
Größe: bis zu 3 m
Blütezeit: Juli und August
Günstige Ernte: Juli bis September
Verwendbare Pflanzenteile: blühende
Pflanze und Wurzelstock
Hauptanzeigen: Abführmittel
Zubereitung: Aufguß

Die bei uns heimischen Ampferarten enthalten — ebenso wie der aus Tibet und
China stammende Rhabarber — vor allem
im Wurzelstock Emodin und Emodinver-

229

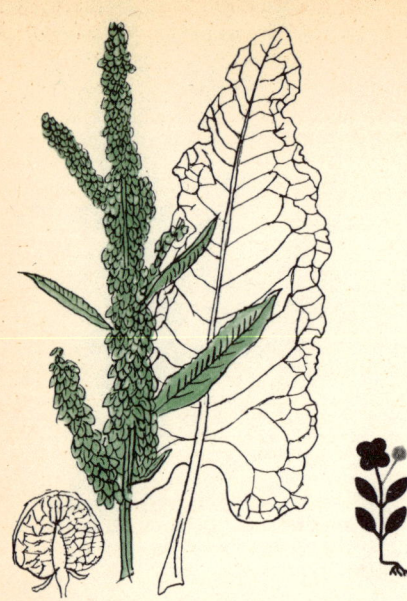

Als Nieswurztinktur *(Tinctura Veratri)* ist der alkoholische Auszug der grobgepulverten Weißen Nieswurz im Arzneibuch zu finden. Die Hauptwirkstoffe des Wurzelstockes sind zwei Alkaloide, und zwar das Protoveratrin und das Germerin. Diese beiden Stoffe haben neben verschiedenen anderen Eigenschaften auch eine verhältnismäßig stark schmerzstillende Wirkung.

Die Germerwurzel wurde schon früh als Pfeil- und Mordgift verwendet. Die äußere Anwendung zur Insektenvertilgung ist wegen der starken Giftwirkung, die auch bei Aufnahme durch kleine Wunden wirksam wird, nicht anzuraten. Man kennt heute wesentlich besser wirksame Insektenvertilgungsmittel, etwa DDT, die praktisch ungefährlich sind.

Bei ausdrücklicher Verordnung des Arztes kann eine die Alkaloide des Weißen Germers enthaltende Salbe zur Bekämpfung des Gesichtsschmerzes verwendet werden.

bindungen, die abführend wirken (siehe Seite 221). Der als Gemüsepflanze angebaute Gartenampfer, der einst als Mönchsrhabarber offizinell war, ist ein mildes und von Nebenerscheinungen freies Abführmittel. Er enthält auch Oxalsäure.

Rezepte:

Aufguß: 1½ Teelöffel fein geschabten Wurzelstock mit 1 Tasse siedendem Wasser aufgießen

Vorsicht! Giftig!

Weißer Germer

(Veratrum album)

Läusewurzel
Sauwurz
Weiße Nieswurz

Fundort: feuchte Wiesen, im Gebirge; er kommt in Europa von Spanien bis zum Nordkap und in Asien bis Japan vor

Größe: 60 bis 120 cm

Blütezeit: Juli bis September

Günstige Ernte: Oktober

Verwendbare Pflanzenteile: Wurzelstock (nur Apotheke!)

Hauptanzeigen: schwere Muskelerkrankungen, Nervenschmerzen, Gesichtsschmerzen

Zubereitung: nur Apotheke, Rezept

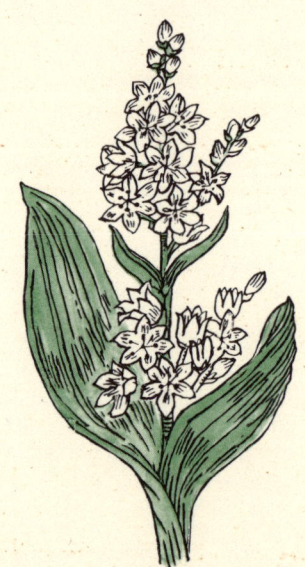

Rezepte:

Nur Arzt und Apotheke!

Hochgradig verdünnte Tinkturen werden in der Homöopathie gegen verschiedene Störungen empfohlen.

230

Giersch

(Aegopodium podagraria)
Geißfuß
Gichtkraut
Zipperleinkraut

Fundort: Gebüsche, Hecken, an schattigen Stellen
Größe: bis 1 m
Blütezeit: Juni bis August
Günstige Ernte: April und Mai
Verwendbare Pflanzenteile: junge Blätter
Hauptanzeigen: Gicht, Rheumatismus.
Zubereitung: Aufguß

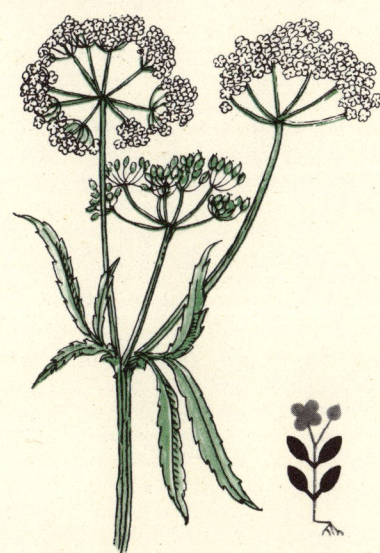

Der Giersch fehlt in fast keinem alten Arzneibuch und hat dennoch auch in der Volksmedizin stark an Bedeutung verloren. Es ist bei verschiedenen Untersuchungen nicht gelungen, einen Wirkstoff nachzuweisen, der irgendwie den Namen Gichtkraut rechtfertigen würde. Empfohlen wird der Giersch zum Auflegen bei Podagra (Gicht des Großzehen-Grundgelenkes) und auch als Aufguß gegen rheumatische Beschwerden, Ischias usw. Nur die Homöopathie verwendet noch eine Essenz aus der frischen blühenden Pflanze und von dieser Seite werden gute Erfolge berichtet.

Rezepte:
Aufguß: 2 Teelöffel der jungen Blätter mit 1 Tasse siedendem Wasser aufgießen, 10 Minuten ziehen lassen; Tagesmenge
Das Auflegen der frischen zerquetschten Blätter auf schmerzende Stellen wird empfohlen.

Vorsicht! Giftig!

Gifthahnenfuß

(Ranunculus sceleratus)
Giftranunkel

Fundort: Ufer, Gräben
Größe: 20 bis 60 cm
Blütezeit: Juni bis Oktober
Günstige Ernte: Oktober
Verwendbare Pflanzenteile: frisches Kraut
Hauptanzeigen: nur Homöopathie, wie beim Scharfen Hahnenfuß (siehe Seite 237)
Zubereitung: Apotheke

Der Gifthahnenfuß hat ganz ähnliche Eigenschaften wie der Scharfe Hahnenfuß, war in alten Arzneibüchern offizinell und enthält Bitterstoffe, die zu Vergiftung führen können.
Die Pflanze ist nur im frischen Zustand stark giftig, verursacht auf der Haut Blasen, fallweise sogar kleine Zerstörungen des

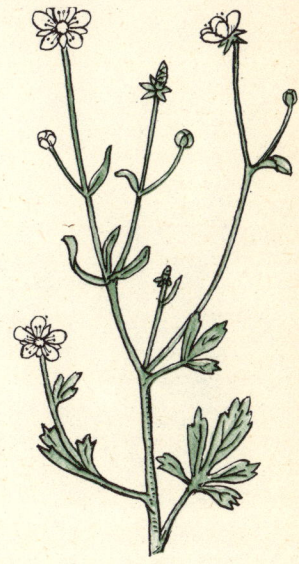

Unterhautgewebes und kann deshalb beim Barfußgehen im Gras unangenehm werden. Die Verwendung des Gifthahnenfußes als Heilpflanze im Hausgebrauch ist wegen der starken Giftwirkung völlig **abzulehnen!**

Rezepte: Apotheke!

Vorsicht! Schädigung möglich!

Giftprimel
(Primula obconica)
Becherprimel

Fundort: als Zierpflanze angepflanzt
Größe: bis 30 cm
Blütezeit: je nach Saat
Günstige Ernte: —
Verwendbare Pflanzenteile: —
Hauptanzeigen: in der Homöopathie gegen allergische Hautausschläge
Zubereitung: Apotheke

Die Giftprimel ist in China beheimatet und kam erst gegen Ende des neunzehnten Jahrhunderts als Topfpflanze zu uns. Sie ist genügsam und kann zu jeder Jahreszeit zum Blühen gebracht werden. Sie wäre die ideale Zierpflanze, wenn nicht der in ihr enthaltene Stoff Primin zu schweren

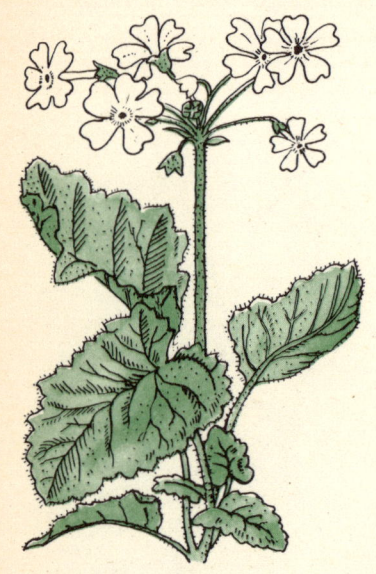

allergischen Erscheinungen führen könnte. Der menschliche Organismus ist durch verschiedene Einrichtungen gegen Gifte aller Art geschützt. Eine der wichtigsten ist die Bildung von Gegengiften. Geschieht die Bildung von Gegengiften ohne besondere Krankheitszeichen, so handelt es sich um eine normale Abwehr. Kommt es dabei aber zu Überempfindlichkeitserscheinungen, so handelt es sich eben um Allergie. Primin kann bei genügend langer Einwirkung wahrscheinlich bei jedem Menschen zu Überempfindlichkeitsreaktionen, vor allem zu einer Hautentzündung führen. Bei besonders empfindlichen Patienten genügt schon eine einmalige, auch nur flüchtige Berührung mit den Drüsenhaaren der Giftprimel, um nach einigen Stunden oder Tagen eine heftige Hautentzündung, die mit Bläschen- und Knötchenbildung einhergeht, zu erzeugen. So dankbar die Giftprimel als Zimmerpflanze sonst ist, muß man sich also doch vorsehen und soll sie zum Beispiel zu Krankenbesuchen besser nicht mitbringen. Die Blüten der Giftprimel soll man so wenig wie möglich berühren. Auch bei Menschen, die an sich nicht überempfindlich sind, entsteht nach mehrmaligem Kontakt mit dem Primelgift eine Empfindlichkeit, die zu den oben genannten Erscheinungen führen kann.

Ist jemand, der seine Überempfindlichkeit gegen das Primelgift kennt, aus Unachtsamkeit doch mit einer solchen Primel in Berührung gekommen, so kann er sich meist noch vor dem Ausbruch der Hautentzündung durch sorgfältiges Waschen mit einer warmen Seifenlösung schützen. Behandlung der Hautentzündung soll immer durch den Arzt geschehen, der mit sogenannten Antiallergica meist Erleichterung schaffen kann. Getreu der Grundannahme der Homöopathen, daß man mit jenem Stoff, der die betreffenden Krankheitserscheinungen hervorrufen kann, in niederer Dosierung die Krankheit auch behandeln muß, wird von den Homöopathen in großer Verdünnung (2. und 3. Potenz) die aus dem frischen Kraut bereitete Essenz gegen Hautentzündungen, Ausschläge usw. empfohlen.

Rezepte: Apotheke!

Deutscher Ginster
(Genista germanica)

Fundort: trockene Wälder
Größe: bis 70 cm
Blütezeit: Juli und August
Günstige Ernte: Juli und August
Verwendbare Pflanzenteile: blühende Zweige
Hauptanzeigen: wie Färberginster, Seite 221
Zubereitung: wie Färberginster, Seite 221

Der Deutsche Ginster enthält im wesentlichen dieselben Wirkstoffe wie der Färberginster und kann auch an seiner Stelle verwendet werden.

Rezepte: wie bei Färberginster *(Genista tinctoria*, Seite 221)

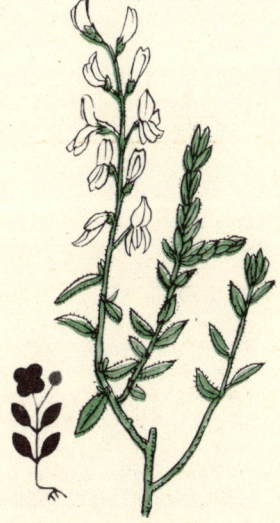

Vorsicht! Giftig!

Gnadenkraut
(Gratiola officinalis)

Wilder Aurin
Fischkraut
Gallenkraut
Gichtkraut
Gottesgnadenkraut
Nieskraut
Echtes Purgierkraut

Fundort: nasse Wiesen, Fluß- und Seeufer
Größe: bis 30 cm
Blütezeit: Juni und Juli
Günstige Ernte: Mai
Verwendbare Pflanzenteile: Kraut vor der Blüte
Hauptanzeigen: starkes Abführmittel, Gicht
Zubereitung: Pulver, Tinktur (Rezept!), Fluidextrakt (nur Apotheke!)

Alle Teile des Gnadenkrautes schmecken scharf und bitter — und sind giftig! In alten Rezeptbüchern findet man das Gottesgnadenkraut noch als kräftiges Abführmittel und Wurmabtreibmittel, doch sollte es als Pflanze nicht mehr verwendet werden, da es zu schweren Vergiftungen kommen kann. Anders ist es mit Auszügen (Fluidextrakt, Tinktur usw.), die nach ärztlicher Verordnung genommen werden können. Hier darf man einen gleichmäßigen Wirkstoffgehalt erwarten und muß keine Vergiftung befürchten.

Größere Dosen des Gnadenkrautes führen zu starker sexueller Erregung, Gedankenflucht, Speichelfluß, Übelkeit, Magendarmkrämpfen, blutigen Durchfällen, Verstärkung der Monatsblutung, Nierenschädigung sowie Herz- und Atembeschwerden.

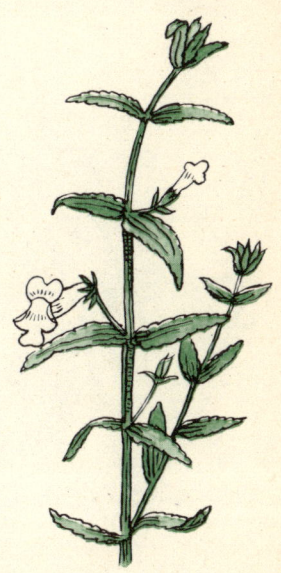

Eine interessante Tatsache ist noch zu vermerken: Nimmt man etwa einen Tropfen der Tinktur, so kommt es zu einer Steigerung der Grün-Empfindlichkeit des Auges, während 10 Tropfen der Tinktur grünblind machen sollen.

Auch eine mehr oder weniger starke Abneigung gegen das Rauchen soll mit der Tinktur erzielt werden können.

Jedenfalls darf das Gnadenkraut nicht ohne ärztliche Erlaubnis verwendet werden!

Ein Versuch ist gerechtfertigt bei alten Ekzemen, hartnäckigen Krätzen, Gicht und bei mildem Grad der Wassersucht.

Rezepte: nur aus der Apotheke nach Verordnung des Arztes.

Vorsicht! Vergiftung möglich!

Drüsiger Götterbaum

(Ailanthus glandulosa)

Himmelsbaum

Fundort: angebaut
Größe: 12 bis 20 m
Blütezeit: Juni und Juli
Günstige Ernte: Juni und Juli
Verwendbare Pflanzenteile: Rinde junger Zweige, Blüten
Hauptanzeigen: Heufieber (?)
Zubereitung: Apotheke (Homöopathie)

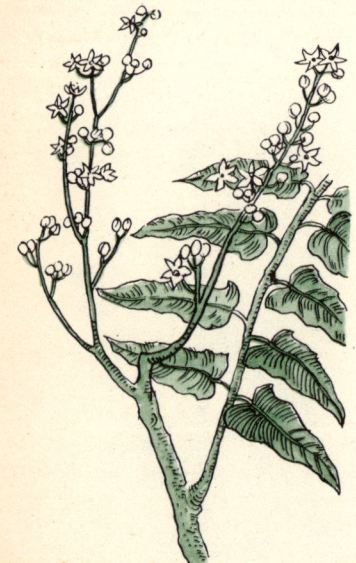

Als Zierpflanze wurde der Drüsige Götterbaum aus China nach Europa eingeführt. Gleichzeitig wurde dabei eine ostindische Schmetterlingsart, der Ailanthusspinner, mitgebracht, dessen Faden, wie der der Seidenraupe, eine Seidenart liefert.

Die Homöopathen verwenden Auszüge des Drüsigen Götterbaumes bei schweren Erkrankungen. Von der Schulmedizin wurde wohl mit Recht darauf hingewiesen, daß wir heute bei schweren Erkrankungen mit den modernen Mitteln wesentlich bessere Erfolge erzielen können. Deshalb ist die alleinige Verwendung von homöopathischen Medikamenten bei so schweren Krankheiten wie Bauchtyphus, Ruhr, epidemischer Genickstarre usw. kaum mehr zu verantworten. Gute Wirkung sollen Ailanthusauszüge bei Heufieber haben. Aber auch darüber fehlen uns noch genauere Angaben.

Rezepte: Homöopathische Zubereitungen nach Verordnung des Arztes. Hausgebrauch ausgeschlossen!

Vorsicht! Giftig!

Goldregen

(Cytisus laburnum)

Bohnenbaum
Kleebaum

Fundort: Gebirgswälder, bei uns Zierstrauch
Größe: bis 7 m
Blütezeit: Mai und Juni
Günstige Ernte: —
Verwendbare Pflanzenteile: —
Hauptanzeigen: früher gegen Schmerzen und Migräne
Zubereitung: —

Der Goldregen wurde früher in Form von *extractum Cytisi* als brechreizendes Mittel, als kräftiges Abführmittel und bei Schmerzen angewandt. Sein Hauptwirkstoff Cytisin (siehe Färberginster, Seite 221) wurde gegen Migräne verwendet. Wegen der Giftigkeit dieses Wirkstoffes hat man aber auf seine Anwendung verzichtet. Dies um so mehr, als die schädlichen Nebenwirkungen den Nutzen bei weitem übersteigen. Auch

Siehe auch
Tafel 23

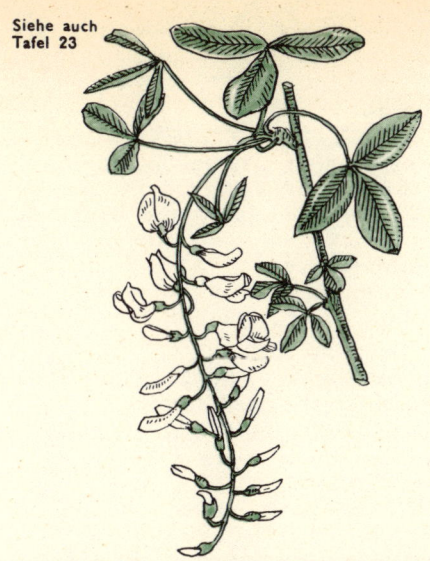

Verwendbare Pflanzenteile: oberer Teil der blühenden Pflanze
Hauptanzeigen: harntreibend
Zubereitung: Abkochung, Tinktur

Die harntreibende Wirkung der Goldrute, die schon die alten Ärzte feststellten, wurde auch in neuerer Zeit nachgeprüft. Am wirksamsten erwiesen sich Tinktur und alkoholischer Auszug. Die anderen Anwendungsmöglichkeiten, für welche die Goldrute gepriesen wurde, wie etwa Keuchhusten, Nierenentzündung, chronische Hautleiden usw., sind zumindest noch recht fraglich.

Da die Pflanze harntreibend wirkt, ist ein Versuch bei Harngrieß gerechtfertigt. Die zerquetschten Blätter können als erste Hilfe bei Insektenstichen verwendet werden.

kann man mit modernen Präparaten (z. B. gegen die Migräne mit den Abkömmlingen des Mutterkorns, *Claviceps purpurea,* siehe Seite 285 f.), ohne Nebenwirkungen ausgezeichneten Erfolg erzielen.

Cytisin ist ein Alkaloid, wirkt ähnlich wie Strychnin und führt zu Erbrechen, Durchfällen, Schmerzen in der Magengegend und im Brustkorb, zu schwachem, kleinem Puls, Ohnmacht. Vergiftungen kommen vor allem bei Kindern vor, die die bohnenähnlichen Samen naschen oder die wie Süßholz schmeckende Wurzel kauen.

Interessant ist es, daß Menschen, die Nikotin gewöhnt sind, Goldregenblätter ohne Vergiftungserscheinungen rauchen können. Der Alpengeißklee, den man in Gärten manchmal findet, enthält ebenfalls Cytisin und ist auch giftig.

Rezepte: —

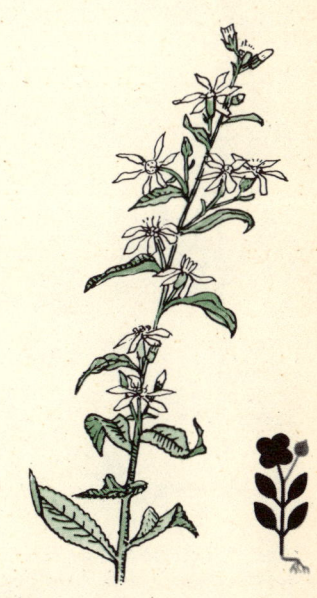

Goldrute

(Solidago virga aurea)

Heidnisch Wundkraut

Fundort: trockene Wälder
Größe: bis 1 m
Blütezeit: Juli bis September
Günstige Ernte: Juli bis September

Rezepte:

Abkochung: 1 Eßlöffel des fein zerkleinerten oberen Abschnittes der Pflanze mit $1/8$ l Wasser kurz abkochen und einige Minuten ziehen lassen; Tagesmenge 2 Tassen, jedesmal frisch zubereiten

Tinktur: nach Verordnung des Arztes zwei- bis dreimal täglich 30 bis 40 Tropfen

Gundelrebe

(Glechoma hederacea)

Erdepheu
Gundermann

Fundort: Hecken, Gebüsche, Wälder, Zäune, Ödland
Größe: 15 bis 60 cm
Blütezeit: April bis Juli
Günstige Ernte: April bis Juni
Verwendbare Pflanzenteile: blühendes Kraut
Hauptanzeigen: Rachenkatarrh, Bronchitis, Asthma, Schnupfen
Zubereitung: Aufguß, alkoholischer Auszug, Preßsaft

Siehe auch
Tafel 10

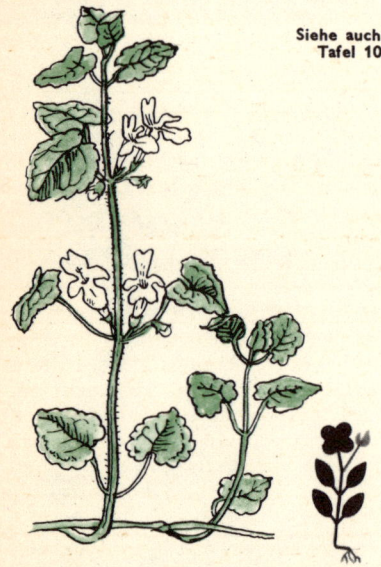

Das niedrige, violett blühende Kraut mit unten nierenförmigen, oben herzförmigen Blättern war früher offizinell. Es enthält einen chemisch noch unerforschten Bitterstoff „Glechomin", Gerbstoffe, ätherisches Öl, Cholin und wird heute vorwiegend als Suppengemüse und Würze verwendet.

Aus der Tierheilkunde weiß man, daß es bei Pferden tödliche Vergiftungen geben kann, wenn sie zuviel von der Gundelrebe fressen.

Der hohe Gerbstoffgehalt rechtfertigt den Gebrauch bei Durchfall und auch zur Behandlung der Schleimhautentzündungen.

Rezepte:

Aufguß: 1 Teelöffel frisches, blühendes, zerkleinertes Kraut mit 1 Tasse siedendem Wasser aufgießen
Frischpreßsaft: dreimal täglich 1 Teelöffel

Habichtskraut

(Hieracium pilosella)

Dukatenröschen
Mauseöhrchen
Nagelkraut

Fundort: Wegränder, Raine, Mauern, hügeliges Gelände, lichte Waldstellen; immer auf trockenem Boden
Größe: 5 bis 30 cm
Blütezeit: Mai bis Oktober
Günstige Ernte: Mai bis Oktober
Verwendbare Pflanzenteile: blühende Pflanze
Hauptanzeigen: unfreiwilliger Samenverlust, Durchfall, Bronchitis
Zubereitung: Aufguß, Abkochung

Aus der an Arten reichen Gattung der Habichtskrautpflanzen sei das Dukatenröschen oder Mauseöhrchen als Beispiel

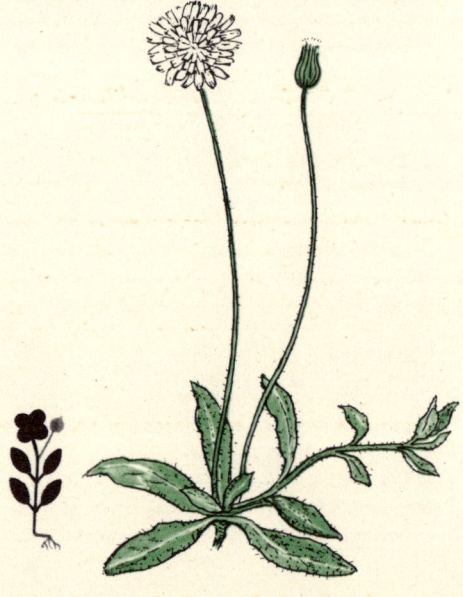

herausgegriffen. Es zeigt trockene Stellen an, die es mit Vorliebe bewohnt, und ist sogar auf Sandplätzen zu finden. Das Dukatenröschen hat kriechende Ausläufer, deren Blätter unten weißfilzig sind. Da es Gerbstoffe, Bitterstoff und Schleim enthält, ist es als Mittel bei Durchfällen geeignet, solange kein stärker wirkendes Mittel zur Verfügung steht. Unter den besonderen Wirkungen, die ihm nachgesagt werden, ist eine interessant: Die Abkochung des Krautes, längere Zeit genommen, soll gegen den Altersstar wirksam sein. Diese Angaben sind noch nicht überprüft. Die Verwendung des Dukatenröschens ist aber nicht gefährlich und deshalb ein Versuch nach Billigung des Augenarztes durchaus gerechtfertigt.

Das Dukatenröschen wird — ebenso wie der Hopfen — auch gegen unfreiwilligen nächtlichen Samenverlust empfohlen.

Die anderen Habichtskrautarten, wie etwa das Gemeine Habichtskraut (*Hieracium vulgatum*), haben im wesentlichen dieselben Eigenschaften und können wie das Dukatenröschen verwendet werden.

Rezepte:

Aufguß: 1 bis 2 Teelöffel der zerkleinerten, blühenden Pflanze mit ¼ l siedendem Wasser aufgießen

Abkochung: die gleiche Menge mit ¼ l Wasser solange kochen, bis ⅛ l Tee übrigbleibt; Tagesmenge

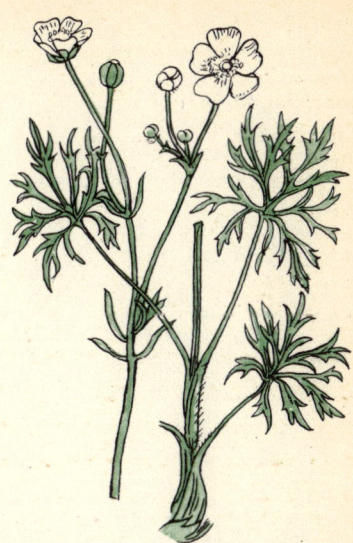

Vorsicht! Vergiftung möglich!

Scharfer Hahnenfuß

(*Ranunculus acer*)

Brennkraut
Butterblume
Gelber Hahnenfuß

Fundort: Wiesen, Triften, Gebüsche
Größe: 30 cm bis 1 m
Blütezeit: Mai bis August
Günstige Ernte: Mai bis Juli
Verwendbare Pflanzenteile: frisches Kraut
Hauptanzeigen: siehe Kuhschelle, *Anemone pulsatilla*, Seite 269 f.
Zubereitung: siehe Kuhschelle, Seite 269 f.

Der Scharfe Hahnenfuß enthält — ebenso wie die Kuhschelle und die Sumpfdotter-blume — reichlich Anemonin und verwandte Stoffe. Die scharf und brennend schmeckende Pflanze kann deshalb manchmal zu Vergiftungen führen. Die äußerlichen Erscheinungen, die nach Berührung von Scharfem Hahnenfuß — vor allem des frisch geschnittenen Krautes — auftreten können, wurden von Zigeunern und anderem herumziehenden Bettelvolk in geradezu barbarischer Weise dazu verwendet, an Kindern Hautausschläge, Ekzeme usw. künstlich hervorzurufen. Die Giftwirkung des Scharfen Hahnenfußes wird — ebenso wie bei der Kuhschelle — durch Trocknen des Krautes völlig zerstört.

Die Homöopathen verwenden den Scharfen Hahnenfuß ähnlich wie die Kuhschelle. Das frisch zerquetschte Kraut wird als Warzenmittel empfohlen. Wir wollen von dieser Verwendung abraten, da es dabei zu schweren Hautentzündungen kommen kann und die Wirkung bei dieser Art der Anwendung nicht dosierbar ist.

Rezepte:

Über die Anwendungsmöglichkeiten (im Einvernehmen mit dem Arzt) siehe Kuhschelle, *Anemone pulsatilla*, Seite 269 f.

Hanfnessel

(Galeopsis segetum)
Sandhohlzahn

Fundort: Äcker, Waldränder
Größe: 15 bis 80 cm
Blütezeit: Juli bis Oktober
Günstige Ernte: Juli und August
Verwendbare Pflanzenteile: blühendes
    Kraut
Hauptanzeigen: Verschleimung, Husten
Zubereitung: Aufguß, Abkochung

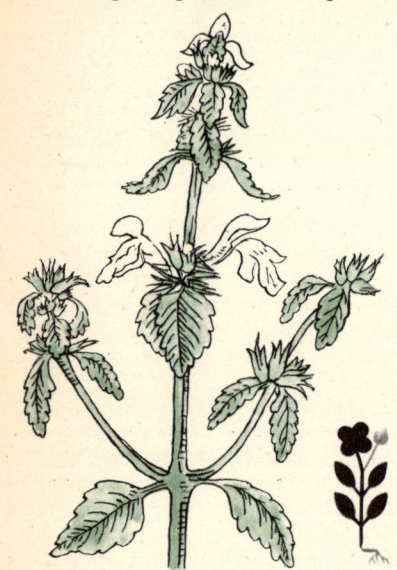

Durch ihren Gehalt an Kieselsäure und
Gerbstoff wirkt die Hanfnessel zusammenziehend und daher der Verschleimung entgegen. Der Gehalt an Saponin fördert aber
seinerseits wieder den Auswurf, so daß
man die Hanfnessel mit gutem Gewissen
bei Bronchialkatarrh verwenden kann.
Ihr Kieselsäuregehalt macht auch die Verwendung bei Lungentuberkulose möglich.

Rezepte:

Aufguß: 2 Teelöffel getrocknetes Kraut
    mit ¼ l siedendem Wasser aufgießen
Abkochung: 2 bis 4 Teelöffel (nach Ver-
    ordnung!) des getrockneten Krautes in
    ¼ l Wasser 10 Minuten kochen lassen;
    tagsüber trinken

Vorsicht! Vergiftung möglich!

Haselwurz

(Asarum europaeum)
Brechwurz
Teufelsklaue

Fundort: Laubwälder, Gebüsch; schatten-
    liebend
Größe: 5 bis 15 cm
Blütezeit: April und Mai, in südlicheren
    Gebieten auch März
Günstige Ernte: August und September
Verwendbare Pflanzenteile: Wurzelstock
Hauptanzeigen: ähnlich wie die Ipecacu-
    anha-Wurzel schleimlösend, harntreibend,
    bend, in größeren Mengen Brechen er-
    regend
Zubereitung: Apotheke

Die Haselwurz ist ein früher offizinelles
uraltes Heilmittel, dessen schädliche Nebenwirkungen aber so groß sind, daß man
von seiner Verwendung abgegangen ist.
Sie enthält neben Gerbstoff den Haselwurzkampfer Asaron.
Sie wurde vor allem als Brechmittel gepriesen. Da es neben dem Erbrechen auch
zu starkem Brennen der gesamten Schleimhäute kommt, die mit dem meist verwendeten Infus benetzt wurden, und nach dem
Erbrechen starke Magenschmerzen anhalten, häufig auch ein Magenschleimhaut-

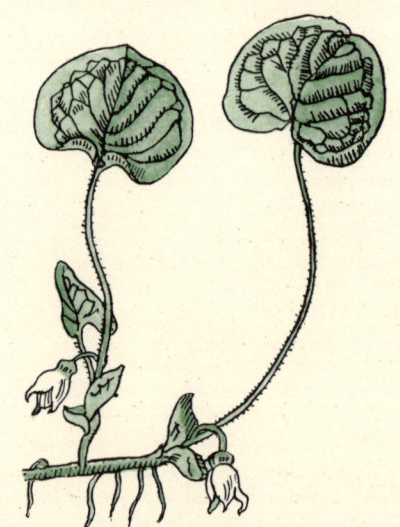

katarrh als Folgeerscheinung bleibt, soll die Haselwurz keinesfalls als Brechmittel verwendet werden. In ganz geringen Mengen kann sie, wenn der Arzt es ausdrücklich verordnet, bei Migräne und ähnlichen Zuständen gute Dienste leisten.

Rezepte: Arzt und Apotheke

Hauhechel

(Ononis spinosa)
Harnkraut
Heudorn
Ochsenbrech
Stachelkraut
Steinwurzel

Siehe auch
Tafel 29

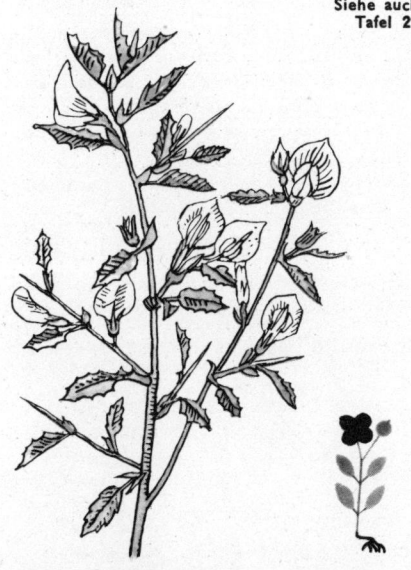

Fundort: trockene Wiesen, Triften, Wegränder, Dämme
Größe: bis ¹/₂ m hoch
Blütezeit: Juni bis August
Günstige Ernte: März und April, September und Oktober (Wurzel), Juni bis August (Blüte)
Verwendbare Pflanzenteile: Blüte, Wurzel
Hauptanzeigen: harntreibend, leicht abführend
Zubereitung: Abkochung, Aufguß, alkoholischer Auszug

Die Hauhechel ist eine wirksame harntreibende Heilpflanze, die unter anderem auch im offizinellen harntreibenden Tee enthalten ist. Ihr Hauptwirkstoff ist ein ätherisches Öl, dessen chemische Zusammensetzung noch nicht bekannt ist. Aus vielen Versuchen weiß man aber um die harntreibende Wirkung, die besonders deshalb wichtig ist, weil sie ohne schädliche Nebenwirkungen vor sich geht. Neben dem ätherischen Öl enthält die Hauhechel noch geringe Mengen Gerbstoff.

Empfohlen wird die Hauhechel bei Bronchialkatarrh, zur Stuhlförderung und — wie schon erwähnt — als harntreibendes Mittel. Auch bei Nierensteinen kann ein Versuch mit Hauhechelzubereitungen gemacht werden.

Rezepte:
Abkochung: 20 bis 30 Gramm der Blüte und Wurzel in ¹/₄ l Wasser aufkochen
Aufguß (besser als Abkochung): die gleiche Menge mit siedendem Wasser übergießen und 5 Minuten lang unter Umrühren ziehen lassen, abseihen; Tagesmenge 2 Tassen, warm zu trinken
Aus der Apotheke nach Verordnung des Arztes alkoholischer oder ätherischer Auszug

Gemeine Hauswurz

(Sempervivum tectorum)
Dachwurz
Donnerkraut

Fundort: auf Dächern und Mauern, aber auch als Gartenpflanze angepflanzt
Größe: bis ¹/₂ m
Blütezeit: Juli und August
Günstige Ernte: Juni und Juli
Verwendbare Pflanzenteile: junge Blätter
Hauptanzeigen: äußerlich gegen Warzen und Sommersprossen, Verbrennungen, Fieber
Zubereitung: Tinktur, Saft, Salbe, Aufguß

Die Hauswurz mit ihren bis zu einem halben Meter hohen Stengeln, die schöne rote Blüten tragen, gilt im Volksglauben mancher Gegenden als Schutzpflanze gegen Blitzschlag. Das „Donnerkraut" wird vor-

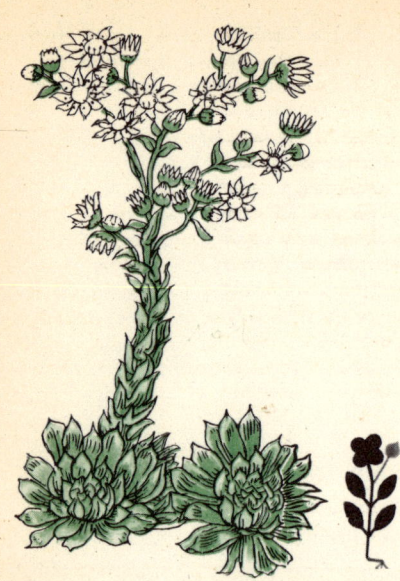

Gemeine Heckenkirsche
(Lonicera Xylosteum)

Beinholz
Gemeines Geißblatt
Teufelskirsche

Fundort: Laubwälder, Zäune, Hecken; bevorzugt Kalkboden
Größe: bis 2 m
Blütezeit: Mai bis Juni
Günstige Ernte: —
Verwendbare Pflanzenteile: frische Frucht (Homöopathie)
Hauptanzeigen: Schlaflosigkeit (Homöopathie)
Zubereitung: Essenz (Apotheke)

Die Gemeine Heckenkirsche war früher eine beliebte Zierpflanze. Da es aber wiederholt zu Vergiftungen von Kindern kam, die zum Teil sogar tödlich ausgingen, wird sie jetzt immer seltener öffentlich angepflanzt. Man findet die Gemeine Heckenkirsche fast nur mehr wild wachsend oder als Zierpflanze in Privatgärten. Die roten Beeren enthalten einen Giftstoff, der zu schweren Magen-Darmbeschwerden, Erbrechen, Durchfällen und Krämpfen führt. Schon wenige Beeren genügen, um recht

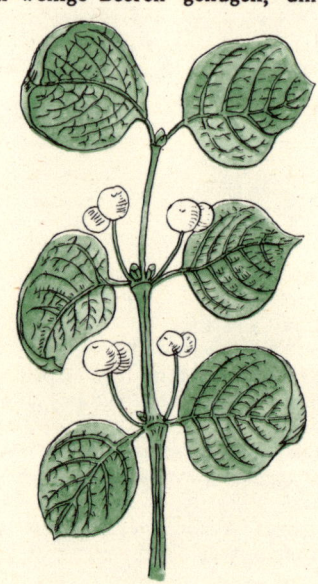

wiegend äußerlich zur Entfernung von Sommersprossen und Warzen empfohlen und soll in dieser Hinsicht auch Erfolge zeitigen. Man verwendet am besten entweder den frischen Preßsaft oder die Tinktur, die in jüngster Zeit auch bei Gebärmutterkrebs (als zusätzliche Behandlungsmethode) empfohlen wurde. Diese Versuche sind noch im Anfangsstadium und es ist selbstverständlich, daß sich niemand einfallen lassen darf, auf eigene Faust einen Gebärmutterkrebs mit Hauswurztinktur zu behandeln.

Ein weiteres Anwendungsgebiet für die Hauswurz ist der Kropf. Hier soll die Verwendung einer Hauswurzsalbe gute Dienste leisten. Mit Genehmigung des Arztes dürfen wir diesen Versuch nach entsprechenden Kontrollen (Grundumsatz, Elektrokardiogramm usw.) ohne weiteres machen.

Rezepte:

Saft: junge, frische Blätter zerquetschen
Auflage bei Fieber: frisch zerquetschte Blätter als Kühlmittel auf die Stirn
Tinktur: nach Verordnung des Arztes
Aufguß: einige Blätter mit ¼ l siedendem Wasser aufgießen

unangenehme Erscheinungen hervorzurufen.

Ist es zur Vergiftung gekommen, so muß man vorerst alles daransetzen, um möglichst viel von den genossenen Früchten wieder aus dem Magen zu entfernen. Zu diesem Zwecke bereite man alles zur Magenspülung durch den Arzt vor. Brechmittel dürfen nicht gegeben werden! Doch empfehlen sich Gaben von Tierkohle und Schleimabkochungen. Hat man den Eindruck, daß der Patient ohnmächtig werden könnte, darf man Coramin, Sympatol oder einen starken Mokka verabreichen.

Die homöopathische Essenz soll nur nach ärztlicher Verordnung verwendet werden!

Rezepte:

Nur Homöopathie: ärztliche Verschreibung, Apotheke

Heckenrose

(Rosa canina)

Hundsrose
Wildrose

Fundort: Waldränder, Hänge, Hecken, Gartenzäune
Größe: 1 bis 4 m
Blütezeit: Juni
Günstige Ernte: April und Mai (junge Zweige), Oktober und November (Hagebutten)
Verwendbare Pflanzenteile: Hagebutten, Samen, junge Zweige
Hauptanzeigen: Vitaminspender
Zubereitung: Hagebuttenmus, Abkochung (Samen), Aufguß

Die Frucht der Heckenrose ist die Hagebutte. Sie ist neben der Kartoffel einer unserer wichtigsten Vitamin-C-Spender und sollte viel mehr, als dies bisher der Fall ist, ausgenützt werden. Wenn auch ihr Vitamin-C-Gehalt im Frischzustand natürlich am höchsten ist, so besteht doch die Möglichkeit, bei richtiger Trocknung einen Großteil davon zu erhalten. Von besonderer Bedeutung ist die Tatsache, daß das Vitamin C bei richtiger Trocknung durch die Einwirkung anderer Inhaltsstoffe der Hagebutte gegenüber dem Kochvorgang

weniger empfindlich wird und daher länger als in anderen Pflanzen erhalten bleibt.

Die Hagebutte ist eine Scheinfrucht und enthält eine einzige Schließfrucht mit einem ebenfalls einzelnen Samen. Neben Vitamin C enthält die Hagebutte auch Vitamin-A-Vorstufen, Vitamin B1, mehrere Vitamine der D-Gruppe, etwas Vitamin H und Vitamin T. Auch Gerbstoff, ätherisches Öl und Fruchtsäuren sind enthalten.

Am Vitamin-C-reichsten sind die Hagebutten knapp vor dem völligen Ausreifen. Ihr Gehalt an Vitamin C hängt natürlich auch von der Düngung des Bodens, der Dauer der Sonnenbestrahlung usw. ab.

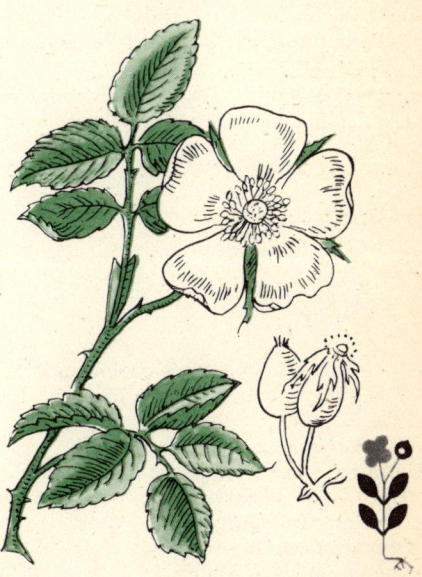

Der Hagebutte, beziehungsweise ihrem Samen, werden einige Heilwirkungen nachgesagt, die ihr nach neueren Forschungen nicht zukommen. So heißt es, daß der Samen harntreibend wirken soll, doch ist dies nach den neuesten Erfahrungen nicht der Fall. Die Verwendung der Hagebutten bei Harnverhaltung ist nicht ungefährlich, weshalb ausdrücklich davor gewarnt wird. Ob die Anwendung von Hagebuttenkernen bei Nierensteinen wirklich von Erfolg

241

begleitet ist, bleibe dahingestellt. Jedenfalls wird diese Anwendung schon in alten Kräuterbüchern empfohlen.

Die Trocknung der Hagebutten erfordert eigene Trockenanlagen, weil bei unsachgemäßer Trocknung der Vitamin-C-Gehalt durch Sauerstoffaufnahme völlig verlorengeht.

Rezepte:

Hagebuttenmarmelade mit gleichen Teilen Zucker herstellen, um den Vitamingehalt möglichst zu bewahren

Auch Hagebuttenpulver kann als Vitamin-C-Spender verwendet werden.

Abkochung: Pulver (aus Kernen) gegen Nierensteine (?): 2 Gramm mit ¼ l Wasser bis auf ⅛ l einkochen; Tagesmenge. Dauer der Kur nach Verordnung des Arztes

Aufguß: 1 bis 2 Teelöffel Hagebuttenschalen mit ¼ l siedendem Wasser übergießen, einige Minuten kochen lassen (geringer Vitamin-C-Gehalt)

Heidekraut

(Calluna vulgaris)

Besenheide
Brandheide
Erika

Fundort: Heide, Wälder, Moorböden
Größe: bis 1 m lang, nicht über 30 bis 40 cm hoch
Blütezeit: August und September
Günstige Ernte: August und September
Verwendbare Pflanzenteile: die blühenden Zweigspitzen (Sprossen)
Hauptanzeigen: harntreibend
Zubereitung: Abkochung

Das in manchen Gegenden reichlich vorkommende Heidekraut wird in der Volksmedizin viel verwendet. Es enthält als wirksame Stoffe Flavone, die im Pflanzenreich sehr häufig sind, und etwas Gerbstoff, daneben mäßige Mengen von Saponin und reichlich Kieselsäure.

Die Flavone (Farbstoffe) sind in ihrer Wirkung hochinteressant aber noch nicht völlig erforscht. Deshalb kann auch über die Erika noch nichts Endgültiges gesagt

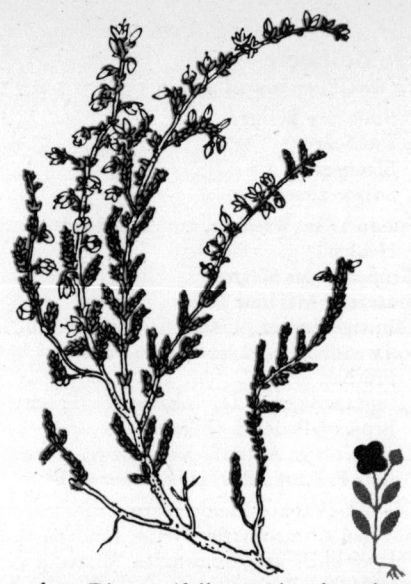

werden. Die zweifellos vorhandene harntreibende Wirkung läßt sich aus dem Flavongehalt ableiten. Flavone wirken u. a. gefäßdichtend, herzstärkend, mäßig blutdrucksteigernd, harntreibend und regen die Gallentätigkeit an. Sie werden durch kurzes Aufkochen nicht zerstört und sind alkohollöslich. Unklar ist es noch, ob Erika-Abkochungen bei Rheumatismus wirklich erfolgreich verwendbar sind, wie dies immer wieder behauptet wird. Da auch die Schulmedizin beim Rheumatismus häufig vor unlösbaren Aufgaben steht, so ist der Versuch mit einer Heidekrautabkochung durchaus gerechtfertigt. Voraussetzung wäre allerdings, daß die Mittel der Schulmedizin versagt haben und der Arzt mit der Erika-Behandlung einverstanden ist.

Auch bei Schlaflosigkeit ist die Wirkung des Heidekrautes ungewiß. Wem aber der Heidekrauttee hilft, der kann ihn in mäßigen Mengen zweifelsohne verwenden. Zur Wundbehandlung ist das Heidekraut abzulehnen!

Rezepte:

Abkochung: 4 Teelöffel der blühenden Sprossen mit ¼ l Wasser kurz aufkochen; Tagesmenge 1 Tasse

Heidelbeere
(Vaccinium myrtillus)

Schwarze Besinge
Bickbeere
Blaubeere
Schwarzbeere

Fundort: in Wäldern, auf Waldwiesen und Heiden
Größe: 30 bis 50 cm
Blütezeit: Mai und Juni
Günstige Ernte: Juni bis August
Verwendbare Pflanzenteile: Blätter und Früchte
Hauptanzeigen: Darmkatarrh (Früchte), Bronchialkatarrh (Blätter)
Zubereitung: Aufguß, Kaltauszug, getrocknete Früchte, Mus, Heidelbeerwein

Die altbekannte Heidelbeere ergibt nicht nur den schmackhaften Wein, sondern auch ein wirklich ausgezeichnetes Mittel gegen Durchfälle. Besonders vorteilhaft wird die frische Heidelbeere mit geriebenem Apfel vermengt eingenommen. Getrocknete Blaubeeren nimmt man am besten mit Apfelpulver. Der Hauptwirkstoff der Heidelbeere ist die Gerbsäure. Daneben finden sich verhältnismäßig unwesentliche andere

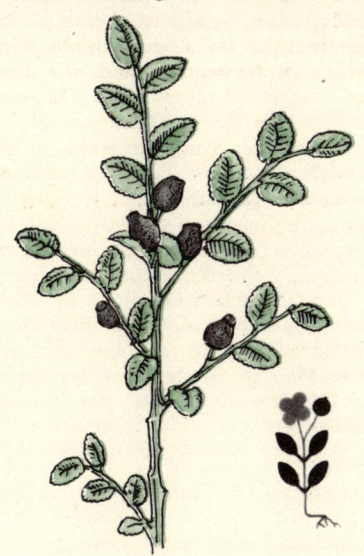

Bestandteile wie Fruchtsäuren und geringe Mengen Vitamin B. Vitamin C ist in der Pflanze und auch in den Früchten etwas reichlicher vorhanden. Auch ein geringer Vitamin-A-Gehalt, beziehungsweise ein schwacher Gehalt an einer Vitamin-A-Vorstufe wurde nachgewiesen.

Die Gerbstoffe, die die Heidelbeere enthält, sind deshalb so besonders wertvoll, weil sie ihre Wirkung infolge der besonderen chemischen Bindung erst im Dünndarm zu entfalten beginnen. Sie passieren den Magen, ohne dessen Schleimhaut zu belästigen.

Obwohl die getrockneten Beeren sicher durchfallhemmend wirken, können frische Beeren bei manchen Menschen Durchfälle erzeugen. Diese Erscheinung tritt aber nicht allgemein auf; bei vielen wirken auch frische Heidelbeeren stopfend.

Es wurde behauptet, daß Abkochungen der Heidelbeerblätter als Mittel gegen die Zuckerkrankheit verwendbar seien. Genaue Untersuchungen haben jedoch die Haltlosigkeit dieser Angaben bewiesen. Abkochungen von Heidelbeerblättern wirken ganz im Gegenteil eher blutzuckersteigernd.

Während die Früchte der Heidelbeere praktisch unbegrenzt genossen werden dürfen, sind die Blätter bei längerem Gebrauch eventuell giftig. Man soll sie deshalb nicht ohne ärztliche Erlaubnis längere Zeit gebrauchen.

Getrocknete Heidelbeerfrüchte gehören in jede Hausapotheke!

Rezepte:

Aufguß: 2 bis 3 Teelöffel getrocknete Blätter mit $1/4$ l siedendem Wasser aufgießen; Tagesmenge

Getrocknete Beeren: nach Angabe des Arztes, eventuell gemischt mit geriebenem Apfel oder ohne Zusatz, trocken gekaut

Frische Früchte: Vitaminspender, mild abführend

Heidelbeerwein (für ältere Leute): dreimal täglich 1 Likörglas voll

Kaltauszug: 10 Gramm getrocknete Beeren in $1/4$ l Wasser 8 Stunden ziehen lassen

Vorsicht! Giftig!

Herbstzeitlose
(Colchicum autumnale)

Nackte Jungfer
Wiesensafran

Fundort: feuchte Wiesen; in großen Gruppen beisammenstehend
Größe: 10 bis 20 cm
Blütezeit: September und Oktober (ausnahmsweise Frühjahr)
Günstige Ernte:
Verwendbare Pflanzenteile: Knollen (nur für die Apotheke!)
Hauptanzeigen: Gicht
Zubereitung: Apotheke

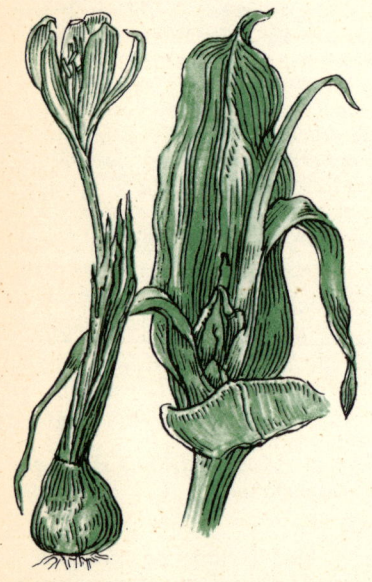

Die Herbstzeitlose ist auch heute noch das beste Mittel zur Behandlung des akuten Gichtanfalles. Allerdings stehen uns jetzt Präparate zur Verfügung, die den Wirkstoff der Pflanze, das Colchicin, in reiner und genau dosierbarer Form enthalten. Früher war die Wirksamkeit der Herbstzeitlose umstritten. Heute weiß man, daß dies auf den Umstand zurückzuführen ist, daß der Colchicin-Gehalt der einzelnen Pflanzenexemplare stark schwankt und des-

halb die Wirkung sehr unterschiedlich ist. Untersuchungen über die Wirkungen des Colchicins bei Krebsgeschwülsten sind noch im Gange. Da Colchicin ein Gift ist, welches junge, in Teilung begriffene Zellen in ihrem Wachstum hindert und die Zellteilung unmöglich macht, so versprechen diese Versuche im wesentlichen Erfolg. Krebszellen sind ja solche junge, überwuchernde Zellen. Die Colchicinwirkung bei Krebsgeschwülsten ist aber noch umstritten und keineswegs soweit erforscht, daß man an allgemeine Colchicinverwendung denken könnte.

Vergiftungen durch Herbstzeitlose kommen verhältnismäßig häufig vor, besonders bei Kindern, welche Samen oder Blüten essen. Die Vergiftung ist schon deshalb ernst zu beurteilen, weil die ersten Erscheinungen erst einige Stunden nach Einnahme des Giftes auftreten. Sie sind ähnlich den meisten Anfangserscheinungen bei anderen Vergiftungen: Kratzen und Brennen im Rachen, Trockenheitsgefühl, Durstgefühl, Übelkeit, Erbrechen. Später treten dann schwerste Durchfälle auf, die überaus schmerzhaft sind und mit starken Blähungen einhergehen. Der Stuhl wird reiswasserähnlich und der Harn blutig.

Achtung: Schon wenige Gramm der Samen können tödlich wirken! Erste Hilfe: Tierkohle, Warmhalten, Arzt rufen!

Rezepte: Apotheke!

Herzgespann
(Leonurus Cardiaca)

Bärenschweif
Löwenschwanz
Wolfstrapp

Fundort: Zäune, Wege, Schuttplätze, Weinberge
Größe: bis 1 m
Blütezeit: Juni bis September
Günstige Ernte: Juni bis September
Verwendbare Pflanzenteile: blühendes Kraut (oberer Teil)
Hauptanzeigen: nervöse Herzstörungen, Blähungen und Blähungsfolgen
Zubereitung: Kaltauszug, Tee, Pulver

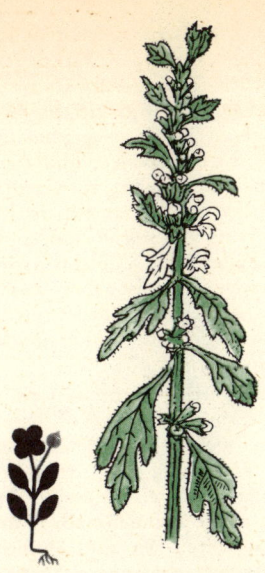

gespanns oder seiner Extrakte auf Herz und Kreislauf beweisen.

Rezepte:

Kaltauszug: 2 Teelöffel fein zerkleinertes Kraut auf ¼ l Wasser; Tagesmenge
Pulver: dreimal täglich 1 Gramm

Himbeere
(Rubus Idaeus)

Fundort: Wald, Gehölz, Kahlschläge; angepflanzt
Größe: bis 2 m
Blütezeit: Mai und Juni
Günstige Ernte: Mai und Juni (Blätter), August und September (Früchte)
Verwendbare Pflanzenteile: Blätter, Frucht
Hauptanzeigen: Vitaminmangel, Husten
Zubereitung: Aufguß, Preßsaft

Die Himbeere ist insbesondere als Saftfrucht beliebt; sie eignet sich ganz ausgezeichnet für Vollsafttage. Ihre Blätter sind wegen des Gerbstoffgehaltes gegen Durchfall verwendbar. Himbeersaft — am besten aus frischgepreßten Früchten und mit etwas Honig versetzt — ist ein ausgezeichnetes Kühlmittel bei Fieber. Der aus den Blättern bereitete Tee wird vielfach als wohlschmeckender Haustee verwendet. In

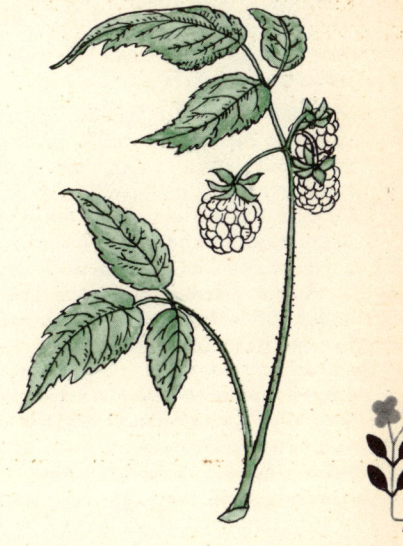

Das Herzgespann zählt zu jenen Pflanzen, die auch in Ostasien, vor allem in China, als Heilpflanzen häufig Verwendung finden. Bei der in China vorkommenden Abart handelt es sich um einen Verwandten des Herzgespanns, das Sibirische Herzgespann *(Leonurus sibiricus)*, von den Chinesen I-Mao-Tsao oder Ch'ung Wei Tze t (Chinesisch 充蔚) genannt.

Als Hauptwirkstoff dürfte ein chemisch noch nicht genau bekanntes Alkaloid anzusprechen sein. Daneben finden sich im Herzgespann Gerbstoff und Spuren von ätherischem Öl sowie der ebenfalls noch nicht erforschte Bitterstoff Leonurin.

Das hellrot blühende, unangenehm riechende Kraut wird vor allem gegen Herzbeschwerden verwendet, wobei die Wirkung noch ungeklärt geblieben ist. Wahrscheinlich wird es sich vorwiegend um eine indirekte Herzwirkung durch Verminderung des Zwerchfellhochstandes handeln.

Auch Wechselbeschwerden sollen mit Herzgespanntee besser werden, was aus der baldrianähnlichen Wirkung zu erklären wäre. — Allerdings konnten wissenschaftliche Untersuchungen weder die Baldrianwirkung noch einen direkten Einfluß des Herz-

stärkerer Dosierung soll er auch bei Gicht gewisse Erfolge zeitigen.

Außerdem wird dem Tee ein günstiger Einfluß auf die Geburtswehen zugeschrieben. Die Anfangswehen sollen mit geringeren Schmerzen verbunden sein, die Preßwehen verstärkt werden. Mit Genehmigung des Arztes ist gegen einen Versuch, die Geburt mit Himbeerblättertee zu erleichtern, nichts einzuwenden.

Rezepte:

Aufguß: 1 bis 2 Eßlöffel zerkleinerte und getrocknete Blätter mit 1 Tasse siedenden Wassers aufgießen; Tagesmenge 2 Tassen

Preßsaft: zum Durstlöschen bei Fieber

Hirtentäschel

(Capsella bursa pastoris)
Blutkraut
Mönch
Täschelkraut

Fundort: Wege, Äcker, Schutt, Unkraut, zwischen Steinen
Größe: 20 bis 40 cm
Blütezeit: April bis Oktober
Günstige Ernte: Mai bis September
Verwendbare Pflanzenteile: blühendes Kraut, Samen
Hauptanzeigen: blutstillend, abführend
Zubereitung: Aufguß, Extrakt, Kaltauszug, Preßsaft

Das Hirtentäschel enthält Cholin, einen Stoff, der neben dem Acetylcholin zu den wirksamsten Substanzen zählt, die wir kennen. Cholin steigert die Speichelabgabe, regt die Darmtätigkeit an, senkt anfangs und steigert anschließend den Blutdruck. Es ist in vielen Pflanzen zu finden. Wenn man dem Körper Cholin durch den Verdauungstrakt einverleibt, wird es allerdings — wenigstens zum größten Teil — zerstört. Das Hirtentäschel enthält auch eine blutgerinnungsfördernde Substanz, deren chemische Zusammensetzung allerdings noch nicht bekannt ist.

Das Hirtentäschel riecht in frischem Zustand unangenehm. Es schmeckt scharf und bitter.

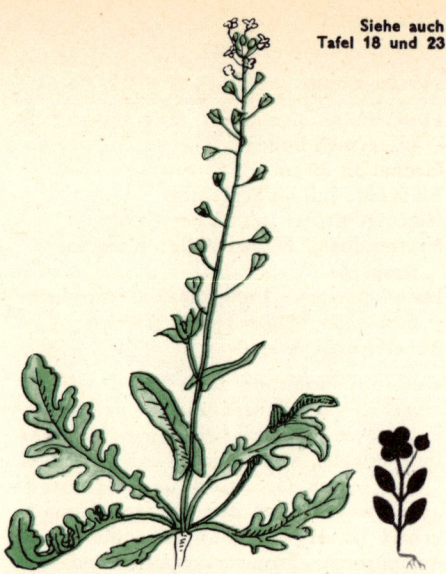

Siehe auch
Tafel 18 und 23

Die blutstillende Wirkung des Hirtentäschels ist oft überraschend. Ein Zahnarzt, der aus Prinzip nichts mit Pflanzenheilkunde und ähnlichen Verfahren zu tun haben wollte, konnte trotz Anwendung modernster Mittel die Blutung nach einer Zahnentfernung bei einem Patienten nicht stillen. Ein Kollege riet ihm, Hirtentäschelextrakt zu versuchen. Die Wirkung war so verblüffend, daß unser Zahnarzt nun bei der Behandlung aller Patienten, bei welchen eine Blutung zu erwarten ist, sofort Hirtentäschelextrakt bereitgestellt

Die Samen des Hirtentäschels wirken stark abführend.

Rezepte:

Aufguß: etwa 10 Gramm des frischen Krautes mit 1 Tasse siedendem Wasser aufgießen; das frische Kraut ist wirksamer als das getrocknete, von dem man 2 Teelöffel verwendet.

Kaltauszug: 3 Teelöffel zerkleinertes Kraut (frisch) auf 1 Glas kaltes Wasser, 8 bis 10 Stunden ziehen lassen, abseihen; Tagesmenge 2 Tassen

Preßsaft: mehrmals täglich 1 Teelöffel

Extrakt und Fluid vom Apotheker

Hohlzahn

(Galeopsis ochroleuca)

Sand-Daun

Fundort: sandige Äcker, Wegränder; liebt kalkarmen Boden
Größe: bis 30 cm
Blütezeit: Juli bis September
Günstige Ernte: Juli bis September
Verwendbare Pflanzenteile: blühendes Kraut
Hauptanzeigen: Lungenleiden, chronische Bronchitis, Magen-Darmkatarrh
Zubereitung: Aufguß

Auch der Hohlzahn zählt zu den kieselsäurehältigen Pflanzen, die wie der Schachtelhalm zur zusätzlichen Behandlung von Lungenleiden verwendet werden können. Durch seinen Gerbstoff- und Bitterstoffgehalt sowie durch den mäßigen Saponingehalt ist er auch zur Behandlung von chronischem Bronchialkatarrh und zur Beruhigung der erkrankten Magen- und Darmschleimhaut geeignet.
Der Hohlzahn kommt auch in dem auf Seite 119 genannten Kobert-Kühnschen Kieseltee vor.

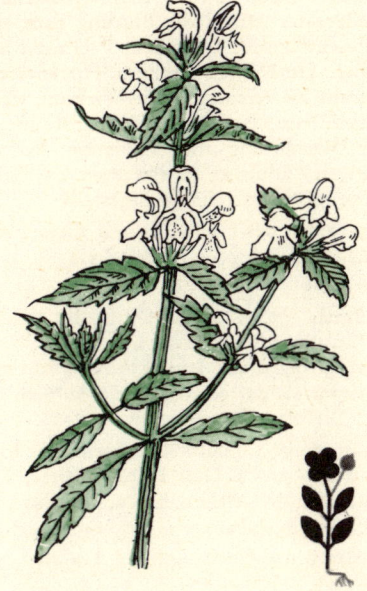

Rezepte:

Aufguß: 2 Eßlöffel des blühenden Krautes mit $^1/_4$ l siedendem Wasser aufgießen; Tagesmenge 2 Tassen oder nach Verordnung des Arztes. Langer Gebrauch nötig.

Vorsicht! Vergiftung möglich!

Roter Holunder

(Sambucus racemosa)

Hirschholunder
Korallenholunder
Traubenflieder

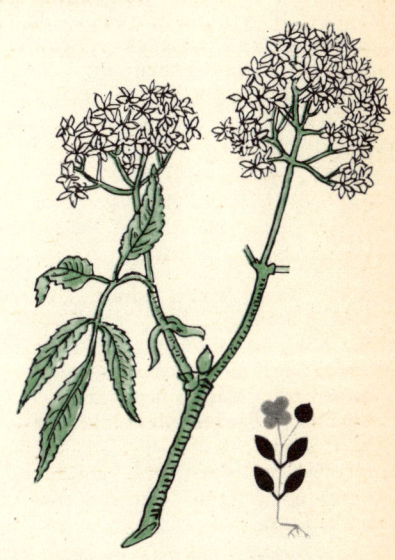

Fundort: Bergwälder, Lichtungen, Kahlschläge
Größe: bis 4 m
Blütezeit: April und Mai
Günstige Ernte: Herbst, zur Beerenreife
Verwendbare Pflanzenteile: die Beeren nach besonderer Behandlung, Blätter, Wurzel
Hauptanzeigen: harntreibend, schweißtreibend, abführend
Zubereitung: Abkochung, Arzt!

Die in Gebirgswäldern häufig anzutreffende, gelbgrüne Blüten und rote Beeren tragende Holunderart enthält im Samen einen giftig wirkenden Stoff, der Brechreiz,

247

Erbrechen und Durchfall verursacht. Die unmittelbare Verwendung des Roten Holunders ist deshalb weder als Ausgangspunkt für Mus noch als Heilpflanze anzuraten. Da man den giftigen Stoff aber auf verhältnismäßig einfache Art entfernen kann, ist der Rote Holunder ein an sich wichtiges und auch als Heilpflanze verwendbares Gewächs. Der giftige Stoff ist nämlich nur im Samen enthalten. Gelingt es nun, die Früchte samenfrei zu verwerten, so kann man das Mus genießen und den reichen Vitamin-C-Gehalt ausnützen. Die Samen selbst enthalten ein Öl, das — wenn der giftige Stoff entfernt wurde — als Speiseöl durchaus geeignet ist.

Ohne Schwierigkeit kann man die Wurzel verwenden, deren Abkochung harntreibend und abführend wirkt.

Rezepte:

Abkochung: 1 Teelöffel Wurzeln in ¼ l Wasser kurz abkochen; Tagesmenge. Verordnung nur durch den Arzt!

Schwarzer Holunder

(Sambucus nigra)

Elder
Flieder
Holder
Holler

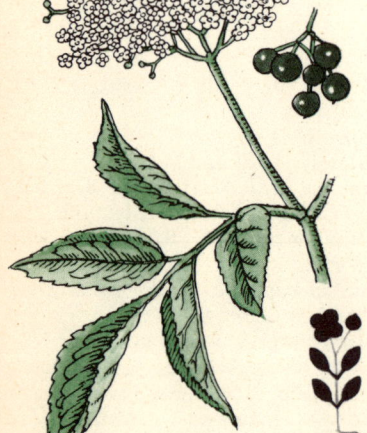

Fundort: feuchte, schattige Stellen, Unterholz; gepflanzt

Größe: 3 bis 10 m

Blütezeit: Juni und Juli

Günstige Ernte: Juni und Juli (Blüten, Blätter), September und Oktober (Beeren)

Verwendbare Pflanzenteile: Blüten, Blätter, Beeren

Hauptanzeigen: schweißtreibend, harntreibend, Katarrhe der Luftwege

Zubereitung: Aufguß, Abkochung, Früchte als Mus, „Hollersalse"

Als *Flores Sambuci* findet man den Holunder auch im Deutschen Arzneibuch. Es handelt sich dabei um die Holunderblüten, die ein ätherisches Öl enthalten. Nebenher findet man in der Blüte Rutin, ein Flavon, Schleim, Gerbstoff und Cholin. In Blatt und Rinde wurden Blausäureabkömmlinge festgestellt und vor allem in der Rinde verhältnismäßig viel Saponin. Die Rinde war als *Cortex Sambuci* früher offizinell.

Die reifen Früchte enthalten Fruchtsäuren, Gerbstoff, Zucker und reichlich Vitamin A und C.

Die Abkochung von Holunderblüten verwendet man als schweißtreibendes Mittel. Dabei ist es wichtig, den Tee heiß zu trinken. In großen Mengen wirkt die Rinde von jungen Zweigen brecherregend, in kleineren harntreibend. Verwendet man nur die Innenseite der noch grünen Rinde von älteren Zweigen, so erhält man ein mildes Abführmittel. Die Rinde muß aber noch frisch sein, getrocknet ist sie wirkungslos.

Rezepte:

Außer dem Holunderblütentee und dem Holunderbeerenmus bzw. der Hollersalse keine Holunderzubereitungen ohne ärztliche Verordnung verwenden!

Aufguß: 2 Eßlöffel Blüten mit ¼ l siedendem Wasser aufgießen; täglich bis zu 5 Tassen möglichst heiß trinken

Kaltauszug: 1 Eßlöffel Blätter auf ¼ l Wasser

Von den Früchten kann außer Mus und Salse auch noch eine Abkochung gemacht werden: ein Teelöffel auf 1 Glas Wasser; Tagesmenge 2 Tassen

Hopfen
(Humulus lupulus)

Fundort: angebaut (auch wild in feuchten Gebüschen, Hecken)

Größe: bis 6 m

Blütezeit: Juli und August

Günstige Ernte: Frühjahr und September

Verwendbare Pflanzenteile: die jungen Sprossen und die Drüsen der Fruchtschuppen

Hauptanzeigen: Nervosität, Schlafstörungen, sexuelle Übererregung

Zubereitung: junge Sprossen als Salat, ätherisches Öl, Extrakt, Bier

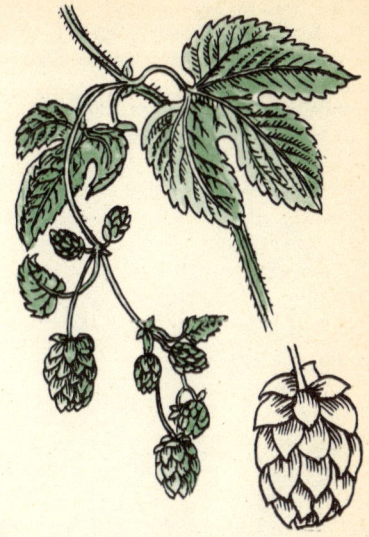

Der Hopfen kommt auch wild verhältnismäßig häufig vor. Angebaut werden nur die weiblichen Pflanzen.

Die Blüten des Hopfens haben an der Innenseite kleine rötlichgelb gefärbte Drüsen, die einen Bitterstoff, den Hopfenbitter, enthalten, der dem Hopfenmehl seinen durchdringenden Geruch und bitteren Geschmack verleiht. Hopfenbitter besteht aus zwei Wirkstoffen, die chemisch genau bekannt sind. Daneben findet man im Hopfenmehl Harz, ein ätherisches Öl, etwas Cholin, Gerbstoff und verschiedene andere für die Wirkung des Hopfens nicht wesentliche Substanzen.

Der Hopfen ist nicht nur als mildes Beruhigungsmittel zu verwenden. Durch seinen Gehalt an Bitterstoff ist er auch zur Appetitanregung gut geeignet.

Bei Arbeiterinnen, die vorwiegend mit Hopfenpflücken beschäftigt sind, kann es zu einer chronischen Hopfenvergiftung kommen, der sogenannten Hopfenpflückerinnenkrankheit. Diese äußert sich durch Schweißausbrüche, Schlafsucht, Erbrechen, Wechsel zwischen Angst- und Aufregungszuständen, erhöhte Körpertemperatur, Herzbeschwerden, Atemnot usw. Als allergische Erscheinungen kommen auch chronische Ekzeme vor.

Die gute Wirkung des Hopfens bei sexuellen Erregungszuständen ist hinreichend erprobt. Es dürfen allerdings nur vom Arzt verordnete Medikamente verwendet werden, will man sicheren Erfolg erzielen.

Was man sonst gegen sexuelle Übererregbarkeit tun kann, welche Maßnahmen uns gegen Onanie zur Verfügung stehen und andere Fragen erläutern die Kapitel „Gegen die Liebe ist kein Kraut gewachsen", Seite 18 ff., „Selbstbefriedigung", Seite 19 ff. Ein mit frischem Hopfen gefülltes Kissen soll — wenn es als Kopfkissen verwendet wird — mild einschläfernde Wirkung haben. Da es sich bei den Wirkstoffen des Hopfens zum Teil um Inhaltsstoffe von ätherischem Öl handelt, ist die einschläfernde Wirkung eines solchen Hopfenkopfkissens auch für den kritisch eingestellten Arzt durchaus erklärlich.

Rezepte:

Fertige Präparate nach Verordnung des Arztes

Die jungen Sprossen als Salat

Hühnerdarm
(Stellaria media)

Mäusedarm

Sternmiere

Vogelmiere

Fundort: Wegränder, Wege, Schutthalden, Ödland

Größe: 5 bis 25 cm

Blütezeit: April bis September

Günstige Ernte: April bis September

Verwendbare Pflanzenteile: blühendes Kraut

Hauptanzeigen: schleimlösend bei leichten Katarrhen der Atemwege, blähungswidrig

Zubereitung: Aufguß, Salat, Preßsaft

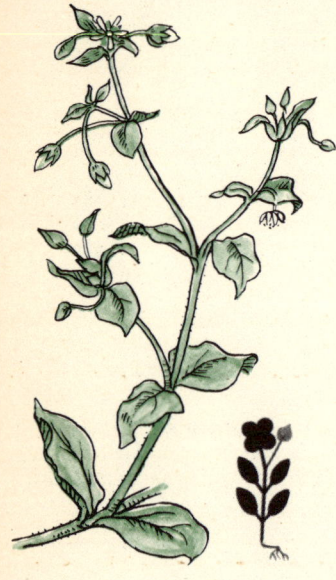

Der Hühnerdarm ist als Heilpflanze unbedeutend, da er an wirksamen Stoffen lediglich Saponin enthält, das auch in anderen Pflanzen in besserer Zusammensetzung vorkommt. Als Salat ist er ein günstiger Vitamin- und Mineralstoffspender. Mit Einwilligung des Arztes kann man eventuell die frische zerdrückte Pflanze zur Behandlung von Wunden und Ausschlägen versuchen. Als Windmittel wird der Hühnerdarm ebenfalls empfohlen.

Rezepte:

Aufguß: etwa 5 Gramm des frischen zerkleinerten Krautes mit 1 Tasse siedendem Wasser aufgießen; Tagesmenge 1 bis 2 Tassen

Preßsaft: dreimal täglich 1 Tee- bis 1 Eßlöffel

250

Huflattich

(Tussilago farfara)

Brustlattich

Fundort: Weiden, Raine, Triften, Dämme; lehm- und kalkliebend

Größe: 10 bis 25 cm

Blütezeit: März und April

Günstige Ernte: März und April (Blüten), Mai und Juni (Blätter)

Verwendbare Pflanzenteile: Blüten, Blätter

Hauptanzeigen: reizmildernd, auswurffördernd, beruhigend bei Schleimhautentzündungen

Zubereitung: Aufguß, Saft, alkoholischer Auszug

Der Huflattich ist vor allem durch seinen hohen Gehalt an Schleimstoffen und daneben noch durch den Gehalt an Gerbstoffen wirksam. Das Blatt enthält mehr Wirkstoffe als die Blüte.

Bekannt ist er als uraltes Mittel bei Erkrankungen der Luftwege. Seine schleimlösende und entzündungswidrige Wirkung ist tausendfach bewährt. Auch bei Durchfällen kann er verwendet werden. Zerquetschte Huflattichblätter können als

Siehe auch Tafel 32

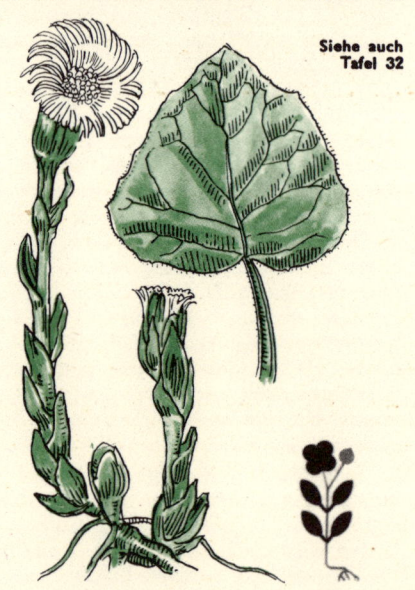

Erste Hilfe bei Insektenstichen aufgelegt werden.

Von der Verwendung des frischen Laubes bei eiternden Wunden und Geschwüren muß aber abgeraten werden. Dafür besitzt die moderne Heilkunde wesentlich bessere Medikamente, die ungefährlicher sind und sicherer wirken.

Im Arzneibuch ist der Huflattich unter der Bezeichnung *Folia Farfarae* zu finden.

Rezepte:

Aufguß: 2 bis 3 Teelöffel mit ¼ l siedendem Wasser aufgießen, mit Honig süßen und warm trinken

Saft der frischen Blätter: 1 bis 2 Eßlöffel dreimal täglich

Vorsicht! Giftig!

Hundspetersilie
(Aethusa Cynapium)

Gartenschierling
Gleiße
Hundsdill

Fundort: Hecken, Zäune, Schutt, Gärten
Größe: ¼ bis 1 m
Blütezeit: Juni bis September
Günstige Ernte: Juni bis September
Verwendbare Pflanzenteile: Kraut
Hauptanzeigen: Nervenschmerzen
Zubereitung: Apotheke

Obwohl die echte (Küchen-)Petersilie gegenüber der giftigen Hundspetersilie eine Reihe Unterscheidungsmerkmale aufweist, sind doch schon etliche Vergiftungen vorgekommen. Besonders der unangenehme Geruch der Hundspetersilie, der auf das in ihr enthaltene ätherische Öl zurückzuführen ist, müßte vor dem Gebrauch warnen. Der Hauptwirkstoff der Hundspetersilie ist das Alkaloid Coniin, das wir beim Gefleckten Schierling, *Conium maculatum* (Seite 313 f.), kennenlernen werden. Bei der Besprechung des gefleckten Schierlings haben wir auch die Vergiftungserscheinungen behandelt.

Die Hundspetersilie war in den alten Arzneibüchern offizinell, wird heute aber nur mehr in der Homöopathie gegen nervöse Magenbeschwerden, Darmkoliken sowie

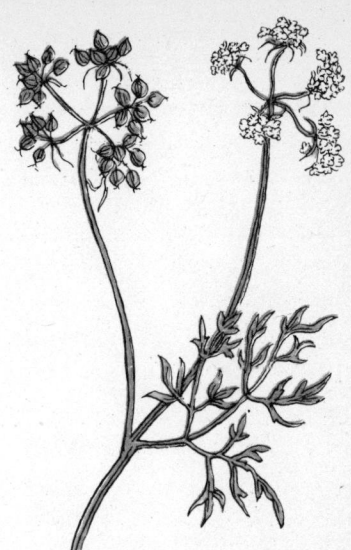

gegen Harnträufeln usw. angewendet. Auch bei Durchfällen der Säuglinge soll die stark verdünnte Tinktur gute Dienste leisten.

Rezepte: nur Apotheke.

Echte Hundszunge
(Cynoglossum officinale)

Fundort: Wegränder, Schutt, sandige, steinige Orte
Größe: 30 bis 75 cm
Blütezeit: Mai und Juni
Günstige Ernte: März und April (Wurzel), Mai und Juni (Kraut)
Verwendbare Pflanzenteile: Wurzel, blühendes Kraut
Hauptanzeigen: Durchfall
Zubereitung: Preßsaft, Extrakt, Aufguß

Nach vielen alten Berichten soll die Echte Hundszunge bei schlechtheilenden und geschwürigen Wunden ein ausgezeichnetes Wundmittel sein. Ob diese Anwendung berechtigt ist, bedarf noch genauer Überprüfungen. Solange einwandfreie Ergebnisse dieser Überprüfung jedoch nicht vorliegen, ist die Hundszunge als Wundbehandlungsmittel abzulehnen.

Da die Hundszunge Gerbstoffe, Schleimstoffe und ein ätherisches Öl enthält, so

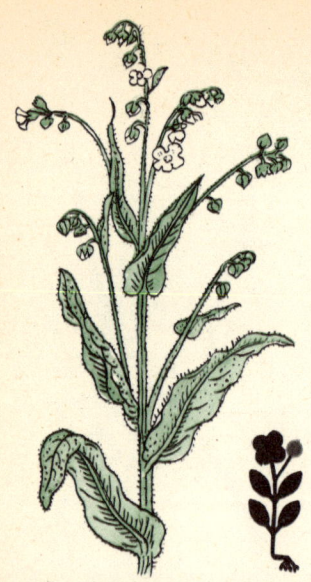

darf sie als Mittel gegen Durchfall vorsichtig versucht werden, wenn es sich um einen kurzdauernden und harmlosen Darmkatarrh handelt.

Die Wurzel der Hundszunge ist besonders gerbstoffreich und enthält auch ein Alkaloid, das ganz ähnlich wie das indianische Pfeilgift Curare wirkt. Da aber der Giftgehalt sehr gering ist, sind Vergiftungen nicht zu befürchten.

Das frisch zerquetschte Kraut kann bei Insektenstichen als Erste Hilfe verwendet werden.

Rezepte:

Extrakt: nach Verordnung des Arztes

Aufguß: 1 Teelöffel fein zerkleinertes, getrocknetes Kraut oder die gleiche Menge zerkleinerte und getrocknete Wurzeln mit ¼ l siedendem Wasser aufgießen; Tagesmenge

Vorsicht! Vergiftung möglich!

Jakobskreuzkraut
(Senecio Jacobaea)
Kreuzweidenkraut

Fundort: sonnige Hänge, Triften, Wegränder

Größe: 60 bis 100 cm

252

Blütezeit: Juli bis September

Günstige Ernte: Juli bis September

Verwendbare Pflanzenteile: ganze Pflanze während der Blüte

Hauptanzeigen: ungeklärt, Leberkrankheiten (?)

Zubereitung: Preßsaft, alkoholische Auszüge

Ebenso wie das Gemeine Kreuzkraut ist auch das Jakobskreuzkraut noch nicht ausreichend untersucht, um allgemein zur Behandlung empfohlen werden zu können. Zweifelsohne dürfte es verschiedene Wirkungen haben, vor allem auf die Leber. Wir wissen aber bisher weder über die Dosierung noch über die Art der Wirkung Genaueres. Hingegen kennen wir wohl Vergiftungen mit dem Jakobskreuzkraut, die sowohl bei Menschen als auch bei Tieren vorkommen können.

Weitere Kreuzkrautarten sind das Sumpfkreuzkraut (*Senecio paludosus*), das Waldkreuzkraut (*Senecio silvaticus*) und das Fuchs'sche Kreuzkraut (*Senecio Fuchsii*). Das zuletzt genannte wird auch mit dem Namen Heidnisch Wundkraut bezeichnet, der sonst für die Goldrute (*Solidago virga aurea*) verwendet wird.

Siehe auch
Tafel 30

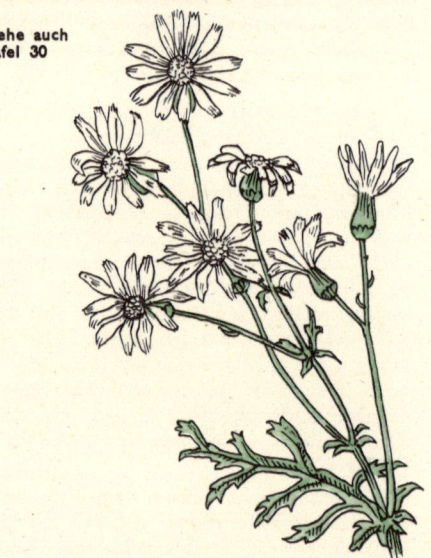

Bestimmte, vor allem in fernen Ländern heimische Kreuzkrautarten, wie das Breitblättrige Kreuzkraut aus Südafrika, sind höchst giftig und führen vorwiegend zu schwerer Leberschädigung.

Rezepte: Apotheke!

Gemeiner Jasmin
(Jasminum officinale)

Fundort: angepflanzt
Größe: 2 bis 3 m
Blütezeit: Juni
Günstige Ernte: Juni
Verwendbare Pflanzenteile: Blüten
Hauptanzeigen: früher zur Nervenberuhigung
Zubereitung: Aufguß

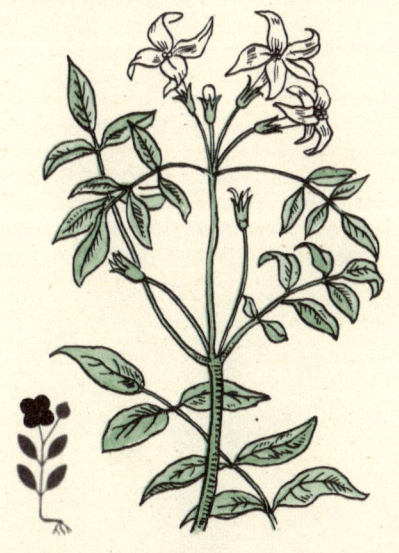

Der Gemeine Jasmin stammt aus Ostindien und wurde durch häufiges Anpflanzen bei uns mehr oder weniger heimisch. Man bereitet aus ihm das überaus wohlriechende und teure Jasminöl. Dieses wird auch aus dem in Indien wachsenden Großblütigen Jasmin gewonnen.

Der ebenfalls in Indien heimische Weichhaarige Jasmin wird als Mittel gegen Schlangenbisse empfohlen. Weiters werden die Blätter in Indien gegen Augenkrankheiten verwendet.

Nach alten Kräuterbüchern wurden Jasminblüten früher als nervenstärkendes und „erweichendes" Mittel verwendet.

Rezepte:
Aufguß: 1 bis 2 Teelöffel Blüten mit 1/4 l siedendem Wasser aufgießen; Tagesmenge

Schwarze Johannisbeere
(Ribes nigrum)

Ahlbeere
Bocksbeere
Gichtstrauch
Schwarze Ribisel
Stinkbauch
Wanzenbauch
Wanzenbeere

Fundort: feuchte Gebüsche, feuchte Laubwälder, Erlenbrüche, Ufergebüsch, Flachmoore, Sümpfe (vereinzelt); angepflanzt
Größe: bis 2 m
Blütezeit: April und Mai
Günstige Ernte: Mai und Juni (Früchte), Juli und August (Blätter)
Verwendbare Pflanzenteile: Blätter, Früchte
Hauptanzeigen: Rheuma, Magenkatarrh; harntreibend, schweißtreibend
Zubereitung: Aufguß, Fruchtsaft

Der ganze Strauch der Schwarzen Johannisbeere riecht unangenehm. Die Johannisbeere enthält vor allem reichlich Vitamin C und weitere Vitamine der C- und B-Gruppe. Wie ihre Schwester, die Rote Ribisel, enthält sie auch Zucker, Fruchtsäuren und ein ätherisches Öl. Dieses ist wahrscheinlich für den unangenehmen Geruch verantwortlich, der ihr neben anderen Namen auch die Bezeichnung Wanzenbauch und Stinkbauch eingetragen hat. Ihren Hauptnamen „Johannisbeere" verdankt sie der Tatsache, daß ihre Beeren um Johannis reifen.

Die Blätter der Schwarzen Johannisbeere wirken harn- und schweißtreibend und werden vielfach auch gegen Durchfall empfohlen. Entzündungen in der Mundhöhle können (Arzt!) mit einem Aufguß

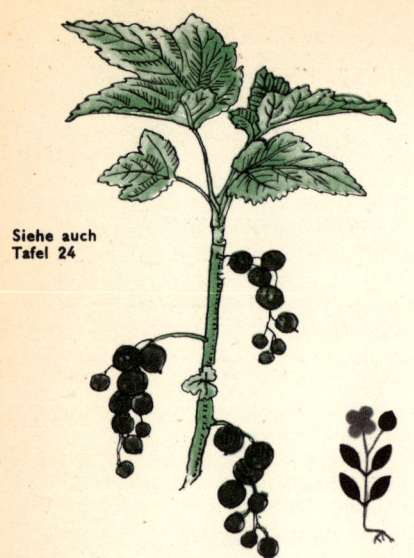

Siehe auch
Tafel 24

der getrockneten Beeren als Gurgelmittel behandelt werden. Auch bei Zahnfleischblutungen kann man zusätzlich zum Gebrauch Vitamin-C-reicher Früchte Mundspülungen mit dem gleichen Aufguß versuchen.

Rezepte:

Preßsaft der Beeren: mehrmals täglich 1 Eßlöffel

Aufguß: 1 bis 2 Teelöffel getrocknete Beeren mit ¼ l siedendem Wasser aufgießen; zum Gurgeln und Mundspülen

Aufguß (als Tee): 2 Teelöffel getrocknete Blätter mit 1 Tasse siedendem Wasser übergießen; Tagesmenge 2 Tassen

Vorsicht! Schädigung möglich!

Johanniskraut

(Hypericum perforatum)

Hartheu
Herrgottswundkraut
Liebfrauenbettstroh

Fundort: Äcker, Wegränder, Hügel, Wiesen
Größe: 30 bis 60 cm
Blütezeit: Juli bis September
Günstige: Ernte: Juli und August
Verwendbare Pflanzenteile: blühendes Kraut

Hauptanzeigen: Magen-Darmstörungen, entzündungswidrig, eventuell zur Wundbehandlung, leichte seelische Störungen
Zubereitung: Aufguß, ätherisches Öl

Auch Licht kann giftig werden, zumal wenn man einen Stoff einnimmt, den der Wissenschaftler photosensibilisierend nennt, eine Eigenschaft, die zum Beispiel dem im Johanniskraut enthaltenen Hypericin zukommt. Unter Photosensibilisierung versteht man die Tatsache, daß bei Einnahme des betreffenden Stoffes die Haut gegen Licht überempfindlich wird und es bei sonst leicht verträglichen Lichtmengen (auch künstlichen Lichts!) zur Hautentzündung und zu anderen, oft sehr schweren Krankheitserscheinungen kommt.

Neben seiner entzündungshemmenden Wirkung wurden beim Johanniskraut immer wieder seine guten Eigenschaften für die Behandlung des Bettnässens und anderer, nervlich bedingter Gewohnheiten gerühmt.

Bestimmte Formen von Schwermut zeigten auf Johanniskrautbehandlung Besserung.

Da man nun mit anderen, ebenfalls „photosensibilisierenden" Stoffen gute Erfolge bei Schwermutsfällen sah, wird auch die Johanniskrautbehandlung solcher Er-

Siehe auch
Tafel 20

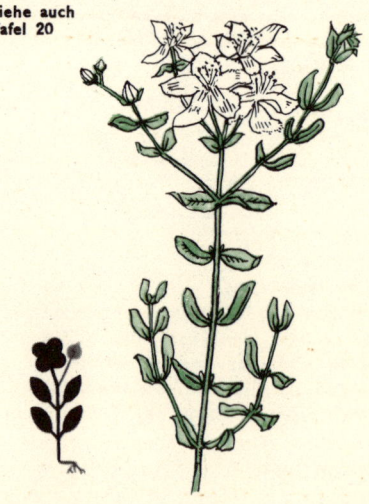

krankungen in ein neues Licht gerückt. Allerdings sind die Untersuchungen darüber noch nicht abgeschlossen. Da bei den normalerweise verwendeten Mengen eine Vergiftung nicht zu befürchten ist, kann ein Versuch nach Rücksprache mit dem Arzt ohne weiteres gemacht werden.

Zur Wundheilung kommt Johanniskraut ähnlich wie Arnika in Frage.

Die Verwendung bei Gicht und rheumatischen Zuständen wird zwar immer wieder empfohlen, scheint aber nicht viel Erfolg zu versprechen.

Rezepte:

Aufguß: 2 Eßlöffel des getrockneten, blühenden Krautes mit ¼ l siedendem Wasser aufgießen; täglich morgens 1 Tasse

Ätherisches Öl: nach Verordnung des Arztes

Für kleine Brandwunden: mehrere Eßlöffel des getrockneten, zerkleinerten Krautes mit Lein- oder Speiseöl ansetzen

Die Frage, ob man Brandwunden mit Öl oder fetten Stoffen behandeln darf oder nicht, ist bis heute noch nicht eindeutig geklärt. Es scheint auch hier der goldene Mittelweg das Richtige zu sein: Bei größeren Brandwunden wird Fett besser vermieden, bei kleineren, die zu keiner Verletzung geführt haben, scheint es sich günstig auszuwirken.

Judenkirsche
(Physalis Alkekengi)
Blasenkirsche
Laternenblume

Fundort: Weinberge, Schutt, Zäune, Gärten; kalkliebend
Größe: 30 bis 80 cm
Blütezeit: Juni bis August
Günstige Ernte: September und Oktober
Verwendbare Pflanzenteile: Früchte
Hauptanzeigen: Vitamin-C-Mangel; appetitanregend, harntreibend (?)
Zubereitung: Frischpreßsaft, Abkochung

Die kleinen Lampions der Judenkirsche enthalten eine leuchtend rote, kugelige, etwa kirschrote Frucht, die reich an Vit-

amin C ist und früher offizinell war. Daneben enthält die Judenkirsche im Blatt einen Bitterstoff und in der Wurzel reichlich Gerbstoff, außerdem etwas Schleimstoffe.

Die Judenkirsche wird von vielen Kräuterbüchern als harntreibendes Mittel empfohlen, doch fehlen uns über diese Wirkung noch genauere Angaben. Da sie sich aber als Heilpflanze seit den Griechen und Römern hartnäckig hält und sich ihre Geschichte bis in die vorchristliche Zeit zurückverfolgen läßt, dürfte sie nicht wertlos sein. Neben der Abkochung und dem Genuß der frischen Beeren kommt auch ein Branntweinauszug in Frage.

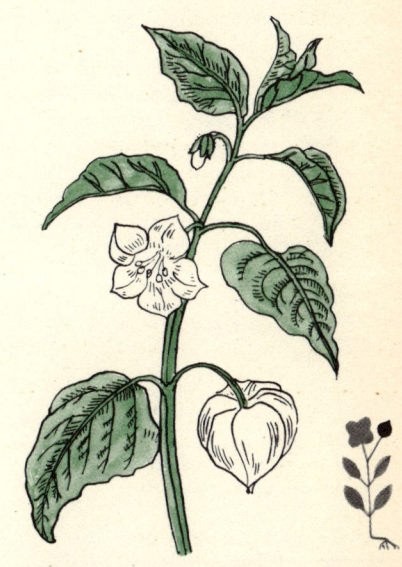

Neben Vitamin C enthält die Pflanze auch einen Vitamin-A-ähnlich wirkenden Farbstoff. Es war der bekannte Wiener Augenarzt Univ.-Prof. Dr. A. Pillat, der vor vielen Jahren darauf hinwies, daß in Ländern, die Vitamin-A-arm ernährt werden, Steinleiden überaus häufig sind. Vitamin A ist — wie wir dies im Ernährungsteil noch genauer ausführen — vor allem ein Schutzvitamin für die zarten Schleimhäute und das Deckgewebe, die die Körperhöhlen und Organe auskleiden. Fehlt Vitamin A, so kann es leicht zu kleinen Entzündungen und Abschilferungen kommen, die die Grundlage für einen Nieren-, Gallen- oder Blasenstein bilden können. Prof. Pillat konnte auf Grund seines reichen Krankengutes in China nachweisen, daß Vitamin-A-Mangel durchaus nicht nur Augenerkrankungen zur Folge hat, sondern für den ganzen Organismus schädlich ist und eben zur Bildung von Steinen Anlaß geben kann.

Seit altersher werden Vitamin-A-reiche Pflanzen unter anderem auch gegen Steinleiden und zur Verhütung von Steinleiden empfohlen.

Rezepte:

Beeren oder Frischpreßsaft: zwei bis dreimal täglich 8 bis 10 frische Beeren oder den aus ihnen gewonnenen Frischpreßsaft

Abkochung: 20 Gramm getrocknete Beeren mit $^1/_2$ l Wasser abkochen, zweimal kurz aufkochen lassen; Tagesmenge 2 Tassen. (Durch das Aufkochen wird der größte Teil des Vitamins C zerstört, während die Vitamin-A-ähnliche Substanz zum Großteil erhalten bleiben dürfte.)

Kälberkropf

(Anthriscus silvestris)

Kälberkern
Kerbel
Wilder Körbel
Waldkörbel

Fundort: Gebüsche, Hecken
Größe: 1 bis 1$^1/_2$ m
Blütezeit: Mai und Juni
Günstige Ernte: Mai und Juni
Verwendbare Pflanzenteile: blühendes Kraut
Hauptanzeigen: chronisches Ekzem
Zubereitung: alkoholischer Auszug nach Verordnung des Arztes

Der Kälberkropf blüht weiß und enthält in seiner rübenförmigen Wurzel einen betäubenden Wirkstoff, der chemisch noch nicht näher erforscht ist. Außerdem enthält er etwas ätherisches Öl. Im allgemeinen ist man von der Verwendung des Kälberkropfes abgegangen. In Ausnahmefällen kommt jedoch ein alkoholischer Auszug oder ein

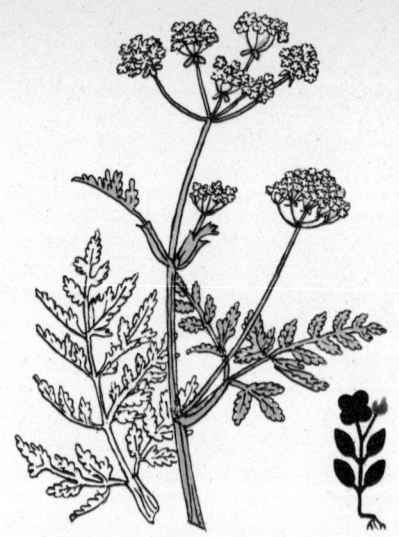

Aufguß des frischen Krautes gegen chronische Ekzeme in Frage. — Sollte nichts anderes vorhanden sein, kann man das angewärmte frische Kraut auch auf Milchknoten bei abstillenden Müttern auflegen.

Rezepte: alkoholischer Auszug nach Verordnung des Arztes

Käslikraut

(Malva neglecta,
Malva rotundifolia)

Wegmalve

Fundort: Zäune, Wegränder, ungepflegte Wiesen
Größe: bis 50 cm
Blütezeit: Juni bis September
Günstige Ernte: Juni bis September
Verwendbare Pflanzenteile: Blätter und Blüten
Hauptanzeigen: wie Wilde Malve *(Malva silvestris)*, Seite 279 f.
Zubereitung: wie Wilde Malve, Seite 279 f.

Die Blätter des Käslikrautes werden ebenso für den offizinellen Käsepappeltee verwendet wie die der Wilden Malve oder Käsepappel. Sie enthalten vielleicht etwas mehr Gerbstoff als diese, werden aber doch gleich verwendet und sind auch völlig gleichwertig.

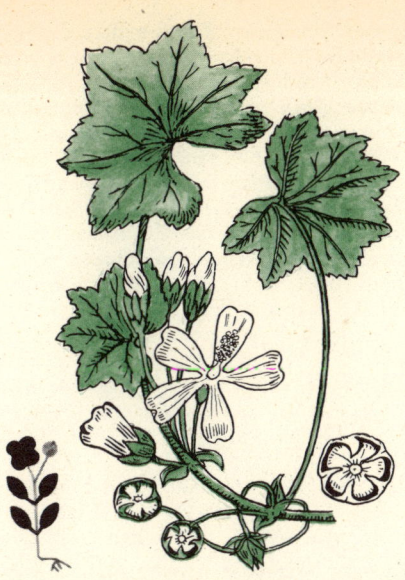

Weitere Malvenarten, wie die Siegmars-
wurz (*Malva Alcea*) und die Moschusmalve
(*Malva moschata*), sind nicht offizinell,
können aber wegen ihres Schleimstoffgehal-
tes notfalls als Ersatz der Käsepappel und
des Käslikrautes verwendet werden. Die
Moschusmalve hat einen starken, nur der
frischen Pflanze eigenen Moschusgeruch.

Rezepte: wie Wilde Malve, Seite 279 f.

Kalmus

(*Acorus calamus*)

Ackerwurz
Gewürzkalmus
Magenwurz
Deutscher Zitwer

Fundort: Sümpfe, Fluß- und Bachufer,
Teichränder
Größe: 50 bis 150 cm
Blütezeit: Juni und Juli
Günstige Ernte: September und Oktober
Verwendbare Pflanzenteile: Wurzelstock
(wird bis 1¹/₂ m lang)
Hauptanzeigen: Appetitlosigkeit, Magen-
säureüberschuß, chronische Magen-
geschwüre; blähungswidrig
Zubereitung: Abkochung, Wurzel (roh),
Tinktur, Extrakt, Pulver, Badezusatz

Der wahrscheinlich aus Südostasien stammende Kalmus hat in Europa niemals reife
Samen. Er pflanzt sich hier nur durch den
Wurzelstock fort. Man findet ihn häufig an
Bach- und Flußufern. Da das Baden in den
von Kalmus bewachsenen Gebieten überaus
gesund sein soll, werden in seiner Nach-
barschaft gerne Bäder errichtet.
Die Inhaltstoffe des Kalmus machen ihn zu
einer wertvollen Heilpflanze. Er ist vor
allem reich an ätherischem Öl, das gelb bis
gelbbraun ist, duftet und gewürzhaft bitter
schmeckt. Es enthält — wie das ätherische
Öl der Haselwurz — Asaron, den Haselwurzkampfer, der sehr flüchtig ist und beim
Trocknen der Pflanze zum Großteil verlorengeht. Je länger die Droge liegt, um so
weniger Haselwurzkampfer enthält sie um
so geringer ist ihre Wirkung. Das ätherische Öl des Kalmus enthält auch noch den
Kalmuskampfer, der ähnlich wie der Haselwurzkampfer wirkt (siehe Seite 238 f.).
Außerdem findet man im Kalmus Bitterstoffe, Gerbstoffe, Schleimstoffe, Stärke,
Zuckerverbindungen und Cholin.
Durch den Bitterstoffgehalt und den Gehalt
an ätherischen Ölen ist der Kalmus ein ausgezeichnetes Mittel zur Appetitanregung.
Durch seinen Schleimstoff- und Gerbstoff-

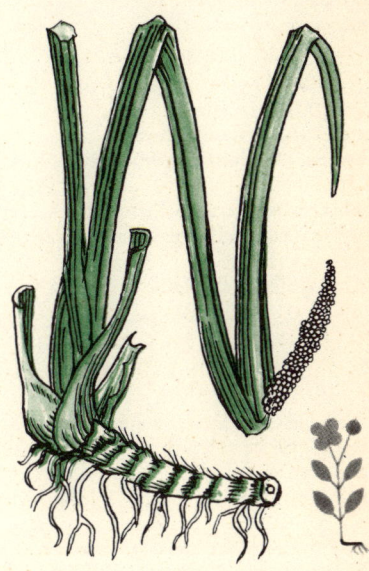

257

gehalt werden auch leichte Magenkatarrhe günstig beeinflußt.

Bei Zahnfleischentzündungen wird das Kauen der rohen Kalmuswurzel empfohlen. In manchen Gebieten Vorderasiens gilt der Kalmus auch als sexuelles Anregungsmittel. Dies dürfte aber wohl nur durch seine allgemein stärkende Wirkung bedingt sein. Kalmus ist auch ein häufiger Bestandteil des gegen Magenbeschwerden empfohlenen „Magenbitters".

Die Wurzel des Kalmus ist offizinell, auch das Kalmusöl, die Kalmustinktur und der Kalmusextrakt.

Rezepte:

Abkochung: 5 Gramm der fein zerkleinerten und getrockneten Wurzel (Wurzelstock) mit ¼ l siedendem Wasser aufgießen und kurz kochen lassen; Tagesmenge

Tinktur: dreimal täglich 10 Tropfen

Fluidextrakt: dreimal täglich 5 bis 10 Tropfen

Kalmusöl: dreimal täglich 2 bis 3 Tropfen

Kamille

(*Matricaria Chamomilla*)

Gemeine Feldkamille
Gartenkamille (Abart)

Fundort: Äcker, in Gärten angebaut
Größe: 20 bis 40 cm
Blütezeit: Mai bis August
Günstige Ernte: Mai bis August
Verwendbare Pflanzenteile: Blütenköpfchen
Hauptanzeigen: krampflösend, schmerzstillend, entzündungswidrig; Magen-Darmkatarrh
Zubereitung: Aufguß, Salbe

Überall an Wegrändern, aber auch in Gärten als Unkraut oder zu Heilzwecken gepflanzt findet man die Kamille. Im allgemeinen wird nur die Blüte verwendet, doch raten manche Kräuterbücher zum Gebrauch des ganzen Krautes. Die Hauptwirkstoffe befinden sich jedenfalls in den Blüten, vor allem das Cham-Azulen, von dem die Blüten etwa 1 Prozent enthalten. Daneben findet man aber auch einen Bit-

terstoff, ein Glykosid und andere Substanzen, wie Cholin. Interessant ist es, daß das Cham-Azulen in der Pflanze — ganz ähnlich wie dies bei den Vitaminen der Fall ist — in einer Vorstufe vorhanden ist. Erst wenn man die Blüten überbrüht, kann man diesen so wertvollen Wirkstoff ausnützen. Die Anwendung des frischen Tees ist die beste Form, das Cham-Azulen unmittelbar zur Wirkung zu bringen.

Die Kamille wirkt krampflösend (in jüngster Zeit wurde in ihr ein weiterer krampflösender Stoff gefunden!) und schweißtreibend. Zur Wundheilung wird sie auch in Salbenform verwendet. Kamillentee kann mit gutem Erfolg auch zum Inhalieren bereitet werden, vor allem bei kindlichem Asthma.

Die krampflösende und entzündungshemmende Wirkung tut auch gute Dienste bei Blähungen. Sie erleichtert den Stuhlgang, ohne abführend zu wirken, und ist so indirekt auch zur inneren Behandlung von Hämorrhoiden geeignet, die mit der Kamillensalbe auch äußerlich behandelt werden können.

Bei Schnupfen und Nebenhöhlenkatarrh bessern Kamillendämpfe die Beschwerden bald, reichen aber zur Alleinbehandlung nicht aus.

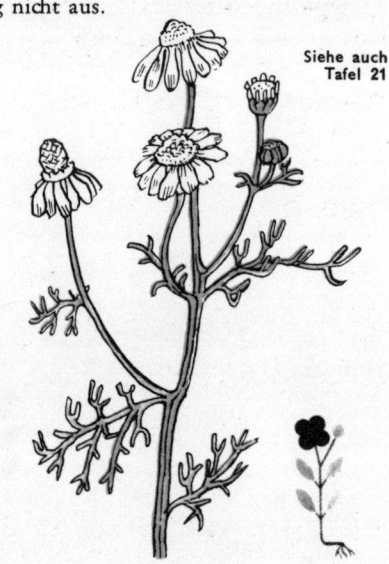

Siehe auch
Tafel 21

258

Rezepte:
Aufguß (Kamillentee): 2 Teelöffel getrocknete Blüten mit einer Tasse siedendem
Wasser überbrühen; schluckweise trinken
oder: 2 Eßlöffel in ¹/₂ l Wasser heiß werden lassen, aber nicht aufkochen (keine
größeren Mengen verwenden, die Wirkung wird eher abgeschwächt und der
Tee bitter)
Kamillensäckchen: Entsprechend große
dünne Leinensäckchen werden mit Kamillenblüten gefüllt und zugenäht. Vor
Verwendung kurz in heißes, gerade ab-
gekochtes Wasser tauchen und auflegen

Große Kapuzinerkresse
(Tropaeolum maius)
Fundort: angebaut
Größe: 1¹/₂ bis 3 m
Günstige Ernte: Juni bis Oktober
Blütezeit: Juni bis Oktober
Verwendbare Pflanzenteile: Blüten, Blät-
ter, frische Samen
Hauptanzeigen: auswurffördernd
Zubereitung: Preßsaft

Die Kapuzinerkresse und ihre Namens-
verwandte, die Gartenkresse, enthalten in
Kraut und Samen verschiedene Stoffe, die
— äußerlich angewendet — die Durchblu-

Siehe auch
Tafel 24

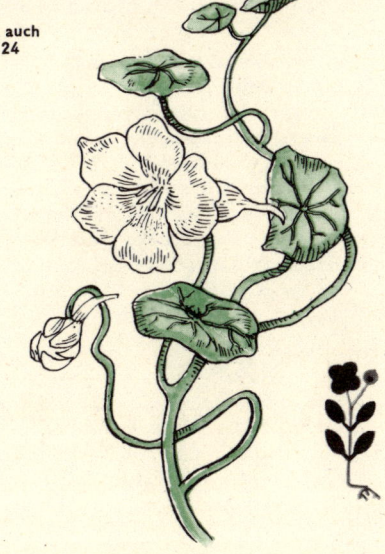

tung fördern. Bei Verschleimung der Luftwege können sie innerlich Anwendung
finden. Außerdem wird die Kapuzinerkresse zur Herstellung eines Haarwuchs-
mittels verwendet (siehe Rezeptteil „Haarausfall", Seite 117).
Rezepte:
Frischpreßsaft: dreimal täglich ¹/₂ Teelöffel.

Gemeines Katzenpfötchen
(Antennaria dioica)
Fundort: Heide, Hügel, trockene Wälder
Größe: 7 bis 20 cm

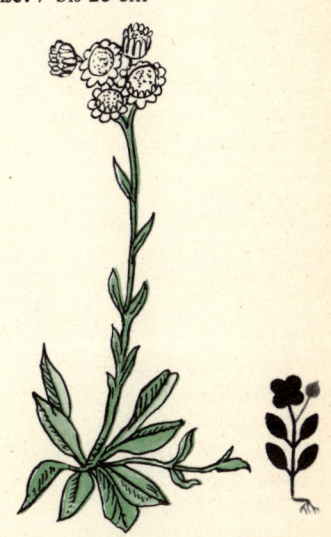

Blütezeit: Mai und Juni
Günstige Ernte: Mai und Juni
Verwendbare Pflanzenteile: blühendes
Kraut
Hauptanzeigen: galletreibend
Zubereitung: Aufguß, alkoholische
Auszüge

Das Gemeine Katzenpfötchen mit seinen
rosaroten oder weißen Blüten ist ein verhältnismäßig häufiger Bewohner der Heide.
Sein früherer lateinischer Name, unter dem
es in alten Heilpflanzenbüchern zu finden
ist, lautet *Gnaphalium dioicum.* Es steht
unter Naturschutz.
Die Blüten des Katzenpfötchens, *Flores
pedis Cati,* wirken eindeutig galletreibend,

259

doch ist der diese Wirkung entfaltende Stoff chemisch noch nicht bekannt.

Der Gerbstoffgehalt der Pflanze läßt ihre Verwendung bei Ruhr erklärlich erscheinen, doch kennen wir genügend besser wirksame Gerbstoffpflanzen.

Rezepte:

Aufguß: 1 Teelöffel der getrockneten Blüten mit 1 Tasse siedendem Wasser aufgießen, 10 Minuten ziehen lassen; Tagesmenge 1 bis 2 Tassen

Alkoholische Auszüge nach Verordnung des Arztes

Große Klette

(Arctium Lappa, Lappa maior)

Fundort: Zäune, Wegränder, Schutt, Ödland, Mauern
Größe: 60 bis 150 cm
Blütezeit: Juli und August
Günstige Ernte: März bis April und September bis Oktober
Verwendbare Pflanzenteile: Wurzel (2jährig)
Hauptanzeigen: mildes Abführmittel; galletreibend
Zubereitung: Abkochung, Kaltauszug, Tinktur, Pulver

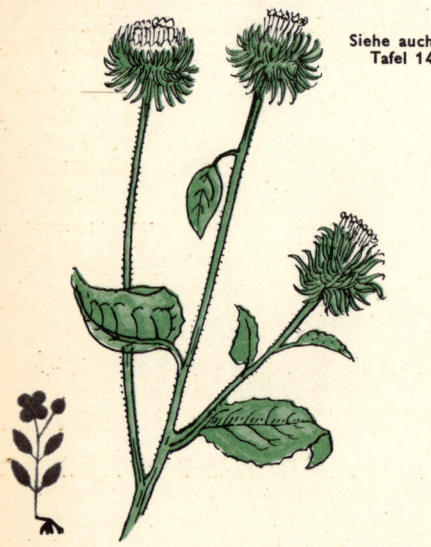

Siehe auch Tafel 14

In der Wurzel der Großen Klette findet man ein ätherisches Öl *(Oleum Bardanae e radice)* und reichlich Kohlenhydrate. Auch in den Wurzeln der Kleinen Klette und der Filzklette, die beide ungefähr an den selben Fundstellen vorkommen, findet man die gleichen Wirkstoffe. Von den im Kraut enthaltenen wenigen Wirkstoffen sind nur etwas Schleim und Gerbstoff von Bedeutung. In den Samen findet sich ein fettes Öl, *Oleum Bardanae e semine*, Klettensamenöl, das ebenfalls arzneilich verwendet wurde und wird. Die Blätter enthalten, wie neueste Untersuchungen ergaben, einen Stoff, der galletreibend wirkt.

Klettenabkochungen und Auszüge wirken nicht bei allen Personen abführend. Unter Umständen kann eine Klettenzubereitung wegen des Gerbstoffgehaltes sogar stopfend sein.

Der Schleim- und Gerbstoffgehalt rechtfertigt den Gebrauch des Tees und der Tinktur bei Magenbeschwerden, die leicht harntreibende Wirkung bei Rheumatismus und Gicht.

Äußerlich wird die Klette manchmal zur Ekzem- und Wundbehandlung verwendet. Von dieser Behandlungsmethode ist jedoch abzuraten, weil wir heute viel bessere, sowohl pflanzliche wie auch chemische Heilmittel besitzen.

Ob in der Klette wirklich ein haarwuchsfördernder Stoff enthalten ist, wollen wir fast bezweifeln, zumindest dahingestellt sein lassen. Wahrscheinlich handelt es sich nur um einen Wunschtraum. Dieser könnte seinen tieferen Grund in der „Behaarung" der Klettenfrucht haben. Jedenfalls wurde und wird mit sogenannten Haarwuchsmitteln arger Mißbrauch getrieben und dem Käufer meist allzuviel versprochen.

Rezepte:

Abkochung: 1 Teelöffel der fein zerkleinerten Wurzel mit ¼ l Wasser kalt zusetzen, 5 Stunden ziehen lassen, anschließend abkochen; Tagesmenge 2 Tassen

Tinktur: dreimal täglich 4 Tropfen in Kamillentee oder Russischem Tee

Öl: ausschließlich nach Verordnung des Arztes

Knabenkraut

(Orchis masculus)
Kuckucksknabenkraut
Mannsknabenkraut
Salep
Fundort: feuchte Wiesen, Wald
Größe: bis 60 cm
Blütezeit: Mai und Juni
Günstige Ernte: Mai und Juni
Verwendbare Pflanzenteile: Knollen
Hauptanzeigen: Magen-Darmkatarrh,
  Durchfall
Zubereitung: Mucilago Salep (Apotheke)

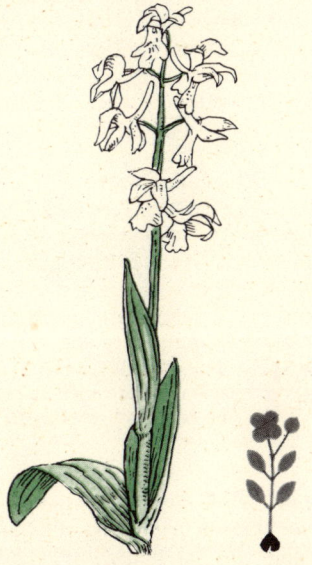

Das in verschiedenen Farben blühende Knabenkraut hat seinen Namen von den zur Blütezeit prall gefüllten, hodenförmig aussehenden Knollen. Wegen dieser Form der Knollen wird es im Volk auch immer wieder als Mittel zur Steigerung der Liebesfähigkeit empfohlen, doch gibt es keinerlei Anhaltspunkt für eine Wirkung in dieser Hinsicht. — Wertvoll ist das Knabenkraut durch seinen hohen Gehalt an Schleimstoffen und wird vor allem von Kinderärzten gerne verschrieben.
Es gibt noch eine Reihe anderer Knabenkrautarten, die ebenfalls vom Apotheker zur Schleimbereitung verwendet werden

können, das Helmknabenkraut *(Orchis militaris)* mit eiförmigen Knollen und violetten Blüten, das Salep-Knabenkraut *(Orchis Morio)* mit kugeligen Knollen und violetten Blüten, das Bleiche Knabenkraut *(Orchis pallens)* mit großen, ungeteilten Knollen und gelblichweißen Blüten, das Brandknabenkraut *(Orchis ustulatus)* mit dunkelpurpurnen Blüten u. a. m.
Rezepte: Es soll nur der aus der Apotheke beschaffte Salepschleim verwendet werden.

Knoblauch

(Allium sativum)
Knofel
Fundort: angepflanzt
Größe: bis 70 cm
Blütezeit: Juli und August
Günstige Ernte: September und Oktober
Verwendbare Pflanzenteile: Zwiebel
Hauptanzeigen: appetitanregend, krampflösend, wurmvertreibend, auswurffördernd; Arteriosklerose
Zubereitung: Frischpreßsaft, Kaltauszug, Fertigpräparate

Der Knoblauch gilt seit alten Zeiten als Vorbeugungsmittel gegen Arteriosklerose, eine Wirkung, die immer wieder bestritten wird. Hingegen werden die anderen ihm nachgerühmten heilkräftigen Eigenschaften

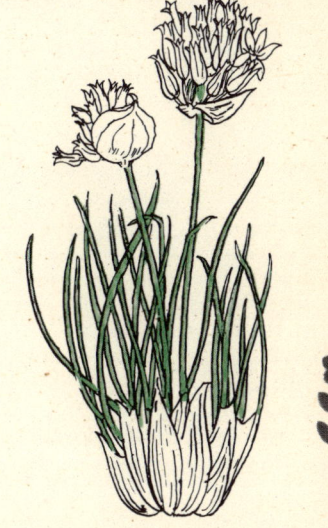

zwar zum Großteil auch von der Schulmedizin seit verhältnismäßig langer Zeit anerkannt, jedoch wenig verwendet. Seine schleimlösende, auswurffördernde Eigenschaft macht ihn geeignet, bei chronischer Bronchitis gute Dienste zu tun, und auch bei chronischen Magen-Darmkatarrhen soll sich die Pflanze als gutes Hilfsmittel bewähren. Darüber hinaus ist der Knoblauch ein ausgesprochenes Desinfektionsmittel, weil sein Saft für eine Reihe von Bakterien lebensbehindernd wirkt.

Das ätherische Knoblauchöl kommt vor allem in der Zwiebel, aber auch in allen anderen Pflanzenteilen vor. Im Jahre 1944 gelang es, aus Knoblauch einen Ölstoff zu gewinnen, der Allisin genannt wurde und bakterientötend wirkt. Allisin riecht stark nach Knoblauch, während der später entdeckte Stoff, Alliin, völlig geruchlos ist. Am wirksamsten ist der Preßsaft aus der frischen Knoblauchzwiebel, der sehr reich an ätherischem Öl, aber überaus empfindlich gegen die Einwirkung von Sauerstoff ist. Man stelle also den Preßsaft zu jedem Gebrauch frisch her. Auch der Vitamingehalt (im Knoblauch finden sich die Vitamine A, B und C) wird dadurch am besten erhalten und kann gut genutzt werden. — Es ist übrigens auch interessant, daß im Knoblauch Stoffe enthalten sind, die ähnlich wie die weiblichen und die männlichen Sexualhormone wirken.

Zur Vorbeugung gegen Arteriosklerose ist der frische Knoblauch wahrscheinlich am besten.

Rezepte:

Preßsaft: 1/2 Teelöffel, entsprechend verdünnt, zwei bis dreimal täglich

Kaltauszug: Einige Knoblauchzehen zerdrücken und in 1/8 l Wasser ansetzen, 6 bis 8 Stunden stehen lassen. Verwendbar als appetitanregendes Mittel und zu Einläufen bei Madenwurmbefall.

Knoblauchfertigpräparate von verschiedenen pharmazeutischen Firmen sind zwar häufig geruch- und geschmacklos, verhindern aber vielfach nicht, daß die Ausatemluft trotzdem nach Knoblauch riecht.

262

Knoblauchsrauke
(Sisymbrium Alliaria)
Knoblauchhederich

Fundort: Hecken, Gebüsche, an Zäunen
Größe: bis 50 cm
Blütezeit: April und Mai
Günstige Ernte: März bis Mai
Verwendbare Pflanzenteile: ganze Pflanze
Hauptanzeigen: wie Senf und Knoblauch
Zubereitung: Aufguß nach ärztlicher Verordnung

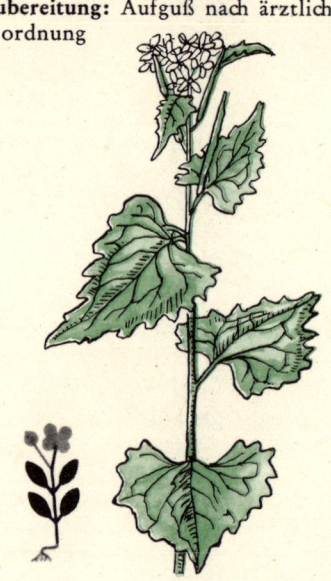

Die großblättrige und weißblühende Knoblauchsrauke riecht beim Zerreiben stark nach Knoblauch und ist durch ihre Inhaltsstoffe dem Knoblauch und dem Schwarzen Senf *(Brassica nigra,* Seite 320 f.) verwandt. Früher wurde die frische zerquetschte Pflanze auf schlecht heilende Geschwüre aufgelegt. Diese Verwendung kommt heute nicht mehr in Frage. Die verhältnismäßig milde Wirkung kann ebenso ausgenützt werden wie die Wirkung des ätherischen Öls der Knoblaucharten und des Öls, das wir im Schwarzen Senf finden. Über die Anwendung siehe unter Knoblauch und Senf. Da es örtlich und innerlich zu Entzündungserscheinungen kommen kann, soll jedenfalls der Arzt vorher befragt werden.

Rezepte: wie Senf und Knoblauch

Großblumige Königskerze

(Verbascum thapsiforme)

Himmelbrand
Kerzenkraut
Wollkraut

Siehe auch
Tafel 16 und 19

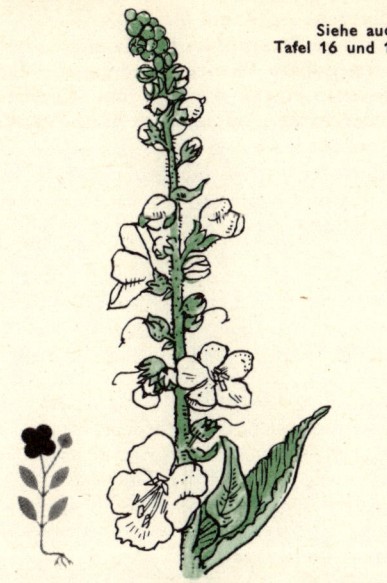

Fundort: sonnige Stellen, Wege, Mauern, Ödland, Schutt, an Zäunen
Größe: bis 1³/₄ m
Blütezeit: Juli bis September
Günstige Ernte: Juli bis September
Verwendbare Pflanzenteile: Blüten
Hauptanzeigen: schleimlösend, auswurffördernd, beruhigend für Magen- und Darmschleimhaut
Zubereitung: Aufguß, alkoholischer Auszug

Die Königskerze ist eines der teuersten Heilkräuter. Die offizinellen Blütenkronen sind fast gewichtslos. Sie enthalten, ebenso wie die übrige Pflanze, verhältnismäßig große Mengen von Schleimstoffen, daneben Saponine, einen Bitterstoff, Farbstoffe und geringe Mengen von ätherischem Öl. In der Blüte ist außerdem noch Zucker enthalten. Man verwendet nur die voll aufgeblühten Blüten, die als Aufguß einen guten Tee bei Erkältungskrankheiten ergeben.

Andere Königskerzenarten, wie die Filzkönigskerze *(Verbascum phlomoides)*, die Schwarze Königskerze *(Verbascum nigrum)* und die Echte Königskerze, auch Kleinblumige Königskerze *(Verbascum thapsus)* genannt, haben im wesentlichen die gleichen Eigenschaften und können die Großblumige Königskerze ersetzen.

Rezepte:
Aufguß: 1 Eßlöffel mit ¼ l siedendem Wasser aufgießen; Tagesmenge 2 Tassen
Tinktur nach Verordnung des Arztes

Koriander

(Coriandrum sativum)

Gartenkoriander

Fundort: angebaut
Größe: 30 bis 60 cm
Blütezeit: Juni bis August
Günstige Ernte: Oktober
Verwendbare Pflanzenteile: reife Früchte
Hauptanzeigen: appetitanregend, blähungswidrig; Vitamin-C-Spender
Zubereitung: Aufguß, Pulver, getrocknet, alkoholischer Auszug

Koriander ist ein beliebtes Gewürz. Durch seinen Gehalt an ätherischen Ölen, Gerbstoff und Vitamin C ist er durchaus ge-

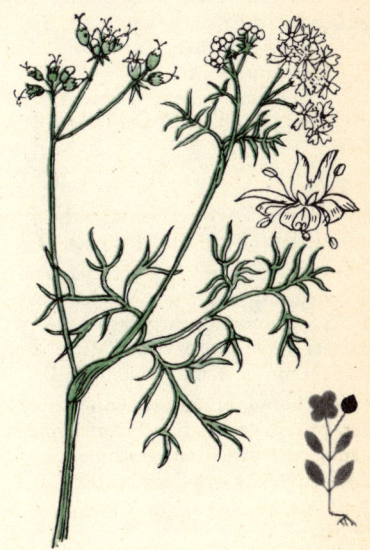

eignet, für die oben genannten Heilanzeigen verwendet zu werden.

Die frischen Früchte und das Kraut riechen unangenehm nach Wanzen. Dieser Geruch verschwindet aber beim Trocknen der Frucht. Koriander ist auch im Karmelitergeist enthalten.

Rezepte:

Aufguß: 3 Gramm getrocknete Früchte (Korianderkörner) mit ¼ l siedendem Wasser aufgießen; Tagesmenge

Korianderpulver messerspitzenweise

Alkoholische Auszüge nach Verordnung

Vorsicht! Giftig!

Kornrade

(Agrostemma Githago)

Kornnelke

Fundort: Getreidefelder, Ackerränder
Größe: 50 bis 70 cm
Blütezeit: Juni und Juli
Günstige Ernte: —
Verwendbare Pflanzenteile: —
Hauptanzeigen: nur Homöopathie
Zubereitung: Tinktur

Die Kornrade führte als Verunreinigung des Getreidemehles früher verhältnismäßig

Siehe auch Tafel 11

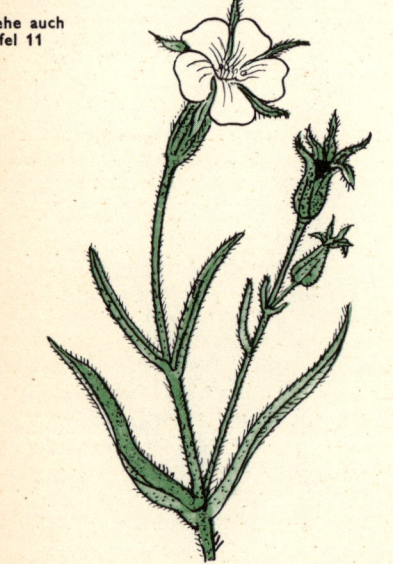

häufig zu Vergiftungen. Die moderne Saatgutreinigung hat solche Vergiftungen praktisch unmöglich gemacht. Sie kommen höchstens noch dann vor, wenn mit der Pflanze zu „Heilzwecken" Mißbrauch getrieben wird.

Die Kornrade enthält Saponine, die zu schweren Vergiftungserscheinungen führen können, örtlich zur Schleimhautreizung, zu Erbrechen, Durchfällen und Krämpfen. Durch Aufnahme in den Körperkreislauf kann es zu heftigen Kopfschmerzen mit Schwindel, Bewußtseinstrübungen und Herz- und Kreislaufbeschwerden kommen. Eine interessante — aber nicht völlig bewiesene — Theorie besagt, daß der ständige Genuß von kornradehaltigem Brot den Menschen für Lepra (Aussatz) anfälliger machen soll. Damit wäre das häufige Vorkommen der Lepra in unterentwickelten Gebieten, die noch mit kornradeverunreinigtem Mehl versorgt werden, erklärbar. Eine Verwendung der Kornrade als Heilpflanze im Haushalt kommt nicht in Frage. Die Homöopathen verwenden die Tinktur gegen Krämpfe, Magenschleimhautentzündung und andere Erscheinungen des Magen-Darmtraktes.

Rezepte: nur Homöopathie und nur nach ärztlicher Verordnung

Kren

(Cochlearia Armoracia)

Meerrettich

Fundort: angepflanzt
Größe: 50 cm bis 1 m
Blütezeit: Juni und Juli
Günstige Ernte: Juli und August
Verwendbare Pflanzenteile: Wurzel
Hauptanzeigen: appetitanregend, mäßig harntreibend; Rheuma
Zubereitung: roh geschabt, auch zu Auflagen

Der Kren oder Meerrettich ist eine beliebte Würze, vor allem zu geselchtem Fleisch, kann aber auch als echtes Heilkraut verwendet werden, da er Wirkstoffe enthält, die auch in anderen Senfpflanzen vorkommen, so vor allem Sinigrin und freies Senföl. Die Wirkung des Senföls bemerken

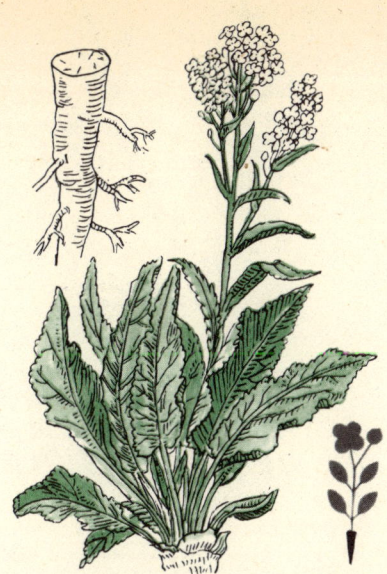

Bittere Kreuzblume
(Polygala amara)

Blaue Milchblume
Milchkraut
Natternzunge
Ramsel

Fundort: trockene Stellen sumpfiger Wiesen, sonnige steinige Orte; kalkliebend
Größe: 10 bis 15 cm
Blütezeit: Mai und Juni
Günstige Ernte: Mai bis Juli
Verwendbare Pflanzenteile: blühendes Kraut mit Wurzel
Hauptanzeigen: auswurffördernd
Zubereitung: Aufguß, Pulver, Verreibung, alkoholischer Auszug

Sowohl der lateinische Name *Polygala* (viel Milch) als auch der deutsche „Blaue Milchblume" besagen, daß dieser Heilpflanze im Volk eine milchfördernde Wirkung zugeschrieben wird. Die Bittere Kreuzblume war früher offizinell und wurde an Stelle der Virginischen Schlangenwurzel *(Polygala Senega)* verwendet. Sie enthält im wesentlichen die gleichen Wirkstoffe, nur in geringerer Menge. Sie blüht blau, selten auch rosa oder weiß und soll nicht mit ihrer Verwandten, der Gemeinen Kreuzblume *(Polygala*

wir sofort, wenn wir Kren reiben: Die Augen beginnen zu tränen.

Empfohlen wird Kren unter anderem gegen Gicht und Rheuma und äußerlich zu hautreizenden Umschlägen bei Rheumatismus bzw. als Badezusatz bei Frostbeulen. Die Schärfe kann man durch Zugabe von Honig oder Zucker mildern. Ein bewährtes Mittel gegen das Augentränen beim Essen von Kren ist es, an frischem Schwarzbrot zu riechen.

Große Mengen von Kren sind ebenso schädlich wie große Senfmengen. Beide führen zu Nierenreizungen.

Rezepte:

Geriebener Kren: am wirksamsten frisch zerrieben auf Schwarzbrot; dreimal täglich 1 Messerspitze

Krenessig: fein geriebenen Kren mit Essig überschichten, 10 Tage ziehen lassen; zwei- bis dreimal täglich 1 Teelöffel mit Wasser stark verdünnt trinken; kann auch als Einreibung verwendet werden

Auflagen: die frisch geriebene Krenwurzel mit einem Leinenfleck auf die zu behandelnde Stelle legen und liegen lassen bis die Haut brennt

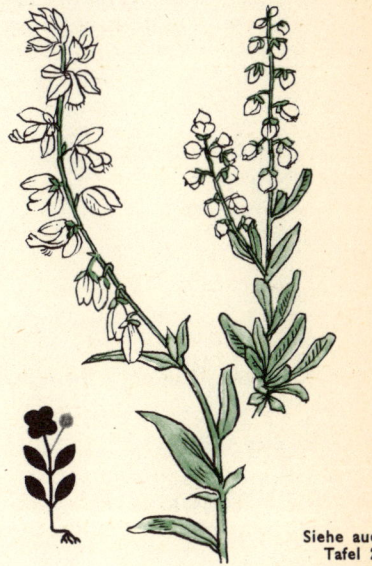

Siehe auch
Tafel 23

265

vulgaris), verwechselt werden. Diese Pflanze, die der Blauen Milchblume äußerlich sehr ähnlich ist, blüht im Mai und Juni auf Grasplätzen, Triften und Waldwiesen. Sie enthält aber viel geringere Wirkstoffmengen als die Blaue Milchblume.

Die Hauptwirkstoffe der Blauen Milchblume sind Saponine, daneben findet man auch ein Glykosid, Bitterstoffe und etwas ätherisches Öl. In der Wirkungsart kommt sie etwa der offizinellen Primel gleich. Sie fördert den Auswurf, ist ohne Zweifel auch etwas milchtreibend und wird mit gutem Erfolg gegen den Begleithusten bei Lungenblähung, gegen chronische Bronchitis und sonstige chronische Lungenleiden verwendet (Raucherkatarrh!). Daß ihr eine allgemein kräftigende Wirkung zugeschrieben wird, beruht wohl darauf, daß sie als Bittermittel appetitanregend wirkt. Auch gegen Durchfälle soll der längere Gebrauch der Bitterwurzel wirksam sein.

Rezepte:

Aufguß als Tee: 1 Teelöffel fein geschnittenes Kraut und Wurzeln mit 2 Tassen siedendem Wasser überbrühen, ziehen lassen; Tagesmenge

Pulver: messerspitzenweise

Abkochung: 20 Gramm Blätter mit 200 Gramm Wasser längere Zeit kochen lassen und eßlöffelweise alle 3 Stunden nehmen (besser in der Apotheke herstellen lassen!)

Vorsicht! Vergiftung möglich!

Kreuzdorn

(Rhamnus cathartica)

Feldbeerbaum
Hexendorn
Hirschdorn
Purgierdorn
Wegdorn

Fundort: Hecken, Waldrand, Gebüsch; kalkliebend

Größe: bis 3 m

Blütezeit: Mai und Juni

Günstige Ernte: September und Oktober

Verwendbare Pflanzenteile: Früchte, Blätter

Hauptanzeigen: Stuhlverstopfung

Zubereitung: getrocknete Beeren, Sirup

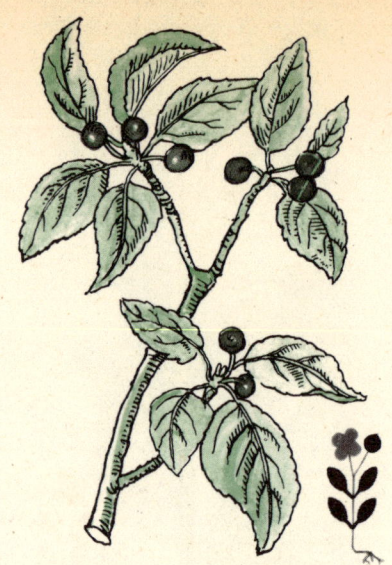

Der Kreuzdorn ist mit dem Faulbaum verwandt und enthält wie dieser verschiedene Glykoside und Emodin. Er wirkt auch ebenso abführend wie der Faulbaum. — Durch übermäßigen Genuß der Beeren kann es zu Vergiftungen kommen.

Rezepte:

Beeren: 3 bis 5 Gramm reife getrocknete Beeren als Abführmittel; Kindern die Hälfte

Kreuzdornsirup (offizinell): für Erwachsene eßlöffel-, für Kinder teelöffelweise

Vorsicht! Vergiftung möglich!

Gemeines Kreuzkraut

(Senecio vulgaris)

Baldgreis
Greiskraut
Würgkraut

Fundort: als gemeines Unkraut allgemein verbreitet, vorwiegend in Äckern, Gemüsegärten und Weinbergen

Größe: 10 bis 40 cm

Blütezeit: März bis November, fallweise auch noch im Dezember

Günstige Ernte: März bis Dezember

Verwendbare Pflanzenteile: blühendes Kraut

Hauptanzeigen: wie Jakobskreuzkraut, Seite 252 f.

Zubereitung: Preßsaft

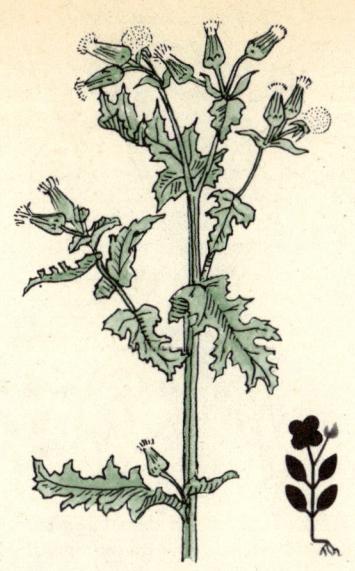

welches zerstörend auf die Leberzellen wirkt und zur Leberverhärtung führt.

In jüngster Zeit wurden Kreuzkrautwirkstoff enthaltende Medikamente zur Blutstillung empfohlen. Die Verwendung des Krautes im Haushalt als Heilmittel ist — wenn überhaupt — nur mit ausdrücklicher ärztlicher Erlaubnis zu verantworten und die verordneten Mengen des Preßsaftes müssen genau eingehalten werden.

Rezepte: Preßsaft nur nach Verordnung des Arztes. Vergiftungsgefahr!

Kümmel
(Carum carvi)

Feldkümmel
Garbe
Mattenkümmel
Wiesenkümmel

Fundort: angebaut
Blütezeit: Mai und Juni
Günstige Ernte: Juni und Juli
Verwendbare Pflanzenteile: Früchte.
Hauptanzeigen: krampflösend, verdauungsfördernd, blähungswidrig
Zubereitung: Aufguß, Abkochung, Öl, Pulver

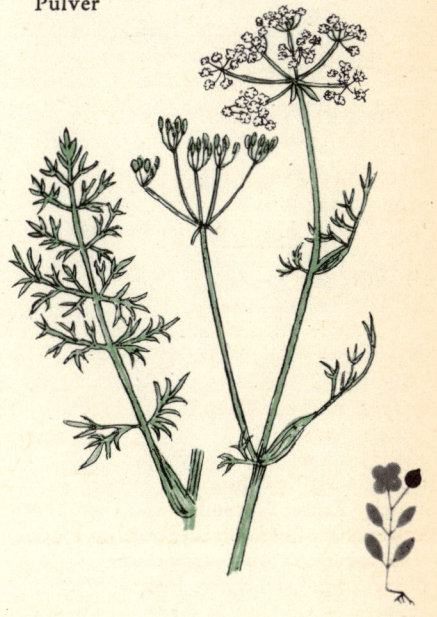

Das Gemeine Kreuzkraut ist eine der häufigsten Unkrautarten und ist vom frühen Frühjahr bis in den tiefen Winter auf brachen Äckern, in Gemüsegärten usw. zu finden. Die gelben Blütenköpfchen stecken in einem walzigen Hüllkelch, der am Grunde viele kleine Schuppen hat, die eine Art zweiter Hülle bilden. Knapp nachdem die Blüte erschienen ist, breitet sich die innere Hülle aus und es entsteht dadurch ein Kranz von weißen Haaren. Dieser gibt der Blume eben jenes Aussehen, das zu dem Namen Baldgreis geführt hat. In dem Namen Würgkraut und — wie es auch im Volksmund heißt — Speikraut ist die Gefährlichkeit (Möglichkeit der Vergiftung) schon aufgezeigt. Schon sehr früh, etwa 300 Jahre vor unserer Zeitrechnung, finden wir die ersten Nachrichten über das Kreuzkraut. Es wurde auch späterhin zur Behandlung von Geschwüren und Wunden verwendet und auch seine Giftkraft war schon bekannt. In geringen Dosen wird es als Mittel zur Behandlung von Leberleiden empfohlen. Es ist nun interessant, daß gerade der Inhaltsstoff des Gemeinen Kreuzkrautes und auch der anderen Kreuzkrautarten, das Senecionin, ein Gift ist,

Man findet den Kümmel wild wachsend verhältnismäßig häufig auf Gebirgswiesen. Die Beimengung von Kümmel ins Brot und in manche Speisen erfolgt sicherlich nicht nur um des guten Geschmackes willen, sondern auch deshalb, weil der Kümmel verdauungsfördernd, krampflösend und blähungsverhütend wirkt. Dasselbe gilt von Anis, Koriander und einigen anderen Küchengewürzen.

Außerdem soll der Kümmel auch zur Förderung der Milchsekretion beitragen und ist ein mildes auswurfförderndes Mittel.

Aus dem Kümmel läßt sich ein ätherisches gelbliches Öl gewinnen, dessen Hauptbestandteil Carvon für den charakteristischen Kümmelgeruch verantwortlich ist.

Rezepte:

Aufguß: 3 Teelöffel gestoßene Kümmelkerne mit 1 Tasse siedendem Wasser übergießen

Abkochung: die gleiche Menge in Milch kurz aufkochen und 10 Minuten ziehen lassen

Kümmelöl: 3 bis 4 Tropfen dreimal täglich

Pulver: messerspitzenweise zwei- bis dreimal täglich

Kümmelkerne kann man auch so, wie sie sind, kauen.

Gemeiner Kürbis

(*Cucurbita Pepo*)

Gartenkürbis

Fundort: angepflanzt
Größe: nicht sehr hoch; der liegende Stengel wird bis 10 m lang
Blütezeit: Juni bis August
Günstige Ernte: Oktober
Verwendbare Pflanzenteile: Kerne
Hauptanzeigen: wurmabtreibend
Zubereitung: unverändert oder wässriger Extrakt

Der Kürbis ist an sich keine Heilpflanze, doch können seine Samen bei geeigneter Dosierung als ungefährliches Wurmmittel verwendet werden. Man muß allerdings verhältnismäßig große Mengen der Kerne zu sich nehmen, um wirklichen Erfolg zu erzielen. Für Kinder werden 200 bis 400

Gramm, für Erwachsene sogar bis 700 Gramm Kerne als notwendige Menge angegeben. Die früher verwendeten Mengen — man findet ältere Rezepte mit 150 bis zu 250 Kernen — sind zweifelsohne zu gering. Zwei bis drei Stunden nach Einnahme der Kerne oder des wäßrigen Extraktes nimmt man Rizinusöl, um den Wurm abzutreiben. Selbstverständlich muß — vor allem bei Bandwürmern — genau kontrolliert werden, ob wirklich der ganze Wurm entfernt wurde.

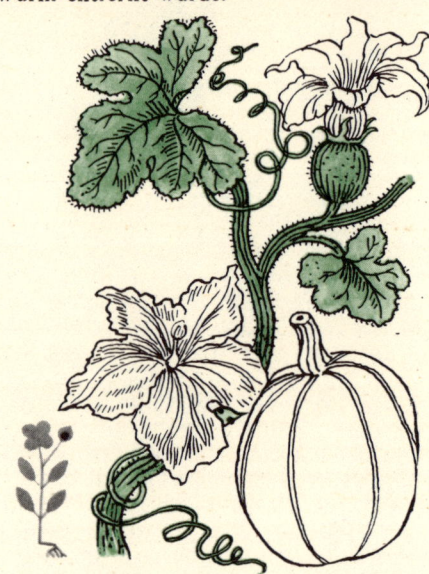

Rezepte: am besten Extrakt aus der Apotheke, sonst die notwendige Kernmenge mit Fruchtsaft zu Brei verrühren und essen

Vorsicht! Vergiftung möglich!

Gemeine Kugelblume

(*Globularia vulgaris*)

Weihwedel

Fundort: sonnige Hügel, Berge
Größe: 10 bis 15 cm
Blütezeit: Mai und Juni
Günstige Ernte: Mai und Juni
Verwendbare Pflanzenteile: Blätter, Blüten
Hauptanzeigen: mildes Abführmittel
Zubereitung: Abkochung aus der Apotheke

Die verschiedenen Arten der Kugelblume
wie die Gemeine Kugelblume und die Herz-
blättrige Kugelblume (*Globularia cordifolia*)
lieben sonnige Kalkberge und enthalten
ein Glykosid Globularin. Dieses ruft schon

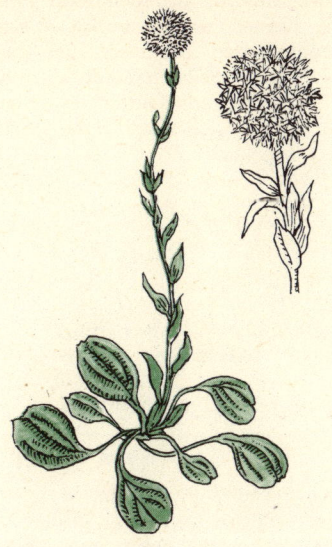

in geringen Mengen starken Durchfall
hervor und kann auch zu Vergiftungserscheinungen führen. Aus diesem Grund
ist man von der Verwendung der Pflanze
abgekommen, da es genügend ungefährliche Mittel gibt. Man nimmt nur mehr eine
vom Apotheker hergestellte Abkochung,
in welcher die schädlichen Stoffe der
Pflanze durch das Kochen zerstört wurden.
Die zerquetschten Blätter waren früher
als Wundmittel gebräuchlich, der Tee aus
den Blüten wurde gegen Brustleiden empfohlen.

Rezepte:

Vom Apotheker zubereitete Abkochung,
die etwa ein $^1/_4$ Gramm des chemisch
veränderten Glykosids Globularin enthält. (Früher wurden die Blätter unter
der Bezeichnung *Folia alypi* als Ersatz
für Sennesblätter empfohlen, doch ist
man wegen der unangenehmen Nebenwirkungen von ihrem Gebrauche wieder
abgekommen.)

Vorsicht! Vergiftung möglich!

Kuhschelle

(*Anemone pulsatilla*)

Ackerschelle
Küchenschelle
Osterblume

Fundort: sandige Wälder, Höhen, sonnige
Triften, Heiden
Größe: bis 30 cm
Blütezeit: März bis Mai
Günstige Ernte: März bis Mai
Verwendbare Pflanzenteile: ganze Pflanze
mit Wurzel
Hauptanzeigen: schweißtreibend, harntrei-
bend; Bronchitis, Regelstörungen
Zubereitung: nach ärztlicher Verordnung

Eine nahe Verwandte der Ackerschelle, die
Wiesenkuhschelle oder Nickende Kuhschelle
(*Pulsatilla pratensis*) wird vor allem von
den Homöopathen als Heilpflanze besonders geschätzt. Von wissenschaftlicher Seite
wird vielfach bedauert, daß die Schulmedizin die Kuhschelle heute nicht verwendet.
Die Kuhschelle wurde wahrscheinlich schon
von den Kelten zu Heilzwecken benützt.
Um 1500 war sie „wider die Pestillentz,
Gifft" und „der gifftigen Thiere Stich und
Biß" und viele andere Erkrankungen ein

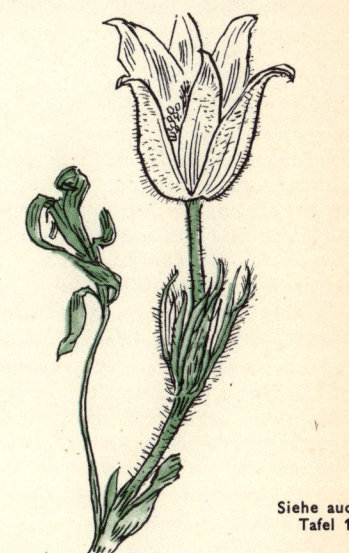

Siehe auch
Tafel 10

269

viel verwendetes Mittel. Selbst „Faulfleisch" konnte damit behandelt werden. Wenn wir feststellen wollen, was denn der Chemiker in der *Pulsatilla* findet, so erfahren wir vor allem, daß die brennend scharf schmeckende Pflanze ihren unangenehmen Geschmack einem Stoff verdankt, der früher Pulsatillenkampfer genannt wurde. Heute wird er wissenschaftlich als Anemonol bezeichnet. Er ist nur wirksam, solange die Pflanze lebt. Schneidet man sie ab und trocknet das Kraut, so wird die Substanz rasch in unwirksame Stufen umgewandelt, die keinerlei für die Heilkunde wesentliche Eigenschaften haben. Abkochungen der Pflanze, Aufgüsse usw. sind deshalb zwecklos. Außer dem so wichtigen Anemonol enthält die Kuhschelle noch Saponine, ein wenig Gerbstoff und Harz. Anemonol wirkt blasenziehend. Seine Dämpfe reizen die Schleimhäute. Wenn Anemonol in den Organismus gelangt, führt es zu Erregungszuständen, Lähmungen und Kreislauf- und Atemschäden. Anemonol wirkt noch in großen Verdünnungen bakterientötend.

Ohne ärztliche Verordnung dürfen Frischauszüge aus der Kuhschelle nicht verwendet werden. Es kann sonst zu Vergiftungen kommen, die sich sowohl örtlich auswirken als auch den ganzen Organismus bedrohen können. Bringt man das frische zerquetschte Kraut auf die Haut, so kommt es zu Rötung, Schwellung und zur Blasenbildung und bei längerem Gebrauch zum Zerfall des Gewebes. Innerlich wirkt sich zuerst die Schleimhautreizung aus. Dann kommt es zu Krämpfen, Magenbeschwerden, Erbrechen, blutigen Durchfällen, möglicherweise auch zu Herzbeschwerden und zuletzt auch zur Ohnmacht.

Erste Hilfe: Wie bei jeder Vergiftung versucht man vorerst soviel Gift wie möglich aus dem Organismus herauszubekommen. Hiezu reizt man den Patienten zum Erbrechen, ohne dabei die Schleimhautschäden noch zu verstärken. Als Gegenmittel kann man Schleimabkochungen anwenden. Alles weitere veranlaßt der Arzt. Hat der Patient starke Herzbeschwerden, kann man Coramin, Sympatol oder notfalls

einen starken Mokka bis zum Eintreffen des Arztes verabreichen.

Es ist zu hoffen, daß die Kuhschelle wieder in die Heilkunde eingeführt wird, damit ihre Wirkungen bei genauer Dosierung richtig ausgenützt werden können. Von einer Verwendung als Hausmittel ist dringend abzuraten.

Rezepte: nur ärztliche Verordnung!

Echtes Labkraut
(Galium verum)

Gliedkraut
Liebfrauenstroh

Fundort: Triften und Hänge, Weiden
Größe: 30 bis 70 cm
Blütezeit: Mai bis September
Günstige Ernte: Mai bis September
Verwendbare Pflanzenteile: blühendes Kraut
Hauptanzeigen: Magen-Darmkatarrh, Hautleiden
Zubereitung: Aufguß, Preßsaft

Das zitronengelb blühende Labkraut enthält neben zwei Glykosiden und einem ätherischen Öl das Labferment. Labferment bringt Eiweiß zur Gerinnung und

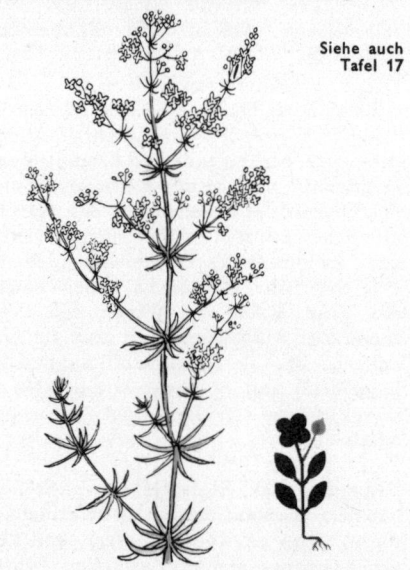

Siehe auch
Tafel 17

270

wird in manchen Ländern zur Käseerzeugung verwendet. Empfohlen wird das Labkraut gegen chronische Hautausschläge, Magen- und Darmkatarrhe sowie zur Beruhigung.

Das Weißblühende Labkraut (*Galium Aparine*) wird in manchen Gegenden auch heute noch gegen Krebs empfohlen, ein Unfug, dem man nicht scharf genug entgegentreten kann.

Rezepte:

Aufguß: 5 Gramm des blühenden Krautes mit einer Tasse siedendem Wasser aufgießen; Tagesmenge 2 Tassen, jedesmal frisch zubereiten

Preßsaft: 1 Teelöffel in einer Tasse heißem Wasser; tagsüber zu trinken

Lavendel

(*Lavandula vera, Lavandula officinalis*)
Spike

Fundort: angebaut
Größe: 30 bis 60 cm
Blütezeit: Juli und August
Günstige Ernte: Juni und Juli
Verwendbare Pflanzenteile: Blätter (bevor die Pflanze blüht)
Hauptanzeigen: drüsenanregend, beruhigend, krampflösend, galletreibend
Zubereitung: Aufguß, Öl, alkoholischer Auszug

Der gegen Mottenfraß so beliebte Lavendel wird auch als Duftstoff in der Parfum-Erzeugung verwendet. Aber auch als drüsenanregende, beruhigende und krampflösende Heilpflanze wird er mit Recht empfohlen. Die Heimat des Lavendels ist das westliche Mittelmeergebiet. In Mitteleuropa wird er zur Gewinnung des Lavendelöls gepflanzt. Das ätherische Öl des Lavendels enthält eine ganze Reihe von Wirkstoffen, deren chemischer Aufbau zum Teil noch gar nicht bekannt ist. Die Lavendelblüten und das Lavendelöl sind — ebenso wie der Lavendelspiritus — im Deutschen Arzneibuch offizinell.

Zu reichlicher Gebrauch von Lavendel (insbesondere das Einlegen von Lavendelbüscheln in Wäscheschränke in Schlafzimmern) kann zu Kopfschmerzen und ähnlichen unangenehmen Zuständen führen.

Siehe auch
Tafel 15

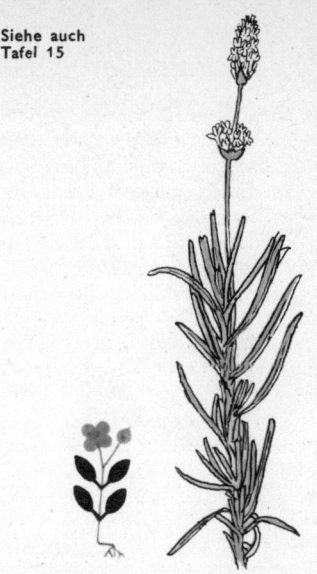

Rezepte:

Aufguß: 1 Teelöffel der vor dem Blühen gepflückten Blätter wird mit ¹/₈ l siedendem Wasser aufgegossen; Tagesmenge 1 bis 2 Tassen

Lavendelöl: zweimal täglich 5 Tropfen auf 1 Stück Zucker

Lavendelspiritus, Lavendelöl und Lavendelblüten werden vom Arzt bei verschiedenen Medikamenten, zum Beispiel zu Einreibungen, mitverordnet und sind genau nach Anweisung zu gebrauchen.

Vorsicht! Giftig!

Abendländischer Lebensbaum

(*Thuja occidentalis*)
Zaunthuja

Fundort: angepflanzt
Größe: 5 bis 10 m
Blütezeit: Mai bis Juli
Günstige Ernte: Mai und Juni
Verwendbare Pflanzenteile: Zweigspitzen
Hauptanzeigen: wie bei Sadebaum (*Juniperus sabina*, Seite 306)
Zubereitung: Salben, Pulver

Der Abendländische Lebensbaum zählt — ebenso wie der Sadebaum und der Wacholder — zu den Zypressengewächsen. Die

271

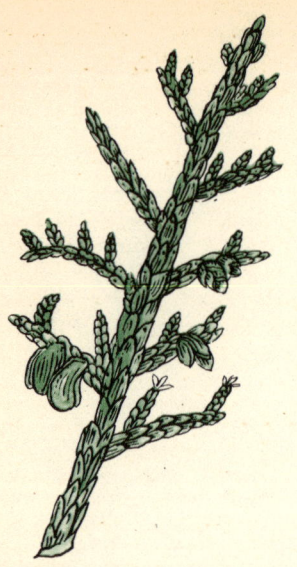

Leberbalsam
(*Erinus alpinus*)

Fundort: steinige Gebiete, an Felsen
Größe: 5 bis 10 cm
Blütezeit: Mai und Juni
Günstige Ernte: Juli und August
Verwendbare Pflanzenteile: blühendes
  Kraut
Hauptanzeigen: Leberleiden (?)
Zubereitung: Aufguß

Der Leberbalsam gilt zwar als Heilpflanze,
er ist jedoch in älteren Kräuterbüchern
nur selten zu finden. Dies mag wohl in
erster Linie darauf zurückzuführen sein,
daß es sich beim Leberbalsam um eine
ziemlich seltene Pflanze handelt und die
Erfahrungen mit ihm verhältnismäßig
spärlich sind. Die Inhaltstoffe wurden bisher noch nicht genau untersucht.

flächenständigen „Blätter" haben an der
Oberseite kleine Öldrüsen. Der Abendländische Lebensbaum enthält — vor allem
in den Trieben — reichlich ätherisches Öl.
Es ist dies das angenehm duftende Thujon,
welches wir beim Wermut kennengelernt
haben.
Leider kommt es noch manchmal zu einer
Thujavergiftung, wenn die Zweigspitzen
zu Abtreibversuchen verwendet werden.
Diese sind noch gefährlicher als die gleichen Versuche mit den Spitzen des Sadebaums. Vor allem erleidet die Leber schweren Schaden und man kann nicht genug
vor solchen verbrecherischen Versuchen
warnen.
Als Erste Hilfe bei einer Vergiftung versuche man, das Gift so rasch wie möglich aus dem Magen zu entfernen, gebe
Tierkohleaufschwemmungen und bereite
zur Magenspülung mit übermangansaurem
Kali vor. Man kann notfalls auch Milch,
Haferschleim und ähnliche Flüssigkeiten
verabreichen. Selbstverständlich muß der
Arzt sofort gerufen werden! Die Heilungsaussichten sind gering.
Über die Verwendung in der Schulmedizin
siehe Sadebaum (Seite 306).

Rezepte: Arzt, Apotheke!

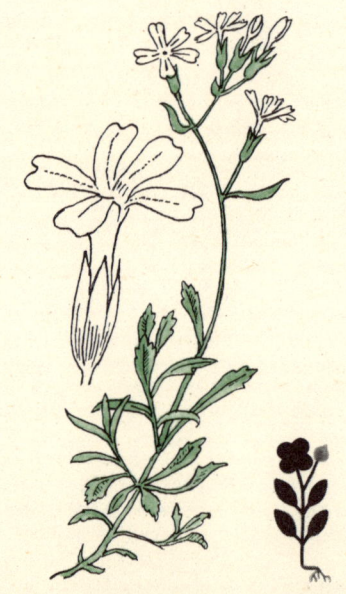

Obwohl der Leberbalsam im Volk an manchen Orten empfohlen wird, ist von seiner
Verwendung eher abzuraten. Es sei denn,
es wird — im Einvernehmen mit dem Arzt
— ein Versuch gemacht.

Rezepte: Arzt!

272

Vorsicht! Vergiftung möglich!

Leberblümchen
(Anemone hepatica, Hepatica triloba)

Märzblümchen

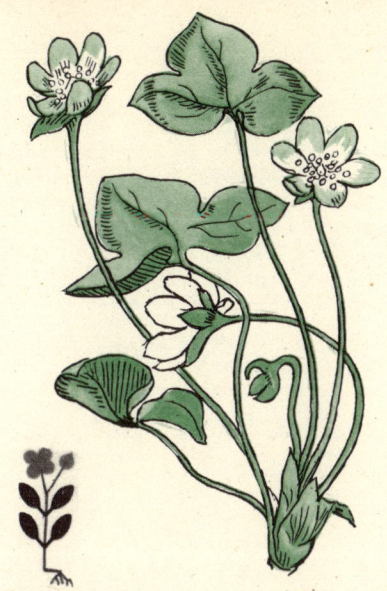

Fundort: Buchenwälder und andere Orte; kalkliebend
Größe: 6 bis 15 cm
Blütezeit: Februar bis April
Günstige Ernte: Mai bis Juli
Verwendbare Pflanzenteile: frische Blätter
Hauptanzeigen: Bronchitis (?); harntreibend (?)
Zubereitung: Kaltauszug, Tinktur

Das meist himmelblau, seltener rötlichblau oder weiß blühende Leberblümchen ist überaus verbreitet. Seine Blätter sind oben grün und unten rötlichviolett und erscheinen erst nach der Blüte. Das Leberblümchen kann — zumindest vereinzelt — fast in jedem Laubwald gefunden werden. Es steht unter Naturschutz.

Die Wirkung des Leberblümchens ist überaus umstritten, auch liegen nur wenige genaue Angaben darüber vor. Da es ähnliche Wirkstoffe enthält wie die Kuhschelle (*Anemone pulsatilla*, Seite 269 f.), kann es bei starker Überdosierung auch zu Vergiftungserscheinungen führen.

Äußerlich wirkt das Leberblümchen reizend und soll nicht zur Wundbehandlung verwendet werden.

Rezepte:

Kaltauszug: 2 Teelöffel mit ¼ l Wasser 8 Stunden ziehen lassen; Tagesmenge
Tinktur: aus der Apotheke nach Verordnung des Arztes

Leinkraut
(Linaria vulgaris)

Frauenflachs
Wildes Löwenmaul

Fundort: sandige Stellen, Wegränder, Mauern
Größe: 20 bis 80 cm
Blütezeit: Juli bis September
Günstige Ernte: Juni bis September (Kraut), September und Oktober (Wurzel)
Verwendbare Pflanzenteile: blühendes Kraut und Wurzel
Hauptanzeigen: Darmträgheit, Hämorrhoiden
Zubereitung: Aufguß, Salbe, Tinktur

Siehe auch
Tafel 29

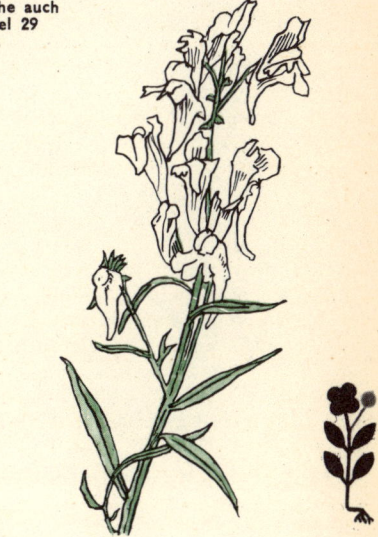

273

Das Leinkraut enthält das Glykosid Linarin und einen wahrscheinlich abführenden Stoff Linin. Es ist ein viel gebrauchtes Volksmittel gegen Hämorrhoiden und wird sowohl äußerlich als Salbe als auch innerlich als Tee empfohlen. Von der Tinktur darf nur wenig genommen werden, da schon 20 Tropfen stärkeren Darmkatarrh, Kopfschmerzen und Husten verursachen können. Empfohlen wird das Leinkraut auch bei Gelbsucht, Blasenkatarrh und Gallenbeschwerden. Es reicht aber zur Alleinbehandlung keinesfalls aus.

Rezepte:

Aufguß: 2 Teelöffel mit 1 Glas siedendem Wasser morgens ansetzen und tagsüber trinken

Salbe: gegen Hämorrhoiden muß in der Apotheke zubereitet werden

Tinktur: nach Verordnung des Arztes

Vorsicht! Vergiftung möglich!

Hohler Lerchensporn
(Corydalis cava)

Hohlwurz

Fundort: Laubwälder, Hecken, Gebüsche
Größe: 15 bis 30 cm

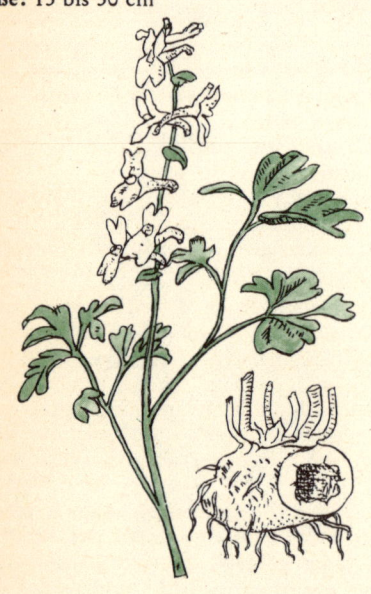

Blütezeit: April und Mai
Günstige Ernte: August bis Oktober
Verwendbare Pflanzenteile: Wurzelknollen
Hauptanzeigen: Schüttellähmung, Händezittern, Erregungszustände (alles nur nach ärztlicher Verordnung)
Zubereitung: ausschließlich Apotheke

Der Hohle Lerchensporn ist eine überaus interessante Pflanze, die zu den Mohngewächsen gehört. Sie enthält 30 Alkaloide (bis zu 6 Prozent!), die zum Teil schwach, zum Teil aber auch sehr stark wirken. Um einen Begriff von der Vielfalt der Inhaltsstoffe zu geben, sei hier eine Reihe der chemischen Namen aufgeführt, unter denen der Wissenschaftler die Alkaloide des Hohlen Lerchensporns kennt:

Bulbocapnin
d-Canadin
Cordalyn
Corybulbin
Corycavin
Corydin
Corypalmin
Corytuberin
Glaucin
Hydrohydrastinin
Protopin
c-Tetrahydropalmatin

Die Wirkung der meisten dieser Substanzen wurde untersucht. Sie rufen die verschiedensten Störungen hervor. So führt zum Beispiel das Bulbocapnin zu einer merkwürdigen Bewegungsarmut. Diese Eigenschaft versucht man auszunützen, indem man Krankheiten, die mit heftigen Bewegungen einhergehen, mit Bulbocapnin behandelt.

Die Knolle des Hohlen Lerchensporns wurde zu Wurmkuren und als Brechmittel verwendet. Heute kann man das Alkaloid Bulbocapnin allein verwenden und hat damit zum Teil sehr gute Erfolge bei den schon oben unter Hauptanzeigen genannten Erkrankungen. Selbstverständlich darf es nur vom Arzt verordnet werden. Auch die Wurzel soll nur mit ärztlicher Verordnung gebraucht werden.

Rezepte: nur nach ärztlicher Verordnung aus der Apotheke

274

Liebstöckel

(Levisticum officinale)

Badekraut
Bärmutter
Lüppsteckel

Fundort: angebaut
Größe: 1 bis 2 m
Blütezeit: Juli und August

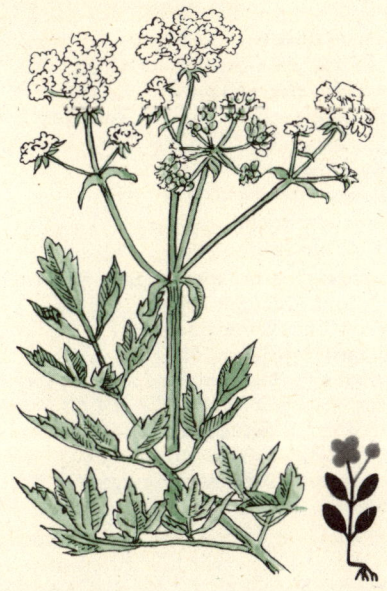

Günstige Ernte: März und April, September und Oktober (Wurzel); Juli und August (Blätter und Zweige)
Verwendbare Pflanzenteile: Wurzel, Blätter, junge Zweige
Hauptanzeigen: harntreibend, schleimlösend
Zubereitung: Aufguß, Badezusatz, Pulver

Das als Würzkraut gern verwendete Liebstöckel enthält ein ätherisches Öl, Harz, Gummi und reichlich Zucker. Das Öl kommt in der Frucht mehr vor als im Kraut. Den Spitznamen „Maggikraut" führt die Pflanze zu Unrecht, da sie zwar sehr ähnlich wie die bekannte Küchenwürze riecht, jedoch nicht in dieser enthalten ist. Liebstöckel wirkt deutlich harntreibend und hat auch auf die Zusammensetzung

des Harns, vor allem auf die Harnstoffabgabe verhältnismäßig starken Einfluß. Überdosierung kann zur Nierenreizung führen. Ist die Niere an sich schon geschädigt (Nierenentzündung usw.), soll Liebstöckel nicht verwendet werden, auch nicht als Küchenwürze!

Die Wurzel und den Wurzelstock des Liebstöckels findet man auch in dem gebräuchlichen Abführtee, der als Infus verwendet wird.

Bei Blähungen, schlechter Verdauung und anderen Störungen des Magen-Darm-Traktes kann Liebstöckel verwendet werden. Bei unreiner Haut wirkt manchmal eine Abkochung günstig, die als Badezusatz verwendet wird.

Rezepte:

Aufguß: 1 Teelöffel getrocknete und zerkleinerte Wurzel mit ¼ l siedendem Wasser aufgießen; Tagesmenge 2 bis 3 Tassen

Pulver: dreimal täglich eine Messerspitze nach Verordnung des Arztes

Abkochung: 40 bis 60 Gramm auf 4 bis 6 l Wasser als Badezusatz

Linde

(Tilia grandifolia)

Sommerlinde

Fundort: Laubwälder
Größe: bis 30 m
Blütezeit: Juni und Juli
Günstige Ernte: Juni und Juli
Verwendbare Pflanzenteile: Blüten mit Flügelblättchen
Hauptanzeigen: harn- und schweißtreibend
Zubereitung: Aufguß, Pulver

„Am Brunnen vor dem Tore, da steht ein Lindenbaum." Wem wäre dieses Lied nicht vertraut und wem wäre nicht der Duft der Lindenblüten eine schöne Erinnerung an den Frühsommer! Aber nicht nur der Lindenblütentee, den jede Hausfrau kennt und der in keiner Hausapotheke fehlen sollte, auch der unter der Rinde liegende Bast und die Lindenholzkohle werden in der Heilkunde verwendet. Der Bast wird so lange geklopft, bis der Schleim, der in ihm enthalten ist, leicht ausdrückbar wird.

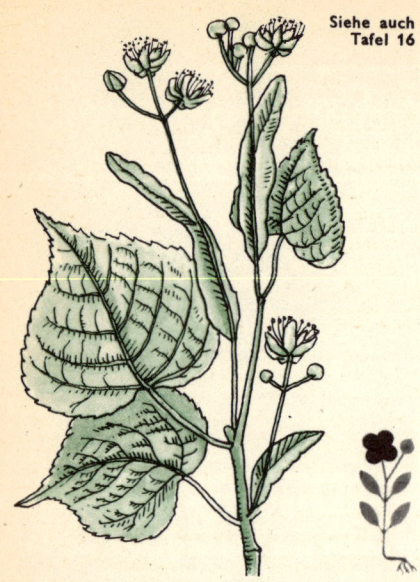

Siehe auch
Tafel 16

Löffel pulverisierter Lindenholzkohle vertreiben.

Rezepte:
Aufguß: 1 Teelöffel Lindenblüten mit 1 Tasse siedendem Wasser übergießen, 10 Minuten ziehen lassen; Tagesmenge 3 Tassen
Lindenholzkohle: messerspitzenweise anstatt Tierkohle

Löwenzahn
(Taraxacum officinale,
Leontodon taraxacum)

Butterblume
Kettenblume
Kuhblume
Laternenblume
Pfaffenröhrlein
Wiesenlattich

Fundort: Wiesen, Grasplätze, Wegränder, Ödland, Dämme
Größe: 5 bis 30 cm
Blütezeit: April und Mai
Günstige Ernte: April und Mai (Kraut vor der Blüte mit Wurzel), April bis August (Blätter), September und Oktober (Wurzel)
Verwendbare Pflanzenteile: ganzes Kraut, Blätter, Wurzel

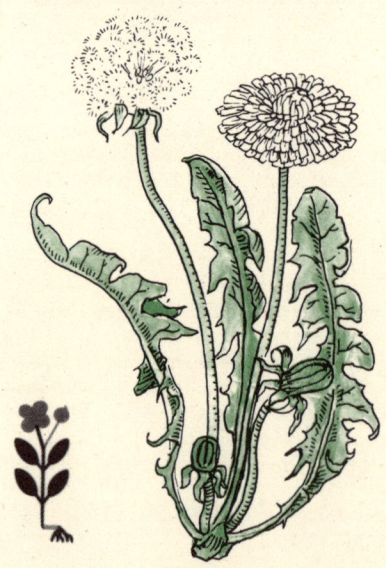

Dieser Schleim ist unter ärztlicher Aufsicht manchmal ein gutes Mittel gegen Wunden und Geschwüre. Auch gegen Sommersprossen wird das Auflegen des Schleimes empfohlen. Der Schleimstoff des Lindenbastes soll immer frisch verwendet werden.

Die gelblichweißen Blüten der Linde enthalten ein ätherisches Öl (Farnesol), welches bei längerem Trocknen zum Großteil verlorengeht, etwas Gerbstoff und ein Glykosid. Die Lindenblüten wirken wie Holunderblüten und können außer bei Erkältungskrankheiten, Katarrhen der oberen Luftwege, Grippe und Halsschmerzen auch bei leichteren Nieren- und Blasenleiden verwendet werden, wenn der Arzt es gestattet.

Ganz merkwürdige Eigenschaften spricht man der Lindenholzkohle zu. Bei Schmerzen im rechten Unterbauch, die nach ärztlicher Diagnose von Steifungen des Dickdarmes stammen, wirkt oft je eine Messerspitze Lindenholzkohle, morgens und abends in etwas Wasser genommen, ausgezeichnet. (Bei Schmerzen im rechten Unterbauch ist immer der Arzt zu rufen!)

Auch bestimmte Arten von Kopfschmerzen lassen sich manchmal mit einem halben

276

Hauptanzeigen: galletreibend, harntreibend

Zubereitung: Aufguß, Saft, Extrakt, getrockneter Milchsaft

Der Löwenzahn ist zu Unrecht aus den Arzneibüchern entfernt worden, denn er hat zwei überaus wichtige Eigenschaften, die ihn bei Lebererkrankungen und bei Gallenleiden empfehlenswert erscheinen lassen. Er fördert die Gallenbildung deutlich und bewirkt eine Entwässerung des Organismus auch noch dann, wenn bei Wasserstauungen durch Lebererkrankungen andere Mittel versagen.

Der Löwenzahn enthält einen chemisch noch nicht einwandfrei geklärten Bitterstoff Taraxacin, welcher im Sommer und Herbst in der Wurzel und im Frühjahr im Blatt am reichsten enthalten ist. Darüber hinaus findet man in der Wurzel Gerbstoffe, etwas ätherisches Öl und einige andere, nicht ins Gewicht fallende Stoffe. Unter anderem enthält die Wurzel auch geringe Mengen von Cholin.

Wegen des reichen Vitamingehaltes und der harntreibenden Wirkung eignen sich die frischen Blätter zu Frühjahrskuren.

Vergiftungen mit dem Milchsaft des Löwenzahns kommen vor allem bei Kindern vor, die den Löwenzahn als „Kettenblume" verwenden. Sie stellen sich durch Zusammenstecken der hohlen Stengel Halsketten her und kommen dabei mit dem aus der Pflanze fließenden Saft in Berührung. Als Vergiftungserscheinungen findet man Erbrechen, Durchfall und Herzbeschwerden. Gegenmaßnahmen: Abführmittel, Tierkohle, Herzmittel.

Rezepte:

Aufguß: 2 Teelöffel getrocknetes und zerkleinertes Kraut mit ¼ l siedendem Wasser aufgießen; Tagesmenge 1 bis 2 Tassen

Kaltauszug: die gleiche Menge mit ¼ l kaltem Wasser ansetzen und 8 Stunden ziehen lassen

Preßsaft: aus frischen Blättern im Frühjahr ein- bis dreimal täglich 1 Teelöffel in Milch

Auch der Salat aus frischen Blättern ist beliebt und gesund.

Lungenkraut
(Pulmonaria officinalis)

Fundort: Laubwälder, Gebüsche

Größe: 15 bis 30 cm

Blütezeit: März und April

Günstige Ernte: März und April

Verwendbare Pflanzenteile: blühendes Kraut

Hauptanzeigen: Durchfall, mäßige Wassersucht, Lungenerkrankungen

Zubereitung: Aufguß, Abkochung, Pulver, Saft, Extrakt

Siehe auch
Tafel 10

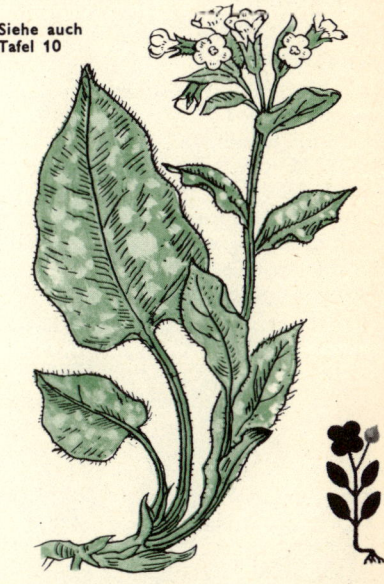

Das anfangs rötlich, später blau blühende Lungenkraut mit seinen weißlich gefleckten Grundblättern liebt den Schatten. Es enthält Schleimstoffe und verhältnismäßig reichlich Kieselsäure, daneben 10 Prozent Gerbstoffe und Saponin. Es ist schleimlösend, reizmildernd und zusammenziehend. Seine Wirkungen erklären sich aus dem Gehalt an den genannten Stoffen. Die Kieselsäure hat günstigen Einfluß bei Lungenkrankheiten, wie wir auch vom Schachtelhalm *(Equisetum arvense,* Seite 311 f.) her wissen. — Das Lungenkraut kann auch als mäßig harntreibendes Mittel verwendet werden.

277

Rezepte:

Aufguß: 2 Eßlöffel mit ¼ l siedendem Wasser aufgießen (oder, wenn vorwiegend die Kieselsäurewirkung benötigt wird, abkochen); Tagesmenge 2 Tassen

Pulver: dreimal täglich 1 Teelöffel in roher Milch

Preßsaft: dreimal täglich 1 Teelöffel mit Honig

Extrakt: nach Verordnung des Arztes

Vorsicht! Giftig!

Maiglöckchen
(Convallaria maialis)

Maiblümchen

Fundort: Laubwälder, Gärten (als Zierpflanze)
Größe: 15 bis 20 cm
Blütezeit: Mai und Juni
Günstige Ernte: —
Verwendbare Pflanzenteile: —
Hauptanzeigen: Herzmittel (gleiche Wirkung wie Digitalis)
Zubereitung: pharmazeutische Industrie

Das Maiglöckchen enthält die Glykoside Convallatoxin und Convallosid, zwei Wirkstoffe, die sehr digitalisähnlich wirken, ja zum Teil sogar noch besser entwässern.

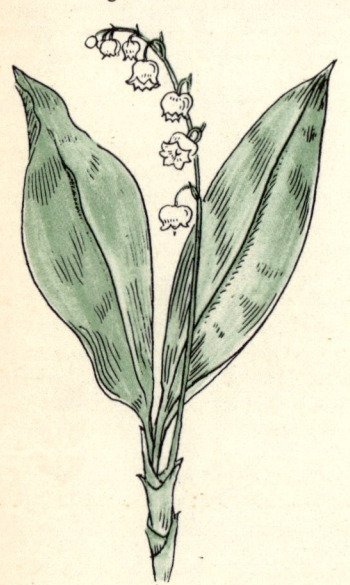

Trotzdem kann das Maiglöckchen nicht unmittelbar als Heilpflanze verwendet werden, wie etwa die Blätter der Digitalis. Das Maiglöckchen enthält nämlich außer den Glykosiden noch reichliche Mengen von Saponinen, welche schon bei vorsichtiger Anwendung zu Darmstörungen, starken Durchfällen und bei stärkerer Dosierung zu Vergiftungserscheinungen führen können. — Das Pulver der getrockneten Blüten reizt die Schleimhäute so stark, daß es als Niespulver verwendet werden kann.

Die Früchte des Maiglöckchens sind kleine, rote Beeren, die nur geringe Mengen digitalisähnlicher Stoffe enthalten, dafür aber eine Vitamin-A-Vorstufe. Trotzdem sind sie aber zum Genuß nicht geeignet. Die Blüten enthalten etwas ätherisches Öl.

Tödliche Vergiftungen durch Maiglöckchen sind bisher noch nicht bekannt.

Die pharmazeutische Industrie stellt eine Reihe von Präparaten her, die die Wirkstoffe des Maiglöckchens enthalten. Sie müssen nach Verordnung des Arztes genommen werden.

Rezepte: Aus der Apotheke nach Verordnung des Arztes

Majoran
(Majorana hortensis)

Wurstkraut

Fundort: angebaut
Größe: 20 bis 40 cm
Blütezeit: Juli bis September
Günstige Ernte: Juli bis September
Verwendbare Pflanzenteile: blühendes Kraut
Hauptanzeigen: appetitanregend, gegen Koliken, schleimlösend
Zubereitung: Aufguß, Preßsaft, Salbe, Öl

Der schon im Altertum als Gewürzpflanze und als Kulturpflanze überaus wertvolle Majoran scheint aus Ägypten nach Mitteleuropa gekommen zu sein. Die Appetitanregung läßt sich aus dem würzigen Geruch und Geschmack ableiten, der dem ätherischen Öl zu verdanken ist. Die Wirkung bei Magenkatarrh wird vorwiegend auf den Gerbstoff zurückzuführen sein, der im Majoran enthalten ist.

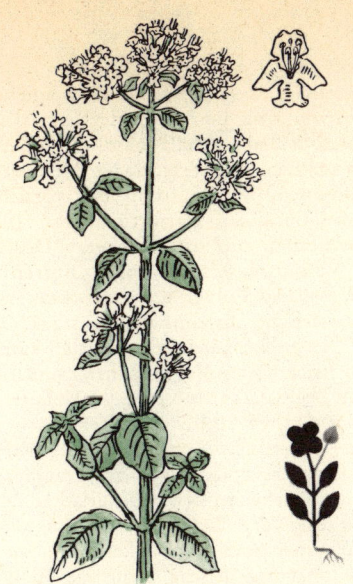

Als Gewürz wird der Majoran vornehmlich bei der Wursterzeugung verwendet. Er soll neben den oben angeführten Wirkungen auch windtreibend sein. — Majoranöl wird zum Einreiben empfohlen, mit Majoran gefüllte Kräuterkissen gegen rheumatische Beschwerden.

Rezepte:

Aufguß: 2 Teelöffel des fein zerkleinerten frischen Krautes mit ¼ l siedendem Wasser aufgießen

Preßsaft: dreimal täglich 1 Eßlöffel

Majoranbutter: 5 Gramm frischer Preßsaft werden mit 30 Gramm Butter abgetrieben.

Wilde Malve

(Malva silvestris)

Bärwinde
Große Hasenpappel
Käsepappel
Roßpappel
Schwellkraut

Fundort: Zäune, Wege, Ödland, Schutt
Größe: 40 cm bis 1 m
Blütezeit: Juni bis September
Günstige Ernte: Juni bis August
Verwendbare Pflanzenteile: Blüten, Blätter und Stiele

Hauptanzeigen: Husten, Heiserkeit, Magen-Darmkatarrh, Bronchitis
Zubereitung: Abkochung, Aufguß, Gurgelwasser

Die Wilde Malve wird, wie ihre nahe Verwandte, die Wegmalve *(Malva neglecta)*, auch Käsepappel genannt. Beide haben einen ganz ähnlichen Wirkstoffgehalt und werden in gleicher Art verwendet.

Die Wilde Malve enthält in Blatt und Blüte Schleimstoffe und Gerbstoffe wie auch der ebenfalls zu den Malven zählende Eibisch (siehe Seite 213 f.) und die Stockmalve (siehe Tafel 17). Da beim Trocknen Schleimstoffe verlorengehen, soll die Pflanze möglichst frisch verwendet werden.

Die Wirkung der Schleimstoffe ist für die Medizin auch heute noch ein Rätsel, sie kann aber nicht bezweifelt werden. Vor allem bewährt sie sich gegen Entzündungen von Schleimhäuten im Körperinnern, wie der Schleimhaut der Blase und der Schleimhaut des Magen-Darmkanals. Die zusammenziehende Wirkung der in der Wilden Malve enthaltenen Gerbstoffe trägt zu ihrer Verwendbarkeit ohne Zweifel bei.

Man gebraucht die Käsepappel als schleimlösendes, reizmilderndes und entzündungs-

Siehe auch
Tafel 14

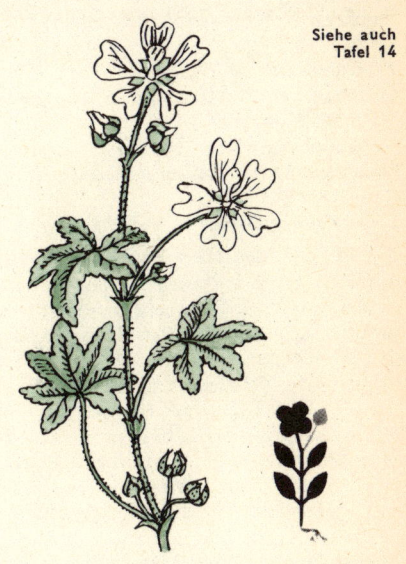

279

hemmendes Mittel bei Bronchialkatarrh, Husten und Heiserkeit, bei Kehlkopf- und Gaumenmandelentzündung. Die Anwendung erfolgt als Tee oder als Gurgelwasser. Äußerlich können nach Rücksprache mit dem Arzt auch Malvenabkochungen auf Wunden und Geschwüre gelegt werden. Von manchem Arzt wird Käsepappeltee auch als Spülmittel für eitrige Wunden verwendet.

Rezepte:

Abkochung: 1 Eßlöffel Blüten und Blätter mit einer Tasse Wasser kurz abkochen; Tagesmenge 3 Tassen, jedesmal frisch zubereiten und warm trinken

Aufguß: man nimmt soviel Blüten, wie man mit drei Fingern leicht fassen kann, übergießt sie mit siedendem Wasser, läßt 10 Minuten ziehen und trinkt diesen Aufguß heiß.

Für Spülungen, als Gurgelwasser usw. die doppelte Menge der Blüten bzw. Blätter

Meisterwurz

(Peucedanum ostruthium, auch *Imperatoria ostruthium)*

Anstrenze
Kaiserwurzel

Fundort: Gebirgswiesen; angepflanzt
Größe: bis 1 m
Blütezeit: Juli und August
Günstige Ernte: März und April, September und Oktober
Verwendbare Pflanzenteile: Wurzelstock
Hauptanzeigen: verdauungsfördernd, appetitanregend
Zubereitung: Pulver

Die Wurzel der Meisterwurz war früher offizinell. Von den alten Ärzten wurde ihr nachgerühmt, daß sie ein gutes schweiß- und harntreibendes Mittel, ausgezeichnet zur Appetitanregung und auch bei Bronchitis, Gicht, Rheuma und Fieber anwendbar sei. Die Wissenschaft hat sich nur wenig mit dieser Pflanze beschäftigt, so daß über ihre Wirkung noch nichts Sicheres ausgesagt werden kann. Jedenfalls enthält sie ein ätherisches Öl und Bitterstoffe, die medizinisch gesehen durchaus nicht uninteressant sind, und Gerbstoff.

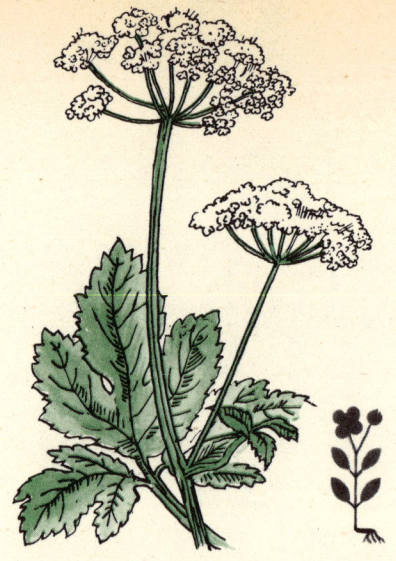

Als verdauungsfördernd und appetitanregend wird die Meisterwurz nicht schaden, da eine Giftwirkung nicht bekannt ist. Die Feststellung, ob sie wirklich schleimlösend und harntreibend ist, bleibt späteren Untersuchungen vorbehalten. Das Allheilmittel, für welches sie im Mittelalter gehalten wurde, ist sie aber keinesfalls.

Rezepte:

Pulver: dreimal täglich 1 Gramm

Aufguß: 1 bis 2 Teelöffel der zerkleinerten Wurzel mit ¼ l siedendem Wasser übergießen, 10 Minuten ziehen lassen; Tagesmenge

Melisse

(Melissa officinalis)

Bienenkraut
Frauenkraut
Mutterkraut
Zitronenkraut
Zitronenmelisse

Fundort: vorwiegend angepflanzt
Größe: 30 bis 80 cm
Blütezeit: Juni bis August
Günstige Ernte: Juni und Juli
Verwendbare Pflanzenteile: Blätter
Hauptanzeigen: Magenbeschwerden, Blähungen, Beruhigung

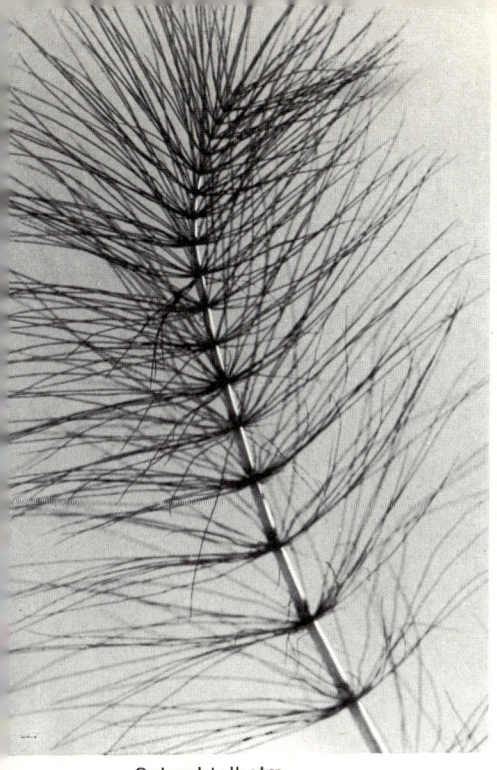
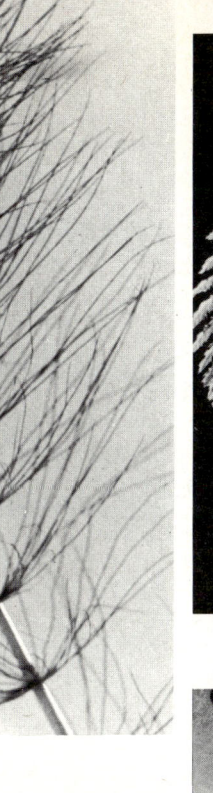

Schachtelhalm

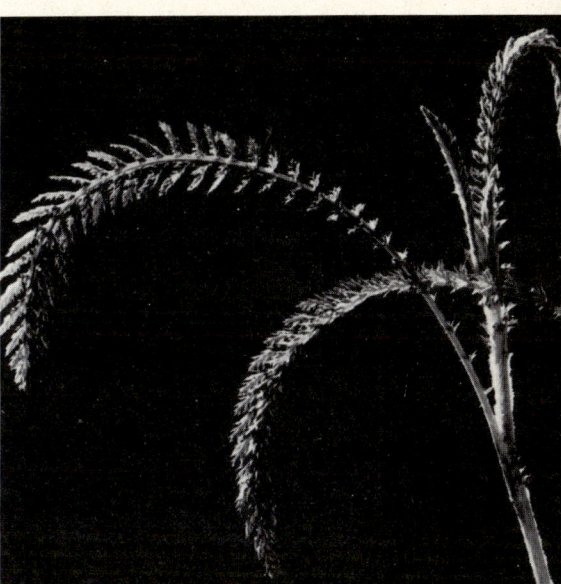

Schafgarbe

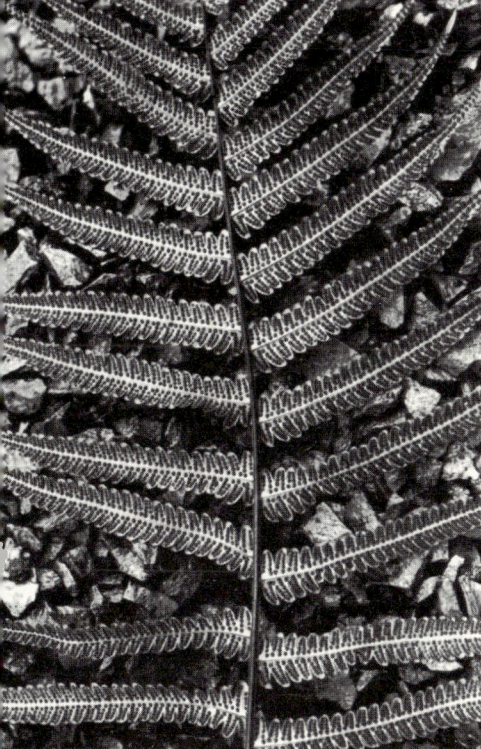

Wurmfarn

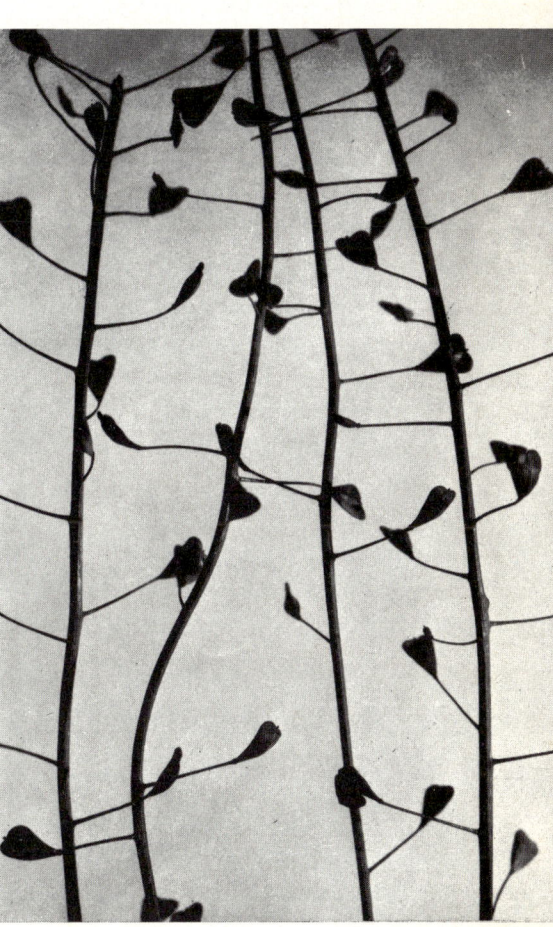

Hirtentäschel

Tafel 18

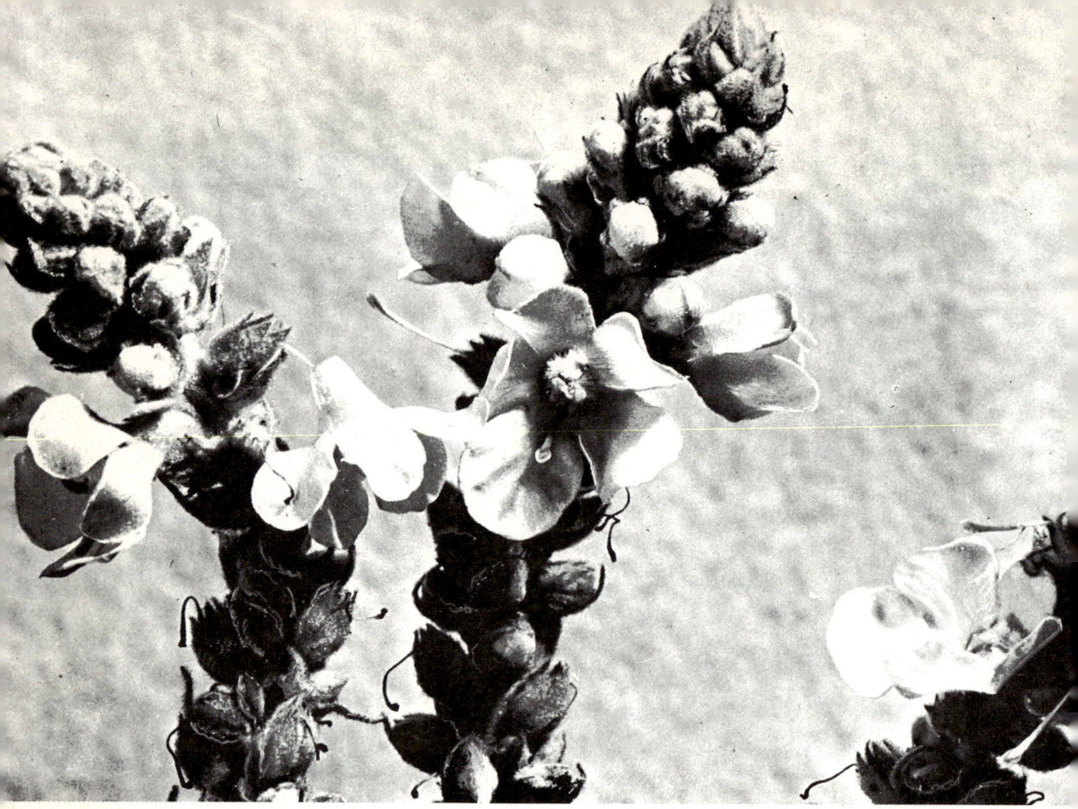

Königskerze

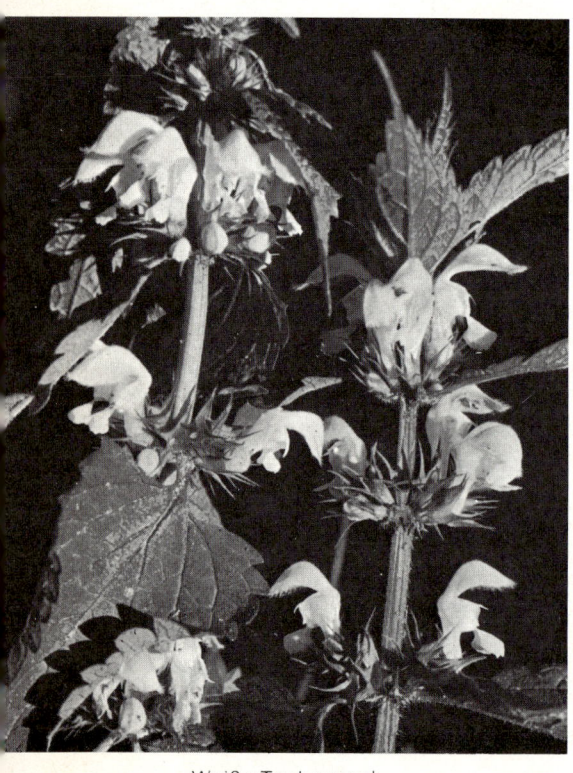

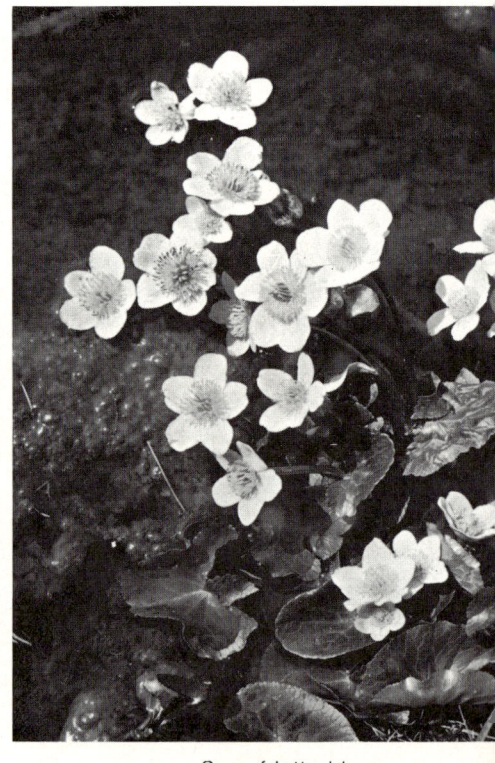

Weiße Taubnessel

Sumpfdotterblume

Tafel 19

Zubereitung: Aufguß, Kaltauszug, Melissengeist (selten echt)

Der so beliebte Karmelitergeist, als dessen Hauptwirkstoff im Volke immer noch die Melisse angesehen wird, enthält nicht Melissenöl, sondern *Oleum citronellae*, das dem *Oleum Melissae indicum* entspricht, das aber nicht aus der Melisse, sondern aus einer ostindischen Grasart gewonnen wird. Man braucht nur im Deutschen Arzneibuch nachzulesen, um festzustellen, daß diese Art von Melissengeist mit der bei uns heimischen Zitronenmelisse nichts zu tun hat. Die gute Wirkung der bei uns heimischen Melisse bei Frauenleiden wird ihr wohl deshalb zugeschrieben, weil sie zweifelsohne beruhigt. Welcher Wirkstoff für die Beruhigung verantwortlich ist, ist noch nicht sicher bekannt.

Die gute Wirkung der Melisse bei Magenkrämpfen und Darmbeschwerden läßt sich vor allem aus ihrem Schleimgehalt und wohl auch aus dem Gehalt an ätherischem Öl und Gerbstoff erklären.

Daß die Melisse (wie übrigens auch der Kümmel) bei Herzbeschwerden wirksam ist, dürfte darauf zurückzuführen sein, daß viele Herzbeschwerden ihre eigentliche Ur-

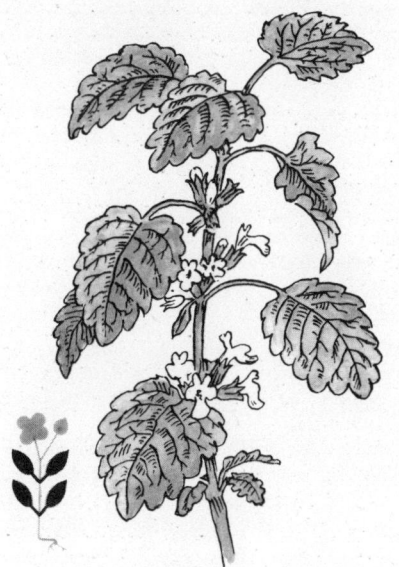

sache in starken Blähungen haben, die das Zwerchfell hochdrücken und damit das Herz bedrängen. Werden die Blähungen gebessert, lassen auch die Herzbeschwerden nach. Bei der Melisse wirkt sich sicherlich auch in diesen Fällen der Umstand günstig aus, daß sie eine allgemein beruhigende Wirkung hat.

Alte Vorschriften empfehlen, die Melissenblätter stets am Nachmittag zu pflücken, doch dürfte sich diese Empfehlung wissenschaftlich kaum stützen lassen.

Rezepte:

Aufguß: 2 Eßlöffel mit ½ l siedendem Wasser aufgießen; Tagesmenge

Kaltauszug: 4 Eßlöffel in ¹/₂ l Wasser 8 Stunden ziehen lassen

Wegen ihres angenehmen Geruches wird die Melisse auch gerne zu Kräuterkissen verwendet.

Getrocknete Melissenblätter dürfen nicht zu lange aufbewahrt werden.

Vorsicht! Vergiftung möglich!

Mistel

(Viscum album)

Hexenkraut

Fundort: als Schmarotzer auf Laubbäumen

Größe: bis 1 m

Blütezeit: März bis Mai

Günstige Ernte: März (junge Zweige mit Laub), September und Oktober (Beeren und Blätter)

Verwendbare Pflanzenteile: Blätter, Früchte, Zweige

Hauptanzeigen: hoher Blutdruck, bösartige Geschwülste (?) (Arzt!)

Zubereitung: wirksam nur vom Arzt verordnete Medikamente, Kaltauszug

Im Volksmund heißt die Mistel auch Hexenbesen und seit eh und je ist mancher Aberglaube mit ihr verbunden. Als Schlüssel zur Unterwelt, als wirksames Mittel zur Austreibung des Teufels, als Mittel gegen die „heilige Krankheit" (Epilepsie) u. a. m. steht und stand sie hoch im Kurs. Die genaue wissenschaftliche Untersuchung brachte durchaus nicht uninteressante Ergebnisse. Diese lassen jedoch von jenen Wirkungen, welche Aberglaube und Fabel

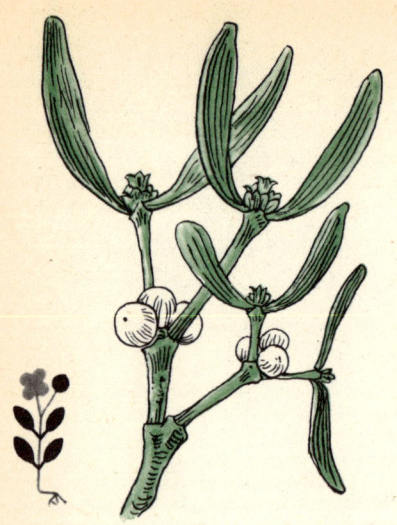

der Mistel zuschreiben, nicht mehr viel übrig.

Eindeutig steht fest, daß die Mistel einen herz- und blutdruckwirksamen Stoff enthält, der allerdings bei Verwendung über den Magen-Darmtrakt zerstört wird und unwirksam bleibt. Auch leimgebende Stoffe sind enthalten, die in manchen Ländern, wie zum Beispiel in Italien, zur Bereitung eines Vogelleimes verwendet werden.

Der blutdrucksenkende und das Herz angreifende Mistelstoff ist allerdings nicht ungefährlich und — wenigstens, soweit dies bisher erforscht wurde — zu Blutdrucksenkung nicht sehr geeignet, da seine Giftwirkung fast ebenso groß ist wie seine Heilwirkung. Wollte man den Mistelwirkstoff auch über den Magen-Darmtrakt zur Wirkung bringen, so müßte man so große Mengen verordnen, daß, noch ehe die Wirkung auch nur annähernd wäre, schwere Magen-Darmentzündungen entstünden.

Recht interessante Ergebnisse — die aber noch nicht vollständig vorliegen — brachte der Versuch, krebsartige Geschwülste und schwere, nicht mehr operierbare Krebsformen mit einem Mistelpräparat, das von der pharmazeutischen Industrie hergestellt wird, zu behandeln. Selbstverständlich können diese Behandlungen nur im Krankenhaus oder daheim vom Arzt durchgeführt werden. Bei dieser Behandlung krebsartiger Geschwülste greift man auf eine sonst höchst unerwünschte Wirkung der Mistel zurück, nämlich auf die Tatsache, daß Mistelextrakte in entsprechender Dosierung gewebezerstörend wirken. Da „junges" Gewebe, zu dem vor allem eben auch das bösartige Krebsgewebe gehört, von zellenzerstörenden Stoffen zuerst angegriffen wird, konnte man von der Mistelbehandlung immerhin einigen Erfolg erwarten. Die Ergebnisse dieser Behandlung liegen aber noch nicht zur Gänze vor, so daß ein abschließendes Urteil nicht abgegeben werden kann.

Als blutdrucksenkendes und herzwirksames (?) Mittel kann die Mistel im Einverständnis mit dem Arzt angewendet werden. Es kann sowohl mit Misteltee, Mistelpulver oder einem alkoholischen Auszug als auch mit den von der pharmazeutischen Industrie hergestellten Mistelpräparaten — die innerlich zu nehmen und unschädlich sind — ein Versuch gemacht werden. (Arzt!)

Die vorbeugende Wirkung der Mistel gegen Arteriosklerose ist umstritten.

Eine nahe Verwandte der Mistel ist die Eichenmistel (die Mistel kommt normalerweise auf Eichen fast nicht vor). Die Rinde der Eichenmistel ist aber im Gegensatz zu der grünen Rinde der Mistel schwarzgrau und die Beeren sind nicht weiß, sondern gelb. Die Eichenmistel kommt verhältnismäßig selten vor und ist auf Eichen und Edelkastanien zu finden; Blütezeit: März und April.

Im Gegensatz zu älteren Angaben wird heute der Eichenmistel jede Wirkung abgesprochen. Sie enthält wahrscheinlich keinen der Wirkstoffe, die wir bei der Mistel kennengelernt haben.

Rezepte:

Mistelpräparate nach Verordnung des Arztes, beziehungsweise nach Gebrauchsanweisung

Kaltauszug: 1 Teelöffel fein zerkleinerte Zweige mit 1/4 l Wasser 24 Stunden lang ziehen lassen; Tagesmenge (je ein Drittel früh, mittags und abends)

Mistelpulver: zwei- bis dreimal täglich 1 Messerspitze

Möhre

(Daucus Carota)

Karotte
Mohrrübe
Gelbe Rübe
Vogelnest

Fundort: Wiesen und Triften; angebaut
Größe: bis 70 cm
Blütezeit: Juni bis September
Günstige Ernte: Juni bis August (Wurzel),
September (Frucht)
Verwendbare Pflanzenteile: Wurzel, Samen
Hauptanzeigen: Vitamin-A-Mangel, Seh-
störungen
Zubereitung: frischer Preßsaft, Abkochung

Wenn man früher die Möhre den Schwangeren verordnete, wurde damit etwas sehr
Gutes getan: man führte 'dem Organismus von Mutter und Kind reichlich Vitamin A zu. Auch als harntreibendes Mittel
darf die Gelbe Rübe angesehen werden,
zumal man heute weiß, wie wesentlich die
Zufuhr von Kaliumsalzen für den Wasserhaushalt des Körpers ist. Die Möhre
ist aber überaus mineralstoff- und vor
allem kaliumreich. Darüber hinaus enthält sie ein ätherisches Öl, das vor allem

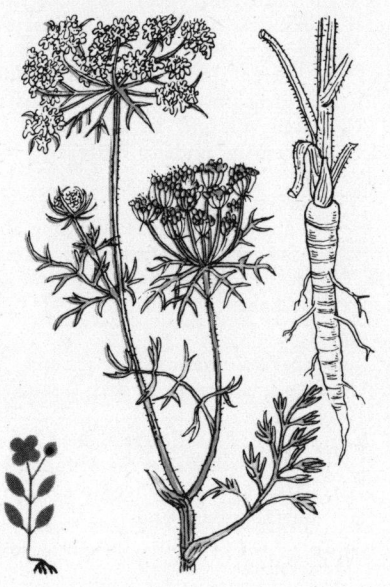

gegen Askariden (Spülwürmer) wirksam
ist. Schon $1/2$ Kilo rohe Möhren genügt
manchmal, um bei nicht zu starkem Wurm-
befall die Würmer zu vertreiben. (Genaue
ärztliche Kontrolle!)

Da die Gelbe Rübe auch reichlich Pektin
enthält (siehe Seite 182), ist Möhren-
suppe ein gutes Mittel bei Durchfall, das
vor allem auch Säuglingen verabreicht
werden kann.

Die Samen der Möhre sollen menstrua-
tionsfördernd wirken.

Da Vitamin A für den Vorgang des Sehens
überaus wichtig ist, vor allem aber Vitamin-A-Mangel Nachtblindheit verursacht,
ist reichlicher Karottengenuß besonders
für Kraftfahrer zu empfehlen.

Rezepte:

Preßsaft: täglich 1 bis 2 Gläser oder 250
Gramm fein geschabte Möhren als Frühstück

Abkochung: 5 Gramm Samen mit $1/4$ l Wasser abkochen; Tagesmenge

Vorsicht! Giftig!

Mohn

(Papaver somniferum)

Gartenmohn
Mägi
Magsamen
Ölmagen
Ölmohn
Schlafmohn

Fundort: angepflanzt
Größe: bis 1 m
Blütezeit: Juni und Juli
Günstige Ernte: September und Oktober
Verwendbare Pflanzenteile: Samen
Hauptanzeigen: nur bestimmte Sorten als
Speisemohn erlaubt; zu Heilzwecken
nur aus der Apotheke!
Zubereitung: Arzt und Apotheke!

Wenn wir den Mohn in unser Kräuterbuch
aufgenommen haben, so nur deshalb, um
aufzuklären und Interessantes zu berichten. Der Schlafmohn ist eine der ältesten,
auch zu Heilzwecken benützten Pflanzen.
Er wurde in Altägypten ebenso verwendet
wie in Griechenland, wo ihn schon Hippokrates kannte. Europa verdankt den Mohn

dem Arzt Theophrastus Bombastus Paracelsus von Hohenheim. Paracelsus, der 1493 in Maria Einsiedeln geboren wurde und 1541 in Salzburg starb, durchreiste, nach alten und neuen Heilmitteln suchend, ganz Europa. Mit den Ärzten seiner Zeit meist überworfen, entwickelte er jedoch neue medizinische Ansichten, die teilweise bis zum heutigen Tag Geltung besitzen. Von manchen seiner Zeitgenossen — insbesondere von den damaligen Ärzten — wurde Paracelsus nicht anerkannt, ja, sogar bekämpft. Er beschäftigte sich viel mit Heilkräutern und wir verdanken ihm auch in dieser Hinsicht eine Reihe wichtiger Aufzeichnungen.

Paracelsus hat den Mohn in Europa nicht neu eingeführt, sondern w i e d e r eingeführt. Mohnkapselfunde in den Pfahlbauten des Bodensees beweisen uns, daß Mohnkulturen schon lange vor unserer Zeitrechnung in Europa bestanden haben.

So segensreich sich der Milchsaft des Schlafmohns, der das Opium liefert, auswirken kann, so grauenvoll sind die Wirkungen, wenn ein Mensch süchtig wird. Besonders gefährlich ist die Verwendung des Mohnsaftes, der Mohnsamen und des Mohn-

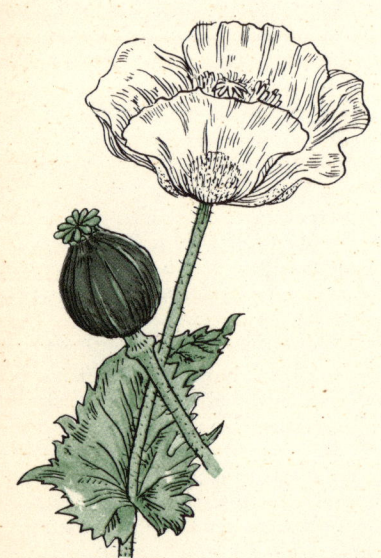

sirups als Schlafmittel und als Beruhigungsmittel für Kinder. Leider besteht in manchen Gegenden immer noch die Unsitte, Kindern an Stelle eines Schnullers ein Leinensäckchen mit Mohnsamen zu geben, um sie möglichst ruhig zu halten. Allerschwerste Schäden für den Organismus und für die geistige Entwicklung des Kindes werden dadurch verursacht, weil gerade Kleinkinder besonders gegen die Opiumalkaloide empfindlich sind. Deshalb sollte diese Unsitte — wo immer sie auftritt — heftigst bekämpft werden!

Das Opium wird durch Ritzen der noch unreifen Fruchtkapsel gewonnen. Durch die kleine Wunde tritt Milchsaft aus, der die Opiumalkaloide enthält. Das wichtigste Alkaloid aus der Opiumgruppe ist das Morphin. Weitere im Mohn vorhandene und auch in der Heilkunde viel verwendete Alkaloide sind Codein und Papaverin. Codein wird vor allem als hustenreizstillendes Mittel, Papaverin als krampflösendes Medikament verwendet.

Opium wirkt nicht bei jedem Menschen gleich. Wahrscheinlich ist die Wirkung, die das Opium auf den Menschen ausübt, je nach Rasse verschieden. Während beim Orientalen durch Opiumrauchen und sonstigen Opiumgenuß erotische Träume zustande kommen, entsteht beim Weißen meist nur Hebung des Selbstgefühls sowie ein nicht genau beschreibbares Wohlgefühl. Dabei werden alle Unlustgefühle verdrängt, auch Angst und Furcht werden behoben. Man gibt deshalb Morphium auch heute noch vielen Patienten vor Operationen.

Um der Süchtigkeit zu steuern, haben alle zivilisierten Staaten Betäubungsmittelgesetze erlassen und zwischenstaatliche Verträge abgeschlossen, die eine allgemeine Kontrolle des Mohnanbaues, des Handels mit Betäubungsmitteln usw. möglich machen. Um Mißbrauch zu verhindern, sind auch nur bestimmte Sorten zum Anbau zugelassen.

Während die Samen eine ausgezeichnete Kuchenfülle darstellen und auch das Öl verwendbar ist, enthalten Stroh und Kapseln bei ausgebeuteten Pflanzen noch Opiumalkaloide und dürfen daher keinesfalls für irgendwelche Versuche oder zur Teezubereitung verwendet werden!

Dem Arzt stehen heute gereinigte Opium- und Morphiumpräparate zur Verfügung, die genau dosierbar sind und — falls der Patient nicht Mißbrauch damit treibt — völlig ungefährlich bleiben.

Rezepte: Niemals selbständig verwenden! Niemals Kindern geben!

Vorsicht! Giftig!

Mutterkorn

(Claviceps purpurea)

Giftkorn
Hungerkorn
Roter Keulenkopf
Kindesmord
Kribbel- oder Kriebelkorn
Mutterkornpilz

Fundort: auf Roggen, Schilf und anderen zu den Grasarten zählenden Pflanzen als Schmarotzer

Größe: 3 bis 4 mm dickes, 2 bis 4 cm langes hornartig gekrümmtes Pilzgewebe

Blütezeit: —

Günstige Ernte: —

Verwendbare Pflanzenteile: —

Hauptanzeigen: Frauenleiden, Migräne, hoher Blutdruck

Zubereitung: nur Apotheke

Nach dem Genuß von Mahlprodukten, die aus Getreide hergestellt wurden, welches vom Mutterkorn befallen ist, kommt es auch heute noch manchmal zu Vergiftungen. Je nach der in den Körper gelangten Giftmenge kann es zur Kriebelkrankheit oder zur krampfartigen Mutterkornvergiftung kommen. Bei Einnahme größerer Giftmengen auf einmal kommt es zur akuten Mutterkornvergiftung, die völlig anders als die beiden oben genannten Krankheiten verläuft. Die Kriebelkrankheit führt nach anfänglichem Ameisenlaufen in allen Endgebieten des Körpers (Finger, Zehen, Nasenspitze usw.) zu heftigeren Durchblutungsstörungen, die allmählich zum Absterben des befallenen Gebietes führen. Bei der krampfartigen Form der Mutterkornvergiftung kommt es zu

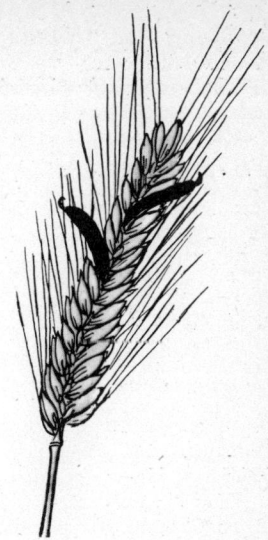

einer Allgemeinerkrankung, die oft wie eine Grippe beginnt (Kopfschmerz, Übelkeit, Erbrechen), bald aber schwerere Krankheitserscheinungen wie starkes Durstgefühl, Heißhunger, Durchfälle und allmählich beginnende Krämpfe aufweist.

Auch bei der krampfartigen Vergiftung kommt es zum sogenannten Ameisenlaufen und anderen Empfindlichkeitsstörungen der Hände und Füße. Wird nicht schon bei den ersten Krankheitszeichen die Aufnahme der mit Mutterkorn verseuchten Mahlprodukte eingestellt, so kann es zu Verblödung, Lähmungen, Verkrüppelungen usw. kommen.

Die akute Mutterkornvergiftung — meist durch Mißbrauch von Medikamenten hervorgerufen — äußert sich in starken Magen- und Darmbeschwerden, in Krämpfen, Blutungen aus der Gebärmutter usw. Tödlicher Ausgang ist verhältnismäßig häufig. Sowohl die chronische als auch die akute Vergiftung können nur vom Arzt behandelt werden.

So schwerwiegende Folgen die mißbräuchliche Anwendung des Mutterkorns auch hat, so segensreich wirken seine Inhaltsstoffe und deren Abkömmlinge bei richtigem Gebrauch. Sie sind aus der Schulmedizin

285

nicht mehr wegzudenken. Das Mutterkorn und seine richtige Anwendung sind geradezu ein klassisches Beispiel für die geschickte und segensreiche Ausnützung der von den alten Ärzten und von der Volksmedizin geschaffenen Grundlagen.

Verwendete man anfänglich die Mutterkornabkömmlinge nur in der Frauenheilkunde, so fand man bald, daß das Ergotamin (der Hauptwirkstoff im Mutterkorn) und seine chemisch nahen Verwandten ausgezeichnete Ergebnisse bei Migräne haben. Diese so gefürchtete Erkrankung, unter der vor allem Frauen leiden und oft für Tage ausgeschaltet sind, kann mit einem geradezu eklatanten Erfolg (bis zu 85 Prozent!) durch Mutterkornpräparate abgekürzt oder ganz verhindert werden. Verordnung und genaue Dosierung durch den Arzt!

Die Forschung blieb nicht stehen und man fand weitere Abkömmlinge des Mutterkornes, welche besonders gut geeignet sind, die Behandlung bei hohem Blutdruck und bei Gefäßkrämpfen zu unterstützen. So steht dem Arzt in dem Präparat Hydergin eine starke Waffe gegen Störungen der Gehirndurchblutung älterer Leute und bei Schlaganfallgefährdeten zur Verfügung.

Nicht uninteressant ist es, daß die Mutterkornabkömmlinge mit dem Vitamin D chemisch verwandt sind. Eine weitere chemische Verwandtschaft besteht mit der Lysergsäure. Diese ist ein nicht ungefährlicher Stoff, welcher geeignet ist, bei normalen Menschen ähnliche Zustände hervorzurufen, wie sie beim Spaltungsirresein auftreten. Die Erforschung der Geisteskrankheiten hat durch die Lysergsäure einen neuen Aufschwung genommen. Man darf aber die Gefahr nicht übersehen, die darin besteht, daß es heute durch die Lysergsäure und ähnliche chemische Verbindungen möglich geworden ist, Menschen — wenn auch nur vorübergehend — irrsinnig zu machen.

Selbstverwendung des Mutterkorns kommt unter keinen Umständen in Frage!

Rezepte: —

Vorsicht! Giftig!

Schwarzer Nachtschatten

(Solanum nigrum)

Fundort: Hecken, Zäune, Äcker, Gärten, Schutt
Größe: 10 bis 75 cm
Blütezeit: Juli bis Oktober
Günstige Ernte: —
Verwendbare Pflanzenteile: —
Hauptanzeigen: wurde früher als schmerzstillendes Mittel verwendet
Zubereitung: nur mehr Homöopathie

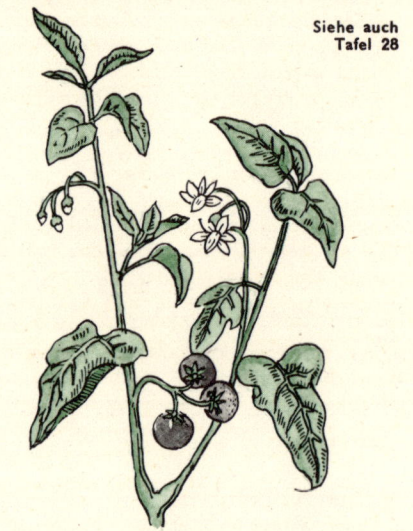

Siehe auch
Tafel 28

Der Schwarze Nachtschatten enthält wie die anderen Nachtschattengewächse das giftige Alkaloid Solanin, eine Verbindung, in welcher auch Zucker enthalten ist. Auch die Kartoffel ist ein Nachtschattengewächs und enthält in den frischen Keimen und im Kraut etwas Solanin.
Die Solaninvergiftung äußert sich durch Brennen und Kratzen in Mund und Rachen, durch Übelkeit, Erbrechen, Durchfall, Beschwerden des Herzens und des Kreislaufes, Herzjagen, Atemnot, Krämpfe, Erweiterung der Pupillen, Halluzinationen, Angstzustände und auch Bewußtlosigkeit. Die Heilungsaussichten bei Solaninvergiftung sind verhältnismäßig gut.

Die wesentlichste Erste Hilfe ist es, den Patienten, falls er nicht schon erbricht, zum Erbrechen zu reizen. Damit soll möglichst viel des schwer die Magen- und Darmschleimhaut passierenden Giftes wieder entfernt werden. Auch Abführmittel dürfen sofort gegeben werden. Der Arzt macht reichliche Einläufe mit einer Aufschwemmung von Tierkohle. Vor dem Eintreffen des Arztes darf dem Patienten Tierkohleaufschwemmung zu trinken gegeben werden. Coramin, Sympatol oder auch ein starker Mokka sind als Gegenmittel erlaubt.

Früher wurde der Schwarze Nachtschatten in der Heilkunde gegen starke Schmerzen verwendet und auch als Beruhigungsmittel verschrieben. Man ist von diesem Gebrauch wegen der schädlichen Nebenwirkungen jedoch wieder abgekommen. In der Homöopathie werden starke Verdünnungen noch gebraucht.

Eine Eigenverwendung des Schwarzen Nachtschattens ist unter keinen Umständen zu rechtfertigen. Die Heilanzeigen, welche alte Kräuterbücher geben, wie etwa Fallsucht, Benommenheit, krampfhafte Zuckungen usw., sind meist das Zeichen einer schweren Erkrankung, die genaue ärztliche Behandlung und meist sogar Krankenhausaufenthalt nötig macht.

Rezepte: —

Echte Nelkenwurz
(Geum urbanum)
Benediktenkraut
Heil aller Welt

Fundort: feuchte Waldstellen, Gemäuer, Hecken, Zäune, Laubwälder; schattenliebend
Größe: 30 bis 80 cm
Blütezeit: Juni bis August
Günstige Ernte: März und April, September und Oktober (Wurzel), Mai bis Juli (blühendes Kraut)
Verwendbare Pflanzenteile: Wurzel und blühendes Kraut
Hauptanzeigen: ähnlich wie die Bachnelkenwurz *(Geum rivale*, Seite 190) appetitanregend, gegen Durchfall, schmerzlindernd (?)

Zubereitung: Abkochung, Öl, Pulver, Aufguß

Die Echte Nelkenwurz gilt als gutes Kräftigungsmittel bei appetitlosen und schwächlichen Patienten. Sie enthält ein ätherisches Öl, in dem man ein Glykosid, Bitterstoff und Gerbstoff findet, sowie ein chemisch noch nicht genau untersuchtes Flavon. Der Gerbstoffgehalt der Echten Nelkenwurz ist größer als jener der Bachnelkenwurz. Die Echte Nelkenwurz ist daher auch als Mittel gegen Durchfall besser geeignet als die Bachnelkenwurz.

Aus der Wurzel der Echten Nelkenwurz wird eine Tinktur bereitet. Das blühende Kraut und die Wurzel können zu Abkochungen, Aufgüssen und zur Verarbeitung zu Pulver verwendet werden.

Von der Verwendung bei den anderen Anzeigen, die in alten und neueren Kräuterbüchern zu finden sind, wie Leberleiden, Menstruationsbeschwerden, Hämorrhoiden, zur Schmerzlinderung usw. ist im allgemeinen nicht allzuviel zu erwarten, da der Pflanze die entsprechenden Wirkstoffe höchstwahrscheinlich völlig fehlen.

Siehe auch
Tafel 28

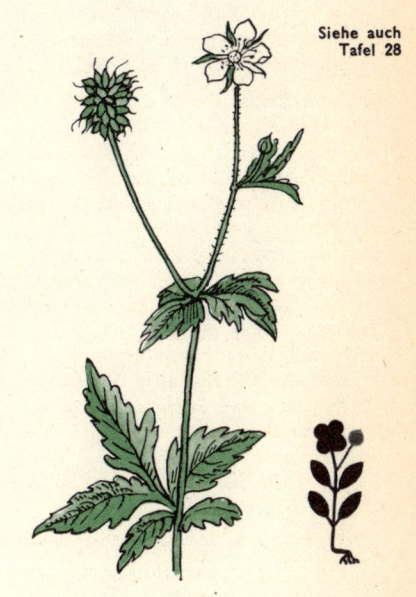

Rezepte:

Abkochung: 1 Teelöffel der fein zerkleinerten und getrockneten Wurzel oder des zerkleinerten und getrockneten Krautes mit ¼ l Wasser aufkochen; Tagesmenge 2 Tassen

Tinktur: dreimal täglich 10 Tropfen

Pulver: dreimal täglich eine Messerspitze voll

Kleine Nessel
(Urtica urens)

Fundort: Ödland, Schutt; allgemein verbreitet

Größe: 20 bis 30 cm

Blütezeit: Juli bis September

Günstige Ernte: Juni bis August

Verwendbare Pflanzenteile: junge Blätter

Hauptanzeigen: wie Brennessel, Seite 205 f.

Zubereitung: Preßsaft

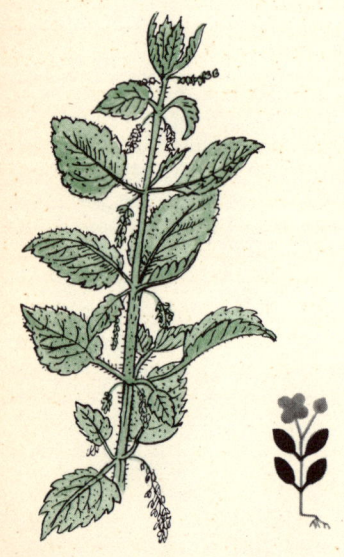

Die Kleine Nessel oder Kleine Brennessel enthält in ihren Brennhaaren einen Nesselstoff, der chemisch dem der Großen Brennessel zumindest ähnlich ist. Im Gegensatz zur Großen Brennessel überdauert sie den Winter nicht. In ihrer Wirkung ist sie der Großen Brennessel ziemlich gleich.

Rezepte: siehe Brennessel, Seite 205 f.

Achtung! Giftig!

Schwarze Nieswurz
(Helleborus niger)

Christrose
Feuerwurzel
Gillwurz
Schneerose

Fundort: Waldrand, Bergwälder; angebaut

Größe: 15 bis 30 cm

Blütezeit: Dezember bis März

Günstige Ernte: —

Verwendbare Pflanzenteile: —

Hauptanzeigen: nach ärztlicher Verordnung als Digitalisersatz bei Herzschwäche

Zubereitung: Apotheke

Die Schwarze Nieswurz enthält eine Reihe von digitalisartig wirkenden Glykosiden, unter anderen das Helleborein und das Helleborin. Wegen verschiedener Nebenwirkstoffe, vor allem wegen des Saponingehaltes, sind Verwendungen, wie Abkochungen, Kaltauszüge usw. nicht brauchbar. Erst die pharmazeutische Industrie brachte nebenwirkstofffreie Medikamente in den Handel, die entweder als Injektion, als Tropfen oder in anderer Form verwendet werden. Diese Medikamente dürfen aber nur auf ärztliche Anordnung gebraucht werden, weil es sonst zu Vergiftungserscheinungen kommen kann. Die Schwarze Nieswurz ist — neben Maiglöckchenblüten — auch im bekannten Schneeberger Schnupftabak enthalten.

Vergiftungen mit Schwarzer Nieswurz sind durchaus möglich. Sie äußern sich anfänglich in einem krampfenden, unangenehmen Gefühl im Rachen. Weiters treten Speichelfluß, Übelkeit, Brechreiz, Erbrechen, schwere Darmkoliken und Durchfälle auf. Wenn die Vergiftung auf größere Mengen Schwarzer Nieswurz zurückzuführen ist, kann es zu Herzstillstand kommen.

Beim Abreißen und Ausreißen der Pflanze können durch die in der Wurzel enthaltenen Gifte Schädigungen der Haut auftreten. Empfindliche Personen sollen daher die Schwarze Nieswurz entweder ganz lassen oder beim Pflücken Handschuhe anziehen.

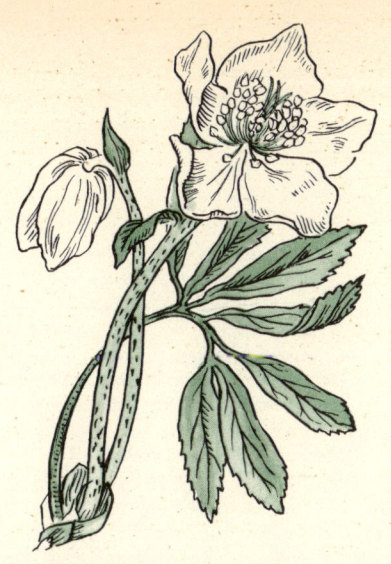

Früher wurde die Schwarze Nieswurz auch gegen Geisteskrankheiten empfohlen.

Ähnlich wie die Schwarze Nieswurz wirken auch die Stinkende Nieswurz (*Helleborus foetidus*) und die Grüne Nieswurz (*Helleborus viridis*). Alle gehören zur Familie der Hahnenfußgewächse.

Rezepte: Nur vom Arzt verordnete, in der Apotheke hergestellte Medikamente

Odermennig

(*Agrimonia eupatoria*)

Ackermännchen
Ackermennig
Leberklette
Natterzunge

Fundort: Wegränder, Hecken, Feldraine, Triften
Größe: 50 cm bis 1 m
Blütezeit: Juni bis August
Günstige Ernte: Juni bis August
Verwendbare Pflanzenteile: ganze Pflanze
Hauptanzeigen: Krampfadern, Unterschenkelgeschwüre, Halsentzündung
Zubereitung: Pulver, Abkochung

Der Odermennig enthält Gerbstoffe, ein ätherisches Öl, Bitterstoffe, aber kein Sa-

ponin. Wurzel und Kraut riechen aromatisch. Interessant ist es, daß man in dieser Pflanze auch den PP-Faktor, ein Vitamin der B-Gruppe, nachweisen kann. Der PP-Faktor ist ein wichtiger Wirkstoff zur Verhütung der Pellagra (auch Mailändischer Aussatz oder Kolumbische Maiskrankheit genannt).

Der Odermennig wurde von der Schulmedizin schon verhältnismäßig früh aufgegeben. In der Volksmedizin wurde er gegen Leber- und Gallenleiden, Blutungen und schlecht heilende Wunden empfohlen. Seine Verwendung für diese Krankheitsbereiche ist heute wohl nicht mehr gerechtfertigt. Hingegen kann man den Odermennig mit verhältnismäßig gutem Erfolg bei Krampfadern und Unterschenkelgeschwüren anwenden. Auch im Gurgelwasser kann man ihn verwenden. Weiter wird zu Nasenspülungen bei starkem Schnupfen eine starke Odermennig-Abkochung empfohlen.

Siehe auch
Tafel 14

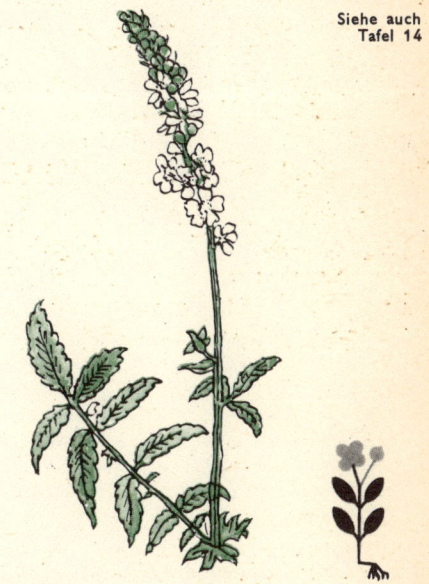

Rezepte:

Pulver: 2 bis 4 Gramm täglich
Abkochung: 2 Teelöffel auf 1 Tasse Wasser aufgießen, kurz aufkochen und dann ziehen lassen; Tagesmenge 2 Tassen

289

Oleander
(Nerium Oleander)
Rosenlorbeer

Fundort: gepflanzt
Größe: 2 bis 4 m
Blütezeit: Juli bis September
Günstige Ernte: —
Verwendbare Pflanzenteile: —
Hauptanzeigen: Herzmittel (Apotheke)
Zubereitung: Apotheke

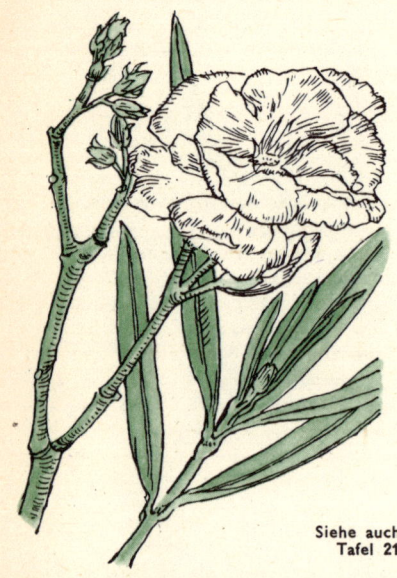

Siehe auch
Tafel 21

Schon dem berühmten griechischen Arzt Pedanios Dioskurides, der im ersten Jahrhundert nach Christus lebte, war der Oleander als herzwirksames Heilmittel bekannt. In einem seiner fünf Arzneibücher, die bis ins Mittelalter hinein als Standardwerke galten, beschreibt er die Wirkung des Oleanders sehr genau.

Der Oleander enthält Digitalis-Glykoside, von denen vier bisher chemisch genau untersucht wurden. Gesamtpräparate des Oleanders sind weniger giftig als Digitalispräparate. Sie wirken aber trotzdem meist sehr schnell. Auch in der harntreibenden Wirkung — die bei der Herzbehandlung so wichtig ist — steht der Oleander dem Digitalis nicht nach.

Eine hochinteressante Tatsache wurde um das Jahr 1914 festgestellt: Eines der Glykoside aus dem Oleander wirkt noch in einer Verdünnung von 1 : 10 Milliarden, also in einer Verdünnung, die durch eine Zahl ausgedrückt wird, welche 10 Nullen besitzt! — Die Wirkstoffe des Oleanders befinden sich in Blättern und Rinde.

Vergiftungen durch Oleander kommen vor, zumal er auch manchmal als Abtreibmittel benützt wird. Wir finden auch hier, wie bei allen derartigen Versuchen, eine hohe Sterblichkeit der Mütter. Selten kann eine Vergiftung dadurch entstehen, daß Honig verwendet wird, der ausschließlich von Oleanderblüten stammt.

Als Erste Hilfe bei Oleander-Vergiftungen gibt man, nachdem vorher der Magen entleert wurde, Tierkohle und starken Russischen Tee. Auch Abführmittel sind angezeigt. Der Vergiftete braucht vollkommene Ruhe. Er darf sich im Bett nicht bewegen und muß längere Zeit in ärztlicher Überwachung bleiben. Selbstverständlich muß man sofort bei den ersten Vergiftungsanzeichen den Arzt verständigen! Wenn möglich, bereitet man zur Magenspülung übermangansaures Kali vor.

Rezepte: Arzt und Apotheke!

Osterluzei
(Aristolochia Clematitis)

Wolfskraut

Fundort: Zäune, Weinberge, Gebüsche, Ackerränder usw.
Größe: 30 bis 80 cm
Blütezeit: Mai und Juni
Günstige Ernte: Mai und Juni
Verwendbare Pflanzenteile: blühendes Kraut, Wurzelstock
Hauptanzeigen: äußerlich bei schlecht heilenden Wunden (Arzt!), innerlich Menstruationsförderung; Wechselbeschwerden, Rheuma
Zubereitung: Abkochung, alkoholischer Auszug, Kaltauszug

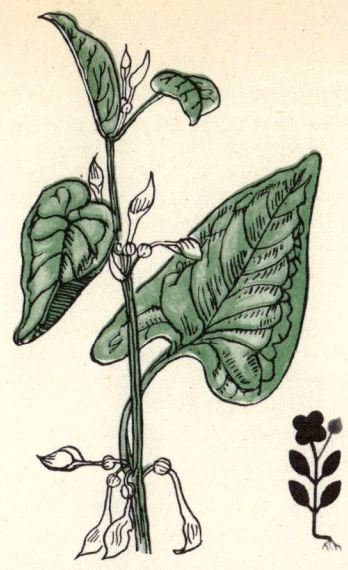

Wunden nach Verletzungen als auch bei
Unterschenkelgeschwüren, eitrigen Fingern
und ähnlichem wurden gute Erfolge erzielt.

Rezepte:

Abkochung: vom frischen blühenden
  Kraut, eventuell mit Wurzelstock, 2 Eßlöffel mit $^1/_4$ l Wasser 10 Minuten kochen;
  nach Anweisung des Arztes verwenden

Kaltauszug: 1 Mokkalöffel (!) mit $^1/_4$ l
  Wasser kalt ansetzen, 6 bis 8 Stunden
  ziehen lassen; Tagesmenge (Arzt!)

Vorsicht! Vergiftung möglich!

Paprika

(Capsicum annuum)

Beißbeere
Spanischer Pfeffer

Fundort: angebaut (Heimat ist das tropi-
  sche Amerika)
Größe: je nach Art 1 m und mehr
Blütezeit: April und Mai
Günstige Ernte: reife Früchte im Herbst
Verwendbare Pflanzenteile: Früchte
Hauptanzeigen: Rheuma, Vitaminmangel,
  Appetitlosigkeit
Zubereitung: frische Früchte, Pulver,
  Pflaster

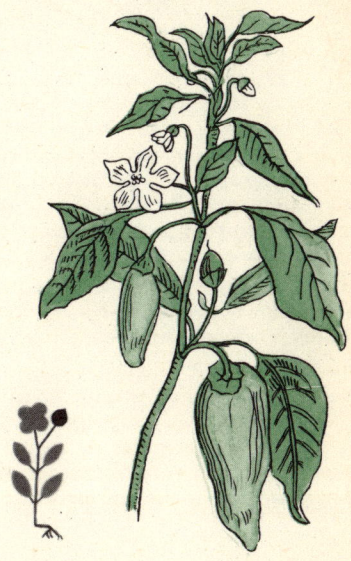

Die Osterluzei ist eine schon aus dem frühen Altertum bekannte Heilpflanze, die
von den Ägyptern gegen Schlangenbisse
verwendet worden sein soll. Auch aus der
Zeit des großen griechischen Arztes Hippokrates ist ihre Verwendung bekannt. Frühe
medizinische Schriften geben bereits ihre
wehenfördernde und schweißtreibende
Eigenschaft an und wissen auch schon von
Wundheilungen mit der Osterluzei zu berichten. Auch gegen Menstruationsbeschwerden und Unterleibsleiden wurde sie
verwendet. Weiters wird sie als Bestandteil
des Theriak — eines mittelalterlichen All-
heilmittels — erwähnt.

Der Wurzelstock der Osterluzei war früher offizinell und enthält ebenso wie das
Kraut Wirkstoffe, die nur zum Teil erforscht sind. Auch ätherisches Öl, ein —
vielleicht sehr wirksamer — Farbstoff und
Gerbstoffe sind in ihm enthalten. Der
Hauptwirkstoff, die Aristolochiasäure,
wirkt ähnlich wie das Cholchizin aus der
Herbstzeitlosen (siehe Seite 244). Vergiftungen sind bisher nicht bekannt geworden.

Mit Genehmigung des Arztes kann zur
Wundbehandlung eine Abkochung nach
dem unten angegebenen Rezept verwendet
werden. Sowohl bei schlecht heilenden

Die Paprikapflanze stammt aus Westindien und wurde vor allem in Ungarn
und den Balkanländern heimisch. Sie wird
als Gewürz fabrikmäßig verarbeitet.
Der Hauptwirkstoff, der den beißenden Geschmack und das starke Brennen mit Hitze-
gefühl zur Folge hat, heißt Capsaizin. Dieser Wirkstoff ist noch in einer Verdünnung
von 1 : 1,000.000 wirksam. Auch die so
stark verdünnte Lösung bewirkt noch
Brennen im Mund. Das Capsaizin ist nur
in den Oberhautzellen der Fruchtknoten-
scheidewände enthalten. Same und Frucht-
wand weisen andere Wirkstoffe auf.

Besonders geeignet ist der Paprika als bil-
liger Vitaminspender. Er enthält reichlich
Vitamin C und auch den zu Vitamin C ge-
hörigen Faktor Vitamin P, der für die Vit-
amin-C-Wirkung von größter Bedeutung
ist. Durch verschiedene Zuchtanordnungen
ist es gelungen, Paprikasorten zu kultivie-
ren, die fast völlig frei von dem brennenden und beißenden Capsaizin sind. Den
höchsten Vitamin-C-Gehalt enthalten die
Früchte erst, wenn sie vollreif sind.

Übermäßiger Genuß von Paprika kann zu
Vergiftungserscheinungen führen, die sich
besonders in Appetitlosigkeit, Brechreiz,
Übelkeit, aber auch in Nieren- und Leberschädigungen äußern können.

Der Arzt verordnet paprikahältige Drogen, vorwiegend äußerlich, um die hautreizende Wirkung des Capsaizins auszunützen. Durch den Hautreiz kommt es zu
einer kräftig gesteigerten Durchblutung,
die vor allem bei rheumatischen Beschwerden Erfolg haben. Aber auch bei anderen
Erkrankungen, zum Beispiel zum Aufsaugen eines Brustfellergusses, kann die
äußerliche Anwendung paprikahältiger
Drogen gute Dienste leisten.

Innerlich kann Paprikatinktur zur Appetitanregung verordnet werden.

Rezepte:

Capsiplast: als Hautreizmittel an der vom
    Arzt verordneten Stelle aufzukleben
Tinktur: nach Verordnung
Die frischen Früchte (vor allem von capsai-
    zinarmen Sorten) als Rohgemüse, Brot-
    auflage usw.

Passionsblume
(Passiflora caerulea)

Fundort: in Europa meist in Glashäusern
    angepflanzt
Größe: rankend, je nach Anbau
Blütezeit: je nach Wartung
Günstige Ernte: je nach Wartung
Verwendbare Pflanzenteile: Blüten
Hauptanzeigen: beruhigend, schweißtrei-
bend
Zubereitung: nur fertige Präparate

Siehe auch
Tafel 25

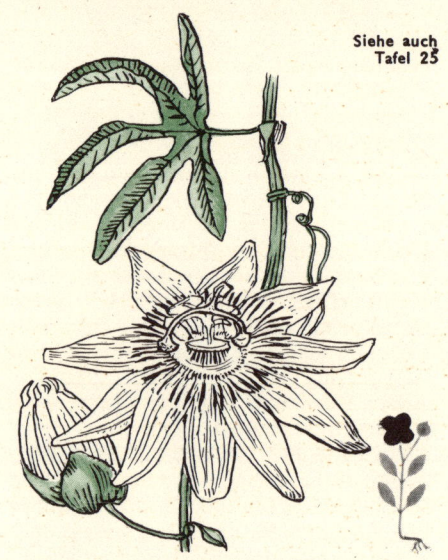

Die eigenartige Form der Blüte der Passionsblume wird in ihren Einzelteilen als
Sinnbild der Marterwerkzeuge Christi ge-
deutet. Die Rote Passionsblume, die in den
Antillen vorkommt, rühmt man wegen
ihrer beruhigenden Wirkung, die nach
Berichten fast an jene des Morphiums her-
anreichen soll. Die in Westindien und Südamerika heimische Blasse Passionsblume
(Passiflora pallida) ist harn- und schweißtreibend. Die Blaue Passionsblume kommt
in Peru und Brasilien wildwachsend vor.
Fertige Präparate, die Passionsblumenaus-
züge enthalten (vor allem Blütenauszüge),
werden als Beruhigungsmittel verwendet.

Rezepte: Fertigpräparate nach Anweisung
    des Arztes; meist zu längeren Kuren

Vorsicht! Vergiftung möglich!

Petersilie

(Petroselinum sativum —
Apium Petroselinum)

Peterle
Peterling

Fundort: vorwiegend angepflanzt
Größe: 60 bis 90 cm
Blütezeit: Juni und Juli
Günstige Ernte: Mai und Juni (Kraut und
   Wurzel), August und September (Samen)
Verwendbare Pflanzenteile: Kraut, Wurzel,
   Samen
Hauptanzeigen: harntreibend, milchför-
   dernd
Zubereitung: Petersilwasser, Abkochung,
   Aufguß, ätherisches Öl

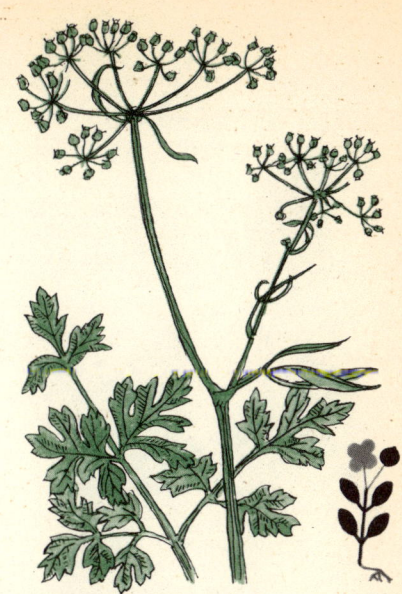

Die als Küchenpflanze allgemein bekannte
Petersilie ist auch ein stark wirkendes Heilkraut. Es ist völlig zu Unrecht aus dem
Arzneischatz fast verschwunden. Die Petersilie enthält in allen Pflanzenteilen ein
ätherisches Öl, *Oleum Petroselini*, dessen
wirksamster Bestandteil der Petersilien-
kampfer (Apiol) ist. Das ätherische Öl wird
hauptsächlich aus der Frucht gewonnen.
Außer Vitamin C sind dort keine stark
wirkenden Substanzen enthalten.

Schon in kleinen Mengen (nur diese dürfen
verwendet werden!) wirkt das Petersilienöl stark harntreibend. Da auch Vergiftungen möglich sind, die vor allem bei nicht
reinen Präparaten zu befürchten wären,
darf das Petersilienöl nur genau nach Verordnung verwendet werden. Interessant ist,
daß schon im 13. Jahrhundert der Petersilie steintreibende Wirkung zugeschrieben
wurde. Man führte dies auf die Verbindung *petros* = griechisch Stein, zurück.
Petersilienwasser beschafft man sich am besten aus der Apotheke. Abkochungen des
Krautes und der Wurzel kann man selbst
herstellen. Neben der oben erwähnten
harntreibenden Wirkung ist die Petersilie
auch appetitanregend, verdauungsfördernd
und windtreibend.

Der frische Preßsaft wird gegen Sommersprossen empfohlen, das frische, zerquetschte Kraut als erste Hilfe gegen
Mücken- oder andere Insektenstiche.

Rezepte:

Petersilienwasser *(aqua Petroselini)*: aus der
   Apotheke; eßlöffelweise
Abkochung des Krautes: 1 Eßlöffel des fein
   zerkleinerten Krautes oder der fein zer-
   kleinerten Wurzel auf ¼ l Wasser; Ta-
   gesmenge
Abkochung der Früchte: 1 Teelöffel der
   Früchte auf 1 Tasse Wasser
Aufguß: etwa 25 Gramm vom frischen
   Kraut mit ¼ l siedendem Wasser auf-
   gießen; Tagesmenge 1 Tasse
Preßsaft: dreimal täglich eine Mokkaschale
   (frisch)

Vorsicht! Giftig!

Pfaffenhütchen

(Euonymus europaeus)
Pfaffenröschen
Spindelbaum

Fundort: Wälder, Gebüsche, Hecken; auch
   im Gebirge
Größe: bis 6 m
Blütezeit: Mai und Juni
Günstige Ernte: Juli
Verwendbare Pflanzenteile: Früchte
Hauptanzeigen: äußerlich gegen Ungeziefer
Zubereitung: Pulver (Apotheke)

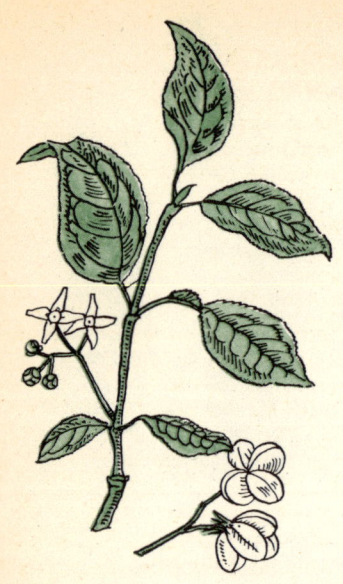

Pfefferminze
(Mentha piperita)

Edelminze
Hausminze

Fundort: angebaut
Größe: 50 bis 80 cm
Blütezeit: Juni bis August
Günstige Ernte: Juni und Juli, September
Verwendbare Pflanzenteile: Blätter, vor und nach der Blüte
Hauptanzeigen: krampflösend, appetitanregend, blähungswidrig, äußerlich kühlend; Koliken, Magenkatarrh
Zubereitung: Aufguß, Öl, Spiritus

Die Pfefferminze ist eine der wenigen Heilpflanzen, die man auch in den Lehrbüchern der strengen Schulmedizin findet. Sie enthält als wichtigsten Wirkstoff ein ätherisches Öl, das *Oleum Menthae piperitae*, dessen Hauptwirkstoff Menthol ist. Am reichsten ist der Gehalt an ätherischem Öl knapp vor der Blüte. Er ist — wie ja überhaupt der Wirkstoffgehalt — sehr vom Boden, von der Düngung, Sonnenbestrahlung usw. abhängig.

Wenn man ein Blatt der Pfefferminze in den Mund nimmt, so hat es einen meist brennenden, aromatischen Geschmack und

Das Pfaffenhütchen enthält einen Bitterstoff, Harz, Farbstoffe und Gerbstoff. Früher wurde das Pulver des Pfaffenhütchens viel als Insektenpulver verwendet. Die Vergiftungserscheinungen (es wurde sogar von Todesfällen berichtet), die nach versehentlichen Einnahmen auftreten, führt man auf den chemisch noch nicht genau bekannten Bitterstoff zurück. Die Vergiftungserscheinungen treten erst nach vielen Stunden auf, wodurch die Gefahr natürlich wesentlich erhöht wird.

Das Pulver des Pfaffenhütchens als Insektenvernichtungsmittel wird heute durch das Präparat DDT ersetzt, welches viel besser wirkt. DDT ist für den Menschen praktisch ungiftig. Allerdings sind auch schon Todesfälle nach versehentlicher Einnahme größerer Mengen DDT bekannt geworden.

Fallweise wird der Arzt das Pulver des Pfaffenhütchens noch gegen Krätzmilben verordnen.

Ein Gebrauch des Pulvers oder der Früchte als „Hausmittel", wie dies noch manchmal empfohlen wird, ist absolut zu vermeiden!

Rezepte: nur Arzt und Apotheke!

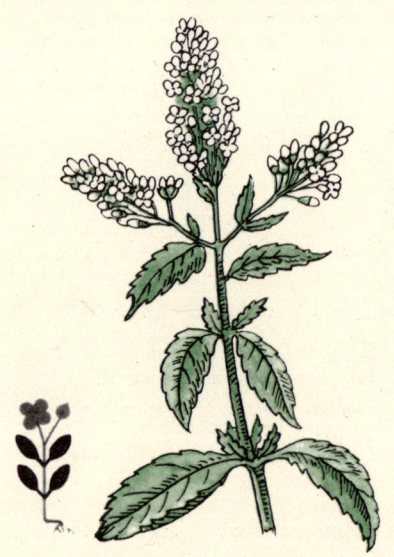

hinterläßt ein Kältegefühl. Dieses Kältegefühl beruht darauf, daß die kälteempfindlichen Nerven der Zunge vom Menthol gereizt werden. Menthol wirkt örtlich auch schwach schmerzbetäubend, und zwar auf der Haut ebenso wie auf der Schleimhaut. Es wird daher zu Pinselungen bei Katarrhen, in juckreizlindernden Salben und als Badezusatz bei juckenden Ekzemen usw. verwendet. Auch zur Geschmacksverbesserung wird Menthol den verschiedensten Rezepten beigegeben.

Bekannt ist die schleimhautabschwellende Wirkung des Menthols bei Schnupfen. Das ätherische Öl der Pfefferminze wirkt nachgewiesenermaßen krampflösend und galletreibend; noch besser als das Öl wirkt der Gesamtextrakt des ganzen Krautes. — Als Wurmmittel wird die Pfefferminze nicht mehr verwendet.

Andere Minzenarten sind die Krauseminze (*Mentha crispa*), die Ackerminze (*Mentha arvensis*), die Roßminze (*Mentha longifolia*) und die Wasserminze (*Mentha aquatica*, Seite 346 f.). Alle enthalten mehr oder weniger ätherisches Öl und verschiedene andere Wirkstoffe, die zum Teil noch nicht erforscht sind. Die Feldminze (Bo-ho) wurde früher in China gegen Darmbeschwerden und Nervenschmerzen empfohlen.

Nicht uninteressant ist es, den Weg der Pfefferminze aus dem Fernen Osten, wo sie in Klöstern und Tempelheilstätten lange vor Christi Geburt als geachtete Heilpflanze verwendet wurde, in unsere Breiten zu verfolgen. In Europa wurde sie erstmals in England gegen 1690 kulturell angebaut und kam Ende des 18. Jahrhunderts über Holland nach Deutschland.

Rezepte:

Aufguß: 1 Teelöffel getrocknete Pfefferminzblätter mit 1 Tasse siedendem Wasser aufgießen

Öl: 3 bis 4 Tropfen auf 1 Stück Zucker, mit heißem Tee übergießen

Mentholspiritus: in ein bis zweiprozentiger Lösung bei Hautjucken

Salbe (Apotheke): zum Kühlen und Juckreiz lindern

Badezusatz: Öl in Badesalz und anderen Fertigpräparaten

Vorsicht! Vergiftung möglich!

Gemeiner Porst
(Ledum palustre)

Brauerkraut
Gichttanne
Hartheide
Kienrost
Mottenkraut
Wilder Rosmarin
Sumpfporst
Wanzenkraut

Fundort: vorwiegend in Torfmooren, Wäldern und an feuchten Felsen

Größe: 60 bis 150 cm

Blütezeit: Mai bis Juli

Günstige Ernte: Mai und Juni

Verwendbare Pflanzenteile: Blätter, blühende Triebe

Hauptanzeigen: harn- und schweißtreibend, schleimlösend

Zubereitung: Kaltauszug, Aufguß, Sirup

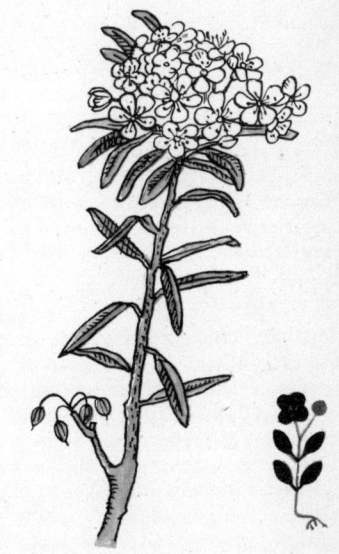

Der Gemeine Porst war früher offizinell und enthält in seinem ätherischen Öl vor allem die Substanz Ledol, den Porstkampfer, der bei verhältnismäßig einfacher chemischer Behandlung Azulen abspaltet. Über Azulene siehe Kamille, Seite 258 f.

Sein betäubend gewürzhafter Geruch macht auch eine Verwendung als Mittel gegen Ungeziefer möglich. Dies hat ihm dem Namen Läusekraut, Schabenkraut, Mottenkraut, Wanzenkraut usw. eingetragen. Außer dem Porstkampfer befindet sich in dem ätherischen Öl noch Arbutin (siehe Bärentraube, Seite 191) und Gerbstoff.

Die Brauer früherer Jahrhunderte haben dem Bier Sumpfporst zugesetzt, um es berauschender zu machen. Dabei kam es manchmal zu Vergiftungen. Aber auch bei Überdosierung als Reizmittel können Vergiftungen eintreten. Der Sumpfporst war früher als *Herba Ledi palustris* offizinell und wird auch heute noch von manchem Arzt als schweiß- und harntreibendes Mittel verschrieben. Bei Rheumatismus und Gicht kann ebenfalls ein Kaltauszug von Sumpfporst versucht werden.

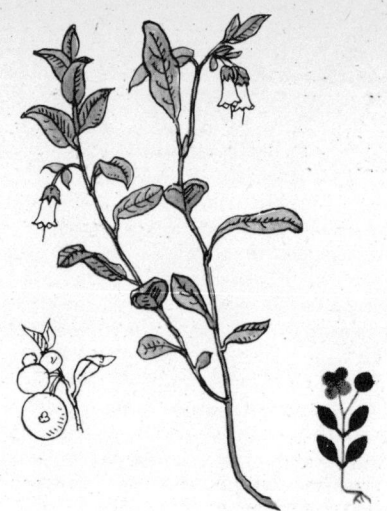

Rezepte:

Aufguß: 3 Gramm der getrockneten Blätter mit 100 Gramm siedendem Wasser aufgießen; Tagesmenge

Kaltauszug: 3 Gramm mit der gleichen Menge Wasser kalt ansetzen, 10 Stunden ziehen lassen; Tagesmenge

Auch als Sirup wird eine Porstzubereitung gegen Husten und Heiserkeit verwendet.

Preiselbeere

(Vaccinium vitis idaea)

Wilder Buchs
Kronsbeere
Rauschbeere
Steinbeere

Fundort: lichte Nadelholzwaldungen mit trockenem Boden
Größe: 10 bis 25 cm
Blütezeit: Mai bis August
Günstige Ernte: Mai bis Juli
Verwendbare Pflanzenteile: Blätter und Beeren
Hauptanzeigen: Blasenleiden, Vitaminspender (A und C)
Zubereitung: Aufguß, Kaltauszug; eingemacht

Die Blätter der Preiselbeere enthalten ebenso wie die Bärentraube (Seite 191 f.) das Glykosid Arbutin, das sich im Körper spaltet und dabei einen desinfizierenden Stoff ergibt. Weiter enthalten die Blätter etwas Gerbstoff. Sie können bei Verwendung der doppelten Menge als Ersatz für die Bärentraube verwendet werden. Der frische Preßsaft der Beeren ist vor allem Vitamin-C-reich, enthält aber auch Vitamin A.

Rezepte:

Aufguß: 1 Eßlöffel mit 1 Tasse siedendem Wasser aufgießen

Kaltauszug: die gleiche Menge 10 Stunden lang ziehen lassen

Purpurweide

(Salix purpurea)

Fundort: feuchte Wiesen, Fluß- und Bachufer
Größe: 1 bis 6 m
Blütezeit: März und April
Günstige Ernte: April und Mai
Verwendbare Pflanzenteile: Rinde
Hauptanzeigen: Fieber
Zubereitung: Abkochung, Kaltauszug, Pulver

Im wesentlichen enthält die Purpurweide die gleichen Wirkstoffe wie die Silberweide *(Salix alba*, Seite 322 f.). Daneben enthält sie ein Glykosid, welches sonst in der Schwarzpappel gefunden wird. Im Gegensatz zur Rinde der Silberweide, die etwa 10 Prozent

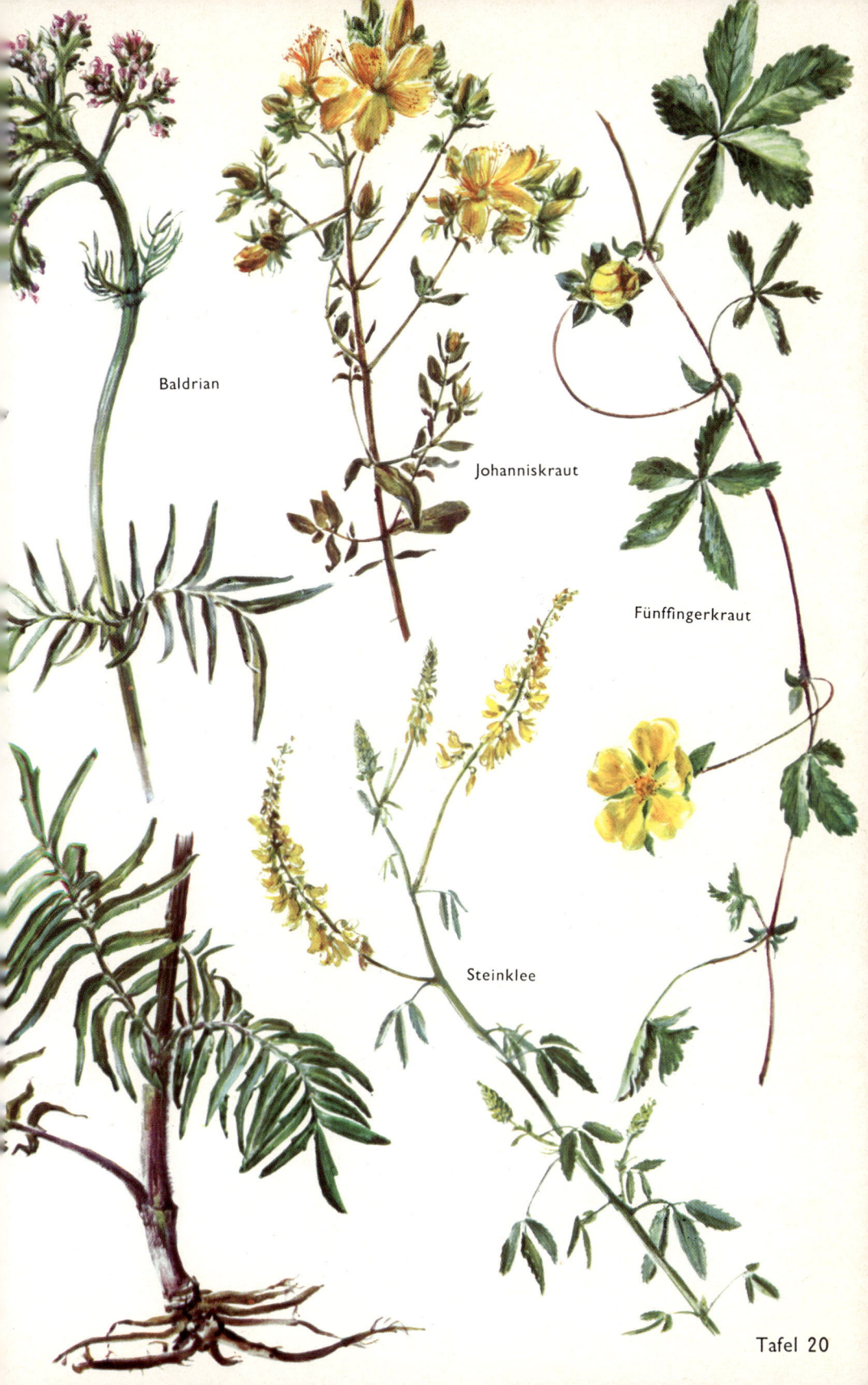

Baldrian

Johanniskraut

Fünffingerkraut

Steinklee

Tafel 20

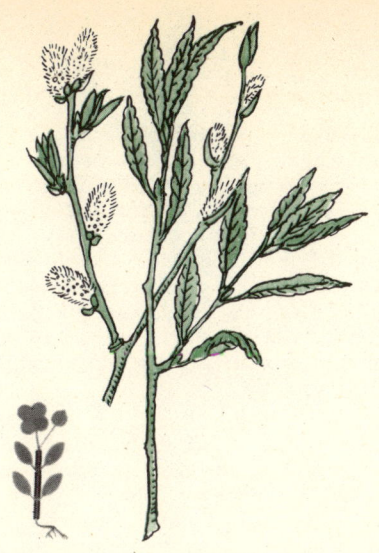

wendet. Der Wurzelstock war früher offizinell. Er enthält vor allem Schleimstoffe, womit die reizmildernde Wirkung erklärt ist, daneben Zucker, Saponin, etwas ätherisches Öl, Glykoside, Kieselsäure und verhältnismäßig viel Eisen. Die leicht harntreibende („blutreinigende"!) Wirkung dürfte auf das Saponin zurückzuführen sein.

Durch den verhältnismäßig hohen Gehalt an Kohlehydraten ist die Quecke auch ein — allerdings wenig gebrauchtes — Nahrungsmittel.

Sie wird empfohlen bei rheumatischen und Gichtbeschwerden, als schweißtreibendes Mittel und bei Katarrhen der oberen Luftwege, Magenbeschwerden und Durchfällen. Von all den vielen Anzeigen, die noch Leberkrankheiten, Milzleiden usw. einschließen, werden wahrscheinlich höchstens jene einer kritischen Prüfung standhalten, die durch Schleimstoffe und eventuell durch Saponin und die ätherischen Öle zu behandeln sind. Das wäre vor allem die Förderung der Harnabgabe, ferner auch die Reizmilderung bei verschiedensten Katarrhen, sei es nun bei Bronchitis oder Magenschleimhautentzündung.

Gerbstoff enthält, enthält die Rinde der Purpurweide nur 2 Prozent.

Rezepte: wie bei Silberweide (*Salix alba*, Seite 322 f.).

Echte Quecke

(*Agropyrum repens, Triticum repens*)

Graswurzel
Hundsgras
Schließgras

Fundort: als Unkraut auf Wegen, Weiden, Äckern, im Gartenland
Größe: 50 bis 125 cm
Blütezeit: Juni bis August
Günstige Ernte: März bis Mai, September und Oktober
Verwendbare Pflanzenteile: Wurzelstock
Hauptanzeigen: reizmildernd, auflösend, „blutreinigend"
Zubereitung: Abkochung, Fluidextrakt, Kaltauszug, Saft

Der Wurzelstock der Quecke zieht sich waagrecht unter dem Boden hin und erreicht beachtliche Längen. Die unscheinbaren grünlichen, ährenförmigen Blüten und das Kraut werden weder in der Volksmedizin noch sonst als Heilmittel ver-

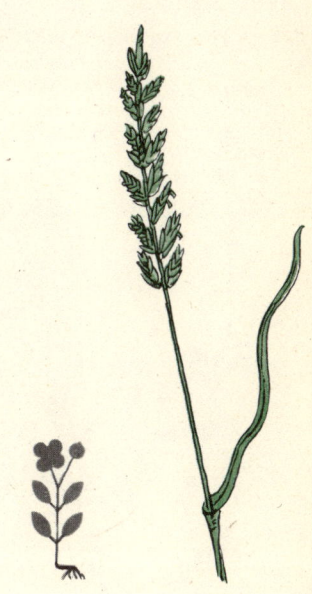

297

Rezepte:

Abkochung: 1 Teelöffel des zerkleinerten und getrockneten Wurzelstockes mit ¼ l Wasser aufkochen, einige Minuten ziehen lassen, abseihen; Tagesmenge 1 bis 2 Tassen

Empfohlen wird auch eine Mischung des Kaltauszuges (die gleiche Menge zwölf Stunden kalt ziehen lassen) und eines heißen Aufgusses.

Der Saft wird dreimal täglich eßlöffelweise genommen.

Quendel

(Thymus serpyllum)

Feldkümmel
Feldthymian
Gundelkraut
Gundling
Marienbettstroh
Rainkümmel
Wurstkraut

Fundort: trockene Hänge, Waldblößen, Triften, Sand, Heide; kommt bis über 3000 m vor

Größe: bis 20 cm

Blütezeit: Juli bis September

Günstige Ernte: Juli und August

Verwendbare Pflanzenteile: blühendes Kraut

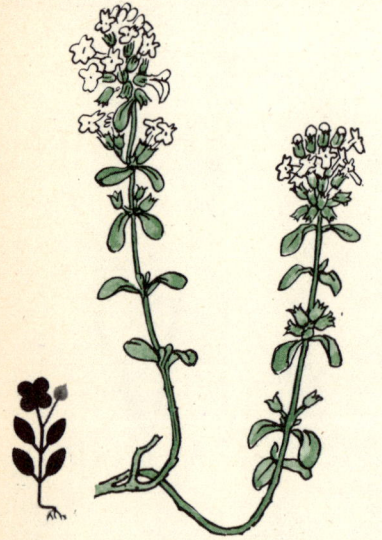

Hauptanzeigen: Husten, Keuchhusten, Magen-Darmkatarrh

Zubereitung: Aufguß, Badezusatz

Der Quendel enthält wie sein Verwandter, der Thymian, ein ätherisches Öl, in dem auch Thymol, allerdings in wesentlich geringeren Mengen, zu finden ist. Ferner wurden ein Bitterstoff, Gerbstoff und ein wirksamer Farbstoff nachgewiesen.

Quendel wird gegen Erkrankungen der Luftwege, bei leichtem Magen-Darmkatarrh, aber auch gegen krampfhafte Zustände, schmerzhafte Menstruation usw. empfohlen. Über das Thymol siehe Thymian, Seite 338.

Rezepte:

Aufguß: 1 bis 2 Teelöffel mit ¼ l siedendem Wasser aufgießen; täglich 2 Tassen warm zu trinken

Badezusatz: 100 Gramm Blüten für 1 Vollbad

Vorsicht! Vergiftung möglich!

Rainfarn

(Chrysanthemum vulgare, nach älterer Bezeichnung *Tanacetum vulgare)*

Heilwurz
Raingerte
Wurmkraut
Wurmtod

Fundort: Raine, Wiesen, Waldränder, Hecken, Dämme, Ödland

Größe: 60 bis 120 cm

Blütezeit: Juli bis September

Günstige Ernte: Juli bis September

Verwendbare Pflanzenteile: Blüten, Blätter

Hauptanzeigen: Wurmmittel

Zubereitung: nur nach ärztlicher Verordnung

Der wesentliche Wirkstoff des Rainfarns ist im ätherischen Öl, dem *Oleum Tanaceti,* das unangenehm nach Thujon riecht und bitterscharf und würzig schmeckt, enthalten.

Die Blüten und Blätter ergeben als zehnprozentige Abkochung ein schwach wirkendes Wurmmittel gegen Spulwürmer und Madenwürmer. Bei Madenwürmern kann auch ein Einlauf versucht werden.

Auf der Haut wirkt das Rainfarnöl leicht

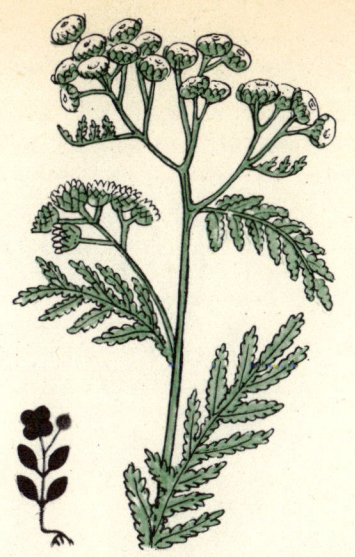

reizend und kann ähnlich wie Senfzubereitungen verwendet werden. Wegen der möglichen Vergiftungsgefahr ist man aber von dieser Verwendung zum größten Teil abgekommen. Überhaupt tritt der Rainfarn sowohl gegenüber den pflanzlichen als auch den sonstigen Wurmmitteln ziemlich in den Hintergrund.

Vergiftungen mit Rainfarn sind möglich und äußern sich in Erbrechen, Leibschmerzen, Magen-Darmbeschwerden und bei stärkeren Mengen in Bewußtlosigkeit. Die Atmung wird rascher, der Puls unregelmäßig. Nieren- und Leberschädigungen sind möglich.

Erste Hilfe: siehe Abendländischer Lebensbaum, *Thuja occidentalis*, Seite 271 f.

Rezepte: ausschließlich nach ärztlicher Verordnung zu nehmen

Vorsicht! Vergiftung möglich!

Raute

(Ruta graveolens)

Gartenraute
Weinraute

Fundort: angepflanzt
Größe: 30 cm bis 1 m
Blütezeit: Juni bis August
Günstige Ernte: Juni bis August

Verwendbare Pflanzenteile: frische Blätter vor dem Blühen oder blühendes Kraut
Hauptanzeigen: nervöse Herzbeschwerden, Rheumatismus
Zubereitung: Aufguß, Kaltauszug

Die Raute findet man häufig in Gärten Mittel- und Süddeutschlands. Sie hat einen eigenartig aromatischen Geruch. Der frische Preßsaft wirkt örtlich reizend und ruft innerlich — unverdünnt genommen — eine deutliche Magen- und Darmentzündung hervor. Die Pflanze enthält ein wohlriechendes, gelbgefärbtes ätherisches Öl, das angenehm duftende Cumarin, und vielleicht auch geringe Mengen Azulen (Cham-Azulen haben wir bei der Kamille, Seite 258 f., kennengelernt). Cumarin findet sich in vielen Pflanzen, die miteinander nicht verwandt sind, so zum Beispiel in den Leguminosen, in den Rutazeen, in den Rosengewächsen und anderen. In größeren Dosen führt es zu Vergiftungserscheinungen, die durch Kopfschmerzen, Schwindel, Erbrechen, Übelkeit und erhöhtes Schlafbedürfnis gekennzeichnet sind. Schwere Vergiftungen sind an sich nicht zu befürchten, da der Cumarin-Gehalt der Raute verhältnismäßig gering ist und erst etwa 3 Gramm Cumarin deutliche Vergiftungserscheinungen verursachen. Trotzdem kann es aber bei übermäßigem Rau-

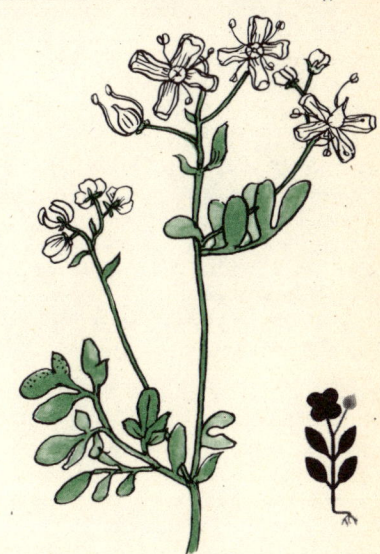

ten- oder Waldmeistergenuß *(Asperula odorata*, Seite 344) zu heftigen Kopfschmerzen, eventuell auch zu Erbrechen kommen. Auch das Schlafen in stark duftendem Heu kann Kopfschmerzen verursachen, die auf den Cumaringehalt zurückzuführen sind.

Die Weinraute wird auch gegen Sehschwäche empfohlen. Dabei sollen angeblich die kleinen Muskelchen, die die Linse des Auges in die richtige Stellung bringen, durch die Wirkstoffe der Raute gestärkt werden. Hauptsächlich aber wird die Raute gegen nervöses Herzklopfen verwendet sowie gegen Gicht und Rheuma. Vor allem das Herzklopfen in den Wechseljahren bei Frauen wird häufig durch Rautentee günstig beeinflußt.

Bei Nachlassen der Geschlechtskraft soll die Raute ebenfalls gute Dienste leisten.

Vor allem im Juli enthalten die Blätter verhältnismäßig viel Rutin, einen Stoff, dem auch von der Schulmedizin starke gefäßdichtende Wirkung zugeschrieben wird. Rutin wird von vielen Ärzten zur Verhinderung von Blutungen bei brüchigen Gefäßen, besonders auch zur Verhütung von Schlaganfällen verordnet. In größeren Dosen führt Rutin auch zur Blutdrucksenkung.

Überempfindliche Personen können durch Genuß von Rautentee eine Hautentzündung bekommen. — Die früher empfohlene Anwendung der Raute bei Epilepsie ist heute unter keinen Umständen mehr gerechtfertigt.

Rezepte:

Aufguß: 1 Teelöffel getrocknetes, zerkleinertes Kraut wird mit 1 Tasse siedendem Wasser aufgegossen

Kaltauszug: 1 Teelöffel mit 1 Glas kaltem Wasser 10 Stunden ziehen lassen, abseihen; Tagesmenge

Für Schwangere sind alle Rautenzubereitungen verboten!

Rettich

(Raphanus sativus)

Fundort: gepflanzt
Größe: 20 cm bis 1 m
Blütezeit: Mai bis Juli
Günstige Ernte: Juni bis September

Verwendbare Pflanzenteile: Wurzel
Hauptanzeigen: harntreibend, krampflösend, stuhlfördernd
Zubereitung: Preßsaft der Wurzel (scheibenförmig oder gerieben)

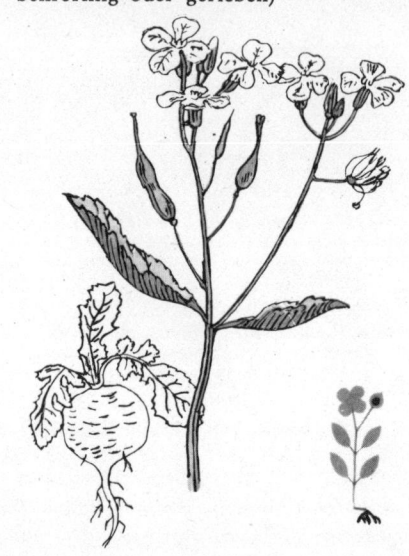

Unter den vielen Retticharten ist wahrscheinlich der Schwarze Rettich der wirksamste. Er wird vor allem bei chronischem Bronchialkatarrh und bei Darmkatarrh empfohlen. Er soll auch gegen Gallensteine wirksam sein. Nebenher wird er gegen Schlaflosigkeit, Kopfschmerzen, Blähungen und Durchfall empfohlen. Allerdings löst er manchmal auch Blähungen aus.

Rettichsaft ist ebenfalls bei chronischem Bronchialkatarrh zu empfehlen. Da auch fein geschnittener Rettich manchmal Verdauungsstörungen hervorruft, reibt man ihn am besten am Reibglas.

Im übrigen ist der Rettich eine vitaminreiche Gemüsepflanze. Besonders das Radieschen — die kleine Abart des Rettichs — zählt zu jenen Pflanzen, die mit Erfolg gegen Frühjahrsmüdigkeit angewendet werden können.

Rezepte:

Preßsaft: $1/8$ l Saft mit der entsprechenden Menge Honig abtreiben; dreimal täglich 1 bis 2 Eßlöffel

300

Rhabarber

(Rheum palmatum)

Fundort: angepflanzt, heimisch in Tibet und China
Größe: je nach Art bis über 1½ m breit und 1 m hoch
Blütezeit: Juni und Juli
Günstige Ernte: September und Oktober (Wurzel), Mai und Juni (Stengel)
Verwendbare Pflanzenteile: Wurzel, zum Kompott Stengel
Hauptanzeigen: Stuhlverstopfung und Durchfälle
Zubereitung: Pulver, Kompott

Neben dem in China und Tibet heimischen Handförmigen Rhabarber gibt es eine große Zahl anderer Sorten, die im wesentlichen die gleichen Stoffe in etwas anderer mengenmäßiger Verteilung enthalten. Das Deutsche Arzneibuch zählt sowohl den Chinarhabarber als auch die in Europa gezogene Form auf. Die Wurzel enthält Glykoside, einen noch nicht näher bekannten Stoff mit abführenden Eigenschaften und verhältnismäßig reichlich Gerbstoffe. Aus den Eigenschaften der Inhaltsstoffe erklärt sich auch, daß man die

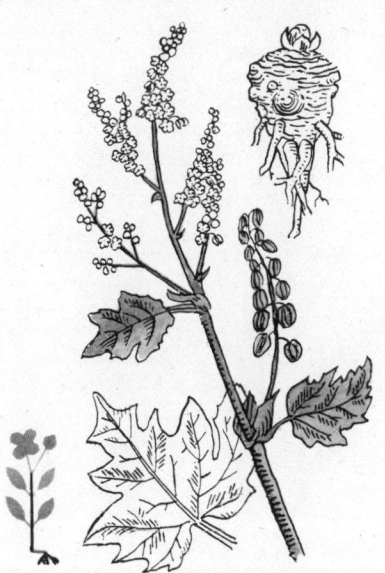

Rhabarberwurzel sowohl gegen Durchfälle (in kleinen Mengen) als auch gegen Stuhlverstopfung (in großen Mengen) verwenden kann. Man gibt etwa 1 Messerspitze voll, um Durchfälle zu beeinflussen, und wesentlich größere Mengen (½ bis 1 Teelöffel) des Pulvers oder der frischen geschabten Wurzel als Abführmittel. Im Arzneibuch wird noch ein Extrakt aus der Rhabarberwurzel aufgezählt, der bei entsprechender, vom Arzt verordneter Dosierung ebenfalls sowohl zur Bekämpfung von Durchfällen als auch zur Erzeugung von Stuhlgang verwendet werden kann.
Ein wäßriger Auszug der Rhabarberwurzel kann auch als appetitanregendes Mittel verwendet werden.

Rezepte:

Auszug: zwei- bis dreimal täglich 1 Eßlöffel als Abführmittel und zwei- bis dreimal täglich 1 Teelöffel als magenkräftigendes Mittel
Rhabarberkompott vom Gartenrhabarber hat mild abführende Wirkung und wird aus den Stengeln zubereitet. Die frische Pflanze soll nicht roh gegessen werden.

Ringelblume

(Calendula officinalis)

Feminell
Gartenringelblume
Ringelrose
Studentenblume
Totenblume

Fundort: angebaut
Größe: 30 bis 50 cm
Blütezeit: Juni bis Oktober
Günstige Ernte: Juni bis August
Verwendbare Pflanzenteile: Blüten
Hauptanzeigen: schwach abführend, krampflösend; Wundbehandlung
Zubereitung: Preßsaft, Tinktur, Salbe

Die Blüte der Ringelblume, auch Ringelrose genannt, wurde und wird vielfach auch noch als Ersatz für den Safran verwendet (siehe Seite 307). Sie hat einen starken, unangenehmen Geruch und wird als „zerteilend", kühlend und auflösend bezeichnet.

Siehe auch
Tafel 3

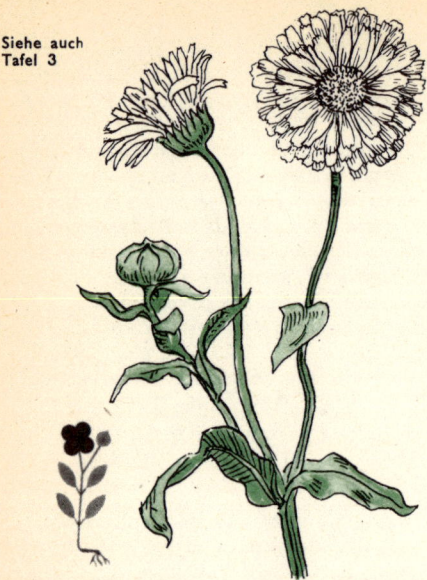

Feld-Rittersporn

(Delphinium consolida)

Acker-Rittersporn
Hafergiftblume
Lerchenklaue

Fundort: Wegränder, Getreidefelder, Äcker
Größe: bis 30 cm
Blütezeit: Juni bis August
Günstige Ernte: Juni bis August
Verwendbare Pflanzenteile: blühendes
 Kraut
Hauptanzeigen: wurmtötend, abführend
Zubereitung: Aufguß

Unter dem Namen *Herba consolidae regalis*
war der Feld-Rittersporn früher offizinell.
Er enthält ein Alkaloid, das ähnlich wie das
Aconitin des Blauen Eisenhutes wirkt. Es
kann zu Herzbeschwerden, Blutdrucksenkung und anderen Kreislauferscheinungen
führen. — Vergiftungen sind nicht zu befürchten.

Wegen der nur schwach wurmwidrigen
Wirksamkeit wurde die Verwendung in
der Schulmedizin wieder aufgegeben. In
der Homöopathie hat sich der Feld-Rittersporn noch als mildes Abführmittel erhalten. Da wir heute ungiftige wurm-

Ringelrosenschmalz ist ein allgemein beliebtes Volksmittel bei schlecht heilenden
Wunden und wird in jüngster Zeit auch
wieder von der Schulmedizin verwendet.
Der Effekt des Ringelrosenschmalzes
wird durch das Zusammenwirken des
ätherischen Öls mit einigen anderen Stoffen,
die auch in der Arnika enthalten sind, erklärlich. Es handelt sich dabei vor allem
um Farbstoffe, die in der Blüte vorkommen
und zum Teil dem Vitamin A nahestehen.
Am besten bereitet man das Ringelrosenschmalz aus ganz frischen Blüten mit gewöhnlichem Schweineschmalz. Man kann
es aber auch aus der Apotheke beziehen,
wo es mit Wollfett hergestellt wird.

Zur innerlichen Verwendung wird eine
Tinktur der Ringelblume verschrieben, die
aus frischen Blüten hergestellt wird und
bei Magenschleimhautkatarrh sowie bei
Menstruationsstörungen wirksam sein soll.
Die Anwendung ist ähnlich wie bei Arnika.

Rezepte:

Tinktur: nach Verordnung des Arztes, verdünnt auch auf Wunden zu verwenden
Salbe: etwa 5 Gramm Blütensaft auf
 30 Gramm Fett
Saft: aus Kraut und Blüten; teelöffelweise
 nehmen. Immer frisch bereiten!

Siehe auch
Tafel 15

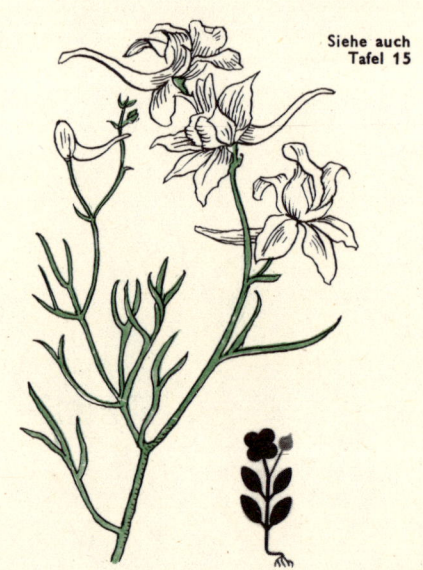

302

widrige Medikamente kennen und auch an Abführmitteln kein Mangel ist, — im Gegenteil, es wird viel eher Mißbrauch auch mit pflanzlichen Abführmitteln getrieben! — so kommt die Verwendung des Feldrittersporns als Heilpflanze wohl nur selten in Frage. Wenn er aber angewendet wird, dann nur über ausdrückliche Verordnung des Arztes.

Rezepte:
Aufguß: 1 Teelöffel des getrockneten und zerkleinerten Krautes mit 1/4 l siedendem Wasser aufgießen, fünf Minuten stehen lassen, abseihen; Tagesmenge
Die homöopathischen Zubereitungen nach Verordnung des Arztes

Ritzen
(Plantago alpina)
Ritz
Alpiner Wegerich
Fundort: Alpen über 1600 m
Größe: 10 bis 15 cm
Blütezeit: Juni bis August
Günstige Ernte: Juni und Juli
Verwendbare Pflanzenteile: Blätter und Blüten

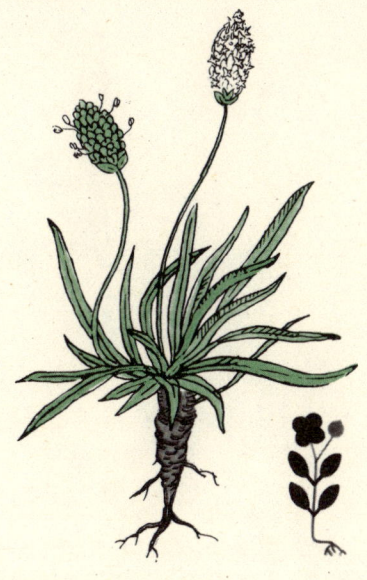

Hauptanzeigen: wie bei den anderen Wegericharten, zum Beispiel Spitzwegerich, *Plantago lanceolata*, Seite 323 f.
Zubereitung: wie Spitzwegerich, Seite 323 f.
Der Alpine Wegerich oder Ritzen wird als die wirksamste Pflanze unter den Wegericharten bezeichnet. Beweise für diese Behauptungen fehlen, doch kann uns der Alpine Wegerich ebenso wie die anderen Wegericharten jedenfalls auf Ausflügen ein gutes Mittel zur ersten Hilfe bei Insektenstichen usw. sein.
Rezepte: wie Spitzwegerich, Seite 324

Vorsicht! Vergiftung möglich!

Rosmarin
(Rosmarinus officinalis)
Fundort: gepflanzt
Größe: bis 2 m
Blütezeit: Juli und August, im Süden früher
Günstige Ernte: Juni bis August
Verwendbare Pflanzenteile: Blätter
Hauptanzeigen: bei Rheuma usw. (äußerlich als schmerzstillende Salbe)
Zubereitung: Salbe (Apotheke), Badezusatz
Rosmarin wird zwar noch immer als Tee oder auch als Rosmarinwein gegen Magen- und Darmstörungen, bei Krämpfen, Regelbeschwerden usw. empfohlen. Von einer solchen Verwendung ist jedoch abzuraten, da das in den Blättern enthaltene Rosmarinöl schon in verhältnismäßig geringen Mengen giftig wirkt. Rosmarin enthält verschiedene Kampferarten, das schon erwähnte ätherische Öl und einen Gerbstoff. Das Rosmarinöl, im Deutschen Arzneibuch offizinell, ist eine farblose oder schwach gelbliche Flüssigkeit von kampferartigem Geruch und bitter würzigem Geschmack. Bei längerem Gebrauch kann es zu chronischen Nierenschäden kommen.
Rosmarin wird wegen seiner giftigen Nebenwirkung in der Heilkunde ausschließlich zur äußeren Anwendung benützt. Er kommt unter anderem im Opodeldok vor, einer vorwiegend gegen Rheumatismus verwendeten Einreibung. Opodeldok besteht aus medizinischer Seife, Kampfer, Weingeist, Thymianöl, Rosmarin-

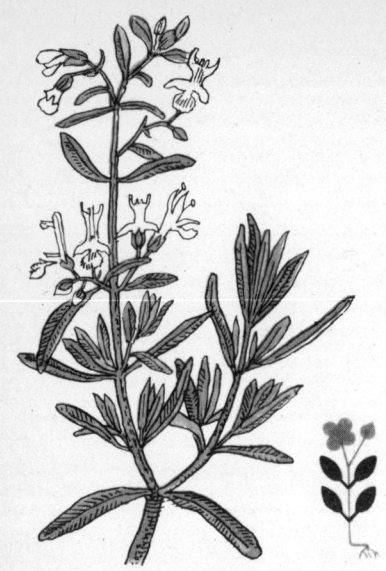

öl und Ammoniakflüssigkeit und ist eine feste, fast farblose, opalisierende Masse, die stark nach Kampfer riecht.

Von Kneipp wird Rosmarinöl als Badezusatz für Herzkranke empfohlen.

Mißbräuchliche Verwendung des Rosmarins als Abtreibmittel führt zu schweren Vergiftungen!

Rezepte: Salben und andere Zubereitung nur nach Verordnung des Arztes!

Roßkastanie

(Aesculus hippocastanum)
Wilde Kastanie

Fundort: gepflanzt
Größe: 15 bis 25 m
Blütezeit: Mai und Juni
Günstige Ernte: Mai bis August (Blätter), September und Oktober (Früchte), März, September und Oktober (Rinde)
Verwendbare Pflanzenteile: Blätter, Früchte, Rinde
Hauptanzeigen: Krampfadern, Bronchitis
Zubereitung: Abkochung, Pulver, Tinktur, Salbe, Badezusatz, Tee

Die jetzt allgemein verbreitete und jedermann bekannte Roßkastanie stammt eigentlich aus Nordgriechenland. Sie wurde 1576 von Clusius nach Wien gebracht und verbreitete sich von hier über ganz Mitteleuropa. Sie ist in vielen Fällen ein ausgezeichnetes Heilmittel gegen Krampfadern, Unterschenkelgeschwüre und Hämorrhoiden. Eine wissenschaftliche Erklärung für die nachgewiesene Wirkung bei Krampfadern steht noch aus. — Kastanienpräparate sowohl in Tropfenform als auch als Salben sind in der Apotheke erhältlich.

Aesculin, ein cumarinähnlicher Stoff, konnte in der Rinde der Kastanienzweige nachgewiesen werden. Außerdem enthält die Kastanie verschiedene Gerbstoffe, vor allem Tannin.

Wegen ihres Saponingehaltes wird die Kastanie auch als schleimförderndes Mittel bei Bronchitis empfohlen. — Ihr Gerbstoffgehalt rechtfertigt die Verwendung als Mittel gegen Durchfall.

Rezepte: (nur aus der Apotheke):

Pulver: täglich 2 bis 3 Messerspitzen bei Durchfall, Krampfadern, Hämorrhoiden

Aufguß: 1 Teelöffel Rinde von den Zweigen mit 2 Tassen siedendem Wasser aufgießen

Badezusatz: 1 kg zerkleinerte Früchte mit Wasser aufkochen und dem Bad beimengen

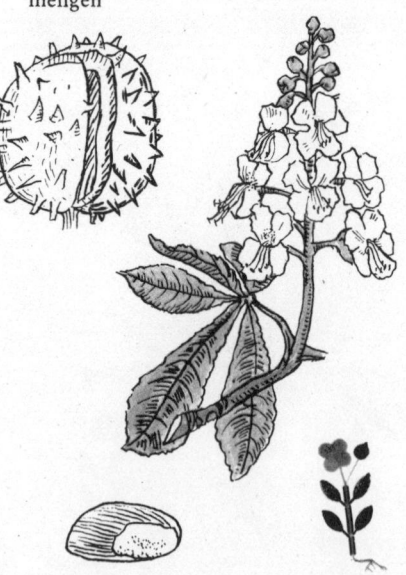

Weiße Rübe

(Brassica Rapa)

Halmrübe
Kohlreps
Rübsen
Turnips

Fundort: angebaut
Größe: verschiedene Arten
Blütezeit: je nach Pflanzzeit
Günstige Ernte: je nach Pflanzzeit
Verwendbare Pflanzenteile: Wurzel
Hauptanzeigen: Frostbeulen
Zubereitung: Salbe

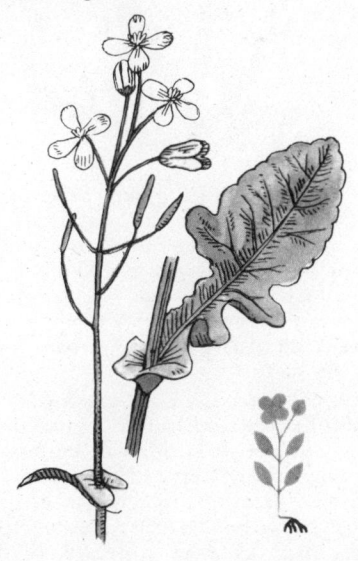

Die Weiße Rübe wird in verschiedenen Arten und Größen gepflanzt, u. a. als Öl-pflanze (Sommerreps, spindelförmige Wurzel) oder als Wasserrübe mit dicker, fleischiger Wurzel. Die Blüten sind gelb. Man spricht der Wurzel Heilkraft bei Frostbeulen zu. Sie enthält eine Senföl-Glykosidverbindung und wird nur selten angewandt. Da häufig auch die Mittel der Schulmedizin bei Frostbeulen versagen, ist ein Versuch im Einvernehmen mit dem Arzt gerechtfertigt.

Rezepte:
Salbe: die fein geschabte Wurzel mit Fett aufkochen und als Salbe verwenden

Ruprechtskraut

(Geranium Robertianum)

Gottesgnadenkraut
Stinkender Storchschnabel

Fundort: Gebüsche, Hecken, feuchte, schattige Orte
Größe: 20 bis 50 cm
Blütezeit: Mai bis Oktober
Günstige Ernte: Mai bis August
Verwendbare Pflanzenteile: blühendes Kraut
Hauptanzeigen: Magen-Darmkatarrh, Gicht
Zubereitung: Aufguß, Kaltauszug

Das pfirsichrot blühende Ruprechtskraut hat frisch einen unangenehmen Geruch. Es war früher eine gebräuchliche Heilpflanze. Das Ruprechtskraut enthält einen chemisch noch unbekannten Bitterstoff, Gerbstoff und etwas ätherisches Öl. Das Öl geht beim Trocknen zum Großteil verloren. Bevor man das blühende Kraut verwendet, muß man eventuell schon herangebildete Früchtchen entfernen. Empfohlen wird das Ruprechtskraut gegen Magen- und Darmkatarrh, vor allem aber gegen Durchfall, weiterhin gegen Gicht

Siehe auch
Tafel 29

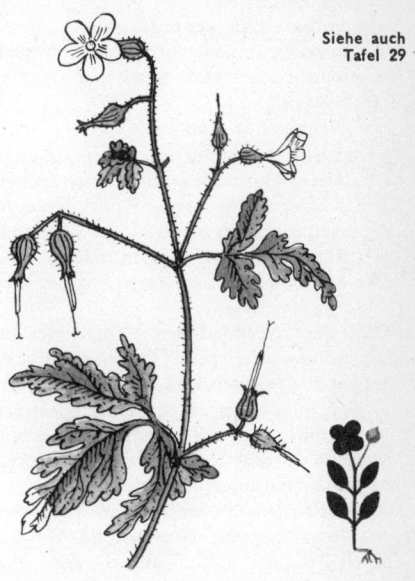

und gegen Blutungen. Die günstige Wirkung bei Durchfall ist wegen des Gerbstoffgehaltes durchaus erklärlich. Die Anwendung bei Blutharnen, wie sie in manchem Kräuterbuch noch empfohlen wird, darf nur mit ärztlicher Genehmigung vorgenommen werden.

Rezepte:

Aufguß: 1 gestrichener Eßlöffel getrocknetes und geschnittenes Kraut mit 2 Tassen siedendem Wasser übergießen und etwas ziehen lassen; Tagesmenge

Kaltauszug: 2 Teelöffel getrocknetes und geschnittenes Kraut mit 2 Tassen kaltem Wasser übergießen und in geschlossenem Gefäß 8 bis 10 Stunden ziehen lassen

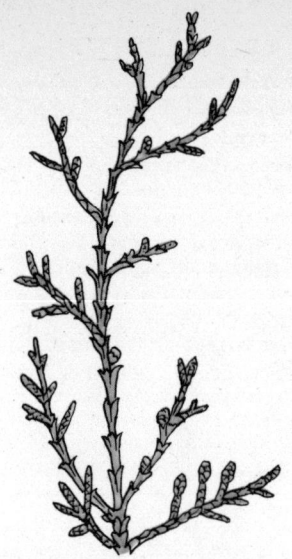

Vorsicht! Giftig!

Sadebaum

(Juniperus sabina)
Gemeiner Sevenbaum
Siebenbaum
Stinkholz
Stinkwacholder

Fundort: steinig-felsiger Boden; angepflanzt

Größe: je nach Art 3 bis 8 m

Blütezeit: Mai und Juni

Günstige Ernte: —

Verwendbare Pflanzenteile: —

Hauptanzeigen: äußerlich gegen Warzen, Schleimhautwucherungen und Nervenschmerzen

Zubereitung: nur Apotheke

Der Sadebaum spielte im Aberglauben des Mittelalters und auch schon in der früheren Zeit (Römer!) eine große Rolle. Er wurde sehr viel zu Abtreibzwecken verwendet. Allerdings mußte in solchen Fällen häufig nicht nur das Kind, sondern auch die Mutter ihr Leben lassen.

Auch die verschiedenen Unterarten des Sadebaumes, wie der Tamariskenblättrige Sadebaum *(Juniperus satina tamaricifolia)*, der Zypressenblättrige Sadebaum *(Juniperus cupressifolia)* und der Kriechende Sadebaum *(Juniperus prostrata)*, werden als Ziersträucher in Gärten angepflanzt.

Das im Sadebaum enthaltene Gift wirkt vor allem auf die Nieren und führt zu allerschwersten Schädigungen der Niere und der Harnwege. Das Sadebaumöl, *Oleum sabinae,* enthält als wichtigsten Bestandteil Sabinol, eine Substanz, die schon in ganz geringen Mengen deutliche Wirkungen auslöst. Sadebaumöl ist wesentlich giftiger als Terpentinöl. Schon 6 Tropfen können für den Menschen verhängnisvoll werden!

Wegen dieser großen Gefahren werden die Wirkstoffe des Sadebaums kaum ausgenützt und nur äußerlich zur Entfernung von Feigwarzen, Warzen und zur Stillung von sonst schwer beeinflußbaren Nervenschmerzen verwendet. Das entsprechende Rezept muß der Arzt verordnen. Es darf nur in der Apotheke hergestellt werden.

Achtung! Mehr als zwei Drittel der Abtreibversuche, die mit Sadebaumzubereitungen gemacht wurden, verliefen tödlich!

Vergiftungserscheinungen: Erbrechen breiiger grünlicher Massen, die deutlich den bockartigen Geruch des Sadebaumöls haben, Durchfälle, Koliken, Blutungen aus der Gebärmutter, Bewußtlosigkeit usw.

Hilfe nur durch den Arzt möglich. Bis zum Eintreffen des Arztes kann der Kreislauf mit Sympatol oder Coramin sowie durch Warmhalten des Patienten gestützt werden.

Rezepte: nur Arzt und Apotheke

Vorsicht! Vergiftung möglich!

Safran

(Crocus sativus)
Echter Safran

Fundort: angepflanzt
Größe: 10 bis 30 cm
Blütezeit: August und September
Günstige Ernte: August und September
Verwendbare Pflanzenteile: die frischleuchtend orangeroten Narbenschenkel der Blüte
Hauptanzeigen: appetitanregend, schleimlösend
Zubereitung: Gewürz, Salbe, in Kräuterlikören

Im Altertum und Mittelalter spielte der Safran als Gewürz und als Färbemittel eine große Rolle. Seine Färbkraft ist so groß, daß er noch in einer Verdünnung von 1:100.000 das Wasser deutlich gelb färbt. Safran ist das teuerste Gewürz der Welt und besteht aus den Blütennarben, die unter dem Namen Crocus im Deutschen Arzneibuch aufscheinen. Den hohen Preis versteht man, wenn man weiß, daß für ein Kilogramm Narben etwa 100.000 Blüten notwendig sind. Es ist deshalb kein Wunder, daß man immer wieder versucht war,

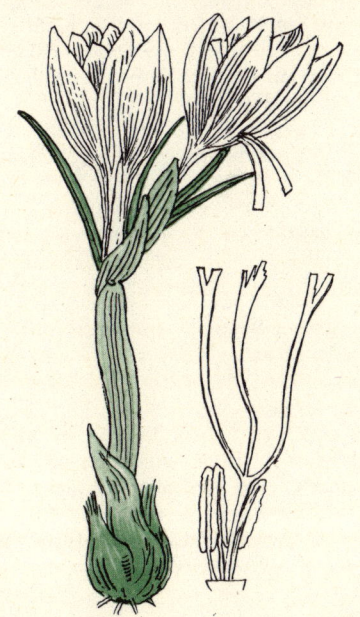

den Crocus zu fälschen oder wenigstens mit minderwertigem Material zu vermischen. Zum Strecken des Safrans wird unter anderem die Ringelblume und die Blüte des Granatbaumes verwendet.

Der aromatisch duftende Crocus schmeckt würzig scharf und bitter. Er enthält ein Glykosid und Karotin-Farbstoffe. Karotin ist, wie wir wissen, die Vorstufe des Vitamins A. Auch ein ätherisches Öl und verschiedene andere Substanzen werden im Safran gefunden. Die Wurzel der Pflanze enthält Saponin.

Safran ist in kleinen Gaben ein belebendes Reizmittel. Er wirkt in größeren Mengen temperaturerhöhend, in noch größeren Dosen betäubend. Gleichzeitig ist er ein seit dem Altertum bekanntes, nicht ungefährliches Sexualanregungsmittel.

Die Safranvergiftung ist besonders durch ihre Nierenschädigung gefährlich. Vergiftungen kamen früher bei Mißbrauch des Safrans verhältnismäßig häufig vor, werden jetzt aber kaum mehr beobachtet. Heute wird der Safran höchstens als Würze verwendet, weil er wegen seines hohen Preises als Farbstoff nicht in Frage kommt.
Rezepte: Bestandteil einer Opiumtinktur, Geschmacksmittel in Kräuterlikör (Kräuterbitter), Würze, Salbe (gegen Gicht)

Vorsicht! Vergiftung möglich!

Salbei

(Salvia officinalis)
Edelsalbei
Gartensalbei

Fundort: angebaut
Größe: 30 bis 75 cm
Blütezeit: Juni und Juli
Günstige Ernte: Juni bis August
Verwendbare Pflanzenteile: Blätter
Hauptanzeigen: Magen- und Darmkatarrh, Durchfall, Nachtschweiß
Zubereitung: Aufguß, Infus, Extrakt, Tinktur, Pulver

Der Salbei war schon in alten Zeiten eine vielgerühmte Heilpflanze. Eines der ältesten Gesundheitsbücher mit Lebensregeln — es stammt aus der berühmten Salernischen Ärzteschule — widmet dem Salbei folgenden Vers:

Siehe auch
Tafel 22

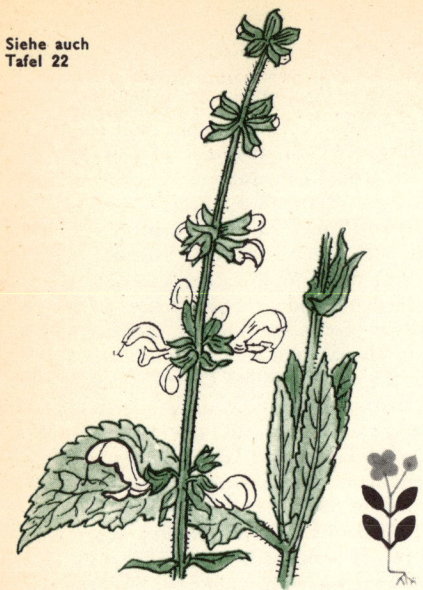

Cur moriatur homo, cui salvia
crescit in horto?
Contra vim mortis non est medicamen
in hortis!
Salvia confortat nervos manuumque
tremorem
Tollit, et eius ope febris acuta fugit.
Salvia, salvatrix, naturae conciliatrix!

Warum soll sterben ein Mensch,
in dessen Garten der Salbei wächst?
Gegen des Todes Gewalt gibt es
im Garten kein Heilkraut!
Salbei stärkt die Nerven und
löst das Zittern der Hände,
Mit seiner Hilfe weicht auch
noch so heftiges Fieber.
Heilbringender Salbei,
Gesundheitsvermittler der Natur!

Die chemische Untersuchung ergibt ätherische Öle, darunter das farblose bis grünliche *Oleum Salviae* aus den Blättern. Auch etwas Eucalyptol, Kampfer, Gerbstoffe, Bitterstoffe, etwas Harz und ein unbekanntes Glykosid wurden im Salbei gefunden. Bemerkenswert ist es, daß im Salbei auch der PP-Faktor aus der Gruppe der B-Vitamine enthalten ist. Ferner wurde ein Stoff nachgewiesen, der ganz ähnlich wirkt wie das Follikelhormon (siehe Seite 26). Chemisch ist dieser Stoff noch nicht näher erforscht. Die Salbeiblätter riechen stark aromatisch und gewürzhaft. Die Blüten sind violett, der Stengel filzig. Schon sehr früh kannten die Ärzte die schweißhemmende Wirkung des Salbeis. Diese tritt verhältnismäßig bald nach dem Genuß des Salbeitees oder der Tinktur ein und erreicht ihren Höhepunkt nach etwa zwei Stunden. Auffallend ist es, daß bei den Patienten die Hemmung der Schweißabgabe oft tagelang anhält. Besonders wirksam ist der Salbei beim Nachtschweiß des Tuberkulosekranken. Eine wertvolle Hilfe können Salbezubereitungen auch beim Abstillen sein, wenn die Milchabgabe nicht versiegen will. Nimmt die Stillende einige Tage lang — je nach Verordnung des Arztes — Salbeitee oder Salbeitinktur, so ist das Problem meist bald gelöst. Der Gerbstoffgehalt des Salbeis macht erklärlich, daß Salbei auch bei Magen- und Darmstörungen und bei Durchfall mit Erfolg anzuwenden ist. Bei Rachen- und Kehlkopfkatarrh, bei Mandelentzündungen helfen Spülungen oder Gurgeln mit Salbeitee die Beschwerden lindern und die Krankheit verkürzen. Salbeipulver wird als Zusatz zu Zahnpasten verwendet. — Zuletzt wollen wir uns noch merken, daß man zerquetschte Salbeiblätter auch als erste Hilfe bei Insektenstichen anwenden kann.

Die verschiedenen anderen Salbeiarten, wie der Muskatellersalbei, der Wiesensalbei und der Klebrige Salbei, enthalten verhältnismäßig wenig Wirkstoffe und sind daher als Heilpflanzen ohne Bedeutung.

Rezepte:

Infus (vom Apotheker bereitet): 2 Eßlöffel mit $\frac{1}{4}$ l Wasser; tagsüber eßlöffelweise zu nehmen

Tinktur und Extrakt: nach Verordnung des Arztes

Aufguß: auf 1 Teelöffel gut zerkleinerte Blätter 1 Tasse siedendes Wasser aufgießen, eine halbe Stunde ziehen lassen

Pulver: messerspitzenweise zum Essen

Es gibt auch verschiedene Salbeipräparate der pharmazeutischen Industrie.

Achtung: Salbei darf nicht ohne ausdrückliche ärztliche Verordnung in höherer Dosierung verwendet werden. Auch soll er nicht zu lange angewendet werden, weil es sonst zu Vergiftungserscheinungen, zu Schwellungen im Bereiche des Gaumens usw. kommen kann.

Sanddorn

(Hippophaë rhamnoides)

Stranddorn

Fundort: sandige Ufer, Meeresküsten
Größe: 1 bis 4 m
Blütezeit: April und Mai
Günstige Ernte: August und September
Verwendbare Pflanzenteile: reife Beeren
Hauptanzeigen: Vitamin-C-Spender
Zubereitung: Marmelade, Preßsaft, mit Zucker konserviert

Siehe auch
Tafel 22

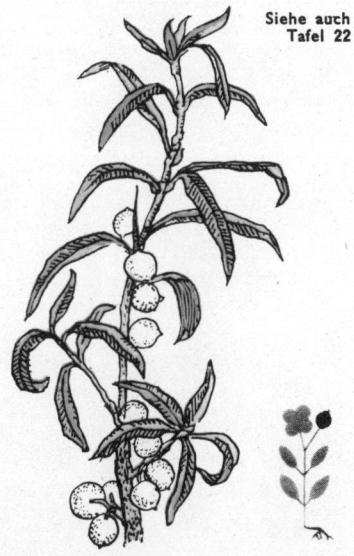

Einer unserer besten Vitamin-C-Spender ist der Sanddorn, der einen ganz ausgezeichneten Fruchtsaft gibt. Dieser Fruchtsaft wird auch von der Industrie in Frischform hergestellt und so konserviert, daß der Vitamin-C-Gehalt weitgehend erhalten bleibt. Wo die Möglichkeit dafür besteht, sollte der Sanddorn angebaut werden. In 10 Gramm frischen Beeren des Sanddorns ist der Tagesvitaminbedarf eines Menschen enthalten!

Der Sanddorn enthält auch noch Flavone, die — wie wir wissen — den Wert einer Heilpflanze stark erhöhen.

Die Beeren müssen vor dem ersten Frost gesammelt werden, weil sonst der Fruchtsäuregehalt zu stark ansteigt und der an sich gute Geschmack wesentlich verschlechtert wird.

Rezepte:

Saft: 0,9 kg Beerenfrucht mit 1,1 kg Zucker kalt verrühren; für längere Aufbewahrung stellt man möglichst kurz gekochte Marmelade her. Einmal angebrauchte Gläser müssen rasch geleert werden, da der Vitamin-C-Gehalt bei Luftzutritt täglich abnimmt. Die fertig käuflichen Säfte sind verhältnismäßig teuer.

Sandsegge

(Carex arenaria)

Rote Quecke
Sandriedgras
Deutsche Sarsaparille

Fundort: Flußufer, Dämme
Größe: 15 bis 30 cm
Blütezeit: Mai und Juni
Günstige Ernte: März und April
Verwendbare Pflanzenteile: Wurzelstock
Hauptanzeigen: „Blutreinigung", Gicht, Magenkatarrh
Zubereitung: Abkochung, Kaltauszug

Der aromatisch terpentinähnlich riechende Wurzelstock der Sandsegge erreicht die beachtliche Länge von 10 Metern. Allerdings hat er nur einen Durchmesser von etwa 2 Millimetern.

Durch ihren Saponingehalt wirkt die Sandsegge schweißtreibend, schmerzlindernd und harntreibend. Sie wird häufig als Blutreinigungsmittel verwendet. Auffallend ist der reiche Gehalt an Kieselsäure. Dieser kann bei Lungentuberkulose ähnlich wie der Kieselsäuregehalt des Hohlzahnes, des Schachtelhalms usw. ausgenützt werden. — Als Tee wird die Sandsegge bei Hautleiden empfohlen.

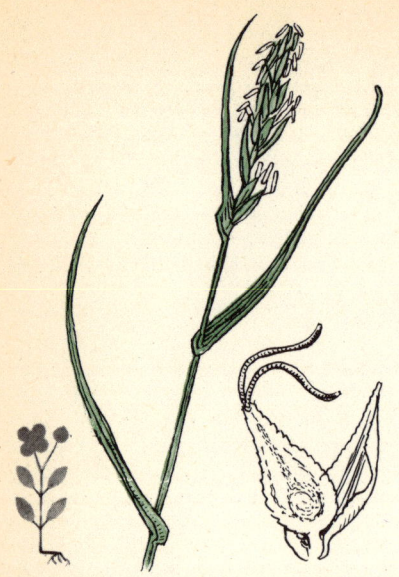

nine, etwas ätherisches Öl, Bitterstoff und Gerbstoff. Diese Inhaltstoffe erklären die auswurffördernde, zusammenziehende und auch leicht blutstillende Wirkung. Man kann den Tee bei leichten Entzündungen der Mundhöhle versuchen, mit ärztlicher Genehmigung auch bei Eiterungen und Hautausschlägen sowie gegen Skrofulose. Mit anderen Teesorten vermengt kann der Sanikeltee auch gegen Magen- und Darmkatarrh verwendet werden.

Auch im südlichen Teil der Vereinigten Staaten wurde eine Sanikelart, der Maryländische Sanikel *(Sanicula marylandica)* gegen innere Krankheiten empfohlen.

Als Wundmittel ist der Sanikel nicht zu empfehlen, es sei denn in einer vom Apotheker eigens hergestellten Salbe. Seine Wirkung reicht aber an die der modernen Wundheilmittel und auch die anderer pflanzlicher Wundsalben nicht heran.

Rezepte:

Abkochung: 2 Eßlöffel des gut zerkleinerten Wurzelstockes mit ¼ l Wasser aufkochen; Tagesmenge 2 Tassen, warm trinken

Kaltauszug: 2 Teelöffel fein zerkleinerten Wurzelstock mit ¼ l Wasser kalt ansetzen, 8 Stunden ziehen lassen; Tagesmenge

Sanikel

(Sanicula europaea)

Bruchkraut
Heildolde
Heilkraut
Wundsanikel

Fundort: vorwiegend im Gebirge verbreitet
Größe: bis ½ m
Blütezeit: Mai und Juni
Günstige Ernte: Mai und Juni
Verwendbare Pflanzenteile: Blätter, blühendes Kraut
Hauptanzeigen: Husten
Zubereitung: Aufguß, Pulver

Der Sanikel galt im Mittelalter als ausgezeichnetes Wundheilmittel. Er enthält vor allem im Wurzelstock und im Blatt Sapo-

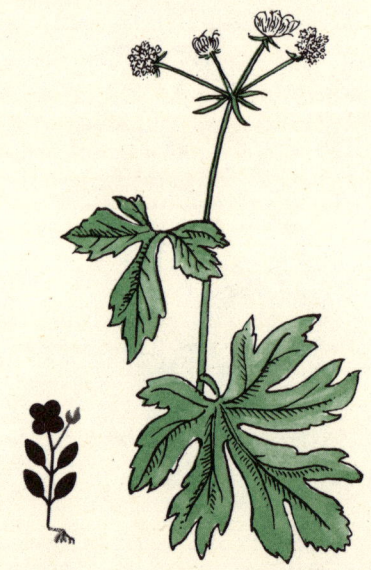

Rezepte:

Aufguß: 2 Teelöffel mit 1 Tasse siedendem Wasser aufgießen, 10 Minuten ziehen lassen, abseihen; Tagesmenge als Tee trinken

Pulver: dreimal täglich 1 Messerspitze

310

Vorsicht! Vergiftung möglich!

Sauerampfer

(Rumex acetosa)

Feldampfer
Wiesenampfer

Fundort: feuchte Wiesen, Wegränder, Ufer
Größe: 30 cm bis 1 m
Blütezeit: Mai und Juni
Günstige Ernte: Mai bis August
Verwendbare Pflanzenteile: frische Blätter, Stengel
Hauptanzeigen: wurde früher gegen Würmer und Hautkrankheiten empfohlen
Zubereitung: als Gemüse

Der Sauerampfer ist eine nicht ungefährliche Pflanze. Der hohe Gehalt an Oxalsäure und ihren Salzen kann zu schweren Nierenschädigungen führen. Vergiftungen beim Weidevieh kommen vor, wenn es reichlich mit Sauerampfer untermischtes Gras gefressen hat. Aber auch bei Kindern wurden Vergiftungen durch Sauerampfer beobachtet. Bei diesen Vergiftungen kommt es zur Entzündung der Magenschleimhaut, zu Durchfall und Erbrechen, wobei der Durchfall so stark werden kann, daß auch Blut beigemengt ist. Bei Vergiftungen mit großen Mengen Sauerampfer kann es sogar zu Herzschäden kommen. Als erste Hilfe

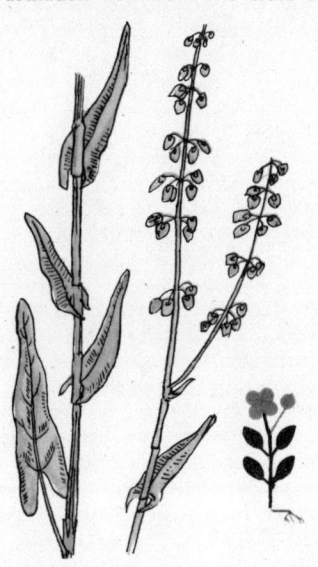

gibt man Kalziumlaktat oder Zuckerkalk eßlöffelweise in Milch oder Wasser. Wenn eine Apotheke nicht rasch zu erreichen ist, kann man an Stelle von Kalziumlaktat oder Zuckerkalk auch fein zerriebene Kreide in der gleichen Form verabreichen. Keinesfalls Speisesoda geben! Der Patient muß so rasch wie möglich zur Magenspülung gebracht werden. Der Arzt gibt Kalziuminjektionen. Außerdem soll der Patient viel Flüssigkeit zu sich nehmen. Nierenkranke dürfen unter keinen Umständen Sauerampfer essen! Auch Rhabarber und Spinat sollen gemieden werden! Andere verwendbare Ampfarten sind der Alpenampfer *(Rumex alpinus,* Seite 179) und der Geduldampfer *(Rumex Patientia,* Seite 229 f.).

Rezepte:
Höchstens zur Erfrischung im Sommer einige Blätter kauen. Der gelegentliche Gebrauch als Gemüse für Erwachsene dürfte ungefährlich sein, sofern es sich nicht um Nierenkranke handelt.

Vorsicht! Vergiftung möglich!

Schachtelhalm

(Equisetum arvense)

Duwok
Kannenkraut
Katzenwedel
Pferdeschwanzkraut
Schaftheu
Scheuerkraut
Tannenkraut
Zinnkraut

Fundort: Äcker, Wiesen, Waldränder, feuchter Lehm- oder Sandboden
Größe: 10 bis 25 cm
Blütezeit: Mai und Juni
Günstige Ernte: Juni bis September
Verwendbare Pflanzenteile: unfruchtbare Stengel
Hauptanzeigen: „blutreinigend", harntreibend, äußerlich heilungsfördernd; Lungenleiden
Zubereitung: Aufguß, Kaltauszug, Abkochung

Der Schachtelhalm, auch Zinnkraut genannt, enthält vor allem Kieselsäure. Diese bewirkt eine deutliche Vermehrung der

Siehe auch
Tafel 18

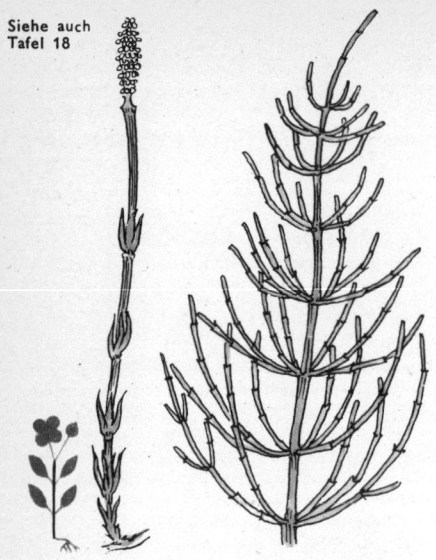

weißen Blutkörperchen im strömenden Blut. Ein anderer noch nicht sicher bekannter Wirkstoff des Schachtelhalmes erhöht die Harnabgabe bis zu einem Drittel. Der frische Preßsaft der Pflanze fördert die Blutgerinnung.

Die Kieselsäure ist bei leichteren Fällen von Lungentuberkulose zur unterstützenden Behandlung wertvoll, weil sie das vernarbende Gewebe festigt. — Der frische Preßsaft ist durch seine blutgerinnungsfördernde Wirkung bei zu starker Monatsblutung von Bedeutung. Er darf jedoch nicht ohne ärztliche Genehmigung verwendet werden.

Viele andere dem Schachtelhalm zugeschriebene Wirkungen dürften nur auf falschen Überlieferungen beruhen.

Rezepte:

Aufguß: 2 Teelöffel getrocknetes, zerkleinertes Kraut mit 1 Tasse siedendem Wasser aufgießen; Tagesmenge 2 Tassen

Kaltauszug: 50 Gramm fein zerkleinertes Kraut 12 Stunden ziehen lassen, abseihen

Abkochung: 1 Eßlöffel des Krautes auf 2 Tassen Wasser, 30 Minuten kochen lassen; auch als Gurgelwasser zu verwenden

Überdosierung kann zu Vergiftungserscheinungen führen!

Vorsicht! Vergiftung möglich!

Schafgarbe

(Achillea mille folium)

Achilles
Feldgarbe
Garbenkraut
Grundheil
Jungfrauenkraut
Katzenschwanz
Schafrippe

Fundort: Wiesen, Wegränder, Triften, Weiden, Raine, Bahndämme
Größe: 20 bis 70 cm
Blütezeit: Juni bis Oktober
Günstige Ernte: Juni bis September
Verwendbare Pflanzenteile: blühendes Kraut und Blüten
Hauptanzeigen: Appetitmangel, Magen- und Darmkatarrh, Blähungen
Zubereitung: Aufguß, Verreibung, Preßsaft

Die Schafgarbe mit ihren schönen weißen, manchmal rötlichen Blüten kommt fast überall auf trockenem Boden vor. Ebenso wie die Kamille enthält sie in dem aus ihr zu gewinnenden blauen ätherischen Öl als besonders wertvollen Bestandteil das Cham-Azulen. Wie wir schon von der Kamille her wissen, kommt das Cham-Azulen in einer Vorstufe vor und wird erst durch die Behandlung mit Wasserdampf frei (Aufguß). Außerdem enthält die Schafgarbe auch Gerbstoff, wahrscheinlich etwas Blausäure, aber kein Saponin. Welcher Stoff die eindeutig nachgewiesene Blutgerinnungsförderung verursacht und welcher Stoff die Haut bei längerem Schafgarbengenuß lichtempfindlich macht, ist noch nicht bekannt.

Die Schafgarbe kann als altbewährtes Hausmittel bei Appetitmangel, Magenkrämpfen, Blähungen, Darmkatarrh, Gallenleiden und bei Blutungen, vor allem Lungenblutungen verwendet werden.

Äußerlich kann man Abkochungen zur Behandlung alter Wunden, aufgesprungener Hände und gegebenenfalls auch wunder Brustwarzen verwenden.

In letzter Zeit ist der Nachweis gelungen, daß die Blätter der Schafgarbe die Gallen-

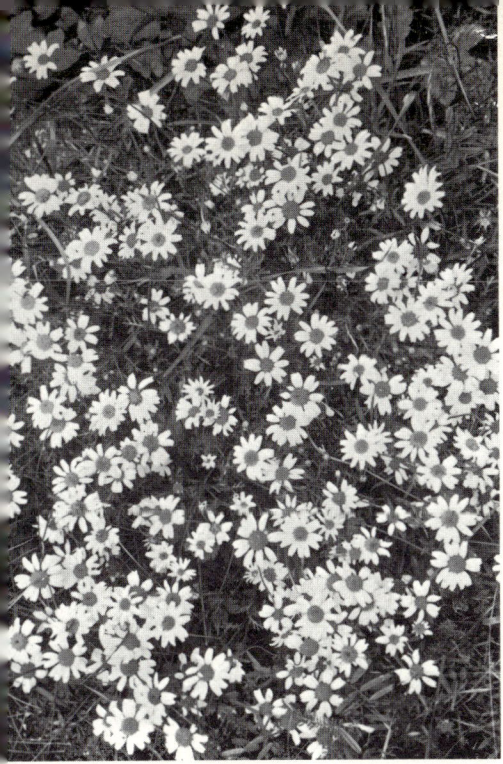

Kamille

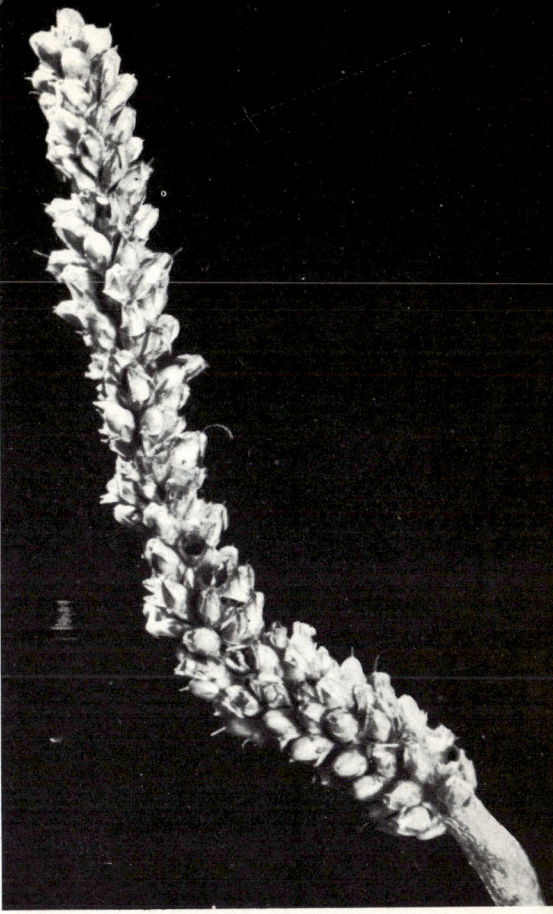

Spitzwegerich (vergrößert)

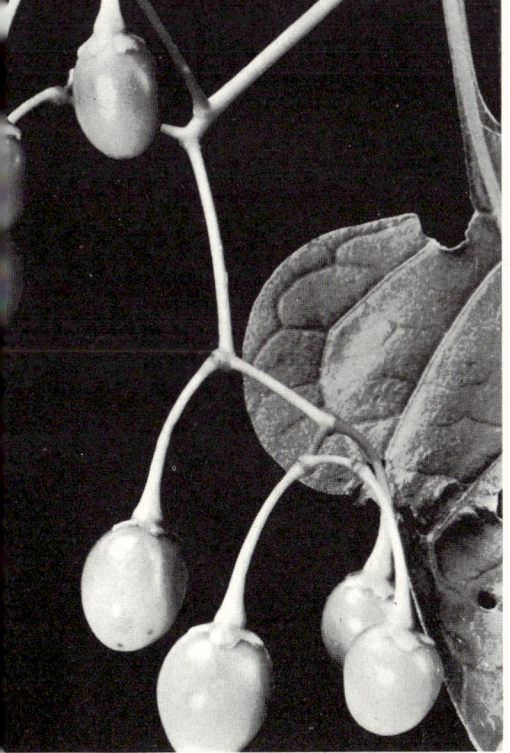

Bittersüß

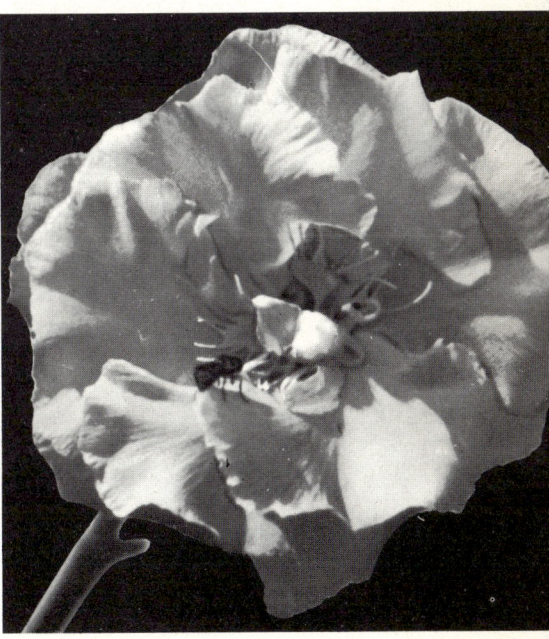

Oleanderblüte

Tafel 21

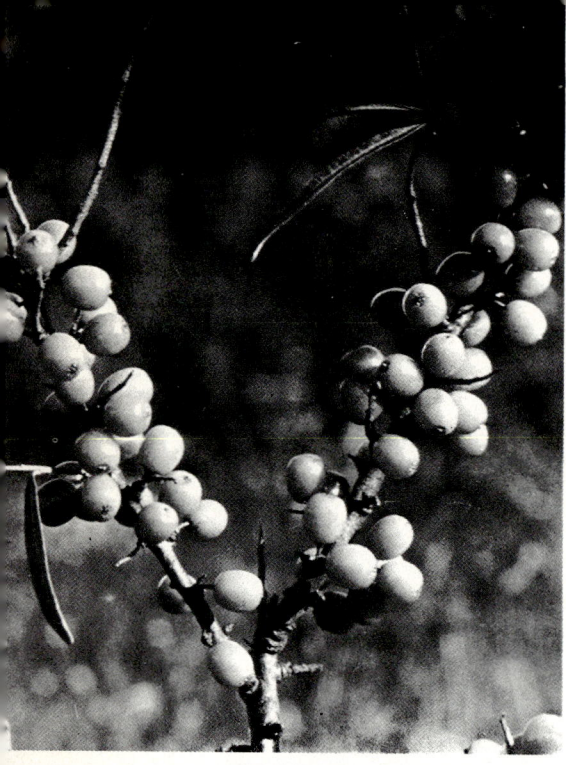

Sanddorn

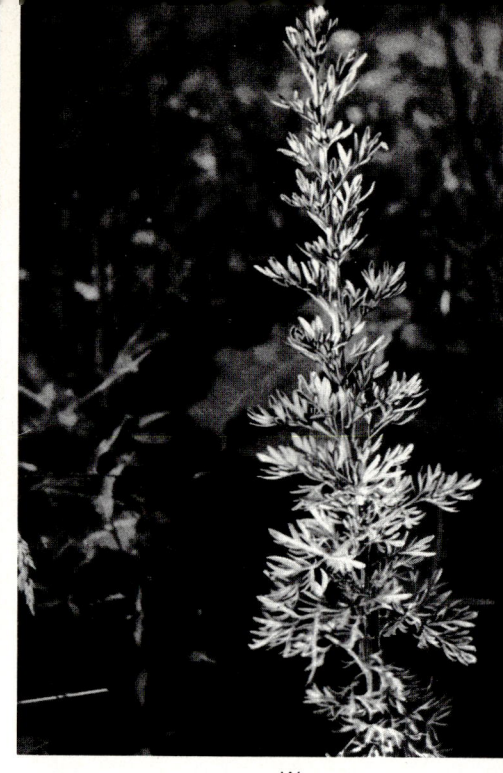

Wermut

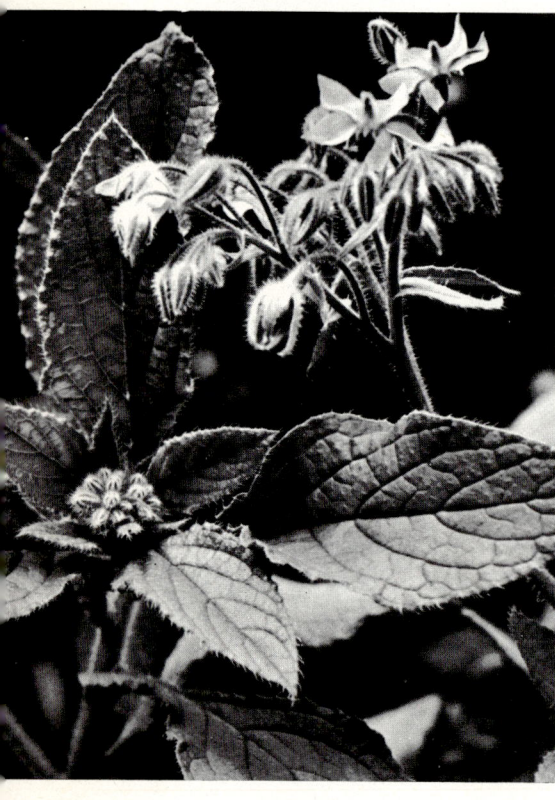

Boretsch

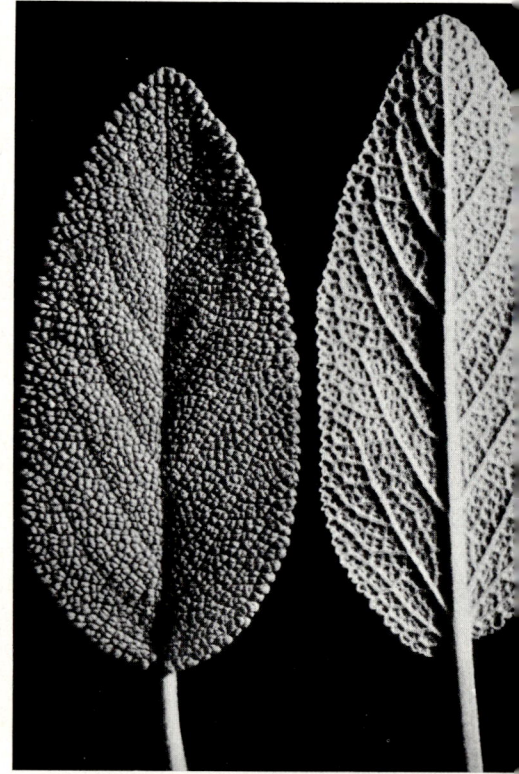

Salbeiblätter

Tafel 22

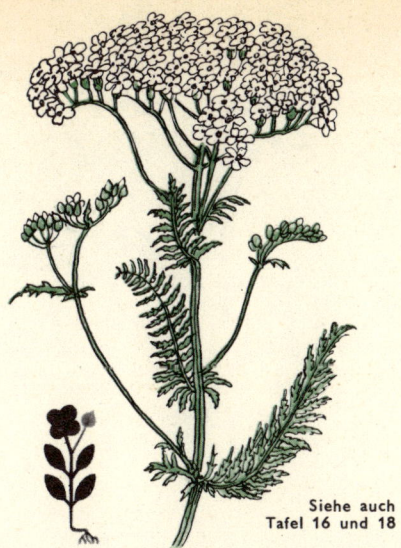

Siehe auch
Tafel 16 und 18

Gefleckter Schierling
(Conium maculatum)

Fundort: Wegrand, Hecken, Zäune, Schutt, Meeresstrand (Ostsee)
Größe: 1 bis 2 m
Blütezeit: Juni bis August
Günstige Ernte: —
Verwendbare Pflanzenteile: —
Hauptanzeigen: —
Zubereitung: —

Der Schierling zählt zu den stärksten Giftpflanzen. Wer wüßte nicht, daß der große griechische Denker Sokrates den Schierlingsbecher leeren mußte, weil er eine Gefahr für die Staatsgewalt bedeutete!

Da der Schierling verhältnismäßig leicht zugänglich ist, sind Verwechslungen mit Küchenkräutern nicht gerade selten. Obwohl er, besonders wenn man die Blätter zerreibt, einen widerlichen, mäuseharnähnlichen Geruch ausströmt, kommen Unglücksfälle immer wieder vor. Besondere Verwechslungsgefahr besteht mit der Krenwurzel (Meerrettichwurzel), sowie mit den Wurzeln des Pastinak oder der Petersilie. Als Kuriosum ist bemerkenswert, daß Schierlingsvergiftungen auch nach dem Genuß von Wachteln und anderen Vögeln

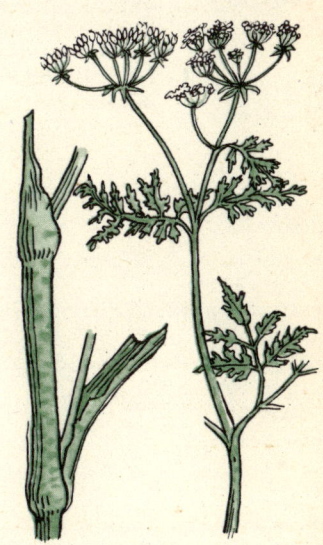

sekretion deutlich anregen. Daher ist es sicherlich sinnvoll und zweckentsprechend, Schafgarbe bei Gallenleiden anzuwenden. Auch die Förderung der Blutgerinnung ist bewiesen und diese erklärt die Erfolge bei Lungenblutungen. Obwohl es selbstverständlich ist, daß eine Lungenkrankheit nicht allein mit Schafgarbe behandelt werden kann, wird doch mancher Arzt bei entsprechender Anzeige gerne als Hilfsmittel auf Schafgarbentee zurückgreifen. Die Wirkung tritt nicht sofort ein, sondern erst nach längerem Gebrauch. Sie hält aber dann verhältnismäßig lange an.

Rezepte:

Aufguß: 1 Eßlöffel getrocknetes und zerschnittenes Kraut mit ¼ l siedendem Wasser abbrühen, 5 Minuten ziehen lassen; Tagesmenge 2 Tassen
Äußerliche Anwendung: Tee mit der doppelten Menge Kraut
Preßsaft: 1 Teelöffel Saft auf 4 Teelöffel Wasser; in kleinen Mengen tagsüber zu nehmen

Vor dauerndem Gebrauch der Schafgarbe ist zu warnen, da es möglicherweise zu Vergiftungserscheinungen kommen kann. Auf jeden Fall ist vor der Anwendung von Schafgarbe der Arzt zu fragen!

vorkommen, die vorher Schierlingsfrüchte gefressen hatten.

Das Gift des Schierlings ist ein Alkaloid, Coniin, und hat eine gewisse Ähnlichkeit mit dem indianischen Pfeilgift Curare.

Als Vergiftungserscheinungen treten Brennen und Kratzen im Rachen, Speichelfluß, Muskelstörungen, Bewußtseinsverlust, Lähmungen, Übelkeit, Erbrechen, Durchfälle und allmählich Bewegungslosigkeit bei meist erhaltenem Bewußtsein auf.

Der griechische Philosoph Plato hat eine eingehende Beschreibung des Todes durch den Schierlingsbecher gegeben. Der Tod tritt langsam, erst nach einigen Stunden, ja oft nach 1 bis 2 Tagen ein. Die Heilungsaussichten sind gering, auch wenn sich der Patient vorübergehend erholt.

Die Blätter des Schierlings waren früher offizinell. Sie wurden als Beruhigungsmittel, schmerzstillendes Mittel, krampflösendes Mittel und auch gegen geschlechtliche Übererregbarkeit verwendet. Die Schulmedizin ist mit Recht völlig vom Gebrauch des Gefleckten Schierlings abgegangen.

Auch als Krebsheilmittel wurde der Gefleckte Schierling eine Zeitlang empfohlen. Diese Anwendung wurde aber gleich vielen anderen Versuchen — weil wirkungslos — wieder aufgegeben.

Rezepte: —

Schlangenwurzel

(Calla palustris)

Schlangenkraut
Schweinekraut
Schweinsohr
Wasseraron

Fundort: Sümpfe, nasse Wiesen, Torfmoore
Größe: 10 bis 30 cm
Blütezeit: Mai und Juni (September)
Günstige Ernte: —
Verwendbare Pflanzenteile: früher wurde die Wurzel verwendet
Hauptanzeigen: —
Zubereitung: —

Schlangenbisse können überaus gefährlich werden, jeder Zeitverlust und jede falsche Maßnahme kann den Tod des Gebissenen

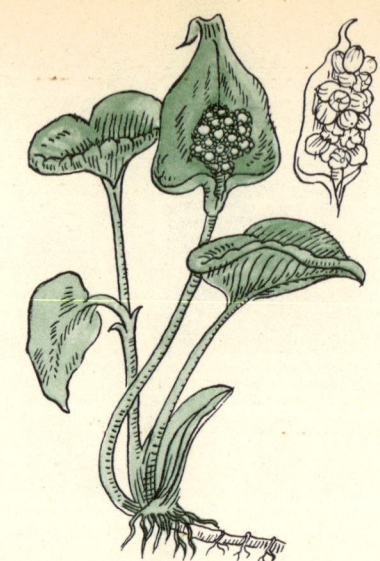

zur Folge haben! Deshalb haben wir die Schlangenwurzel auch in unser Kräuterbuch aufgenommen, denn immer noch gibt es da und dort „Heilkundige", die die Verwendung der Schlangenwurzel als unfehlbares Mittel gegen den Schlangenbiß empfehlen.

Da wir uns der Meinung dieser „Heilkundigen" auf keinen Fall anschließen können, so erklären wir nachdrücklich, daß die Schlangenwurzel als Gegenmittel bei Schlangenbissen völlig ungeeignet ist! — Auch sonst wird die Schlangenwurzel in der Heilkunde nicht mehr verwendet.

Bei Schlangenbissen gibt es nur jene Maßnahmen, die wir im Kapitel „Erste Hilfe" beschrieben haben. Ein Arzt ist so rasch wie möglich zu holen oder der Patient ins nächste Krankenhaus zu schaffen!

Die Schlangenwurzel ist — was die chemische Zusammensetzung ihrer Inhaltsstoffe anbelangt — mit dem Aronstab *(Arum maculatum,* Seite 186 f.) eng verwandt. Auch botanisch gehört sie zur Gruppe der Arongewächse *(Aracacae).* Sie enthält einen scharf und brennend schmeckenden Stoff, welcher chemisch noch nicht erforscht ist.

Rezepte: —

314

Schlehe

(Prunus spinosa)

Dornschlehe
Schlehdorn
Schwarzdorn

Fundort: Hecken, Waldränder; kalkliebend
Größe: 1 bis 3 m
Blütezeit: März und April
Günstige Ernte: April und Mai (Blüten, Blätter), Oktober und November (Früchte)
Verwendbare Pflanzenteile: Blüten, Blätter und Früchte
Hauptanzeigen: mildes Abführmittel, schweißtreibend, harntreibend
Zubereitung: Aufguß

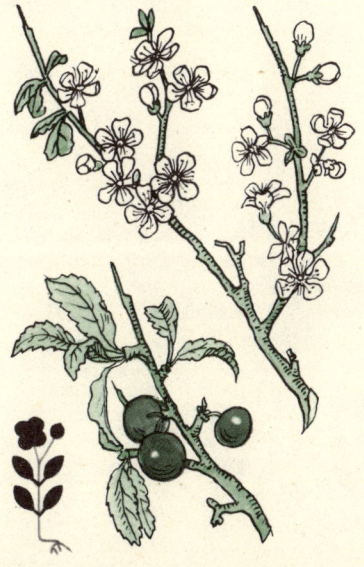

Schlehdornblüten waren früher offizinell. Sie enthalten Flavon-Glykosid und Spuren von Blausäureverbindungen. Die Früchte der Schlehe sind genießbar und enthalten organische Säuren und Zucker, daneben viel Gerbstoff.

Durch das Flavon-Glykosid kommt die harntreibende und leicht abführende Wirkung zustande. Die Früchte der Schlehe können getrocknet oder als Mus gegessen werden.

Außer als leichtes Abführmittel wird der Schlehdorn auch als appetitanregendes Mittel und bei leichten Blasenleiden empfohlen. Der Fruchtsaft kann bei Entzündungen im Mundbereich versucht werden.

Rezepte:

Aufguß: 3 Teelöffel zerkleinerte Blüten, auch gemischt mit Blättern, mit $1/4$ l siedendem Wasser aufgießen; morgens und abends je 1 Tasse, jedesmal frisch zubereitet

Echte Schlüsselblume

(Primula officinalis)

Echter Himmelschlüssel
Echte Primel

Fundort: trockene Wiesen, lichte Waldstellen
Größe: 15 bis 30 cm
Blütezeit: April und Mai
Günstige Ernte: April und Mai
Verwendbare Pflanzenteile: Blüten, Wurzelstock, ganze blühende Pflanze
Hauptanzeigen: auswurffördernd
Zubereitung: Abkochung, Aufguß, Fluidextrakt, Tinktur

Siehe auch
Tafel 10

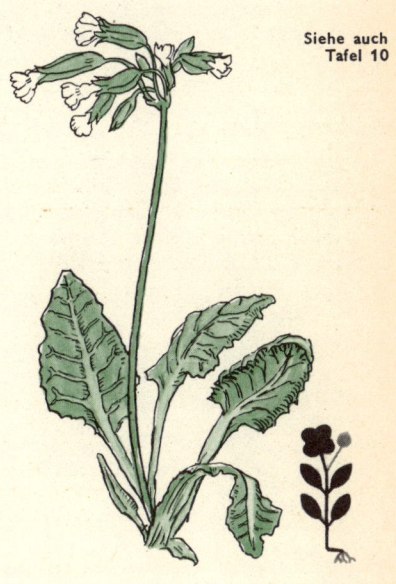

Die Schlüsselblume zählt zu den bekanntesten Heilpflanzen. Sie enthält vor allem Saponine, die am reichlichsten in der Wurzel vorkommen, ferner mehrere Glykoside, daneben Flavone und im Blatt große Mengen Vitamin C. Die Wurzel ist kieselsäurereich.

Die ausgezeichnete auswurffördernde Wirkung der Schlüsselblume ist einerseits den Saponinen, andererseits aber auch den ebenfalls in ihr vorkommenden Glykosiden zuzuschreiben. — Neben der auswurffördernden Wirkung hat die Schlüsselblume auch eine mäßig harntreibende Wirkung. Die Echte Primel wird nicht nur bei Erkältungskrankheiten zur Schleimlösung und Auswurfförderung, sondern auch als mäßig abführendes Mittel empfohlen. Auch bei Migräne, Schlaflosigkeit und allgemeiner Schwäche soll ein Primelblütenaufguß gute Dienste leisten.

Von den vielen anderen Primelarten seien noch die Gamswurz (*Primula auricula*), die Erdschlüsselblume (*Primula acaulis*) und die Hohe Schlüsselblume (*Primula elatior*) erwähnt. Sie enthalten im wesentlichen die gleichen Wirkstoffe wie die Echte Schlüsselblume und können auch in gleicher Weise verwendet werden.

Achtung: Es gibt Menschen, die nicht nur gegen ausländische, sondern auch gegen inländische Primelarten überempfindlich sind und schon bei Berührung mit der Pflanze eine mehr oder minder starke Hautentzündung bekommen. Zu derartigen Hautentzündungen kommt es fallweise sogar, wenn empfindliche Menschen die Pflanze zwar nicht berühren, aber sich mit der Primel im gleichen Raum befinden. Solche Personen dürfen primelhaltige Medikamente nicht verwenden.

Rezepte:

Aufguß: 2 Teelöffel voll Blüten mit ⅛ l siedendem Wasser aufgießen; Tagesmenge 2 Tassen

Abkochung: 2 Teelöffel der zerkleinerten Wurzel (nur von angepflanzten Primeln) mit ¼ l Wasser abkochen

Fluidextrakt: drei- bis fünfmal täglich 20 Tropfen

Tinktur: nach Verordnung des Arztes

316

Vorsicht! Vergiftung möglich!

Schöllkraut

(*Chelidonium maius*)
Goldkraut
Schellkraut
Warzenkraut

Fundort: Wege, Zäune, Ödland, Schutt, Felsen, Hecken

Größe: 30 cm bis 1 m

Blütezeit: April bis September

Günstige Ernte: April und Mai

Verwendbare Pflanzenteile: junges Kraut

Hauptanzeigen: Leberleiden, Gallensteine (Arzt!)

Zubereitung: Tinktur

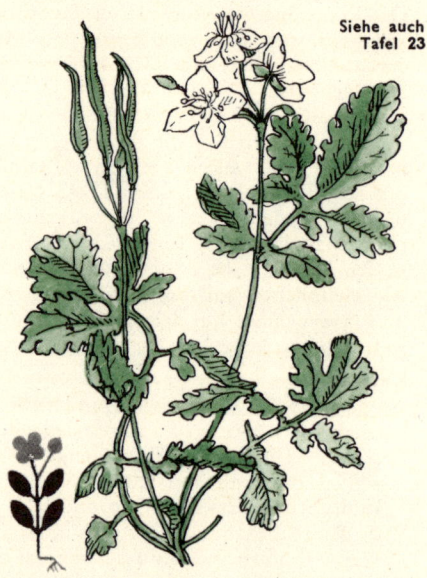

Siehe auch Tafel 23

Im Milchsaft des Wurzelstockes des Schöllkrautes findet sich eine Reihe von Alkaloiden, u. a. das Chelidonin. Dieses konnte auch im Kraut der Pflanze — allerdings in geringerer Menge — nachgewiesen werden. Außerdem finden sich im Kraut geringe Mengen von ätherischem Öl.

Chelidonin wirkt leicht betäubend und beruhigend, mäßig schmerzstillend und teilweise ähnlich krampfstillend und krampflösend wie Papaverin. Chelidonin und einige andere Alkaloide, die im Schöll-

kraut zu finden sind, wirken außerdem deutlich desinfizierend, vor allem gegen Staphylokokken (häufige Eitererreger).
Der Milchsaft wirkt örtlich reizend. Er kann, innerlich genommen oder wenn er durch Wunden oder durch die Haut in den Körper gelangt, zu Vergiftungen führen. Über die Wirksamkeit bei Krankheiten ist bekannt, daß eines der im Schöllkraut vorgefundenen Alkaloide die Tätigkeit der Gallenblase und der Gallenwege deutlich anregt. Eine Vermehrung des Gallenflusses konnte allerdings nicht nachgewiesen werden. — Äußerlich kann der Milchsaft des Wurzelstockes vorsichtig zur Behandlung von Warzen versucht werden. Das Kraut und der Wurzelstock des Schöllkrautes waren früher offizinell und wurden als krampflösendes Mittel verwendet. Im Deutschen Arzneibuch kommt das Schöllkraut nicht mehr vor. Die pharmazeutische Industrie stellt mehrere Mischpräparate her, welche auch die Alkaloide des Schöllkrautes enthalten. Diese Mischpräparate kommen zum Teil als Frischpflanzenextrakt, zum Teil in anderer Form in den Handel.
Als Heilpflanze soll das Schöllkraut nur im Einvernehmen mit dem Arzt verwendet werden.

Rezepte:
Aufguß: 1/2 Teelöffel frisches und zerkleinertes Kraut mit 1 Tasse siedendem Wasser aufgießen; Tagesmenge. Wir wollen nochmals feststellen: Nur über ausdrückliche ärztliche Verordnung!
Zur Warzenbehandlung betupft man die Warze (höchstens 2 bis 3 auf einmal behandeln!) zwei- bis dreimal täglich mit dem frischen Milchsaft.
Zusammengesetzte Präparate nur nach Verordnung des Arztes!
Tinktur: nach Verordnung des Arztes

Vorsicht! Giftig!

Schwalbenwurz
(Cynanchum vincetoxicum)
Hundswürger
Fundort: lichte Wälder, Gebüsche, Felsenhänge, Hügel; liebt Trockenheit

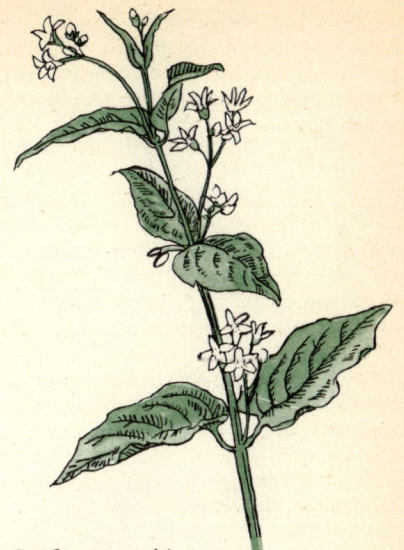

Größe: 30 cm bis 1 m
Blütezeit: Juni bis August
Günstige Ernte: Juni bis Oktober
Verwendbare Pflanzenteile: Wurzelstock und Wurzel
Hauptanzeigen: schweißtreibend, brechenerregend (Homöopathie!)
Zubereitung: nur Apotheke
Die Schwalbenwurz wird fast ausschließlich von den Homöopathen verwendet. Weil sie in verhältnismäßig geringen Dosen schon starken Brechreiz hervorruft, kommen Anwendungen in der Schulmedizin kaum in Frage. Vergiftungen sind selten, aber immerhin möglich und müssen dann ebenso behandelt werden wie Vergiftungen mit dem Blauen Eisenhut (*Aconitum napellus*, Seite 215 f.).
In den alten Arzneibüchern ist die Schwalbenwurz als *Radix vincetoxici* zu finden und als Heilanzeige wird vor allem ihre schweißtreibende Wirkung sowie die Förderung der Menstruation bei Regelstörungen gerühmt.
Wegen ihrer giftigen Wirkung darf die Schwalbenwurz nur auf ärztliche Verordnung verwendet werden und nur in Zubereitungen, die in der Apotheke hergestellt wurden.
Rezepte: Apotheke!

Seidelbast

(Daphne Mezereum)

Beißbeere (nicht mit Paprika verwechseln, der in manchen Gegenden ebenfalls als Beißbeere bezeichnet wird)
Kellerhals
Deutscher Pfeffer

Fundort: schattige, feuchte Bergwälder, meist einzeln oder in kleinen Gruppen
Größe: 50 bis 120 cm
Blütezeit: Februar bis April
Günstige Ernte: —
Verwendbare Pflanzenteile: —
Hauptanzeigen: früher abführend
Zubereitung: —

Siehe auch
Tafel 10

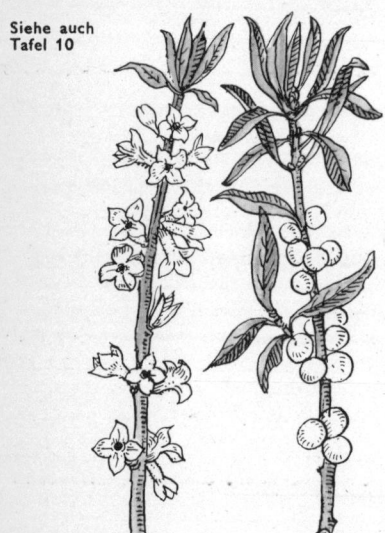

Die Verwendung des Seidelbastes als Heilpflanze zum Selbstgebrauch ist unter allen Umständen als gefährlich abzulehnen. Die Beeren sind so giftig, daß es durch den Genuß von Vögeln, die Seidelbastbeeren gefressen hatten, beim Menschen zu Vergiftungen kommen kann! Es sind viele tödliche Vergiftungen bei Kindern vorgekommen, welche die schönen roten Beeren zum Genuß verlockt hatten. Das Vieh meidet die Pflanze auch bei Futternot im tiefsten Winter. Die Sterblichkeit bei Vergiftungen mit Seidelbast beträgt etwa ein Drittel! Zu tödlichem Ausgang kann es schon nach Genuß von 12 Beeren kommen! Überlebt der Patient die Vergiftung, so können schwere Nierenschäden und langdauernde Magenstörungen zurückbleiben.

Erste Hilfe bei der Vergiftung mit Seidelbast: Brechmittel, Magenspülen, Tierkohle, daneben Schleimabkochungen, viel Flüssigkeit, Coramin, Mokka. Selbstverständlich ist sofort ein Arzt zu rufen!

Die durch ihren angenehmen Mandelduft ausgezeichneten rötlichen Blüten des Seidelbastes erscheinen vor den Blättern und sind weithin leuchtend sichtbar. Die Beeren werden von Vögeln, vor allem von Bachstelzen, Hänflingen, Drosseln und Rotkehlchen gerne gefressen.

Trotz seiner starken Giftigkeit war der Seidelbast früher offizinell und scheint schon in den Schriften des Hippokrates auf. Da man heute wesentlich wirksamere und ungefährlichere Abführmittel kennt, ist seine Verwendung nicht mehr gerechtfertigt. Nur in der Homöopathie werden Seidelbastzubereitungen noch verwendet, und zwar eine Essenz aus der Rinde von jungen Zweigen. Sie wird empfohlen bei Ekzemen, juckenden Hauterkrankungen, Flechten, aber auch bei Atmungs- und Verdauungsstörungen.

Der wesentliche Wirkstoff im Seidelbast ist ein Scharfstoff, Mezereïn. Daneben findet sich in den meisten Teilen der Pflanze noch ein Glykosid, in der Frucht Bitterstoff, Spuren von ätherischem Öl, Farbstoff und Schleim. Örtlich ruft das Mezereïn auf der Haut und auf den Schleimhäuten Entzündung und Blasenbildung hervor, im übrigen ist es ein Gift, das vor allem auf das Nervensystem, auf den Kreislauf und auf die Nieren wirkt.

Bemerkenswert ist die Erklärung für den Namen Kellerhals. Schon zur Zeit, als man althochdeutsch sprach, waren die giftigen Wirkungen des Seidelbastes und vor allem das beengende, quälende Gefühl, das es im Hals hervorruft, bekannt. Man führt nun die Bezeichnung „Keller"-hals auf das althochdeutsche „Chelten" = quälen zurück, womit ausgedrückt wird, daß die Pflanze, wenn man sie verzehrt, den Hals quält. — Der Name Beißbeere kommt sicher ebenso zustande wie die Bezeichnung Beißbeere für den Paprika: vom scharfen, beißenden Geschmack.

Andere, fast ebenso giftige Seidelbastarten sind der Gelbe Kellerhals *(Daphne laureola)* und der Wohlriechende Seidelbast *(Daphne cneorum)*, auch Heidenröschen genannt.

Rezepte: —

Seifenkraut

(Saponaria officinalis)
Hundsnägelein
Madenkraut
Seifenwurzel
Spatzenkraut
Waschkraut

Fundort: Hecken, Flußufer, Wegränder, Böschungen, Auwälder, Dämme
Größe: 30 bis 80 cm
Blütezeit: Juli bis September
Günstige Ernte: Mai bis Juli (Wurzel vor der Blüte und während der Blüte), September und Oktober, Mai und Juni (Blätter vor der Blüte)
Verwendbare Pflanzenteile: die Hauptwurzel, Blätter
Hauptanzeigen: auswurffördernd; Hautleiden
Zubereitung: Abkochung (Wurzel), Aufguß (Blätter)

Von dem verzweigten Wurzelstock des Seifenkrautes wird vorwiegend die Hauptwurzel verwendet. Sie ist gut fingerdick. Ihre Wirkstoffe sind Saponine. Am saponinreichsten ist die Pflanze kurz vor und während der Blüte und gegen Ende des Herbstes bis in den Winterbeginn hinein. Über die Saponine siehe Seite 162 f. Hier wollen wir nur kurz wiederholen, daß die Saponine als auswurffördernde Mittel, als harntreibende Mittel, als Mittel zur Förderung der Aufnahme anderer Wirkstoffe und als schmerzstillendes Mittel verwendet werden können.

Beim Seifenkraut wird vorwiegend die Wurzelabkochung wegen ihrer auswurffördernden Wirkung angewendet. Auch als Zusatz zu Zahnpasten wird sie gebraucht.

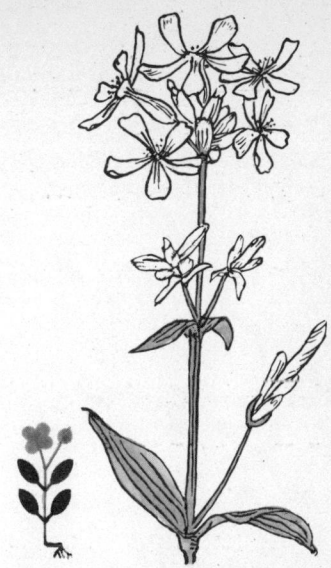

Früher war die Seifenkrautwurzel auch ein Bestandteil des sogenannten „Holztees". — Außerdem wirkt das Seifenkraut verhältnismäßig mild abführend. Bei Hautleiden wird es nicht mehr verwendet.

Rezepte:
Abkochung: 10 bis 15 Gramm fein zerkleinerte und getrocknete Seifenwurzel auf 200 Gramm Wasser abkochen; eßlöffelweise verwenden
Aufguß: 1 Eßlöffel getrocknetes und zerkleinertes Kraut mit $1/4$ l kochendem Wasser aufgießen; Tagesmenge 2 Tassen, warm trinken

Sellerie

(Apium graveolens)
Eppe
Eppich
Geilwurz
Merk
Zeller

Fundort: angepflanzt; wildwachsend in salzreichem Boden (Meeresnähe)
Größe: 30 bis 90 cm
Blütezeit: Juli bis November
Günstige Ernte: Juni bis September (Kraut), Oktober (Wurzel), Oktober bis November (Samen)

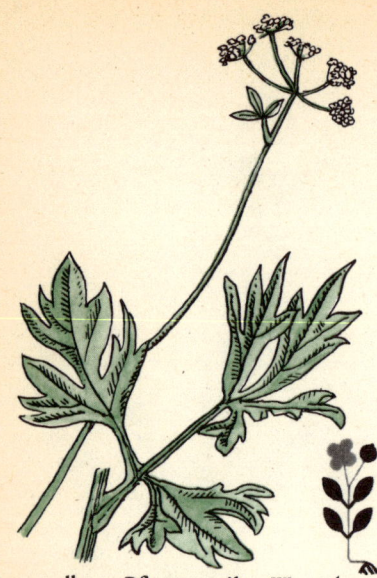

Verwendbare Pflanzenteile: Wurzel,
Samen, Blätter
Hauptanzeigen: harntreibend, appetit-
anregend
Zubereitung: Preßsaft, Abkochung, Salat

An feuchten, salzhaltigen Stellen kommt
die sonst als Kulturpflanze überall anzutreffende Sellerie auch wild vor. Sie enthält vor allem ein ätherisches Öl, welches
für den charakteristischen Selleriegeruch
verantwortlich ist, und vorwiegend in der
Knolle etwas Cholin, Schleim und reichlich
Stärke.
Die jungen Blätter können im Juni und
Juli verwendet werden. Die Wurzel wird
gerne als Salat gegessen. Selleriesalat ist
appetitanregend, aber auch harntreibend
und „blutreinigend". Er wird ebenso wie
der Selleriesamentee gegen Hautkrankheiten, bestimmte Nierenerkrankungen und
Rheumatismus empfohlen. Die Sellerie ist
zweifelsohne harntreibend, die Bezeichnung *Aphrodisiacum* (Liebesmittel) trägt
sie aber zu Unrecht.

Rezepte:
Preßsaft: zweimal täglich 1 Eßlöffel
Abkochung: $1/2$ Teelöffel Samen in 1 Tasse
    Wasser kurz abkochen
Die jungen Blätter können als Salatzusatz
    verwendet werden.

Schwarzer Senf
(Brassica nigra)

Fundort: angebaut; auf Schutthalden und
    an Flußufern
Größe: bis 1 m
Blütezeit: Juni und Juli
Günstige Ernte: August und September
    (Samenreife)
Verwendbare Pflanzenteile: Samen
Hauptanzeigen: Hautreizmittel; appetit-
    anregend (Mostrich)
Zubereitung: Senföl, Pulver (aus dem
    Samen), Senfteig, Pflaster

Vor allem im Samen, aber auch im Kraut
des Schwarzen Senfs findet man den Hauptwirkstoff Sinigrin, ein Glykosid. Daneben
enthält er ein ätherisches Öl, Eiweiß,
Schleim und andere verhältnismäßig wenig
wichtige Wirkstoffe. Das Hauptanwen-
dungsgebiet des Schwarzen Senfs ist die örtliche Reizung bestimmter Hautabschnitte.
Es gibt jetzt allerdings andere gefäßerweiternde Substanzen, so z. B. den
„Thermophor in der Tube" und das Capsiplast (siehe Seite 292), welche weniger unerwünschte Nebenwirkungen aufweisen als
der Schwarze Senf. Trotzdem kann Senfmehl oder Senföl zu Hautreizungen ver-

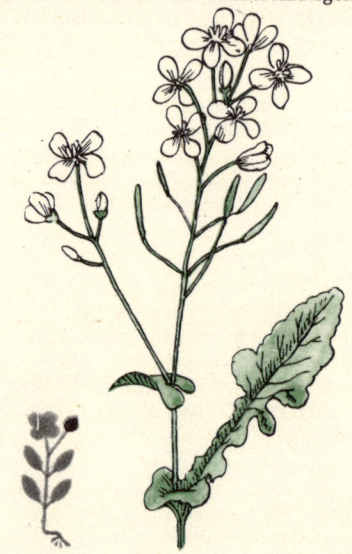

wendet werden. Senföl darf aber niemals unverdünnt direkt auf die Haut kommen! — Senfpflaster wird bei Rheumatismus, Bauchfellentzündung usw. angewendet.

Durch übermäßigen Senfgebrauch, vor allem durch übermäßige Dosierung von Senföl kann es zu Vergiftungen kommen. Diese können Reizerscheinungen der Schleimhäute des Verdauungstraktes, aber auch Nierenstörungen zur Folge haben. — Als Gegenmittel gegen Senfvergiftungen ist es am besten, ein vom Arzt verordnetes mildes Abführmittel zu nehmen. Im Notfall — etwa wenn der Arzt längere Zeit nicht erreichbar ist — können ein mildes Abführmittel, sowie Schleimstoffe und bei allgemeiner Schwäche Kaffee, Sympatol oder Coramin nicht schaden.

Rezepte:

Pulver (aus Samen, Senfmehl): mit reinem, kaltem Wasser zu einem dicken Brei anrühren, auf einen Leinenfleck aufstreichen, die zu behandelnde Hautstelle vorerst mit Gaze bedecken und dann den Leinenfleck auflegen. Die behandelte Hautpartie beginnt nun zu brennen. Man läßt den Verband liegen, bis das Brennen sehr unangenehm wird. Dann muß man den Brei entfernen und Rückstände, die trotz der Gazeunterlage auf der Haut geblieben sind, sorgfältig abwischen.

Senfspiritus kann wie Franzbranntwein verwendet werden.

Senföl darf unverdünnt weder innerlich noch äußerlich verwendet werden!

Weißer Senf
(Sinapis alba)

Fundort: Ödland, unter Saaten
Größe: bis zu 50 cm
Blütezeit: Juni und Juli
Günstige Ernte: Juli und August
Verwendbare Pflanzenteile: Samen
Hauptanzeigen: wie beim Schwarzen Senf (Brassica nigra)
Zubereitung: alkoholischer Auszug, Pflaster; innerlich nur nach Verordnung des Arztes

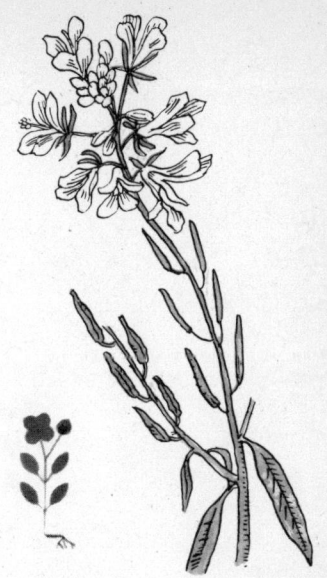

Der Weiße Senf ist etwas milder als der Schwarze Senf. Er war früher als *Semen Erucae* offizinell. Bei Bronchialkatarrh, Rippenfellentzündung usw. wird er ähnlich wie der Schwarze Senf angewandt. Er soll auch bakterientötend wirken.

Rezepte: siehe Schwarzer Senf.

Silbermänteli
(Alchemilla alpina)

Fundort: Triften, Wiesen, Waldränder (in größeren Höhen)
Größe: 8 bis 15 cm
Blütezeit: Juni und Juli
Günstige Ernte: Juni und Juli
Verwendbare Pflanzenteile: Kraut
Hauptanzeigen: Darmkatarrh
Zubereitung: Abkochung

Das Silbermänteli ist ein enger Verwandter des Frauenmantels (Seite 227). Es kann wegen seines Gerbstoffgehaltes auch ähnlich wie dieser verwendet werden. Vor allem wird das Silbermänteli gegen Darmkatarrh und Menstruationsbeschwerden, aber auch zur Appetitregelung bei Fettleibigkeit empfohlen.

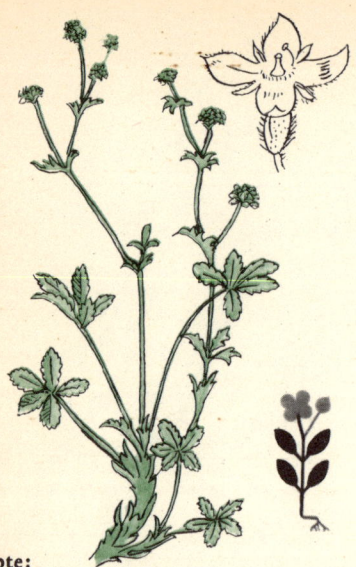

Rezepte:

Abkochung: 1 Eßlöffel des frischen oder getrockneten zerkleinerten Krautes mit ¼ l Wasser fünf Minuten abkochen; Tagesmenge 2 Tassen

Silberweide

(Salix alba)

Weide
Weißweide

Fundort: feuchte Wälder; gepflanzt
Größe: 5 bis 15 m
Blütezeit: März bis Mai
Günstige Ernte: April und Mai
Verwendbare Pflanzenteile: Rinde
Hauptanzeigen: fiebersenkend, schweißtreibend, harntreibend, verdauungsanregend
Zubereitung: Abkochung, Kaltauszug, Pulver

Unter den heimischen Weidenarten ist die Silberweide weitaus die höchste an Wuchs. Sie ist weit verbreitet und war bis zur Entdeckung der künstlich herstellbaren Salizylpräparate der wichtigste Salizyllieferant unter den Heilpflanzen. Neben den verschiedenen anderen Weidenarten enthält übrigens auch die Schwarzpappel *(Populus nigra)* eine Substanz (Populin), welche beim Abbau im Körper wahrscheinlich auch Salizylsäure ergibt. Jedenfalls entfaltet dieser Stoff eine salizylähnliche Wirkung.

Der in der Silberweide enthaltene Wirkstoff Salicin wird im Körper zu Salizylsäure umgebaut. Die Salizylsäure wirkt entzündungswidrig und ist immer noch — trotz Cortison und anderen modernen Präparaten — das wichtigste Heilmittel bei akutem Gelenkrheumatismus. Wie neuere Forschungen ergeben haben, hat die Salizylsäure aber noch eine weitere positive Wirkung: sie bedroht das Leben der Bakterien schwer, ganz ähnlich wie die Antibiotika, indem sie ihnen einen lebenswichtigen Stoff raubt. Neben der entzündungshemmenden Wirkung ist die Salizylsäure fiebersenkend, schmerzstillend und schweißtreibend. Merkwürdig ist, daß sie örtlich angewandt nicht schweißtreibend, sondern schweißhemmend wirkt. Örtlich in richtiger Menge verwendet, hat die Salizylsäure als schmerzstillende und durchblutungsfördernde Einreibung eine ähnliche Wirkung wie der „Thermophor in der Tube".

Vergiftungen können mit der Weißweidenrinde kaum vorkommen, da die für Vergiftungen nötige Salizylsalzmenge sehr erheblich ist (20 bis 30 Gramm!).

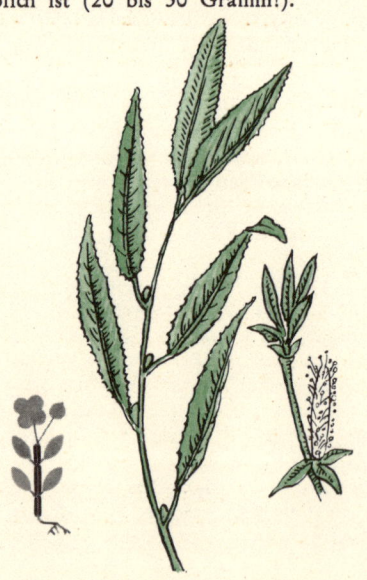

Ob die von der pharmazeutischen Industrie hergestellten künstlichen Salizylsäurepräparate wirklich immer die Wirkung der Weidenrinde ersetzen können, möge dahingestellt sein. Sicher ist, daß bei Anwendung der Weißweidenrinde auch die Gerbstoffwirkung hinzu kommt.

Mit einem Fluidextrakt aus Weidenkätzchen sollen gute Erfolge bei Menstruationsbeschwerden, sexueller Übererregbarkeit und Schlaflosigkeit erzielt werden. Der Extrakt wird sogar von manchen Ärzten den beruhigenden Brommedikamenten vorgezogen.

Rezepte:

Abkochung: 3 Teelöffel der Rinde mit ¼ l Wasser kalt ansetzen, 5 Stunden stehen lassen, anschließend aufkochen; Tagesmenge

Kaltauszug: die gleiche Menge mit kaltem Wasser ansetzen, 8 bis 10 Stunden stehen lassen, anschließend abseihen

Pulver: dreimal täglich 2 Gramm

Sonnentau
(Drosera rotundifolia)

Sinntau
Sonnenlöffel
Widdertod
Echter Widerton

Fundort: Sumpf, Moor, Bach- und Teichufer, Gräben
Größe: 10 bis 20 cm
Blütezeit: Juli und August
Günstige Ernte: Mai bis September
Verwendbare Pflanzenteile: Kraut
Hauptanzeigen: Bronchitis, Keuchhusten, Lungenasthma
Zubereitung: Aufguß, Tinktur

Der wesentliche Wirkstoff des Sonnentaus ist bis heute noch unbekannt, seine Wirkung aber nachweisbar. Nebenher findet man in Kraut und Frucht Harze, Gerbstoff, Gallensäure, Vitamin C und verschiedene Fermente. Die Blätter des Sonnentaus schmecken säuerlich, etwas bitter und scharf. Legt man sie längere Zeit auf die Haut, so kommt es zu einer örtlichen Entzündung. Durch den Hauptwirkstoff ist die Pflanze nicht ungefährlich, daher dürfen

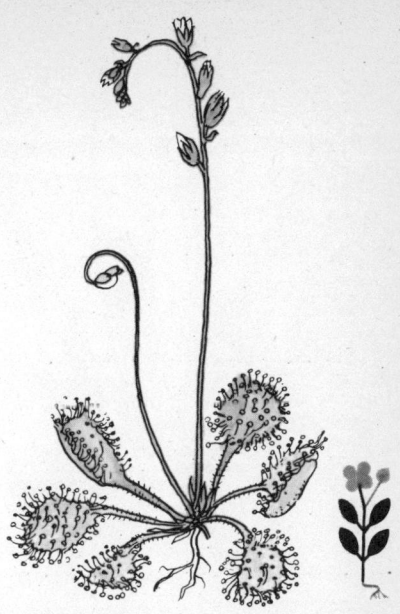

nur geringe Mengen des Sonnentaus verwendet werden. Sonst kann es zur Verschlechterung gerade jener Erkrankung kommen, die man behandeln will.

Innerlich erzielt man gute Erfolge bei Katarrhen der Luftwege, Keuchhusten, Lungenasthma und Reizhusten. Äußerlich kann man den Saft gegen Warzen versuchen.

Rezepte:

Tinktur: aus der Apotheke, nach Verordnung des Arztes

Aufguß: 2 Gramm Kraut mit 2 Glas siedendem Wasser aufgießen; tagsüber eine Tasse schluckweise trinken

Spitzwegerich
(Plantago lanceolata)

Lanzettblättriger Spitzwegerich
Schmalblättriger Spitzwegerich

Fundort: Wegränder, Wiesen; allgemein verbreitet
Größe: Kraut 15 bis 20 cm, ganze Pflanze bis 50 cm
Blütezeit: Mai bis Oktober
Günstige Ernte: Mai und Juni (bevor die Samen reif werden)
Verwendbare Pflanzenteile: Blätter

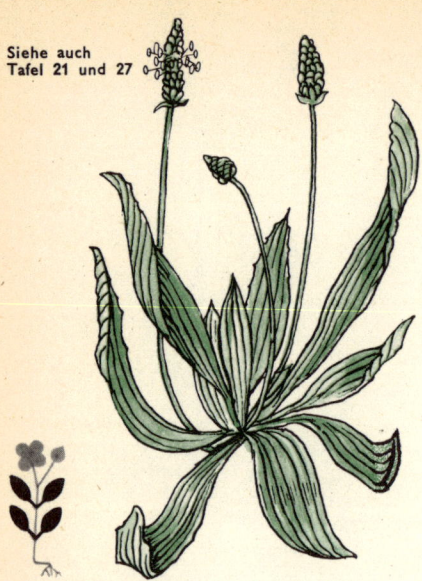

Siehe auch
Tafel 21 und 27

Hauptanzeigen: Husten, Heiserkeit,
Magen-Darmkatarrh

Zubereitung: Aufguß, Abkochung

Der Spitzwegerich ist mit seinen lanzett-
förmigen Blättern ein überall anzutref-
fendes Heilkraut und wohl auch eine der
bekanntesten Heilpflanzen. Er enthält vor
allem Schleimstoffe und außerdem in den
Samen ein Glykosid. Bemerkenswert ist die
Tatsache, daß der Spitzwegerich auf zink-
haltigem Boden Zink zu speichern beginnt.
Worauf seine auswurffördernde hustenreizstillende Wirkung zurückzuführen ist,
konnte noch nicht genau erforscht werden.
Eine Abkochung von 50 Gramm Blättern
(trocken) in $^1/_2$ l Wasser wirkt deutlich blut-
gerinnungsfördernd.

Gegen Zahnschmerzen wird als erste Hilfe
das Kauen einer Spitzwegerichwurzel empfohlen (Zahnarzt!)

Rezepte:

Aufguß als Tee: 1 Eßlöffel zerkleinerte
  Blätter mit 1 Tasse siedendem Wasser
  übergießen und 5 Minuten ziehen lassen;
  Tagesmenge 2 Tassen

Spitzwegerichsaft: dreimal täglich 1 Eßlöffel mit etwas Wasser oder Milch,
  eventuell zu gleichen Teilen mit Honig
  vermischt

Springwurz

(Polygonatum odoratum)

Salomonssiegel
Gemeine Weißwurz

Fundort: Auen, Waldränder, Gebüsche,
Laub- und Föhrenwälder (liebt sandigen
Lehm)

Größe: 15 bis 50 cm

Blütezeit: Mai und Juni

Günstige Ernte: April und Mai

Verwendbare Pflanzenteile: Wurzelstock

Hauptanzeigen: leichte Zuckerkrankheit,
Blutergüsse

Zubereitung: Abkochung

Als König Salomo seinen Tempel baut,
die Felsen aber dem Bemühen der Stein-
metze widerstanden, soll er mit der Springwurz jene Stücke dem Fels entrissen haben,
die zum Tempelbau nötig waren. Auch als
Schlüssel zu unterirdischen Schatzkammern
kennt die Sage die Springwurz. Als *Radix
sigilli Salomonis* war die Wurzel der
Pflanze früher offizinell. Die nüchterne
Wissenschaft hat in der Springwurz verhältnismäßig reichlich Glukochinin gefunden,
also einen jener blutzuckersenkenden Stoffe,
die wir auf Seite 161 kennengelernt haben.
Im Osten, vornehmlich in Japan, aber auch
in China wird die Springwurz schon lange

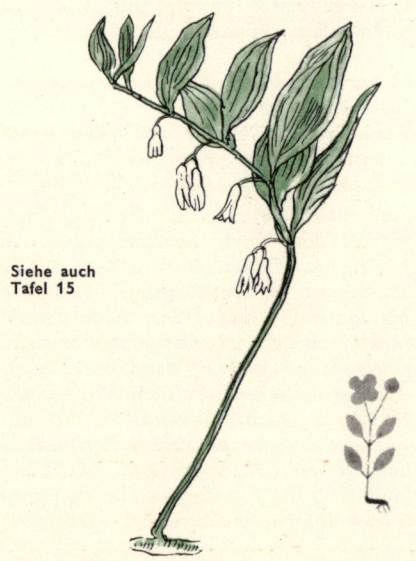

Siehe auch
Tafel 15

als Mittel gegen die Zuckerkrankheit verwendet. Neben dem Glukochinin finden sich im Salomonssiegel auch noch Stoffe, die ähnlich wie die Glykoside aus den Fingerhutarten wirken. Allerdings wird diese Arzneikraft der Springwurz vorläufig noch nicht ausgenützt.

Zur Behandlung von Blutergüssen hält sich die Springwurz hartnäckig in der Volksmedizin und scheint auch tatsächlich günstige Wirkungen zu entfalten.

Rezepte:

Abkochung: 1 bis 2 Eßlöffel des frischen zerschnittenen Wurzelstockes werden mit 1/2 l Wasser etwa fünf Minuten gekocht (diese Abkochung verwendet man nur für Umschläge bei Blutergüssen)

Tee: Die Springwurz ist in vielen blutzuckersenkenden Tees enthalten (über diese siehe Seite 121 und 161)

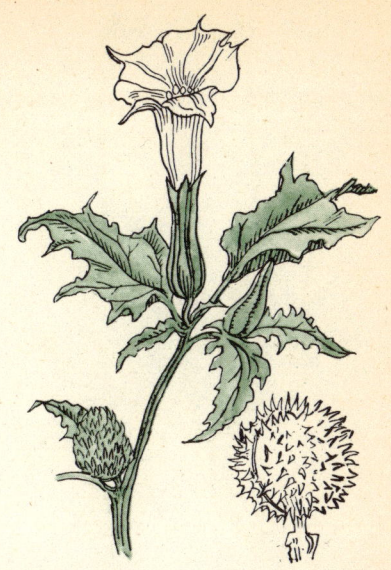

Vorsicht! Giftig!

Stechapfel
(Datura stramonium)

Fundort: Ödland, Schutt, Weinberge, Gärten, Feldwege

Größe: 1 bis 1,2 m

Blütezeit: Juli und August (je nach Klima auch Juni bis September)

Günstige Ernte: Juni und Juli

Verwendbare Pflanzenteile: Blätter (Apotheke!)

Hauptanzeigen: Asthma, Krampfhusten, Keuchhusten

Zubereitung: Tinktur, Asthmazigaretten, Räucherpulver

Unter den alten Hexengiften spielte der Stechapfel eine nicht unbedeutende Rolle. Hat er doch unter anderem sexuelle Erregung, das Gefühl des Fliegens und Verminderung des Schamgefühls — vor allem bei Frauen — zur Folge. Aber auch die Heilkundigen verwendeten den Stechapfel schon lange und er fand, auch in der Schulmedizin bald Aufnahme. Er enthält Hyoscyamin, ein Alkaloid, das wir schon auf Seite 200 f. kennengelernt haben, außerdem etwas Atropin und Scopolamin (Seite 200 f.). Als stark wirkende Arzneimittel können Hyoscyamin, Atropin und

Scopolamin auch zu Vergiftungen führen. Diese treten vorwiegend bei Kindern nach Verzehren der Samen auf. Vergiftungserscheinungen wie Tollkirsche, Seite 339. Als *Folia Stramonii* ist der Stechapfel offizinell. Er muß vom Arzt verschrieben werden. Als *Folia Stramonii nitrata,* Asthmakraut, wird er für die Herstellung von Asthmazigaretten verwendet. Obwohl viele Kräuterbücher das Rezept der Zubereitung von Asthmazigaretten enthalten, so wollen wir doch vor der Selbstzubereitung warnen. Der Laie kennt weder den Gehalt der Blätter an Wirkstoffen (dieser ist sehr schwankend), noch stehen ihm die Einrichtungen zur Verfügung, um alle nötigen Zutaten richtig zu dosieren. Die Asthmazigaretten sind deshalb nur nach Verordnung des Arztes aus der Apotheke zu besorgen. Die aus der Apotheke zu beziehenden *Folia Stramonii nitrata* können, wenn der Arzt seine Zustimmung gibt, auch als Räuchermittel bei Asthma und Keuchhusten angewendet werden. Die jeweils nötige Dosierung bestimmt der Arzt. Zu reichliche Verwendung von Asthmazigaretten und Stechapfelräucherungen können zu schweren Vergiftungen führen.

Rezepte: nur Arzt und Apotheke

Vorsicht! Vergiftung möglich!

Stechpalme

(Ilex aquifolium)

Hülsen
Hulstbaum

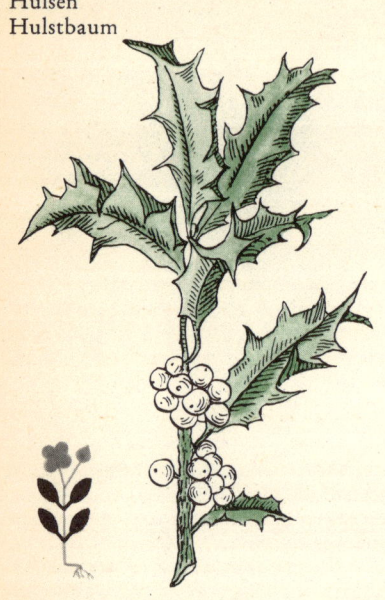

Fundort: gepflanzt; im Unterholz
Größe: 3 bis 10 m, häufig nur Strauch bis 5 m
Blütezeit: Mai und Juni
Günstige Ernte: Mai und Juni
Verwendbare Pflanzenteile: jüngere Blätter
Hauptanzeigen: harntreibend (?), Gicht (?), Bronchitis (?)
Zubereitung: Abkochung, alkoholischer Auszug

Die Stechpalme mit ihren weißen Blüten und etwa erbsengroßen roten Beeren enthält im Blatt einen Bitterstoff, Ilicin, dessen Zusammensetzung noch nicht genau erforscht ist.
Weiters findet man in der Frucht einen ebenfalls noch unbekannten Wirkstoff, der sich vor allem für Kinder giftig auswirken kann. Das in der Rinde vorhandene Pektin diente früher zur Erzeugung von Vogelleim.
Nach alten Angaben erhöht eine Abkochung der Blätter die Harnabgabe und

ist auch gut bei Gicht, Steinleiden und zur Beförderung des Auswurfes. — Der Mate-Tee aus Blättern eines in Südamerika beheimateten nahen Verwandten der Stechpalme wird sowohl als Heilmittel wie als Tee-Ersatz gerne verwendet.

Rezepte:
Abkochung: 6 Gramm von jüngeren, getrockneten Blättern fein zerkleinert mit ¹/₄ l Wasser aufkochen; Tagesmenge
Nach anderer Angabe nicht nur aufkochen, sondern bis zur Hälfte einkochen lassen und als Tagesmenge trinken
Alkoholische Auszüge nach Verordnung des Arztes

Steichrüchere

(Dryas octopetala)

Achtblättrige Dryade
Silberwurz

Fundort: über 2000 m in den Alpen
Größe: 5 bis 15 cm
Blütezeit: Mai
Günstige Ernte: Mai
Verwendbare Pflanzenteile: Blüten und Blätter, solange sie grün sind
Hauptanzeigen: nervöse Herzleiden (?)
Zubereitung: Aufguß

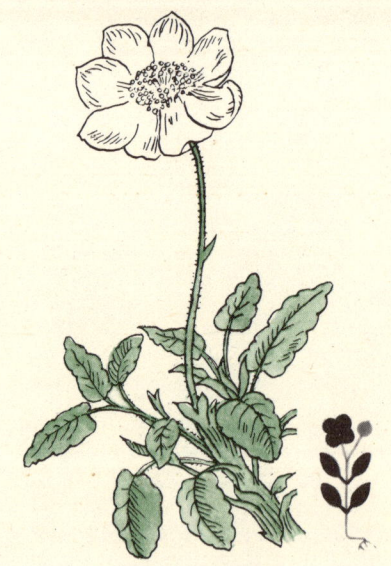

Die Steichrüchere wird von einigen Kräuterkundigen gegen Herzbeschwerden, von Pfarrer Künzle auch gegen Schlaganfall empfohlen.

Genauere Angaben über die Wirkstoffe der Pflanze und über die Erfolge fehlen. Solange sie nicht näher erforscht ist, kommt sie für die allgemeine Verwendung wohl kaum in Frage. Insbesondere dann nicht, wenn es sich' um ernste Beschwerden handelt. Bei harmlosen Erkrankungen kann man aber — wenn der Arzt die Harmlosigkeit ausdrücklich bestätigt hat — auch einmal einen Versuch mit der Steichrüchere machen.

Rezepte:

Aufguß: 1 bis 2 Teelöffel der zerkleinerten und getrockneten Blätter mit ¼ l siedendem Wasser aufgießen; Tagesmenge

Steinklee
(Melitotus officinalis)

Honigklee
Schotenklee

Fundort: Wegränder, Ackerränder, Hügel, Schutthalden
Größe: 50 cm bis 1 m
Blütezeit: Juni bis September
Günstige Ernte: Juni bis September
Verwendbare Pflanzenteile: blühendes Kraut
Hauptanzeigen: äußerlich als Auflage, innerlich gegen Krämpfe
Zubereitung: Aufguß, Kräuterkissen

Der Steinklee enthält vor allem Cumarin, jene schwach betäubend wirkende Substanz, die wir schon auf Seite 299 kennengelernt haben. Wenn nicht ausgesprochener Mißbrauch getrieben wird, sind Vergiftungen beim Menschen nicht zu befürchten. Die Verwendung als Kräuterkissen bei Kopfschmerzen usw. wird durch den Cumaringehalt erklärlich.

Äußerlich wird der Steinklee zu Waschungen und Umschlägen verwendet, innerlich kann er mit Vorsicht und nach Rücksprache mit dem Arzt bei Koliken, Magenbeschwerden usw. versucht werden. Auch bei Bronchialkatarrh wird er empfohlen.

Siehe auch
Tafel 20

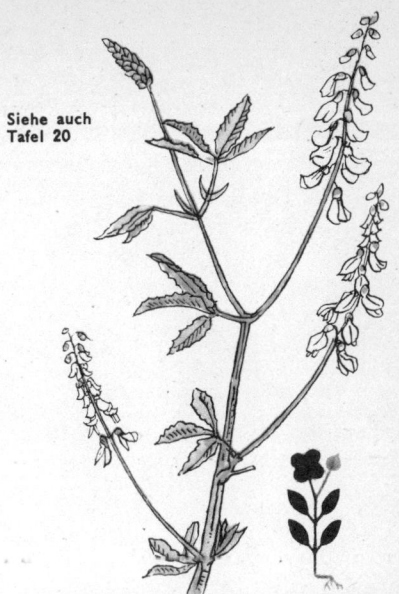

Zu Auflagen kann man ein Säckchen mit 10 bis 15 Gramm des getrockneten, blühenden Krautes füllen. Dieses muß in Wasser aufkochen, einige Minuten ziehen und dann so heiß wie möglich aufgelegt werden.

Rezepte:

Aufguß: 2 bis 3 Gramm mit ⅛ l siedendem Wasser aufgießen; Tagesmenge (falls vom Arzt nicht anders verordnet)

Steinsamen
(Lithospermum officinale)

Meerhirse
Steinhirse

Fundort: Gebüsch; kalkliebend
Größe: bis 50 cm
Blütezeit: Mai bis Juli
Günstige Ernte: Samenreife
Verwendbare Pflanzenteile: Samen
Hauptanzeigen: Nierensteine, Blasensteine (?)
Zubereitung: Abkochung

Die Härte des Samens hat dem Kraut seinen Namen gegeben. Die gelblichgrünen, oft mehr ins Weiße gehenden Blüten werden von kugelrunden, porzellanweißglänzenden harten Samen abgelöst, die eine geringe Menge Öl enthalten und früher offizinell wa-

327

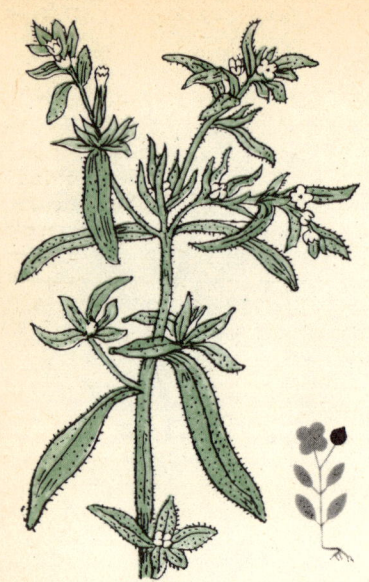

Günstige Ernte: Mai bis Juli
Verwendbare Pflanzenteile: Blüten,
   blühendes Kraut
Hauptanzeigen: Hautausschläge; harn-
   treibend, schleimlösend
Zubereitung: Aufguß

Das weitverbreitete Stiefmütterchen enthält neben ätherischem Öl, Gerbstoff,
Saponin und Schleim auch etwas Rutin,
welches wir bei der Raute kennengelernt
haben. Verwendet werden nach dem Deutschen Arzneibuch alle oberirdischen Teile,
sorgfältig getrocknet. Da aber die Wurzel
den höchsten Saponingehalt hat, so scheint
es empfehlenswert, auch die Wurzel mit-
zuverwenden.

Viele Kinderärzte verordnen bei dem oft
so schwer zu bekämpfenden Milchschorf
der kleinen Kinder ein vom Apotheker
hergestelltes Infus. Wenn Brustkinder vom
Milchschorf befallen sind, soll — nach
alten Angaben — die Mutter das Infus
trinken.

Da das Stiefmütterchen stoffwechselanregend wirkt, wird es auch gegen Rheumatismus empfohlen. Manchmal leistet es
gute Dienste beim Scheidenjucken älterer
Frauen. (Achtung! Scheidenjucken kann

ren. Es gibt zwei Formen dieser Pflanze. Den
Echten Steinsamen (*Lithospermum officinale*)
und den Ackersteinsamen (*Lithospermum
arvense*), der weiß blüht und braune, fast
glanzlose Früchte hat. Er blüht von April
bis Juni und die Samen sind etwas früher
reif als die des Echten Steinsamens. Auch
die Samen des Ackersteinsamens waren
früher als *Semen Lithospermi nigri* offizinell.

Die Verwendung ist aller Wahrschein-
keit nach nur auf die äußere Ähnlichkeit
der porzellanartig steinigen Samen mit den
Nierensteinen zurückzuführen. Da die
Pflanze außer Kieselsäure im Samen keinerlei wesentliche Wirkstoffe enthält, ist der
Gebrauch — weil wohl wirkungslos — zumindest nicht sehr anzuraten.

Rezepte: —

Stiefmütterchen

(*Viola tricolor*)
   Ackerveilchen
   Dreifaltigkeitskraut
   Freisamkraut
   Tag- und Nachtblümchen
Fundort: Äcker, Waldränder, Raine, Hügel,
   Wiesen; angebaut
Größe: 10 bis 30 cm
Blütezeit: April bis Oktober

Siehe auch
Tafel 10

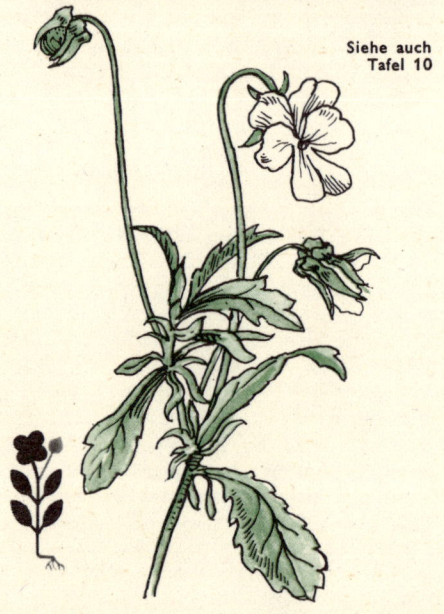

328

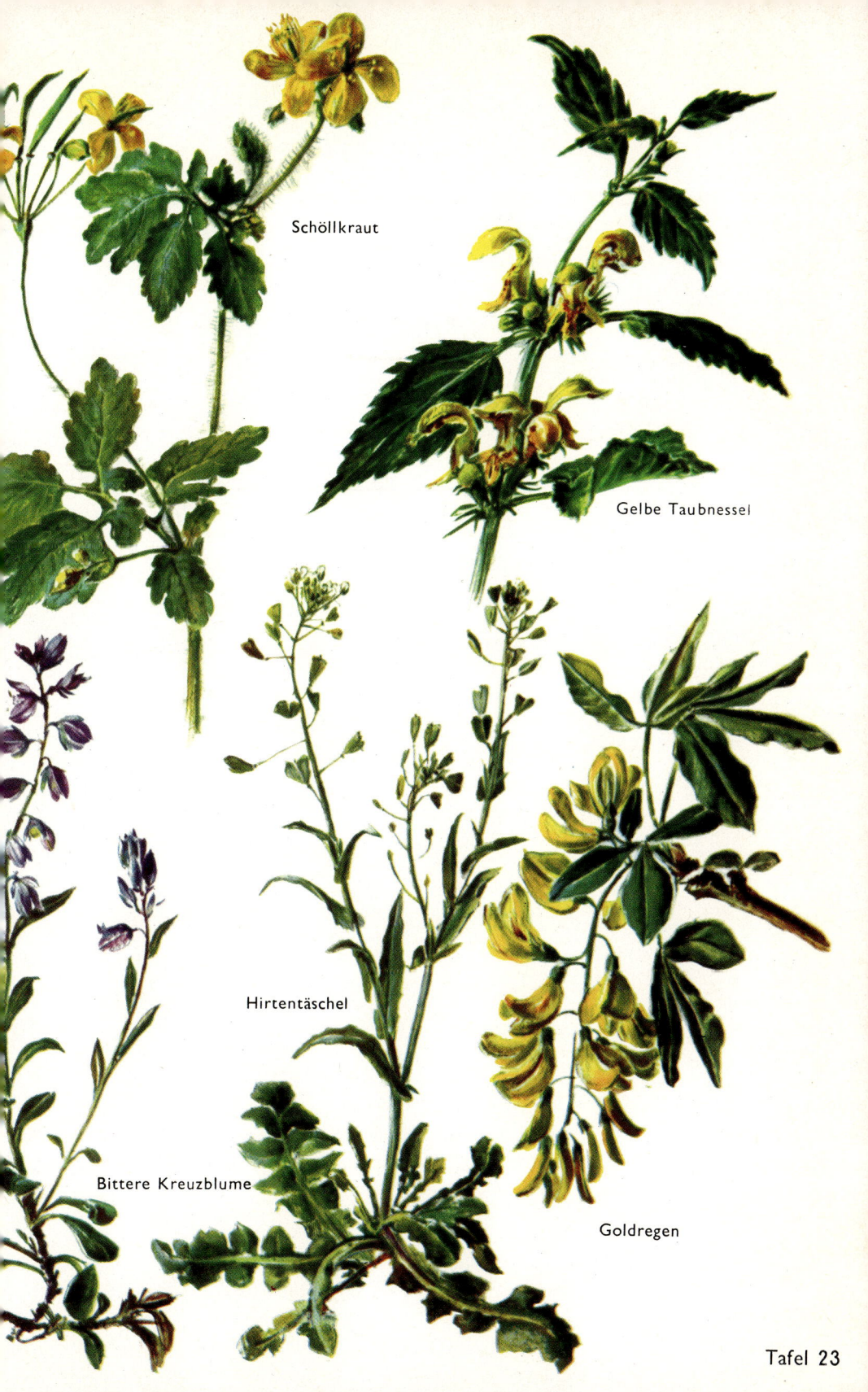

Schöllkraut

Gelbe Taubnessel

Hirtentäschel

Bittere Kreuzblume

Goldregen

Tafel 23

auch das erste Warnzeichen für einen Krebs sein, daher immer vorher ärztliche Untersuchung! Siehe Seite 66 f.).

Rezepte:
Aufguß: 2 Teelöffel mit 1 Tasse siedendem Wasser aufgießen; Tagesmenge 2 Tassen, Überdosierung schädlich!

Süßholz

(Glycyrrhiza glabra)

Lakritzenwurzel

Fundort: angepflanzt
Größe: bis 2 m
Blütezeit: Juli

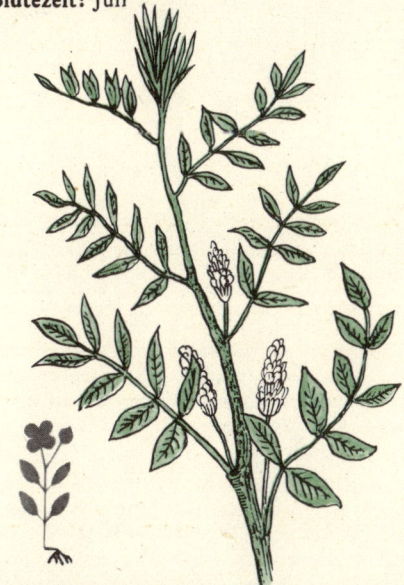

Günstige Ernte: März und April, September und Oktober
Verwendbare Pflanzenteile: Wurzeln
Hauptanzeigen: harntreibend, hustenmildernd; Magengeschwüre
Zubereitung: Aufguß, Lakritzensaft

Nachdem die Lakritze aus dem Arzneischatz fast völlig verschwunden war, ist sie als Mittel gegen Magengeschwüre in jüngster Zeit wieder in die Schulmedizin zurückgekehrt. Wie eine solche Kur durchgeführt wird und wann sie angezeigt ist, entscheidet der Arzt.

Der wichtigste Bestandteil der Lakritzenwurzel ist das Glycyrrhizin. Daneben enthält sie Zucker und auch Bitterstoff. Glycyrrhizin wirkt schleimlösend, auswurffördernd und wird auch in einigen Präparaten der pharmazeutischen Industrie in diesem Sinne verwendet. Fest steht, daß Glycyrrhizin auch harnfördernd wirkt.

Rezepte:
Aufguß: 1 Teelöffel der zerkleinerten Wurzel mit $1/4$ l siedendem Wasser aufgießen; Tagesmenge 2 Tassen
Lakritzensaft: nach Verordnung des Arztes

Sumpfdotterblume

(Caltha palustris)

Kuhblume
Schmalzblume

Fundort: sumpfige Wiesen, Bach- und Teichufer
Größe: bis 30 cm
Blütezeit: April und Mai
Günstige Ernte: April und Mai
Verwendbare Pflanzenteile: blühendes Kraut
Hauptanzeigen: wie Kuhschelle (*Anemone pulsatilla*), Seite 269 f.
Zubereitung: Tinktur und nach Verordnung des Arztes

Siehe auch
Tafel 19

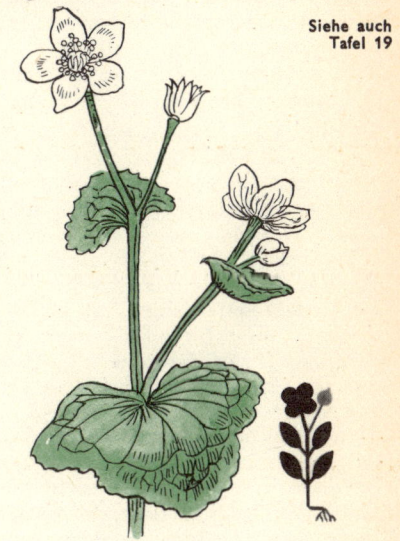

Kraut und Blüten der Sumpfdotterblume waren früher offizinell und haben im wesentlichen die gleichen Heilanzeigen wie die Kuhschelle *(Anemone pulsatilla).* Ihr Hauptwirkstoff ist der gleiche wie in der Pulsatilla (siehe dort), sie enthält auch Saponin und einige Farbstoffe. In der Blüte ist eine Vorstufe des Vitamins A enthalten.

Früher wurde die Sumpfdotterblume wegen ihrer intensiv gelben Farbe zum Färben von Butter verwendet. Dies ist an sich ungefährlich, weil die in der Blüte enthaltenen Wirkstoffe in zu geringer Menge vorkommen, um Vergiftungen hervorrufen zu können.

Die Sumpfdotterblume ist in der Wirkung etwas schwächer als die Kuhschelle. Ebenso wie diese wurde aber auch die Sumpfdotterblume aus dem Arzneischatz gestrichen.

Rezepte: nur ärztliche Verordnung!

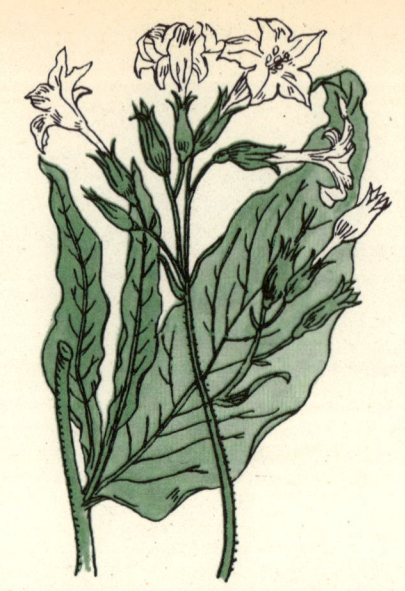

Vorsicht! Giftig!

Virginischer Tabak
(Nicotiana Tabacum)

Fundort: angebaut (in Europa seit 1560)
Größe: bis 2 m
Blütezeit: Juli und August
Günstige Ernte: (Selbstbereitung von Tabak ist nicht zu empfehlen)
Verwendbare Pflanzenteile: Blätter
Hauptanzeigen: Verwendung für Heilzwecke nicht mehr üblich
Zubereitung: —

Wenn wir auch die Tabakpflanze in unser Kräuterbuch aufgenommen haben, so geschah dies deshalb, weil sie früher zu Heilzwecken verwendet wurde und weil heute noch mancherlei Mißbrauch damit getrieben wird. Außerdem müssen wir ein wenig über das Rauchen sprechen. Der Meinungsstreit über die mehr oder weniger große Schädlichkeit des Zigaretten-, Zigarren- und Pfeifenrauchens sowie anderer Nikotinverbrauchsarten ist bei weitem noch nicht entschieden. Jedenfalls scheint sich am Horizont der wissenschaftlichen Erkenntnisse wieder einmal die Tatsache abzuzeichnen, daß beide Parteien, also sowohl die Tabakgegner als auch die Anhänger des

Tabakkonsums, recht haben. Übermäßiges Rauchen ist schädlich, wie jeder übermäßige Gebrauch von Genußgiften und jedes Übermaß an sich. Mäßiges Rauchen dürfte keine schädlichen Auswirkungen haben, außer wenn der Betreffende überempfindlich gegen Tabakinhaltsstoffe ist, sei es nun gegen das Nikotin oder gegen die anderen Substanzen (Teer usw.).

Ein begrenztes Quantum Nikotin kann der Organismus jedenfalls in der Leber abbauen bzw. zerstören und ihm die Giftigkeit nehmen. Es entsteht dabei zum Teil der PP-Faktor, ein naher Verwandter eines Vitamines aus der B-Gruppe, den wir auf Seite 396 als Niacin kennenlernen. Dieses Nikotinsäureamid entsteht dann, wenn zu der Nikotinsäure, die als Entgiftungsprodukt der Leber entsteht, eben noch ein sogenanntes -amid hinzukommt.

Wieviel Nikotin wir beim Rauchen aufnehmen, hängt wesentlich von der Art des Rauchens ab. Es gibt also auch eine eigene Rauchdiät. Die Unterschiede zwischen intensivem und vernünftigem Rauchen sind enorm. So nimmt ein hastiger Raucher, der seine Zigarette Zug um Zug bis zu Ende raucht, bis zu 50 Prozent des Ni-

330

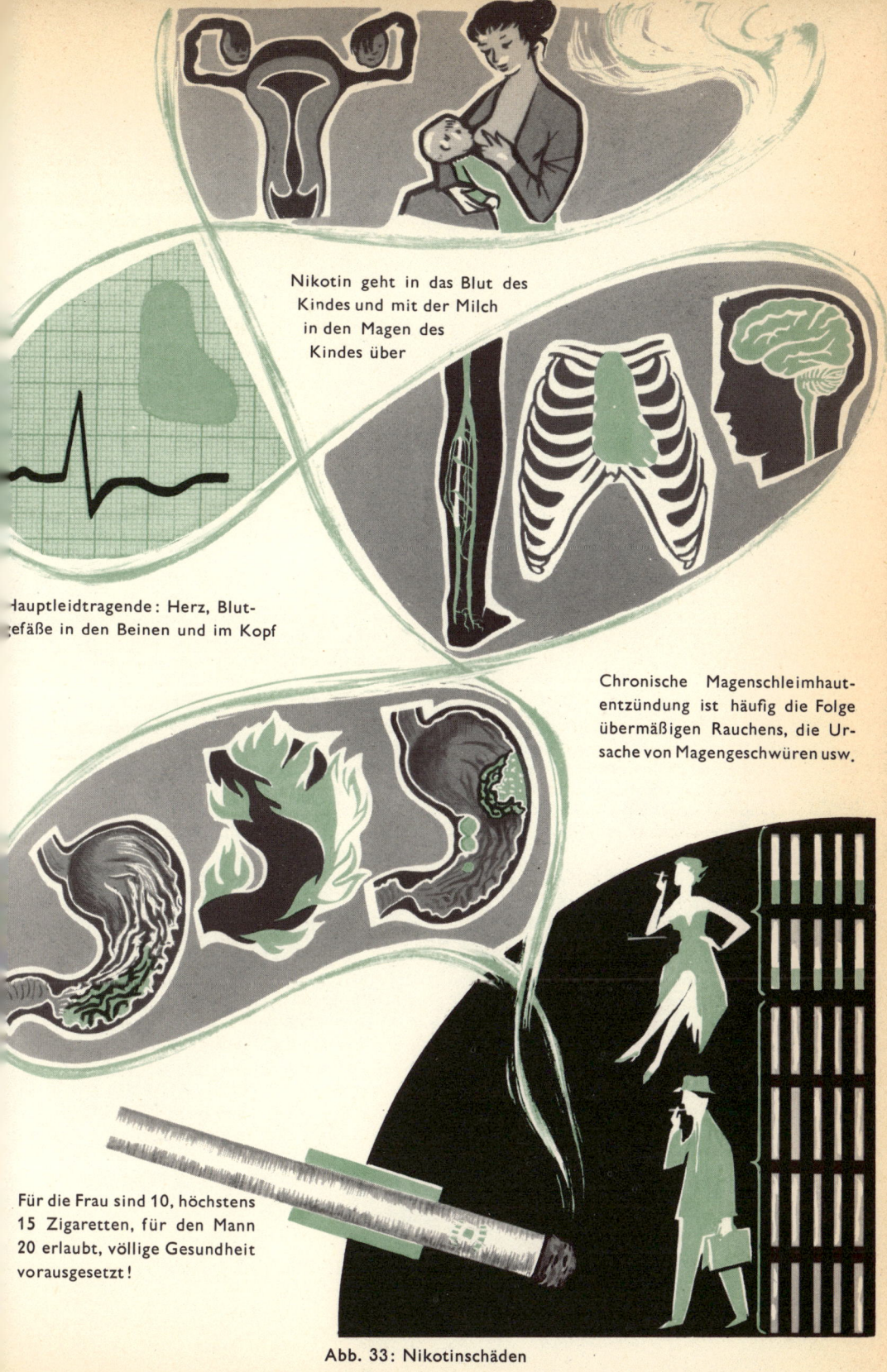

Nikotin geht in das Blut des
Kindes und mit der Milch
in den Magen des
Kindes über

Hauptleidtragende: Herz, Blutgefäße in den Beinen und im Kopf

Chronische Magenschleimhautentzündung ist häufig die Folge
übermäßigen Rauchens, die Ursache von Magengeschwüren usw.

Für die Frau sind 10, höchstens
15 Zigaretten, für den Mann
20 erlaubt, völlige Gesundheit
vorausgesetzt!

Abb. 33: Nikotinschäden

kotingehaltes auf, während ein vernünftiger Raucher nur etwa 4 bis 5 Prozent seinem Organismus einverleibt.

Als gesündestes Rauchen gilt das Zigarrenrauchen (vor allem dünner Zigarren) und das Rauchen langer Pfeifen, da bei diesen beiden Raucharten am meisten Nikotin zerstört wird. Am gefährlichsten ist das Zigarettenrauchen und insbesondere das Rauchen des letzten Drittels der Zigarette. Dieses Zigarettenende wirkt wie ein Filter und enthält dadurch reichlich Nikotin. Wer ohne „Lungenzug" raucht, nimmt etwa 60 Prozent des im Rauch enthaltenen Nikotins auf, wer den Rauch auch einatmet, 90 Prozent. Das Tabakkauen führt ebenfalls zu einer Nikotinaufnahme von etwa 90 Prozent.

Wie an manches andere Gift kann man sich auch an Nikotin gewöhnen. So verträgt ein starker Raucher ganz erhebliche Nikotinmengen, die für den Nichtraucher schon lange tödlich wären. Die für den Nichtraucher tödliche Dosis ist im Durchschnitt in einer Zigarette enthalten, wenn man die gesamte Nikotinmenge dem Körper einverleibt.

Über die Wirkungen des Rauchens und über die möglichen Schäden geben die beiden Schaubilder auf Seite 331 und 333 Auskunft. Wir wollen nur ein Beispiel herausgreifen, um die schädliche Wirkung des Rauchens und ebenso ehrlich auch die der Schädlichkeitstheorie widersprechenden Angaben zu beleuchten:

Nach Ansicht namhafter Magenspezialisten — und die Statistik gibt ihnen recht — ist das Rauchen eine der Hauptursachen für das Magengeschwür. Es scheint auch ganz offenkundig zu sein, daß das Rauchen zu Schädigungen an der Magenschleimhaut führt, und zwar sowohl wegen des Nikotingehaltes des Rauches als auch durch Teerstoffe usw. Man weiß auch, daß durch das Rauchen die Magensäureproduktion wesentlich erhöht wird. Es kommt also zu einem Magensäureüberschuß, der wiederum einen schlechten Einfluß auf die Magenschleimhaut hat. Außerdem verengt Nikotin die Blutgefäße, es kann also sein, daß auch die Durchblutung der Magen-

schleimhaut (ebenso wie die des Herzens!) durch Nikotin vermindert wird. Man muß aber auch etwas anderes bedenken: Nervosität führt ebenfalls zu Magengeschwüren, weil der Magen als Seelenbarometer auf seelische Erregung, Sorgen usw. überaus fein reagiert. Wer raucht nun viel? Meist nervöse Menschen. Jetzt liegt die Frage offen vor uns, ob die Nervosität und die darauf folgende erhöhte Abgabe der Magensäure schuld an dem Magengeschwür ist oder vielleicht die durch das Nikotin und die anderen Bestandteile des Tabakrauches eingetretene Schädigung und die ihr folgende Erhöhung der Magensäure. Manche Verteidiger des Rauchens behaupten sogar, daß das Rauchen durch seine beruhigende und sorgenvermindernde Wirkung ein Magengeschwür sozusagen verhindern kann, weil es den Magen als Seelenbarometer schont. Nun, so leidenschaftlich wollen wir das Rauchen nicht verteidigen und auch hier wiederum die Wahrheit in der Mitte suchen. Es scheint wohl so zu sein, daß der nervöse Mensch, der an sich zu Magengeschwüren neigt, meist noch viel raucht und dadurch seiner Magenschleimhaut zusätzlich schadet.

Lebensbedrohlich wird das Rauchen — wenn man von der Förderung des Lungenkrebses absieht — für solche Patienten, die an schweren Gefäßleiden erkrankt sind. Mag es sich nun um eine Angina pectoris handeln oder um ein Raucherbein, immer kann die nächste Zigarette unter Umständen eben jene sein, die den Verschluß des erkrankten Gefäßes herbeiführt und damit einen neuen Infarkt verursacht oder die Abnahme des Fußes nötig werden läßt. (Bemerken möchten wir noch, daß Raucherbein auch bei Nichtrauchern vorkommen kann).

Alles in allem darf man sagen, daß mäßiges Rauchen (als Höchstmenge werden für den Mann 20, für die Frau 15 Zigaretten pro Tag angegeben) bei nicht gegen Nikotin oder andere Rauchstoffe überempfindlichen Menschen wahrscheinlich nicht oder fast nicht schädlich ist, während übermäßiges Rauchen sicher Schaden anrichtet. Wer an einer Gefäßkrankheit leidet oder

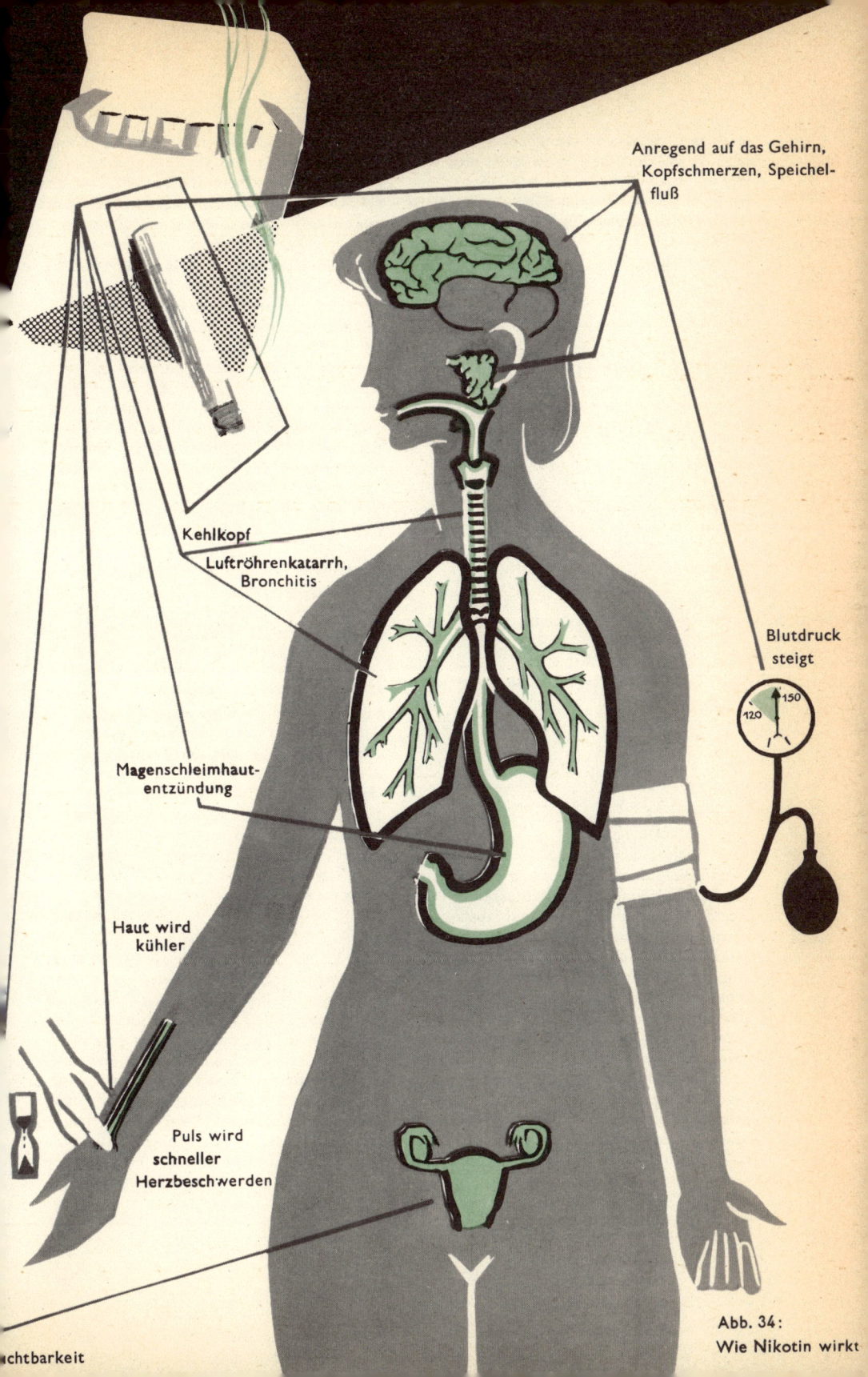

Anregend auf das Gehirn,
Kopfschmerzen, Speichel-
fluß

Kehlkopf
Luftröhrenkatarrh,
Bronchitis

Blutdruck
steigt

Magenschleimhaut-
entzündung

Haut wird
kühler

Puls wird
schneller
Herzbeschwerden

...chtbarkeit

Abb. 34:
Wie Nikotin wirkt

wem aus anderen Gründen (Magenge-schwür) das Rauchen vom Arzt verboten wurde, schadet sich auch mit einer, gegebenenfalls auch mit einer halben Zigarette oder wenigen Zügen aus der Zigarre oder Pfeife.

Rauchen führt, speziell bei Anfängern, manchmal zu Herzzuständen, die überaus erschreckend sind. Der Patient wacht mit rasendem Herzklopfen in der Nacht schweißgebadet auf, hat Schmerzen in der Herzgegend, ein beklemmendes, beängstigendes Gefühl. Er hat den Eindruck, als ob ein Fels auf seiner Brust läge und als ob es jeden Augenblick mit ihm aus sein könnte. Diese Zustände, so unangenehm sie auch sind, können auf sehr einfache Weise beseitigt werden. Der Patient muß nur das Rauchen entweder einschränken oder ganz aufgeben, je nachdem wie sein Arzt den Allgemeinbefund feststellt.

Der Arzt hat im sogenannten Rauch-EKG eine Möglichkeit, festzustellen, ob die Herzkranzgefäße des Patienten empfindlicher gegen Nikotin sind als die des Durchschnittsmenschen. Während der Patient eine Zigarette raucht, oder auch nach dem Rauchen, bzw. zu beiden Zeitpunkten, wird, nachdem man schon das normale EKG des Patienten kennt, ein neuerliches EKG angefertigt. Dieses zeigt dann bei Empfindlichkeit gegen Nikotin eine entsprechende Abflachung der für die Beurteilung der Durchblutung wichtigen sogenannten T-Zacken.

Nikotinvergiftung: Sie kommt hauptsächlich durch Schädlingsbekämpfungsmittel, die nikotinhältig sind, vor und ist sehr gefährlich. Etwa 5 hundertstel Gramm Nikotin genügen, um einen Menschen in Lebensgefahr zu bringen. Eine weitere Möglichkeit für Nikotinvergiftungen ist die Verwendung von Volksmitteln, die nikotinhältig sind. Es ist unverantwortlich, Abkochungen von Tabak, sei es nun von getrockneten Blättern aus dem Garten oder von gekauftem Tabak, gegen Hauterkrankungen oder Insektenbefall am Menschen zu verwenden. Noch gefährlicher ist es, solche Abkochungen als Einlauf und

wurmtötendes Mittel zu verwenden. Ebenso unsinnig ist es, zu glauben, mit Nikotin eine Fehlgeburt herbeiführen zu können. Bei solchen leichtsinnigen Versuchen kommt es mit größter Sicherheit vor allem zur schweren Vergiftung der Mutter.

Fallweise kommen berufliche Vergiftungen bei Tabakarbeitern durch Tabakstaub vor. — Eine weitere Möglichkeit der Nikotinvergiftung, an die der Laie kaum denkt, ist durch Milch gegeben, die von Ziegen stammt, welche Tabakpflanzen gefressen haben. Wir wissen schon, daß Nikotin in die Muttermilch übergeht und dem Säugling schaden kann. Ebenso kann nikotinvergiftete Ziegenmilch auch zu Nikotinvergiftungen an jenen Menschen führen, die solche Milch genossen haben.

Eine Nikotinvergiftung äußert sich, wenn nicht eine hohe, sofort tödliche Dosis genommen wurde, in einem unangenehmen Brennen und Kratzen im Mund und an den Rachenschleimhäuten, Blässe der Haut durch starke Gefäßverengung, Schweißausbruch (kalter Schweiß!), Kopfschmerzen, Zuckungen in den Armen und Beinen, Ohnmacht, Übelkeit, Darmkrämpfe, Erbrechen, Herzbeschwerden, Atemnot, Schmerzen in der Herzgegend, Verlust des Gleichgewichtes, Sehstörungen usw. Bei großen Nikotinmengen kommt es zur Atemlähmung.

Da die Aussicht, den durch Nikotin Vergifteten zu retten, verhältnismäßig gering ist, müssen nikotinhaltige Schädlingsbekämpfungsmittel unter genauer Kontrolle gehalten und unbedingt verschlossen aufbewahrt werden.

Als Erste Hilfe versucht man, den Patienten zum Brechen zu reizen (Hühnerfeder zum Rachenkitzeln), und richtet alles für eine Magenspülung her (warmes Wasser, übermangansaures Kali, gegebenenfalls Essig, Tierkohle). Ist die Vergiftung durch einen Einlauf entstanden, so ist sofort mit großen Mengen Wasser nachzuspülen, wobei man als Spülwasser eine kräftige Abkochung von Russischem Tee oder aufgeschwemmter Tierkohle verwenden kann. Am besten nimmt man beides, wobei man zuerst die Aufschwemmung der Tierkohle verwendet und den hochkonzentrierten Russischen Tee dann. wenn er fertiggekocht ist.

Der Patient muß warm gehalten werden und darf jedenfalls Coramin, Sympatol oder auch einen starken Mokka bekommen. Hat er Herzschmerzen und ist ein gefäßerweiterndes Mittel zur Hand (Nitroglyzerin), so darf es ebenfalls angewendet werden.

Raucher sind gegen die Wirkung des puren Nikotins weder immun noch weniger empfindlich als Nichtraucher. Dies hat seine Ursache darin, daß es vor allem darauf ankommt, wie rasch das Nikotin in der Leber abgebaut werden kann. Wenn auch ein Raucher 40 bis 50 Zigaretten im Tag verträgt, so wird die tödliche Nikotinmenge bei Einnahme durch den Magen-Darmtrakt davon keineswegs berührt.

Nikotinblätter dürfen also als Heilkraut nicht verwendet werden! Nur die Homöopathie verwendet in großen Verdünnungen (D 4) noch manchmal die aus Tabakblättern bereitete Tinktur gegen Seekrankheit, Kopfschmerzen und auch bei Schädigungen durch zu starkes Rauchen.

Rezepte: —

Gelbe Taubnessel
(Galeobdolon luteum)
Goldnessel
Gelbe Waldnessel

Fundort: an Hecken und Zäunen
Größe: bis 40 cm
Blütezeit: Mai und Juni
Günstige Ernte: April bis Oktober
Verwendbare Pflanzenteile: Blüten und Blätter
Hauptanzeigen: zusätzlich bei Erkrankungen der Harnwege, ferner bei Husten und Heiserkeit
Zubereitung: Aufguß, Pulver

Ebenso wie die Weiße wird auch die Gelbe Taubnessel nur mehr wenig verwendet. Ihre Hauptwirkstoffe sind die im ganzen Kraut vorkommenden Schleimstoffe, daneben etwas Gerbstoff. Man findet die Gelbe Taubnessel vorwiegend auf feuchtem, steinigem Boden. Die früher übliche Ver-

Siehe auch
Tafel 23

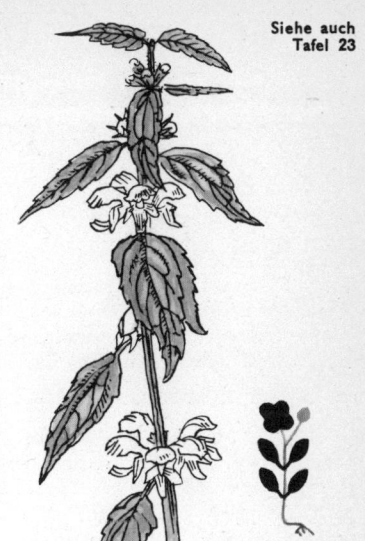

wendung zur Wundbehandlung ist nicht mehr zu empfehlen.

Rezepte:
Aufguß: 2 bis 3 Teelöffel getrocknete und geschnittene Blüten bzw. getrocknete und geschnittene Blätter mit ¹/₄ l siedendem Wasser aufgießen, ziehen lassen: Tagesmenge
Pulver: 1 bis 3 Messerspitzen täglich

Weiße Taubnessel
(Lamium album)
Bienensaug
Tote Nessel

Fundort: Wege, Hecken, Zäune, Gebüsche, Mauern
Größe: 30 bis 50 cm
Blütezeit: Mai bis September
Günstige Ernte: Mai und Juni
Verwendbare Pflanzenteile: Blüten, blühendes Kraut
Hauptanzeigen: schleimlösend, Weißfluß (Arzt!)
Zubereitung: Aufguß, Tinktur, Extrakt

Empfohlen wird die Weiße Taubnessel, vor allem in letzter Zeit, gegen Weißfluß. Es ist selbstverständlich, daß vor derartigen Anwendungen der Arzt aufgesucht werden

335

Siehe auch
Tafel 19

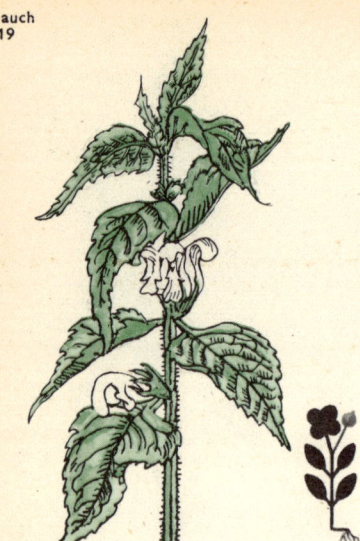

muß, um genau feststellen zu lassen, was die Ursache des Weißflusses ist. So kann z. B. einmal eine Blutarmut schuld am Weißfluß sein und nur ein Medikament, das die Zahl der roten Blutkörperchen steigert und den Blutfarbstoffgehalt wieder auf die normale Höhe bringt, kann in diesem Falle den Weißfluß heilen. Alle Selbstbehandlungsversuche wären sinnlos.

Der Blütentee wird auch gegen Schlaflosigkeit empfohlen. Das Kraut enthält vorwiegend Schleim, die Blüte Gerbstoff und Saponin. Dieses findet sich auch in der Wurzel. Der starke Schleimstoffgehalt der Pflanze und der Gerbstoffgehalt der Blüte machen sie zur Behandlung von Magen- und Darmstörungen sowie zur Förderung des Auswurfes geeignet. — Im Frühjahr kann man die Weiße Taubnessel auch zur Blutreinigungskur mit anderen Pflanzen verwenden.

Rezepte:

Aufguß: 2 Teelöffel mit 2 Tassen siedendem Wasser aufgießen; Tagesmenge

Pulver: dreimal täglich eine Messerspitze beim Essen

Extrakt und Tinktur: nach Verordnung des Arztes

Vorsicht! Giftig!

Taumellolch
(Lolium temulentum)

Fundort: Getreideäcker (als Begleitpflanze von Hafer, Gerste, Lein usw.), Wegränder, Ödland, Schutt, vor allem auf feuchten Äckern

Größe: 35 cm bis 1 m

Blütezeit: Mai bis Juli

Günstige Ernte: August

Verwendbare Pflanzenteile: Samen

Hauptanzeigen: ausnahmsweise bei Wallungen, Schlaflosigkeit, Magenbeschwerden (Arzt!)

Zubereitung: alkoholischer Auszug (Arzt!)

Der Taumellolch kann verhältnismäßig leicht mit der ihm ähnlichen Quecke verwechselt werden. Das in ihm enthaltene, chemisch noch nicht genau bekannte Alkaloid Temulin kommt in verhältnismäßig geringen Mengen vor. Es ist auch kein sehr stark wirksames Gift. Trotzdem war schon den alten Römern die Giftwirkung des Taumellolchs bekannt. Die Pflanze wird häufig von einem Pilz bewohnt und man nahm an, daß das Gift dem Pilz entstamme. Diese Ansicht wurde noch bestärkt, als man in ägyptischen Königsgräbern 3000 Jahre

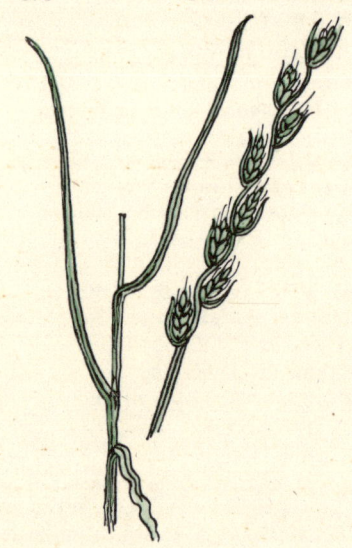

alte Taumellolchsamen fand, die vom Pilz durchwachsen waren. Heute weiß man, daß auch pilzfreie Pflanzen giftig sind.

Vergiftungen kommen erst dann zustande, wenn große Mengen des Taumellolchs ins Getreide geraten. Es kommt zu heftigen Kopf- und Magenschmerzen, Schwindel, Ohrensausen, fallweise auch zu Bewußtlosigkeit. Früher wurde auch dem Bier manchmal taumellölchhaltige Gerste beigegeben, um es berauschender zu machen.

Der Samen des Taumellolches wird in geringen Mengen zu alkoholischen Auszügen und Verreibungen bei Wechselerscheinungen, Schwindel und als krampflösendes Mittel bei Magenbeschwerden empfohlen. Jedenfalls darf diese doch verhältnismäßig stark wirksame Pflanze nicht ohne Verordnung des Arztes angewendet werden.

Rezepte: nur durch den Arzt

Tausendguldenkraut

(Erythraea Centaurium,
Gentiana Centaurium und
Centaurium umbellatum)

Fieberkraut
Muttergotteskraut

Fundort: feuchte Wiesen, Waldlichtungen, vor allem auf sandigen Böden, Holzschlägen; (Tausendguldenkraut ist bis zu einer Höhe von 1400 m zu finden)
Größe: 15 bis 45 cm
Blütezeit: Juli bis September
Günstige Ernte: Juli bis September
Verwendbare Pflanzenteile: blühendes Kraut
Hauptanzeigen: wie Enzian, *Gentiana lutea*, Seite 18 f.
Zubereitung: Aufguß, Kaltauszug, Pulver

Das Tausendguldenkraut ist als Mittel gegen Verdauungsstörungen und als Mittel zur Appetitanregung offizinell *(Herba Centaurii)*. Das Kraut muß zur Blütezeit gesammelt werden. Es hat dann durch seinen hohen Bitterstoffgehalt (bis zu 3 Prozent) noch bei einem Verdünnungsverhältnis von 1:3500 einen deutlich spürbaren bitteren Geschmack. — In der bekannten

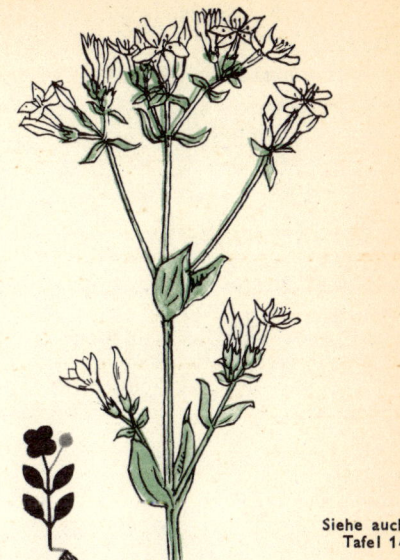

Siehe auch
Tafel 14

Tinctura amara ist ebenfalls Tausendguldenkraut enthalten.

Die verdauungsfördernde Wirkung dürfte vorwiegend durch Anregung der Darmmuskulatur zustande kommen. Die in der Volksmedizin immer wieder angegebenen guten Erfolge bei Magenschwäche, Sodbrennen, Blutarmut und sogar bei Wallungen sind noch unbewiesen. Eine gewisse Wirkung ist aber zweifelsohne vorhanden. Neben den Bitterstoffen findet man auch etwas ätherisches Öl im Tausendguldenkraut, das im wesentlichen so wie der Gelbe Enzian *(Gentiana lutea)*, Seite 218 f., verwendet werden kann.

Homöopathische Ärzte verordnen das Tausendguldenkraut als „Centaurium" bei Magen-, Leber- und Gallenbeschwerden.

Rezepte:

Aufguß: 2 Teelöffel des zerkleinerten Krautes mit $1/4$ l siedendem Wasser aufgießen

Kaltauszug: 1 Teelöffel auf 1 Tasse Wasser 8 bis 10 Stunden ziehen lassen; Tagesmenge 1 Tasse in kleinen Portionen tagsüber zu trinken

Pulver: etwa 30 Minuten vor jeder Mahlzeit eine Messerspitze

Thymian

(Thymus vulgaris)

Gartenthymian
Römischer Quendel
Wurstkraut

Fundort: angebaut
Größe: 15 bis 30 cm
Blütezeit: Mai und Juni
Günstige Ernte: Mai und Juni
Verwendbare Pflanzenteile: blühendes
Kraut
Hauptanzeigen: Magen- und Darm-
katarrh, Würmer
Zubereitung: Tinktur, Aufguß, Extrakt,
Badezusatz

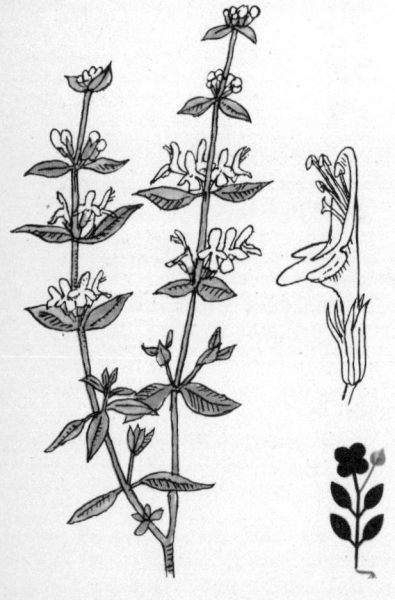

Der Gartenthymian, ein beliebtes Würzkraut, enthält in allen Pflanzenteilen
ätherische Öle. Etwa ein Drittel davon
macht der Thymiankampfer aus. Nebenher
findet man Gerbstoffe, Bitterstoffe und
eine chemisch noch nicht näher bekannte
krampflösende Substanz.

Der Thymiankampfer, auch Thymol genannt, wird in der Medizin als desinfizie-
rendes Mittel gerne verwendet. Die Giftwirkung dieses Stoffes ist überaus gering,
wahrscheinlich deshalb, weil er nur wenig
in Wasser löslich ist, im Gegensatz zu
anderen desinfizierenden Stoffen wie etwa
dem Lysol. Außerdem wirkt das Thymol
nicht reizend. Noch in einer Verdünnung
von 1 : 3000 (!) hemmt es die Lebenskraft
der Wundbakterien vollständig. Auch
Thymolspiritus wird vom Arzt gerne verordnet. Während reines Thymol die Haut
praktisch nicht reizt, enthält der Thymian
noch ein weiteres leicht reizendes ätherisches Öl, das Carvacrol. Thymianöl kann
daher auch als hautreizende Substanz zur
örtlichen Durchblutungssteigerung verwendet werden wie der auf Seite 155 an-
geführte „Thermophor in der Tube".

Die schon erwähnte krampflösende Substanz, deren chemische Zusammensetzung
noch nicht bekannt ist, wird beim Trocknen
zerstört. Will man daher Thymian als
hustenreizstillendes Mittel verwenden oder
legt man sonst Wert auf die krampflösende
Eigenschaft, muß immer die frische Pflanze
verwendet werden.

Thymian wird als Tinktur, als Extrakt
oder Aufguß nicht nur bei Husten und
Heiserkeit, sondern auch bei chronischem
Magenkatarrh, Appetitmangel und gegen
starke Blähsucht empfohlen und äußerlich
zum Mundspülen, als Gurgelwasser und
als Badezusatz verwendet.

Bewiesen scheint auch die wurmabtrei-
bende Eigenschaft zu sein, ja viele Ärzte
geben an, daß der Thymian — richtig verwendet — wirksamer ist als die anderen
Wurmmittel.

Thymian darf nicht unbegrenzt verwendet
werden, da er sonst neben anderen Vergiftungserscheinungen zur Überfunktion
der Schilddrüse beitragen kann.

Rezepte:

Aufguß: 1 Teelöffel mit 1 Tasse siedendem
Wasser aufgießen; Tagesmenge 2 Tassen
Thymianöl: zwei- bis dreimal täglich 2 bis
3 Tropfen auf ein Stück Zucker (Arzt!)
Tinktur und Extrakt: dreimal täglich
10 bis 20 Tropfen
Als Badezusatz macht man sich eine kräf-
tige Abkochung.

Tollkirsche

(Atropa Belladonna)

Teufelskirsche
Waldnachtschatten
Wutbeere

Fundort: schattige Bergwälder, Weiden; angebaut; kalkliebend
Größe: 50 bis 150 cm
Blütezeit: Juni bis August
Günstige Ernte: vor der Blüte (Kraut), Frühjahr und Herbst (Wurzel)
Verwendbare Pflanzenteile: —
Hauptanzeigen: krampflösend, auswurfeinschränkend; bei Augenleiden zur Ruhigstellung der Regenbogenhaut
Zubereitung: nur Apotheke

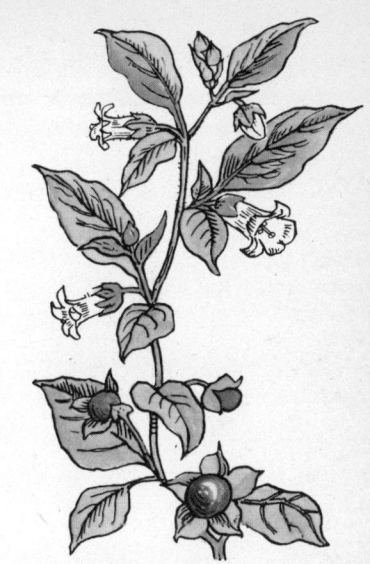

Obwohl wir in vielen Heil- bzw. Giftpflanzen wesentlich stärker wirksame Stoffe kennen, ist die Tollkirsche doch eine der gefährlichsten Giftpflanzen. Ihre schönen schwarzen Beeren, die äußerlich eine gewisse Ähnlichkeit mit der Schwarzbeere haben und vor deren Genuß auch kein widerlicher Geruch warnt, werden verhältnismäßig häufig von Kindern und Erwachsenen in Unkenntnis der großen Giftigkeit verzehrt.

Die beiden Hauptwirkstoffe der Tollkirsche, das Atropin und das Scopolamin, wurden zu überaus wichtigen Medikamenten der Schulmedizin. Sie sind heute aus dem täglichen Gebrauch nicht mehr fortzudenken. Atropin ist ein Gegenmittel gegen die Fliegenpilzvergiftung, darf aber auch als solches nur vom Arzt angewandt werden.

Die bulgarische Kur: Die Wurzel der Tollkirsche wird als sogenannte bulgarische Kur gegen bestimmte Formen der Schüttellähmung mit gutem, oft mit sehr gutem Erfolg verwendet. Sowohl die Kur mit der Wurzel als auch die ebenfalls vom Arzt zu verordnende Kur mit Atropintinktur darf niemals plötzlich unterbrochen werden!

Da Atropin in geeigneter Dosierung auch die Pupille des Auges durch Beeinflussung des Muskels der Regenbogenhaut weit öffnet, wird es in der Augenheilkunde zur Ruhigstellung dieses Muskels verwendet.

Bei der Tollkirschenvergiftung, die sich hauptsächlich am Gehirn auswirkt, kommt es nach einem kurzen Vorstadium der Anregung, Munterkeit und Lachlust zu Aufregungs- und Verwirrungszuständen, zu Halluzinationen (rauschgiftähnliche Wirkung), die sich bis zur Tobsucht und Raserei steigern können. Daher der Name Tollkirsche. Bei größeren Mengen kommt es anschließend zu Lähmung, Schlafsucht, Bewußtlosigkeit und — wenn die Menge tödlich war — zu Atemlähmung.

Als Erste Hilfe, wenn irgend möglich, sofortige Magenspülung vornehmen. Da es nur selten gelingt, den Patienten zum Erbrechen zu bringen, soll man ihn — wenn möglich — Tierkohleaufschwemmungen schlucken lassen. Selbstverständlich ist sofort ein Arzt zu rufen. Zur Anregung von Herz und Kreislauf soll man Sympatol, Coramin oder starken Bohnenkaffee verabreichen.

Rezepte:

Verwendung nur nach ausdrücklicher ärztlicher Verordnung! Auch die Kur mit der Tollkirschenwurzel darf nicht ohne genaue Anweisung des Arztes durchgeführt werden!

339

Tormentille

(Potentilla erecta oder
Tormentilla erecta)

Blutwurz
Rotwurz
Ruhrwurz

Fundort: feuchte Wiesen, Triften, Hügel, Moore
Größe: 10 bis 40 cm
Blütezeit: Mai bis August
Günstige Ernte: März und April, September und Oktober (Wurzel), Mai und Juni (Blüten)
Verwendbare Pflanzenteile: Wurzel, Blüten
Hauptanzeigen: zusammenziehend, entzündungswidrig, bakterientötend; gegen Durchfall
Zubereitung: Abkochung, Pulver, Tinktur

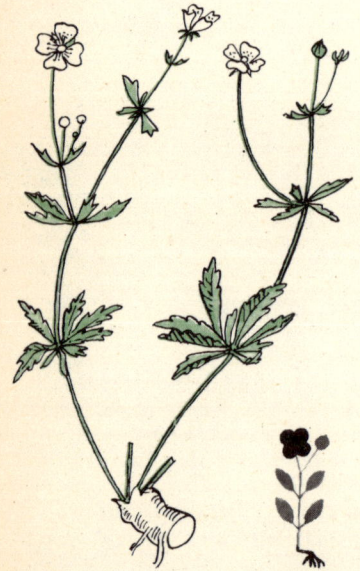

Die Tormentille enthält als wesentlichsten Bestandteil Gerbstoffe, daneben einen Farbstoff, etwas ätherisches Öl und Harz. Ihre Wirkung ist auf den Gerbstoffgehalt zurückzuführen. Deshalb kann man Abkochungen und Tinkturen gegen Durchfall, Darmkatarrh, aber auch bei Mundschleimhautentzündung empfehlen.
Die Förderung der Blutgerinnung, die der

Pflanze schon lange zugeschrieben wird und die man auch beweisen konnte, dürfte auf den Gerbstoffgehalt zurückzuführen sein. — Bei Schnupfen kann die Tinktur in entsprechender Verdünnung (Arzt) zu Nasenspülungen, bei Rachenkatarrh zu Pinselungen usw. verwendet werden.

Rezepte:
Pulver: dreimal täglich 1 Messerspitze oder nach Verordnung des Arztes
Tinktur: 20 bis 30 Tropfen zwei- bis dreimal täglich
Abkochung: 3 Teelöffel mit 1/4 l Wasser abkochen; täglich 2 Tassen, schluckweise auf den Tag verteilt

Vorsicht! Vergiftung möglich!
Traubenkirsche

(Prunus Padus)
Ahlkirsche
Faulbaum

Fundort: Auwälder, Gebüsche, Ufer
Größe: 5 bis 10 m
Blütezeit: April und Mai
Günstige Ernte: April und Mai
Verwendbare Pflanzenteile: Rinde
Hauptanzeigen: Durchfall, Ekzem
Zubereitung: alkoholischer Auszug, Essenz, Aufguß

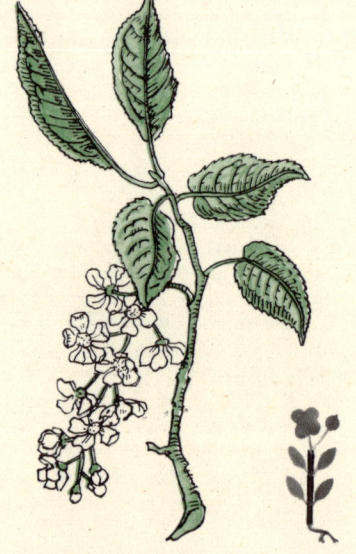

Die Traubenkirsche enthält im Samen und in der Rinde verhältnismäßig reichlich Blausäureabkömmlinge, hingegen in den Blättern weniger. Die Gerbstoffe erklären den Erfolg bei Durchfällen.

Vergiftungen sind möglich, können aber praktisch nur dann vorkommen, wenn mit den Samen oder mit den Blättern arger Mißbrauch getrieben wird.

Die Traubenkirsche wird auch bei chronischen Ekzemen, wie der Faulbaum, *Rhamnus frangula*, Seite 221, empfohlen.

Rezepte:

Aufguß: 1 Teelöffel der zerkleinerten und getrockneten Rinde wird mit 1/4 l siedendem Wasser aufgegossen und zehn Minuten ziehen gelassen, abseihen; Tagesmenge 1 bis 2 Tassen. (Nicht zu lange verwenden, da sich sonst Kopfschmerzen, Schwindel und andere Beschwerden einstellen können!)

Die homöopathischen Zubereitungen nach Verordnung des Arztes

Wohlriechendes Veilchen

(Viola odorata)

Märzveilchen

Fundort: Wiesen, Hecken, Gebüsche, Wald- und Wegränder; angebaut

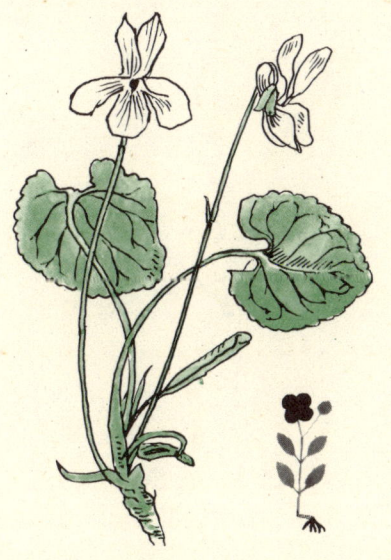

Größe: 5 bis 10 cm

Blütezeit: März bis Mai

Günstige Ernte: März bis Mai (Blüten), September und Oktober (Wurzeln)

Verwendbare Pflanzenteile: Blüten, Wurzel

Hauptanzeigen: schweißtreibend, schleimlösend; Bronchitis

Zubereitung: Abkochung, Sirup

Das bescheidene Veilchen ist nicht nur eine unserer reizvollsten Zierpflanzen für den Garten, es enthält auch Saponine, die es zu einer brauchbaren Heilpflanze machen. Diese Saponine sind hauptsächlich in der Wurzel enthalten, etwas weniger auch in Blatt und Blüte. Man vermutete auch, daß im Veilchen ein den Wirkstoffen der Ipecacuanha ähnliches Alkaloid enthalten sei, doch hat sich diese Annahme nicht bestätigt. Trotzdem kann das Veilchen zur Schleimlösung und als harn- und schweißtreibendes Mittel verwendet werden. Der bei Kindern beliebte Veilchensirup enthält verhältnismäßig wenig Wirkstoffe.

Rezepte:

Abkochung: 20 Gramm Wurzeln (eventuell Wurzeln gemeinsam mit Blättern) auf 100 Gramm Wasser. Vorheriges Ziehenlassen für einige Stunden soll die Wirkung verstärken.

Vogelbeere

(Sorbus aucuparia)

Eberesche

Fundort: Laubwälder; als Strauch im Gebirge, als Alleebaum angepflanzt

Größe: 5 bis 12 m (auch höher)

Blütezeit: Mai und Juni

Günstige Ernte: August und September

Verwendbare Pflanzenteile: Beeren

Hauptanzeigen: Stuhlverstopfung und Durchfall, Rheuma

Zubereitung: Preßsaft, Kaltauszug, Mus

Die Vogelbeere, als Alleebaum beliebt, kommt als Strauch auch im Gebirge vor. Die weißen Blüten haben einen intensiven Geruch, der unangenehm empfunden wird. Die Früchte dienen vorwiegend als Futter für Drosseln und Stare.

Der Hauptwirkstoff der Vogelbeere ist eine Säure. Daneben findet man Zucker und eine zuckerähnliche Substanz, Sorbose, die als Süßmittel für Zuckerkranke verwendet werden kann. Weiter enthält die Vogelbeere reichlich Vitamin C und A. Der Preßsaft der frischen Beeren ist ein mildes Abführmittel, während das gekochte Mus durch seinen Gerbstoffgehalt (die abführenden Wirkstoffe werden beim Kochen zerstört) bei leichten Durchfällen

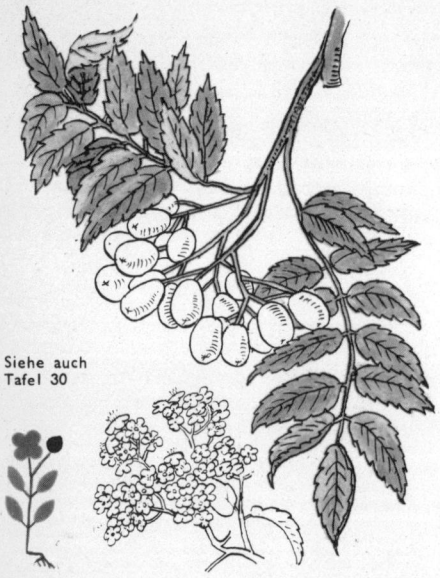

Siehe auch
Tafel 30

stopfend wirkt. Der mäßige Gehalt an Schleimstoffen trägt überdies zur Beruhigung der entzündeten Schleimhaut bei.
Auch einen Fluidextrakt der Beeren kann man als Abführmittel verwenden. Ob die Vogelbeere wirklich auch bei Rheumatismus und sogar bei Nierensteinen Wirkungen entfalten kann, ist unbewiesen.

Rezepte:

Preßsaft, frisch: teelöffelweise nach Verordnung des Arztes
Kaltauszug: 1 Teelöffel getrocknete Beeren in 1/4 l Wasser kalt ansetzen, 10 Stunden ziehen lassen; Tagesmenge
Beerenmus: die Beeren mit der halben Menge Zucker zu Mus verkochen, drei- bis fünfmal täglich 1 Eßlöffel des Muses als mildes Stopfmittel

Vogelknöterich

(Polygonum aviculare)
Vogelgras
Wegetritt

Fundort: Zäune, Mauern, Ödland, Äcker
Größe: bis 50 cm
Blütezeit: Juni bis Oktober
Günstige Ernte: Juni bis September
Verwendbare Pflanzenteile: blühendes Kraut (ohne Wurzel)
Hauptanzeigen: Magen-Darmkatarrh, Lungenerkrankungen
Zubereitung: Abkochung, Aufguß

Mit dem Vogelknöterich wurde ausgedehnter Schwindel betrieben und Vogelknöterichauszüge wurden als unfehlbare Mittel gegen Lungentuberkulose angepriesen. Gegen diesen Mißbrauch wurde mit vollem Recht eingeschritten. Sicherlich hat aber die zusätzliche Verwendung des Vogelknöterichs bei Lungenerkrankungen, also auch bei Lungentuberkulose, gewisse Erfolgsaussichten. Dies ist darauf zurückzuführen, daß der Vogelknöterich — wie etwa auch der Schachtelhalm (Seite 311 f.) — kieselsäurereich ist und die Kieselsäure in der zusätzlichen Behandlung der Lungentuberkulose Gutes leisten kann.

Siehe auch
Tafel 26

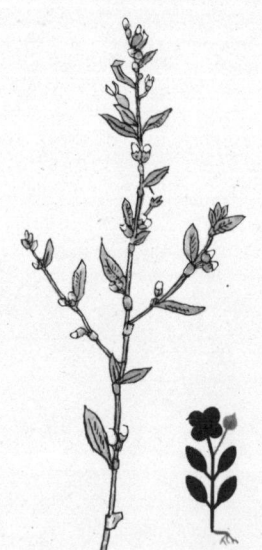

Die gute Wirkung des Vogelknöterichs bei Magen- und Darmerkrankungen erklärt sich aus dem Gerb- und Schleimstoffgehalt. Daß man heute den Vogelknöterich nicht mehr gegen Gebärmutterblutungen usw. empfehlen kann, ist selbstverständlich.

Rezepte:

Abkochung: 4 Teelöffel mit ¼ l Wasser abkochen; Tagesmenge je nach Verordnung des Arztes. Bei Lungenleiden meist täglich 3 Tassen, bei Magen- und Darmstörungen 2 bis 3 Tassen schluckweise trinken

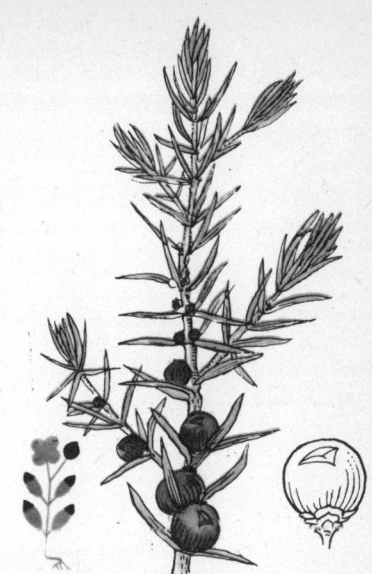

Vorsicht! Vergiftung möglich!

Wacholder

(Juniperus communis)

Kranewitt

Machandel

Fundort: Heide, Nadelwälder; liebt sandigen Boden

Größe: Strauch bis 2 m, Baum bis 10 m

Blütezeit: April und Mai

Günstige Ernte: September bis November (reife Beeren), Mai bis Oktober (Spitzen der Zweige)

Verwendbare Pflanzenteile: reife Beeren, Zweigspitzen

Hauptanzeigen: äußerlich: Hautkrankheiten, Hautreizmittel; innerlich: harntreibend, magenstärkend und blähungswidrig

Zubereitung: trockene Beeren, Abkochung, Sirup

Der Wacholderstrauch steht unter Naturschutz, nicht aber seine Beeren, die man — soferne der Strauch nicht beschädigt wird — ohne weiteres pflücken kann. Wacholderbeeren werden als Gewürz manchen Speisen beigegeben. Dies geschieht nicht nur, um den Geschmack zu verbessern, sondern auch, um Blähungen zu verhindern und den Appetit anzuregen. Auch zur Schnapsherstellung wird der Wacholder viel verwendet.

Für Nierenkranke ist Wacholder nicht zu empfehlen. Auch für Schwangere ist er ungeeignet, wenn auch die Giftmengen verhältnismäßig gering sind.

Die wesentlichsten Wirkstoffe sind in dem ätherischen Öl enthalten, welches aus den Wacholderbeeren gewonnen werden kann. Auch in Nadeln und Zweigen wurde ein ätherisches Öl gefunden.

Die harntreibende Wirkung des Wacholders ist nachgewiesen, darf aber nur, wie schon erwähnt, bei nierengesunden Menschen ausgenützt werden.

Wacholderbeeren sind auch im Deutschen Arzneibuch offizinell und werden seit alten Zeiten vornehmlich als appetitanregendes, blähungswidriges und harntreibendes Mittel gepriesen. Bei der sogenannten trockenen Destillation des Holzes vom Wacholder erhält man eine teerartig riechende Flüssigkeit, den Wacholderteer, der gegen verschiedene Hauterkrankungen empfohlen wird.

Rezepte:

„Blutreinigung": im Frühjahr täglich einige Beeren kauen

Badezusatz: Abkochung von 100 Beeren auf 1 l Wasser

Wacholdertee: aus der Apotheke nach Verordnung des Arztes

Wacholdermus bzw. Wacholdersirup: zweimal täglich 1 Eßlöffel in Tee, Milch oder Wasser

Vorsicht! Vergiftung möglich!

Waldmeister

(Asperula odorata)

Herzensfreund
Leberkraut
Maikraut

Fundort: schattige Buchenwälder, Mischwälder
Größe: 15 bis 30 cm
Blütezeit: Mai und Juni
Günstige Ernte: Mai (vor der Blüte)
Verwendbare Pflanzenteile: Kraut vor der Blüte
Hauptanzeigen: in bescheidenem Maße krampflösend und beruhigend
Zubereitung: Aufguß

Der Waldmeister enthält eine Verbindung mit Cumarin, das wir auf Seite 299 f. kennengelernt haben, und einem Glykosid. Wird das Kraut getrocknet, so spaltet sich das Cumarin ab und der an sich schon deutliche Cumarinduft wird besonders stark. Neben Cumarin enthält der Waldmeister auch etwas Gerbstoff. Das Kraut war früher offizinell, wird heute aber nur noch wenig verwendet. Neben der beruhigenden und krampflösenden Wirkung wird dem Waldmeister auch „blutreinigende" Wirkung nachgesagt.

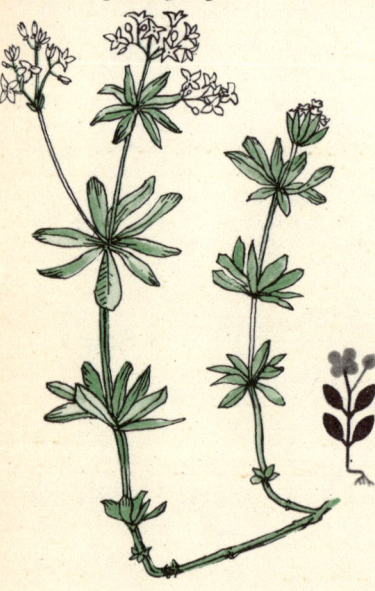

In manchen Gegenden wird der Waldmeister auch zur Erhöhung der Würzigkeit des Maitrunkes verwendet. Hierbei ist Vorsicht geboten, weil größere Beigabe von Waldmeister zu Kopfschmerzen führen kann. Nach dem Genuß großer Mengen können Vergiftungserscheinungen auftreten, die mit Erbrechen, Kopfschmerzen, Schwindel und allgemeinem Unwohlsein einhergehen. Manchen Teemischungen wird eine geringe Menge Waldmeister zur Geschmacksverbesserung beigemengt.

Rezepte:

Aufguß: 2 Teelöffel des getrockneten und zerkleinerten Krautes mit $1/4$ l siedendem Wasser aufgießen; Tagesmenge 1 bis 2 Tassen

Mit der gleichen Menge kann auch ein Kaltauszug gemacht werden, den man 8 Stunden stehen läßt.

Walnuß

(Juglans regia)

Welsche Nuß

Fundort: gepflanzt
Größe: bis 25 m
Blütezeit: Mai
Günstige Ernte: Juni bis September (Blätter), Oktober (grüne Fruchtschale)
Verwendbare Pflanzenteile: Blätter, Fruchtschalen
Hauptanzeigen: Darmkatarrh, Hautkrankheiten
Zubereitung: Abkochung, Badezusatz

Die in Vorderasien heimische Walnuß — welche ohne Zutun des Menschen wahrscheinlich bis ins Himalajagebiet verbreitet wurde — findet man angepflanzt überall in Europa. Die Blätter enthalten Gerbstoffe, ein ätherisches Öl und den Bitterstoff Juglon.

Die grüne Frucht ist sehr Vitamin-C-reich (in einer Frucht sind bis zu 1,5 Gramm Vitamin C enthalten). Verwendet werden vorwiegend die Fiederblättchen ohne die Blattspindel. Der Gerbstoffgehalt erklärt die gute Wirkung bei Darmkatarrhen.

Äußerlich kann eine starke Abkochung als Badezusatz bei Hauterkrankungen, bei Fußschweiß, aber auch bei Rheuma und Gicht sowie bei Milchüberschuß nach dem

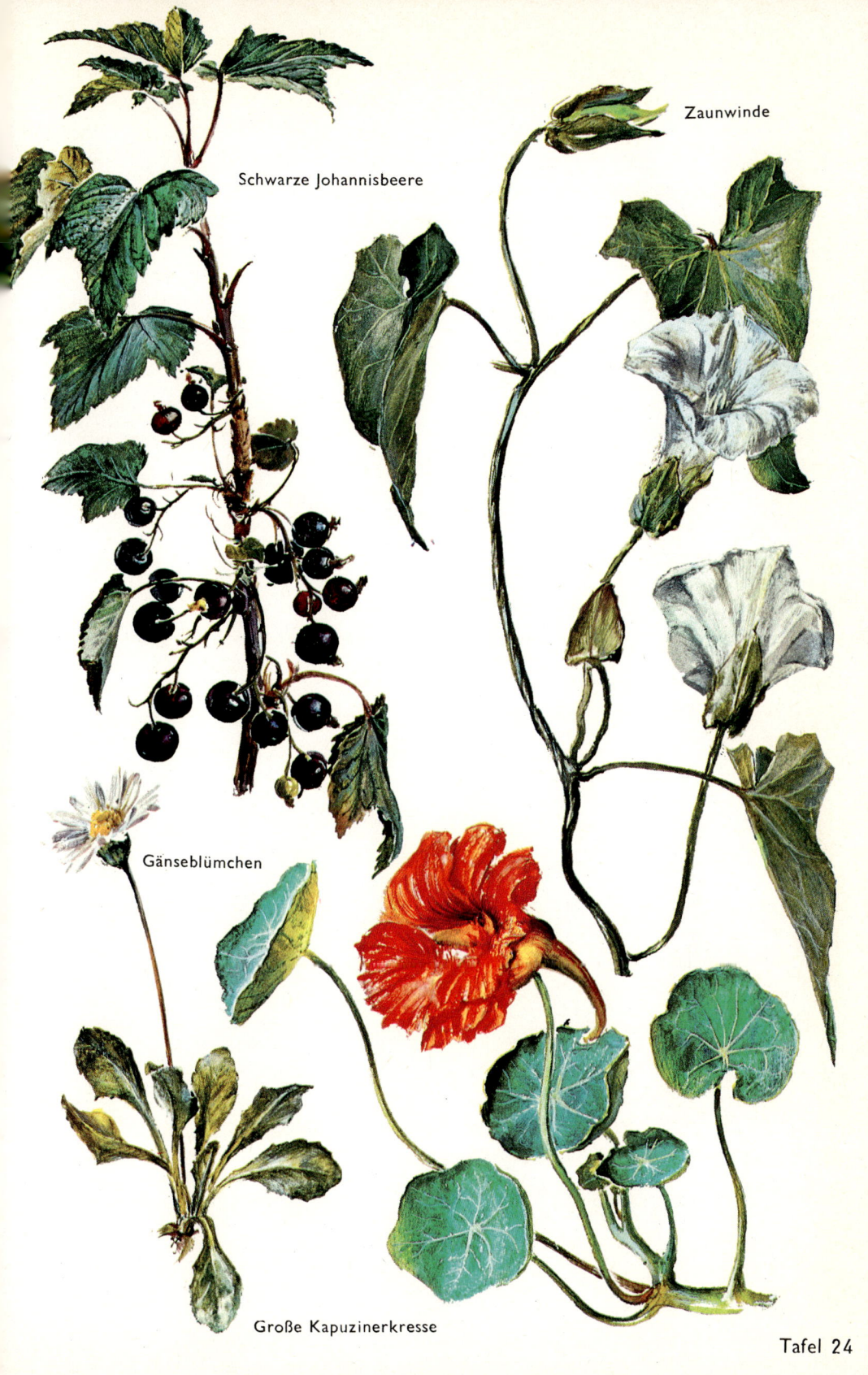

Schwarze Johannisbeere

Zaunwinde

Gänseblümchen

Große Kapuzinerkresse

Tafel 24

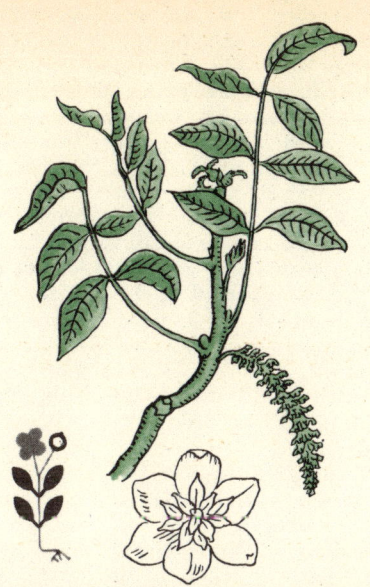

Abstillen verwendet werden. — Durch den
Bitterstoffgehalt wirkt der Tee magenstärkend und appetitanregend.

Gegen sinkende Manneskraft wird eine
Abkochung grüner Walnußschalen empfohlen. In alten Büchern wird immer wieder betont, daß die Abkochung grüner
Walnußschalen auch ein gutes Mittel gegen
chronische Quecksilbervergiftung sei. Da es
aber zu Quecksilbervergiftung bei Syphilis-
behandlungen heute kaum mehr kommt,
ist diese Heilanzeige unwichtig geworden.
— Gegen die Skrofulose wird das unten
angegebene Rezept empfohlen.

Rezepte:

Abkochung: 4 Teelöffel fein zerkleinerte
Blätter auf 2 Tassen; tagsüber schluckweise zu trinken

Badezusatz: ¹/₂ kg getrocknete Blätter mit
1¹/₂ l Wasser ³/₄ Stunden kochen (für ein
Vollbad); für Fußbäder entsprechend geringere Menge

Abkochung gegen Skrofulose (*Species anti-
scrofulosae*):

Walnußblätter	6 Teile
Eichelkaffee	3 Teile
Bohnenkaffee	1 Teil

Zu verwenden wie Kaffee

Wasserdost

(Eupatorium cannabinum)
Hirschklee
Kunigundenkraut
Wasserhanf

Fundort: feuchte Stellen in Wäldern, in
Gebüschen, an Ufern, in Gräben

Größe: 75 bis 120 cm, selten höher (bis
2 m)

Blütezeit: Juli bis September

Günstige Ernte: Juli und August

Verwendbare Pflanzenteile: blühendes
Kraut

Hauptanzeigen: galletreibend, abführend,
„blutreinigend"

Zubereitung: Extrakt, Aufguß, Kaltauszug

Der ausdauernde Wasserdost enthält einen
Bitterstoff und war früher offizinell.
Neben dem Bitterstoff findet man geringe
Mengen ätherisches Öl, etwas Gerbstoff
und Harz. Durch den Bitterstoffgehalt ist
wohl die galletreibende Wirkung, die
zweifelsohne besteht, erklärlich. Vielleicht
ist auch die harntreibende Wirkung, die
aber noch nicht eindeutig bewiesen werden
konnte, auf den Bitterstoffgehalt zurückzuführen. Empfohlen wird der Wasserdost auch zur „Blutreinigung", als fieber-
senkendes Mittel und als Abführmittel.

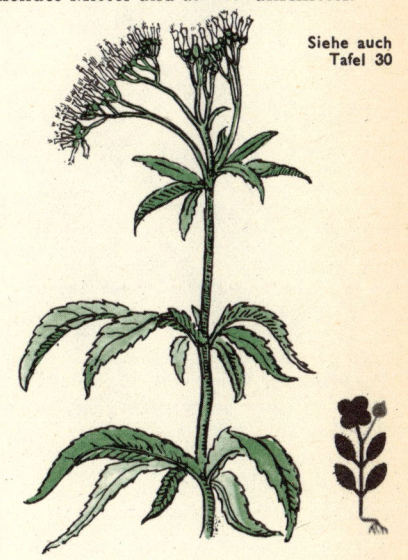

Siehe auch
Tafel 30

345

Wegen des in ihm enthaltenen schwarzen Farbstoffes wurde der Wasserdost früher auch zum Schwarzfärben verwendet.

Rezepte:

Alkoholischer Extrakt aus der Apotheke nach Verordnung des Arztes

Kaltauszug: 1 Eßlöffel in ¼ l kaltem Wasser 8 bis 10 Stunden stehen lassen; Tagesmenge 2 Tassen

Aufguß: 2 Teelöffel des fein zerkleinerten blühenden Krautes mit ¼ l siedendem Wasser aufgießen; Tagesmenge

Wasserfenchel

(Oenanthe aquatica)
Roßfenchel
Roßkümmel

Fundort: Ufer, Gräben, Sümpfe
Größe: bis 150 cm
Blütezeit: Juli und August
Günstige Ernte: August und September

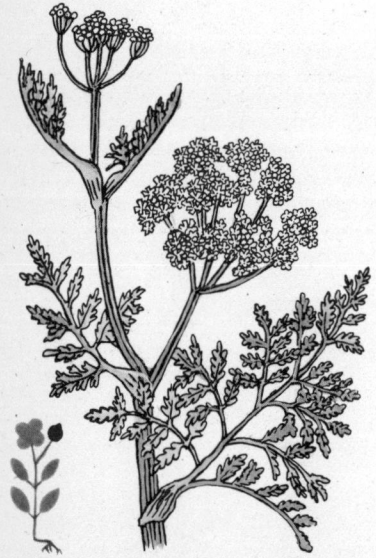

Verwendbare Pflanzenteile: Samen
Hauptanzeigen: auswurffördernd, schweißtreibend, blähungswidrig
Zubereitung: Abkochung, alkoholischer Auszug, Kaltauszug
Achtung: Verwechslung mit Wasserschierling *(Cicuta virosa,* nächste Seite) möglich!

Der Samen des Wasserfenchels war früher offizinell, wird aber heute von der Schulmedizin nicht mehr verwendet. Im homöopathischen Arzneischatz ist die aus reifen Samen bereitete Tinktur noch vorhanden. In geringen Mengen kann der Samen des Wasserfenchels zu den alten Heilanzeigen noch verwendet werden. Vor allem ist er zur Auswurfförderung bei chronischem Bronchialkatarrh und als Mittel gegen starke Blähungen geeignet. Am besten wird er gemischt mit gewöhnlichem Fenchel, Kümmel und anderen blähungswidrigen Samen verwendet. — Der Hauptwirkstoff ist wie bei den meisten blähungswidrigen und auswurffördernden Heilpflanzen ein ätherisches Öl.

Rezepte:

Abkochung: 2 Teelöffel mit ¼ l Wasser 5 Minuten abkochen; Tagesmenge 2 Tassen

Alkoholischer Auszug: nach Verordnung

Kaltauszug: 2 Teelöffel mit ¼ l kaltem Wasser 8 Stunden ziehen lassen, nach Abseihen verwenden; Tagesmenge 2 Tassen

Wasserminze

(Mentha aquatica)
Pferdeminze
Roßminze

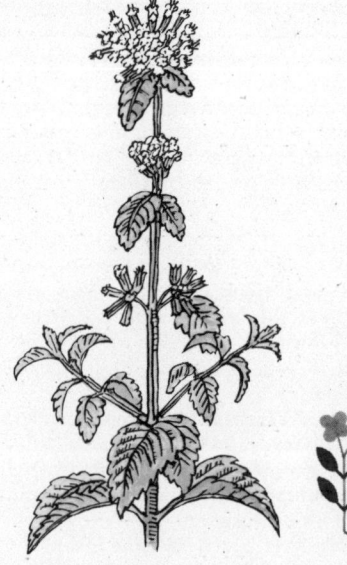

Fundort: sumpfige Wiesen, Moor, Bach-
und Teichufer, Gräben
Größe: bis 75 cm
Blütezeit: Juli bis Oktober
Günstige Ernte: Juli bis Oktober
Verwendbare Pflanzenteile: Blätter
Hauptanzeigen: wie bei Pfefferminze,
Mentha piperita, Seite 294
Zubereitung: wie bei Pfefferminze

Obwohl die Wasserminze kein Menthol
enthält, sondern nur andere ätherische
Öle, hat sie ebenfalls minzenähnlichen
Geschmack und kann praktisch wie die
Pfefferminze verwendet werden.

Rezepte: siehe Pfefferminze, Seite 294

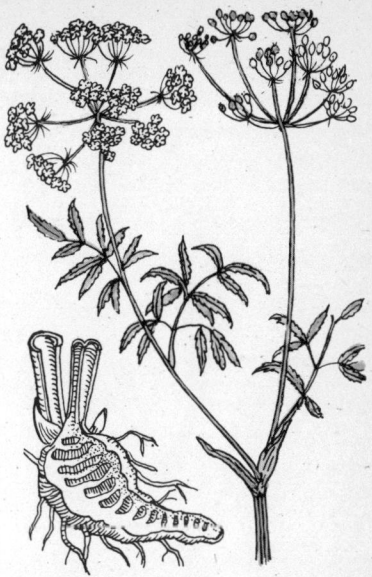

Vorsicht! Giftig!

Wasserschierling

(Cicuta virosa)

Parzenkraut
Wüterich

Fundort: Sümpfe, Ufer (teilweise im Was-
ser stehend)
Größe: 30 bis 120 cm
Blütezeit: Juli und August
Günstige Ernte: Juni und Juli
Verwendbare Pflanzenteile: Wurzelstock
Hauptanzeigen: nur Homöopathie
Zubereitung: Apotheke

Wir haben den Gefleckten Schierling als
Hinrichtungsgift früherer Zeiten kennengelernt. Aber auch der Wasserschierling ist
durchaus nicht ungefährlich. Der Name
Parzenkraut deutet darauf hin, daß der
Wasserschierling den Lebensfaden ab-
schneiden kann. Eine Verwendung als
Heilpflanze im Hausgebrauch kommt nicht
in Frage.

Wurzel und Stengel enthalten das bittere
Gift Cicutoxin, das durch Verwechslung
des Wasserschierlings mit der immerhin
ähnlichen Selleriewurzel schon manchem
verhängnisvoll geworden ist. Die Krämpfe,
die bei der Vergiftung auftreten, sind ähnlich wie Strychninkrämpfe, doch befallen
sie den Vergifteten auch, wenn die Umgebung ruhig ist, während beim Strychnin-
krampf ein auslösendes Geräusch oder
sonst ein Reiz zur Krampfauslösung nötig

ist. Da auch der Wundstarrkrampf ähnliche Krankheitszeichen zeigt wie die Vergiftung mit Cicutoxin, muß der Arzt beim
Verdacht auf Wasserschierlingvergiftung
auch noch die Möglichkeit des Wundstarr-
krampfes überprüfen.

Erste Hilfe kann praktisch nur der Arzt
leisten. Bis er eintrifft, soll versucht werden, den Patienten zum Erbrechen zu reizen.
Dies ist aber wegen der Krämpfe häufig
sehr schwierig, manchmal sogar ündurch-
führbar.

Die Wurzel des Wasserschierlings war in
alten Zeiten offizinell. Heute wird nur
mehr die Tinktur in großer Verdünnung
von der homöopathischen Heilmethode
verwendet.

Rezepte: Apotheke!

Wasserschwertlilie

(Iris pseudacorus)
Falscher Kalmus

Fundort: Ufer, Sümpfe, Teichränder
Größe: 60 bis 100 cm
Blütezeit: Mai und Juni
Günstige Ernte: Mai bis Juli
Verwendbare Pflanzenteile: Wurzelstock

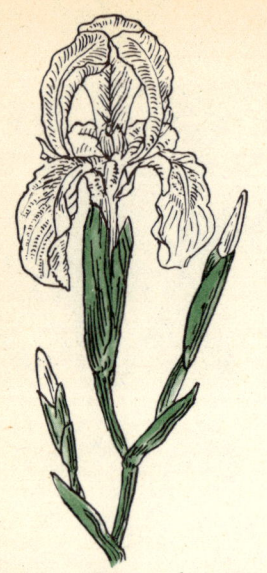

Hauptanzeigen: Wassersucht (Homöopathie)

Zubereitung: Apotheke

Die Wasserschwertlilie zählt zu jenen Pflanzen, deren Wirkstoffe noch verhältnismäßig wenig erforscht wurden. Sie enthält einen „Scharfstoff", dessen Zusammensetzung noch unbekannt ist. Der Saft brennt auf der Zunge und im Rachen, führt zu Entzündungserscheinungen, Erbrechen, Magen- und Darmkoliken und Herzbeschwerden (Verlangsamung des Pulses und Pulsunregelmäßigkeiten).

Empfohlen wird die Wasserschwertlilie einerseits gegen Wassersucht und andererseits zur Wundbehandlung. Beide Heilanzeigen sind aber so, daß man die Behandlung keinesfalls ohne ärztlichen Rat beginnen kann. Die Wassersucht ist entweder ein Zeichen des Versagens des Herzens oder Ausdruck einer Durchblutungsstörung (Krampfadern, schlechte arterielle Durchblutung usw.), weshalb ärztliche Behandlung unbedingt nötig ist. Zur Wundheilung kennen wir, wenn ein Medikament überhaupt nötig ist, jedenfalls bessere Heilmittel als die Wasserschwertlilie. Im allgemeinen sollen ja glatte Wunden überhaupt nur mit einem keimfreien Verband-

stoff bedeckt werden. Nur wenn die Wunde verschmutzt ist, verordnet der Arzt Sulfonaminpuder oder ähnliches. Dann können auch Penicillinsalben, die letzten Endes auch ein Naturprodukt sind, und andere Heilmittel in Frage kommen. Die Wundbehandlung mit der Wasserschwertlilie kann also als völlig überholt gelten. Homöopathische Zubereitungen der Wasserschwertlilie sollen nicht ohne Arzt angewendet werden.

Rezepte: nur Arzt!

Großer Wegerich

(Plantago maior)

Breitblättriger Wegerich
Breiter Wegerich
Wegebreit

Fundort: Wegränder, Wiesen (als allgemein verbreitetes Unkraut)

Größe: 15 bis 30 cm

Blütezeit: Juni bis Oktober

Günstige Ernte: Mai bis zur Samenreife

Verwendbare Pflanzenteile: Blätter oder ganze Pflanze

Hauptanzeigen: Verschleimung der oberen Luftwege, Husten

Zubereitung: Tee, Saft, zerquetschte Blätter

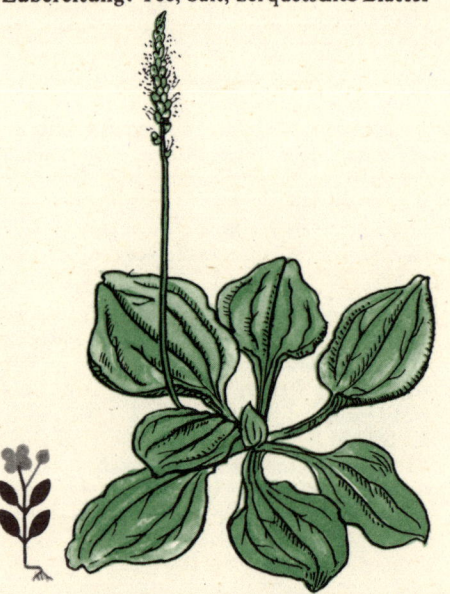

Dem Breiten Wegerich werden ähnliche Wirkungen zugeschrieben wie seinen beiden Verwandten, dem Mittleren Wegerich und dem Spitzwegerich. Seine Blüten sind weißlichbraun, stehen in langen Ähren und sind geruchlos. Der Große Wegerich wird vor allem in der Homöopathie gegen Hautentzündung, Kopf-, Zahn- und Ohrenschmerzen verwendet. Auch zur Hebung der Manneskraft wird er empfohlen. Wir werden ihn höchstens noch als Erste Hilfe bei Zahnschmerzen verwenden, wobei man am besten eine Wegerichwurzel kaut.

Ein anderer Verwandter, der Meerstrandwegerich (*Plantago maritima*), der vor allem an der Ostsee zu finden ist, soll ein bewährtes Mittel gegen Nierensteine sein. Als Erste Hilfe: zerdrückte Wegerichblätter (von allen Arten) gegen Bienen- und Wespenstiche.

Rezepte:

Preßsaft: 2 bis 3 Teelöffel frisch gepreßter Saft in Milch oder Suppe als Tagesmenge

Zur Ersten Hilfe bei Insektenstichen: einige Blätter zwischen zwei flachen Steinen zerdrücken und auflegen.

Mittlerer Wegerich
(*Plantago media*)

Siehe auch
Tafel 3

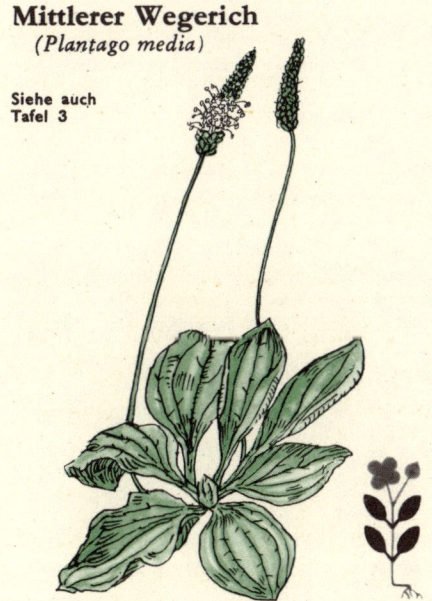

Fundort: wie Spitzwegerich, Seite 323 f.
Größe: etwas kleiner als Spitzwegerich (bis 35 cm)
Blütezeit: Mai und Juni
Günstige Ernte: Mai und Juni
Verwendbare Pflanzenteile: Blätter vor der Blüte
Hauptanzeigen: Husten, Heiserkeit
Zubereitung: Aufguß

Der Mittlere Wegerich ist bisher bei weitem nicht so genau in seiner Wirkung untersucht worden wie der Spitzwegerich. Es empfiehlt sich daher, den Spitzwegerich vorzuziehen, dessen Wirkungen genau beobachtet wurden.

Rezepte: wie Spitzwegerich, Seite 323 f.

Wegwarte
(*Cichorium intybus*)
Wegeleuchte
Wilde Zichorie

Fundort: Wegränder, Feldraine; auch angebaut (liebt lehmigen Boden)

Siehe auch
Tafel 28

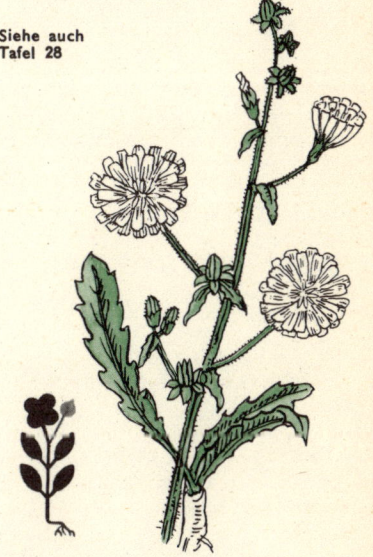

Größe: 30 cm bis 1 m
Blütezeit: Juli und August
Günstige Ernte: Juli und August
Verwendbare Pflanzenteile: ganze blühende Pflanze

Hauptanzeigen: appetitanregend, verdauungsfördernd, harntreibend; Magenkatarrh

Zubereitung: Abkochung, alkoholische Auszüge, Preßsaft

Die Wurzel der Wegwarte wird geröstet als Kaffeezusatz verwendet. Sie enthält in Wurzel und Kraut den Bitterstoff Intybin, der auch im Giftlattich *(Lactuca virosa)* enthalten ist. (Der Giftlattich kann wegen seiner giftigen Nebenwirkungen in der Heilkunde nur als Reinextrakt, der von der pharmazeutischen Industrie hergestellt wird, verwendet werden.)

In der Wegwarte konnte ein leicht harntreibender Stoff exakt nachgewiesen werden. Sie wird bei Magenkatarrh, Appetitlosigkeit und träger Verdauung empfohlen, hingegen darf man bei Leberkrankheiten, Gelbsucht, Hämorrhoiden, Nierenleiden usw. die Verwendung nur dann in Betracht ziehen, wenn sie vom Arzt ausdrücklich erlaubt wurde. — Auch gegen Blutungen soll die Wegwarte mit Erfolg verwendbar sein.

Rezepte:

Abkochung: vom frischen Kraut oder von der getrockneten Wurzel 2 Teelöffel mit $1/4$ l Wasser aufkochen; Tagesmenge 2 Tassen

Frischer Preßsaft: dreimal täglich 1 Eßlöffel in Milch oder Wasser

Roter Weiderich

(Lythrum salicaria)

Blutkraut

Blutweiderich

Fundort: feuchte Wiesen, Bachufer

Größe: 60 bis 120 cm

Blütezeit: Juli bis September

Günstige Ernte: Juli bis September

Verwendbare Pflanzenteile: blühende Pflanze ohne Wurzel

Hauptanzeigen: Durchfälle, Blutstillung bei Magen- und Darmblutungen

Zubereitung: Aufguß, Fluidextrakt

Blätter und Kraut des Roten Weiderichs enthalten ein chemisch noch nicht genauer bekanntes Glykosid, Salicarin, einen Farbstoff, Gerbstoff, Schleim und etwas ätheri-

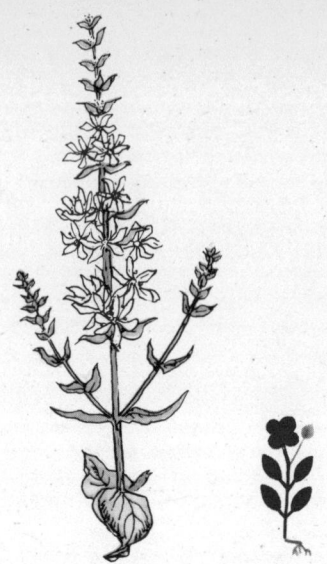

sches Öl. Seine durchfallhemmende Wirkung ist bewiesen und wahrscheinlich auf das günstige Mischungsverhältnis des Glykosides mit dem Gerbstoff und den Schleimstoffen zurückzuführen. Nicht nur gewöhnliche Durchfälle, auch schwere Erkrankungen wie die infektiöse Ruhr, Typhus usw. können zusätzlich mit dem Blutweiderich behandelt werden. Besonders beim Säuglingsdurchfall hat sich der Fluidextrakt bewährt.

Rezepte:

Fluidextrakt: Säuglinge nach Verordnung des Arztes (meist 10 bis 15 Tropfen), Erwachsene teelöffelweise

Aufguß: 25 Gramm der zerkleinerten blühenden Pflanze ohne Wurzel mit $1/4$ l siedendem Wasser aufgießen. Die zu verwendende Menge bestimmt der Arzt.

Weißdorn

(Crataegus oxyacantha)

Hagedorn

Mehlbeere

Mehlfäßchen

Saurauch

Zweigriffiger Weißdorn

Fundort: Auwälder, Gebüsche, Hecken, Laubwälder, Zäune

Größe: 1,50 bis 5 m
Blütezeit: Mai und Juni
Günstige Ernte: Mai und Juni (Blüten),
Juli und August (Früchte)
Verwendbare Pflanzenteile: Blüten, Früchte
Hauptanzeigen: herzberuhigend, gefäß-
erweiternd
Zubereitung: Aufguß, Tinktur, Extrakt

Die schon sehr früh bekannte Heilpflanze
(der lateinische Name wird schon im ersten
Jahrhundert n. Chr. genannt) ist nach genauen Untersuchungen aus letzter Zeit
eine bei längerem Gebrauch ausgezeichnet
wirksame Herz- und Gefäßdroge. Es darf
uns daher nicht wundern, wenn auch
die pharmazeutische Industrie heute etliche
Weißdornpräparate erzeugt.

Neben der anderen notwendigen Behandlung kann, mit Einwilligung des Arztes,
Weißdorntee getrunken werden. Weißdornpräparate verschreibt der Arzt. Bei
langem Gebrauch wird meist auch der hohe
Blutdruck günstig beeinflußt. Bei wirklich
Herzkranken bewährt sich der Weißdorn
als zusätzliches Medikament ausgezeichnet.
Die Wirkstoffe des Weißdorns sind noch
nicht hinlänglich bekannt, obwohl auch
in dieser Richtung eingehende Untersu-

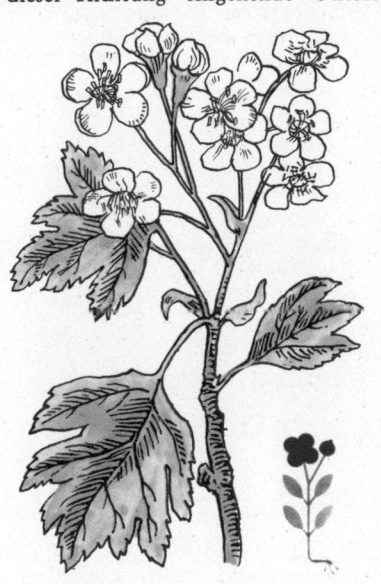

chungen durchgeführt worden sind. Neben
verschiedenen Säuren findet man auch ein
ätherisches Öl, Gerbstoff und mehrere
Glykoside.

Rezepte:
Aufguß: ½ bis 1 Eßlöffel Blüten mit
1 Tasse siedendem Wasser überbrühen;
Tagesmenge 1 Tasse
Tinktur und Extrakt nach Verordnung
des Arztes

Wermut
(Artemisia absinthium)
Absinth
Bitterer Beifuß
Wurmtod

Fundort: angebaut
Größe: bis über 1 m
Blütezeit: Juli bis September
Günstige Ernte: Juli bis September
Verwendbare Pflanzenteile: blühendes
Kraut, Blüten
Hauptanzeigen: appetitanregend, verdau-
ungsfördernd, blähungswidrig, krampf-
lösend, galletreibend; Schnupfen
Zubereitung: Aufguß, Pulver, Wein,
Tinktur

Im ätherischen Öl des Wermuts finden wir
Thujon, einen Stoff, der auch im Abendländischen Lebensbaum *(Thuja occidentalis,*
Seite 271 f.), im Rainfarn *(Chrysanthemum
vulgare,* Seite 298 f.) und im offizinellen
Salbei *(Salvia officinalis,* Seite 307 ff.) enthalten ist. Darüber hinaus findet man im
Wermut neben den verschiedenen anderen
Stoffen noch Azulen, das wir bei der Kamille kennengelernt haben, und Bitterstoffe,
die für die appetitanregende Wirkung von
großer Bedeutung sind.
Das reine ätherische Wermutöl ist ein
starkes Gift, das sich vor allem am Nervensystem auswirkt.
Außer dem ätherischen Öl und den oben
genannten Stoffen ist in der Pflanze noch
verhältnismäßig reichlich Vitamin C und
Vitamin B₆ enthalten.
Der bekannte Wermutschnaps Absinth ist
in Deutschland und in einigen anderen
Ländern seit längerer Zeit verboten, da es
immer wieder zu Vergiftungen kam und

Siehe auch
Tafel 22

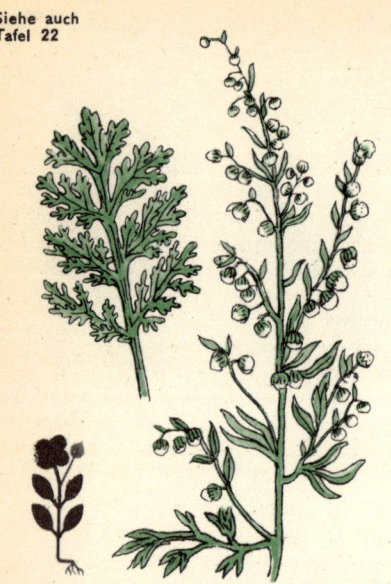

Rezepte:
Aufguß: 2 Teelöffel mit ¼ l siedendem Wasser aufgießen; Tagesmenge 1 Tasse, teelöffelweise zu nehmen

Wermutpulver: ein- bis zweimal täglich eine Messerspitze zur Mahlzeit

Wermutwein: zur Appetitanregung vor dem Essen ein Likörglas

Tinktur: nach Verordnung des Arztes, ebenso Wermutextrakt

Wiesenbibernell
(Sanguisorba officinalis)
Blutknopf
Blutstillerin
Gebräuchlicher Wiesenknopf
Großer Wiesenknopf
Fundort: feuchte Wiesen
Größe: 50 cm bis 1 m
Blütezeit: Juli bis September
Günstige Ernte: Juli bis September
Verwendbare Pflanzenteile: blühendes Kraut
Hauptanzeigen: Durchfall; blutstillend
Zubereitung: Tinktur, Preßsaft, Abkochung, Kaltauszug

Die wesentlichsten Wirkstoffe des Großen Wiesenknopfes sind die Gerbstoffe, die in

er in großen Mengen auch zu Abtreibungszwecken verwendet wurde.

Vergiftungen mit Wermutöl oder durch allzugroße Wermuteinnahmen sind so zu behandeln, wie wir es beim Abendländischen Lebensbaum Seite 271 f. beschrieben haben. — Absinthhaltige Branntweine führen zu einer echten Sucht, die sehr schwer zu behandeln ist. Der Endeffekt der Absinthsucht gleicht dem des Morphinismus. Bei normaler Verwendung der Wermutpflanze und auch bei Zugabe des Wermuts zum Wein ist eine Vergiftung praktisch ausgeschlossen. Deshalb und weil die verschiedenen, oben schon genannten Wirkungen für die Behandlung mancher Erkrankung wertvoll sind, wird der Wermut auch von der Schulmedizin vor allem als appetitanregendes und verdauungsförderndes Mittel gerne benützt. In jüngster Zeit wurde auch über gute Erfolge bei Leber- und Gallenleiden berichtet. — Ein neuer Behandlungszweig für Wermutpräparate scheint nun auch entdeckt worden zu sein: mit einem Frischauszug ist es gelungen, in vielen Fällen einen beginnenden Schnupfen binnen 1 bis 2 Tage zum Abklingen zu bringen!

Siehe auch
Tafel 11

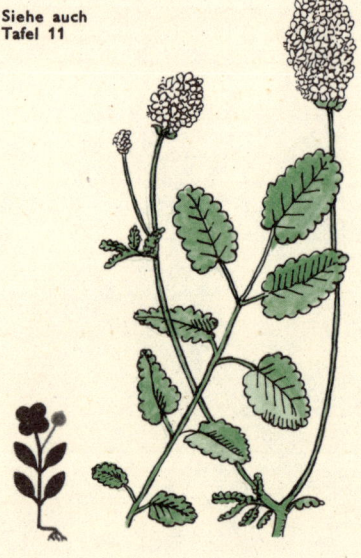

ihm in reichlichen Mengen enthalten sind. Die Abkochung des Wiesenbibernells ist daher auch ein gutes Mittel gegen Durchfälle. Der hohe Saponingehalt macht die Pflanze außerdem zu einem guten blutungsstillenden Heilkraut. Da sowohl der Durchfall als auch Blutungen ernste Ursachen haben können, dürfen sie nicht ohne ärztlichen Rat behandelt werden.

Empfohlen wird der Wiesenbibernell auch bei Venenentzündung (heute bessere Mittel!) und zur Verhütung und Behandlung von Krampfadern, die Abkochung der Wurzel gegen Wechselbeschwerden.

Rezepte:

Abkochung: 1 bis 2 Teelöffel des getrockneten und zerkleinerten Krautes mit $^1/_4$ l Wasser 2 bis 5 Minuten kochen lassen; tagsüber schluckweise trinken

Kaltauszug: 2 Teelöffel mit $^1/_4$ l kaltem Wasser 8 Stunden ziehen lassen; Tagesmenge

Tinktur: 30 bis 50 Tropfen

Preßsaft (frisch): 5 bis 6 Eßlöffel täglich

Wiesengeißbart

(Filipendula ulmaria)

Mädesüß
Wiesenkönigin

Fundort: feuchte Wiesen, Wälder, Ufer, Gebüsche

Größe: $^1/_2$ bis 2 m

Blütezeit: Juni bis August

Günstige Ernte: März und April, Juni bis August, September bis November (Wurzel)

Verwendbare Pflanzenteile: ganze Pflanze

Hauptanzeigen: Rheumatismus, Gicht; harntreibend

Zubereitung: Pulver, Tinktur, Kaltauszug, Aufguß

Der Wiesengeißbart zählt zu jenen Heilpflanzen, mit denen im Volk manchmal arger Mißbrauch getrieben wird. Dies ist zum Beispiel der Fall, wenn eine Abkochung des Wiesengeißbarts zur Behandlung einer Nierenentzündung verwendet wird. Von derartigen Mißbräuchen abgesehen ist der Wiesengeißbart wegen seines Sali-

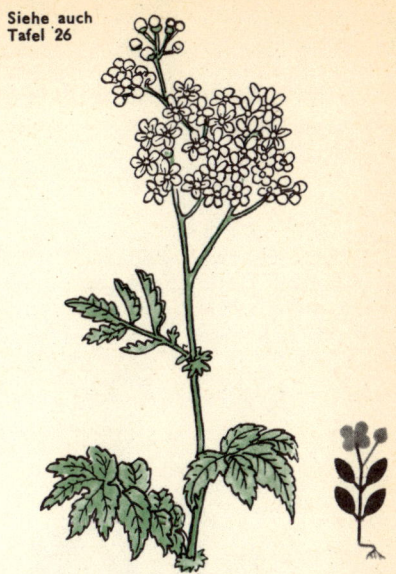

Siehe auch Tafel 26

zylsäuregehaltes ein guter pflanzlicher Salizylspender. Er kann sowohl innerlich bei Grippe, Erkrankungen der Luftwege und bei Rheumatismus als auch äußerlich zur Hautreizung verwendet werden.

Der Wiesengeißbart enthält neben Salizyl ein Glykosid, und in Blüte und Wurzel ein ätherisches Öl.

Wiesengeißbart wurde in früheren Zeiten dem Met als Würze beigesetzt und erhielt aus diesem Grunde auch den Namen Mädesüß.

Ähnlich wie der Wiesengeißbart wird auch das Kleine Mädesüß *(Filipendula hexapetala)* verwendet. Dieses gibt bei entsprechender Behandlung u. a. auch Blausäure ab. Der Blausäuregehalt ist allerdings so gering, daß eine Gefährdung bei der Verwendung nicht zu befürchten ist.

Rezepte:

Aufguß: 2 Eßlöffel von fein zerkleinertem Kraut und Blüten mit $^1/_4$ l siedendem Wasser aufgießen; Tagesmenge 2 Tassen

Abkochung: 2 Eßlöffel fein zerkleinerte, getrocknete Wurzeln mit $^1/_4$ l Wasser abkochen; Tagesmenge 2 Tassen

Pulver: dreimal täglich 1 Messerspitze

Tinktur: nach Verordnung des Arztes

353

Wiesenknöterich

(Polygonum bistorta)

Natterwurz
Schlangenkraut
Schlangenknöterich

Fundort: nasse Wiesen
Größe: bis 1 m und darüber
Blütezeit: Mai bis August
Günstige Ernte: März und April
Verwendbare Pflanzenteile: Wurzel
Hauptanzeigen: Durchfall, Magen-Darm-
katarrh, Mundfäule
Zubereitung: Abkochung

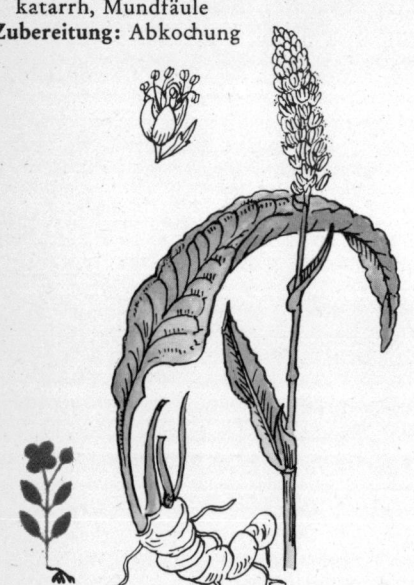

Der rosafarbige bis rosenrote Wiesenknöterich enthält im Wurzelstock, der meist
S- oder doppel-S-förmig gekrümmt ist
und 1 m lang wird, Gerbstoffe, darunter vor allem das so wichtige Tannin, das
sich auch in Blatt und Stengel findet. Daneben enthält die Wurzel Gallussäure und
Spuren von Emodin (siehe Seite 221 f.).
Nebenher enthält die Pflanze reichlich
Schleimstoffe. Die Schleimstoffe, gemeinsam mit dem Gerbstoff, vor allem dem
Tannin, machen den Wiesenknöterich zu
einem ausgezeichneten zusammenziehen-
den Mittel gegen Durchfallkrankheiten, ja
sogar gegen blutige Durchfälle, Ruhr und
ähnliche Erscheinungen. Niemals ohne Arzt

verwenden. Als Mundspülungen bei Zahn-
fleischschäden und Mundfäule kann die Abkochung mit Erfolg verwendet werden.
Der Wiesenknöterich liebt nasse Wiesen
und steigt in Höhenlagen bis zu 1900 m.

Rezepte:
Abkochung: 10 Gramm der zerkleinerten
Wurzeln mit 2 Tassen Wasser 5 bis 10
Minuten kochen; Tagesmenge

Vorsicht! Vergiftung möglich!

Wiesenlein

(Linum catharticum)

Purgierlein

Fundort: Triften, Wiesen, Ödland
Größe: 10 bis 25 cm
Blütezeit: Juni bis Oktober
Günstige Ernte: Juni bis Oktober
Verwendbare Pflanzenteile: das ganze
blühende Kraut samt Wurzel
Hauptanzeigen: abführend
Zubereitung: alkoholischer Auszug, Pulver,
Aufguß, Extrakt

Der Wiesenlein war als Abführmittel früher offizinell und enthält einen abführenden Bitterstoff, Linin, etwas Gerbstoff und
ätherisches Öl.
Verwendet man das Linin in bescheidenen
Mengen (etwa $1/4$ Gramm des Extraktes),
so ist es ein mildes Abführmittel. In grö-

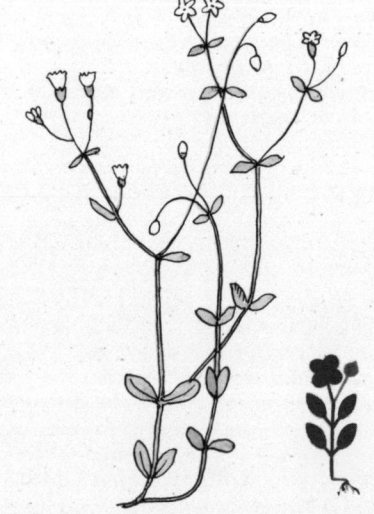

ßeren Mengen führt es aber zu Erbrechen und schwerem Magenkatarrh und kann selbst zu tödlich ausgehenden Vergiftungen Anlaß geben. Am vorteilhaftesten verwendet man das blühend gepflückte, getrocknete und zerkleinerte Kraut zum Aufguß.

Rezepte:

Aufguß: 5 Gramm getrocknetes und zerkleinertes Kraut mit 2 Tassen siedendem Wasser aufgießen; ein- bis zweimal täglich, jedesmal frisch zubereiten

Pulver: mittags und abends je 1 Gramm

Extrakt: $^1/_8$ bis $^1/_4$ Gramm (Arzt!)

Wolfsfuß

(Lycopus europaeus)
Sumpfandorn
Uferwolfstrapp
Wasserandorn
Zigeunerkraut

Fundort: feuchte Gräben, Ufer
Größe: 30 bis 80 cm
Blütezeit: Juli bis September
Günstige Ernte: Juli und August
Verwendbare Pflanzenteile: blühendes Kraut
Hauptanzeigen: Schilddrüsenüberfunktion
Zubereitung: Alkoholischer Auszug

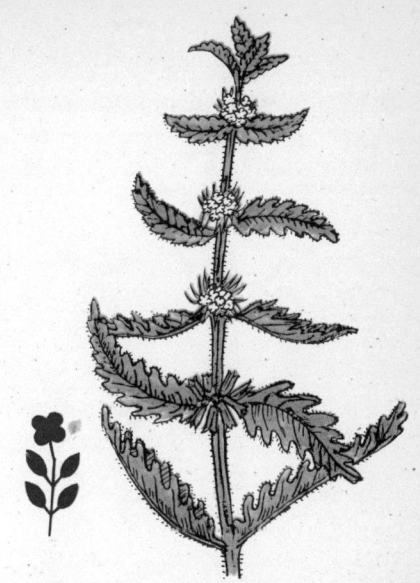

Dem Wolfsfuß wird seit dem Mittelalter gute Wirksamkeit gegen Herzjagen, Herzklopfen, Angstgefühle usw. nachgesagt. Auch die homöopathische Schule verwendet schon seit langer Zeit Wolfsfußzubereitungen gegen ähnliche Beschwerden.

Im Wolfsfuß konnte etwas ätherisches Öl, Gerbstoff und ein noch unbekannter Bitterstoff, Lycopin, gefunden werden.

Verschiedene Experimente brachten den Beweis, daß Wolfsfußauszüge sehr gut bei Überfunktion der Schilddrüse wirken. Man fand, daß es sich hier um eine direkte Beeinflussung jenes Hormones handelt, das für die Abgabe des Schilddrüsenhormones verantwortlich ist. Damit ist auch die Wirkung bei Herzjagen, Herzklopfen usw., das oft auf eine Überfunktion der Schilddrüse zurückzuführen ist, erklärlich.

Die kleinen weißrötlich gestrichelten Blüten werden in der Pflanzenheilkunde gegen Wechselfieber verwendet und sind infolge ihres starken Farbstoffgehaltes auch ein gutes Färbemittel. Als Kuriosität sei erwähnt, daß sich die Zigeuner mit Wolfsfußabkochung waschen sollen (Zigeunerkraut!).

Rezepte: alkoholischer Auszug nach Verordnung des Arztes bzw. fertige Standardpräparate

Wundklee

(Anthyllis vulneraria)
Bärenklee
Bergkraut

Fundort: trockene Wiesen, Triften, Hügel, Bahndämme; kalkliebend
Größe: bis 30 cm
Blütezeit: Mai bis August
Günstige Ernte: Mai und Juni
Verwendbare Pflanzenteile: Blütenköpfe
Hauptanzeigen: „blutreinigend", zusammenziehend
Zubereitung: Aufguß

Der Wundklee wird nur mehr in der Volksmedizin, vor allem gegen schlecht heilende Wunden empfohlen. Nachprüfungen konnten keinen Beweis für die gute Wirkung erbringen. Er riecht schwach aromatisch, enthält Saponine, die wahrscheinlich auch für die leicht zusammenziehende Wirkung verantwortlich sind.

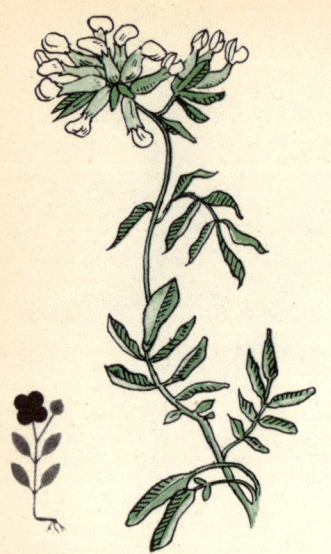

Rezepte:

Aufguß: Blütenköpfe ohne Stiel mit ¼ l siedendem Wasser aufgießen, 10 Minuten ziehen lassen

Wundklee wird meist als Zusatz zu anderen Teemischungen verwendet.

Vorsicht! Vergiftung möglich!
Niemals zu gleicher Zeit Alkohol trinken!

Wurmfarn

(Aspidium filix mas, Dryopteris filix mas)

Bandwurmkraut
Farnwurzel
Waldfarn

Fundort: Wälder, Schluchten, steinige Abhänge
Größe: bis 1 m
Sporenreife: Juli bis September
Günstige Ernte: Juli bis Oktober (Wedel), September und Oktober (Wurzelstock)
Verwendbare Pflanzenteile: Wedel, Wurzelstock
Hauptanzeigen: wurmwidrig; Rheuma

Zubereitung: Badezusatz; für innerliche Anwendung nur Präparate aus der Apotheke

Der Wurmfarn gehört zu den ältesten Arzneimitteln, die überhaupt in Europa bekannt sind. Schon die alten Römer kannten die Wirkung auf Bandwürmer, sie wußten aber auch um die Gefährlichkeit des Wurmfarnes, der bei schlechter Dosierung zur Erblindung und zum Tode führen kann. Wir wollen es gleich vorwegnehmen: unter keinen Umständen darf eine Wurmkur ohne genaue ärztliche Verordnung gemacht werden! Abgesehen davon, daß die Dosierung für jeden einzelnen Patienten vorher bestimmt werden muß, gibt es eine Reihe von Krankheiten, die die Verwendung von Wurmfarnextrakten absolut verbieten. Vor allem Leber- und Herzleiden zählen hierher.

Der Wurzelstock des Wurmfarns enthält eine ganze Reihe chemisch höchst komplizierter Verbindungen, die die Muskulatur

Siehe auch
Tafel 18

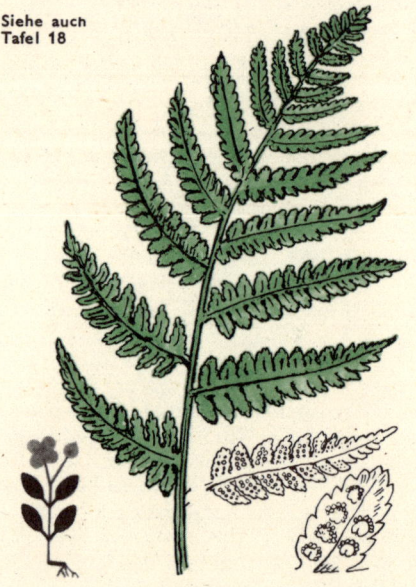

Abb. 35: Auf der nebenstehenden Abbildung haben wir die wichtigsten Eingeweidewürmer dargestellt und die zu ihrer Bekämpfung dienenden Pflanzen genannt. Wurmfarnextrakte können nur zur Bandwurmabtreibung verwendet werden. Zur Bekämpfung von Madenwürmern usw. müssen andere Heilkräuter verwendet werden!

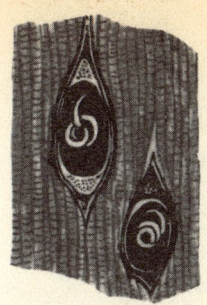

Trichine

Eingekapselt im Muskelfleisch

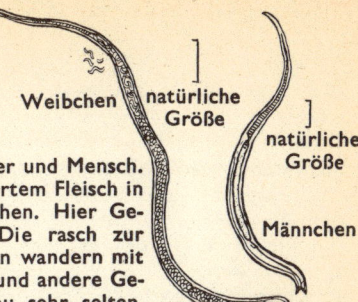

Weibchen — natürliche Größe — natürliche Größe — Männchen

Leben als Schmarotzer bei Säugetier und Mensch. Muskeltrichine gelangt mit verzehrtem Fleisch in den Magen-Darmkanal des Menschen. Hier Geschlechtsreife und Vermehrung. Die rasch zur Welt kommenden lebenden Jungen wandern mit Blut und Lymphe in den Muskel und andere Gewebe. Heute durch Fleischbeschau sehr selten.

Peitschenwurm

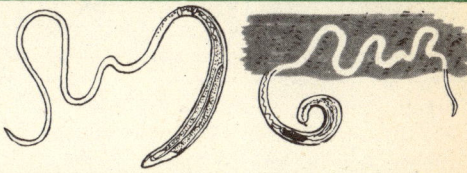

Natürliche Größe 4 – 5 cm. Ansteckung durch verunreinigte Nahrung. Führen durch Einbohren des Kopfes in die Darmschleimhaut zu Blutungen. Abtreibung mit Wurmfarnextrakt – **nur durch den Arzt!**

Madenwurm

Die natürliche Größe ist durch die Maßstäbe angegeben. Vorwiegend bei Kindern, führen manchmal zu Wurmfortsatzentzündung. Eier werden in die Umgebung des Afters abgegeben – starkes Jucken in der Nacht. Durch Kratzen neuerliche Infektion. Den Wurmmitteln der Kräuterheilkunde sind Präparate, die den Wurm buchstäblich „verdauen", überlegen.

Spulwurm

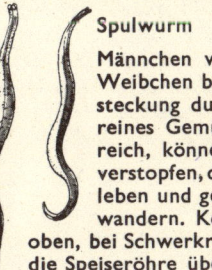

Männchen werden bis 20 cm, Weibchen bis 40 cm lang. Ansteckung durch Salat und unreines Gemüse. Oft sehr zahlreich, können den Gallengang verstopfen, da sie im Dünndarm leben und gern in enge Kanäle wandern. Kommen auch nach oben, bei Schwerkranken sogar durch die Speiseröhre über den Kehlkopf in die Luftwege! Larven wandern mit dem Blut aus dem Darm bis in die Lunge. Abtreibung der Würmer nur durch den Arzt!

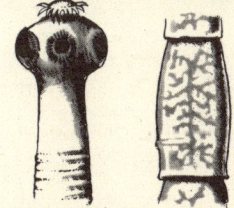

Schweinebandwurm

Sehr selten (Fleischbeschau!). Kann wie der Fischbandwurm Kopf- und Bauchschmerzen, Appetitlosigkeit, aber auch Hunger verursachen. Stuhluntersuchung! Wurmfarnextraktbehandlung.

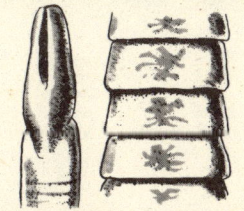

Fischbandwurm

In Österreich nicht, in Deutschland selten. Häufiger in den nordischen Ländern. Infektion durch rohe oder schlecht geräucherte Fische. Krankheitszeichen wie beim Schweinebandwurm.

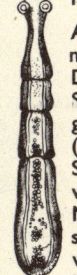

Hundebandwurm

Auch heute noch manchmal anzutreffen! Daher Vorsicht und Sauberkeit bei Umgang mit Hunden (fremden u. eigenen!). Seine Eier gelangen vom Hundefell in den Magen des Menschen, schlüpfen aus und wandern in die Leber, ins Gehirn und in die Lunge. Gefährlich! Machen große Blasen! Kein Wurmmittel, sondern Operation.

Abb. 35: Wichtige Eingeweidewürmer

des Bandwurmes und des Leberegels lähmen, hingegen Madenwürmer, Spulwürmer und andere Schmarotzer kaum beeinflussen.

Im wesentlichen wird die Bandwurmkur so durchgeführt, daß zuerst durch verhältnismäßig hohe Gaben des Wurmfarnextraktes der Bandwurm gelähmt wird und der so unbeweglich gemachte Schmarotzer, der sich nicht mehr in der Darmwand festhalten kann, anschließend mit einem Abführmittel aus dem Darmtrakt entfernt wird. Während einer Bandwurmkur mit Farnwurzelextrakt darf keinerlei Alkohol getrunken werden!

Vergiftungen sind durch verordnungswidrige Einnahmen von Wurmfarnextrakt durchaus möglich und führen zu Koliken, Übelkeit, Erbrechen, Durchfällen, Kopfschmerzen, Bewußtlosigkeit, Herzbeschwerden, Atemnot, später auch zu Leberschädigung und zur Blindheit! Die ärztliche Verordnung ist daher unter allen Umständen genauestens einzuhalten und bei jeder Unklarheit der Arzt unverzüglich neuerlich zu befragen!

Im Volk hält sich hartnäckig die Angabe, daß Farnwedel von verschiedenen Farnarten, unter anderem auch vom Wurmfarn, gute Wirkung bei Rheumatismus haben, wenn man sie in Leinensäcke einnäht und über Nacht unter die erkrankten Körperteile legt. Bisher konnte eine wissenschaftliche Erklärung für diese Behauptung nicht gefunden werden. Es fehlen auch die exakten klinischen Überprüfungen, um Genaueres darüber aussagen zu können. Jedenfalls ist die Verwendung der Farnwedel in dieser Hinsicht ungefährlich.

Ein Fußbad, dem man eine Abkochung des Wurzelstockes beigefügt hat, wird auch gegen Krampfadern empfohlen.

Rezepte:

Abgesehen von der Verwendung der Wedel des Wurmfarns gegen Rheumatismus und des Wurzelstockes zur Abkochung als Badezusatz gegen Krampfadern (1/2 kg pro Bad), darf der Wurmfarn ausschließlich nur nach ärztlicher Verordnung verwendet werden. Es sind auch nur Präparate aus der Apotheke zulässig.

Ysop

(Hyssopus officinalis)

Ipsen

Fundort: angebaut
Größe: 30 bis 50 cm
Blütezeit: Juni bis September
Günstige Ernte: Juni bis August
Verwendbare Pflanzenteile: blühendes Kraut
Hauptanzeigen: wie Salbei, Seite 307 ff.
Zubereitung: Aufguß

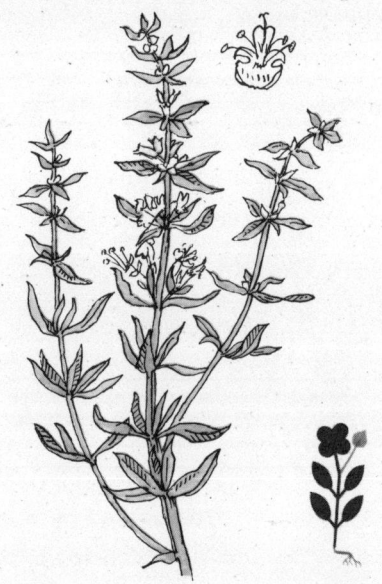

Da der Ysop, früher als *herba Ysopi* offizinell, ähnliche Wirkstoffe wie der Salbei enthält, sind auch die Heilanzeigen praktisch die gleichen: Chronischer Bronchialkatarrh, Schweißminderung, Verwendung als Gurgelwasser usw.

Auch in einprozentiger alkoholischer Lösung wird der Ysop verordnet.

Rezepte:

Aufguß: 1 Eßlöffel des fein zerkleinerten blühenden Krautes mit 1/4 l siedendem Wasser aufgießen; täglich 2 Tassen. Nicht dauernd verwenden!

Rotbeerige Zaunrübe
(Bryonia dioica)
Gichtrübe
Heckenrübe
Hundskürbis
Teufelsrübe

Fundort: Gebüsche, Hecken, Uferstellen, Zäune; verhältnismäßig selten
Größe: kletternd bis 3 m lang
Blütezeit: Juni und Juli

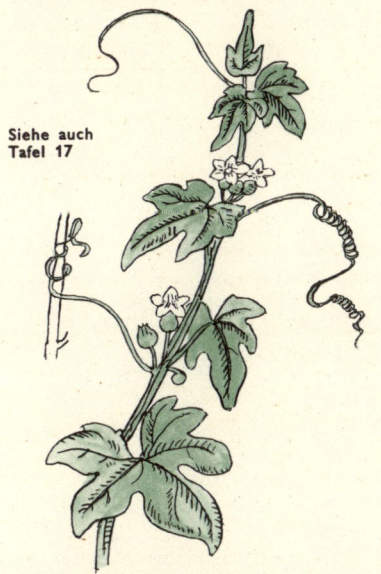

Siehe auch
Tafel 17

Günstige Ernte: September und Oktober
Verwendbare Pflanzenteile: Wurzeln
Hauptanzeigen: starkes Abführmittel
Zubereitung: Extrakt, Tinktur

Das Harz der Zaunrübe ist ebenso wie das Jalape-Harz ein sehr kräftiges Abführmittel. Beide dürfen nur nach ärztlicher Verordnung verwendet werden. Schon verhältnismäßig kleine Mengen Zaunrübenharz reizen die Darmschleimhaut stark und können zu schweren Koliken führen. Vergiftungen kommen häufig vor! Niemals bei Schwangeren zu verwenden!

Vor allem die homöopathische Schule verwendet sowohl die Schwarzbeerige als auch die Rotbeerige Zaunrübe bei Erkrankun-

gen des Brust- und Bauchfells, aber auch bei Gicht und Gelenkrheumatismus. Die Erfolge sind umstritten.
Rezepte: Nur Arzt und Apotheke!

Schwarzbeerige Zaunrübe
(Bryonia alba)

Fundort: angebaut, feuchte Gebiete, Hecken, Zäune
Größe: bis 3 m lang
Blütezeit: Juni und Juli
Günstige Ernte: September und Oktober
Verwendbare Pflanzenteile: —
Hauptanzeigen: wie Rotbeerige Zaunrübe
Zubereitung: wie Rotbeerige Zaunrübe

Die Schwarzbeerige Zaunrübe, ebenso wie die Rotbeerige auch Gichtrübe genannt, führt wie diese verhältnismäßig häufig zu Vergiftungen und wird in manchen östlichen Ländern als Abtreibmittel benützt. Im übrigen kann sie in gleicher Weise verwendet werden wie die Rotbeerige Zaunrübe und ist auch ebenso gefährlich.

Vorwiegend verwendet die Homöopathie beide Zaunrüben bei Erkrankungen der die Körperhöhlen auskleidenden Häute und man hört immer wieder über gute Wir-

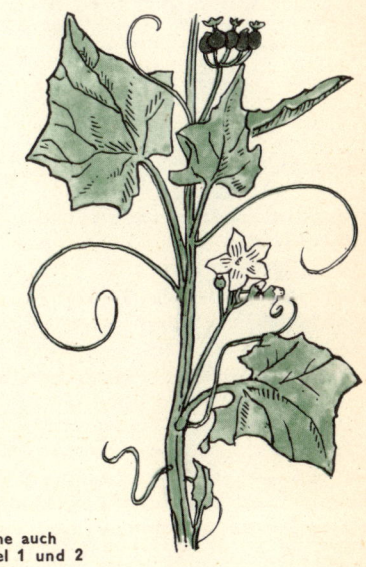

Siehe auch
Tafel 1 und 2

359

kungen, so daß homöopathische Ärzte Zaunrübentinktur sowohl von der Schwarzbeerigen als auch von der Rotbeerigen Zaunrübe häufig verordnen.

Rezepte: nur Homöopathie

Zaunwinde

(Convolvulus sepium,
auch *Calystegia sepium)*
Uferwinde
Fundort: Hecken, Zäune, Gebüsche, Ufer
Größe: 1 bis 3 m

Siehe auch
Tafel 24

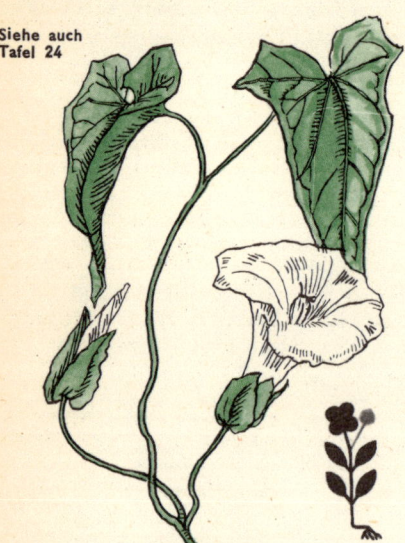

Blütezeit: Juli bis Oktober
Günstige Ernte: Juni und Juli
Verwendbare Pflanzenteile: blühende
   Pflanze, Wurzel
Hauptanzeigen: abführend
Zubereitung: Preßsaft, Wurzelpulver

Die weißblühende Zaun- oder Heckenwinde liebt vor allem feuchten Boden. Sie hat als Frucht eine rundliche, viersamige Kapsel. Vornehmlich in der Wurzel, in geringerer Menge auch in den Blättern und im Kraut, enthält sie ein Harz und etwas Gerbstoff. Das Harz kann als Abführmittel aus der Apotheke bezogen werden. Man verwendet auch die Pflanze bzw. das Wurzelpulver als Abführmittel.

Der mäßige Gerbstoffgehalt wirkt entzündungswidrig auf die Schleimhaut.
Vom Preßsaft der frischen Pflanze darf nicht zuviel verwendet werden, da sonst die Gerbstoffwirkung zu stark ist und die mild abführende Eigenschaft der Zaunwinde in eine stopfende umschlägt.

Rezepte:
Preßsaft: ein halber Teelöffel ein- bis zweimal täglich
Wurzelpulver: ein gestrichener Kaffeelöffel voll, ein- bis zweimal täglich
Wie alle Abführmittel darf auch die Zaunwinde nicht zu lange angewendet werden.

Zwiebel

(Allium cepa)
Bolle
Speisezwiebel
Fundort: angebaut
Größe: 50 bis 120 cm
Blütezeit: Juni bis August
Günstige Ernte: August und September
Verwendbare Pflanzenteile: Zwiebel
Hauptanzeigen: harntreibend, blutzuckersenkend, auswurffördernd
Zubereitung: rohe Zwiebel, Frischpreßsaft, Abkochung, Kaltauszug

Aus ihrer Heimat Iran und Beludschistan ist die Speisezwiebel schon in alter Zeit zu uns gekommen. Abgesehen von ihrer Verwendung als Küchenpflanze hat die Speisezwiebel eine Reihe für die Heilkunde überaus wichtiger Eigenschaften. So wurde eindeutig nachgewiesen, daß frischer Preßsaft aus der Zwiebel blutzuckersenkend wirkt und bei leichten Fällen von Zuckerkrankheit angewandt werden kann. Auch die harntreibende Wirkung ist bekannt und wird von Naturheilärzten gerne ausgenützt. Die Darmtätigkeit wird vom Zwiebelsaft ebenfalls angeregt.
Im wesentlichen ist die Anwendung gleich wie beim Knoblauch. Manche Wissenschaftler glauben, daß die Zwiebel in vieler Hinsicht wirksamer ist. — Äußerlich kann sie zur Auflage bei Eiterungen verwendet werden, soferne der Arzt damit einverstanden ist. Gleich wie der Knoblauch kann auch die Zwiebel zu Einläufen gegen Madenwürmer benützt werden.

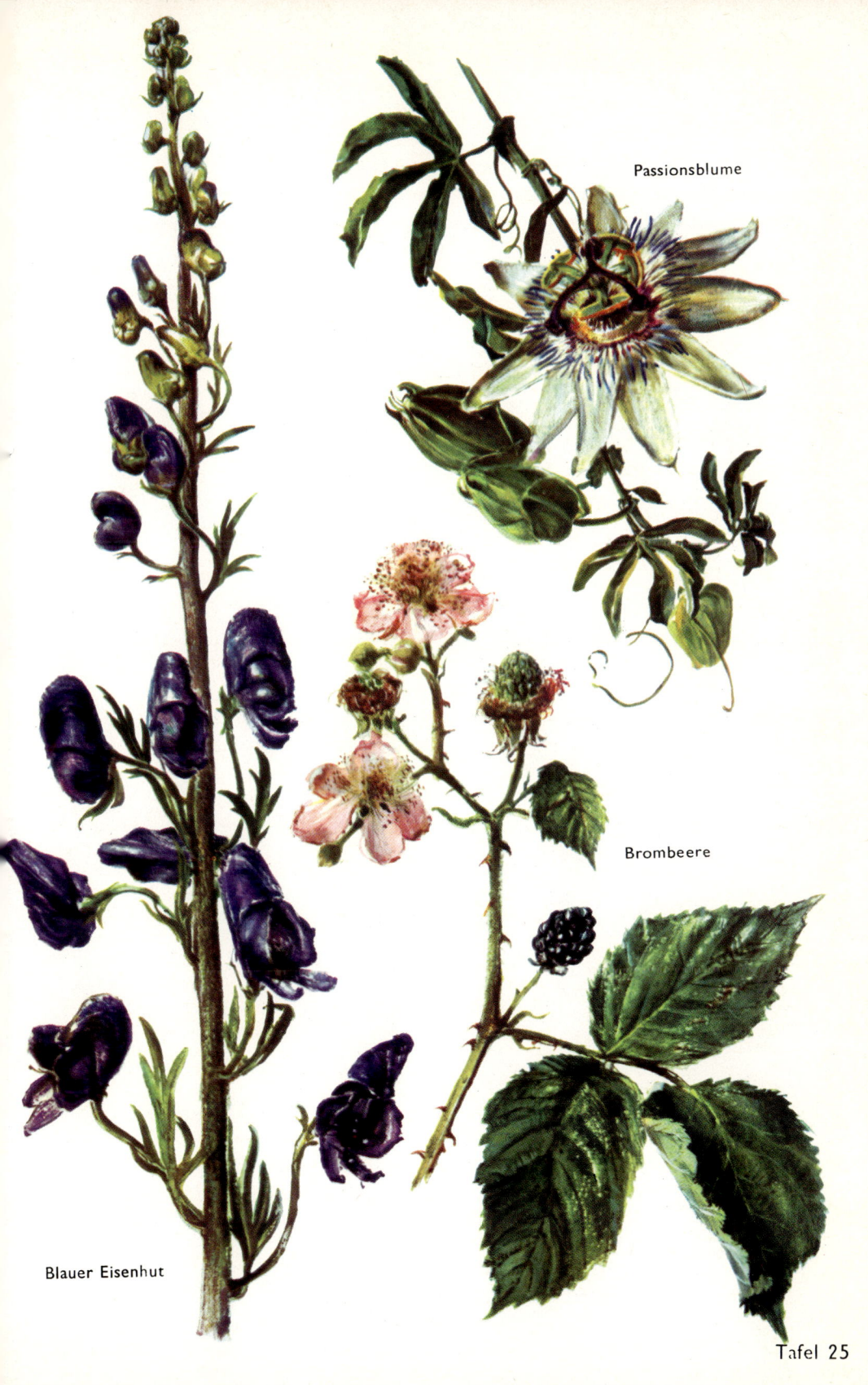

Passionsblume

Brombeere

Blauer Eisenhut

Tafel 25

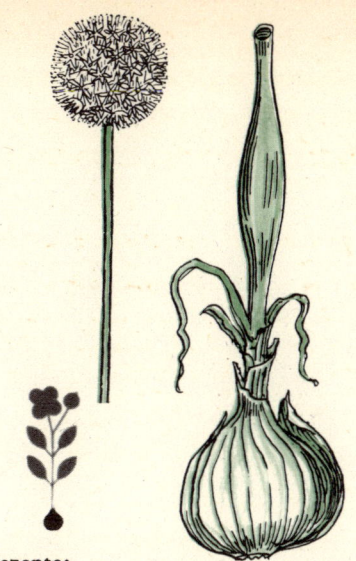

Verwendbare Pflanzenteile: ganze blühende Pflanze

Hauptanzeigen: Katarrhe der Atemwege, Hautkrankheiten

Zubereitung: nur homöopathisch

Die Verwendung als Abführmittel hat der Zypressenwolfsmilch auch den Namen Bauernrhabarber eingetragen. Der eingedickte Milchsaft der Pflanze war offizinell und wurde auch als Brechmittel verwendet. Da wir heute viel bessere Medikamente kennen, ist man von ihrer Verwendung in der Schulmedizin völlig abgekommen.

Tödliche Vergiftungen sind durchaus möglich. Als Erste Hilfe: Entleerung des Magens und Trinken einer Aufschwemmung von Tierkohle. Bei Neigung zur Ohnmacht Coramin, Sympatol oder starken Mokka. Arzt verständigen!

Rezepte:

Die Zwiebel kann vor allem roh mit Brot und Salz genossen werden.

Frischpreßsaft: drei- bis viermal täglich 1 Teelöffel

Abkochung: eine mittelgroße fein zerschnittene Zwiebel mit etwas mehr als ¼ l Wasser auf ¼ l einkochen. Mehrmals täglich 1 Eßlöffel durch einige Tage

Kaltauszug: eine fein zerschnittene oder zerquetschte Zwiebel mit ¼ l Wasser kalt ansetzen, 24 Stunden stehen lassen (in nicht zu warmer Umgebung!) und abseihen; Menge reicht für 2 Tage

Als Zusatz bei Einläufen: eine halbe fein zerschnittene oder zerquetschte Zwiebel bzw. der Preßsaft einer halben Zwiebel wird, mit ½ l lauwarmem Wasser verdünnt, zum Einlauf verwendet.

Vorsicht! Giftig!

Zypressenwolfsmilch

(Euphorbia Cyparissias)

Bauernrhabarber

Fundort: Weg- und Ackerränder, Triften, Hügel

Größe: 20 bis 50 cm

Blütezeit: April und Mai

Günstige Ernte: April und Mai

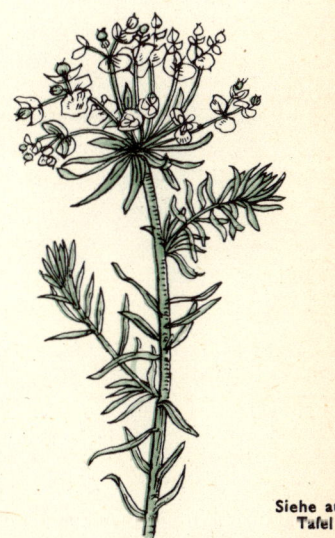

Siehe auch Tafel 13

Die Homöopathen verwenden in starker Verdünnung die Pflanze gegen Katarrhe der Atemwege, gegen Durchfall und Magenkrämpfe. Auch bei Hauterkrankungen werden homöopathischen Zubereitungen gute Wirkungen zugeschrieben. Eine Verwendung der Pflanze für den Hausgebrauch kommt nicht in Frage.

Rezepte: nur Homöopathie

UNSERE NAHRUNG

RICHTIGE ERNÄHRUNG

Grundlage des gesunden Lebens

Vor etwa 1000 Jahren stand die medizinische Schule von Salerno, südlich von Neapel, in hoher Blüte. Um den zahlreichen Patienten, die bei den Ärzten dieser berühmten medizinischen Akademie Heilung gefunden hatten, eine Sammlung von Vorschriften zur Erhaltung ihrer Gesundheit mitzugeben, wurde eine Art Vademecum geschaffen, das unter dem Namen *Regimen sanitatis Salernitanum* in zahlreiche Sprachen übersetzt wurde.

Unter den allgemeinen Gesundheitsregeln finden wir darin als erste die folgende:

„Mangelt an Ärzten es Dir, so gibt es vortreffliche drei Gesundheitsregeln: ein heiter Gemüt, die Ruhe und angemessene Diät." Und in einem weiteren Abschnitt finden wir den folgenden bemerkenswerten Satz: „Immer ja bleibt Diät ein höchstes Ziel der Arzneikunst."

Eine klar und folgerichtig aufgebaute Diät muß jedoch ihre Stütze in soliden Kenntnissen auf dem Gebiete der Ernährungslehre finden. Im Laufe der vergangenen Jahre wurden so viele bedeutende Zusammenhänge in bezug auf die Ernährungspraxis gefunden, daß hierüber in den folgenden Kapiteln berichtet werden soll.

Für den Wert der Nahrung kommt es nicht nur auf den Gehalt an Kalorien — also den reinen Brenn- oder Wärmewert für körperliche Tätigkeit —, sondern vor allem darauf an, daß das harmonische Gefüge lebendiger Substanzen erhalten bleibt. Die Natur hat besser als irgendein Forscher verstanden, die Wirkstoffe in den Lebensmitteln so anzuordnen und zusammenzufügen, wie sie uns am zuträglichsten und bekömmlichsten sind.

Es gibt kalorienarme Lebensmittel — wie beispielsweise Obst und Gemüse — und kalorienreiche — wie Öle, Fette, Nüsse, fettes Fleisch.

Durch eine Kilogrammkalorie wird die Temperatur von 1 Kilogramm Wasser um 1 Grad (von 14 Grad auf 15 Grad C) erhöht. Die Verbrennung von 1 Gramm Zucker, Stärke oder Eiweiß steigert die Temperatur von 1 Kilogramm Wasser um 4 Wärmegrade. Die Verbrennung von 1 Gramm wasserfreiem Fett oder Öl steigert die Temperatur von 1 Kilogramm Wasser um 9 Wärmegrade. 100 Gramm Kohlehydrate (Zucker oder Stärke) oder Eiweiß führen uns daher 400 Kalorien zu und 100 Gramm Fett 900 Kalorien.

Zur Aufrechterhaltung der Lebensvorgänge müssen dem Körper außer Sauerstoff und Wasser mit der Nahrung folgende Bestandteile zugeführt werden:

Nährstoffe

Eiweiß   Fette   Kohlehydrate

Wirkstoffe

Vitamine   Mineralstoffe   Fermente und Aromastoffe

1. NÄHRSTOFFE

Hiezu gehören Eiweiß, Fette und Öle, Kohlehydrate (Stärke und Zucker). Während das Eiweiß zum Aufbau dient, werden Fette und Kohlehydrate für den sogenannten Betriebsstoffwechsel gebraucht. Die Kalorienträger Stärke, Zucker, Fette und Öle führen wir dem Körper zu, um die für Bewegung und Körperwärme erforderlichen Wärmewerte (Kalorien) aufzunehmen.

Eiweiß

Entstehung der Eiweißstoffe. Die Eiweißstoffe sind Nährstoffe, die durch ihre Zusammensetzung und ihre Bedeutung für alle Lebewesen einzigartig dastehen. In den zusammengesetzten Eiweißarten sind neben Kohlenstoff, Wasserstoff und Sauerstoff auch Stickstoff und Schwefel, zuweilen auch Phosphor enthalten.

Die Eiweißstoffe entstehen im pflanzlichen Organismus aus stickstoffhaltigen Substanzen, die dem Boden durch die Düngung zugeführt werden. Die Pflanze saugt die wasserlöslichen Verbindungen mit den Wurzeln aus dem Boden auf, während die Grundstoffe Kohlenstoff und Sauerstoff in Form von Kohlendioxyd aus der Luft durch die Blätter beziehungsweise Wasserstoff und Sauerstoff in Form von Wasser durch die Wurzeln aufgenommen werden.

Abbau der Pflanzenstoffe. Die hochmolekularen Eiweißkörper sind Kolloide. Sie können durch eine semipermeable (halbdurchlässige) Membran nicht durchdringen. Werden die Eiweißstoffe zu Aminosäuren abgebaut, dann vermögen sie durch die Zellen zu diffundieren und können von der Blutbahn aufgenommen werden. Der Abbau geschieht mit Hilfe von Verdauungsfermenten im Wege der Verdauung. Die Aminosäuren werden jenseits der Darmwand zu arteigenen Eiweißstoffen aufgebaut und verbrannt. Als Schlacken entstehen stickstoffhaltige Verbindungen, die über Ammoniak zu Harnstoff umgewandelt und durch die Niere ausgeschieden werden.

Alle Stoffwechselvorgänge in der Zelle sind mit Eiweißumsetzungen und Eiweißverlusten verbunden. Jedes Eiweiß enthält die Aminosäuren in anderer Art und Menge gekoppelt. Etwa 25 Aminosäuren sind uns bekannt, zehn

davon sind lebenswichtig. Das Eiweiß eines Nahrungsmittels muß die lebensnotwendigen Aminosäuren enthalten, wenn es biologisch vollwertig sein soll.

Eiweiß als Baustoff. Eiweiß ist ein unentbehrlicher Baustoff für sämtliche
Zellen des Körpers, insbesondere für alle Muskeln, Drüsen und sonstigen
Gewebe. Ebenso trägt es zum Aufbau des Knochengerüstes bei. Aber auch
Gehirn, Nerven, Blut, Haut sowie Haare und Nägel enthalten Eiweiß.

Der Erwachsene braucht täglich 1 Gramm Eiweiß pro Kilogramm Körpergewicht, das heißt etwa 60 Gramm Eiweiß sind zur Deckung des Eiweißbedarfes eines gesunden, 60 Kilogramm schweren Menschen nötig. Kinder
benötigen verhältnismäßig mehr Eiweiß, weil der wachsende Körper einen
höheren Bedarf an Aufbaustoffen hat. So braucht das Kind etwa 2 Gramm
Eiweiß für ein Kilogramm Körpergewicht.

Bei unzureichender Eiweißversorgung in der Zeit des Wachstums können
einerseits Mangelerscheinungen entstehen, die sich für den Gesundheitszustand in späteren Jahren ungünstig auswirken. Andererseits ist übermäßige
Zufuhr fett- und eiweißreicher Spei-
sen — wie jedes Übermaß — zu vermeiden.

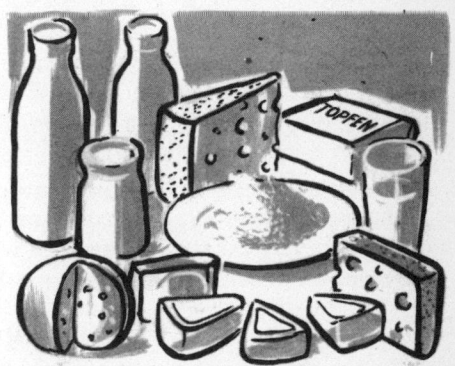

Tierisches Eiweiß

verdankt seine Entstehung dem Zusammenwirken von pflanzlichem,
eiweißhaltigem Futter und Aufbau-
vorgängen im Tierkörper. Die wichtigsten tierischen Eiweißquellen sind
*Milch, Käse, Topfen (Quark), Eier,
Fleisch und Fisch.*

Milch und Milchprodukte als Eiweißquellen. Unter sämtlichen Eiweißquellen besitzt das Milcheiweiß die günstigste Zusammensetzung, da es nicht nur

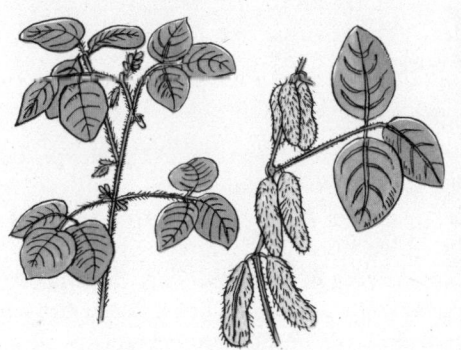

alle Eiweißbausteine (Aminosäuren)
in bester Verteilung enthält, sondern
auch am leichtesten vom menschlichen Körper aufgenommen wird.
Beispielsweise ist der Eiweißbaustein
Methionin im Milcheiweiß in doppelt so hohen Mengen enthalten wie
im Eiweiß von *Sojabohnen* (siehe
die nebenstehende Abbildung), das
selbst sehr wertvoll ist. Methionin
ist für die richtige Verwertung von
Sauerstoff in Verbindung mit Fett-

bestandteilen wesentlich. Von anderen Eiweißbausteinen ist die Glutaminsäure hervorzuheben, die im Eiweißgefüge der Milch reichlich enthalten
und deshalb besonders bedeutungsvoll ist, weil sie in engen Beziehungen zur
Nerven- und Gehirntätigkeit steht. Von der Glutaminsäure wurde durch
Versuche bekannt, daß sie die Merkfähigkeit bei Kindern und Erwachsenen
verbessert und geistigen Erschöpfungszuständen entgegenwirkt.

In manchen tropischen Gebieten wurde bei Kleinkindern im Alter von
zwei bis fünf Jahren eine schwere Erkrankung festgestellt, die sich in Magen-
Darm-Störungen, Hautveränderungen, Leberschäden und Teilnahmslosigkeit
der Umwelt gegenüber äußerte. Nachdem andere Mittel zur Heilung versagt
hatten, wurde den kranken Kindern Milch oder Trockenmagermilch verabreicht. In allen Fällen trat durch Milchnahrung in verhältnismäßig kurzer
Zeit volle Heilung ein. Dadurch erkannte man, daß ein Mangel an hochwertigem Eiweiß die Krankheitserscheinungen verursacht hatte.

Magermilch

Durch Abtrennung der Hauptmenge des Milchfettes durch eine Zentrifuge
gewinnt man die „entrahmte" Milch oder Magermilch, in welcher der Eiweiß-
anteil gegenüber Vollmilch etwas erhöht, der Anteil an Milchzucker jedoch
leicht gesenkt erscheint. Die Gehalte an wasserlöslichen Vitaminen (B- und
C-Gruppe) sowie an Mineralstoffen und Spurenelementen entsprechen weitgehend denjenigen der Vollmilch. Fettlösliche Wirkstoffe sind kaum vorhanden.

Der hohe Anteil an wertvollstem Eiweiß, Milchzucker und zahlreichen
Wirkstoffen verleiht der Magermilch in flüssiger oder entwässerter Form den
Charakter eines wichtigen Nähr- und Wirkstoffquells.

Sauermilch

Alle Sauermilcharten sind gekennzeichnet durch teilweise Umwandlung
des Milchzuckers in Milchsäure, die nach Erreichung einer bestimmten Konzentration jede weitere Vermehrung von Milchsäurebakterien verhindert.

Die Milchsäure wird von Pharmakologen als biologisch reizloseste organische „Edelsäure" bezeichnet, die der Vermehrung der Buttersäurebildner
ebenso wie Fäulnisbakterien entgegenwirkt.

Joghurt

Joghurt wird durch Einwirkung des *Thermobacterium Bulgaricum* beziehungsweise *Thermobacterium Joghurti* gewonnen. Diese Milchsäurebakterien (Langstäbchen) wirken vorzugsweise bei Temperaturen zwischen
40 und 45 Grad Celsius und führen die Milch unter Bildung von etwa 1,3 Prozent Milchsäure neben außerordentlich geringen Mengen von Buttersäure,
Bernsteinsäure, Essigsäure und Kohlensäure in „Joghurt" über. Diese Art von
Sauermilch ist für Kranke und Gesunde deshalb besonders wertvoll, weil sie

durch Vermehrung von reingezüchteten Kulturen gewonnen wird und über einen bestimmten Grad der Säuerung nicht hinausgeht.

Topfen (Quark)

besteht aus dem durch Ansäuern aus Milch anfallenden Käsestoff Kasein. Er ist ein besonders wertvolles Eiweißkonzentrat, das vom gesundheitlichen Standpunkt ebenso bedeutungsvoll ist wie vom wirtschaftlichen. Für Gesunde und Kranke stellt Topfen die bekömmlichste Eiweißquelle dar, die alle anderen Eiweißarten auch an Preiswürdigkeit übertrifft. Magermilchtopfen besitzt infolge seines hohen Gehaltes an lebenswichtigen Eiweißbausteinen eine besondere Bedeutung für die fettfreie Diätkost, zum Beispiel bei Leber- und Gallenerkrankungen. Aus Topfen, saurem Rahm und Früchten können die verschiedenartigsten Speisen von hohem gesundheitlichem Wert zusammengestellt werden. Die moderne Diät kann auf die Sauermilchprodukte nicht verzichten.

Käse

Von dem durch Gerinnung der Milch bei höherer Temperatur (etwa 50 Grad) sich bildenden Käsestoff (Kasein) wird die Molke abgeseiht und die Käsemasse zwischen Tüchern gepreßt, wo eine Formung erfolgt. Die zu Stangen, Laiben oder Kugeln geformte Käsemasse wird gesalzen und in Gärkellern der Reifung überlassen. Die dabei gebildeten Gase können bei den festen Käsesorten nicht entweichen, wobei sich größere oder kleinere Löcher bilden, die wir bei verschiedenen Käsesorten (zum Beispiel beim Emmentaler) kennen. Käsearten mit Formfehlern schmilzt man sorgfältig ein, wodurch sogenannter Schmelzkäse entsteht.

In allen Käsearten findet sich hochwertiges Eiweiß, Fett in unterschiedlichen Mengen, ein nennenswerter Anteil an Mineralstoffen, insbesondere Kalzium und Phosphor in ausgeglichenen Verhältnissen.

Eine vielfach bestätigte Erfahrung besagt, daß Personen, die wegen allergischer Reaktionen gegen Milch empfindlich sind, fast durchwegs Topfen oder Käse, in vernünftigen Kostzusammenstellungen dargeboten, gut vertragen.

Molke

Molke enthält an wasserlöslichen Vitaminen verhältnismäßig kleine Mengen von B_1 neben höheren Anteilen von Laktoflavin (Vitamin B_2). Außerdem sind noch unterschiedliche Mengen anderer Vitamine der B-Gruppe und Spuren von Ascorbinsäure (Vitamin C) neben zahlreichen mineralischen Spurenelementen in der Molke vorhanden. Deshalb gewinnt die Verwertung der Molke zunehmend an Bedeutung, wovon Getränke auf Molkengrundlage sowie Molkenpasten zeugen, die entweder als solche verwendet oder manchen Schmelzkäsen zugesetzt werden.

Kondensmilch

Kondensmilch wird durch schonenden Wasserentzug aus Vollmilch gewonnen. Der Vorgang erfolgt im Vakuum, wobei das Volumen der Flüssigkeit
auf etwa die Hälfte vermindert wird. Hierbei erhöhen sich die Anteile an
Nährstoffen sowie an temperaturempfindlichen Wirkstoffen. Die hitze-
empfindlichen Vitamine zeigen nur geringe Verluste, welche hauptsächlich
die Vitamine B1 sowie C betreffen.

Trockenmilch

Nach dem modernen Verfahren der Sprühtrocknung wird die Milch mit
Zerstäubern in einen hocherhitzten Luftstrom gespritzt, wobei das Wasser
rasch verdampft und die Sprühmilch als trockener Schnee zu Boden fällt. Das
Milchpulver ist gelblichweiß, wenn es aus Vollmilch stammt, und fast rein
weiß, wenn Magermilch zur Herstellung dient. Trockenmagermilch ist eines
der eiweißreichsten Produkte, welche wir kennen; sie läßt sich mit Vorteil zur
Aufwertung der verschiedensten Speisen und Getränke verwenden.

Buttermilch

Das bei der Verbutterung von Rahm nach dem Abscheiden des Butterfettes
anfallende Produkt wird als „Buttermilch" bezeichnet. Diese enthält unterschiedliche Mengen an Fett, Eiweiß, Milchzucker und Mineralbestandteilen,
je nach Fettgehalt des Ausgangsmaterials, der Butterungstemperatur und der
Butterungsdauer.

Das Hühnerei

Im Eidotter finden wir den Nervenbaustoff Lezithin in höchsten Mengen.
Lezithin ist sehr emulgierfähig und die wichtigste Voraussetzung für die ausgezeichnete Verwendbarkeit der Eier in der Küche.

Man sollte Eier allein nicht zu häufig verwenden, sondern sie stets mit etwas
anderem „auflockern", zum Beispiel Rühreier mit etwas Milch, harte Eier mit
grünem Salat; Spiegeleier soll man nicht überhitzen, weil die braunen,
krustenartigen Ränder schwer verdaulich sind.

Fleisch und Innereien

Das Muskelfleisch der Schlachttiere enthält als Hauptbestandteil Eiweiß
(20 Prozent). Fettes Fleisch kann bis zu 35 Prozent Fett enthalten, wobei der
Eiweißgehalt dementsprechend niedriger liegt.

Mageres Fleisch ist leichter verdaulich als fettes. Überhaupt sollte das besser
bekömmliche Rind- oder Kalbfleisch dem schwerer verdaulichen Schweinefleisch vorgezogen werden. Zu reichlicher und häufiger Genuß von fettem
Schweinefleisch kann im Laufe der Zeit zu Magen- und Darmerkrankungen
führen. Dasselbe gilt für die fetten Geflügelarten (zum Beispiel Gans und Ente).

Von den Innereien ist besonders die Leber hervorzuheben, da sie eine ausgiebige Quelle für Eiweiß und zahlreiche Wirkstoffe darstellt. Sie enthält alle fettlöslichen und die meisten wasserlöslichen Vitamine, darunter vor allem das für die Blutbildung wichtige Vitamin B_{12} und Eisen.

Fische

enthalten hochwertiges tierisches Eiweiß und sind — falls es nicht ausgesprochen fette Fische sind, wie zum Beispiel Aal oder Thunfisch — leicht verdaulich. Schwer verdaulich werden die Fische erst durch das sogenannte „Panieren" und nachfolgende Backen im Fett.

Pflanzliches Eiweiß

Im allgemeinen besitzt pflanzliches Eiweiß keinen so hohen biologischen Wert wie tierisches. Immerhin ist es möglich, schon mit geringen Mengen tierischer Eiweißarten aus Milch, Ei oder Fleisch das weniger wertvolle Eiweiß aus Hülsenfrüchten (Bohnen, Erbsen, Linsen) oder Getreideprodukten biologisch aufzuwerten. Die geringen Eiweißmengen in Gemüseblättern, Kartoffeln, Vollkornerzeugnissen beziehungsweise Mehlen kommen als ausschließliche Eiweißquellen nicht in Betracht. Sie können jedoch im Rahmen einer ausgeglichenen Gesamternährung einen erheblichen Beitrag zur Versorgung mit Eiweiß leisten.

Nährhefe

Hefezellen vermehren sich durch Zellteilung. Während Preßhefe und Bierhefe einen verhältnismäßig hohen Wassergehalt (zirka 70 Prozent) aufweisen und Zuckerlösungen lebhaft vergären, ist Nährhefe wasserarm (etwa 7 Prozent Wassergehalt) und nicht mehr gärfähig, da ihre Fermente durch Erhitzen über 100 Grad Celsius abgetötet sind. Gute Nährhefe wird durch Entbitterung von Brauereihefe und nachfolgende Trocknung gewonnen.

Trockenhefe enthält rund 45 bis 48 Prozent hochwertiges Eiweiß, einige Prozente Lezithin und bedeutende Mengen der Vitamine der B-Gruppe. Außerdem ist in getrockneter Bierhefe viel Ergosterin enthalten, das die Vorstufe des antirachitischen Vitamins D bildet. Durch Bestrahlung mit ultraviolettem Licht geht Ergosterin in Vitamin D über. In 100 Gramm trockener Bierhefe sind durchschnittlich 5 Milligramm Energie-Vitamin B_1 enthalten, so daß der Tagesbedarf von etwa 1,5 Milligramm Vitamin B_1 durch 30 bis 35 Gramm Nährhefe gedeckt werden kann. Die Extrazufuhr von Nährhefe als Vitamin-B-Quelle wird dort besonders wichtig sein, wo mit der gewöhnlichen Nahrung nur sehr geringe Mengen von B_1 aufgenommen werden, zum Beispiel bei einer Gesamternährung, in welcher viel Weißbrot, Feingebäck, Zucker und vitaminarme Teigwaren vorkommen. In allen diesen Fällen kann eine Tagesmenge von etwa 10 bis 15 Gramm (1 Eßlöffel) Nährhefe eine wertvolle Anreicherung der Kost in bezug auf Eiweiß und Vitamine der B-Gruppe bilden.

Eiweißgehalt verschiedener Lebensmittel in Prozenten

Aspik, verdünnt	2	Lauch (Porree)	2
Eier	13	Maismehl	9
Erbsen, grün	6	Mandeln	20
Fleisch, Fleischwaren, Fische (durchschnittlich)	20	Nährhefe	45—48
Gelatinepulver	9	Reis, poliert	7
Haferflocken	15	Schwarzbrot	6
Haselnüsse	17	Sojabohnen	34—40
Hülsenfrüchte, trockene Samen	23—24	Teigwaren	11
		Topfen	17
Kartoffeln	2	Trocken-Magermilch	35
Käse, mittelfett	20	Trocken-Vollmilch	26
Knäckebrot	11	Vollmilch	3,5
Kohl	2,5	Weißbrot	7
Kondensmilch, ungezuckert	7	Weizenkeime	30

Fette und Öle

Unter den verschiedenen Kraftstoffen, die wir unserem Körper zuführen, sind die Fette und Öle am kalorienreichsten. Deswegen ist es wichtig, genaue Kenntnis über diese „ausgiebigen" Nährstoffe zu haben. Denn gerade bei der Fettzufuhr geschehen die meisten Ernährungsfehler, die schwerwiegende Krankheitsfolgen nach sich ziehen können.

Die Fette kommen in vielen tierischen und pflanzlichen Nahrungsmitteln vor. Die Pflanze speichert das Fett für den wachsenden Keim vorwiegend in Samen und Früchten auf, Mensch und Tier aber lagern es an den Organen und im Fettgewebe, zum Beispiel im Unterhautfettgewebe, ab. Die Fette sind im Tierkörper in bindegewebigen Häutchen, bei der Pflanze in Zellulose-hüllen eingeschlossen und müssen durch Schmelzen oder Pressen gewonnen werden.

Chemie der Fette. Grundstoffe der Fette sind: Kohlenstoff, Wasserstoff, Sauerstoff. Die Fette sind sauerstoffarme und kohlenstoffreiche Verbindungen. Sie besitzen 76 Prozent Kohlenstoff, 12 Prozent Sauerstoff und 12 Prozent Wasserstoff. Die Grundstoffe sind gekoppelt zu Glyzerin und Fettsäuren, die als Bausteine für die Fette dienen. Die Nahrungsfette stellen eine Verbindung von Fettsäuren und Glyzerin dar. Unter den Fettsäuren unterscheidet man gesättigte (Stearinsäure, Palmitinsäure, mit hohen Schmelzpunkten) und ungesättigte Fettsäuren (Ölsäure, Linolsäure, flüssig); eine dritte Gruppe bilden die gesättigten Fettsäuren von niedrigem Molekulargewicht (Butter-säure, Capronsäure, Caprylsäure, Caprinsäure), die vor allem im Milchfett enthalten sind. Glyzerin gehört zur Gruppe der Alkohole. Die Verbindungen von Alkoholen und Säuren werden Ester genannt. Die Fette sind danach Glyzerinester der Fettsäuren.

Die meisten Fette sind Gemische aus verschieden zusammengesetzten Glyzeriden, daher ist eine große Zahl verschiedener Fettsäuren in einem Nahrungsfett enthalten.

Fette sind leichter als Wasser, sie schwimmen daher auf der Wasseroberfläche. Auf dem geringeren spezifischen Gewicht des Fettes gegenüber dem Wasser beruht das Aufrahmen der Milch, die Rahmgewinnung durch die Zentrifuge, die Möglichkeit, Ausbackfett durch Auskochen mit Wasser zu reinigen

Fette sind unlöslich in Wasser, teilweise löslich in Alkohol, leicht löslich in Äther, Benzin, Schwefelkohlenstoff. Mit den zuletzt genannten Stoffen lassen sich Fettflecke entfernen. Genuß geringer Mengen alkoholischer Getränke nach stark fetthaltigen Speisen kann die Fettverdauung erleichtern.

Fette sind emulgierbar, das heißt man kann sie in feinster tröpfchenförmiger Verteilung in bestimmte Flüssigkeiten bringen, zum Beispiel in Mayonnaise. Beim Zubereiten von Mayonnaise wird der Eidotter durch das Abrühren mit Öl in diesem fein verteilt. Das Eiweiß im Eidotter hat eine Schutzwirkung und verhindert das Zusammenfließen der Fettkügelchen. Wenn die Hausfrau mit der Mayonnaise fertig ist, ist eine „Emulsion" entstanden. Die gleiche Wirkung hat das Eiweiß in der Milch; auch das Milchfett ist von Eiweißhüllen umgeben und in der Flüssigkeit fein verteilt, das heißt emulgiert. Vollmilch, Butter und Eigelb stellen eine ideale Emulsion dar.

Fette sind Träger der Fettbegleitstoffe, der Lipoide. Zu dieser Gruppe gehören: Phosphatide im Eidotter, in Hülsenfrüchten, Sojabohnen, Getreidekeimen und anderen.

Sterine: Cholesterin in allen tierischen und menschlichen Zellen und Organen; Phytosterin in pflanzlichen Fetten und Hefen; Ergosterin in Hefe und Samenöl.

Im menschlichen Organismus erfüllen manche Lipoide als Bestandteile des Blutes, des Gehirns und der Nervenzellen wichtige Aufgaben. Sie üben eine günstige Wirkung auf die Tätigkeit der Drüsen und Nerven aus. Von den Phosphatiden hat vor allem das Lezithin große Bedeutung, weil es wachstumfördernd ist. Aus Ergosterin wird bei Bestrahlung mit ultraviolettem Licht Vitamin D gebildet.

Fettarten nach der Beschaffenheit und Herkunft. Es gibt feste, weiche und flüssige Fette.

Feste Fette: Talg vom Rind und Schaf.
Weiche Fette: Butter, Butterschmalz, Schweinefett, Gänsefett, Margarine.
Flüssige Fette: Öle, Trane.

Der Aggregatzustand der Fette, ihr Schmelz- und Siedepunkt, sind von der Zusammensetzung abhängig. Je mehr ungesättigte Fettsäuren vorhanden sind, desto niedriger ist der Schmelzpunkt. Alle Nahrungsfette sind Gemische verschiedener Glyzeride, der Schmelzpunkt ist schwankend.

Es gibt pflanzliche und tierische Fette und Öle. Bei tierischen Fetten unterscheiden wir Organfett (Butter) und Depotfette (Schweineschmalz, Rinder- und Hammeltalg, Gänsefett).

Tierische Fette

Milchfett (Butter)

bildet die wertvollste Zusammenfassung aller fettlöslichen Bestandteile zu einer leicht verdaulichen Fettnahrung mit einem Schmelzbereich, der unter demjenigen der Körpertemperatur des Menschen liegt (28 bis 36 Grad Celsius). Butter ist als natürliches Organfett den anderen tierischen Fettarten überlegen und bildet daher bei der Ernährung von Gesunden und Kranken eine der wichtigsten Stützen. In der Butter befinden sich die Kalorien des Fettanteiles in der bestmöglichen Gesellschaft der ihnen entsprechenden fettlöslichen Vitamine. Butter enthält gegen 18 Prozent Wasser, das durch vorsichtiges Ausschmelzen (unter Schonung der Vitamine) entfernt werden kann, wodurch man haltbares „Butterschmalz" erhält.

Obers und Rahmsorten

Je nach dem Fettgehalt unterscheidet man Kaffeerahm (süß) und Sauerrahm mit rund 10 Prozent Fett, Doppelrahm mit etwa 20 Prozent Fett und Schlagrahm („Obers") mit einem durchschnittlichen Fettgehalt von 34 Prozent.

Schweinefett

entsteht durch Ablagerung unter der Haut des Schweines. Die Schmelztemperatur schwankt zwischen 36 und 48 Grad Celsius. Die mit Schweineschmalz zubereiteten Speisen sind schwerer verdaulich, da im Schweineschmalz größere Anteile von höher schmelzenden Fettsäuren vorkommen. Schweineschmalz ist ein reiner Kalorienträger, in dem fast keine Wirkstoffe enthalten sind.

Fischleberöle

Öle, die aus den Lebern der Fische (insbesondere Dorsch, Heilbutt, Steinbutt) gewonnen werden, bilden die reichsten natürlichen Quellen an Vitamin A und D. Mit einem Eßlöffel Dorsch-Lebertran kann der Tagesbedarf an diesen Vitaminen gedeckt werden.

374

Pflanzliche Fette (Öle)

Naturbelassene Pflanzenöle (zum Beispiel aus Mais, Raps, Sojabohnen, Sonnenblumen- oder Kürbiskernen) enthalten oft ansehnliche Mengen an Karotin (Vorstufe des Vitamins A). Werden die Öle jedoch gereinigt und gebleicht (Raffination), so gehen die natürlichen Wirkstoffe verloren.

Olivenöl

Seit Jahrtausenden ist Olivenöl für die Länder der Mittelmeergebiete das klassische Speiseöl. Diese Beliebtheit verdankt es seinem Wohlgeschmack und seiner Bekömmlichkeit. Aus dem Gemisch der Fettsäuren ragt der hohe Gehalt an Ölsäure sowie ein nennenswerter Anteil an Linolsäure hervor.

Von fettlöslichen Vitaminen sind Karotin, die Vorstufe von Vitamin A, ferner Vitamin E und F in nennenswerten Anteilen im kaltgeschlagenen Olivenöl enthalten.

Durch die Raffination wird das gegen Sauerstoffeinwirkung und Chemikalien empfindliche Vitamin E geschädigt. Auch Ranzigkeitsstoffe führen zu einem erheblichen Verlust an Vitamin E. Der hohe Anteil an Ölsäure im Olivenöl, das in dieser Hinsicht alle übrigen als Speiseöle verwendeten übertrifft, bildet neben der Gegenwart charakteristischer Wirkstoffe (Sterine, Lezithin, fettlöslicher Vitamine und Provitamine) wichtige Voraussetzungen für die jedermann bekannte Bekömmlichkeit des Olivenöles. Von besonderer Bedeutung ist jedoch die biologische Ausgeglichenheit sämtlicher Wirkstoffe dieses Öles, das sich für die Bereitung wohlschmeckender und gesundheitsfördernder Salate sowie leichter Mayonnaisen hervorragend eignet.

Kokosfett

enthält keine Vitamine, ist aber sehr leicht verdaulich und vielseitig verwendbar.

Margarine

wird durch Vermischung („Kirnung") geeigneter Fettarten mit angesäuerter Milch hergestellt. In manchen Fällen erfolgt eine Anreicherung mit den Vitaminen A und D.

Zur Verdaulichkeit verschiedener Fettarten

Aus umfangreichen Untersuchungen geht die Überlegenheit der Butter und einiger pflanzlicher Öle hervor. Es wurden zu Versuchszwecken wachsende Ratten mit einer unterwertigen Menge von nur 9 Gramm Futter pro Tag ernährt, bis die Tiere nicht mehr weiter wuchsen. Daraufhin gab man ihnen eine besondere Kostform, die 10 Prozent des zu untersuchenden Fettes oder Öles enthielt. Dabei ergaben sich folgende Zunahmen des Körpergewichtes, die ein brauchbares Maß für den biologischen Wert der betreffenden Fettart bilden:

Butter	141 Gramm
Rapsöl	130,5 Gramm
Erdnußöl	114 Gramm
Olivenöl	114 Gramm
Rindertalg	96 Gramm
Schweinefett	81 Gramm

Der bekannte Schweizer Ernährungsphysiologe Prof. Dr. Alfred Fleisch äußert sich in seinem Standardwerk über Ernährungsprobleme folgendermaßen über die Verträglichkeit verschiedener Fettarten:

„Was die Verträglichkeit angeht, muß weitgehend auf die allgemeinen ärztlichen Erfahrungen abgestellt werden. Diese lehren, daß von allen Fetten das Milchfett und damit die Butter zweifellos das bekömmlichste ist. Ein gewisser Gehalt an niedrigen Fettsäuren (Butter-, Capron-, Caprylsäure usw.) sowie der Gehalt an Ölsäure (30 bis 40 Prozent) und Linolsäure (3 bis 5 Prozent) bedingen den niedrigen Schmelzpunkt und sind an der leichten Verdaulichkeit mitbeteiligt. In bezug auf Verträglichkeit folgen dem Milchfett in allen seinen Formen (auch ausgekochter Butter) die natürlichen Öle und auch die raffinierten Öle, sodann Kokosfett. Die hydrierten Fette hingegen sind schwerer verträglich und müssen bei der diätetischen Behandlung von Magen-, Darm-, Leber- und Gallenkrankheiten ausgeschaltet werden. Die Metzgereifette sind infolge ihres hohen Schmelzpunktes schwer verdaulich."

Fettverderb. Wichtig ist es, bei Fetten darauf zu achten, daß sie nicht verderben, d. h. ranzig werden. Vor allem bewahre man Fette stets im Dunkeln und Kühlen auf, da Wärme, Licht und Luft (Sauerstoff) den Verderb begünstigen. Butter drückt man am besten in eine Porzellanschale und stellt diese verkehrt in eine Schüssel mit Wasser.

Kohlehydrate

Kohlehydrate (Stärke und Zucker) sind wichtige Energieträger unserer Nahrung. Stärke führen wir uns hauptsächlich mit Getreideprodukten (Brot, Mehl, Haferflocken, Grieß, Reis, Mais, Hirse) und Kartoffeln zu.

Stärke wird im Körper zu Traubenzucker abgebaut und führt dann nach innerer Verbrennung zur Bildung von Wärme und Bewegungsenergie. Zu dieser inneren Verwertung von Stärke und Zucker ist Phosphorsäure und das sogenannte Energie-Vitamin B_1 wegen seiner Beziehung zu den Energieträgern Stärke und Zucker unentbehrlich.

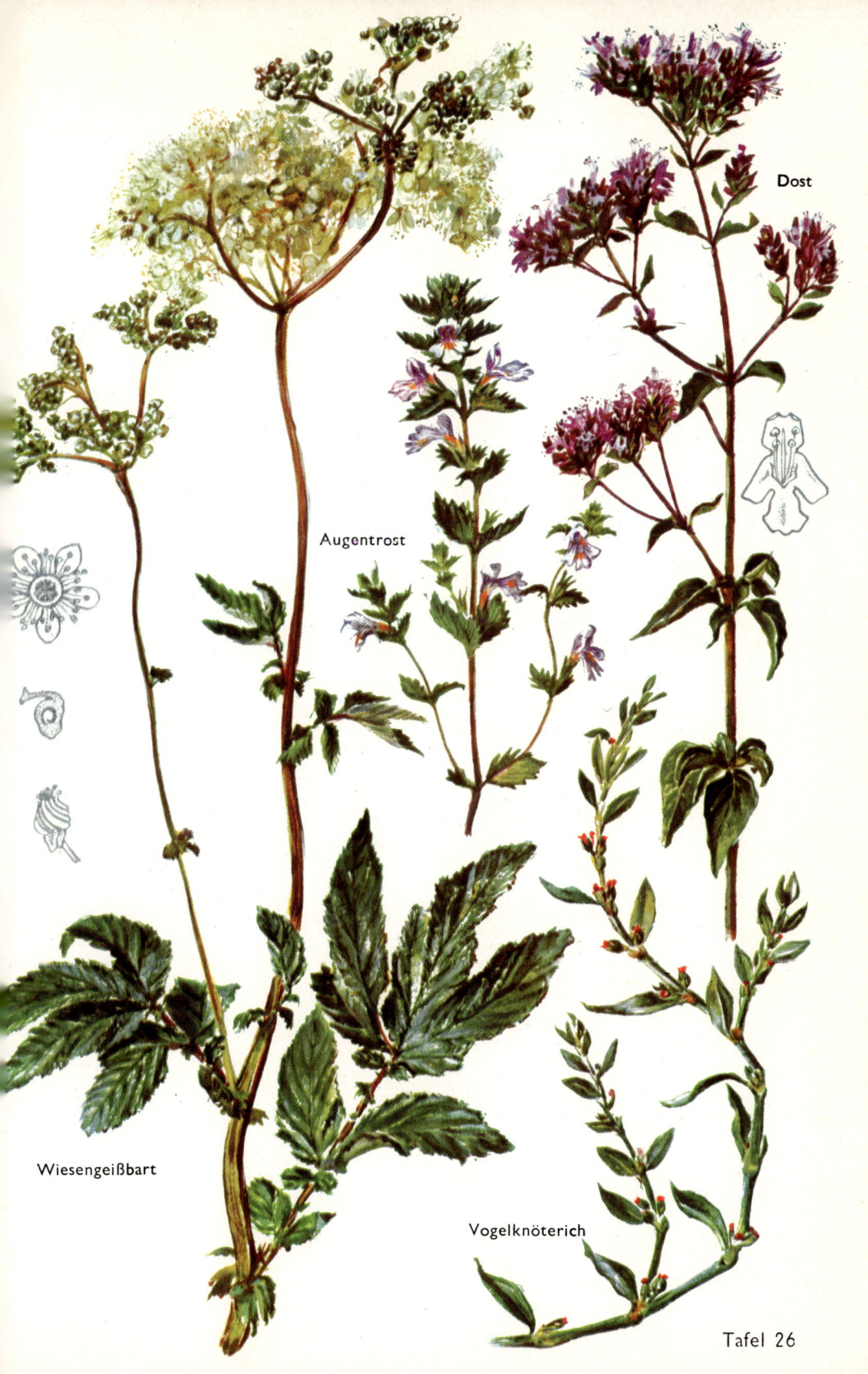

Dost

Augentrost

Wiesengeißbart

Vogelknöterich

Tafel 26

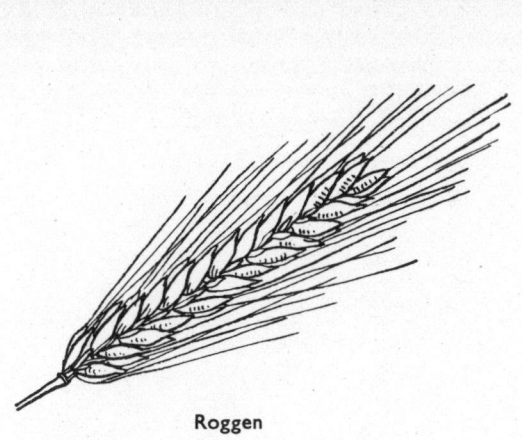
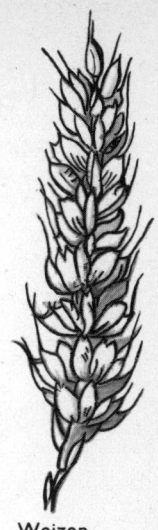

Roggen   Weizen

In Vollkornprodukten (Schwarzbrot, Knäckebrot, Haferflocken) finden wir
diese Wirkstoffe vollzählig enthalten. Dies ist jedoch bei gewöhnlichem Weißbrot, bei Weißmehl, Semmeln und Teigwaren nicht der Fall. Um uns gesund
zu erhalten, müssen wir deshalb vorwiegend Vollkornprodukte zu uns
nehmen.

Bei der Getreidevermahlung unterscheiden wir hochausgemahlene und
niedrig ausgemahlene Mehle. Unter „hochausgemahlenen" verstehen wir
Getreideprodukte, die nach sorgfältiger Reinigung und allenfalls schonender
Enthülsung (Steinmetzverfahren) so vermahlen werden, daß im Mahlgut
noch sämtliche wertvollen Inhaltsstoffe des Getreidekornes enthalten sind.
Hochausgemahlen sind Vollkornmehle sowie jene Weizen- und Roggenmehle
und -schrote, die zur Herstellung erprobter Vollwertbrote (Spezialbrote) verwendet werden.

„Niedrig" ausgemahlen sind jene Getreideprodukte, denen die wertvollsten
Randschichten und der Keim (die hauptsächlichen Wirkstoffträger) zum
großen Teil fehlen. Dazu gehören Weißmehl und feinster Weizengrieß.

Das Haferkorn

besitzt unter allen Getreidearten die stärksten Holzfaserschichten (Spelzen),
die vor der Gewinnung von Hafernährmitteln restlos entfernt werden. Hierdurch werden bei einer Ausbeute von nahezu 50 Prozent die inneren „Kerne"
des Hafers mit all ihren wertvollen Bestandteilen einschließlich des Keimes
gewonnen. Durch Anfeuchten und nachheriges Pressen zwischen erhitzten
Walzen entstehen Haferflocken und bei vorheriger Zerkleinerung der Kerne

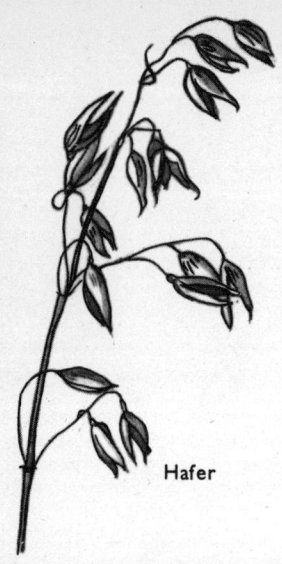

Hafer

das sogenannte Hafermark. Sämtliche technisch einwandfrei erzeugten Hafernährmittel sind durch hohen Gehalt an Eiweiß, verborgenem Fett, Lezithin, Eisen, Mangan, Vitaminen der B-Gruppe und Vitamin E ausgezeichnet.

Reis

Vollreis hat eine ähnliche Zusammensetzung wie die übrigen Vollkornprodukte. Wird der Reis jedoch geschält und poliert, so verliert er (ähnlich wie feines Weißmehl) fast alle wertvollen Vitamine, Mineralbestandteile und Spurenelemente. Daher kam es in tropischen Gegenden, in denen sich große Teile der Bevölkerung hauptsächlich von Reis ernährten, häufig zur Vitamin-B_1-Mangelkrankheit Beriberi. Durch nachträglichen Zusatz von Vitamin B_1 kann man das ursprüngliche Wirkstoffgefüge nicht mehr herstellen, trotzdem erscheint jedoch der nachträgliche Zusatz von Vitamin B_1 sehr wünschenswert.

Hirse

ist ebenfalls ein sehr empfehlenswertes Produkt, das zu Breien und Aufläufen wieder häufiger herangezogen werden soll. Zu sehr schmackhaften Speisen dienen auch Buchweizen und Grünkern.

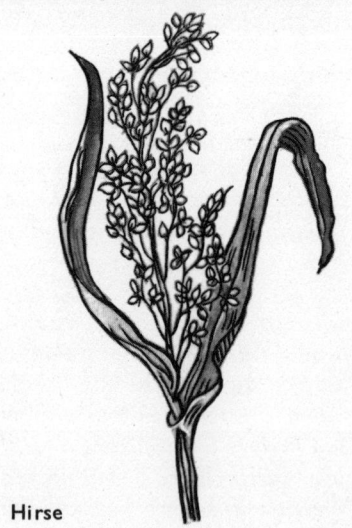

Hirse

Kartoffeln

enthalten Stärke und etwas hochwertiges Eiweiß. Von Wirkstoffen sind Kalium und Vitamin C hervorzuheben.

378

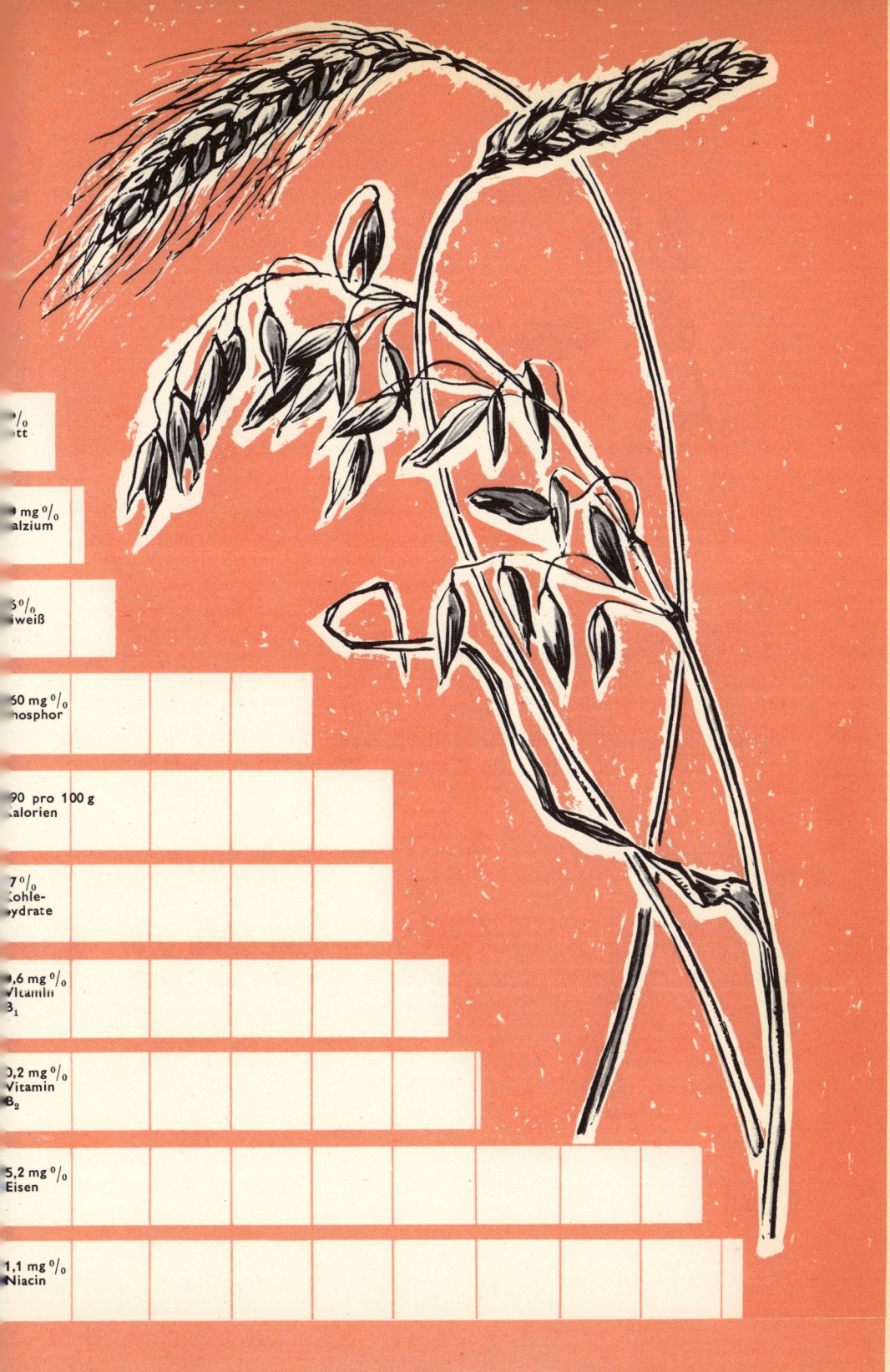

%
tt

mg %
alzium

% %
weiß

50 mg %
hosphor

90 pro 100 g
alorien

7 %
ohle-
ydrate

,6 mg %
Vitamin
B₁

0,2 mg %
Vitamin
B₂

5,2 mg %
Eisen

1,1 mg %
Niacin

Abb. 36: Nähr- und Wirkstoffgehalt von Hafer und Gerste

Zucker führt dem Körper Kalorien (400 pro 100 Gramm Zucker) zu, deren richtige Verwertung von gleichzeitig im Körper anwesendem Energie-Vitamin B_1 und Phosphorsäure abhängig ist. Ein zu niedriger Zuckergehalt im Blut führt zu Mattigkeit, Schwäche, Herzklopfen, Unfähigkeit zu klarem Denken und — in schweren Fällen — zu ohnmachtsartigen Zuständen. Solche Erscheinungen treten im Gefolge mancher Krankheiten, nach längerem Hungern oder nach stärkerer körperlicher Betätigung auf, zum Beispiel bei anstrengenden sportlichen Leistungen. In derartigen Fällen hilft nur die rasche Verabreichung von Zucker (Traubenzucker), Honig oder anderen Süßigkeiten, die aber nicht gleichzeitig zu viel Fett oder Eiweiß zuführen sollen. Erfahrene Sportler nehmen vor Hochleistungen Zucker, Honig, süße Früchte und leichte Keks, aber nicht Speck oder Fleisch zu sich.

Als Zuckerkrankheit (Diabetes) bezeichnet man jene Stoffwechselstörung, bei welcher der Zuckergehalt des Blutes weit über der normalen Höhe (etwa 0,1 Prozent ist der Blutzuckerwert des Gesunden) liegt, wodurch es zu Zuckerausscheidungen kommt.

Während reiner Rohrzucker oder dessen Spaltprodukte, Traubenzucker und Fruchtzucker, dem Körper sehr rasch Energie zuführen, haben diese reinen Nährstoffe den Nachteil, daß sie keine Mineralbestandteile und Vitamine enthalten. Daher sollte die Ergänzung von Zucker vorwiegend durch jene Nahrungsmittel erfolgen, die selbst einen hohen Gehalt an Wirkstoffen aufweisen, beispielsweise:

Obst und Obstsäfte, vorzugsweise in rohem oder sachgemäß haltbar gemachtem Zustande;

Eier- und Milchspeisen, die jedoch nicht zu fett sein sollen, da Zucker als konzentrierter Kalorienträger keines hohen Fettzusatzes bedarf (zum Beispiel Milch mit Honig);

Getreideerzeugnisse, die durch Zucker eine geschmackliche Verbesserung erfahren und gleichzeitig den Zucker durch ihre nahrungseigenen Wirkstoffe (insbesondere Vitamin B_1 und Phosphorsäure) biologisch aufwerten. Beispielsweise bilden Lebkuchen eine ausgezeichnete Vollnahrung aus Süßstoff mit dunklem Roggenmehl, Eiern und passenden Würzen. Noch wertvoller wird freilich der Lebkuchen, wenn wir anstelle von Zucker (beziehungsweise Kunsthonig) ein natürliches Edelprodukt verwenden, nämlich Bienenhonig.

Echter Bienenhonig enthält als Umwandlungsprodukt zahlreicher natürlicher Nährstoffquellen die zur Verwertung seines Invertzuckeranteiles nötigen Wirkstoffe neben Aromabestandteilen und nahrungseigenen Fermenten, etwas Eiweiß und Fruchtsäuren.

2. WIRKSTOFFE

Vitamine

Vitamine sind organische, das heißt verbrennbare Wirkstoffe, die in kleinsten Mengen für die Verwertung der Nährstoffe im Körper und andere Lebensvorgänge unentbehrlich sind.

Vitamin A. Bei Mangel an Vitamin A kommt es zu Störungen des Sehvermögens, beispielsweise zur sogenannten Nachtblindheit, das heißt mangelhaftem Sehen in der Dämmerung. Bei unterwertiger Aufnahme von Vitamin A werden aber auch alle anderen Schleimhäute in Mitleidenschaft gezogen, sie neigen zum Austrocknen und erleichtern dadurch das Eindringen krankheitserregender Kleinstlebewesen (Mikroorganismen).

Vitamin A kommt reichlich in manchen tierischen Produkten vor, so im Fettanteil der Milch (Rahm, Butter), in Leber (Lebertran) und im Eidotter. In Gemüse, Obst und Getreidekörnern (vorwiegend Mais) ist Vitamin A ausschließlich durch seine Vorstufe Karotin vertreten.

Vitamin D. Vom Vitamin D sind insbesondere jene Wirkungen bekannt, die mit dem Kalk- und Phosphorgehalt der Nahrung in Verbindung stehen. Diese beiden mineralischen Bestandteile bilden die Baustoffe für Knochen und Zähne, die über das Knochenmark immer wieder mit Nährstoffen versehen werden müssen. Für einen geregelten Aufbau von Knochen und Zähnen ist das richtige Verhältnis dieser Bausteine von entscheidender Bedeutung. Als Rachitis bezeichnet man jene Stoffwechselkrankheit, bei welcher die Verkalkung des wachsenden Knochens unvollständig bleibt. Vitamin D ist der Schutzstoff gegen diese Krankheit. Durch Bestrahlung mit ultraviolettem Licht geht eine Vorstufe des Vitamins D in das eigentliche Vitamin D über. Die Rachitis kann durch Nahrungsmittel mit hohem Vitamin-D-Gehalt (Vollmilch, Eigelb, fettreiche Seefische, Lebertran) und Aufenthalt in frischer Luft und Sonne verhütet werden; deshalb hat man die Rachitis auch als „Schattenkrankheit" und Vitamin D als „Sonnenvitamin" bezeichnet.

Vitamin E wird in den grünen Blättern unserer Getreide-, Gemüse- und Ölpflanzen gebildet. In Salatblättern ist Vitamin E reichlich enthalten, auch in anderen Gemüseblättern, ferner in ganzen Getreidekörnern. Die Keime von Weizen, Roggen, Gerste und Hafer sind reich an Vitamin E. Dieses Vitamin wirkt schützend auf Muskeln und Drüsen; es verbessert die Sauerstoffversorgung und Durchblutung der Gewebe. Bei starken körperlichen Anstrengungen ist der Bedarf an Vitamin E erhöht.

Zu den *wasserlöslichen Vitaminen* gehören alle Vitamine der B-Gruppe sowie Vitamin C.

Vitamin B₁ wird als Energievitamin bezeichnet. Es ist für die richtige Verwertung der Stärke und des Zuckers im Stoffwechsel nötig. Bei Mangel an diesem Vitamin kommt es zu Nervenentzündungen, Gliederschmerzen, Magen-Darm-Verstimmungen und anderen Stoffwechselstörungen.

Vitamin B₁ findet sich hauptsächlich im Keim des Getreidekornes, in der Hefe, in Leber und anderen Innereien und Fleischarten; ferner im Eidotter, in Nüssen und Samen der Hülsenfrüchte; weniger reichlich in Gemüse- und Obstarten, Kartoffeln und im wässerigen Anteil der Milch.

Vitamin B₂ kommt hauptsächlich in Milch, Eiklar, in allen Obst- und Gemüsearten, in Fleisch, in Hefe und in der Leber vor.

Vitamin B₆ steht in Beziehung zur richtigen Verwertung von Eiweiß, dadurch auch zu einer normalen Tätigkeit der Haut und Nerven.

Vitamin B₁₂ bewirkt ebenfalls eine günstige Verwertung von Eiweiß; darüber hinaus hat dieses nur in kleinsten Mengen in tierischen Nahrungsmitteln vorkommende Vitamin eine entscheidende Aufgabe bei der Bildung der roten Blutkörperchen.

Vitamin H, auch Biotin genannt, gehört ebenso wie Pantothensäure auch zur Vitamin-B-Gruppe. Beide Wirkstoffe haben enge Beziehungen zur Hautfunktion; die Pantothensäure begünstigt darüber hinaus den Haarwuchs. In der Milch ist Pantothensäure ebenso wie Vitamin B₆ und B₁₂ reichlich vorhanden.

Vitamin C. Genügende Aufnahme von Vitamin C schützt vor Frühjahrsmüdigkeit und Zahnfleischblutungen (Skorbut). Vitamin C ist neben anderen Vitaminen zur Abwehr von Infektionskrankheiten unentbehrlich. Auch zur richtigen Verwertung von Eiweiß im Körper wird Vitamin C benötigt. Vitamin C ist in sämtlichen frischen Gemüse- und Obstarten enthalten. Reichliche Mengen davon finden wir in frischem Spinat, Paprika, Kohl, Petersilie, Karfiol, Tomaten (Paradeiser), Schwarzen Johannisbeeren, Erdbeeren, Hagebutten, Orangen, Zitronen. Auch in richtig zubereiteten Kartoffeln finden wir noch Vitamin C. Äpfel bilden hauptsächlich in der frischkostarmen Jahreszeit eine willkommene Vitamin-C-Quelle; ihr Vitamin-C-Gehalt bleibt auch nach längerer Lagerzeit zu einem großen Teil erhalten.

Mineralstoffe

Kalk und Phosphor sind die wichtigsten Knochenbausteine. Die ausreichende Zufuhr von Kalk (Kalzium) ist nur bei genügendem Verbrauch von Milch und Käse gewährleistet. Mit etwa 100 Gramm Vollfettkäse kann der gesamte Tagesbedarf eines Erwachsenen an Kalk gedeckt werden. Aus den anderen Nahrungsmitteln wie Brot, Fleisch, Gemüse, Teigwaren, Zucker, Süßigkeiten nimmt man keine oder kaum nennenswerte Mengen von Kalk auf, so daß die Versorgung mit diesem für Knochen und Zähne, Herz und

Kreislauf sowie Nerven sehr wichtigen Mineralstoff am sichersten über Käse, Topfen und Milch erfolgt.

Ein sehr hoher Gehalt an *Phosphor* befindet sich im Fleisch, dem jedoch kein entsprechender Kalkanteil gegenübersteht.

Außer Kalk und Phosphor sind für den Menschen unter anderem noch wichtig: *Natrium, Kalium, Eisen, Mangan, Jod* und *Fluor.*

Bei manchen Krankheiten (Kreislaufstörungen, Nierenerkrankungen) verordnet der Arzt eine kochsalzfreie oder -arme Diät, weil durch Kochsalz eine Zurückhaltung des Wassers im Körper begünstigt wird. Eine starke Ausschwemmung wird durch *Kalium* bewirkt, das hauptsächlich in Obst, Gemüse und Kartoffeln vorkommt. Der Sinn der „Obsttage" oder „Kartoffeltage", wie sie der Arzt fallweise verschreibt, liegt hauptsächlich darin, daß durch diese Nahrungsmittel mit ihrem hohen Kaliumgehalt viel Wasser ausgeschwemmt wird, wogegen kochsalzreiche Kost (Fleischspeisen, Wurstwaren, Brot, Eier) im Körper Wasser zurückhält.

Eisen, Mangan und einige andere Spurenelemente sind von allergrößter Bedeutung für die Bluterneuerung und andere Stoffwechselvorgänge.

Vom Spurenelement *Jod* wissen wir, daß es in kleinsten Mengen für die Tätigkeit der Schilddrüse notwendig ist. Zu geringe Mengen von Jod in der Nahrung können zu Kropfbildung führen.

Das Spurenelement *Fluor* kommt in ausreichenden Mengen in Hafernährmitteln, Vollkornbroten, Schwarzbroten vor, dagegen nicht in weißem Mehl und daraus hergestelltem Weißgebäck. Fluor ist zur Bildung und Erhaltung des Zahnschmelzes notwendig.

Fermente und Aromastoffe

In naturbelassenen Obst- und Gemüsearten sind außer Vitaminen und Mineralbestandteilen auch Fermente wirksam, die in Ergänzung zu den im Körper befindlichen Fermenten bei der Nahrungsverwertung mithelfen. Durch längeres und höheres Erhitzen werden Fermente und manche Vitamine zerstört, vor allem das gegen Sauerstoff sehr empfindliche Vitamin C.

UNSERE SCHUTZNAHRUNGSMITTEL

Welche Unsummen technischer Neuerungen brachten uns doch die vergangenen Jahre und damit erhöhte Zeitgefahren! Die Vielzahl neuartiger Heilmittel reicht nicht aus, um den Menschen vor Aufbrauchkrankheiten wie Magen- und Darmleiden, Leberschäden, Herz- und Kreislaufstörungen, Rheumatismus und der weitverbreiteten Zahnkaries zu schützen. Eines der wichtigsten Mittel zur Stärkung der inneren Widerstandskraft ist eine zweckmäßige Ernährung, die gleichzeitig alle für den Bestand des Körpers und seine vielseitigen Aufgaben notwendigen Nährstoffe nebst den zu seinem Schutz erforderlichen Wirkstoffen in natürlich ausgeglichenen Mengen zuführt. In der modernen Gesundheitsvorsorge nehmen daher diejenigen Nahrungsmittel einen bevorzugten Platz ein, die außer lebenswichtigen Nährstoffen auch die zum Schutz des Körpers unentbehrlichen Wirkstoffe in harmonischer Verteilung enthalten.

Solche Schutznahrungsmittel sind vor allem die Produkte aus dem ganzen Getreidekorn, ferner Gemüse und Obst sowie die hochwertigen Eiweißquellen, unter denen die Milch die wichtigste Stelle einnimmt.

Milch

Die Erfahrungen der Welternährungsorganisation (FAO) und der Weltgesundheitsorganisation (WHO) sowie zahlreicher praktischer Ärzte in aller Welt über Verbesserungen des Gesundheitszustandes von Kindern und Erwachsenen durch Darbietung von Milch und Milchprodukten finden immer wieder neue Bestätigungen durch wissenschaftliche Erkenntnisse über das harmonische Gefüge der Milchnährstoffe, die durch ausgeglichene Mengen zahlreicher Wirkstoffe eine wesentliche Bereicherung erfahren. Hiernach kann die Milch als das Schutznahrungsmittel mit breitestem Wirkungsspektrum und als Sinnbild biologischer Ökonomie bezeichnet werden. Die Wirkstoffe der Milch bilden unter sich eine besonders glückliche Gruppierung, in welcher die einzelnen Bestandteile durch harmonisches Ineinandergreifen die zweckmäßige Verwertung der Hauptnährstoffe begünstigen und auf diese Weise den im Körper selbst befindlichen Einrichtungen zur Nahrungsverwertung die geringste Belastung schaffen. Für das Kleinkind und den Greis ist die Milch häufig eine ausreichende Ernährungsbasis, die sich aber auch für alle anderen Lebensalter als ökonomische Gesundheits- und Kraftquelle erweist.

Von mangelhaft unterrichteter Seite wird öfter behauptet, daß wichtigste Nahrungsbestandteile der Milch durch die bei der Pasteurisierung angewandten Temperaturen geschädigt würden. Diesen Auffassungen steht die große Zahl jener Erfahrungen und Untersuchungen gegenüber, durch die einwandfrei klargestellt wurde, daß sich bei der menschlichen Ernährung keinerlei Unterschiede im Nähreffekt von Frischmilch und pasteurisierter Milch ergeben und daß von sämtlichen in der Milch enthaltenen Wirkstoffen nur die Vitamine B_1 und C geringfügige Einbußen durch die heute allgemein übliche Kurzerhitzung (Kurzpasteurisierung) erleiden. Diese Verluste kommen praktisch überhaupt nicht zur Auswirkung, da in der Milch an sich nur geringe Anteile an den genannten Vitaminen vorkommen und für Vitamin B_1 in hochwertigen Getreideprodukten, Kartoffeln und Gemüse, für Vitamin C in Frischgemüse und Obst reichliche Quellen zur Verfügung stehen.

In diesem Zusammenhang muß auf die hohe Bedeutung von Milcheiweiß

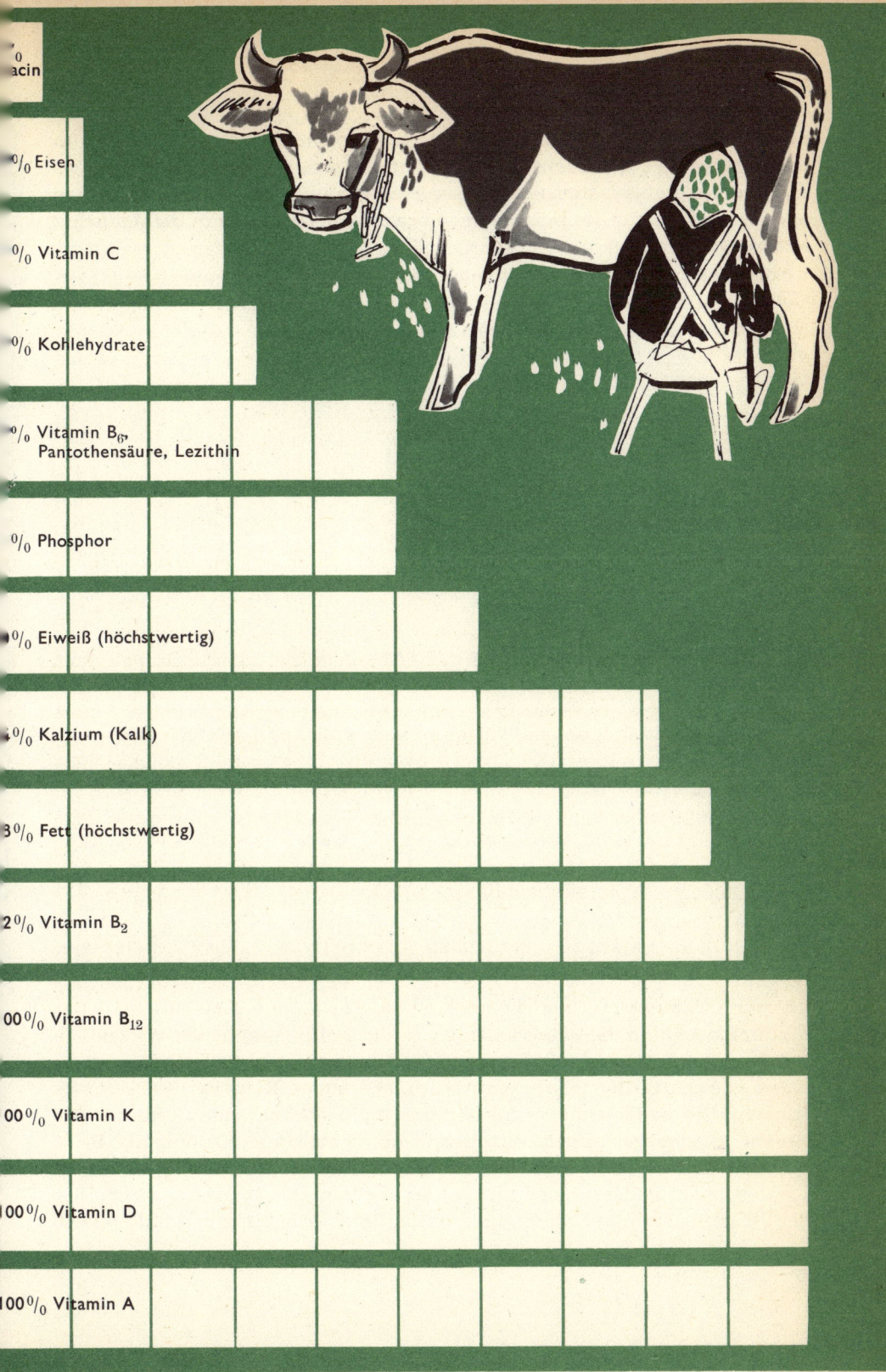

... acin

...% Eisen

...% Vitamin C

...% Kohlehydrate

...% Vitamin B$_6$, Pantothensäure, Lezithin

...% Phosphor

...% Eiweiß (höchstwertig)

...% Kalzium (Kalk)

3% Fett (höchstwertig)

2% Vitamin B$_2$

00% Vitamin B$_{12}$

00% Vitamin K

00% Vitamin D

00% Vitamin A

Abb. 37: Aus gleichen Kalorienmengen von Vollgetreideprodukten und Milch werden die oben in Prozenten ausgedrückten Nähr- und Wirkstoffanteile allein aus der Milch aufgenommen

für die menschliche Ernährung hingewiesen werden. Unter sämtlichen Eiweißarten besitzt das an lebenswichtigen Aminosäuren (Eiweißbausteinen) besonders reichhaltige Milcheiweiß den hervorragendsten biologischen Wert,
sowohl was den Neuaufbau von Zellen und Geweben als auch die Aufrechterhaltung des Stoffwechsels in allen Organen betrifft. Durch neue Forschungen
wurde bekannt, daß Milcheiweiß auch zur Verwertung der Mineralstoffe, vor
allem Kalk, wesentlich beiträgt.

Das *Milchfett* zeichnet sich durch seinen niedrigen, unter der Körper-
temperatur des Menschen liegenden Schmelzbereich sowie durch seinen
Reichtum an fettlöslichen Wirkstoffen aus, von denen die Vitamine A, D, E,
F, K und der Nervenaufbaustoff Lezithin das größte Interesse beanspruchen.
Der Lezithinanteil in der Milch (0,24 bis 0,48 Prozent) ist zwanzig- bis vierzig-
mal höher als der Gehalt an Cholesterin (durchschnittlich 0,012 Prozent).

Auf die Dauer sind rein pflanzliche, also cholesterinfreie Kostformen schon
deshalb nicht zu empfehlen, weil sie zu wenig hochwertiges Eiweiß und überhaupt kein Vitamin B$_{12}$ zuführen, das für die Bluterneuerung wesentlich ist.
Für die älteren Menschen ist zur Erhaltung der Knochenfestigkeit besonders
der hohe Gehalt der Milch an leicht verwertbarem Kalk von großer Bedeutung.

Kalk und Phosphorsäure als wichtigste Knochenbaustoffe sind in der Milch
reichlich und in jenen Verhältnissen vorhanden, die gerade den Bedürfnissen
der wachsenden Knochen und Zähne entsprechen.

Aber auch der ältere Mensch benötigt ständig Kalk und Phosphorsäure aus
der Nahrung, die ihm aus der Milch in biologischen Proportionen zuströmen
beziehungsweise in Topfen und Käse in reichstem Maße zur Verfügung stehen.
Viele schwere Knochenbrüche bei Menschen in vorgerückten Lebensjahren
sind auf eine zu geringe Versorgung mit organisch gebundenem Kalk zurückzuführen, der auf einfachste und billigste Weise aus Milchprodukten in allen
Lebensaltern aufgenommen wird.

Von anderen Mineralbestandteilen ist hier das *Jod* hervorzuheben, das
einen natürlichen Schutz gegen Kropferkrankungen darstellt. In der Milch
ist Jod in höheren Anteilen vorhanden als in Getreideprodukten, Kartoffeln,
Gemüse und Obst, aber zur Verhütung von Kropfleiden ist außer Jod auch
noch ein besonderes Vitamin erforderlich.

Vitamin A ist für die Einverleibung von Jod in das Hormon der Schilddrüse
von besonderer Bedeutung. Zu einer Ausgabe von jodiertem Kochsalz muß
eine ausreichende Versorgung mit Milch und Butter kommen, wodurch erst
eine wirklich umfassende Verhütung der Kropferkrankungen erfolgen kann.
Hiebei sei erwähnt, daß für den Gehalt der Milch an Vitamin A und seine
Vorstufe Karotin der Gehalt des Futters an Karotin maßgebend ist. Dieser
schwankt je nach der Gegend und Jahreszeit erheblich; sogar die Besonnung
der Weidegründe spielt hierbei eine Rolle. Durch ungeeignete Trocknung des

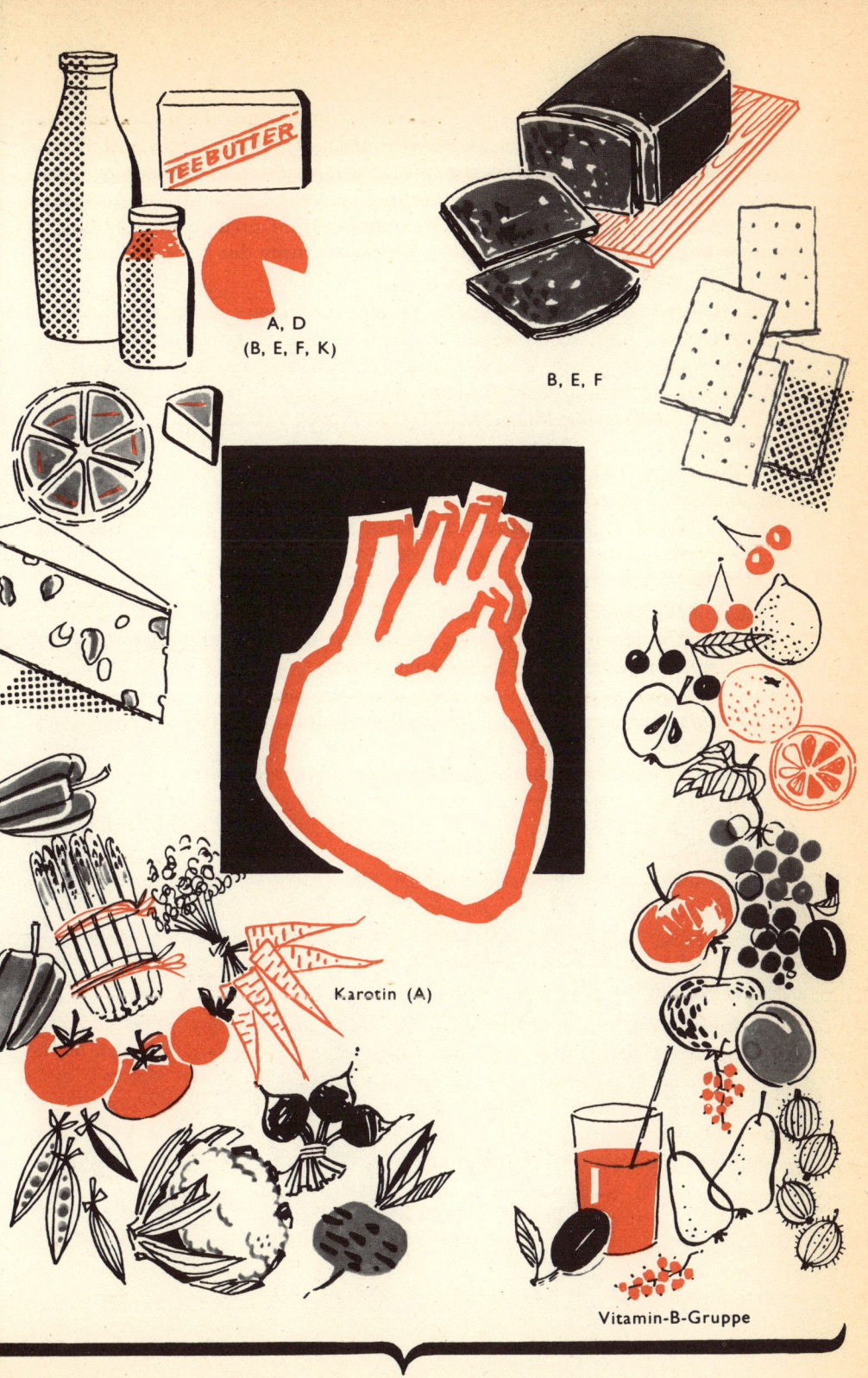

A, D
(B, E, F, K)

B, E, F

Karotin (A)

Vitamin-B-Gruppe

Abb. 38: Schutznahrungsmittel stärken Dein Herz

Grases können Karotinverluste bis zu 90 Prozent entstehen. Bodentrocknung des Heues führt zu größten Abnahmen des Karotingehaltes. Vitamin A hat eine hohe Bedeutung infolge seiner Schutzwirkung gegen das Austrocknen der Schleimhäute der Augen, der Atmungsorgane und der Verdauungswege. Vitamin A bildet einen Schutzstoff gegen wechselnde Lichtreize und mangelhaftes Sehen in der Dämmerung (Nachtblindheit).

Lebensrettende Anwendung von Milch. Aus einer Fülle ärztlicher Erfahrungen ist die bedeutende Rolle der Milch zur Erhaltung von Leben und Gesundheit bekannt. Beim internationalen Kongreß für Ernährungswissenschaft in Amsterdam (1954) wurde von dramatischen Heilungen von Kleinkindern durch Milch beziehungsweise Trockenmilch berichtet, die insbesondere in manchen tropischen Gebieten festgestellt wurden. Vielfach litten dort Kinder im Alter von zwei bis fünf Jahren an lebensgefährlichen Störungen des Allgemeinbefindens, schweren Magen-, Darm- und Lebererkrankungen, Hautschäden und tiefster Niedergeschlagenheit. Ursprünglich dachte man dabei an eine Vitaminmangelkrankheit; doch diese Vermutung bewahrheitete sich nicht und es gelang einer Ärztegruppe der Weltgesundheits- und Ernährungsorganisation (WHO bzw. FAO), die als „Kwashiorkor" bezeichnete Krankheit als Eiweißmangel zu erkennen.

Durch Darreichung von Trockenmilch konnte man die Störungen beheben, wobei sich die deutliche Überlegenheit der Milch gegenüber anderen Eiweißträgern kundgab, wieder ein Beweis dafür, daß im natürlichen Gefüge der Milch — auch nach dem Trocknen — besondere Schutzwirkungen enthalten sind.

Obst und Obstsäfte

Die Obstarten sind durch ihren Reichtum an Vitaminen, Fermenten, Mineralstoffen und Pektinen gekennzeichnet.

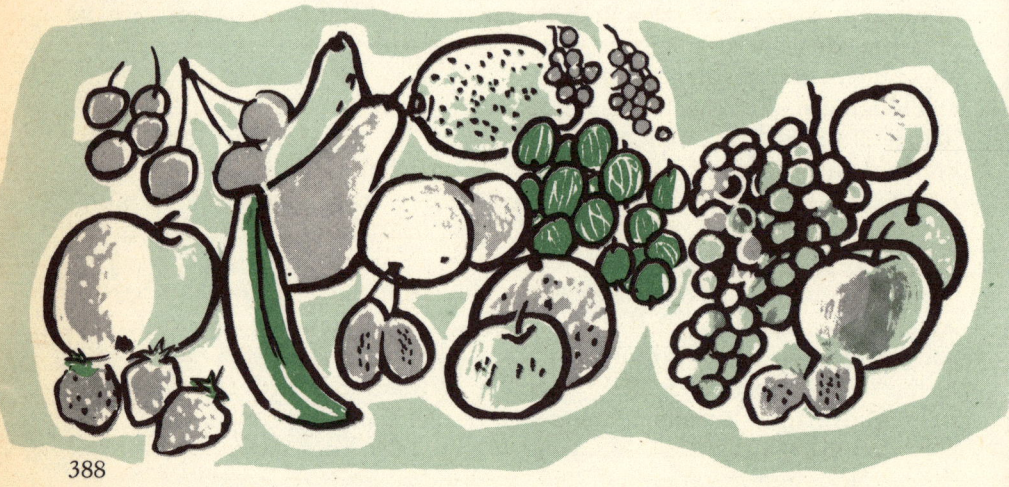

Durch diese Eigenschaft wirkt Obst in hohem Maße darmregulierend und dadurch auch dem Fettansatz entgegen. Bei gleichzeitiger Gegenwart von Obst wird die Gesamtnahrung besser ausgenützt, so daß geringere Mengen von Kalorienträgern zur Stillung des Hungers und zur Erhaltung der Leistungskraft ausreichen.

Durch den Reichtum des Obstes an Kalium wird die Wasserausscheidung begünstigt und der Kreislauf entlastet.

Apfel

Unter den Obstarten kommt dem Apfel eine Sonderstellung zu, weil er so vielseitig verwendbar und so außerordentlich bekömmlich ist. Schon bei kleinen Kindern, die an Verdauungsstörungen leiden, kann durch eine sachgemäß durchgeführte Apfelkur in kurzer Zeit eine Heilung erzielt werden. An solchen günstigen Wirkungen sind alle Inhaltsstoffe des Apfels beteiligt, die eine glückliche Kombination von Nähr- und Wirkstoffen bilden.

Vergleich der Inhaltsstoffe und Nährwerte von Äpfeln und Südfrüchten: Bei einem Vergleich der Inhaltsstoffe von Äpfeln und Orangen fällt sogleich der höhere Zuckergehalt und der niedrigere Säurewert der Äpfel auf. Durchschnittlich enthalten nämlich Äpfel 11 Prozent Fruchtzucker, während Orangen davon nur 4 Prozent enthalten. Umgekehrt sind im Apfel meist 0,5 Prozent Fruchtsäuren („Apfelsäure") vorhanden, gegenüber mindestens 1 Prozent an Zitronensäure und zusätzlichen Mengen von Apfelsäure in Orangen. Aus dem Erfahrungsschatz des Arztes und des Laien ist bekannt, daß Äpfel auch in größeren Mengen zu keinen Störungen (Übersäuerungen usw.) führen, daß dagegen mehrere Orangen auf einmal genossen oft unangenehme Nebenerscheinungen zur Folge haben, insbesondere wenn vor- oder nachher stärkehaltige Produkte gegessen werden. Bekanntlich verordnet der Arzt Herzkranken und kreislaufgestörten Patienten sogenannte Obsttage, an denen reichliche Mengen von Äpfeln gegessen werden können, während es völlig abwegig wäre, ähnlich große Mengen von Zitrusfrüchten zu genießen. Der hohe Säuregehalt größerer Mengen von Orangen wirkt sich ungünstig auf die Verdauung und die Zähne aus, während regelmäßiger Genuß auch großer Apfelmengen für das Gebiß und den gesamten Verdauungsapparat vorteilhaft ist. Der durchschnittliche Gehalt an Vitamin C beträgt für Äpfel 10 bis 15 mg $^0/_0$ gegenüber rund 50 mg $^0/_0$ bei den Zitrusfrüchten (Orangen, Mandarinen, Grapefruits, Zitronen). Somit sind Zitrusfrüchte als Vitamin-C-Quellen dem Apfel überlegen. Der Gehalt an Vitamin C ist jedoch keineswegs allein maßgebend für den ernährungsphysiologischen Wert, da es ja auf das gesamte Gefüge der Frucht und ihrer Inhaltsstoffe ankommt. In diesem Sinne gebührt zweifellos den Äpfeln der Vorrang, da man von ihnen weit mehr genießen kann als von Orangen und Grapefruits und letzten Endes auch zum gleichen Ergebnis der Vitamin-C-Aufnahme gelangt, wenn man dem heimischen Apfel den Vorrang läßt.

Birnen

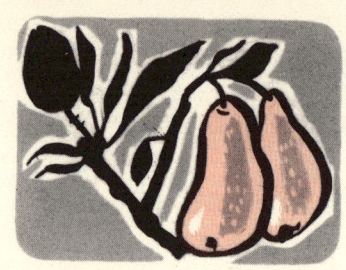

haben als Kernobst eine ähnliche Zusammensetzung wie Äpfel, nur führen sie weniger Pektin und Vitamin C. Bei empfindlichen Menschen können größere Mengen von Birnen Verdauungsstörungen hervorrufen.

Kirschen und Zwetschken (Pflaumen)

Unter den heimischen Steinobstarten sind Kirschen und Zwetschken am verbreitetsten. Beide Obstarten zeigen höheren Gehalt an Karotin und Vitaminen der B-Gruppe als Äpfel und Birnen.

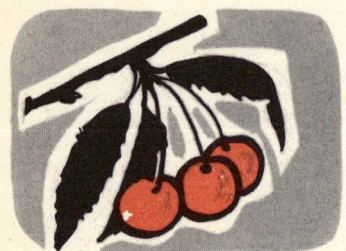
Kirschen

Zwetschken

Nach dem Genuß größerer Mengen von rohen Kirschen — die eine starke Neigung zum Quellen besitzen — sollte man weder Wasser noch Milch trinken. Kirschen eignen sich hervorragend zur Herstellung von Dauerwaren.

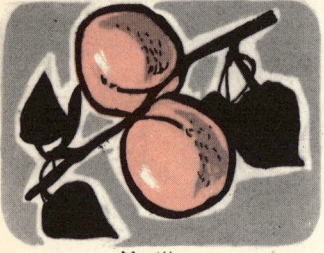
Marillen

Marillen und Pfirsiche

Kennzeichnend für Marillen und Pfirsiche ist der verhältnismäßig hohe Gehalt an Karotin; ihre gelbe Farbe ist durch diesen Wirkstoff bedingt. Mit einem hal-

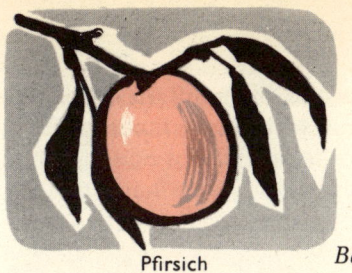

Pfirsich

ben Kilogramm Marillen (Aprikosen)
kann der Tagesbedarf an Vitamin A gedeckt werden, während man mit derselben
Menge Pfirsiche nur den halben Tagesbedarf an Vitamin A decken kann.

Beerenfrüchte

Unter den Beerenfrüchten finden sich manche mit sehr hohem Gehalt an
Vitamin C (Erdbeeren, Rote und besonders Schwarze Johannisbeeren, Hage-
butten, Sanddornbeeren). Hagebutten zeigen auch einen hohen Gehalt an
Karotin; Brombeeren und Preiselbeeren sind arm an Vitaminen und anderen
Wirkstoffen, aber für die Bereitung von Dauerobst sehr geeignet.

Erdbeeren

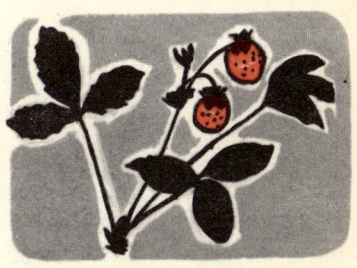

sind infolge des feinen Aromas zum Roh-
essen und als Grundlagen für die Gewinnung von Dauerwaren sehr geschätzt. Der
Gehalt an Vitamin C liegt bei durchschnittlich 40 bis 60 mg⁰/₀ (tausendstel
Prozent).

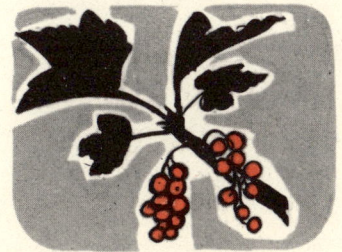

Johannisbeeren

werden in rote, weiße und schwarze un-
terteilt. Während die rote und weiße Art
mittlere Vitamin-C-Gehalte aufweist, ist
die Schwarze Johannisbeere außerordentlich reich an diesem Wirkstoff.

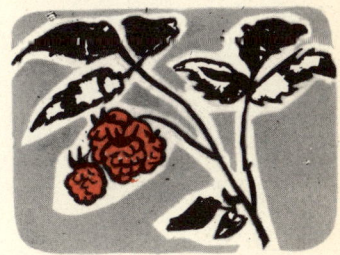

Himbeeren

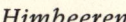

weisen mittlere Gehalte an Vitamin C
auf (20 bis 30 tausendstel Prozent).

Heidelbeeren

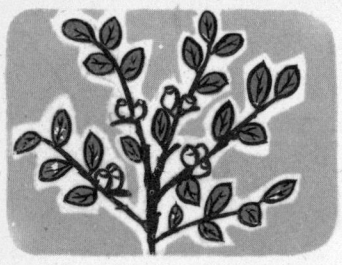

– auch als Blaubeeren oder Schwarz-
beeren bezeichnet – besitzen nur einen
sehr geringen Vitamin-C-Gehalt; sie sind
jedoch reicher an Karotin als andere
Beerenarten und enthalten sehr viel Kalium. Bemerkenswert ist die blutdrucksenkende Wirkung der Heidelbeere.

Stachelbeeren

zeigen mittlere Vitamin-C- und hohe Kalium-Gehalte.

Weinbeeren

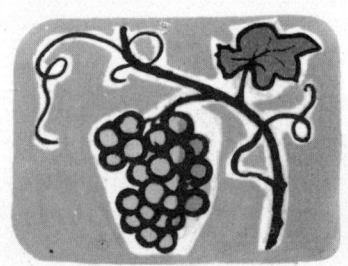

Von den Inhaltsstoffen der Weinbeeren
sind die Mineralstoffe Kalium, Eisen sowie
die Vitamine C und P zu nennen. Durch
letzteres erfolgt eine günstigere Verwertung von Vitamin C im menschlichen
Organismus. Bei manchen Erkrankungen
haben sich Traubenkuren bewährt, wobei
bis zu 2 Kilogramm Weintrauben pro Tag verzehrt werden.

Ebereschen- und Sanddornbeeren

Die Scheinfrüchte der edlen Eberesche enthalten halb so viel Vitamin C
wie Sanddornbeeren, aus denen sich hochwertige Dauerwaren gewinnen
lassen.

Hagebutten

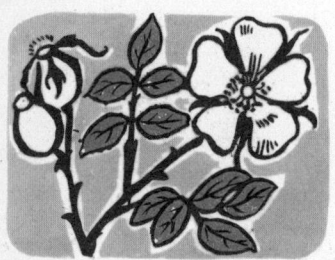

sind als reichste natürliche Quelle für
Vitamin C besonders hervorzuheben. Man
sammelt sie im Oktober und November,
wenn sie dunkelrot und weich sind, auch
wenn schon der erste Schnee gefallen ist.
Die Verwertung im Haushalt erfolgt nach
vorheriger Entkernung auf kaltem oder
warmem Wege.

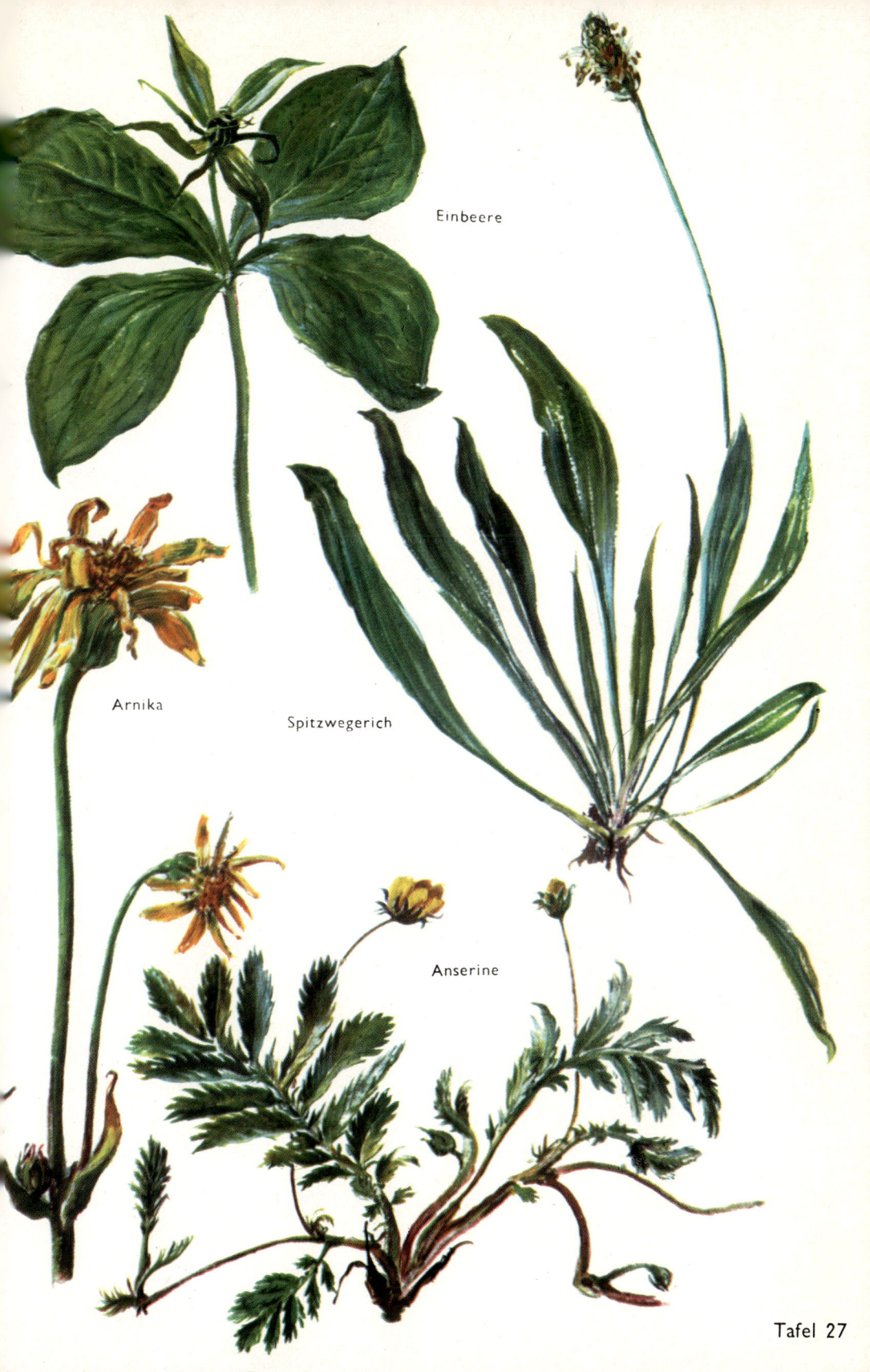

Einbeere

Arnika

Spitzwegerich

Anserine

Tafel 27

Durchschnittliche Zusammensetzung frischer Obstarten

Wasser	85 bis 90 %
Eiweiß	0,3%
Fett	0,5%
Verwertbare Kohlehydrate	5 bis 12 %
Zellulose	2,5%
Mineralstoffe	0,5%
Kalorien in 100 Gramm	26,5 bis 54,5

Fruchtsäfte (Süßmoste)

Mit Ausnahme des Pektins und Protopektins enthalten die sorgfältig hergestellten Obstsäfte beziehungsweise Süßmoste sämtliche Bestandteile der ursprünglichen Früchte. In Obstsäften sind alle Vitamine der B-Gruppe (außer Vitamin B_{12}) vorhanden.

Vitamin C ist am empfindlichsten gegenüber den Einwirkungen von Sauerstoff und dessen Überträgern (Metalle wie Kupfer, Eisen usw.). So kann es vorkommen, daß in manchen Obstsäften, insbesondere denjenigen von Äpfeln, Birnen oder Weinbeeren, nur noch geringe Mengen von Vitamin C enthalten sind. Rühmliche Ausnahmen hiervon bilden die Säfte von Schwarzen und Roten Johannisbeeren, die auch im konservierten Zustand hohe Vitamin-C-Gehalte aufweisen. Schwarzer Johannisbeersaft enthält gegen 10 mg% Vitamin C, so daß mit einem Weinglas dieses Süßmostes der durchschnittliche Tagesbedarf an diesem Wirkstoff gedeckt werden kann.

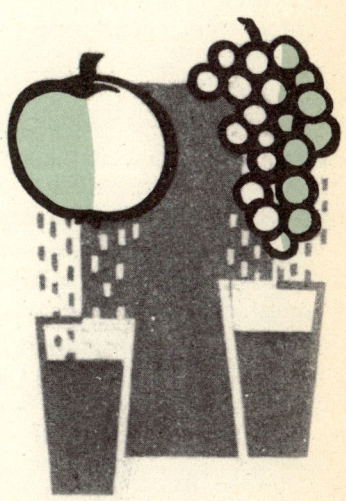

Fruchtmilch

Im Obst sind reichliche Mengen jener Wirkstoffe vorhanden, die in anderen Lebensmitteln fehlen oder darin nur spurenweise enthalten sind. So enthalten die einzelnen Obstarten reichlich Vitamin C, Fruchtzucker und Mineralstoffe wie Kalium und Eisen. Die dem Obst fehlenden Nährstoffe (Eiweiß, Fett) und fettlösliche Wirkstoffe (Vitamine A, D, E, F und Lezithin) sind in günstigsten Mengenverhältnissen in der Milch enthalten. Mischungen von Obst und Milch (Sauermilch, Topfen, Rahm) führen sämtliche gesundheitsfördernden Nähr- und Wirkstoffe der beiden Lebensmittelgruppen zu, wozu noch die geschmackliche Aufwertung durch die Aromaträger der verschiedenen Obstarten kommt. Fruchtmilch in vielseitiger Abwechslung ist daher als gesundheitlich wertvolle Neuschöpfung auf dem Gebiete zeitgemäßer Ernährungspraxis zu begrüßen.

Gesundheitswerte im Gemüse

„Gärten der Gesundheit" nennt man mit vollem Recht unsere Gemüsegärten, in denen Tausende fleißiger Menschen die Vitaminträger unserer täglichen Nahrung anbauen. Im Laufe der letzten Jahre hat der Gemüsekonsum wohl stark zugenommen, aus Gründen der Besserung der Volksgesundheit muß jedoch eine weitere Steigerung des Gemüseverbrauches erstrebt werden. Das gesteigerte Lebenstempo mit seinen wachsenden Anforderungen an jeden einzelnen führt auch zu einem erhöhten Bedarf an *Schutznahrungsmitteln,* unter denen das Blattgemüse besonders hervorzuheben ist. Im grünen Pflanzenblatt vollziehen sich dauernd die großartigsten Aufbauleistungen, die für alles organische Leben auf der Erde bestimmend sind. Aus dem Wasser und den Mineralstoffen des Bodens, aus der Kohlensäure und anderen gasförmigen Bestandteilen der uns umgebenden Atmosphäre vermag das grüne Pflanzenblatt Zucker, Stärke und zahlreiche weitere Nährstoffe zu erzeugen, die in den Kreislauf des Stoffwechsels der ganzen Pflanze eintreten. Bei dieser Grundleistung der Kohlensäureverwertung wirkt die Sonnenenergie unter dem Einfluß des Blattgrüns (Chlorophyll) entscheidend am ständigen Auf- und Umbau wichtiger Nähr- und Wirkstoffe mit, die auch für die menschliche Ernährung von höchster Bedeutung sind.

Bekanntlich gehören zu den Wirkstoffen unserer Nahrung die als Vitamine bezeichneten, schon in allerkleinsten Mengen wirksamen organischen Hochleistungsstoffe, bei deren Mangel oder unzureichender Zufuhr Krankheitserscheinungen auftreten. Aber auch die Mineralstoffe zählt man zu den Wirkstoffen unserer Nahrung, da sie in kleinsten Mengen zu großen biologischen

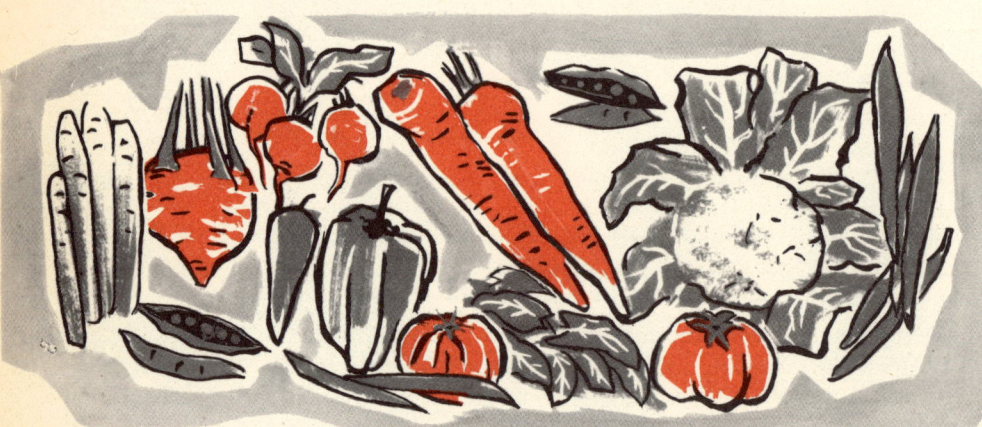

Wirkungen fähig sind, wobei man nur an die Spuren organisch gebundenen Eisens zu denken braucht, das als Bestandteil des Blutfarbstoffes in Billionen roter Blutkörperchen vorhanden ist und den Transport des mit der Atemluft aufgenommenen Sauerstoffes zu sämtlichen Zellen des Körpers herbeiführt. Andere Mineralbestandteile, die an solchen Grundleistungen des Organismus beteiligt sind, wie Mangan, Kupfer, Kobalt und Zink, kommen in noch geringeren Mengen im menschlichen Körper vor und werden daher auch als Spurenelemente bezeichnet. Unsere Gemüsearten sind hervorragende Quellen solcher mineralischer Wirkstoffe.

Von hohem gesundheitlichem Wert ist das im Gemüse und Obst reichlich enthaltene Kalzium als Baustein von Knochen und Zähnen sowie Kalium, das für die Ausschwemmung von Schlacken aus dem Körper außerordentlich wichtig ist. Im Gegensatz zum Element Kalium bewirkt Natrium im Körper eine Zurückhaltung des Wassers, weshalb Menschen mit Kreislaufschäden und der damit verbundenen Neigung zu Wasseransammlungen kochsalzreiche Kost vermeiden sollen. Gemüse und Früchte bewirken durch ihren hohen Gehalt an Vitaminen und anderen Wirkstoffen auch eine günstigere Verwertung der übrigen Nahrung. In solchen Beziehungen muß der tiefere Sinn des Gemüseverzehrs erblickt werden, der unserem Körper eine über die Einzelfrucht oder das Einzelblatt weit hinausreichende Ernährungshilfe bietet.

Unter den fettlöslichen Vitaminen erhöht Karotin als Vorstufe des Vitamins A die Abwehrbereitschaft der Schleimhäute gegen Infektionen. In die gleiche Gruppe der fettlöslichen Wirkstoffe gehört auch das Vitamin E, das als Schutzstoff für Vitamin A wirkt und wichtige Aufgaben im Muskelstoffwechsel zu erfüllen hat. Auch Vitamin K bildet in dieser Gruppe einen wesentlichen Schutzfaktor bei der Erhöhung der Abwehrkräfte des Blutes und seiner normalen Gerinnungsfähigkeit. Unter den wasserlöslichen Vitaminen steigert Vitamin C die Widerstandskraft des Körpers gegen Infektionen, begünstigt die Eiweißverwertung, kräftigt die Blutgefäße und wirkt allgemein anregend. Die Vitamine B_1 und B_2 sind für die Verwertung der Kohlehydrate (Stärke und Zucker) im Organismus von Bedeutung, während für andere Vitamine der B-Gruppe enge Beziehungen zum Fett- und Eiweißstoffwechsel ermittelt wurden. Zur Gruppe der B-Vitamine gehört auch die Folsäure, ein für die Blutbildung besonders wichtiger Wirkstoff, deren Name vom lateinischen *folium*, das Blatt, abgeleitet ist. Ihr reichstes Vorkommen zeigt die Folsäure in den Blättern unserer Gemüsearten, hauptsächlich im Kohl und Spinat. Kochsalat und andere dunkelgrüne Salatarten weisen auch sehr hohe Gehalte an Folsäure auf, dagegen ist in hellen Salatblättern etwas weniger Folsäure enthalten, wofür aber solche Salatblätter an Vitamin E und K besonders reich sind.

Die Resorption (Aufnahme durch die Darmwand) der im Gemüse enthaltenen fettlöslichen Vitamine, also insbesondere der Vitamin-A-Vorstufe Karotin

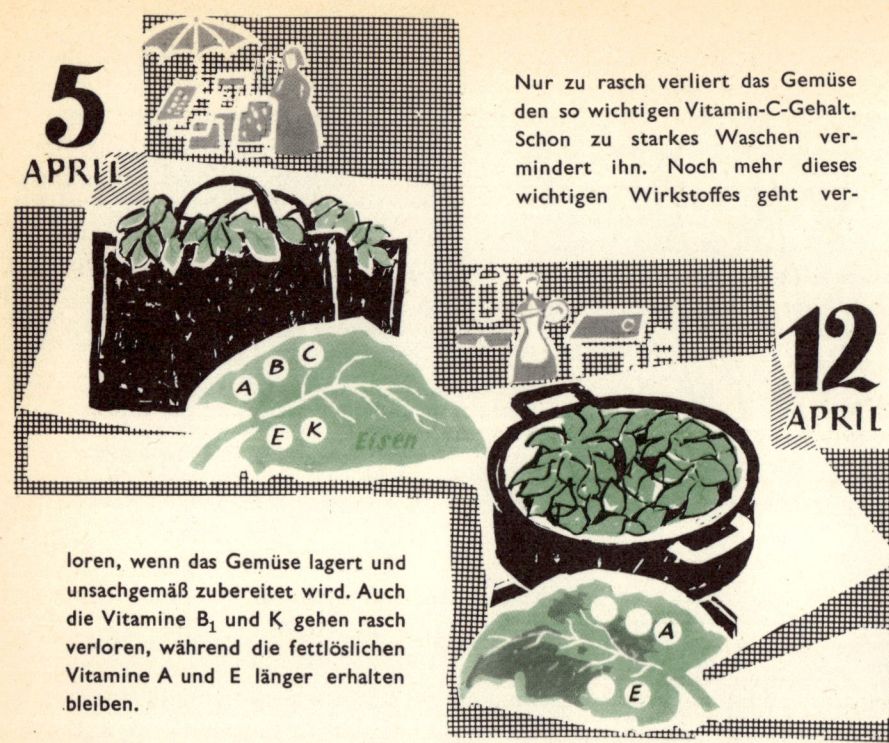

5 APRIL

Nur zu rasch verliert das Gemüse den so wichtigen Vitamin-C-Gehalt. Schon zu starkes Waschen vermindert ihn. Noch mehr dieses wichtigen Wirkstoffes geht ver-

12 APRIL

loren, wenn das Gemüse lagert und unsachgemäß zubereitet wird. Auch die Vitamine B_1 und K gehen rasch verloren, während die fettlöslichen Vitamine A und E länger erhalten bleiben.

sowie der Vitamine E und K wird durch gleichzeitig zugeführtes hochwertiges Fett begünstigt. Da nun auch die Verwertung von Ölen und Fetten im menschlichen Körper durch gleichzeitig aufgenommenes Vitamin A oder seine Vorstufe Karotin verbessert wird, bildet die Verbindung von karotinreichem Frischgemüse mit Speiseöl in Form der bei uns so beliebten Salate oder mit etwas Butter gedünsteter Gemüse eine wertvolle Nahrungsganzheit mit biologisch ausgeglichenem Wirkstoffgehalt.

Auch die Herstellung gekochter Gemüse sollte stets mit größter Sorgfalt erfolgen, um die Hauptmenge der Wirkstoffe zu erhalten. Längeres Erhitzen ist unbedingt zu vermeiden, es soll nur so lange gekocht werden, wie es zum Weichwerden des Gemüses notwendig ist. Das längere Stehenlassen der schon fertigen Gemüsegerichte sollte auch tunlichst vermieden werden, um Verluste an Vitaminen zu verhüten.

Kochsalzarme Gemüsegerichte können durch heimische Würzkräuter aufgewertet werden, wozu sich außer Petersilie und Schnittlauch insbesondere eignen: Basilikum, Bohnenkraut, Boretsch, Zitronenmelisse, Kresse, Liebstöckel, Majoran und andere. Der Zusatz feinstzerkleinerter Blattgemüse im rohen Zustand zu schon fertig gekochten Gemüsespeisen erhöht deren biologischen Wert.

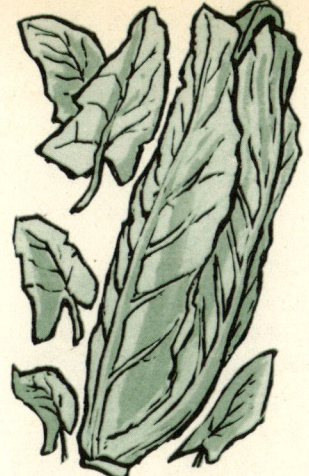

Spinat (Mangold, Kochsalat)

Hauptkennzeichen: Reicher Gehalt an Karotin, der Vorstufe von Vitamin A; C-Vitamin, im frischen Zustand reichlich, nimmt jedoch beim Welken der Blätter rasch ab, weshalb kühle Lagerung und rasches Aufbrauchen zu empfehlen ist. Spinat (Mangold, Kochsalat)

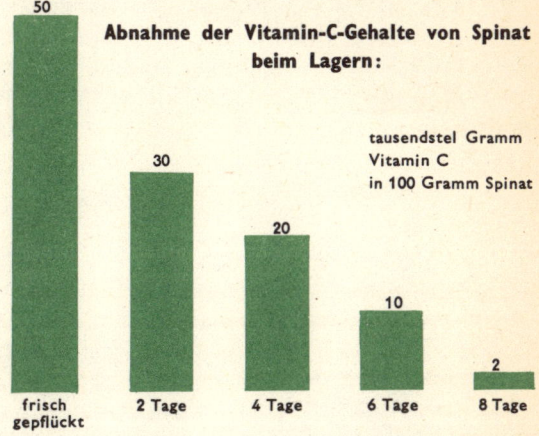

Abnahme der Vitamin-C-Gehalte von Spinat beim Lagern:

tausendstel Gramm
Vitamin C
in 100 Gramm Spinat

50 — frisch gepflückt
30 — 2 Tage
20 — 4 Tage
10 — 6 Tage
2 — 8 Tage

enthält rund 0,5 Prozent Nervenaufbaustoff Lezithin. Unter den Mineralstoffen ist der hohe Anteil an Spurenelementen (Eisen u. a.) für die Blutbildung wichtig. Der Gehalt an biologisch hochwertigem Roheiweiß mit sämtlichen Eiweißbausteinen, den sogenannten Aminosäuren, beträgt gegen 2 Prozent, das ist rund ein Zehntel des Eiweißgehaltes von Fleisch, Fisch oder mittelfettem Käse.

Salat

Grüner Salat führt dem Körper eine Fülle wertvoller mineralischer und organischer Wirkstoffe zu. Die Knochenbaustoffe Kalk und Phosphor kommen im Salatblatt in ähnlicher Verteilung vor wie in der Milch; das die Blutbildung

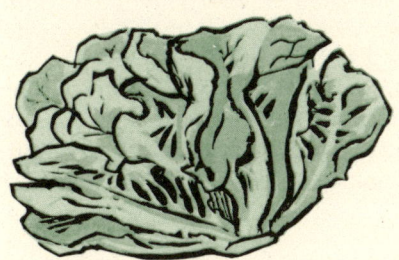

fördernde Eisen wird im grünen Salat von hohen Mengen eines anderen Mineralbestandteiles, des Mangans, begleitet, welches die Verwertung des Eisens begünstigt. Diese Beziehungen lebenswichtiger Wirkstoffe zueinander bilden hier ein schönes Beispiel für die in unseren Lebensmitteln herrschende Vielfalt natürlicher Gleichgewichte, die zur Erhaltung der Lebensvorgänge unerläßlich sind. Im grünen Salat sind pro 100 Gramm der frischen Ware durchschnittlich 20 tausendstel Gramm Vitamin C vorhanden, während man pro Tag etwa 50 tausendstel Gramm Vitamin C benötigt, um sich vor Frühjahrsmüdigkeit, Leistungsabfall und der Verringerung der körperlichen Widerstandskraft im allgemeinen zu schützen. Durch Aufnahme von einem ¼ Kilogramm grünen Salat kann man somit den durchschnittlichen Tagesbedarf an Vitamin C decken. Voraussetzung ist allerdings hiebei die Frische der Ware; beim Welken der Blätter treten bedeutende Verluste an Vitamin C ein, die nach einem Tag ungünstiger Lagerung oder längeren Transporten bereits 30 Prozent erreichen können. Je tiefer die Lagertemperatur ist, um so geringer sind die Vitamineinbußen. Deshalb empfiehlt sich die Aufbewahrung des Salates im großen Kühlraum oder Haushaltseisschrank.

Kohlarten

Hauptkennzeichen: Reicher Gehalt an Karotin, der Vorstufe von Vitamin A. In 100 Gramm Kohlblättern ist ungefähr die Tagesmenge für den Erwachsenen an Vitamin C vorhanden. Beim Kochen geht das Vitamin C größtenteils in das

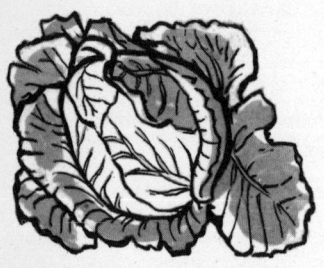

Kochwasser über. Unter den Mineralstoffen ist der hohe Gehalt an dem für die Knochen- und Zahnbildung wichtigen Kalk und dem für die Blutbildung unentbehrlichen Eisen hervorzuheben. Der Anteil an Reineiweiß, welches alle lebensnotwendigen Aminosäuren enthält, beträgt etwa 2,5 Prozent. Er liegt manchmal aber auch höher. Der Lezithin-Gehalt beträgt durchschnittlich 0,5 Prozent. Suppen aus Kohlgemüse, die alle wertvollen Bestandteile des Kochwassers mitenthalten, sind biologisch ausgeglichene Nahrungsmittel, deren natürliche Ergänzungen Kartoffeln und Vollkornerzeugnisse bilden.

Kraut

Hauptkennzeichen: Gute Haltbarkeit der Krautköpfe und Möglichkeit der Verarbeitung zu Sauerkraut. Im rohen Zustand, zum Beispiel als Krautsalat, bildet dieses Blattgemüse ein herbstliches Gegenstück zum grünen Salat des Frühjahrs und Sommers. Seinen Vitamingehalt behält das Kraut im gedünsteten Zustand weit besser als beim Kochen und „Einbrennen"; auch die Geschmackswerte bleiben beim Dünsten besser erhalten. Im allgemeinen weisen Krautblätter niedrigere Nährstoffgehalte auf als andere Blattgemüse.

Sauerkraut

bildet eine beliebte Gemüsekonserve von bedeutendem biologischem Wert, wenn seine Anwendung richtig erfolgt. Beim Dünsten bleiben die Nährwerte weitgehend erhalten. Durch längeres Kochen, „Einbrennen" und „Aufwärmen" gehen sie nahezu völlig verloren.

Alle Blattgemüse enthalten in unterschiedlicher Menge Chlorophyll, den grünen Blattfarbstoff, der mit dem Blutfarbstoff sehr nahe verwandt ist und daher günstig auf den Kreislauf wirkt.

Karotten

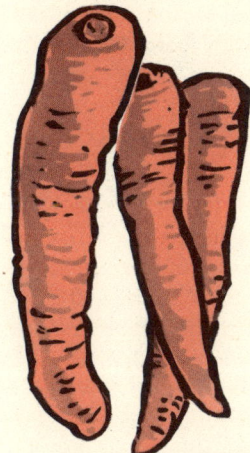

Hauptkennzeichen: Reicher Gehalt an Karotin, das die orangegelbe Farbe der Karotten (daher der Name Karotin) bewirkt. Als fettlöslicher Farbstoff löst sich Karotin nur in Ölen und Fetten, nicht aber in Wasser auf. Aus feinstzerriebenen Karotten frisch gepreßter Saft ist durch die schwebenden festen Anteile rötlich gefärbt, die wäßrige Flüssigkeit (Serum) ist lichtgelb. Der Zuckergehalt des Saftes liegt sehr hoch, bei etwa 10 Prozent. Bemerkenswert ist ferner der hohe Anteil an Niacin (PP-Faktor, Pellagra-verhütendes Vitamin), das für eine normale Hautfunktion und Eiweißverwertung wichtig ist.

Tomaten (Paradeiser)

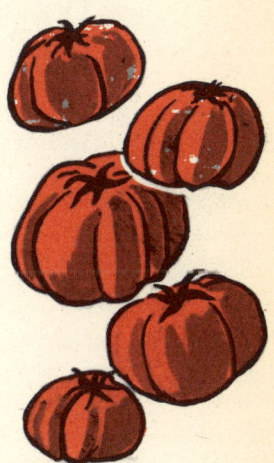

Diese Gemüsefrucht führt dem Körper in biologischer Ausgeglichenheit hochwertige Nähr- und Wirkstoffe zu und regt dadurch den Gesamtstoffwechsel in günstigster Weise an. Tomaten gehören zu den allergesündesten Lebensmitteln. Daher ist der Genuß von Paradeisern, insbesondere im rohen Zustand, wegen ihres Reichtums an harmonisch abgestimmten Vitaminen, Mineralstoffen und Fruchtsäuren wärmstens zu empfehlen. Rohe Tomatenscheiben sollten zur Zeit der Tomatenreife bei keiner kalten Platte fehlen und auch belegten Broten zur biologischen Aufwertung beigegeben werden. Als Erfrischungsgetränk ist Tomatensaft jedem Obstsaft ebenbürtig, in bezug auf den Gehalt an Vitamin C sogar meist überlegen. Infolge natürlicher Schutzstoffe für Vitamin C behält auch der sachgemäß konservierte Tomatensaft den Großteil seines Vitamingehaltes bei.

Paprika

Hauptkennzeichen: Im rohen Zustand hat diese Gemüseart den höchsten Gehalt an Vitamin C unter allen Gemüsearten. Mit 30 Gramm frischen, rohen Paprikafrüchten führt man dem Körper die normale Tagesmenge an Vitamin C zu, das bekanntlich als Schutzstoff gegen Skorbut und Zahnfleischblutungen als dessen erstes Stadium wirkt. Zur Paprika-Reifezeit sollte man dieses vitaminreiche Gemüse öfters für Garnierungen verwenden. Beim Kochen geht fast der ganze Vitamingehalt verloren, weshalb „gefüllte Paprika" zwar geschmacklich sehr verlockend, aber als Vitaminquelle nicht sonderlich zu werten sind. Gar keinen Vitamin-C-Gehalt weist das als Gewürz geschätzte rote Paprikapulver auf. Das gegen Luftsauerstoff empfindliche Vitamin C überlebt die Trocknung und feinste Zerkleinerung der Paprikafrucht nicht.

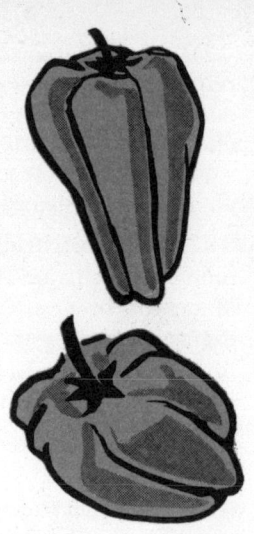

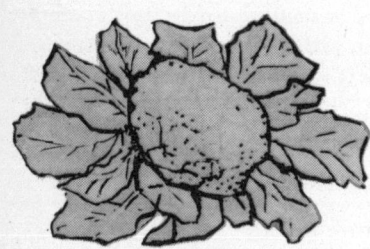

Von anderen Gemüsearten bietet *Karfiol (Blumenkohl)* hohe Nährwerte und einen festlichen Anblick; *Kohlrabi* eignen sich besonders zum Füllen; aus *Gurken* lassen sich sehr schmackhafte warme Gemüsespeisen herstellen und aus *Roten Rüben* ein hervorragend schmeckender Saft und Salat gewinnen.

Gemüsesuppen bilden durch ihren hohen Gehalt an Extraktstoffen wertvolle Quellen der Lebenskraft. Am vorteilhaftesten verwendet man zur Herstellung einer guten Gemüsesuppe fein geschnittene *Sellerieknollen, Karotten, Petersiliewurzeln* und *Kartoffeln*. Der Jahreszeit entsprechend kann man noch verschiedene andere Gemüse beimengen, zum Beispiel grüne Erbsen, Tomaten, Paprika, Kohl usw. Zum Würzen dienen Lauch, Majoran, Liebstöckel und Petersilie.

Gemüsesäfte werden schnell und verlustlos in neuzeitlichen Saftpressen gewonnen. Hierbei ist nicht zu befürchten, daß eine Einbuße an Wirkstoffen stattfindet. Nach raschem Arbeiten und darauffolgendem Servieren gelangt der frisch ausgepreßte Gemüse-(oder Obst-)Saft nach spätestens einer Viertelstunde zum Genuß. Innerhalb dieser Frist kommt es zu keinen Verlusten an Wirkstoffen. Dies wurde mit dem empfindlichsten Vitamin (C) festgestellt. das am meisten durch Sauerstoffeinwirkung an Wirksamkeit abnimmt.

Die Frage der Zweckmäßigkeit einer Gemüse-, Kartoffel- oder Fleischzubereitung im Dampftopf läßt sich leicht beantworten. Bei erhöhtem Druck und der sich daraus ergebenden höheren Temperatur erfolgt das Garwerden in viel kürzerer Zeit als beim gewöhnlichen Kochen.

Durchschnittlich beträgt die Erhitzungszeit im Dampftopf nur ein Drittel bis ein Viertel der Kochdauer im offenen Gefäß.

Die kurze Kochzeit wirkt sich auf den Vitamingehalt der Gemüse im allgemeinen günstig aus, was durch große Versuchsreihen bestätigt werden konnte. Man braucht somit nicht zu befürchten, daß die Verwendung eines Dampftopfes zu größeren Vitaminverlusten führt. Bei unsorgfältiger Arbeitsweise mit dem offenen Gefäß sind die Verluste an Vitamin C meist höher als im Dampftopf, für den ein rascheres Garwerden kennzeichnend ist.

Getreideprodukte in der menschlichen Ernährung

Für den überwiegenden Teil der Menschheit bilden Getreidekörner und die daraus gewonnenen Mehle, Breie und Brote die wichtigsten Nahrungsgrundlagen. Etwa zwei Drittel des Kohlehydratbedarfes und ein Drittel des Eiweißbedarfes werden bei vielen Bewohnern der Erde durch Getreideerzeugnisse gedeckt. Die Ursachen hierfür sind wirtschaftlicher und ernährungsphysiologischer Natur: Brot, Vollmehle und Breie aus Getreidekörnern stellen die billigsten Kostformen dar und führen dem Körper lebenswichtige Nähr- und Wirkstoffe in günstigen Verhältnissen zu.

Kohlehydrate und Vitamin B1

Für die richtige Verwertung von Stärke und Zucker ist das Antiberiberi-Vitamin B1 (auch als Nerven- oder Energie-Vitamin bezeichnet) unentbehrlich.

Im Getreidekorn ist etwa dreimal soviel Vitamin B1 vorhanden wie zur Verwertung des Stärkeanteiles nötig wäre. Daher bedeutet der Überschuß an Energie-Vitamin einen Sicherheitsfaktor für die Kohlehydratverwertung, welcher der Gesamternährung zugute kommt. Fehlt dieses Vitamin in der menschlichen Nahrung oder ist es in zu geringen Mengen vorhanden, so leidet auch die Aufnahme der übrigen Nährstoffe. Vitamin B1 hat somit eine Schlüsselstellung im Zusammenspiel der Nähr- und Wirkstoffe. Ein Mindergehalt an Vitamin B1 in der Nahrung hat Störungen der natürlichen Ordnung der Lebensvorgänge zur Folge.

Vorkommen von Vitamin B1. Die genaue Kenntnis über das Vorkommen von Vitamin B1 in Naturprodukten sowie über die Bedingungen für seine Werterhaltung bei verschiedenen technischen und haushaltsmäßigen Behandlungen ist deshalb von besonderem praktischem Interesse, weil die Kohlehydrate (Stärke und Zucker) um so besser im Stoffwechsel ausgenützt werden, je günstiger das Verhältnis von Kohlehydrat zu Vitamin B_1 in der täglichen Nahrung ist. Das Vitamin B_1 ist daher vom gesundheitlichen Standpunkt ebenso bedeutsam wie vom wirtschaftlichen, da nur bei ausreichender Versorgung mit diesem Wirkstoff die Aufnahme der Nahrungsbestandteile durch den Körper nach den biologischen Regeln der Ernährungsökonomie stattfinden kann.

Aus zahlreichen Analysen ergab sich, daß 60 bis 70 Prozent des gesamten Vitamin-B_1-Gehaltes des Weizenkornes im Keimanteil vorhanden sind.

Vitamin-B_1-Gehalte in verschiedenen Getreideprodukten und Hefe

100 g enthalten mg Vitamin B_1		100 g enthalten mg Vitamin B_1	
Weizenkeime	1,2—2,3	Hafer	0,4 — 0,6
Weizenkorn	0,4—0,6	Gerste	0,3 — 0,6
Weizenmehl, 94 Prozent	0,36	Rollgerste (Graupen)	0,07
60 Prozent Ausmahlung	0,07	Maiskorn	0,2 — 0,5
Weizenvollkornbrot	0,2—0,3	Reiskorn, geschält	0,04— 0,06
Weißbrot mit 60prozentigem		Reiskleie	1,0 — 2,5
Auszugsmehl	0,05	Frischhefe	0,3 — 0,7
Roggenkeim	0,9—1,1	Trockenhefe (Bäckerei)	1 — 4
Roggenvollkornbrot	0,2—0,3	Trockenhefe (Brauerei)	5 —10
Roggenbrot (40 Prozent)	0,05		

Verluste von Vitamin B_1 beim Backen beziehungsweise Ausmahlen des Getreides. Bei der Bereitung von Vollkornbrot erleidet das gegen höheres und längeres Erhitzen empfindliche Vitamin B_1 nur geringfügige Verluste, weil die Backtemperatur im Innern des Brotes niemals 100 Grad Celsius überschreitet. In Weißmehlerzeugnissen liegen völlig andere Bedingungen vor. Durch weitgehende Ausschaltung von Keim und Randschichten des Getreidekornes, die als „Kleie" zur Tierfütterung verwendet werden, wird das wertvolle Eiweiß aus der Aleuronschicht und dem Keim nebst den darin enthaltenen Vitaminen, Spurenelementen und Fettbestandteilen entfernt. Die geringfügigen Restbestandteile an Vitamin B_1 erfahren durch das höhere Erhitzen, insbesondere in der Gebäckrinde, erhebliche Einbußen. Die Verluste an Vitamin B_1 beim Backprozeß hängen von der Höhe der angewandten Temperaturen, von der Backdauer und den Besonderheiten des Gebäckes ab. Bei einem Brot aus Roggen- oder Weizenvollkornmehl erfolgt nur eine geringe Abnahme des ursprünglichen Vitamin-B_1-Gehaltes durch den Backvorgang.

Wichtige Ergebnisse wurden bei Kochversuchen von Haferflocken gewonnen:

Abnahme des Vitamin-B_1-Gehaltes beim Kochen von Haferflocken:

Kochdauer in Minuten	$2^1/_2$	5	15	20	30	60	120
Verlust an Vitamin B_1 in Prozenten	0	0	$1-2$	3	$7-8$	11	$12-14$

Man erkennt aus den Werten der Tabelle, daß erst nach 20 Minuten langem Kochen nennenswerte B_1-Verluste auftreten. Zur Herstellung von Haferflockenbrei wird jedoch meist nur 5 Minuten lang gekocht und dann das Kochwasser mitverwendet, so daß die fertige Speise keine Vitaminverluste aufzuweisen hat.

Bei einem Ausmahlungsgrad von 80 Prozent enthält Roggenmehl noch 70 Prozent des ursprünglichen Vitamin-B_1-Gehaltes. Wird Roggenmehl noch weiter bis auf 70 Prozent ausgemahlen, so sind darin noch immer rund 60 Prozent des ursprünglichen Vitamin-B_1-Anteiles vorhanden.

Unter gleichen Ausmahlungsbedingungen verhält sich Weizenmehl völlig anders. Bei 80 Prozent Ausmahlung sind im Weizenmehl noch 55 Prozent vom Vitamin B_1, bei 70 Prozent Ausmahlung nur mehr 18 Prozent vom Vitamin-B_1-Gehalt des ursprünglichen Weizenkornes vorhanden.

Vitamine der B-Gruppe in Weizen- bzw. Roggen-Vollkorn(Knäcke)-Brot:

Vitamin B_1	Vitamin B_2	Niacin	Vitamin B_6	Folsäure	Biotin	Inosit
mg%	mg%	mg%	mg%	mg%	Gamma%	mg%
0,2–0,4	0,1–0,2	1,3–1,7	0,4	0,04	2–6	240

Während Vitamin B_1 als Regelungsstoff für die Kohlehydrate-Verwertung wirkt, sind andere Vitamine der B-Gruppe vorwiegend an der Verwertung von Eiweiß beteiligt.

Es ist selbstverständlich, daß die günstigsten Vorbedingungen für eine Unterstützung der körpereigenen Vorgänge durch jene Nahrungsmittel gegeben sind, die über eine Vielheit natürlich aufeinander abgestimmter Wirkstoffe verfügen, wie dies in besonderem Maße für die Vitamine der B-Gruppe in Vollkornerzeugnissen (Knäckebrot) sowie in der Milch zutrifft.

Eiweißvorkommen im Getreidekorn

Gegenüber Weißmehlprodukten, die hauptsächlich den inneren Mehlkern des Getreides enthalten und dadurch hauptsächlich aus Stärke und Klebereiweiß bestehen, besitzt das Vollkornerzeugnis den ganzen Reichtum der in den Randschichten und im Keim vorhandenen Wirkstoffe, einschließlich des hochwertigen Eiweißgefüges aus den Aleuronzellen und dem Keimanteil des Kornes.

Fettbestandteile im Getreidekorn

Die Gegenwart gesundheitsfördernder Fettstoffe im Getreidekorn war schon unseren Vorfahren bekannt, wie aus manchen alten Schriften über Brotbereitung hervorgeht. So findet sich in einem Aufsatz einer Familienzeitschrift aus dem Jahre 1813, worin über ein Verfahren zur Herstellung eines kräftigen Brotes berichtet wird, der Hinweis, daß die „Kleye des Getreides ein Öl enthält, welches imstande ist, die Nerven des Magens und mit diesen die Nerven des ganzen Körpers in größere Lebenstätigkeit zu setzen". Gemeint ist hier das hochwirksame Öl des Getreidekeimes mit seinem Reichtum an Vitaminen und anderen fettlöslichen Wirkstoffen. Der Fettgehalt im Weizen- oder Roggenkeim liegt bei etwa 10 bis 11 Prozent und enthält hohe Mengen Vitamin E, Vitamin F, Lezithin und Phytosterine.

Mineralstoffe

Um sich ein Bild über die Vielfalt der in unseren Getreidefrüchten enthaltenen Mineralstoffe und Spurenelemente machen zu können, sei auf folgende Zusammenstellung hingewiesen, die einer offiziellen Schrift des amerikanischen Landwirtschaftsministeriums entnommen ist.

(Nach Kenneth C. Beeson „The Mineral Composition of Crops" US. Dept. Agr. Misc. Pub. 369. Zitiert aus „Wheat, its Products and Uses", December 1942, p. 12.)

Mineralstoffe im Weizen (berechnet auf Trockengewicht)

	%-Höchstwerte	%-Mindestwerte	%-Mittelwerte
Kalium	0,620	0,290	0,480
Phosphor	0,540	0,150	0,400
Schwefel	0,290	0,100	0,180
Magnesium	0,290	0,090	0,170
Chlor	0,190	0,020	0,090
Natrium	0,270	0,010	0,070
Kalzium	0,122	0,005	0,050
Eisen	0,042	0,0028	0,0068
Zink	0,010	0,0019	0,0063
Mangan	0,026	0,0005	0,0049
Kupfer	0,002	0,0004	0,0009
Barium			0,0008
Titan			0,00009
Selen	0,00019	0,00001	0,00005
Nickel			0,000035
Arsen	0,00003	0,000015	0,000026
Jod	0,0000168	0,000000	0,0000067
Kobalt			0,0000012

In ähnlicher Weise sind auch in anderen Getreidefrüchten die Mineralstoffe und Spurenelemente verteilt. Beim Roggen ist noch ein ansehnlicher Anteil an dem für die Zahngesundheit wichtigen Spurenelement Fluor hervorzuheben. Im Hirsekorn ist Kieselsäure verhältnismäßig reichlich vorhanden.

Vitamin E

Bei einem Anfang September 1955 in Venedig abgehaltenen internationalen Kongreß über Vitamin E kam die Überzeugung zahlreicher bedeutender Ärzte zum Ausdruck, daß Vitamin E einen Schutzstoff gegen schädliche Ablagerungen in den Wänden der Blutgefäße darstelle und zur Verhütung von Herz- und Kreislaufstörungen ebenso wie gegen Muskelentartungen, Durchblutungsstörungen und Lebererkrankungen beitragen könne.

Alle fettlöslichen Vitamine stehen zueinander in engster Beziehung, sie bilden eine „funktionelle Einheit". Während Vitamin A und mehrfach-ungesättigte Fettsäuren („Vitamin F") die Sauerstoffanlagerung in Zellen und Geweben fördern, tritt durch Vitamin E eine feinst abgestufte Regulierung dieser Vorgänge ein, wodurch erst die zweckmäßigste Art der Sauerstoffverwertung zustande kommt. Dies ist von außerordentlicher Bedeutung für die Gesunderhaltung von Herz und Kreislauf, da beispielsweise eine zu weit gehende Oxydation von Fettsäuren zur Ablagerung von Peroxyden in den Blutgefäßen führen kann. Ähnlich wie sich durch Einwirkung von Sauerstoff auf ungeschütztes Eisen „Rost" als unerwünschte Ablagerung bildet, so können in den Wänden der zarten Arterien durch übermäßige Sauerstoffeinwirkung Ablagerungen von Peroxyden stattfinden, die zur Brüchigkeit dieser Wände führen.

Dem dänischen Nobel-Preisträger Henrik Dam verdankt man die Erkenntnis, daß die schädliche Wirkung solcher Fettbestandteile durch Vitamin E aufgehoben wird. Wenn Ablagerungen von peroxydisch veränderten Fettsäuren neben Eiweiß, Kalk und Cholesterin an den Innenwänden der Hauptschlagadern (Aorten) verhindert werden sollen, kann hiezu — neben der Vermeidung anderer schädlicher Einflüsse — auch die emulgierende Wirkung von Lezithin (siehe Seite 407) und die Abgabe von Elektronen durch Vitamin E beitragen. Im Rahmen der Lebensvorgänge ist eine biologische Sauerstoffverwertung nur durch harmonisches Ineinandergreifen pro-oxydativ und anti-oxydierend wirkender Stoffe möglich, wobei mehrfach-ungesättigte Fettsäuren („Vitamin F") als „Acceleratoren" (Beschleuniger), Tocopherole (Vitamin E) dagegen als „Moderatoren" (Hemmstoffe, Verzögerer) wirken.

Für die Praxis bedeutet dies, daß Vollkornerzeugnisse eine natürliche Ausgleichsnahrung darstellen, welche die Lebensvorgänge von seiten der Ernährung normalisiert. In 100 Gramm Knäckebrot sind etwa 2 Milligramm, in

100 Gramm dunklem Brot aus hochausgemahlenem Mehl ca. 0,5 bis 0,6 Milligramm Vitamin E enthalten, die zur Deckung eines großen Teiles des menschlichen Tagesbedarfes ausreichen. Freilich ist zu bedenken, daß der Bedarf an Vitaminen ganz allgemein großen Schwankungen ausgesetzt ist. So steigert sich der Vitaminbedarf auffallend bei jeder Art von Überbeanspruchung, sei es körperlicher oder seelischer Art. Verstärkte Einwirkungen durch nervöse Reize oder Spannungen („stress") bedingen im Organismus eine erhöhte Mobilisierung von Wirkstoffen zur Förderung von Anpassungsvorgängen. Vitamin E wirkt als ein den „stress" ausgleichender Faktor, für den bei zunehmendem Alter ein erhöhter Bedarf besteht. Von hohem Interesse ist auch die Feststellung, daß in den Fettgeweben des weiblichen Körpers die Ansammlungen von Vitamin E mehr als dreimal so hoch sind wie in den Fettgeweben des Mannes. Offenbar sorgt die Natur für die besondere Aufgabe der Frau vor, indem sie dem weiblichen Körper ein höherwertiges Depot an Schutzstoffen mitgibt. Eine statistisch nachgewiesene Tatsache ist es ja auch, daß die Zahl der Herz- und Kreislauferkrankungen bei Männern größer ist als bei Frauen, die im allgemeinen auch ein höheres Lebensalter erreichen.

Roggen und Weizen sind durch höchste Vitamin-E-Gehalte ausgezeichnet, wofür allerdings nur die Vollkornerzeugnisse in Betracht kommen, da nur in den betreffenden Keimen reiche Quellen für Vitamin E vorliegen.

Getreideerzeugnisse und Vitamin-E-Versorgung. Vitamin E stammt zum weitaus überwiegenden Teil aus dunklem Brot. Aus diesem erfolgt eine vollständige Resorption, ebenso wie aus tocopherolhaltigen Ölen. Demgegenüber treten alle übrigen Nahrungsmittel als Vitaminspender für Tocopherole in den Hintergrund; nur die Milch vermag bei reichlichem Genuß nennenswerte Vitamin-E-Mengen zuzuführen, weshalb sie zu jedem Schulfrühstück – neben Vollkorn- oder Knäckebrot — unbedingt gehört.

Infolge ihres niedrigen Tocopherolgehaltes kann die Kartoffel auch bei mengenmäßiger Überlegenheit in der Gesamtkost nicht wesentlich zur Deckung des Vitamin-E-Bedarfes beitragen, was auch für Fisch, Fleisch und Ei gilt. Auch Weißmehl kommt als Tocopherolquelle weit weniger in Betracht.

Gegen höhere Temperaturen ist Vitamin E beständig. Erst nach etwa dreistündigem Erhitzen auf 170 Grad Celsius kommt es zur Abnahme der Tocopherolwirksamkeit. Beim Backen des Brotes findet keine Abnahme an Vitamin E in den inneren Teilen statt. Knäckebrot erleidet überhaupt keinen Verlust an Vitamin E beim Backen.

Die Wirkung der Tocopherole ergibt sich daraus, daß sie mit anderen fettlöslichen Wirkstoffen funktionelle Einheiten bilden, wobei Vitamin E gegenüber mehrfach-ungesättigten Fettsäuren antagonistisch wirkt, Vitamin A und seine Vorstufe Karotin vor der Oxydation schützt und darüber hinaus die enzymatische Umwandlung des Provitamins in aktives Vitamin A begünstigt.

Vitamin E wirkt dem ungünstigen Einfluß unausgeglichener Kostformen, insbesondere bei zu hoher Fettaufnahme entgegen. Gesteigerte Fettzufuhr erhöht den Bedarf an Vitamin E und Vitamin F.

In großen Höhenlagen, bei verringertem Sauerstoffangebot, wirkt Vitamin E als Schutzstoff und setzt dadurch die Erträglichkeitsgrenze hinauf. Vitamin-E-Zufuhr ist daher für den Bergsteiger und jeden anderen Sporttreibenden von außerordentlicher Bedeutung.

Vitamin E wirkt auch als Schutzstoff gegenüber oxydativen Veränderungen der Vitamin-B-Gruppe.

Verwendung hochwertiger Ausgangsmaterialien und richtige Teigführung bilden die notwendigen Voraussetzungen dafür, daß Vollkornbrot oder dunkles Brot mit Weizenkeimzusatz wesentlich zur Bedarfsdeckung mit Vitamin E beizutragen vermag: das tägliche Brot bildet das Kernstück der Vitamin-E-Versorgung.

Phosphatide (Lezithin)

Die Phosphatide, insbesondere das Lezithin, bewirken eine Emulgierung sowie den Transport der Fettsäuren und anderer fettähnlicher Nahrungsbestandteile (Lipoide). Lezithin ist für die Tätigkeit der Gehirn- und Nervenzellen sowie für den Cholesterinstoffwechsel von entscheidender Bedeutung.

Bei ausschließlicher Ernährung mit Weißbrot, Weißmehlerzeugnissen, Süßwaren, poliertem Reis werden an die Vitamin-B-Reserven des Organismus außerordentlich hohe Ansprüche gestellt, denen er nicht nachkommen kann, wenn nicht durch Haferflocken, Weizenkeime, Nüsse, Mandeln und Hefe häufigere Kostaufwertungen erfolgen.

Die Vitamin-B$_1$-Versorgung ist praktisch ungefähr ausgeglichen, wenn gleiche Mengen von Vollkornprodukten und Weißmehlerzeugnissen aufgenommen werden. Sehr günstige Vitamin- und Mineralstoffgehalte sind in guten Spezialbroten vorhanden, denen einige Prozent erstklassiger Weizenkeime zugesetzt werden.

Die Bedeutung der Weizenkeime in Spezialbroten

Vielfach sind die im Handel befindlichen Weizenkeime biologisch entwertet, was entweder auf ungünstige Wachstums- und Erntebedingungen oder unzweckmäßige Lagerung zurückzuführen ist. In beiden Fällen ist die Qualität minderwertig, da im Fettanteil des Getreidekeimes Spaltungen auftreten, freie Fettsäuren und Ranzigkeitsprodukte entstehen und die empfindlichen Vitamine schwere Einbußen erleiden. Insbesondere wird das Vitamin E durch derartige Vorgänge in seiner Aktivität stark beeinträchtigt und der Zusatz solcher Keime verliert damit seine Bedeutung. Bei der Analyse der Vitamin-E-Gehalte der im

Handel befindlichen, mit Weizenkeimen „angereicherten" Brote fanden wir beispielsweise 0,25 mg% Vitamin E in einem Brot, von dem behauptet wird, daß es besonders reich an diesem Vitamin sei. Tatsächlich beginnt ein Brot in bezug auf seinen Vitamin-E-Gehalt erst dann interessant zu werden, wenn es Werte, die über 1 mg% liegen, aufweist und diese Werte auch bei Nachprüfungen beibehält. Mit rund 300 Gramm eines Brotes vom Vitamin-E-Gehalt 1,2 mg% nimmt man 3,6 Milligramm an diesem Wirkstoff auf; diese Menge entspricht schon einem Großteil des Tagesbedarfes, während bei dem obgenannten Brot mit 0,25 mg% Vitamin E auch beim Verzehren von 400 Gramm erst ein kleiner Bruchteil des Tagesbedarfes an Vitamin E aufgenommen wird.

Eine Ernährung kann als Ganzes betrachtet am günstigsten so gestaltet werden, daß nicht ausschließlich Weißmehlprodukte verzehrt werden, die einen Mindergehalt an den genannten Vitaminen haben, sondern zur Erhaltung der Gesundheit und Leistungskraft die qualitativ hochwertigen Vollkornprodukte, mit Getreidekeimen angereicherten Brote, Früchtebrote und Milchgebäcke bevorzugt werden. Eines steht jedenfalls fest: Die moderne Ernährungswissenschaft führt zu der Erkenntnis, daß im Getreide und dunklen Brot gesundheitlich wichtigste Lebensstoffe mit wertvollen Energieträgern zur menschlichen Ernährung wesentlich beitragen.

Kurze ernährungsphysiologische Kennzeichnung von Knäckebrot

In außerordentlich einfacher und zuverlässiger Weise kann eine wirklich zeitgemäße Versorgung mit wertvollen Schutz- und Kraftstoffen über das Knäckebrot erfolgen.

Die Verteilung aller Nähr- und Wirkstoffe ist im Knäckebrot als außerordentlich günstig zu bezeichnen, was auch für die Mineralstoffe gilt, da ein Überschuß an Kalium gegenüber Natrium vorliegt und ein sehr hoher Gehalt an Magnesium, Eisen und anderen Spurenelementen für die Blutbildung und Zahngesundheit günstige Grundlagen schafft. Knäckebrot stellt eine hervorragende Nahrungsgrundlage mit ausgezeichneten Nähr- und Wirkstoffgehalten dar, die ebenso als wertvolle Energiequelle wie als Schutznahrungsmittel zur Erhaltung der körperlichen und geistigen Widerstandskraft geeignet ist.

Knäckebrot ist bei richtiger Lagerung in voller Frische und Knusprigkeit sehr lange haltbar. Eine physikalisch-chemische Veränderung der Stärke, wie sie bei Laib- und Kastenbroten nach einigem Lagern auftritt, kann beim Knäckebrot nicht zum sogenannten Altbackenwerden führen. Durch den niedrigen Wassergehalt (etwa ein Fünftel bis ein Sechstel des gewöhnlichen Vollkornbrotes) eignet sich Knäckebrot bestens für die Verpflegung bei Sport und Camping sowie bei Bahn-, Auto- und Luftreisen. Knäckebrot wird auch von empfindlichen Personen mit Magen-, Darm-, Leber- und Gallenleiden an-

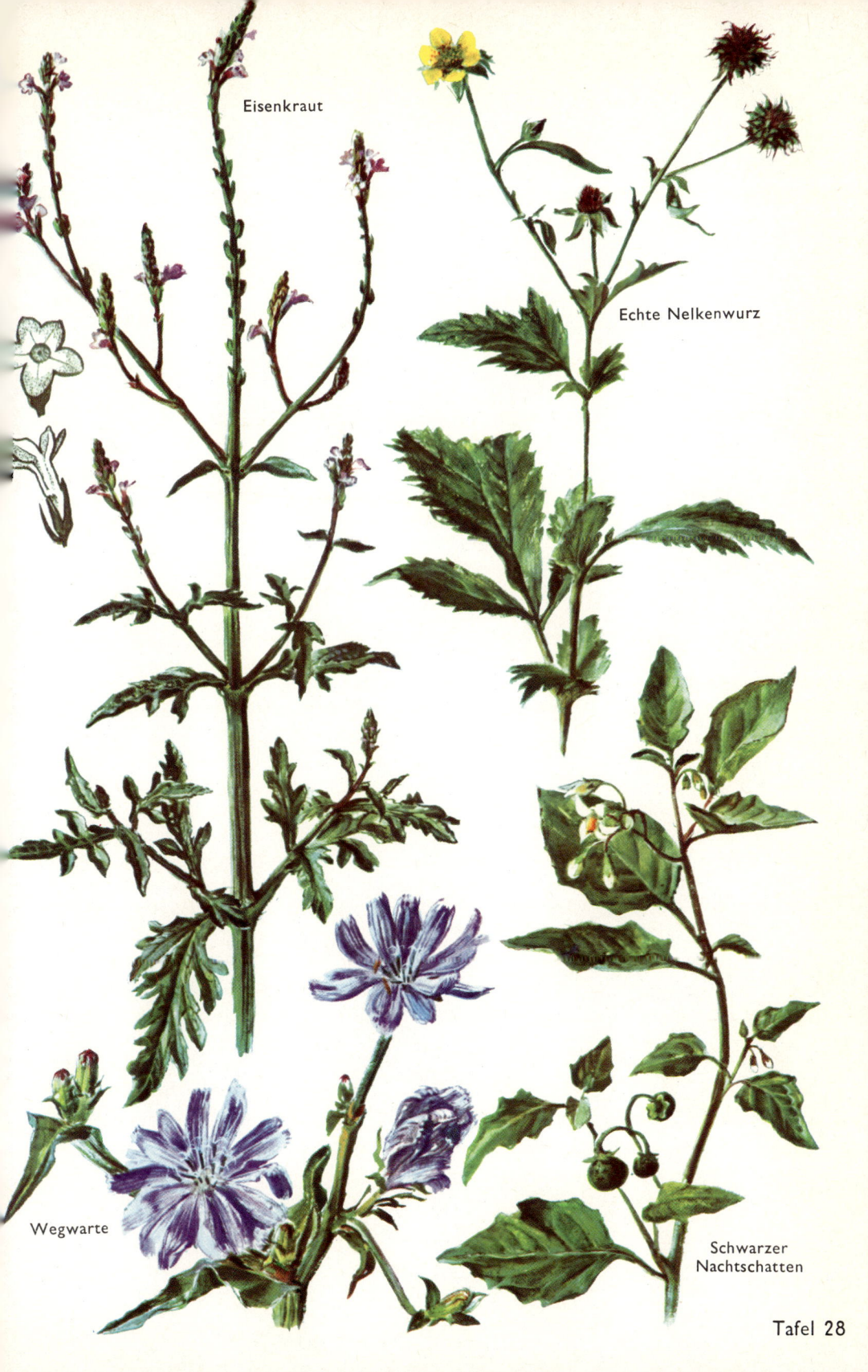

Eisenkraut

Echte Nelkenwurz

Wegwarte

Schwarzer
Nachtschatten

Tafel 28

standslos vertragen, weil es sorgfältig aufgeschlossen, durch den Backprozeß leicht dextriniert und von blähenden Bestandteilen völlig frei ist.

Der Härtegrad des Knäckebrotes veranlaßt zu längerem Kauen und Einspeicheln, wodurch die Funktion des Gebisses gestärkt, die Blutversorgung der Pulpa (Zahnmark) angeregt und auf natürliche Weise der Zahnkaries vorgebeugt wird. Was die Zahngesundheit anbelangt, so steht es derzeit bei beiden Geschlechtern gleich schlecht. Während in vergangenen Jahrhunderten, als man den Gebrauch von weißem Mehl und raffiniertem Zucker noch nicht kannte, die Zahnkaries durchschnittlich 15 bis 20 Prozent der Bevölkerung befiel, werden heutzutage gegen 99 Prozent der Bewohner zivilisierter Gegenden von dieser Volksseuche heimgesucht. Sie ist ihrerseits wieder für einen Teil der Degenerationskrankheiten unserer Zeit verantwortlich, denn aus vernachlässigten Zahneiterungen können sich Rheumatismus, Herz- und Kreislaufschäden sowie Magen- und Darmerkrankungen entwickeln. All diese Erkrankungen vermag der Genuß von gutem Knäckebrot nebst einer auch im übrigen harmonischen Lebensweise und Ernährung zu verhüten, ebenso die durch biologisch unausgeglichene Kostgestaltung verursachte Fettsucht.

Hafer und Hafernährmittel

Ihrer chemischen Zusammensetzung nach weisen Hafernährmittel höhere Gehalte an Eiweiß, Fett, Lezithin, Energievitamin B_1 und Vitamin E, ferner Eisen, Kupfer, Mangan und anderen Spurenelementen auf als andere Getreideerzeugnisse aus dem vollen Korn. Eiweiß- und Fettgehalt der Hafernährmittel liegt ungefähr halb so hoch wie die betreffenden Gehalte in Weizenkeimen des Handels.

Ein besonderer Wert der Haferflocken für die Ernährung von Säuglingen, Kindern und Genesenden besteht in ihrer blutbildenden Wirkung, die auf den hohen Gehalt an phosphorsaurem Kalk, Eisen und anderen Spurenelementen zurückzuführen ist. Auch die Entwicklung der Knochen und Zähne wird dadurch gefördert.

Die Verwendungsmöglichkeiten von Haferflocken und Hafermark im Haushalt sind fast unbegrenzt. Angefangen von einer nahrhaften Frühstücksspeise (süß mit Milch oder gesalzen aus leicht gerösteten Haferflocken zubereitet) über allerlei Haferflockenlaibchen, mit Gemüse oder faschiertem Fleisch kombiniert, bis zur reichen Fülle von köstlichem Haferbackwerk gibt es kaum eine Mahlzeit, die nicht durch irgendeine Speise aus Hafererzeugnissen bereichert werden könnte.

Auch das berühmte „Bircher-Müsli" (nach dem Schweizer Arzt Dr. Bircher-Benner benannt), aus Haferflocken, Milch, etwas Zucker, rohen, geriebenen Äpfeln und geriebenen Nüssen oder Haselnüssen zubereitet, erfreut sich bei jung und alt mit Recht größter Beliebtheit.

Schutznahrungsmittel gegen Verkehrsunfälle

Aus einer amerikanischen Statistik über die Verkehrsunfälle geht hervor, daß sich 55 Prozent der tödlichen Unfälle bei Nacht ereigneten. Nach Bekanntwerden dieser Ziffer riet man den Autofahrern, zur Verbesserung ihrer Sehschärfe bei mangelhafter Beleuchtung oder wechselnden Blendreizen mehr Vitamin A in Form von Milch zu sich zu nehmen. Milch ist eine der reichsten natürlichen Quellen für dieses Vitamin, das durch Bildung des Sehpurpurs in der Netzhaut des Auges die Anpassung an rasch wechselnde Lichtreize sowie an das Sehen in der Dämmerung begünstigt. An zahlreichen Tankstellen in den USA wurden Milchautomaten aufgestellt, die sich regen Zuspruches erfreuen.

Aus einer Statistik der Weltgesundheitsorganisation, die sich unter vielen anderen aktuellen Problemen der Gesundheitsvorsorge auch mit der Frage der Verhütung von Alkoholschäden befaßt, läßt sich entnehmen, daß sich 44 Prozent der in Spitalspflege aufgenommenen Verkehrssünder in alkoholisiertem Zustand befanden.

Wenn es auch nicht möglich ist, rücksichtslosen Leichtsinn gänzlich zu verhüten, so bestehen doch Möglichkeiten, die heranwachsende Generation immer wieder auf die Gefahren der Straße und vor allem auf die durch Alkoholeinwirkung hervorgerufene Hemmungslosigkeit hinzuweisen, die zu schwersten gesundheitlichen und wirtschaftlichen Verlusten führen kann. Das Jugend-Rot-Kreuz hat im gesamten Bundesgebiet Wochen zur alkoholfreien Jugenderziehung eingeführt, bei denen von verantwortungsbewußten Lehrpersonen nicht nur Alkoholdelikte angeprangert, sondern auch jene Kostformen und Getränke hervorgehoben werden, die infolge ihrer harmonischen Zusammensetzung gar kein Verlangen nach Genußgiften aufkommen lassen.

Durch zweckmäßige, biologisch ausgeglichene Ernährung, in welcher die natürlichen Schutznahrungsmittel Milch, Obst, Gemüse und dunkles Brot als ausgiebige Quellen der Vitamine A, B, C und E reichlich vertreten sind, kann man auf einfache Weise Suchtgefahren, vor allem den Gefahren der Alkoholsucht, entgegenwirken. Viele Beweise wurden hierfür in letzter Zeit erbracht — wobei man sogar bei Tierversuchen beobachten konnte, wie bei einer unvollständigen Nahrung, in welcher das Vitamin B fehlte, Tiere sich auf alkoholische Getränke stürzten, während sie diese nicht berührten, wenn ihr Futter wieder genügend durch Vitamin B aufgewertet worden war.

Praktische Winke für die Ernährung des Sportlers

Jede aufgenommene Kalorie soll sich in der guten Gesellschaft der zu ihrer Verwertung notwendigen Wirkstoffe befinden. Dieser Grundsatz der modernen Ernährungslehre gilt im besonderen Maße für den Sportler, dessen Nahrungsbedarf in ökonomischer Weise gedeckt werden soll.

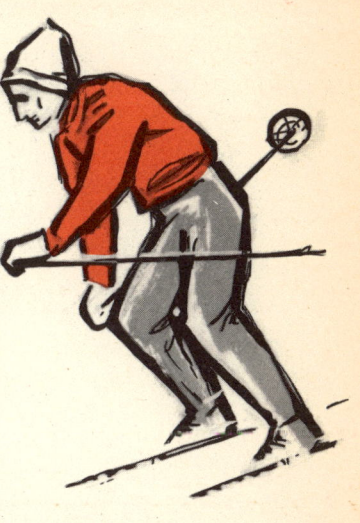

Bei der Zusammenstellung der Ernährung für den Sportler ist man bestrebt, durch richtig gewählte Nahrung die Verwertung des mit der Atemluft zugeführten Sauerstoffes zu erleichtern. Hiezu ist Frischgemüse in Form von Salaten als Spender von Vitamin C und E von bester Wirkung. Neuere Erfahrungen über die sauerstoffsparende Wirkung von Vitamin E haben dessen Bedeutung für den Sporttreibenden erwiesen. Man führt dieses Vitamin in zweckmäßigster Form in seinem natürlichen Gefüge durch Vollkornprodukte wie Hafernährmittel oder Vollkornbrot zu. Unter den Kohlehydraten des Hafers befindet sich ein sehr leicht löslicher Schleimstoff mit hoher Schutzkolloidwirkung, das Lichenin. Durch ihn wird die Verdauung gefördert und die Ausnutzbarkeit der Nahrung verbessert. Ein anderer bewährter Vitamin-E-Träger ist Knäckebrot, das sich als hervorragend haltbares Vollkornbrot von bester Verdaulichkeit besonders für Bergtouren und Diätzwecke eignet. Unter den Vollkornbroten sind auch die nach dem Steinmetzverfahren hergestellten oder durch Weizenkeime angereicherten Brote besonders verträglich und reich an Vitamin E.

Im Gemüse sind jene Lebensstoffe reichlich enthalten, die eine ökonomische Sauerstoffverwertung begünstigen: grüne Blattgemüse enthalten viel Eisen, Vitamin C und E, neben Karotin, der Vorstufe des Vitamins A. In Karotten ist Karotin vorherrschend, das diesem Wurzelgemüse seine gelbrote Farbe verleiht. Bei der Bereitung von Suppen aus Wurzelgemüse geht Karotin und Vitamin E nicht verloren, da gerade diese beiden Vitamine gegen das Erhitzen verhältnismäßig beständig sind. Somit stellen Gemüsesuppen nach Art der italienischen „Minestra" sehr wertvolle Beiträge zu einer zweckmäßigen Ernährung des Sportlers dar. Selbstverständlich können auch Kartoffeln zu einer solchen Suppe oder zu Gemüsespeisen vorteilhaft verwendet werden.

Eine sehr hochwertige Kombination stellen Kartoffeln mit Topfen und grünem Salat dar; wenn dazu noch ein Glas Joghurt kommt, so ist die

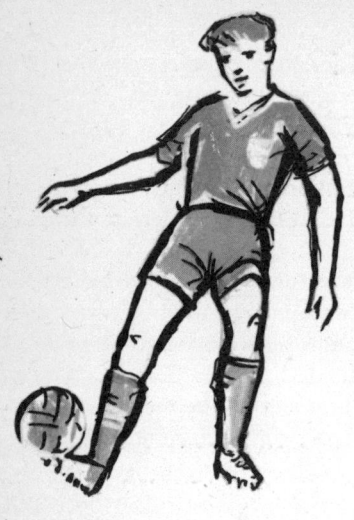

Darbietung zahlreicher lebenswichtiger Wirkstoffe gesichert.

Das wertvollste tierische Fett ist die Butter, die man ebenso zum dunklen Brot wie zu Kartoffeln oder Haferflocken verabreichen kann.

Fleisch hat den Vorzug einer konzentrierten Eiweißnahrung von hohem Geschmacks- und Sättigungswert. Zu große Fleischmengen wirken sich jedoch wegen des meist hohen Salzgehaltes ungünstig aus. Auf jeden Fall sollte Fleisch oder Wurst tunlichst durch Gemüse oder Salate aufgelockert werden. Unzweckmäßig sind große Mengen Gulasch, Krautfleisch oder Reisfleisch.

Zu Teigwaren bildet Käse eine beliebte Ergänzung; ebenso vorteilhaft ist eine Kombination von Teigwaren mit Topfen, etwas Butter und Salat. Bei der Zubereitung von Süßigkeiten aus Weißmehl und Zucker sollte stets an die Regel gedacht werden, Kalorien (in diesem Falle Kohlehydrate) vorzugsweise in Gesellschaft der dazu passenden Wirkstoffe aufzunehmen. Zu Kohlehydraten (Stärke und Zucker) bildet das Energievitamin B_1 eine entscheidende Ergänzung. Vitamin B_1 ist vorwiegend in Vollgetreideerzeugnissen vorhanden, besonders reichlich in Hafernährmitteln, Weizenkeimen, Vollkornbrot, Nüssen und Hefe.

Haselnüsse lassen sich vorteilhaft mit Haferflocken strecken. Zu Süßspeisen sollte häufig Obst, Honig und Milch verwendet werden. Dann befinden sich Kalorien und Vitamine auch in der besten Gesellschaft von lebenswichtigen Mineralstoffen, unter denen Kalk und Phosphor zur Erhaltung der Knochenfestigkeit und Zahngesundheit von wesentlicher Bedeutung sind. Mehlspeisen mit stärkereicher Creme sind ungünstig.

Unmittelbar vor einem Wettkampf sollte nichts gegessen, auch keine eiskalte Flüssigkeit getrunken werden. — Gutes Kauen ist für eine günstige Verwertung der Nahrung ausschlaggebend.

Zusammenfassend ergibt sich, daß dem Sporttreibenden die möglichst häufige Aufnahme von Schutznahrungsmitteln anzuraten ist, wozu außer Milch und Milchprodukten wegen ihres hochwertigen Eiweiß- und Fettanteiles im biologisch ausgeglichenen Gefüge insbesondere Obst und Gemüse sowie Vollkornerzeugnisse gehören, in denen neben Stärke auch reichlich Eisen, Energie-Vitamin B_1 und sauerstoffsparendes Vitamin E enthalten ist. Hierdurch können die mit einer richtigen Sauerstoffverwertung verbundenen Lebensvorgänge am besten von seiten der Ernährung unterstützt werden.

Leistungsnahrung für Jugendliche und Sportler

Aus Haferflocken und dunklem Brot gewinnt der Körper Stärke als Brennstoff nebst dem gleichzeitig im Vollkornerzeugnis enthaltenen Energie-Vitamin B1. Dieser Wirkstoff ist in höchsten Anteilen im ganzen Getreidekorn und dessen Keim, ferner in Hefe, Nüssen und Ölfrüchten (Sojabohnen, Mandeln) vorhanden. Gleichzeitig enthalten Vollkornerzeugnisse aber auch ein Höchstmaß an Vitamin E, das für die Muskelleistung sowie den Atmungsstoffwechsel von Bedeutung ist.

Ein reiches Angebot an lebenswichtigen Vitaminen und Mineralstoffen (Spurenelementen) fließt dem Körper auch durch die Milch zu; sie enthält die für die Zahngesundheit wesentlichen Mineralbestandteile Kalk und Phosphor in den gleichen Verhältnissen, wie sie der wachsende Knochen benötigt. Beim körperlich stark beanspruchten Menschen ist stets für eine ausreichende Versorgung mit Kalk und Phosphor in biologisch ausgeglichenen Verhältnissen zu sorgen. Ab und zu wird die Aufnahme von Weißgebäck keineswegs schaden. Es ist aber zu bedenken, daß Weißmehl nur einen Bruchteil der im Vollkornbrot ursprünglich vorhandenen Wirkstoffe (Mineralstoffe, Vitamine) enthält. Weißmehl und Zucker stellen insbesondere sehr hohe Ansprüche an die Vitamin-B-Reserven des Organismus. Bei unterwertiger Versorgung mit Vitamin B1 leidet die Ökonomie der Leistung, es tritt früher Ermüdung ein, da sich die bei der Muskeltätigkeit gebildete Milchsäure nicht so rasch verbraucht wie in Gegenwart ausreichender Mengen des Energie-Vitamins B1. Der Sporttreibende ist daher auf die Versorgung mit diesem Wirkstoff besonders angewiesen. Im Vollkornbrot (Knäckebrot) und Vollkornbrei (Haferflocken, Hafermark) ist Vitamin B1 mit anderen Vitaminen der B-Gruppe vergesellschaftet, die alle zu einem verbesserten Gesamtstoffwechsel beitragen. Auch die Milch enthält reichliche Mengen von Vitaminen der B-Gruppe, von denen B2 hauptsächlich für eine verbesserte Atmung, B6 für eine bessere Nervenfunktion und Vitamin B12 für eine normale Blutbildung wesentlich sind.

In Früchten ist meist reichlich Vitamin C enthalten, das für alle Lebensvorgänge von höchster Bedeutung ist. Für die Funktion der feinsten Blutgefäße (Kapillaren) ist Vitamin C besonders in Gegenwart der sonst noch in Früchten enthaltenen Wirkstoffe wichtig.

Außer den wasserlöslichen Vitaminen B und C sind jedoch die fettlöslichen A, D, E, K, ferner mehrfach-ungesättigte, sogenannte essentielle Fettsäuren („Vitamin F") von hoher Bedeutung. Alle diese Wirkstoffe findet man im Milchfett harmonisch vertreten. Für die Ernährung des Schulkindes, des körperlich Tätigen und Sporttreibenden soll daher folgender tägliche Kostplan verwirklicht werden:

Morgens: Zur Versorgung mit Nähr- und Aufbaustoffen Haferflockenbrei (mit Wasser eingekocht), dazu Schwarzbrot oder Knäckebrot. Milch kann auch zur Bereitung einer guten und nahrhaften Haferspeise dienen. Hierzu weicht man Haferflocken am Vorabend in wenig Wasser ein (zum Beispiel zwei Eßlöffel Haferflocken in ebensoviel Wasser); am Morgen fügt man ein Achtelliter Milch und geriebene Äpfel dazu, süßt mit Honig oder Zucker, erhöht den Geschmackswert mit Nüssen oder Rosinen und trinkt allenfalls noch ein Glas Fruchtmilch dazu (zum Beispiel Erdbeermilch).

Vormittags dient ein Butterbrot oder Käsebrot zur weiteren Kräftigung; dazu ein Fläschchen Joghurt oder ein Glas Edelsauermilch, falls nicht Schulmilch dargeboten wird. Wenn Früchte vorhanden, so können diese auch mit Vorteil am Vormittag gegessen werden. Auf diese Weise hat man dem Körper Eiweiß aus Milch und Milchprodukten zum Aufbau zugeführt.

Die *Mittagsmahlzeit* sollte durch einen Gemüsesaft aus frischen Karotten oder Tomaten eingeleitet werden. An Stelle dessen kann auch eine Salatplatte aus rohen Gemüsearten dienen (grüner Blattsalat, Tomaten, Kraut). Die Hauptspeise soll Fleisch oder Fisch beziehungsweise einen anderen hochwertigen Eiweißträger beinhalten. Sehr vorteilhaft erweist sich hierbei feiner Topfen (Quark), mit Sauermilch oder Rahm verrührt und mit Kräutern und etwas Kümmel gewürzt. Dazu passen alle gedünsteten Gemüsearten, ebenso Kartoffeln in gekochtem oder gebratenem Zustand. Sehr zweckmäßig verwendet man auch halbierte, mit etwas Öl an den Schnittflächen bestrichene und dann im Rohr gebackene Kartoffeln. Hierbei schont man das ursprünglich in der Knolle enthaltene Vitamin C am besten. Selbstverständlich lassen sich mit Hilfe von Eiern und Käse sehr nahrhafte Gemüse- und Kartoffelspeisen herstellen. Als Nachtisch hat sich in vielen Ländern eine Käseplatte bewährt, wozu Äpfel vorzüglich passen. Den Abschluß der Mittagsmahlzeit kann auch eine mit Obst aufgewertete Süßspeise bilden.

Nachmittags ist eine Fruchtmilch das Richtige. Durch Obst wird reichlich Kalium zugeführt, wodurch die Ausscheidung von Wasser mit Schlackenstoffen aus dem Körper begünstigt wird. Wer Sauermilch vorzieht, kann auch diese mit Früchten vorteilhaft ergänzen.

Die *Abendmahlzeit* sollte nicht zu spät eingenommen werden, um einen ruhigen Schlaf zu sichern. Zur Einleitung kann eine Suppe dienen, die nach Art der italienischen „Minestra" reichlich Gemüse enthält. In den Wurzelgemüsen (Karotten, Sellerie, Petersilienwurzeln) sind wertvolle Mineralsalze enthalten, die zur Nahrungsverwertung beitragen. Als Kalorienträger kommen Vollkornbrote (Knäckebrot, mit Weizenkeimen angereichertes Spezialbrot, Steinmetzbrot, Bircherbrot, Waerlandbrot, Pumpernickel oder Simonsbrot) in Betracht, zu denen Quark (Topfen), Gervais und andere Käsearten bestens passen. Bei keiner „kalten Platte", die Eier, Fleisch oder Käse umfaßt, sollte auf eine Auflockerung durch Salate verzichtet werden.

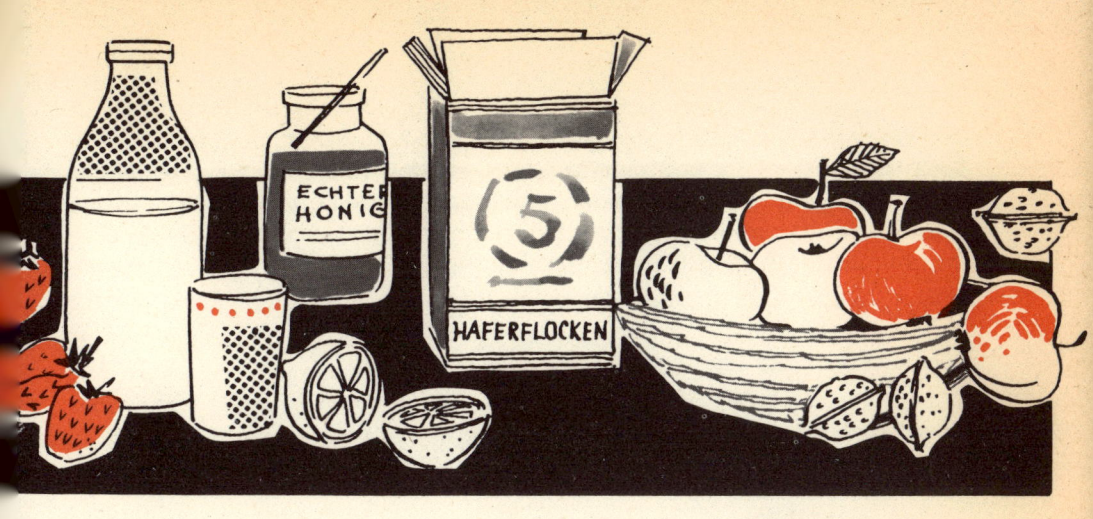

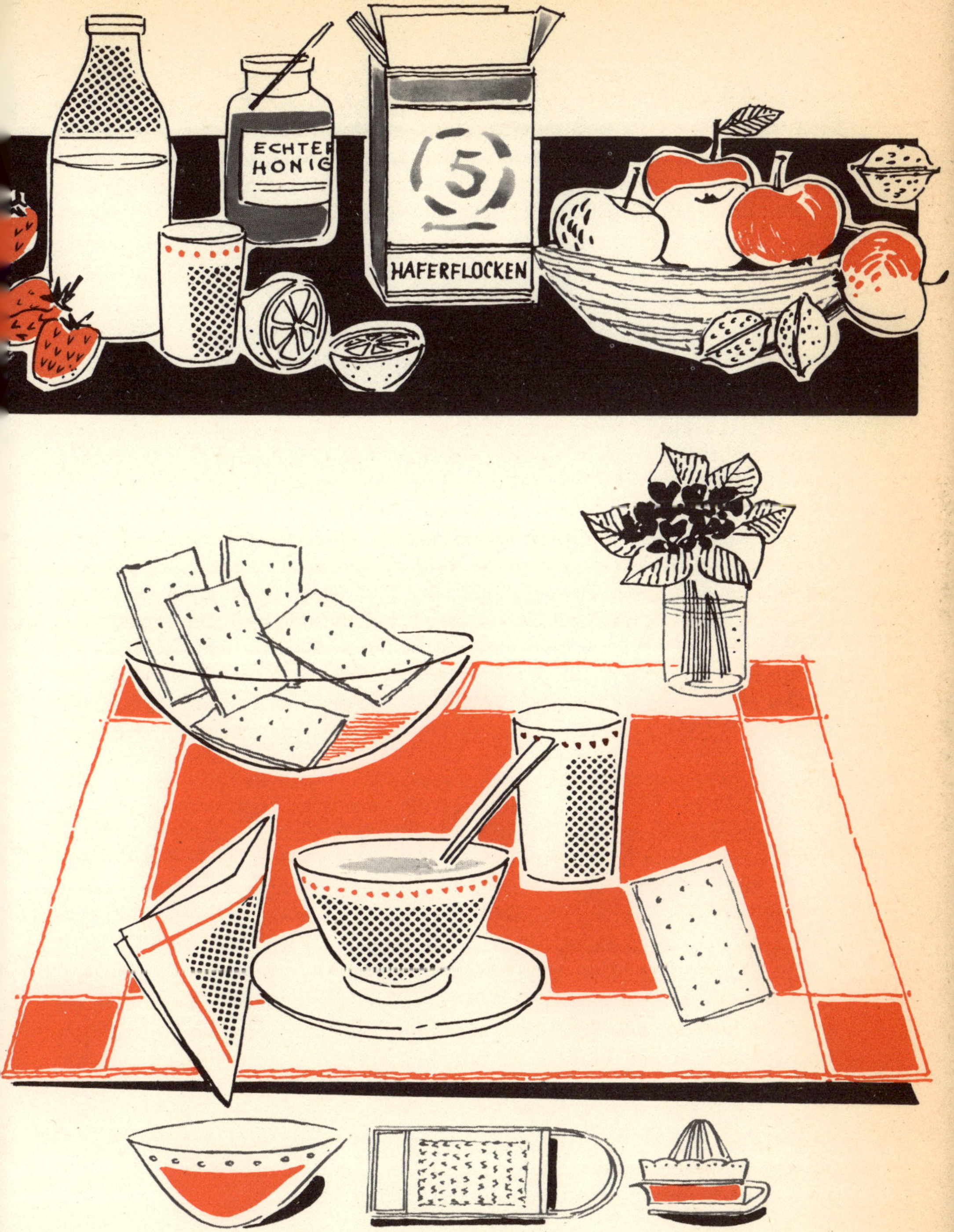

Abb. 39: Ein vorbildliches Frühstück

Als *Getränk* bevorzugt der Jugendliche und Sporttreibende den Obstsaft beziehungsweise Süßmost, der natürlichen Fruchtzucker nebst erfrischenden Fruchtsäuren und Aromastoffen zuführt. Zu den Getränken, die gleichzeitig hohe Nähr- und Gesundheitswerte zuführen, gehört süße oder saure Milch, mit Früchten harmonisch aufgewertet.

Für das Schulkind soll der Apfel ein jederzeit verfügbares Lebensmittel bilden. Aus Wirtschaftsäpfeln lassen sich wohlschmeckende und gleichzeitig nahrhafte cremeartige Speisen (unter Mitverwendung von Milch, Topfen oder Rahm) herstellen.

Apfel-Milch-Creme: 200 Gramm mit Zucker gedünstete Äpfel (mit Zimt, Gewürznelken, wenig Zitronen- und Orangenschale und sehr wenig Wasser eingekocht, dann abgekühlt), dazu 100 Gramm Milch (roh, pasteurisiert), ferner 50 Gramm Süßrahm und ebensoviel weicher, nicht bröckeliger Topfen.

Apfel-Milch-Frappé: 200 Gramm gedünstete, erkaltete Apfelmasse (wie oben) werden mit 100 Gramm Milch mit oder ohne Mixer unter Zusatz von Speiseeis verrührt; hierbei kann mit etwas Schlagobers verziert werden.

Obige Kombinationen sind infolge ihrer einfachen Zusammensetzung sehr leicht verdaulich und können daher auch als Diätspeisen bei verschiedenen Krankheiten verwendet werden. Besonders willkommen für Rekonvaleszente und ältere Personen, ebenso für Kinder und Magenempfindliche, eignen sich Apfelmilchspeisen. Diese sind aber auch ganz allgemein als bekömmlicher Nachtisch im Einzelhaushalt, in Gaststätten und Erholungsheimen zu empfehlen.

Ernährung und Körperpflege = Schönheit

Im „Atomzeitalter" ist es von Interesse zu erfahren, daß der altgriechische Philosoph Demokritos von Abdera etwa 400 Jahre vor Christi Geburt als erster das Bestehen kleinster Teilchen der Materie erkannte und diese als „Atome" bezeichnete. Dieser Demokritos erreichte in vollster körperlicher Frische und Gesundheit ein Alter von über 100 Jahren; als man ihn fragte, welchen Lebensbedingungen er sein hohes Alter und seine Rüstigkeit verdanke, antwortete er: „Ganz einfach, innen Honig, außen Öl." Damit wollte er zum Ausdruck bringen, daß er seine Ernährung möglichst einfach gestaltete, ohne auf eine regelmäßige Körperpflege zu verzichten. Wir wissen durch die Überlieferung aus damaliger Zeit, daß Demokritos auch sehr gern Milch trank, dies aber — als selbstverständlich — gar nicht besonders erwähnte.

So lieferte der alte Demokritos ein nachahmenswertes Beispiel für die wesentlichen Grundsätze der auf Gesundheit und Leistung auch im hohen Lebensalter bedachten Menschen aller Zeiten: maßvolle Ernährung mit biologisch hochwertigen Kostformen, die der inneren Körperpflege dienen, wozu als notwendige Ergänzung die äußere Pflege kommt.

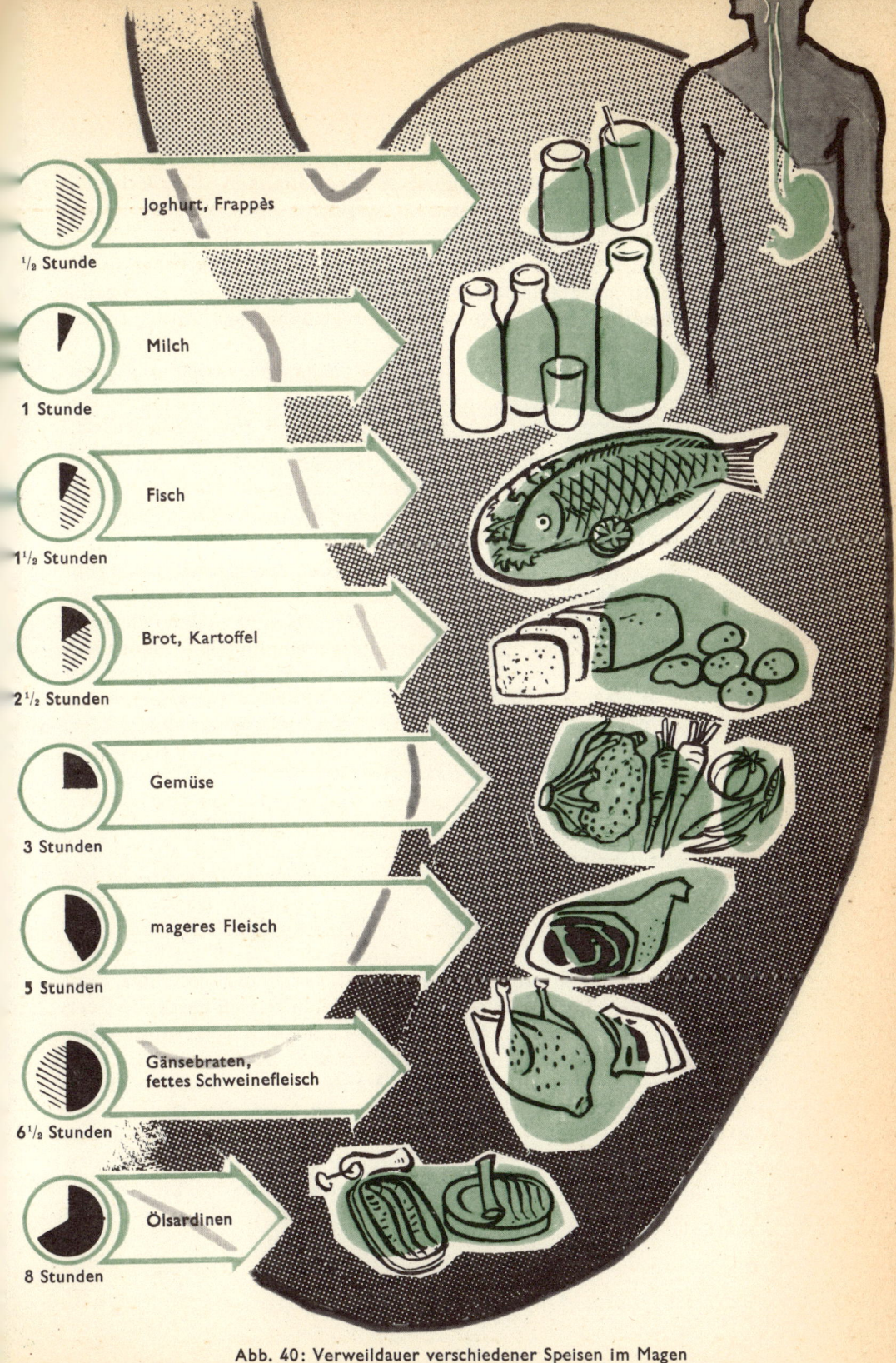

Abb. 40: Verweildauer verschiedener Speisen im Magen

Aus der späteren Geschichte ist allgemein der Hinweis auf paradiesische Zustände in einem Land bekannt, wo „Milch und Honig" floß. Offenbar hatte man schon damals wohl begriffen, daß diese beiden Lebensmittel zum Besten gehören, was die menschliche Ernährung aufzuweisen hat. Auch kosmetisch sind heute noch, oder vielmehr wieder, Honig und Milch als Hilfsmittel einer äußeren Körperpflege anerkannt.

In der Hochblüte des römischen Kaiserreiches galt das Baden in Eselsmilch als Schönheitsmittel, dessen sich beispielsweise auch Neros Gemahlin, die schöne Poppäa, täglich mit unverkennbarem Erfolg bediente.

Die Erkenntnis der wahren Zusammenhänge zwischen Ernährung, Körperpflege und Schönheit blieb freilich erst unserem Zeitalter vorbehalten, in welchem durch wissenschaftliche Forschung ermittelt wurde, wie einzelne Bestandteile unserer Lebensmittel zur Erhaltung der Gesundheit und schöner Körperformen beitragen können. Bei einem internationalen Kongreß der Union für Ernährungswissenschaft in Amsterdam wurde von denjenigen Fachleuten, welche selbst diesbezügliche Untersuchungen angestellt hatten, berichtet, wie furchtbar entstellt Kleinkinder im Alter von zwei bis fünf Jahren durch Ernährungsschäden seien. Häßliche Veränderungen der Haut, Verfärbung der Haare, aufgedunsener Leib und glanzlose Augen waren die äußeren Kennzeichen schwerer Krankheit, die sich außerdem durch Verdauungsstörungen und Lebervergrößerungen kundgab. Diese vorwiegend in tropischen Gebieten von Afrika bei der Eingeborenenbevölkerung auftretende, als „Kwashiorkor" bezeichnete Krankheit konnte durch rechtzeitige Verabreichung von Trockenmilch in verhältnismäßig kurzer Frist geheilt oder durch regelmäßige Milchnahrung verhütet werden.

Die verunstaltenden Merkmale dieser Eiweißmangelkrankheit verschwanden nach Darbietung von biologisch höchstwertigem Eiweiß, wie es die Milch aufweist, am raschesten. Man versuchte selbstverständlich auch andere eiweißhaltige Lebensmittel zur Behandlung der genannten Mangelkrankheit, aber diese Versuche ergaben immer wieder die Überlegenheit der Milch mit ihren harmonisch aufeinander abgestimmten Nähr- und Wirkstoffgefügen.

Die günstigsten Kostformen sind ja allgemein jene, die einen hohen Nährwert besitzen, ohne den Körper zu belasten. Hiermit hängt auch die Verweildauer der Speisen im Magen zusammen; Milchspeisen sind am leichtesten, wenn sie nicht fett zubereitet werden. Vergleichsweise fand man, daß Milch oder Schleimsuppe (zum Beispiel aus Haferflocken) durchschnittlich eine Stunde im Magen verweilt; Obst und Gemüse zwei Stunden; Brot und Eier verbleiben etwa zweieinhalb Stunden im Magen; Fleisch oder Fisch, je nachdem ob mager oder fett, mindestens drei Stunden; Schweinefleisch, fette Fische, Sardinen oder Aal sowie Gänse- oder Entenbraten vier bis fünf Stunden.

Somit ist die Milch auch für Diätzwecke die geeignetste Nahrung, da sie am leichtesten verdaulich ist und am wenigsten Schlacken im Körper zurückläßt.

Zu einer sorgfältigen Körperpflege gehört in erster Linie die Haut, die von innen richtig ernährt und von außen nach den Grundsätzen moderner Kosmetik behandelt werden soll. Die menschliche Haut, als schützendes Gewand, das unseren Körper ständig umkleidet, nimmt bis zu einem Drittel des Gesamtblutes auf und ist daher von dessen Zusammensetzung stark abhängig. Insbesondere benötigt das Unterhautzellgewebe zur Erhaltung seiner Spannkraft hochwertiges Eiweiß mit all seinen Bausteinen, den sogenannten Aminosäuren, ferner Fettbestandteile wie Lezithin und Cholesterin im richtigen Gleichgewicht und schließlich eine ausreichende Versorgung mit Vitamin A, das man wegen seiner nahen Beziehung zu einer schön entwickelten Haut als „Schönheitsvitamin" bezeichnet. All diese für unser Hautkleid so wichtigen Nahrungsbestandteile liefert uns in zweckmäßiger Form und Verteilung die Milch mit ihrem höchstwertigen Eiweiß, das alle lebenswichtigen Aminosäuren in günstiger Verteilung enthält und in ihrem Fettanteil die fettlöslichen Wirkstoffe, wozu die Vitamine A, D, E, F und K gehören, vollzählig zur Verfügung stellt.

In einem Liter Milch ist fast der ganze Tagesbedarf an Vitamin A vorhanden, und zwar um so mehr, je wertvoller das Futter ist, das der Kuh am günstigsten auf sommerlichen Weidegründen dargeboten wird. Bei winterlicher Stallfütterung der Kühe liegt auch der Vitamin-A-Gehalt der Milch etwas niedriger, daher ergänzt man ihn zweckmäßig durch Rahm und Butter, die neben tierischer Leber, Fischlebertran und Eidotter die reichsten natürlichen Quellen für das Schönheitsvitamin A bilden. Dieses schützt sowohl die Haut als auch die Schleimhäute gegen das Austrocknen, weshalb neben der äußerlichen Hautpflege auch stets an die von innen kommende Versorgung der Haut mit den für ihre Aufgaben wesentlichen Nahrungsbestandteilen gedacht werden muß, zu denen neben den Schönheitsvitaminen A und F auch Lezithin gehört. Dies ist ein phosphorhaltiger Fettstoff, der in Milch, Buttermilch, Rahm, Butter und Eigelb reichlich vorkommt und dem wir bei der Besprechung der Nerventätigkeit noch einmal begegnen werden.

Damit kommen wir zu Hinweisen auf eine weitere Gruppe von Wirkstoffen, die dem Körper mit der Nahrung zugeführt werden müssen, um eine richtige und vollständige Verwertung der eigentlichen Nährstoffe herbeizuführen; es sind dies die Vitamine der B-Gruppe, die zur Verwertung von Eiweiß und Kohlehydraten notwendig sind. In der Milch sind sämtliche Vitamine dieser Gruppe vorhanden; in höchsten Mengen enthält die Milch das Vitamin B_2, das in Verbindung mit Eiweiß an Atmungsvorgängen stark beteiligt ist. Nun ist ja bekannt, daß die Haut „atmet", wozu die Gegenwart jener Wirkstoffe beiträgt, welche die Zellatmung begünstigen, wie eben das Vitamin B_2. Die in der

Milch reichlich enthaltenen Vitamine A und B2, wozu noch ein besonderes „Hautvitamin" B6 kommt, bedeuten wesentliche Schutzmaßnahmen für unser Hautkleid, in welchem wir uns dann am wohlsten fühlen, wenn wir täglich Schutznahrungsmittel aufnehmen, zu denen außer Milch und den Milchprodukten hochwertige Vollkornerzeugnisse, Gemüse und Obst gehören. Ein anderes Vitamin der B-Gruppe, das auch in der Milch reichlich vorkommt, ist die Pantothensäure (unter dem Namen Panthenol vielen bekannt). Als hochwertiges Brot und Gebäck ist das aus dem vollen Getreidekorn hergestellte dunkle Brot oder Vollkornbrot zu bezeichnen, das noch sämtliche Bestandteile des Kornes und dessen Keim enthält. Hierdurch führt man dem Körper den energieliefernden Nährstoff Stärke und das zu seiner Verwertung notwendige Energie-Vitamin B1 in reichen Mengen zu, während im Weißmehl nahezu gar kein Vitamin B1 enthalten ist. Einen sehr hohen Gehalt an Vitamin B1 weisen auch Haferflocken ebenso wie Hafermark auf und manche Kosmetikschulen verwenden Gesichtspackungen aus Hafermehl und süßem Rahm, wodurch der Haut die hochwertigen Nähr- und Wirkstoffe dieser beiden Lebensmittel gleichzeitig zugute kommen.

Wie bedeutsam ein ausgeglichener Nervenzustand für Charme und Schönheit ist, weiß jeder; daher sollte eine harmonisch ausgeglichene Lebensweise und Ernährung mit Milch, Obst, Gemüse und anderen wichtigen Schutznahrungsmitteln gewährleistet werden. Das in der Milch reichlich enthaltene Lezithin ist ein Nervenaufbaustoff und das Vitamin B1 hat sehr enge Beziehungen zur Nerventätigkeit, weshalb man es zuweilen auch das „Nervenvitamin" nennt. Die im dunklen Brot oder Vollkornbrei (aus Hafer, Hirse, Roggen oder Weizen) enthaltenen Vitamine und Mineralbestandteile (unter denen Eisen eines der wichtigsten ist) ergänzen einander in vorteilhafter Weise; so bildet auch Schwarzbrot mit Topfen oder Butterbrot mit Käse eine hochwertige Nahrungsharmonie.

Nach der Besprechung der für Schönheit und Anmut so wichtigen Organe, Haut und Nerven, wollen wir uns nun den Zähnen und dem Knochengerüst zuwenden, die zur richtigen Entwicklung und Erhaltung einer ständigen Zufuhr der Knochenbaustoffe Kalk und Phosphorsäure bedürfen. Diese beiden Mineralstoffe finden wir in den dem menschlichen Bedarf entsprechenden Verhältnissen in der Milch, im Topfen und im Käse in reichsten Mengen. Mit einem Liter Vollmilch kann der gesamte Tagesbedarf des Erwachsenen an Kalk gedeckt werden; dies ist auch mit 250 Gramm Topfen oder 100 bis 150 Gramm Käse möglich. Eine zu geringe Aufnahme von Kalk und Phosphorsäure hat eine Abnahme der Knochenfestigkeit zur Folge, die häufig bei älteren Menschen dann eintritt, wenn sie dem Bedarf des Organismus an Knochenbaustoffen zu wenig Aufmerksamkeit widmen. Eine gute, straffe und sichere Haltung trägt viel zum vorteilhaften Aussehen eines Menschen bei, weshalb die Milch auch in diesem Zusammenhang als wichtige Hilfe zu betrachten ist.

Als natürliche Schutzstoffe gegen Infektionen kommen die Vitamine der B-Gruppe, ferner das Vitamin C in besonderem Maße in Betracht. Die reichsten Quellen für Vitamin C sind Gemüse und Obst, die man deshalb im Hinblick auf die Schutzwirkung der Haut gegen Infektionserreger reichlich genießen sollte. Bei der modernen Ernährung spielen Milch, Gemüse und Obst eine beherrschende Rolle; man verabreicht Obstsäfte meist schon zum Frühstück oder genießt Obst mit Milch am Vormittag.

Das Gemüse kann in sehr verschiedener Weise zubereitet werden. Am gesündesten ist das im eigenen Saft gedünstete, mit nur wenig Butter aufgewertete Gemüse. Diese Art der Zubereitung läßt sich bei Spinat, Chinesischem Kohl, Kochsalat, Karotten, grünen Bohnen und Erbsen gut durchführen. Eine andere Zubereitungsweise ist mit saurem Rahm möglich. Dieser paßt — ebenso wie Topfen — bekanntlich auch hervorragend zu Kartoffeln. Hier ist auch Sauerkraut zu nennen, das gedünstet oder mit saurem Rahm aufgewertet, für die Wintermonate eine sehr preiswerte Nährstoffquelle bildet, zu welcher im Rohr gebratene Kartoffeln sehr gut schmecken.

Empfehlenswert sind zur Erhaltung eines guten Teints auch Obst- und Gemüsesäfte, die man vor den Hauptmahlzeiten trinkt. Besonders beliebt sind die frisch gepreßten Säfte aus Karotten mit ihrem hohen natürlichen Zuckergehalt sowie Tomatensaft als reiche natürliche Vitamin-C-Quelle. Sauerkrautsaft bildet ein bekanntes Schönheitsmittel.

Aus den meisten Gemüsearten lassen sich wohlschmeckende Rohsalate, mit Würzkräutern aufgewertet, herstellen, wozu man entweder saure Milch oder Tafelöl mit etwas Zitronensaft reicht. Auch diese Salatplatten werden zweckmäßig vor der eigentlichen Mahlzeit genossen und Schlankheitsbeflissene essen dazu Käse oder Topfen, worauf dann — wenn das Schlankheitsbestreben nicht gefährdet werden soll — keine weiteren Speisen zu folgen brauchen.

Bei Kennern ist als leichter Mittagsimbiß folgende Zusammenstellung sehr beliebt: mollig weicher Topfen, mit süßem oder leicht angesäuertem Rahm verrührt und kleinen Obstscheiben (Äpfel, Birnen, Pfirsiche, eingelegte Kirschen, allenfalls Orangen- oder Bananenscheiben) vermengt. Eine solche Rahm-Topfen-Fruchtmischung enthält alle gesundheitsfördernden Bestandteile zu einer natürlichen Nahrungsharmonie vereinigt, die gleichzeitig eine anregende Wirkung auf die Verdauungsorgane besitzt.

Wer von Schönheit, Charme und Körperpflege spricht, sollte auch dabei an eine regelmäßige, gut funktionierende Verdauung denken. Unreiner Teint, mit Pickeln und Bläschen durchsetzt, hat häufig seine letzte Ursache in mangelhafter Verdauungstätigkeit. Bei krankem Darm erfolgt keine günstige Nahrungsverwertung, daher verordnet der bekannte Wiener Spezialist Doktor

Franz X. Mayr für solche Fälle eine mehrwöchige Milchkur zur Normalisierung der Darmtätigkeit. Nach einer solchen Kur wird mit Erfolg die Verabreichung von Gemüse- und Kartoffelsuppe angeschlossen, die auch hohe Nährwerte enthält und reichlich Kalium zuführt. In der modernen Diätetik kommt diese „Suppe des Hippokrates" wieder zu Ehren, jenes altgriechischen Arztes, von dem das berühmte Wort stammt: „Unsere Nahrungsmittel sollen Heilmittel und unsere Heilmittel sollen Nahrungsmittel sein." Dies trifft ja in besonderem Maße für die Milch zu, die als Heilmittel bei Magengeschwüren, Darm- und Leberleiden und in Verbindung mit Mineralwasser auch bei Erkältungskrankheiten (Milch mit Gleichenberger „Emmaquelle") verordnet wird. In allen diesen Fällen zeigt die Milch auch indirekt eine wohltuende Wirkung auf die Haut.

Nehmen wir als Gegenstück den vollgesunden, mit Begeisterung sporttreibenden modernen Menschen, bei dem wir nicht nur den „Rekord", sondern fast noch mehr die Harmonie der Bewegungen bewundern, die sich aus einer vollendeten Körperbeherrschung ergibt: Der erfolgreiche Sportler kann sich eine Ernährung ohne Milch gar nicht vorstellen und von Olympiakämpfern ist bekannt, daß sie bis zu zwei Liter Milch pro Tag trinken, wozu dann noch andere Milchprodukte (Butter, Käse) kommen.

Man bezeichnet jene Nahrungsmittel, die einen hohen Gehalt an natürlichen Schutzstoffen, vor allem Vitaminen, in Verbindung mit lebenswichtigen Mineralstoffen und Spurenelementen enthalten, als „Schutznahrungsmittel". Unter ihnen ist die Milch am wichtigsten, durch die schon das Kleinkind das wunderbare Ebenmaß seines wohlproportionierten Körpers mit dem rosigen Teint gewinnt. Durch regelmäßigen Genuß von Milch wird auch in späteren Lebensjahren die normale Verdauung gefördert, unerwünschtem Fettansatz entgegengewirkt und die natürliche Anmut erhöht. Die Milch bildet in mehrfacher Hinsicht einen wichtigen Schutz gegen Aufbrauchkrankheiten in späteren Lebensjahren, wozu die Knochenentkalkung gehört, die zu gebückter Haltung führt. Um dies zu vermeiden, soll tägliche Körperpflege, mäßiges Turnen und sportliche Betätigung nebst regelmäßiger Zufuhr natürlicher Kalkquellen dienen, unter denen Milch, Topfen und Käse besonders zu nennen sind.

Neue Forschungen in verschiedenen Ländern der Welt ergaben auch eine bedeutende Schutzwirkung der Milch gegen Gefäßerkrankungen, insbesondere der Herzkranzgefäße, Erscheinungen, deren Ursachen in einem übersteigerten Lebensrhythmus zu suchen sind („Managerkrankheit"). Der moderne Mensch ist völlig neuen Beanspruchungen und nervlichen Belastungen ausgesetzt, gegen die eine vernünftige Ernährung eines der wirksamsten Gegengewichte darstellt. Hier sei bemerkt, daß etwas ähnliches auch für die Belästigung durch giftige Abgase der Motorfahrzeuge gilt, welcher durch Milch bis zu einem gewissen Grad begegnet werden kann. Auch die schädliche Wirkung des

Rauchens wird durch Milchgenuß weitgehend gemildert. Schwarzer Kaffee verliert durch Zusatz von Milch viel von seiner nervenaufpeitschenden Wirkung, so daß man allen Menschen raten sollte, nicht nur schwarzen, sondern vorzugsweise weißen „Espresso" zu trinken.

Wir haben schon früher einiges vom „Energie- oder Nervenvitamin" B1 erfahren. Manche nervöse Störungen, die auch verunstaltend wirken können (Zittern, Muskelzuckungen, Steifheit) und dadurch die Anmut beeinträchtigen, sind auf Mangel oder unterwertige Zufuhr von Nervenvitamin B1 zurückzuführen. Der Vitamin-B-Räuber I ist der Alkohol; Vitamin-B-Räuber II der weiße Zucker, Vitamin-B-Räuber III das Weißmehl und der vierte Räuber in dieser Gruppe ist der polierte Reis. Alle diese Nahrungsmittel brauchen zu ihrer Verwertung im Organismus hohe Mengen von Vitamin B1. Werden diese mit der Nahrung nicht zugeführt, so kommt es nicht nur zu Störungen der Nerventätigkeit, sondern zu einer allgemeinen Verschlechterung der Nahrungsverwertung mit all ihren für Schönheit und Gemütszustand abträglichen Folgen.

Die sichersten Abwehrmaßnahmen dagegen bilden die Milch als Schutznahrungsmittel I, Vollkornerzeugnisse als Schutznahrungsmittel II, Obst als Schutznahrungsmittel III sowie unsere Gemüsearten und deren Säfte als Schutznahrungsmittel IV. Alle diese Lebensmittel zeichnen sich durch hohe Gehalte an Hochleistungsstoffen in natürlichen Proportionen aus. Die Milch nimmt unter ihnen deswegen den ersten Platz ein, weil in ihrem Gefüge das höchstwertige Eiweiß und Fett mit den zu ihrer Nährstoffverwertung notwendigen Wirkstoffen eine ideale Harmonie bildet. Durch Ergänzung der Milch mit Nahrungsmitteln der anderen Gruppen lassen sich Kombinationen schaffen, die Haltung und Aussehen verbessern und dadurch die natürliche Anmut fördern.

Die Ernährung des Kindes

Die letzten wissenschaftlichen Erfahrungen, beruhend auf den Erkenntnissen von zahlreichen Ernährungsphysiologen und anderen Forschern und Ärzten in allen zivilisierten Ländern, zeigen, daß der Mensch, um seine Gesundheit und Leistungskraft zu erhalten, eine Kost haben muß, welche die Harmonie der Körperfunktionen erhält. Nicht ein einzelnes Lebensmittel allein, sondern das Zusammenspiel zwischen all den Nahrungsstoffen, die der Körper braucht, ist das Bestimmende. Wird dieses Zusammenspiel aufgehoben, so treten Krankheiten und andere Störungen im Gesundheitszustand auf.

Ein deutlicher Beweis für die Richtigkeit dieser neuen Erkenntnisse ist der Zusammenhang zwischen wirkstoffarmer „moderner" Kost und einer Reihe von Krankheiten, unter anderem auch Kinderlähmung (Polio) und Zahnkaries. Diese Krankheiten haben während der letzten Jahrzehnte eine gewaltige Zunahme in den „reichen" Ländern des Abendlandes erfahren, wo man immer mehr zur raffinierten Kost übergegangen ist, einer Kost, arm an natürlichen Vitaminen, Mineralien und anderen für den Körper lebenswichtigen Wirkstoffen. Man spricht daher in diesem Zusammenhang auch von „Zivilisationskrankheiten".

Gerade für die Kinder ist diese „Entwicklung" eine äußerst ernsthafte Angelegenheit. Jedes Kind benötigt in besonderem Maße wirkstoffreiche Kost, teils für den täglichen Bedarf, teils für die Reifejahre, teils für sein Wachstum und schließlich zur Erhöhung seiner Widerstandskraft gegen Kinderkrankheiten und andere Gesundheitsgefahren.

Ein Kind, das mit nährstoffarmer Kost aufwächst, erleidet Schäden, deren Folgen es als Erwachsener nur schwer beseitigen kann.

Unser modernes Gemeinschaftsleben mit seiner Hetze und Unruhe, dem immer schnelleren Arbeitstempo und den stets steigenden Forderungen an Energie und Initiativkraft macht es allen Verantwortungsbewußten zu einer hohen Pflicht, dafür zu sorgen, daß alle Kinder die Grundlage einer ausgiebigen Nährstoffreserve erhalten, wie sie eine nähr- und wirkstoffreiche Kost vermittelt. Dies ist die erste Voraussetzung dafür, daß das Kind allen Beanspruchungen des modernen Gemeinschaftslebens gewachsen bleibt und als Erwachsener einen positiven Einsatz bei den Aufgaben erfüllt, die im späteren Leben auf ihn oder sie warten.

Kein bekanntes Lebensmittel — außer der Muttermilch während der ersten Lebensmonate des Kindes — enthält alle die Nahrungsstoffe, die das Kind braucht. Darum muß jede Kindermahlzeit aus verschiedenen Lebensmitteln zusammengesetzt sein. Aus demselben Grunde muß die Kost variiert werden.

Hier eine Kindermahlzeit mit lauter wertvollen Bestandteilen:

Milch, Butter, Käse, Eier,
Obst und Gemüse,
Vollkornerzeugnisse, insbesondere aus Vollkornmehl gebackenes Brot.

Das Schulfrühstück

Die Erfolge von Schulausspeisungen sind hervorragend, der Gesundheitszustand und die Lernleistungen der Kinder sind besser als früher.

Eine gut vorbereitete Schulausspeisung vermag in wohlschmeckender Form 800 bis 1000 Kalorien zuzuführen und damit ungefähr die Hälfte des Tagesbedarfes zu decken. Ebenso wichtig ist jedoch auch die qualitative Seite einer solchen Ausspeisung, durch die dem kindlichen Körper jene Nähr- und Wirkstoffe zugeführt werden sollen, die ihm möglicherweise bei ausschließlich häuslicher Ernährung nicht geboten werden.

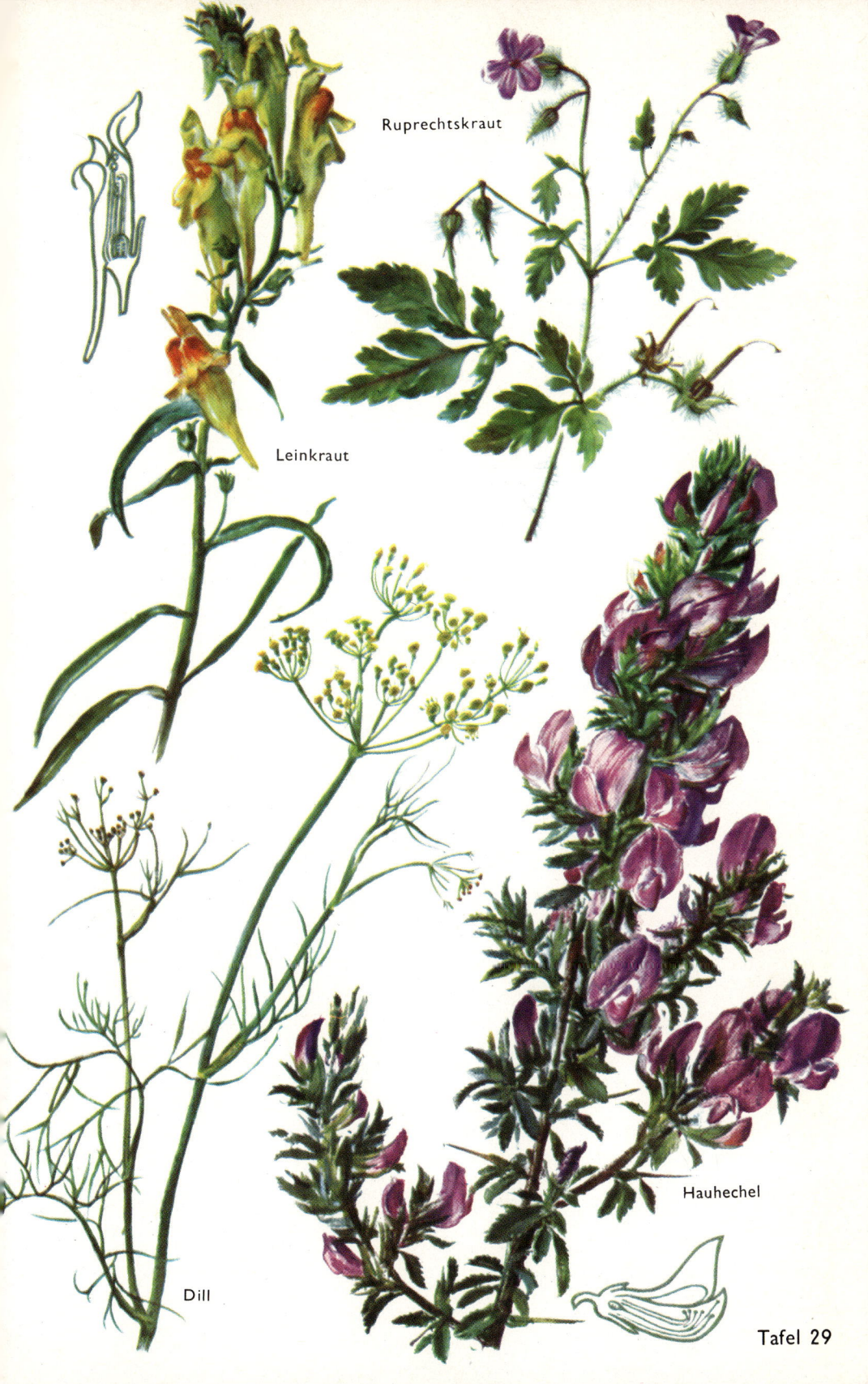

Ruprechtskraut

Leinkraut

Dill

Hauhechel

Tafel 29

Die großen Weltorganisationen der FAO und WHO haben nach der guten Erfahrung mit den Schulmilchaktionen in vielen Ländern solche Programme weitgehend gefördert. Das in diesem Zusammenhang allgemein bekannt gewordene sogenannte „Oslo-Frühstück" besteht aus reichlich Milch und Brot mit einer Auflage (Butter, Topfen oder Käse), wozu eine rohe Karotte und ein Apfel gereicht werden. Durch diese Zusammenstellung werden sämtliche Nähr- und Wirkstoffe in natürlichen biologischen Gleichgewichten zugeführt.

Zahngesundheit und Ernährung

Für ein gesundes Gebiß des heranwachsenden Kindes ist die Ernährung der werdenden und stillenden Mutter von außerordentlicher Bedeutung, da sich die Zahnanlage beim Kind schon im Mutterleib auszubilden beginnt. Bei unzureichender Versorgung der Mutter mit den für die Zahnbildung notwendigen Mineralstoffen wird sowohl das Gebiß der Mutter als auch dasjenige des Kindes notleidend. Aus diesem Grunde ist die regelmäßige Aufnahme der hauptsächlichen Baustoffe für Knochen und Zähne, nämlich Kalk (Kalzium) und Phosphor, von größter Bedeutung. Für die Gesundheit der Zähne ist außerdem das in Spuren vorkommende Element Fluor unentbehrlich, da es am Aufbau des Zahnschmelzes beteiligt ist.

Durch eine richtig zusammengesetzte Vollnahrung werden die Knochenbaustoffe und auch das Spurenelement Fluor in ausreichenden Mengen dargeboten. Am sichersten erfolgt diese Versorgung über Milch und Brot. Kriegsgefangene des Ersten Weltkrieges wußten zu berichten, daß bei den Bewohnern von Sibirien, die sich damals vorwiegend von Milch und Brot nährten, von einer Zahnkaries nie die Rede war; sie besaßen bis in ihr hohes Alter gesunde und kräftige Zähne.

In der Milch ist das Verhältnis der mineralischen Baustoffe Kalk und Phosphor dasselbe wie in Knochen und Zähnen, und vollwertiges Brot enthält jene Mengen von Fluor, die gerade für den Zahnschmelz benötigt werden. In diesem Zusammenhang ist von Interesse, daß bei hochzivilisierten Völkern, die von der ursprünglichen Ernährungsweise mit Brei und Brot aus dem vollen Getreidekorn allmählich abgekommen sind, eine erhebliche Zunahme der Zahnkaries festzustellen ist.

Wenn nämlich an Stelle des vollwertigen Brotes aus dem vollen Korn das Weißgebäck tritt, so wird vom Körper zu wenig Fluor aufgenommen, weil dieses Spurenelement nur in den Randschichten des Getreidekornes, aber nicht im inneren Mehlkörper enthalten ist. Durch den Vorgang der technisch höchstentwickelten Hochmüllerei, die zum weißen Mehl führt, werden Randschichten und Keim des Getreidekornes und damit auch die wichtigsten Quellen für Fluor entfernt.

Für die Entwicklung von Zahnkaries sind meist schlechte Eßgewohnheiten verantwortlich, hauptsächlich der Genuß von Süßigkeiten zwischen den Mahlzeiten. Nach dem bekannten amerikanischen Ernährungsforscher Professor McCay übt Zucker, in Milch oder Milchgetränken aufgelöst, keine schädliche Wirkung auf die Zähne aus. Dagegen führt Zucker allein zu Zahnkaries.

In unseren Grundnahrungsmitteln liegen die für die menschliche Ernährung günstigsten Verhältnisse der Nährstoffe und der zu ihrer richtigen Verwertung nötigen Wirkstoffe vor, so daß eine hauptsächlich auf Milch und Vollkornbrot, Vollkornbrei und Obst, Milchprodukten und Gemüse, Kartoffeln und Gemüse- oder Obstsäften aufgebaute Ernährung eine Versorgung mit allen lebenswichtigen Nahrungsbestandteilen gewährleistet. Die Bevorzugung der in ihren natürlichen Zusammenhängen belassenen Grundnahrungsmittel gestattet aber auch die gelegentliche Aufnahme einer anderen, den oben bereits genannten Grundsätzen nicht völlig entsprechenden Nahrung, wie man sie heute vielfach vorgesetzt bekommt. Hierzu gehören Weißbrot und Weißmehlspeisen, Zucker und Zuckerwaren, stark gesalzene und gewürzte Speisen, schwerverdauliche Fette und Fleischarten usw. Gegenüber solchen ungünstigen Ernährungseinflüssen bilden die einfachen, aus einwandfreien Naturprodukten bestehenden Vollwertnahrungsmittel den besten natürlichen Schutz. Man bezeichnet daher mit vollem Recht unsere Vollkornerzeugnisse ebenso wie die Milch, unsere Gemüse- und Obstarten als „Schutznahrungsmittel", da sie bei regelmäßiger Aufnahme einen selbsttätigen Schutz gegen die durch moderne Zivilisation drohenden Schäden bilden.

Kinderlähmung und Ernährung

Von ärztlichen Praktikern wurden im Laufe der vergangenen Jahre bemerkenswerte Zusammenhänge von Ernährung und Poliomyelitis aufgefunden, die wegen ihres hohen aktuellen Interesses hier kurz geschildert werden sollen.

Dem durch ausgedehnte Untersuchungen auf dem Ernährungsgebiet bekannten amerikanischen Arzt Dr. Benjamin P. Sandler gelang es in den vierziger Jahren, die im Staate North Carolina (USA) besonders heftig auftretenden Polio-Epidemien durch zielbewußte Präventivmaßnahmen wesentlich einzudämmen. Während dort im Jahre 1948 noch 2402 Fälle von Polio gezählt wurden, sank die Zahl im darauffolgenden Jahr auf 214 nach der von Dr. Sandler vorgeschlagenen Kostumstellung, die von vielen Bewohnern von North Carolina eingehalten wurde. Er empfahl in der kritischen, für die Ausbreitung von Polio besonders gefährlichen Sommerzeit hauptsächlich folgende Ernährungsumstellung:

a) Weglassung oder weitgehende Einschränkung des Konsums zuckerreicher Nahrungsmittel und Getränke;

426

b) Bevorzugung eiweißreicher Nahrungsgüter wie Milch, Käse, Eier, Fleisch und Fisch, aufgelockert durch ein reichliches Angebot von Frischgemüse und Obst.

Eine ähnlich zusammengesetzte Kostform hatte Dr. Sandler schon früher zur Verhütung und Behandlung der Tuberkulose als wirksam erkannt.

Auch ein anderer amerikanischer Ernährungsforscher, Dr. med. Royal Lee, Vorstand der Lee-Institution für Ernährungsforschung in Milwaukee, empfiehlt eine schutzstoffreiche Kost, Vermeidung jeder sportlichen Übertreibung und allzustarker Sonnenbestrahlung.

Dr. Sandler setzte auf die Liste der stark einzuschränkenden Nahrungsmittel: Zucker, Tapioca, Makkaroni, Kuchen, Patisserien (Zuckerwaren), Eis (Gefrorenes), zuckerreiche Getränke; dagegen werden besonders bevorzugt: sämtliche Molkereiprodukte einschließlich Butter und Buttermilch, Rahm und Käse; Fleisch und Fisch; Nüsse. Als Zwischenmahlzeiten können insbesondere verwendet werden: Tomatensaft, Milch und Käse.

Vorschläge für Speisenfolgen nach Dr. B. P. Sandler:

Frühstück: Milch mit oder ohne Kaffee, Butter, Käse; später am Vormittag: Fruchtsaft.

Mittag: Tomatensaft oder klare Suppe,
Fleisch oder Fisch,
gedünstetes Gemüse und Salate,
etwas Obst und Milch
(anstelle von Fleisch kann Käse dargeboten werden).

Zwischenmahlzeit: Milch-Fruchtgemische ohne Zuckerzusatz.

Abendessen: Gemüsesuppe (aus Wurzelgemüsen nach Art der
italienischen Minestra),
Fleisch oder Fisch,
in Butter gedünstetes Gemüse,
Obst mit Käse, Milch.

Wegen der offensichtlichen Erfolge, die Dr. Sandler mit seinen Diätanweisungen hatte, nannte man ihn den „Pionier auf dem Gebiete der Polio-Verhütung". In der Stadt Asheville im Staate North Carolina wurden im Jahre 1949 nur 5 Fälle von Polio festgestellt, gegenüber 71 im vergangenen Jahre 1948. In anderen Staaten der USA stieg jedoch die Zahl der Poliofälle nach 1948 an, so daß man nicht von einer Immunisierung gegen die neue Infektionswelle sprechen konnte. Bei der von Dr. Sandler empfohlenen Kostform besserte sich das Aussehen und die Widerstandskraft der Kinder in auffallender Weise!

Wesentlich erscheint in der angegebenen Diät das Vorhandensein von Eiweiß, Kalzium, Vitamin A und C, nebst einer Reihe anderer Wirkstoffe, die in den dargebotenen Vollnahrungsmitteln enthalten sind.

Frauen in der Schwangerschaft werden weit eher von Polio befallen als die Nichtschwangeren unter gleichen äußeren Bedingungen; dies dürfte zum Teil mit dem gesteigerten Wirkstoffbedarf während der Schwangerschaft zusammenhängen.

Der Poliomyelitis-Virus wird von der davon befallenen Mutter nicht auf das Kind übertragen. Im allgemeinen zeigen auch Kinder in den ersten drei Lebensjahren noch keine Anfälligkeit gegen Polio-Infektion. In diesen ersten Lebensjahren besteht die Nahrung zum großen Teil aus Milch, Milchspeisen, Getreidebreien, Obst und Gemüse, somit wirkstoffreichen Schutznahrungsmitteln. Dr. José Guadalupe Reyes beschrieb im Jahre 1954 zahlreiche Fälle von Kinderlähmung, die in das St.-Francis-Hospital in New York eingeliefert wurden; von 84 Kindern wiesen 82 (98 Prozent) Hautschäden auf, die offenbar durch unzureichende Versorgung mit Vitamin A entstanden waren; denn mit Ausnahme von zwei Kindern konnten alle übrigen durch Behandlung mit reichlich Vitamin A im Rahmen einer wohlausgeglichenen Kost und entsprechender Pflege geheilt werden. Als natürliche Vitamin-A-Quellen standen hierbei Milch und Milchprodukte im Vordergrund des Kostplanes.

Eine weitere Sorge sollte einer ausreichenden Zufuhr von Vitamin B entgegengebracht werden, worauf insbesondere von Dr. W. J. McCormick (Toronto, Kanada) hingewiesen wurde. Professor Dr. W. T. Porter von der Harvarduniversität in Boston (Massachusetts, USA) fand bei der über eine längere Zeit durchgeführten Untersuchung von 3000 Schulkindern, daß die Periode größter Längenwachstums- und Gewichtszunahmen die Sommermonate sind, in denen jedoch auch am meisten Bewegung und sportliche Betätigung erfolgt. Daher müßte in den Sommer- und ersten Herbstmonaten auch das größte Gewicht auf eine vitamin- und mineralstoffreiche Ernährung gelegt werden, bei welcher der Milch und den Milchprodukten der gebührende Platz als Schutznahrungsmittel eingeräumt werden muß. Anstelle von Weißbrot und Zuckerwaren sollen natürliche Vitamin-B-Träger wie Vollkornbrot (Knäckebrot) und Hafernährmittel treten. Bei vielen Personen, die von Polio befallen wurden, konnte festgestellt werden, daß sie ausschließlich Weißbrot aßen, wodurch eine allmähliche Erschöpfung der Vitamin-B-Reserven des Organismus eintrat. Dr. W. J. McCormick erzielte mit der Verabreichung von Vitamin-B-Injektionen in zahlreichen Fällen von Polio gute Heilerfolge. Gleichzeitig wurden Milch und Milchprodukte, Gemüse und Obst reichlich dargeboten, wodurch die Vitaminversorgung die wirksamste Unterstützung von der Ernährungsseite her erfuhr.

Vorschlag für eine Tages-Diät als allgemeine Schonkost moderner Prägung

Morgens: Milchkaffee mit kochsalzfreiem Diät-Knäckebrot nebst etwas Marmelade, nicht sauer, nicht künstlich gefärbt oder konserviert. (Knäckebrot

428

erweicht im Milchkaffee völlig und wird auch von Magenempfindlichen gut vertragen.) Ein sehr bekömmliches Vollkornbrot ist auch das Steinmetzbrot, das aus sorgfältig von der aus Zellulose bestehenden, daher unverdaulichen Fruchtschale befreitem Vollroggen hergestellt wird. Im Gegensatz zum Weißgebäck enthalten Vollroggenprodukte die für den Gesamtstoffwechsel wichtigen Vitamine der B-Gruppe, ferner durch den Keimanteil auch essentielle Fettsäuren, Vitamin E und Lezithin. Vollkornbrote dürfen nur im abgelegenen Zustand verabreicht werden.

Vormittag: 1 Glas Edelsauermilch oder Buttermilch oder Gemüsesaft (Karottensaft) oder Fruchtsaft.

Durch Sauermilch wird in natürlichster Weise die Verdauung geregelt und gleichzeitig wertvolles Eiweiß zugeführt.

Mittag: Haferflockensuppe mit reichlich eingekochtem Wurzelgemüse (Karotten, Petersilie, Sellerie, Lauch). Fleisch, möglichst fettfrei, mit Gemüse auf Butterschmalz gedünstet, und Kartoffeln, die ebenfalls ganz leicht in Butterschmalz geschwenkt werden; oder Teigwaren mit Tomatenmark, das nach italienischer Art mit Öl und passenden Würzen schmackhaft gemacht wird. Öftere Salatbeilagen sind notwendig, ob nun Fleisch oder an dessen Stelle ein anderer Eiweißträger (Topfen, Frischkäse) gereicht wird. Sehr zweckmäßig sind Topfen-Rahm-Mischungen, wozu Kartoffeln und Salate bestens passen.

Vollkornprodukte (Haferflocken, Vollkornbrote) wirken ebenso wie unsere Gemüsearten fettsparend, daher kreislaufschonend.

Als Nachspeise kann ein Apfel mit etwas mildem Käse gereicht werden.

Nachmittag: Ein Milchfruchtgemisch, zum Beispiel Johannisbeer-, Erdbeer- oder Himbeersaft mit Süßmilch oder Sauerrahm. Im Falle strenger Kochsalzeinschränkung wird nur Obst oder Obstsaft gegeben.

Abend: Gemüsesuppe nach Art der italienischen „Minestra" zubereitet. Leichte Fleischspeise („Eingemachtes") oder Süßspeise, zum Beispiel Karamelpudding oder Apfel-Birnen-Kompott.

Von besonderer Bedeutung für alle Diätkostformen sind Hafernährmittel, die man als echte Vollkornprodukte von höchster biologischer Wertigkeit bezeichnen kann. Aus Haferflocken lassen sich unter Mitverwendung von Wurzelgemüsen (Karotten, Sellerie, Petersilienwurzeln) nahrhafte, leicht verdauliche Suppen von ausgezeichnetem Geschmack bereiten, die außer Stärke auch wertvolles Fett (aus dem Haferkeim) nebst anderen fettlöslichen Wirkstoffen (zum Beispiel essentiellen Fettsäuren, Vitamin E, Lezithin), Eiweiß von hoher biologischer Qualität neben zahlreichen Vitaminen der B-Gruppe (insbesondere Vitamin B_1), schließlich Eisen, Mangan und andere Spurenelemente in natürlichem Gefüge zuführen.

Ernährung im Alter

Mit dem Älterwerden vollziehen sich bestimmte Veränderungen im menschlichen Körper, denen man Rechnung tragen muß. Dementsprechend gelten auch für alte Menschen andere Ernährungsregeln. Die Ernährungswissenschaft empfiehlt heute dem älteren Menschen, nach Möglichkeit Zwischenmahlzeiten einzunehmen. Denn genau wie die rein äußerlich erkennbare körperliche Leistung bei ihm allmählich nachläßt, können auch seine inneren Organe nicht mehr das gleiche schaffen wie einst.

Gewiß, man ißt mit 60 Jahren nicht mehr die gleichen Mengen wie mit sechzehn. Man braucht im Alter eben weniger. Dafür aber muß die Zusammensetzung der Nahrung um so sorgfältiger überwacht werden. Denn während zum Beispiel die notwendigen Mengen an Stärke geringer werden, steigt der Bedarf an Eiweiß, an Schutz- und Wirkstoffen und ebenso der Flüssigkeitsbedarf. Diese veränderte Zusammensetzung der Ernährung hat verschiedene Gründe. Das Eiweiß, das mit der Nahrung aufgenommen wird, muß vom Körper erst zerlegt und in körpereigenes Eiweiß umgebaut werden. Dieser Aufgabe ist der alternde Körper nicht mehr in vollem Umfange gewachsen. Es entstehen Verluste, die sich nur durch eine erhöhte Eiweißzufuhr ausgleichen lassen. Im allgemeinen soll der Eiweißverbrauch im Alter um ein Fünftel gesteigert werden, nämlich von 1 Gramm pro Kilogramm Körpergewicht auf 1,2 Gramm. Davon sollen 45 Prozent aus tierischem Eiweiß entnommen werden.

Das Eiweiß wird ständig zur Blutbildung und zum Aufbau von Fermenten benötigt, die für die Verdauung und die laufende Erneuerung der Körperzellen wichtig sind. Bei manchen alten Menschen beruhen Hinfälligkeit und Blutarmut auf Eiweißmangel.

Als besonders preiswerte und günstige Quelle für tierisches Eiweiß seien hier Milch und Milchprodukte genannt, die gleichzeitig die Mineralstoffe Kalzium und Phosphor sowie Vitamine in reichem Maße enthalten. Ähnliches gilt für den leicht verdaulichen Fisch. Da der Fettbedarf des Körpers um ein Fünftel geringer geworden ist, soll nur mageres Fleisch in den Speisezettel aufgenommen werden.

Die wesentliche Verringerung des Fettverbrauches empfiehlt sich im Alter auch deshalb, weil die Fettverdauung erschwert ist. Zu hoher Fettverzehr begünstigt die Arterienverkalkung. Da viele Nahrungsmittel reichlich Fett enthalten, sollte man sich mit einer Tagesration von 30 bis 40 Gramm begnügen. Diese Menge ist allerdings für den Brotaufstrich und die Zubereitung der Speisen gedacht. Da der Körper Zucker und Stärke auch im Alter voll ausnutzen kann, muß hier der Verzehr eingeschränkt werden. Man sollte aber darauf achten, daß hochwertige Kohlehydratträger verwendet werden, also solche, bei deren Herstellung keine wichtigen begleitenden Nährstoffe entzogen wurden. Dazu gehören Vollkornbrot, Knäckebrot und Hafernährmittel. Sie enthalten reichlich Vitamine und Mineralstoffe sowie die notwendige Zellulose, die für die Verdauung wichtig ist.

Gerade wenn man im Alter der Forderung einer geringeren Nahrungsaufnahme folgt, besteht die Gefahr, daß der Körper nicht mehr genügend mit Vitaminen, Mineralstoffen und Spurenelementen versorgt wird. Außer den erwähnten Nahrungsmitteln sind Gemüse, frische Kräuter und Obst überaus wichtig. Wer nicht mehr richtig kauen kann, weil die Zähne schlecht sind oder fehlen, wird diese Wirkstoffe in Form von Säften und Milchmischgetränken bequem aufnehmen können. Einschließlich aller Getränke, Suppen und Saucen benötigt der ältere Mensch täglich eine Gesamtflüssigkeit von etwa 2 Litern. — Vorausgesetzt ist allerdings, daß der Arzt auf Grund bestimmter Erkrankungen nicht andere Vorschriften gegeben hat. — In dieser Menge soll unbedingt ein halbes Liter Milch enthalten sein. Um sicher zu sein, daß die tägliche Ernährung allen Anforderungen des Körpers genügt, muß die Kost durch Vielseitigkeit und ständige Abwechslung für die Deckung des Bedarfes an allen Nährstoffen sorgen und damit gleichzeitig den Appetit anregen.

Sündenbock Cholesterin

Im Zusammenhang mit der Zunahme frühzeitig auftretender Herz- und Kreislauferkrankungen, die für etwa 50 Prozent der Todesfälle bei Erwachsenen in den USA verantwortlich sind, wurde in letzter Zeit häufig das Cholesterin genannt, da es angeblich bei krankhaften Ablagerungen in den Herzkranzgefäßen als schädlicher Faktor auftritt. Hierbei wurde jedoch Wirkung und Ursache verwechselt.

Cholesterin ist ein regelmäßiger Bestandteil jeder gesunden menschlichen und tierischen Zelle und ein wesentlicher Ausgangsstoff für folgende lebenswichtige Wirkstoffe: (1.) Gallensäuren, die für eine normale Fettverwertung im Körper unentbehrlich sind; (2.) Hormone der Nebenniere, die für den Eiweiß- und Zuckerstoffwechsel gleich wichtig sind; (3.) Hormone der männlichen und weiblichen Sexualorgane, die außer ihrer speziellen Funktion auch noch andere Aufgaben im Stoffwechsel zu erfüllen haben; (4.) Vorstufe des rachitisverhütenden Vitamins D.

Schon das Blut des Säuglings enthält regelmäßig bestimmte Mengen von Cholesterin, die sogar höher liegen als die normalen Blutzuckerwerte. Da für den Säugling die Ausbildung von Sexualhormonen noch nicht in Betracht kommt, sind die Cholesteringehalte in seinem Blut niedriger als in der Blutflüssigkeit erwachsener Menschen, trotz reichlicher Aufnahme von Milch. Bei zunehmendem Alter erhöht sich der Cholesteringehalt im menschlichen Blut bis auf Werte von 180 bis 280 Milligramm pro 100 cm^3. Um diese Blutcholesterinwerte aufrechtzuerhalten, ist der Organismus imstande, sie selbst zu erzeugen; er ist somit nicht auf das in der Nahrung vorhandene Cholesterin angewiesen. Wird Cholesterin mit der Nahrung in den Körper gebracht, so bildet sich ein Gleichgewicht zwischen dem aufgenommenen und dem selbst erzeugten Wirkstoff derart, daß um so weniger Cholesterin vom Körper hergestellt werden muß, als mit der Nahrung zugeführt wird.

Weit zurückliegende Untersuchungen führten schon zu der Erkenntnis, daß einer der wichtigsten Gegenspieler des Cholesterins das Lezithin ist, dessen Rolle als Aufbaustoff der Nervensubstanz allgemein bekannt ist. Solange in einem Organ dem Cholesterin eine. gleiche oder größere Menge Lezithin gegenübersteht, kann sich Cholesterin nicht schädlich auswirken. Dies trifft insbesondere für die Milch zu, in der Lezithin einen durchschnittlich zwanzigmal höheren Wert zeigt als Cholesterin. Auch in der Butter ist der Lezithingehalt meist doppelt so hoch wie der Cholesterinanteil.

Ein hoher Gehalt an Lezithin und ein entsprechendes Lezithin-Cholesterin-Verhältnis sind für die Aktivität lebender Zellen und Organe charakteristisch. Junge wachsende Gewebe haben einen hohen Wassergehalt und ein hohes Lezithin-Cholesterin-Verhältnis; in älteren, allmählich austrocknenden Geweben kehrt sich das Verhältnis um: hier ist Cholesterin nicht eine Ursache, sondern eine Folge der mit dem Alter verbundenen Begleiterscheinungen.

Völlig unabhängig von der Art der Ernährung kann es durch seelische Schockwirkungen zu bedeutenden Erhöhungen des Cholesteringehaltes im Blut kommen. Hiermit hängt auch zusammen, daß Vegetarier, die mit ihrer Nahrung überhaupt kein Cholesterin zu sich nehmen, plötzliche Steigerungen ihrer Blutcholesterinwerte aufweisen können, wenn sie zum Beispiel starken seelischen Beanspruchungen ausgesetzt sind.

Aus neuen Untersuchungen an der Harvarduniversität in Boston geht hervor, daß der tägliche Genuß von 2 Eiern zu keinen Steigerungen der Blut-Cholesterinwerte führt. Der Cholesteringehalt von 2 Eiern entspricht ungefähr demjenigen von 4 Litern Milch oder 180 Gramm Butter. Hieraus kann entnommen werden, daß auch größere Mengen von Milch oder Milchprodukten vom Cholesterinstandpunkt aus als harmlos gelten können; dagegen muß ein hoher Anteil an Fett in der Gesamtnahrung besonders bei der Ernährung des älteren Menschen vermieden werden.

Cholesteringehalt einiger Lebensmittel in Milligramm pro 100 Gramm:

Milch	12 mg%
Käse	140 mg%
Butter	240 mg%
Fleisch (je nach Fettgehalt)	120—280 mg%
Hühnereier	480 mg%
normale Gänseleber	70 mg%
überfette Gänseleber	670 mg%
Hirn	2360 mg%

Man sollte das Cholesterin nicht zum Sündenbock stempeln, sondern diesen Wirkstoff in seiner richtigen Bedeutung als einen Grundstoff vieler lebenswichtiger Substanzen sowie als unentbehrlichen Regulator zahlreicher Stoffwechselvorgänge anerkennen und es dem Arzt überlassen, Entscheidungen über eine spezielle Diät bei einzelnen Krankheitsfällen zu treffen.

Folgerungen für die Ernährung älterer Menschen

Während durch Cholesteringaben keine oder nur vorübergehende Steigerungen der Blutcholesterinwerte erzielt werden konnten, verhalten sich Fette hiebei verschieden. Aus zahlreichen Forschungsstätten wird immer wieder berichtet, daß erhöhte Anteile von Fett im gesamten Nahrungsangebot zu Steigerungen der Blutcholesterinwerte führen und auch die Art der betreffenden Fette verschiedene Reaktionen auslöst. Fette mit einem hohen Anteil an gesättigten Fettsäuren, beispielsweise Stearinsäure, bedingen Erhöhungen der Blutcholesterinwerte, während Fette und Öle mit einem hohen Gehalt an mehrfach ungesättigten Fettsäuren keine Steigerungen der Blutcholesterinwerte zur Folge haben.

So wirkt sich eine hohe Kalorienzufuhr bei zu geringer Versorgung mit vitaminreichen Schutznahrungsmitteln stets ungünstig aus. Einschränkung der Fett- und Kochsalzzufuhr erscheint auf jeden Fall bei der Ernährung des arteriosklerosegefährdeten älteren Menschen geboten. Die Aortenwand ist keine wehrlose Ablagerungsstätte für Cholesterin; man wird daher trachten müssen, durch eine biologisch wohlausbalanzierte, fettarme und auch sonst nicht zu kompakte, qualitativ hochwertige Nahrung insbesondere die Leber- und Nierenfunktion sowie das gesamte Blutgefäßsystem von der Ernährungsseite aus zu stützen. Cholesterinhaltige Lebensmittel sollen hierbei nicht ausgeschaltet werden, da sie zum Vollwert der Nahrung, wie etwa Milch, wesentlich beitragen und die Eigenproduktion von Cholesterin normalisieren.

Zur Vollwertnahrung gehören höchstwertiges Eiweiß aus Milch und Milchprodukten, wenig, jedoch wertvolles Fett oder Öl mit natürlichem Gehalt an Lezithin, Vitamin A und E sowie mehrfach-ungesättigten Fettsäuren im ursprünglichen Gefüge, ferner biologisch hochwertige Träger der Vitamine der B-Gruppe (Haferflocken, Vollkornbrot, Knäckebrot) und schließlich ausreichende Vitamin-C-Quellen (Gemüse und Obst).

Cholesterin allein wurde niemals als ein die Arteriosklerose bewirkender Faktor erkannt. Stets sind eine Reihe von Faktoren, teils bekannter, teils noch unbekannter Natur, für die Bereitung des Bodens verantwortlich, auf dem sich das krankhafte Geschehen abspielt. Einen wesentlichen Beitrag zur Verhütung der Arteriosklerose kann eine richtige und sorgfältig gezielte Ernährung der Gefäßwand durch biologisch vollwertige, jedoch fett- und kochsalzarme, dem Einzelfall elastisch angepaßte Nahrung bilden.

433

Allgemein gültige Grundregeln der Ernährung

Das richtige Maß der Nahrungszufuhr wird vom physiologischen Zustand des Menschen bestimmt. Jede Überschreitung der tatsächlich benötigten Nahrungsmenge führt zu Stoffwechselstörungen. Als besonders eindrucksvolles Beispiel sei eine Episode erwähnt, die ein bekannter Arzt während seiner militärischen Dienstzeit erlebte: Zwei Soldaten wetteten, wer von beiden mehr Wasser trinken könne. Sie gelangten schließlich zu fast 10 Litern, wobei jedoch beide schon schwere Krankheitsanzeichen toxischer Art aufwiesen und jede weitere Wasseraufnahme bleiben lassen mußten. Ähnlich kann es jedem Menschen gehen, wenn er übermäßig auch scheinbar harmlose Stoffe, zum Beispiel Zucker, zuführt. Der natürliche Instinkt wird ihn jedoch warnen, des Guten zu viel zu tun, was insbesondere bei der Aufnahme von Fett und fettreichen Speisen, ferner von alkoholhaltigen Getränken wesentlich ist.

Die Erhaltung des natürlichen Instinktes wird am sichersten erzielt, wenn der Organismus durch harmonische Nahrungszufuhr im Gleichgewicht bleibt. Wenn jeder aufgenommenen Kalorie auch die zu ihrer Verwertung erforderlichen Wirkstoffe entsprechen, so wird das Nahrungsgleichgewicht am besten gewahrt. Am leichtesten ist dies erzielbar, wenn zur Basis der Ernährung die bewährten Schutznahrungsmittel dienen, die durch ihren natürlichen Reichtum an Vitaminen, Mineralstoffen und Spurenelementen ausgezeichnet sind. Es sind dies Milch und Milchprodukte, Vollkornerzeugnisse, Gemüse und Obst sowie deren Mischungen wie Milchmischgetränke, Getreidebreie mit Milch und Obst, Vollkornbrote mit Käse und Topfen oder Butter.

In diesen Zusammenstellungen befinden sich die Nährstoffe in der besten Gesellschaft der ihre Verwertung im Körper begünstigenden nahrungseigenen Wirkstoffe.

Der Anteil an Fettkalorien sollte das Ausmaß von 30 Prozent der Gesamtkalorien nicht überschreiten, um Störungen der Fettaufnahme und daraus sich ergebende Stoffwechselentgleisungen zu vermeiden. Ein Übermaß an Fett in der Nahrung kann zu Diabetes, Gefäßerkrankungen oder Korpulenz mit all ihren ungünstigen Folgen führen.

Auch Kochsalz sollte keinesfalls in zu großen Mengen aufgenommen werden, da Bluthochdruck, Nieren- und Blasenerkrankungen durch zu hohe Kochsalzeinnahmen entstehen können.

Durch eine bewußt gewählte und richtig zubereitete Nahrung bester Qualität und angemessener Quantität wird dem Prinzip der Ernährungsökonomie entsprochen, nämlich mit einem Minimum an Nahrungszufuhr ein Maximum an Nährleistung mit harmonischem Ablauf der Lebensvorgänge zu erzielen.

Wie man Vitamin C in der Nahrung erhält

Landärzte in den Gebirgsgegenden der Alpen stellen übereinstimmend fest, daß zahlreiche Mitglieder von Bergbauernfamilien in der kalten Jahreszeit, insbesondere gegen Ende des Winters, ihre natürliche Widerstandskraft einbüßen und für verschiedene Krankheiten anfällig werden. Es ist hauptsächlich der Mangel an Vitamin C, der für diese Erscheinungen verantwortlich ist, da in der frischkostarmen Jahreszeit in Bergbauerngebieten Vitamin-C-haltige Gemüse und Früchte nur schwer erhältlich sind. Aus obstreichen Gebieten können durch Schulsammlungen Äpfel nach Gebirgsgegenden zur Verteilung an die dortige Schuljugend gelangen. Um im Winter Vitamin-C-Quellen zur Verfügung zu haben, kann aus Hagebuttenfleisch auf kaltem Wege durch Verrühren mit reichlich Zucker eine gut haltbare, wohlschmeckende und Vitamin-C-reiche Marmelade hergestellt werden. Eine sehr verläßliche Vitaminquelle ist auch das Sauerkraut, das in keinem bäuerlichen Haushalt fehlen sollte; um ein gutes Sauerkraut in duftender Frische herzustellen und zu erhalten, muß man fallweise die überstehende Lake abgießen und durch etwas frisches Wasser ersetzen. Mit wenig Öl versetzt, gibt Sauerkraut einen guten Salat, während es im gekochten Zustand eine zwar vitaminärmere, aber doch noch wertvolle Beilage zu verschiedenen Speisen darstellt. Ein Weinglas frischer Sauerkrautsaft ist ein ausgiebiger Vitaminspender und das restliche Sauerkraut verwendet man zweckmäßig zur Aufwertung verschiedener Mehlspeisen und Kartoffeln.

Werterhaltung von Vitamin C bei küchenmäßiger Zubereitung von Kartoffeln

(Nach „Vitamin and Mineral Content of Certain Foods as affected by Home Preperation". US-Department of Agriculture, Miscellaneous Publication No. 628, Jan. 1948, S. 45.)

Wenn Kartoffeln richtig gelagert und zubereitet werden, bilden sie auch in der frischkostarmen Jahreszeit eine preiswerte Quelle für das lebenswichtige Vitamin C.

	Gesamt-Vitamin-C in Prozenten des ursprünglichen Gehaltes (100% Ausgangswert)
Ganze Kartoffeln mit der Schale	
40 Minuten gekocht, bedeckt	85—95
fein zerkleinert	82
über Nacht aufbewahrt	50—70
geröstet, nach Aufbewahren	31—50
im Rohr gebacken	71—79

	Gesamt-Vitamin-C in Prozenten des ursprünglichen Gehaltes (100% Ausgangswert)
Ganze Kartoffeln ohne Schale	
40 Minuten gekocht, bedeckt	64—66
fein zerkleinert	50—51
über Nacht aufbewahrt	43—55
geröstet, nach Aufbewahren	24—25
In Stücke (Viertel) geteilt	
25 Minuten gekocht, bedeckt	62—74
im Dampftopf unter Druck (8 Minuten dämpfen)	82—83
Bratkartoffeln	55
„Pommes frites"	60—66

Aus der Gegenüberstellung ergibt sich zunächst die bekannte Tatsache, daß beim Kochen von Kartoffeln mit der Schale viel geringere Verluste an Vitamin C auftreten als bei geschälten Kartoffeln. Die größten Einbußen erleidet das Vitamin C beim längeren Aufbewahren der vorher gekochten Kartoffeln, insbesondere im stark zerkleinerten Zustand oder beim Nachrösten. Verhältnismäßig gering sind die Verluste beim kurzen Dämpfen der Kartoffeln (unter Druck).

Zum Abschluß seien die für die richtige Zubereitung von Kartoffeln geltenden Richtlinien noch einmal kurz zusammengefaßt:

1. Wenn möglich sollen Kartoffeln in der Schale gedämpft oder leicht überbacken werden;
2. Wenn die Kartoffel geschält werden muß, so möglichst dünn, um jede Art von Verlust zu vermeiden; wertvolle Wirkstoffe liegen knapp unter den Schalen (insbesondere Mineralstoffe);
3. Nach dem Schälen sollte sogleich die Zubereitung erfolgen, damit kein unnötiger Nährstoffverlust entsteht;
4. Geschälte Kartoffeln sollen niemals längere Zeit im Wasser liegenbleiben, da hierdurch wertvolle Wirkstoffe ausgelaugt werden;
5. nach dem Zubereiten sollen Kartoffeln bald gegessen werden, da durch längeres Warmhalten große Verluste an Vitamin C entstehen können;
6. Kochwasser von geschälten Kartoffeln läßt sich ebenso wie Gemüsekochwasser zum Aufwerten von Suppen und Saucen verwenden.

Die zur Lagerung gut geeignete Karotte ist sehr reich an Karotin, der Vorstufe des Vitamin A, das auch nach langer Lagerung seine Wirkungskraft nicht verliert. Auch Vitamin A trägt zur Gesunderhaltung im Winter wesentlich bei.

436

1. Vitamine sind lebenswichtige Bestandteile unserer Nahrung, die in sehr kleinen Mengen vorkommen und gegen äußere Einflüße empfindlich sind. Um Dir die notwendigen Vitamine zuzuführen, sollst Du die Nahrung sorgfältig auswählen und behandeln.

2. Unser tägliches Brot enthält nur dann ausreichende Mengen an Vitaminen, wenn es ein würziges Schwarzbrot ist, entweder ganz aus Roggenmehl nach alter Vätersitte bereitet, oder teilweise aus dunklem Weizenmehl und zum anderen Teil aus Roggenmehl hohen Ausmahlungsgrades.

3. Iß täglich etwas Schwarzbrot, um genügend Energievitamin B_1 aufzunehmen. Du sollst Schwarzbrot jedoch nicht ofenwarm in großen Mengen essen, damit es Dir nicht schadet.

4. Iß täglich etwas rohes Gemüse und Obst, um den Tagesbedarf an Vitamin C zu decken, das hauptsächlich in diesen Nahrungsgütern vorkommt.

5. Iß täglich, auch im Winter, irgendeine Gemüsespeise in richtiger Zubereitung (nur so lange erhitzt, daß es genußfähig ist, aber nicht überhitzt oder ausgelaugt oder zu lange stehen gelassen), denn nur im frisch zubereiteten Gemüse sind alle ursprünglichen Vitamine enthalten.

6. Iß täglich irgendein Nahrungsmittel mit hohem Eiweißgehalt, also Milch, Topfen, Käse, Ei oder eine kleine Menge Fleisch, denn eine gewisse tägliche Eiweißmenge ist ebenso wichtig wie die tägliche Deckung des Bedarfes an anderen Nahrungsbestandteilen.

7. Für das richtige Wachstum Deines Körpers, für gute Zähne und feste Knochen sind Kalk und Phosphor, für ein gesundes Blut ist Eisen besonders wichtig. Diese lebenswichtigen Mineralbestandteile führst Du mit den hier genannten Lebensmitteln in ausreichenden Mengen zu.

8. Du sollst schwere Kost (fettreiche Nahrungsmittel, ferner das schwerverdauliche Schweinefleisch) meiden, wenn Du krank bist. Vor allem verträgt der fiebernde Körper nur ganz leichte Speisen, zum Beispiel etwas Milchbrei oder Haferflockensuppe, mit der man Vitamin B zuführt, oder Obstsäfte, die reich an Vitamin C sind. Zu Vitamin B und C gehört aber auch das Vitamin A.

9. Du sollst daher Nahrungsmittel zu Dir nehmen, in denen Vitamin A vorkommt; es sind dies Milch, Ei, Butter, gutes Pflanzenöl oder Karotten sowie Blattgemüse (Spinat, Kohl, Salat).

10 Du sollst Deine Mahlzeiten so zusammenstellen, daß sie möglichst von allen notwendigen Vitaminen und anderen Nahrungsbestandteilen etwas enthalten.

11. Halte Dich an die von Fachleuten ausgearbeiteten Regeln neuzeitlicher Kochkunst, iß Deine Mahlzeiten mit Andacht, kaue gut, iß nicht zu oft und nicht zu hastig, nicht zu heiß und nicht zu kalt, dann bleibst Du gesund und stark und brauchst keine sonstigen, gänzlich überflüssigen „Wundernährmittel".

12. Vitamine schützen unseren Körper gegen Krankheit und Leistungsabfall, daher nennt man jene Lebensmittel, die viel Vitamine im ursprünglichen Zustand enthalten, auch „Schutznahrungsmittel". Merke sie Dir, es sind: Milch, gutes Schwarzbrot oder Breie aus ganzen Getreidekörnern, Obst und Gemüse. Du sollst täglich davon essen.

Vom Konservieren der Nahrungsmittel

Warum tiefkühlen?

Das Tiefkühlen, auch Einfrieren genannt, ist die sicherste und natürlichste Methode, Lebensmittel längere Zeit frisch zu erhalten. Daß dies so ist, erkennt man am unveränderten Aussehen, Geschmack und Geruch der konservierten Nahrungsmittel. Zusammensetzung, voller Nährwert, Vitamine und Mineralstoffe der Lebensmittel bleiben durch das Tiefkühlen für lange Zeit unverändert, und die eingefrorenen Nahrungsmittel halten sich verlustlos, ohne jeden Zusatz von Konservierungsmitteln, monatelang, oft über ein Jahr.

Wir legen heute auf diesen unveränderten Zustand unserer Nahrungsmittel großen Wert, weil sie nur so eine gesunde, abwechslungsreiche Ernährung garantieren.

In Dänemark wird heute schon jener Bauernhof von den Landarbeitern als Arbeitsstätte bevorzugt, der eine Möglichkeit zum Tiefkühlen der Lebensmittel besitzt. 99 Prozent aller konservierten Nahrungsmittel in Dänemark werden tiefgekühlt.

Das Tiefkühlen verursacht keine hohen Kosten, setzt keine besonderen Kenntnisse voraus, kann zu jeder Jahreszeit angewendet werden und ist auch für kleine Lebensmittelmengen geeignet.

Jede tüchtige Bäuerin bedient sich daher heute des Tiefkühlverfahrens zur Lebensmittelkonservierung! — Es hilft, die Familie gesund zu erhalten, und bringt wirtschaftliche Vorteile.

Wo tiefkühlen?

Am besten ist es, wenn man ein Fach in einer Gemeinschaftskühlanlage und eine Tiefkühltruhe besitzt. Ferner braucht man einen Kühlschrank oder einen Kühlraum oder einen sehr kühlen Keller. Außer frischem kaltem Wasser ist sonst nichts mehr für den vollen Erfolg der Konservierungsarbeit nötig.

Was tiefkühlen?

Alles kann eingefroren werden, aber wirtschaftlich ist das Tiefkühlen dann, wenn Lebensmittel, die in der eigenen Wirtschaft anfallen, die für eine gesunde Ernährung unbedingt nötig sind und für deren Haltbarmachung es keine andere gleichwertige Konservierungsart gibt, für längere Zeit haltbar gemacht werden sollen.

Wie tiefkühlen?

1. Nur Lebensmittel bester Qualität verwenden.
2. Gefriergut auswählen und sorgfältig vorbereiten.
3. Luft- und wasserdampfdicht verpacken, sorgfältig verschließen und beschriften.
4. Bei −22 Grad C schnell einfrieren und bei −18 Grad C lagern. Lagerzeit genau beachten.

Die Lebensmittel, die tiefgekühlt werden, sollen von bester Qualität sein und müssen für das Einfrieren vorbereitet werden. Diese Vorbereitung besteht hauptsächlich darin, daß das Gefriergut kochfertig gemacht wird.

Vor der Verwendung müssen die tiefgekühlten Lebensmittel meist auf- oder angetaut werden. Manche Nahrungsmittel lassen sich auch in gefrorenem Zustand verkochen.

Eingefroren werden alle jene Gemüsesorten, die sich nur schwer oder unter großen Verlusten einwecken, eindosen, einsäuern oder einsalzen lassen. Dies trifft besonders für Erbsen, Fisolen oder grüne Bohnen, Karfiol, Spinat und Paprika zu.

Zum Tiefkühlen sind nicht gut geeignet: Gurken, Tomaten (Paradeiser), Zwiebeln, Kopfsalat, Endiviensalat, Weintrauben, Zwetschken, Ringlotten.

Das Gefrieren von Fleisch und Fleischwaren

Das Fleisch von Schwein, Rind, Kalb, Schaf und Wild läßt sich sehr gut durch das Tiefkühlen konservieren. Mageres Fleisch hält die Qualität besser als fettes Fleisch. Daher zum Einfrieren nicht zu fette Tiere schlachten. Dieser Grundsatz ist wichtig, besonders für Schweinefleisch. Die beste Tiefkühlware erhält man, wenn die Tiere jung und nicht zu schwer sind.

Vor dem Einfrieren muß das Fleisch reifen. Darum muß es nach dem Schlachten in einem Kühlschrank, Kühlraum oder kalten Keller bei einer Temperatur von 2 bis 4 Grad C einige Tage abhängen.

Ist das Fleisch reif und gut gekühlt, kann mit den Vorbereitungsarbeiten begonnen werden. Sie bestehen darin, daß man die Knochen auslöst und die einzelnen Muskel oder Muskelverbände voneinander trennt. Dies setzt voraus, daß das Tier richtig in Hälften (Großvieh in Viertel) geteilt wurde. Schulter und Schlögel müssen nach den Hautfalten und Bindehäuten vom ganzen Stück sauber getrennt werden.

Jede Schnittfläche soll vermieden werden. Durch die Schnittfläche geht viel Fleischsaft verloren, wodurch das Fleisch trocken wird. Beim Teilen muß man darauf achten, daß das Stück eine möglichst gleichmäßige, glatte, viereckige Form erhält. Die Schwarte kann, muß aber nicht abgezogen werden. Der Bauch- oder Brustteil eines fetten Schweines eignet sich nicht zum Tiefkühlen. Man soll immer die schönsten fleischigen Teile des Schlachttieres verwenden.

Das Gewicht des Fleischstückes soll sich immer nach der Anzahl der zu verpflegenden Personen richten. Es ist jene Menge zu berechnen, die man für eine Mahlzeit braucht. Aufgetautes Fleisch darf nicht ein zweites Mal eingefroren, sondern muß sofort zubereitet werden.

Das Gefrieren von Geflügel

Nur gesundes, nicht zu junges und rasch getötetes Geflügel verwenden. Keine zu fetten Tiere schlachten. Dies ist besonders wichtig bei Suppenhühnern, Enten und Gänsen. Wenn das Huhn vor dem Rupfen überbrüht werden soll, muß das Federkleid vorher im kalten Wasser gut gewaschen werden. Das Wasser zum Überbrühen darf nicht wärmer als 60 Grad C sein. Nach dem Rupfen und Ausnehmen hängt man das Geflügel zum Kühlen in den Kühlschrank. Erst nach dem Kühlen wird das Geflügel geteilt. Soll das Tier im ganzen eingefroren werden, was natürlich auch möglich ist, muß man darauf achten, daß Flügel und Beinenden am Körper eng anliegen; dadurch erhält man die zum Verpacken nötige kompakte Form. Das Geflügeljunge und die Innereien können getrennt verpackt werden.

Das Gefrieren von Gemüse und Obst

Gartenfrisch verarbeitetes Gemüse, eßreif geerntetes Obst wird eine Stunde nach der Ernte eingefroren. Läßt man Gemüse und Obst länger liegen, kommt es zu großen Vitaminverlusten. Holziges Gemüse und überreifes Obst gehören nicht in das Gefrierfach. Zartes, frisches, junges Gemüse und Obst ist Qualitätsware. Zum Tiefkühlen bestimmtes Gemüse und Obst darf keine faulen Stellen aufweisen, darf nicht von Pilzen befallen oder durch Nährstoffmangel oder Schädlingsbefall krank sein.

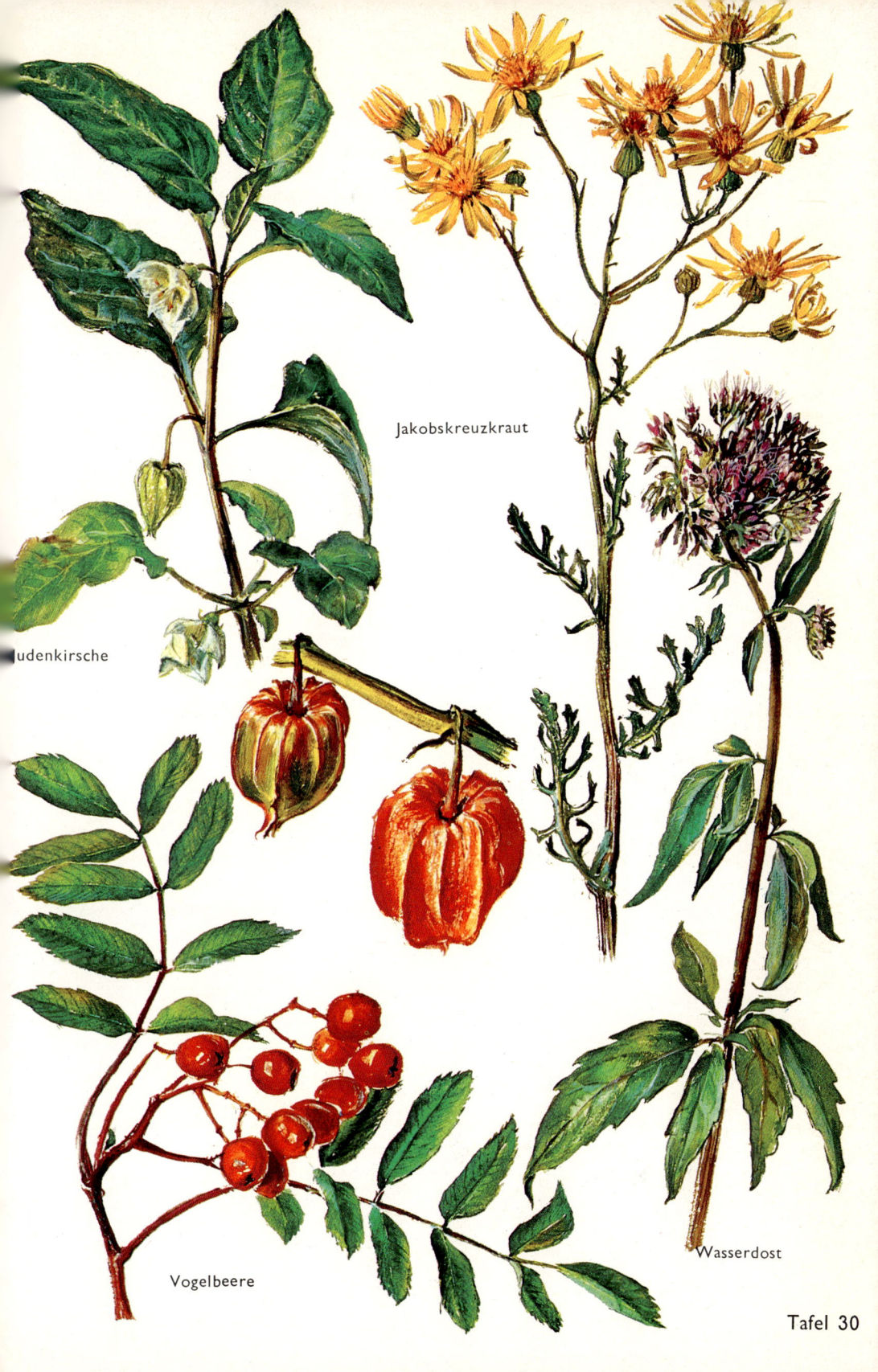

Jakobskreuzkraut

Judenkirsche

Vogelbeere

Wasserdost

Tafel 30

Das Vorbereiten von Gemüse

Junges, zartes Gemüse wird gereinigt, geputzt, nach der Größe sortiert und topfgerecht gemacht. Dann muß es überkocht, gekühlt und getrocknet werden.

Das vorbereitete Gemüse kommt küchenfertig — also Erbsen ausgelöst, Fisolen abgefädelt und eventuell geschnitten, Karfiol in Röschen geteilt, Paprika ganz, geschnitten oder halbiert, Spinat ganz, allenfalls entstielt — in einen Drahtkorb oder in einen dünnen, locker gewebten Stoffsack. Der Sack wird mit dem Gemüse in einen Topf•mit schwach gesalzenem kochendem Wasser eingehängt und der Topf zugedeckt. Je nach der Zartheit des Gemüses bleibt es 2 bis 4 Minuten im kochenden Wasser, Spinat nur 1^1/$_2$ Minuten, Erbsen 2 Minuten, Fisolen 3 Minuten, Paprika 2 bis 3 Minuten. Die Kochzeit wird erst vom Beginn des Kochens gerechnet.

Damit das Gemüse möglichst rasch koche, verwendet man zum Blanchieren für wenig Gemüse viel Wasser (für ^{1}/$_2$ kg Gemüse 10 Liter Wasser in einem möglichst weiten Topf). Nach dem Kochen wird der Drahtkorb oder Sack mit dem überkochten Gemüse sofort in Eiswasser oder in sehr kaltes Wasser (oft wechseln) eingehängt und abgekühlt, bis das Gemüse vollständig erkaltet ist. Die Kühlzeit soll möglichst kurz sein, und zwar höchstens so lang wie die Kochzeit, also 2 bis 4 Minuten. Nach dem Kühlen muß das Gemüse — auf einem Tisch ausgebreitet — übertrocknen. Erst dann kann es verpackt werden. Das Überkochen ist notwendig, damit Geschmack, Aussehen und Farbe erhalten bleiben. Nicht überkochtes Gemüse wird zäh und trocken, bekommt einen unangenehmen Geschmack und verliert an Farbe.

Das Vorbereiten des Obstes

Obst wird zuerst nach der Größe sortiert. Das gesunde, eßreif geerntete Obst wird gewaschen und kann ganz, geschält, entkernt oder geteilt, also tischfertig eingefroren werden. Beerenobst wird durch längeres Überbrausen mit kaltem Wasser gereinigt und dann erst entstielt.

Obst kann auf drei Arten eingefroren werden:

Ohne jeden Zusatz. Hierzu eignen sich besonders Kirschen und Zwetschken.
Eingezuckert. Vor allem Beerenobst wie Erdbeeren, Himbeeren, Brombeeren, Heidelbeeren oder Ribisel.
Mit einer Zuckerlösung. Die Lösung wird gekocht und ausgekühlt verwendet. Es ist zweckmäßig, während der Obstzeit einen Vorrat an Zuckerlösung in der Gefriertruhe oder im Kühlschrank bereitzuhalten.

Zum Einzuckern braucht man auf vier bis fünf Teile Obst einen Teil Trockenzucker. Für die Zuckerlösung braucht man 50 bis 70 dkg Zucker pro Liter Wasser. Durch einen Vitamin-C-Zusatz wird eingefrorenes Obst noch wertvoller für die Gesundheit (auf 1 Liter Zuckerlösung kommt ½ Gramm Ascorbinsäure oder Vitamin C). Durch den Zusatz von Vitamin C bleibt die Farbe des Obstes leuchtender, die Festigkeit – das ist besonders bei sehr wasserreichen und empfindlichen Früchten wichtig – bleibt besser erhalten.

Obstsaft kann roh oder nach 10 Minuten Dämpfen mit dem Dampfentsafter eingefroren werden. Man erhält auf diese Weise einen naturreinen Saft von höchstem gesundheitlichem Wert, der sich sehr lange hält. Das ist besonders wichtig für Beerenobst, das Heilkräfte besitzt, also für Schwarze und Rote Johannisbeeren, Heidelbeeren, Himbeeren, Brombeeren.

Die verschiedenen Verpackungsmethoden

Einfaches Verpacken wie ein Paket. Wird Zellglas verwendet, dann muß das Verpackungsmaterial zweimal um das Gefriergut gelegt werden. Diese Methode ist die einfachste und am schnellsten durchgeführte Verpackungsart. Zellglas ist reißempfindlich und kann beim öfteren Umschichten sehr leicht verletzt werden. Bei Verwendung von Polyäthylen genügt einmaliges Verpacken.

Verpacken des Paketes mit Faltenverschluß und seitlichem Einschlag. Das Gefriergut wird in die Mitte des Verpackungsmaterials gelegt. Über der Mitte nimmt man beide Enden zusammen, zieht sie fest an, schlägt sie zwei bis dreimal um, so daß eine Falte entsteht und die letzte Faltung dicht an das Nahrungsmittel zu liegen kommt. Nun streicht man die Luft aus der Packung und legt die beiden seitlichen Enden nach oben, dicht und fest an die Mittelfalte, so daß keine Luft im Paket verbleibt. Bei Verwendung von Zellglas gibt man als mechanischen Schutz eine Papierhülle über das Paket.

Das einfache Verpacken in *Säckchen* oder *Kartons* eignet sich für jedes Nahrungsmittel.

Beim Verpacken in allen anderen Behältern, wie Glas, Plastik- und Wachsgefäßen, muß man besonders auf die Entfernung der Luft aus dem Gefäß und auf einen luftdichten Verschluß achten.

Die Pakete verschließt man durch einfaches Verbinden mit Spagat oder Verkleben mit Klebestreifen. Beim Verbinden mit Spagat muß der Faden locker angelegt werden, damit das Gefriergut keine Einschnitte bekommt.

Die Säckchen verschließt man, indem man die Öffnung des Säckchens zusammenfaltet und dreht, bis der gedrehte Hals an das Gefriergut herankommt, damit kein Luftraum verbleiben kann. Die gedrehten Enden schlägt man um und hält sie mit einer Schnur oder einem Gummiring fest.

Verpacken und Verschließen von Gemüse

Das küchenfertige, überkochte, abgekühlte und getrocknete Gemüse wird in Säckchen oder Schachteln dicht eingeschichtet, damit möglichst kein freier, lufterfüllter Raum verbleibt. Man kann Gemüse aber auch einzeln — nebeneinander liegend — auf einem Blech einfrieren und dann erst in die Verpackung geben. Das hat den Vorteil, daß man aus einer größeren Verpackung auch nur einen Teil des Gemüses herausnehmen kann, ohne auftauen zu müssen, weil das Gemüse ja nicht zu einem Stück zusammengefroren ist.

Gemüse wird ohne jede Flüssigkeitszugabe luftdicht verschlossen eingefroren.

Verpacken und Verschließen von Obst

Obst verpackt man am besten in Kunststoffsäckchen, Wachskartons oder eckigen Plastik- und Glasbehältern.

Wichtig ist, daß jedes Paket, Säckchen, Glas oder dergleichen genau beschriftet ist. Die Beschriftung soll Aufschluß geben über Inhalt, Einlagerungstag und Lagernummer.

Bei —22 Grad C schnell einfrieren

Das luftdicht verpackte, verschlossene und beschriftete Gefriergut soll so schnell wie möglich in das Einfrierabteil kommen. Wichtig ist, daß das Nahrungsgut vor dem Einfrieren gut gekühlt wird. Wird in der Tiefkühltruhe eingefroren, muß sie vorher auf die Einfriertemperatur von —22 Grad C gebracht werden. Die Pakete sollen auf dem Boden möglichst frei zu liegen kommen oder man stapelt sie an den Wänden hoch. Auf keinen Fall sollen sie mit schon eingefrorenem Gut in Berührung kommen. Ist der Platz beschränkt, darf man nur einen Teil der Packungen einlegen, die restlichen Pakete werden im Kühlschrank bis zur nächsten Einfriermöglichkeit aufbewahrt.

1- bis 2-kg-Pakete brauchen durchschnittlich 6 bis 8 Stunden zum Durchfrieren. Ist das Gefriergut beinhart gefroren, kommt es in den Lagerraum des Gefrierfaches und lagert bei —18 Grad C. Die Truhe wird nach dem Durchfrieren auf die Lagertemperatur von —18 Grad C eingestellt.

Je rascher eingefroren wird, um so besser bleibt die Qualität des Gefriergutes, insbesondere sein Gesundheits- und Genußwert erhalten.

Vor dem Kochen an- oder auftauen

Besondere Sorgfalt erfordert Auftauen und Zubereitung gefrorener Lebensmittel. 1 bis 1¹/₂ kg Fleisch tauen bei Zimmertemperatur in 5 Stunden auf, in 3 Stunden an. Sobald der Kern aufgetaut ist, soll der Braten ins Fett gegeben werden. Der äußere Rand braucht etwas länger als der Kern. Auf keinen Fall sollen Bratenstücke in der heißen Küche auftauen, denn in diesem Fall taut die Randschichte sehr schnell auf und der Kern braucht bedeutend länger. Währenddessen geht aber schon der Saft aus den Randschichten verloren.

Wenn es einmal sehr rasch gehen soll, kann man bei einer Temperatur von 40 Grad C auftauen. Dann muß mit einer kleinen Flamme gebraten werden und man braucht für 1 kg Fleisch 50 bis 60 Minuten. Ist das Fleisch aufgetaut, ist es in 35 bis 45 Minuten gar und man kann kräftig, also bei größerer Hitze braten und erzielt dadurch besseren Geschmack.

Gemüse wird in gefrorenem Zustand in das kochende Wasser gegeben. Man achte nur darauf, daß die Kochzeit von Tiefkühlgemüse um ungefähr $1/3$ geringer ist als Frischgemüse. Sie ist nicht nur durch die Blanchierzeit kürzer, sondern auch das Gefrieren selbst verringert die Kochzeit. Das Gefrieren macht alle Nahrungsmittel mürber. Spinat soll vor dem Kochen angetaut werden.

Obst, das in frischem Zustand gegessen werden soll, wird in der Verpackung angetaut und soll, sobald der Kern aufgetaut ist, sofort zu Tisch gebracht werden. Bei normaler Zimmertemperatur braucht 1 kg Obst in Zuckerlösung 6 bis 8 Stunden zum Auftauen.

Ursachen für die Qualitätsminderung tiefgekühlter Nahrungsmittel

Die Luft trocknet die Nahrungsmittel aus, es entstehen braune Flecken, die man Gefrierbrand nennt. Der Gefrierbrand lockert das Gewebe und in weiterer Folge ist das Gefriergut, besonders Fleisch, für den menschlichen Genuß nicht mehr geeignet.

Der Luftsauerstoff zersetzt bei zu langer Lagerzeit das Fett durch Oxydation. Deshalb ist auch immer die Güte des Fettes im Fleisch maßgebend für die Qualität des Gefriergutes.

ERSTE HILFE

ERSTE HILFE

Wer Erste Hilfe leisten will, muß vor allem dafür sorgen, daß er dabei nicht sich oder andere gefährdet, und muß darauf bedacht sein, den Zustand des Verunglückten nicht noch zu verschlechtern. Bestimmte Maßnahmen, wie etwa das Reizen zu Erbrechen bei Vergiftungen, können fast immer durchgeführt werden, während andere wieder nur dann erlaubt sind, wenn man sich über den Zustand des Verunglückten völlig im klaren ist.

Wichtige grundsätzliche Regeln sind:

* Niemals einem Bewußtlosen etwas einflößen.
* Wunden besser unversorgt lassen als mit nicht keimfreien Verbandstoffen bedecken.
* Niemals Wunden auswaschen.
* Abschnürbinden nicht länger als 30 Minuten liegen lassen, dann lockern und notfalls nochmals abschnüren.
* Bei Elektrounfällen immer dafür sorgen, daß man nicht selbst in den Stromkreis gerät.
* Ertrinkende so bergen, daß man nicht selbst in Gefahr gerät, zu ertrinken.
* Knochenbrüche nicht einzurichten versuchen.
* Bei Herzanfällen keine kalten Anwendungen machen.
* Bei Autounfällen für freie Atmung des Verunglückten sorgen (siehe Seite 448 f.).

Um eine gute Übersicht zu gewähren, bringen wir die einzelnen Unglücksfälle nun in alphabetischer Reihenfolge:

Alkoholrausch

Krankheitszeichen:

Der richtige „Rausch" ist eine Vergiftung, und wir dürfen keineswegs deshalb, weil es sich um eine Alkoholvergiftung handelt, dem Betreffenden unsere Hilfe versagen. Wir können sonst schwere Schuld auf uns laden.
Die Erkennung, ob es sich um eine Alkoholvergiftung handelt oder nicht, ist meist verhältnismäßig leicht, da die Ausatemluft stark nach Alkohol riecht. Allerdings muß man an die Möglichkeit denken, daß sich jemand, der Alkohol getrunken hat, auch noch mit einem anderen Stoff vergiftet hat. Das

Gesicht ist häufig rot und gedunsen, der Betreffende schwitzt meist, hat - wenn er mehr oder weniger bei Bewußtsein ist — eine lallende Sprache. Auch Erbrechen kommt vor.

Die Atmung ist meist langsamer als normal, der Puls schwach und rasch.

Erste Hilfe:

Dafür sorgen, daß der Patient, wenn er erbricht, das Erbrochene nicht einatmen kann. Warm halten, da sonst die Gefahr der Lungenentzündung besteht. Ist er bei Bewußtsein, kann man einen starken Mokka, Coramin oder Sympatol geben, um den Kreislauf zu stützen und das Gehirn anzuregen. Vorsicht! Alkoholisierte können besonders leicht erfrieren!

Autounfall

Zuerst die Unfallstelle absichern, damit nicht nachkommende oder entgegenkommende Fahrzeuge sich selbst und die an der Unfallstelle Tätigen gefährden. Wenn man allein ist, kurz feststellen, welcher Verunglückte am hilfebedürftigsten ist. Unsere erste Sorge gilt der Erhaltung des Lebens! Wir müssen also darauf achten, daß, wenn das Herz schlägt, die Atemwege frei sein müssen. Notfalls Schleim, Erbrochenes usw. aus dem Mund wischen und

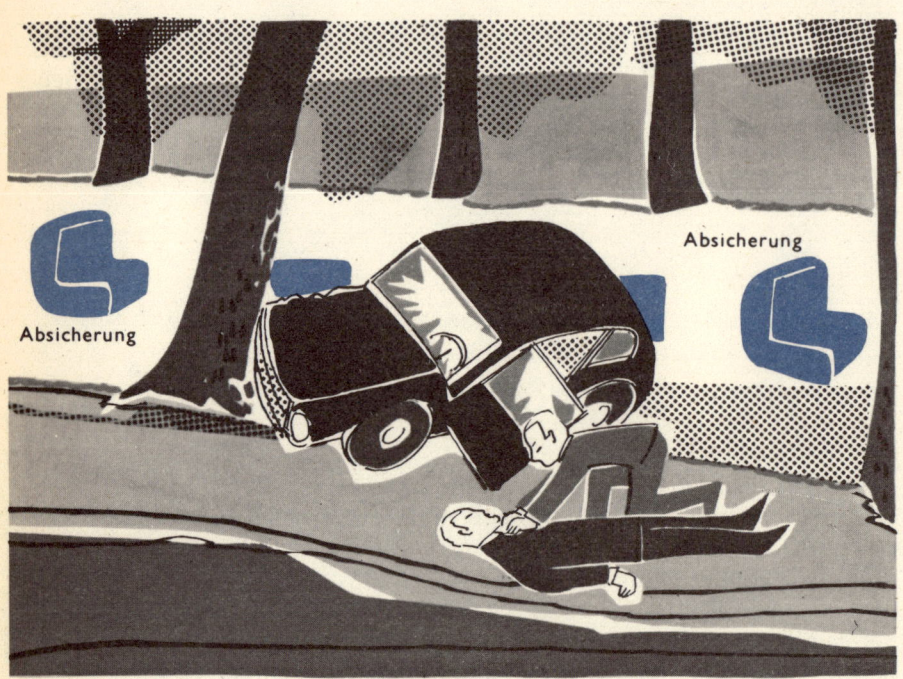

Abb. 41: Warnsignale bei Autounfall

mit einem — bei einem Fahrzeug meist vorhandenen — Schlauchstück aussaugen. Das verunglückte Fahrzeug selbst gegen Brandgefahr sichern!

Verunglückte, bei denen der Verdacht einer Wirbelsäulenverletzung besteht, nicht ohne ärztliche Genehmigung beziehungsweise ohne Krankenwagen transportieren!

Quillt aus einer Wunde das Blut hellrot und im Gleichklang mit dem Pulsschlag, so handelt es sich um eine arterielle Blutung und die verletzte Gliedmaße muß abgebunden werden. Über richtiges Abbinden siehe unter Blutung. Meist genügt aber ein Druckverband, da es sich nur selten um arterielle Blutungen handelt.

War ein Verunglückter auch nur kurze Zeit bewußtlos, so darf er keinesfalls neuerlich die Führung eines Fahrzeuges übernehmen! Niemand kann voraussagen, ob er nicht nochmals bewußtlos wird, und nur der Arzt kann beurteilen, ob nicht eine Nachblutung zu schweren Komplikationen führen kann.

Über die Versorgung von Wunden im allgemeinen, Schienen von Knochenbrüchen usw. siehe unter dem betreffenden Stichwort.

Bauchhöhlenschwangerschaft

Ausbleiben der Regel und einseitige Schmerzen im Bauch rechtfertigen den Verdacht auf eine Bauchhöhlenschwangerschaft!

Wir haben auf Seite 28 gelesen, wie es zu einer Bauchhöhlenschwangerschaft kommen kann. Durch die Einnistung des Eies außerhalb der Gebärmutter muß es über kurz oder lang zur Katastrophe kommen, da der heranwachsende Keim nicht die richtige Umgebung hat. Das Gewebe, in das er sich eingenistet hat, ist zu schwach und das Ei platzt verhältnismäßig bald. Dadurch kommt es nach einem kurzen, heftigen Schmerz zu einer meist starken Blutung in die Bauchhöhle, die sehr rasch lebensbedrohend werden kann. Häufig wird die Patientin ohnmächtig!

Besteht der Verdacht auf ein solches Ereignis, so muß für den sofortigen Transport in ein Krankenhaus gesorgt werden, da nur die augenblickliche Operation die Patientin vor dem Verblutungstod retten kann! Um die starke Blutung während des Transportes wenigstens zu drosseln, kann man, wie die nebenstehende Abbildung zeigt, die Bauchaorta abzudrücken versuchen.

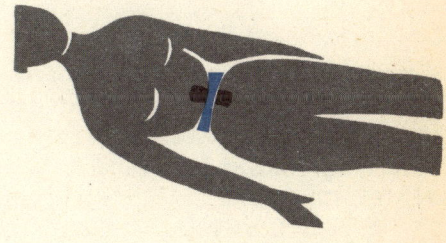

Abb. 42:
Harten Gegenstand gegen die Bauchaorta binden

Krankheitszeichen:

Eine Arterie ist verletzt, wenn das Blut im Rhythmus des Pulses hellrot herausspritzt. Um eine Venenverletzung handelt es sich, wenn dunkles Blut in gleichmäßigem Strom ausströmt. Neben arteriellen Blutungen sind auch meist Venenblutungen vorhanden.

Erste Hilfe:

Nicht nervös werden! Blutfarbstoff hat eine ausgeprägte Färbekraft und Blutungen sehen daher meist viel schrecklicher aus, als sie in Wirklichkeit sind. Außerdem hat der Körper eine Reihe von Selbstschutzeinrichtungen, die meist dazu führen, daß die Blutung von selbst zum Stehen kommt. Abschnürungen sind nur selten nötig; es genügt fast immer ein Druckverband.

Handelt es sich nicht um den außerordentlich seltenen Fall, daß eine Hauptschlagader, also etwa die Oberschenkelschlagader oder die Armschlagader, verletzt ist, so ist das oberste Gebot immer: möglichst keimfrei verbinden! Wenn wir kein keimfreies Verbandmaterial zur Verfügung haben, die Wunde aber verschlossen werden muß, so dürfen wir als keimfrei ansehen: frisch gebügelte Wäsche, ausgekochte und in der Sonne getrocknete Wäsche.

Salben, Pulver und auch zerquetschte Blätter dürfen wir nur bei kleinen Gelegenheitswunden ohne ärztlichen Rat verwenden.

Abschnürung: Ist man wirklich genötigt, eine Gliedmaße abzuschnüren, so muß die Abschnürbinde immer zwischen Wunde und Herz liegen. Zur Abschnürung geeignet sind, wenn keine Binde und kein Abschnürer vorhanden sind, Hosenträger, in Streifen gerissene Leinwand, Gummischläuche und ähnlich festes Material. Nicht geeignet ist Draht, da er zu Verletzungen führen kann. Besonders Nerven sind in dieser Hinsicht gefährdet.

Gummiabschnürbinden werden so angelegt, daß man unter allmählich steigendem Zug die Binde so fest anzieht, daß die Blutung stillsteht.

Wenn der Helfer so weit geschult ist, daß er den Verlauf der Arterie kennt, so kann er einen harten Gegenstand unterlegen (siehe Tafel 31), um einen unmittelbaren Druck auf die Arterie auszuüben. Genügt die Kraft, mit der man die Binde anzieht, nicht, um die Blutung zum Stillstand zu bringen, so kann man einen Stock als Hebel benützen und abbinden.

Achtung! Nach spätestens 30 Minuten muß die Abschnürung kurz gelockert werden. Man öffnet die Binde langsam und vorsichtig und beobachtet, ob die Wunde neuerlich blutet. Ist die Blutung zum Stillstand gekommen, so kann man auf die Abschnürbinde verzichten; blutet es neuerdings stark, muß nach einiger Zeit die Abschnürung wieder angelegt werden. Nach weiteren 30 Minuten muß wieder nachgesehen werden und das so fort, bis der Arzt den Patienten übernimmt.

Druckverband: Viel häufiger kommt ein Druckverband in Frage, der bei größeren Blutungen nötig ist, da auch die Blutung aus Venen zu starkem Blutverlust führen kann. Nachdem die Wunde mit keimfreiem Verbandstoff bedeckt worden ist, macht man aus Watte, aus zusammengeballtem Leinen oder einem ähnlichen Material einen kleinen, aber harten Polster, den man auf den keimfreien Verband legt. Die käuflichen Verbandpäckchen enthalten diesen Polster schon vorbereitet. Nun werden mit einer Binde unter kräftigem Zug einige Touren gelegt. Wenn der Verband gut sitzt, kommt die Blutung dadurch schon meist zum Stillstand. Sickert durch den Verband aber noch Blut durch, so muß mit etwas stärkerem Druck eine weitere Binde angelegt werden, bis die Blutung endgültig aufgehört hat.

Der Druckverband muß überprüft werden, ob er nicht so stark sitzt, daß er einer Abschnürung gleichkommt. Dann muß man lockern beziehungsweise sich so verhalten, wie es bei der Abschnürbinde beschrieben ist.

Ohne Verband dürfen Wunden bleiben, die nicht weiterbluten, vor allem dann, wenn uns kein keimfreies Verbandmaterial zur Verfügung steht. Der Luftzutritt schadet nicht, im Gegenteil, er kann sogar nützlich sein, wenn zufällig Tetanusbazillen in die Wunde eingedrungen sind. Bei allen Wunden, die mit Erdreich, Pferdemist und anderem Düngematerial in Berührung gekommen sind, soll eine Tetanusschutzimpfung durchgeführt werden! Wer schon geimpft ist, muß dies dem Arzt unverzüglich mitteilen, da eine Wiederimpfung nur mit einem anderen Serum in Frage kommt!

Tafel 31 zeigt verschiedene Arten der Wundversorgung.

Elektrounfälle

Krankheitszeichen:

Von wenigen Ausnahmefällen abgesehen, wird die Feststellung, daß es sich um einen Elektrounfall handelt, nicht schwer fallen.

Erste Hilfe:

Die wichtigste Maßnahme bei Elektrounfällen ist die Sorge dafür, daß der Helfer nicht selbst in den Stromkreis gerät. Also Anlagen abschalten oder sich nur unter entsprechenden Schutzmaßnahmen dem Verunglückten nähern. Die Rettung bei Elektrounfällen erfordert daher besondere Sorgfalt, Entschlußkraft und Geistesgegenwart. Treffen doch häufig, wenn jemand in den Stromkreis geraten ist, alle widrigen Umstände eines Unfalles zusammen: Gefährdung des Helfers, Ohnmacht des Verunglückten, offene Wunden, ja Knochenbrüche und darüber hinaus oft noch Atem- und Herzstillstand. Wer helfen will, muß systematisch vorgehen:

Abschalten des Stromes beziehungsweise Bergen des Verunglückten unter Sicherung der eigenen Person. Dies geschieht, indem man sorgfältig darauf

achtet, daß man weder mit herabhängenden Drähten noch sonstigen Metall-
gegenständen in Berührung kommt und auch den Verunglückten — wenn es
nicht möglich ist, die Leitung abzuschalten — nur isoliert angreift beziehungsweise zum Beispiel mit einer langen, trockenen (!) Holzstange befreit. Die
Versorgung von Wunden, Schienung von Knochenbrüchen usw. hat so lange
Zeit, als man nicht sicher weiß, daß Herz und Atmung gut funktionieren.
Gerade bei Elektrounfällen kommt es ja häufig zu Herz- und Atemstillstand,
und gerade hier ist die Aussicht, daß künstliche Atmung und Anregung der
Herztätigkeit noch einen Erfolg haben, besonders groß. Das Herz kann durch
kräftige Schläge auf den Brustkorb etwas unter der linken Brustwarze angeregt werden, kommt aber manchmal auch durch die künstliche Atmung
in Gang. Unfallspezialisten empfehlen heute praktisch nur mehr die Beatmung Mund zu Mund oder Mund zu Nase — also das Einhauchen des
eigenen Atems in die Lungen des Verletzten. Man reinigt vorerst die Atemwege von Schleim, Erbrochenem usw. und bläst dann, nachdem man selbst
tief geatmet hat, etwa 16mal in der Minute die Lunge des Verunglückten auf.
Die Infektionsgefahr für den Helfer ist viel geringer als man annimmt, trotzdem kann man sich durch ein dünnes, gut durchlässiges Tuch, das man zwischen den eigenen Mund und den Mund des Beatmeten legt, gut schützen.
Diese Form der Beatmung hat vor allem auch den Vorteil, daß der Helfer
nicht ermüdet. Die ausgeatmete Luft enthält ausreichend Sauerstoff, um den
Verunglückten genügend zu versorgen. Wie man die Beatmung Mund zu
Mund oder Mund zu Nase durchführt, zeigt unsere Abbildung 43.

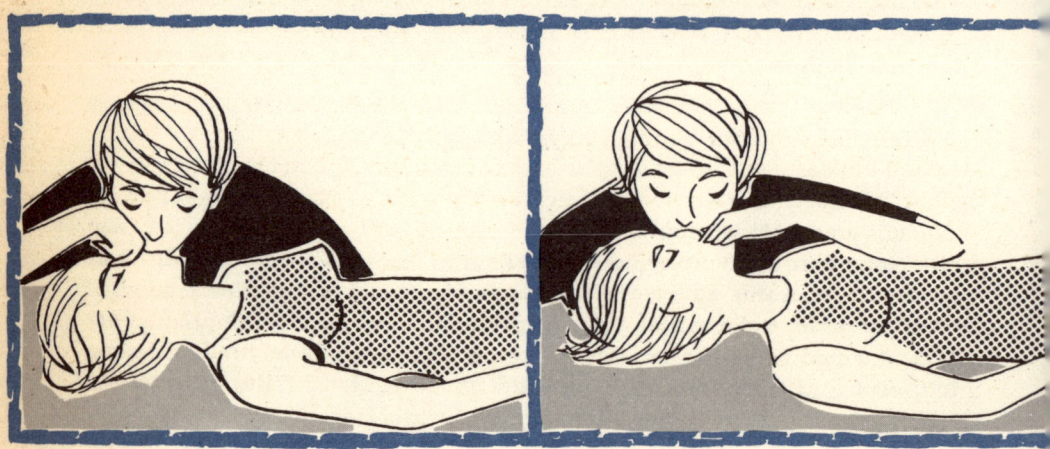

Mund-zu-Mund   Mund-zu-Nas

Abb. 43: Künstliche Atmung

Die künstliche Atmung darf nicht unterbrochen werden, wenn es nicht feststeht, daß der Betreffende tot ist. Den Eintritt des Todes kann meist nur der Arzt feststellen, daher lieber ein bis zwei Stunden länger als eine Minute zu kurz künstliche Atmung durchführen! Manchmal gelingt es erst nach stundenlangen Bemühungen, Atmung und Kreislauf wieder in Gang zu bringen.

Wunden und Knochenbrüche, die sich bei Elektrounfällen ereignen, werden so versorgt, wie es unter dem entsprechenden Stichwort beschrieben ist.

Erfrierungen

Krankheitszeichen:

Man muß vor allem zwischen örtlicher und allgemeiner Erfrierung beziehungsweise Unterkühlung genau unterscheiden. Während wir bei örtlichen Erfrierungen wenigstens anfangs Kältereize zur Ersten Hilfe verwenden, müssen wir bei allgemeiner Unterkühlung sofort Wärme anwenden.

Örtliche Erfrierungen zeigen sich durch Blässe oder manchmal auch durch Rötung oder bläuliche Verfärbung der Haut an. Nachdem die abgekühlte Körperpartie (zum Beispiel Ohrmuschel) anfänglich schmerzte, wird sie allmählich gefühllos und auch auf Druck nicht mehr empfindlich.

Die allgemeine Unterkühlung führt meist zu Müdigkeit, Schläfrigkeit und Ohnmacht. Im Kalten aufgefundene Ohnmächtige müssen sofort in einen warmen Raum gebracht werden!

Erste Hilfe:

Bei örtlichen Erfrierungen: Mit Schnee oder kaltem Wasser abreiben, ohne die Haut zu verletzen, und dann allmählich in einen kühlen, später lauwarmen und dann warmen Raum bringen. Wunden verbinden. Alles übrige veranlaßt der Arzt.

Allgemeine Unterkühlung: Vorerst Temperatur messen. Ist sie unter 34 Grad im Mastdarm, so ist Gefahr im Verzug, unter 27 Grad höchste Lebensgefahr. Nachdem der Arzt verständigt wurde, wird so rasch wie möglich ein Vollbad vorbereitet, dessen Temperatur man mit der im Mastdarm gemessenen Temperatur des Verunglückten abstimmt. Also bei 35 Grad gemessener Mastdarmtemperatur Badewasser 35 Grad. Wenn der Verunglückte ins Bad gebracht wurde, steigert man im Laufe von 10 Minuten die Temperatur des Wassers auf 38 bis 40 Grad. Dabei wird die Temperatur im Mund gemessen (der Verunglückte kommt im Wasser meist zu sich). Hat die Mundtemperatur 37 Grad erreicht (Thermometer unter die Zunge einlegen!), so wird der Patient aus dem Bad herausgehoben und in ein vorgewärmtes Bett gebracht. Steht kein Bad zur Verfügung, so ist die Erwärmung mit allen anderen Mitteln etwa in derselben Zeit zu versuchen. Vorsicht: Dem Verunglückten fehlt häufig die Hitzeempfindlichkeit, es könnte zu Verbrennungen kommen.

Kann der Patient schlucken, erhält er heiße Getränke, auch Bohnenkaffee ist von Vorteil. Die Behandlung örtlicher Erfrierungsschäden bei solchen Verunglückten wird vom Arzt durchgeführt und ist erst in zweiter Linie wichtig.

Ertrinken

Erste Hilfe:

Wer einen Ertrinkenden retten will, muß entweder selbst gut schwimmen können oder seine Rettungsmaßnahmen von einem sicheren Standpunkt aus versuchen. Vorsicht vor Umklammerung durch den Ertrinkenden, die so kräftig sein kann, daß man am Schwimmen gehindert wird und mitertrinkt! Zweckmäßigerweise wird man den Hilfebedürftigen daher erst anrufen und sehen, wie er sich verhält. Die sicherste Art des schwimmenden Transportes durch das Wasser ist die Rückenlage, wie sie Tafel 31 zeigt.

Ist der Verunglückte an Land gebracht, so müssen die Atemwege freigemacht werden. Ertrinkungstod ist ein Erstickungstod und wir müssen nach Freilegung der Atemwege künstliche Atmung anwenden. Um das Wasser aus der Lunge zu bekommen, kann man den Verunglückten auf den Kopf stellen und das Wasser abfließen lassen. Besser ist es aber, ihn über das aufgestellte Knie zu legen. Wie die künstliche Atmung durchgeführt wird, haben wir auf Seite 451 ff. im Kapitel „Elektrounfälle" beschrieben (siehe auch Abbildung 43 auf Seite 452). Auch hier gilt die ernste Mahnung, die künstliche Atmung nicht zu unterbrechen, bis man sicher weiß, daß der Verunglückte entweder gerettet oder der Tod zweifelsfrei eingetreten ist.

Fallsucht

Krankheitszeichen:

Plötzliches Zusammenstürzen, manchmal mit einem krampfhaften Schrei, Schaum vor dem Mund, der durch Biß in die Zunge blutig sein kann. Unfreiwilliger Harnabgang möglich. Anfänglich schütteln den Fallsüchtigen im Anfall heftige Krämpfe, die nach einiger Zeit nachlassen und einer ruhigen Bewußtlosigkeit weichen, aus der der Patient meist bald wieder erwacht. Der Puls ist verlangsamt, das Gesicht anfänglich blaß, später bläulich verfärbt.

Obwohl der Patient nach dem Unfall meist sehr müde ist und Ruhe braucht, soll man ihn nicht unbewacht lassen. Manchmal kommen Verwirrtheitszustände vor, die für den unbeaufsichtigten Patienten sehr unangenehm werden können.

Erste Hilfe:

Öffnen beengender Kleidungsstücke, Sorge für freie Atmung, Schutz des Patienten vor Gewalteinwirkung. Wenn möglich, den Patienten in einen warmen Raum bringen, Neugierige fernhalten und für Ruhe sorgen. Arzt verständigen!

Fremdkörper

Von den vielen Möglichkeiten des Eindringens von Fremdkörpern in unseren Organismus wollen wir nur die wichtigsten herausgreifen.

Auge: Steckt der Fremdkörper im Augapfel oder ist er gar in das Auge eingedrungen, ist sofortiger Transport zum Arzt unbedingt erforderlich.

Handelt es sich um Fliegen oder andere kleine Insekten, um Steinsplitter, die im Bindehautsack liegen usw., so versucht man entweder mit der Ecke eines reinen Taschentuches oder durch Herausspülen den Fremdkörper zu entfernen. Liegt er im oberen Anteil des Bindehautsackes, so zieht man das Oberlid an den Wimpern über das Unterlid und wartet einige Zeit; meist schwimmt dann der Fremdkörper, dem Gesetz der Schwerkraft folgend, nach abwärts und kann aus dem unteren Teil des Bindehautsackes leicht entfernt werden.

Laugen- und Kalkspritzer bedrohen die Sehkraft! Sie machen als Erste Hilfe Ausspülen nötig und müssen dann unter allen Umständen vom Arzt behandelt werden.

Luftröhre: Sehr selten kann es durch Eindringen eines Bonbons oder eines anderen Fremdkörpers in die Luftröhre zu einem Erstickungsanfall kommen. Wenn es dem Verunglückten nicht gelingt, den Fremdkörper auszuhusten, so kann man durch starke Schläge zwischen die Schulterblätter versuchen, den Patienten beim Aushusten des Fremdkörpers zu unterstützen. Ist keine sofortige ärztliche Hilfe zu erwarten, so darf man auf jede im Augenblick geeignet erscheinende Weise versuchen, den Fremdkörper aus der Luftröhre herauszubekommen. Es gilt vor allem, die Ruhe zu bewahren und zielbewußt zu handeln. Man legt den Patienten nieder, öffnet den Mund und zieht mit einem Tuch die Zunge vor. Nun versucht man, mit dem Zeigefinger den Schlund zu reizen. Auf diese Weise wird manchmal mit dem Brechakt auch der Fremdkörper ausgehustet.

Kleinere Fremdkörper, die die Atmung möglich machen, weil sie aus der Luftröhre in einen Nebenast gerutscht sind, müssen so rasch wie möglich vom Arzt entfernt werden.

In *Nase* und *Ohr* stecken vor allem Kinder gern kleine Fremdkörper wie Bohnen, Erbsen, Schrauben, Nägel und ähnliches. Hier kann und soll nur der Arzt helfen, da keine augenblickliche Lebensgefahr besteht! Insekten, die ins Ohr eingedrungen sind, kann man durch Alkohol oder Äther betäuben. Niemals selbst mit harten Gegenständen (Draht, Zündholz!) im Ohr herumstochern.

Herzanfall

Krankheitszeichen:

Je nach Schwere und Art des Anfalls Schmerzen, Angstgefühl oder Bewußtlosigkeit.

Erste Hilfe:

Bei jeder Art von Schmerzen oder Angstgefühl und bei allen Patienten, die jenseits des 35. Lebensjahres sind, ist die immer noch beliebte Anwendung von kaltem Wasser durch den Laien grundsätzlich verboten! Eine schon bestehende Verengung der Herzkranzgefäße kann durch diese Maßnahme noch verstärkt werden!

Bei Herzschmerzen ist als Erste Hilfe ein heißes Hand- und Armbad angezeigt. Auch kann man dem Patienten Nitroglyzerin geben, falls er es entweder selbst besitzt oder es zufällig erreichbar ist. Bei allen Beschwerden in der Herzgegend den Puls kontrollieren. Ist dieser abnormal, muß der Patient liegenbleiben, bis der Arzt eintrifft, auch dann, wenn er sich schon wieder wohl fühlt.

Bewußtlose Patienten flach lagern, mit leicht angehobenem Kopf. Alle anderen Maßnahmen dem Arzt überlassen. Ist der Patient wieder bei Bewußtsein, dürfen wir ihm Baldriantropfen, Melissengeist oder etwas ähnliches geben, während wir mit einem Mokka oder Herzmitteln wie Sympatol oder Coramin besser zuwarten.

Knochenbrüche

Krankheitszeichen:

Starke Schmerzen nach Gewalteinwirkung rechtfertigen immer den Verdacht auf einen Knochenbruch. Niemals versuchen festzustellen, ob es sich wirklich um einen Bruch handelt oder nicht! Durch jeden solchen Versuch können wir den Verletzten in ernste Lebensgefahr bringen. Es ist auch nicht Aufgabe des Laienhelfers, den Bruch „einzurichten" Wir fixieren den gebrochenen Körperteil so, wie wir ihn vorfinden!

Erste Hilfe:

Vor jeder Schienung eines Knochenbruches müssen wir für die Polsterung sorgen, damit es nicht zu weiteren Schädigungen durch den Schienenverband kommt. Das beste Polstermaterial ist Watte. Sie wird uns aber nur selten zur Verfügung stehen. Wir verwenden daher Moos, Stroh, Heu oder Stoff, müssen aber immer sorgfältig darauf bedacht sein, daß bei offenem Bruch die Wunde nicht mit dem Polstermaterial in Berührung kommt. Als Schiene eignet sich jeder feste Gegenstand, der der Form der gebrochenen Gliedmaße anpaßbar ist, also ein Brett, ein Stock und notfalls bei Beinbrüchen auch das andere,

Die Abdruckstellen bei Blutungen sind hier eingezeichnet. Abdrücken kann nur eine kurze Erste Hilfe sein, da man bald erlahmt

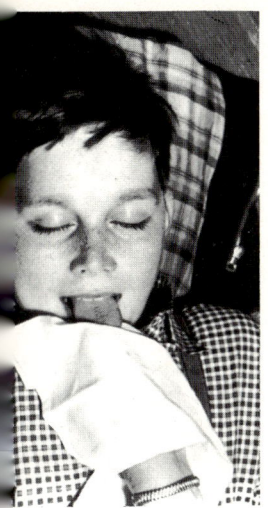

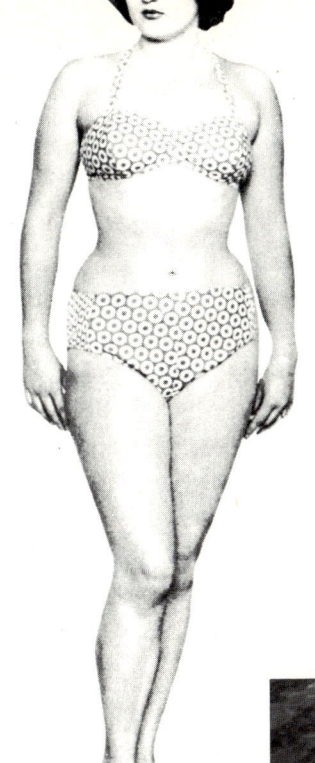

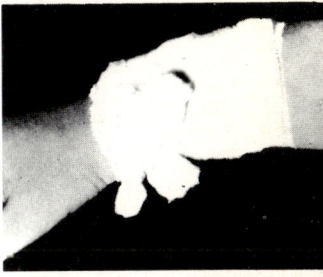

Praktischer Verschluß für den Erste-Hilfe-Verband

...inem Tuch zieht man die ...e bei Atemstörungen vor

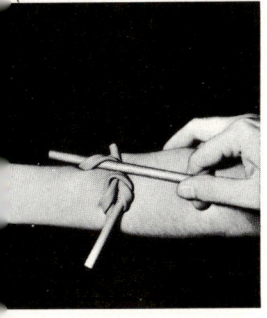

So sieht der gutgemachte Schnellverband aus

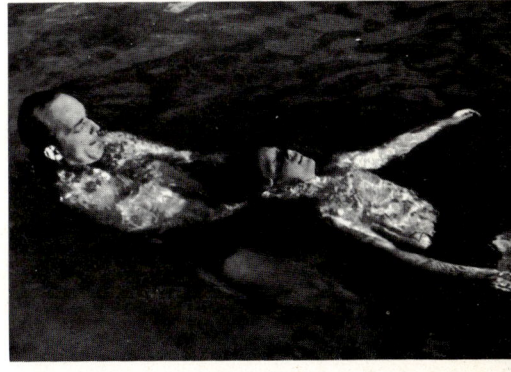

...chnüren mit einem Gummischlauch und einem ...en Bleistift als Hebel. Nicht zu lange liegen ...en – von Zeit zu Zeit lockern!

Retten aus Wassernot am besten in Rückenlage!

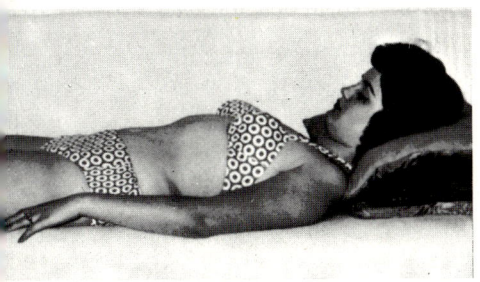

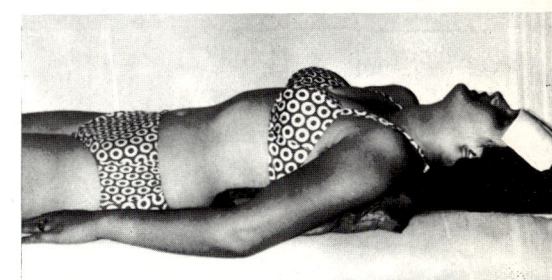

Bewußtlose flach lagern, beengende Kleidung öffnen. Bei blassem Gesicht Kopf tief – bei rotem Gesicht Kopf hoch!

Tafel 31

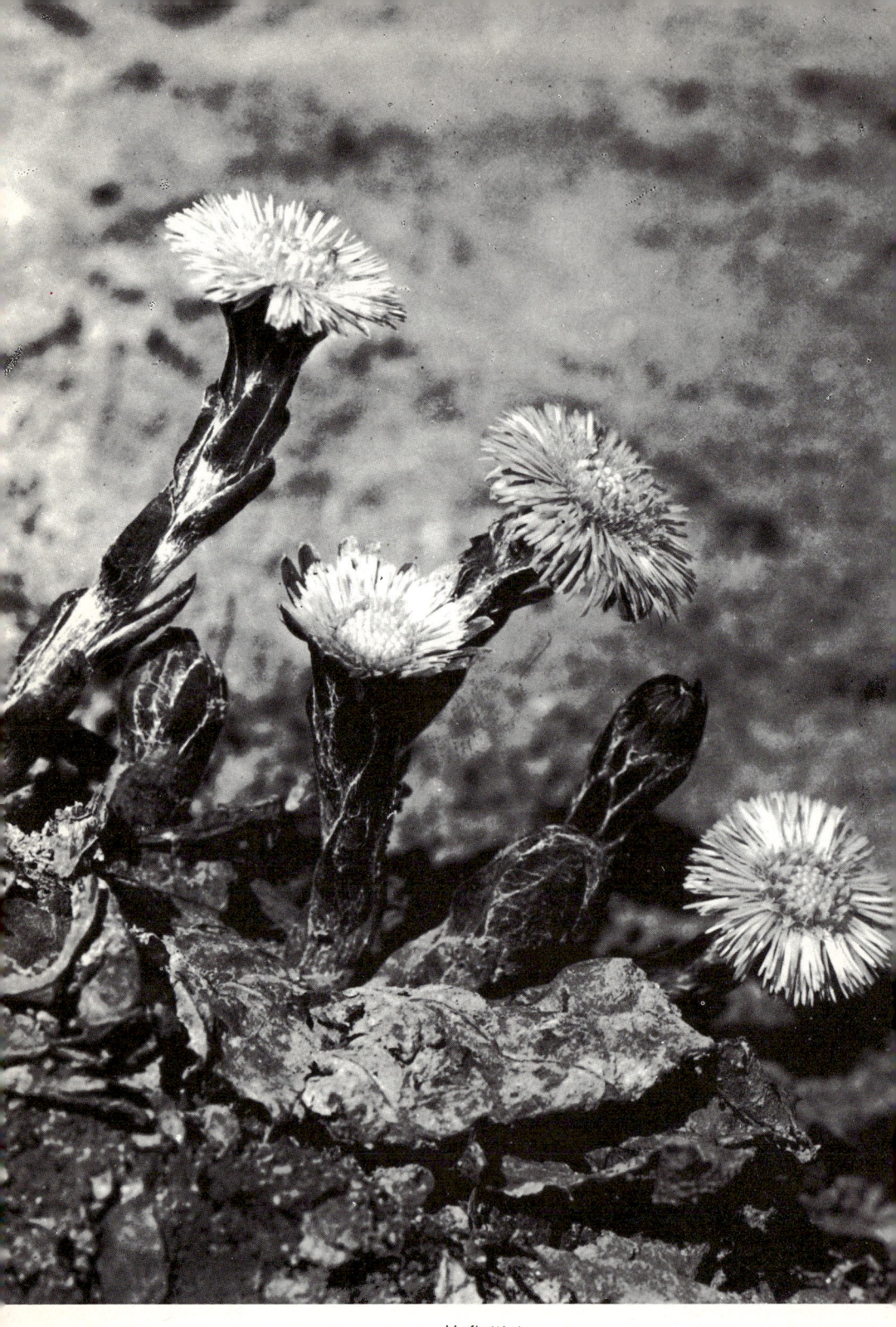

Huflattich

Tafel 32

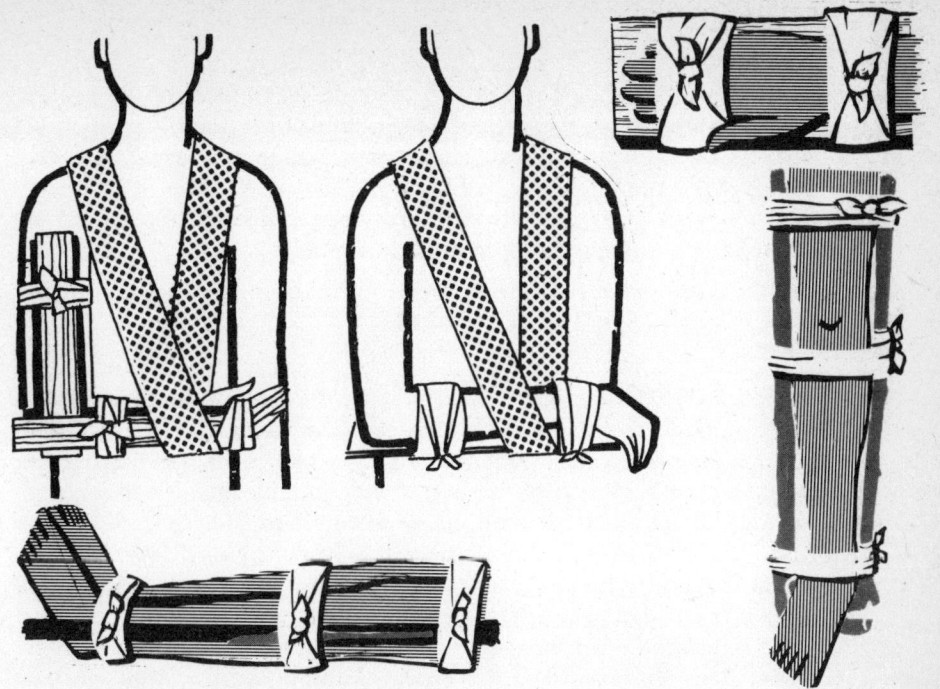

Abb. 44: Richtige Schienung von Knochenbrüchen. Es muß immer so geschient werden,
daß beide benachbarten Gelenke fixiert sind.

gesunde Bein. Die Wunden von offenen Knochenbrüchen werden so versorgt,
wie wir es bei dem Stichwort Blutungen beschrieben haben.

Koliken

Krankheitszeichen:

Magen- und Gallenkoliken machen Schmerzen im Oberbauch, wobei
Gallenkoliken meist in den Rücken oder in die rechte Schulter ausstrahlen
und mehr rechts liegen, während Magenkoliken eher die Mitte des Ober-
bauches betreffen.

Darmkoliken zeigen sich als allgemein schmerz- und krampfhaftes Gefühl
im Bauch, Nierenkoliken strahlen nach unten zu aus und können bei Männern
bis in die Hoden und bei Frauen bis in die Schamlippen schmerzen.

Erste Hilfe:

Im wesentlichen ist die Erste Hilfe bei allen Kolikarten gleich: Ruhigstellung, Wärme, möglichste Entspannung und gegebenenfalls Verabreichung
eines vom Arzt verordneten krampflösenden Mittels. Aus der Hausapotheke
dürfen wir bei Magen- und Gallenkoliken wie bei Darmkoliken Kamillentee

457

versuchen, falls der Patient nicht bricht. Ob wir die Wärme nun in Form des elektrischen Thermophors oder der Heißwassergummiflasche anwenden, hängt zum Teil auch davon ab, was der Patient besser verträgt. Vor allem bei Magenbeschwerden hilft oft ein warmer Dunstumschlag am besten. Auch bei Gallenkoliken wird die feuchte Hitze häufig sehr angenehm empfunden.

Es ist selbstverständlich, daß wir den Arzt verständigen. Dieser wird bei Gallen- und Nierenkoliken meist eine Injektion geben.

Ohnmacht

Erste Hilfe:

Wenn möglich, feststellen, auf welche Ursache die Bewußtlosigkeit zurückzuführen ist. Handelt es sich um eine einfache Ohnmacht, wie sie vor allem Frauen in geschlossenen und überhitzten Räumen oder bei Menschenansammlungen befällt, genügt es, die Betreffende hinzulegen, den Kopf durch ein Polster zu erhöhen und zu warten, bis sie wieder zu sich kommt. Man kann die Schläfen mit Kölnischwasser einreiben und Parfum zum Riechen geben.

Wichtig ist die Feststellung, ob es sich vielleicht um einen Schlaganfall handelt, den wir auf der nebenstehenden Seite besprechen. Bei Frauen muß auch an eine Bauchhöhlenschwangerschaft (siehe Seite 449) gedacht werden.

Haben wir den Ohnmächtigen in einem kühlen Raum gut gelagert, so öffnen wir beengende Kleidungsstücke, entfernen gegebenenfalls ein künstliches Gebiß und warten, nachdem wir den Arzt verständigt haben, darauf, daß der Ohnmächtige wieder erwacht. Atmung und Puls werden wir dabei ständig beobachten. Niemals Bewußtlose allein lassen! Niemals Bewußtlosen etwas einzuflößen versuchen!

Prellung

Krankheitszeichen:

Schmerzen, gegebenenfalls Blutunterlaufungen, Verhärtung des geprellten Gebietes.

Erste Hilfe:

Folgeerscheinungen von Prellungen können weitgehend vermieden werden, wenn man unmittelbar nach dem Unfall kühle Auflagen macht, wobei zerquetschte Wegerichblätter oder ähnliches durchaus anwendbar sind, wenn keine Verletzung vorhanden ist. Auch gewöhnliche kühle Umschläge, die man häufig wechselt, können gemacht werden. Geprellte Gliedmaßen ruhigstellen und auch dafür sorgen, daß der ganze Körper zur Ruhe kommt. Nur der Arzt kann feststellen, ob nicht neben der Prellung noch ein Knochenbruch, eine kleine Splitterung oder etwas ähnliches vorhanden ist!

Schlaganfall

Krankheitszeichen:

Ein Schlaganfall ist meist dadurch deutlich zu erkennen, daß der Patient halbseitig gelähmt ist. Die krampfhafte Lähmung ist auch bei Bewußtlosen sichtbar. Die Atmung ist vertieft, erschwert, röchelnd, der Puls meist langsam und kräftig, das Gesicht gerötet, der Mundwinkel auf der gelähmten Seite hängt meist herab und läßt Speichel austreten. Erbrechen kommt vor, ist aber selten. Die Augen blicken meist starr auf eine bestimmte Stelle (in Richtung des befallenen Gehirnabschnittes).

Erste Hilfe:

Die wichtigste Erste Hilfe beim Schlaganfall ist die sofortige Verständigung des Arztes. Jede Sekunde ist kostbar, da es sich nur selten um Blutungen, meist um Gefäßverschlüsse handelt, die durch eine gefäßerweiternde Injektion in vielen Fällen wieder geöffnet werden können. Je früher der Arzt eintrifft, um so größer sind die Heilungsaussichten. Alle anderen Maßnahmen können nur das Ziel haben, den Patienten vor Schäden zu bewahren, die durch seine Bewußtlosigkeit entstehen könnten. Wir müssen also dafür sorgen, daß er frei atmen kann, daß er nicht aus dem Bett fällt oder sich durch ungezielte Bewegungen nicht selbst verletzt. Wir bringen ihn also zu Bett, ziehen ihm vorsichtig die Kleider aus, nachdem wir gleich als erste Maßnahme beengende Kleidungsstücke geöffnet haben, und warten dann den Arzt ab.

Ein Fehler wäre es, auf den Hausarzt zu warten, wenn er nicht sofort erreichbar ist! Es geht im Augenblick ja nur darum, dem Patienten so rasch wie möglich die vielleicht rettende Injektion zu verschaffen. Diese kann jeder Arzt geben!

Schlangenbiß

Giftschlangenbisse sind gerade beim Kräuter- und Beerensammeln verhältnismäßig häufig. Wer nicht mit Sicherheit weiß, ob es sich um eine Giftschlange oder um eine harmlose Schlange gehandelt hat (die meisten beißen!), nehme lieber den schlimmeren Fall an!

Der Biß der Giftschlange zeigt sich als zwei kleine nadelstichartige Wunden, die in einem Abstand von etwa einem Zentimeter voneinander entfernt sind. Zu sofortiger Ohnmacht kommt es höchstens durch den Schreck, niemals durch das Schlangengift selbst.

Erste Hilfe:

Abbinden der Gliedmaße (meist handelt es sich um einen Biß in das Bein oder in die Hand) nahe der Wunde zwischen Wunde und Herz. Die Binde soll so fest aufliegen, daß auch der Puls nicht mehr tastbar ist. Die Wunde wird reichlich mit Wasser ausgespült, soll aber nicht ausgesaugt werden, da das Schlangengift sonst durch kleine Verletzungen in der Mundschleimhaut in den Organismus des Helfers gelangen könnte. Wenn möglich, Erweitern der Wunde mit einem scharfen Messer. Lockern der Abschnürbinde nur durch den Arzt, falls dieser im Laufe der nächsten Stunde erreichbar ist. Sonst kurzes Lockern nach einer Stunde und Wiederholung des Lockerns alle 30 Minuten. Falls vorhanden, die Wunde nicht mit Wasser, sondern mit übermangansaurem Kali auswaschen. Auch Ausbrennen der Wunde kommt in Frage.

Niemals „Schlangenwurzeln" oder andere Kräuter, die gegen Schlangenbiß empfohlen werden, verwenden!

Innerlich reichlich Bohnenkaffee. Alkohol ist nicht empfehlenswert, außer gegebenenfalls ein Gläschen Kognak, wenn kein Bohnenkaffee vorhanden ist. Neben dem Abschnüren und Auswaschen der erweiterten Wunde ist die wichtigste Maßnahme Verständigung des Arztes beziehungsweise Abtransport zum Arzt.

Sodbrennen:

Krankheitszeichen:

Brennendes Gefühl in der Speiseröhre, meist mit saurem Aufstoßen verbunden.

Erste Hilfe:

Als Erste Hilfe, aber nicht als Dauermaßnahme, ist gegen Sodbrennen eine Messerspitze Speisesoda erlaubt. Meist hilft aber auch Kamillentee, Tausendguldenkrauttee oder eine der Magenteemischungen, die wir im Rezeptteil angegeben haben. Sodbrennen soll man nicht anstehen lassen, da es das erste Anzeichen eines Magenschleimhautkatarrhs beziehungsweise eines Magengeschwüres sein kann!

Sonnenstich — Hitzschlag

Krankheitszeichen:

Sonnenstich und Hitzschlag sind durchaus nicht dasselbe. Beim Hitzschlag handelt es sich um eine Wärmestauung infolge mangelnder Kühlung der Haut, meist hervorgerufen durch unzweckmäßige Kleidung. Der Hitzschlag ist also durchaus auch ohne Sonne möglich, auch in geschlossenem Raum, zum Beispiel bei Heizen in feuchter Umgebung. Der Schweiß kann nicht verdunsten, die wichtigste Kühleinrichtung des Organismus ist damit gehemmt, es kommt zur Wärmestauung und eben zum Hitzschlag. Der Hitzschlag trifft nur Menschen, die an sich eine schlechte Wärmeregulation besitzen.

460

Erste Hilfe:

Wie beim Erfrorenen messen wir vorerst die Temperatur im After. Ist sie normal, handelt es sich um einen leichten Fall und es genügt, wenn wir beengende Kleidungsstücke öffnen und den Verunglückten in einen etwas kühleren Raum bringen, ihm Luft zufächeln und ihm, wenn er wieder erwacht, ein kühles Getränk verabreichen. Ist die Temperatur aber erhöht oder gar hoch, so muß mit allen Mitteln versucht werden, sie so rasch wie möglich wieder zu senken: Abreiben mit feuchtkalten Tüchern, Aufstellen eines Ventilators, kalte Umschläge und — sobald der Betreffende wieder bei Bewußtsein ist — eiskalte Getränke. Es ist selbstverständlich, daß wir bei schwereren Fällen sofort den Arzt verständigen.

Beim *Sonnenstich* handelt es sich um direkte Einwirkung der Sonnenbestrahlung auf das Gehirn beziehungsweise die Gehirnhaut. Sonnenstich kommt meist dadurch zustande, daß der oder die Betreffende in der Sonne eingeschlafen ist. Der Sonnenstich führt meist nicht unmittelbar zur Bewußtlosigkeit, sondern zuerst zu Kopfschmerzen, Benommenheit, gegebenenfalls auch Verwirrtheit. Die Erste Hilfe ist im wesentlichen gleich wie beim Hitzschlag, doch muß gerade beim Sonnenstich sofort der Arzt verständigt werden, da die Reizung der Gehirnhaut zu plötzlichen Zwischenfällen führen kann.

Verbrennung

Krankheitszeichen:

Erster Grad: Die Haut ist gerötet, etwas geschwollen. Keine Blasen, keine nennenswerte Schädigung.

Zweiter Grad: Durch Abgabe einer Flüssigkeit aus dem Gewebe bilden sich Blasen zwischen der Oberhaut und der Lederhaut. Tiefere Hautschichten werden nicht ergriffen.

Dritter Grad: Durch die Hitzeeinwirkung wurde das gesamte Gewebe zerstört, gegebenenfalls verkohlt (auch als vierter Grad bezeichnet). In der Umgebung Verbrennungen zweiten und ersten Grades.

Erste Hilfe:

Fett oder Öl darf nur für Verbrennungen ersten Grades verwendet werden, während Verbrennungen zweiten, dritten und vierten Grades trocken verbunden werden müssen. Alles Weitere besorgt der Arzt.

Bei Verbrennungen muß man vor allem darauf achten, daß es durch die Zersetzungsprodukte auch zu einem Schock kommen kann und daß der Verunglückte bewußtlos wird. — Für leichtere Verbrennungen haben wir in der Apotheke das Brandliniment vorrätig, welches Leinöl enthält.

Krankheitszeichen:

Die Einzelerscheinungen bei Vergiftungen durch Kräuter und Pflanzen oder deren Früchte sind bei den einzelnen Heilpflanzen beziehungsweise Giftpflanzen genannt. Es kommt bei allen Stoffen, die die Schleimhaut schädigen, zu starkem Speichelfluß, Brennen in Mund und Rachen, gegebenenfalls auch noch in der Speiseröhre, manchmal zu Erbrechen (Selbstschutz des Körpers!) und in schweren Fällen anschließend zu Bewußtlosigkeit. Der Bewußtlosigkeit können Krämpfe, Wahnvorstellungen, Tobsuchtsanfälle und ähnliches vorausgehen. Wir dürfen daher einen Vergifteten niemals allein lassen! Außerdem ist es überaus wichtig, alles aufzubewahren, was mit der Vergiftung im Zusammenhang stehen könnte, also den Inhalt herumstehender Gefäße, herumliegende Beeren, Arzneimittelschachteln oder Arzneireste, selbstverständlich muß auch das Erbrochene aufbewahrt werden. Auch Harn und Stuhl dürfen nicht vernichtet werden.

Erste Hilfe:

Wenn es irgendwie möglich ist, muß als erstes der Magen entleert werden. Bei Verunglückten, die noch nicht bewußtlos sind, gelingt dies meist durch Reizen der hinteren Rachenwand mit einer Hühnerfeder, einem Pinsel oder dem Finger. Manche Menschen brechen auch, wenn man ihnen warmes Wasser zu trinken gibt. Der eine oder andere kann auch auf Auftrag brechen. Falls vorhanden, kann man eine Kupfersulfatlösung, 1 Gramm Kupfersulfat auf 100 Gramm Wasser, verabreichen. Man gibt alle 10 Minuten einen Eßlöffel bei Erwachsenen und einen Teelöffel voll bei Kindern, bis es zum Erbrechen kommt.

Zur Magenspülung bereitet man reichlich lauwarmes Wasser vor und entweder Kaliumpermanganat, das wir in der Hausapotheke vorrätig halten, oder Tierkohle, die ebenfalls dort zu finden sein soll. Da der rasch herbeigeholte Arzt möglicherweise keinen Magenschlauch bei sich hat, muß notfalls ein anderer Gummischlauch verwendet werden.

Bei vielen Giften, zum Beispiel beim Blauen Eisenhut und anderen alkaloidhältigen Pflanzen, sind gerbstoffhältige Zubereitungen, wie etwa ein starker Russischer Tee, angezeigt. Trotzdem wird der Arzt mit übermangansaurem Kali und ähnlichen Substanzen nachspülen.

Nachdem unsere erste Sorge der Entleerung des Magens gegolten hat, um Giftreste aus dem Körper zu entfernen, gilt unsere zweite der Aufrechterhaltung des Kreislaufes und der Atmung. Ist der Patient bei Bewußtsein, verabreichen wir starken Mokka, ist er bewußtlos und die Atmung schlecht oder gar nicht vorhanden, so muß künstliche Atmung durchgeführt werden.

Um die örtlichen Reizwirkungen mancher Gifte zu mildern, kann man Schleimstoffe, Reisschleim, Haferschleim oder auch Milch verabreichen.

Über die Alkoholvergiftung siehe Alkoholrausch, Seite 447 f.

Laugen- und Säurevergiftungen können meist durch Betrachtung der Mundschleimhäute festgestellt werden. Bei Laugenvergiftungen gibt man verdünnte Weinsäure oder verdünnten Essig, Milch und Schleimabkochungen. Bei Säurevergiftungen darf *nicht* magengespült werden, wohl aber darf man dem Patienten, wenn er bei Bewußtsein ist, gebrannte Magnesia, in Wasser oder Milch aufgelöst, zu trinken geben. Alles andere veranlaßt der Arzt.

Über wichtige Maßnahmen bei Vergiftungen durch Arznei- oder Giftpflanzen siehe bei der betreffenden Pflanze.

Pilzvergiftungen

Die Pilzsammler, meist naturliebende Menschen, kommen bald nach dem ersten warmen Regen und gehen ihrer manchmal nicht ungefährlichen Leidenschaft nach. Je besser sich das Pilzjahr anläßt, um so häufiger liest man von Pilzvergiftungen, die nicht selten tödlichen Ausgang haben.

Bedenkt man, daß es bei uns an die 2000 Pilzarten gibt (die vielen kleinen mikroskopischen Arten gar nicht mitgerechnet), von den eßbaren aber bloß fünfzig Arten wirkliche Speisepilze sind, denen dreißig Giftpilzarten gegenüberstehen, so ist es eigentlich erstaunlich, daß nicht noch mehr Unheil passiert. Gute Augen genügen keineswegs, um verhängnisvolle Irrtümer zu vermeiden. Es gehört schon ein recht ansehnliches Wissen dazu, um bei Pilzen gut und böse unterscheiden zu können.

Wie steht es aber für gewöhnlich um dieses Wissen bei unseren Pilzsammlern?

Da gibt es die bereits eingangs erwähnten Pilzsammler aus Leidenschaft. Das Sammeln wurde bei ihnen zu einem richtigen Hobby. Sie wandern stundenlang suchend durch die Wälder und bekommen Herzklopfen, wenn sie unerwartet einem Prachtexemplar von Herrenpilz gegenüberstehen. Sie gefährden für gewöhnlich weder sich noch ihre Mitmenschen. Da sie sich für diese von manchen Märchen und mancher Sage umwobenen Pflanzen interessieren, haben sie einschlägige Bildwerke genau studiert und kennen die für den Laien manchmal kaum sichtbaren Unterschiede zwischen genießbaren und giftigen Pilzarten. Anders ist es mit den Pilzsammlern, die in den Wald ziehen, um sich einen billigen Mittags- oder Abendtisch zu verschaffen. Großmutter, Mutter und Kinder ziehen aus und stopfen in Körbe und Rucksäcke, was ihnen gerade in den Weg kommt. Der Fliegenpilz, den jedes Kind als giftig kennt, wird dabei kaum in der Ausbeute zu finden sein, im übrigen aber verlassen sie sich auf ihr Glück und auf Regeln, die von altersher überkommen sind und die schon viel Unheil angerichtet haben.

Wir wollen einige dieser „unfehlbaren" Methoden, um giftige von ungiftigen Pilzen zu unterscheiden, einmal genauer ansehen. Da heißt es etwa:

* Man lege einen Silberlöffel in die Pilzsauce und warte, ob er schwarz wird. Verändert er sich nicht, sind die Pilze eßbar.

* Findet man Schnecken auf einem Pilz, so ist er einwandfrei. Diese — übrigens falsche — Vorstellung kommt daher, daß man meint, Schnecken würden giftige Pilze meiden.

* Ein Pilz, der sich beim Anbrechen verfärbt, ist giftig.

* Durch Salz, Natron oder langes Kochen können selbst giftige Pilze „entgiftet" werden.

Alle diese Regeln entsprechen *nicht* den Tatsachen. Sie sind vielmehr phantasievolle Pilzmärchen, die lebensgefährlich werden können.

* Schwarzwerden eines Silberlöffels beweist keineswegs, daß ein giftiger Pilz in der Speise ist, genau so wenig, wie das Unverändertbleiben des Silberlöffels dafür spricht, daß giftige Pilze nicht vorhanden sind.

* Schnecken leben auch auf giftigen Pilzen, das Gift der Pilze wirkt sich keineswegs auf alle Lebewesen aus, wie ja überhaupt Gifte meist einen sehr beschränkten Wirkungskreis in der Natur haben.

* Nicht jeder Pilz, der sich beim Anbrechen verfärbt, ist giftig. So ist zum Beispiel der in unseren Birkenwäldern häufig vorkommende Rothautröhrling ein ausgezeichneter Speisepilz, der sich beim Anbrechen dunkelviolett verfärbt.

* Es gibt kein Verfahren, um Pilze zu entgiften.

Wie schützt man sich vor Pilzvergiftungen?

Vorerst ist es einmal wichtig, die Gefahr überhaupt zu erkennen! Dann müssen wir in der Pilzauswahl überaus sorgfältig sein. Pilze, von denen wir nicht genau wissen, daß sie genießbar sind, werden von Haus aus gar nicht in Betracht gezogen. Wer nicht über genaue Pilzkenntnisse verfügt, soll sich an jene harmlosen und guten Speisepilze halten, die keine gefährlichen Doppelgänger haben.

Unser Todfeind unter den Pilzen ist der *Knollenblätterpilz.* Am besten machen wir um ihn einen weiten Bogen. Ebenso giftig wie der Knollenblätterpilz ist der fleischrötliche Schirmling.

Der Knollenblätterpilz ist wohlschmeckend und hat keinen auffallenden Geruch! Er enthält zwei Gifte, das schwächere Phalloidin und das wesentlich stärkere Amanytin, das durch Herabsetzung des Blutzuckers zu tödlichen Krämpfen führt.

Erste Hilfe:

Da die Erscheinungen einer Knollenblätterpilzvergiftung erst sehr spät auftreten, gibt es als Erste Hilfe nur die sofortige Verständigung des Arztes. Kann der Arzt nicht in kürzester Zeit zur Stelle sein, muß der Patient augenblicklich ins Krankenhaus gebracht werden. Die Behandlung besteht im wesentlichen darin, daß das starke Absinken des Traubenzuckers durch Traubenzuckerinjektionen ausgeglichen wird. Gelingt dies durch einige Tage, so kann der Patient gerettet werden.

Der Fliegenpilz hat seinen Namen von einem Gift, das im frischen Pilz enthalten ist und Fliegen in verhältnismäßig kurzer Zeit tötet.

Im Gegensatz zur Vergiftung mit dem Knollenblätterpilz treten die Vergiftungserscheinungen beim Fliegenpilz viel rascher auf. Hilfe kann daher auch leichter gebracht werden. Neben der selbstverständlich sofortigen Verständigung des Arztes gibt man dem Patienten ein Brech- und ein Abführmittel. Wer eine Magenspülung durchführen kann, möge sie sofort machen.

Manche meist scharf schmeckende Pilze, wie der Speiteufel und der Giftreizker, enthalten Stoffe, die die Magen- und Darmwand reizen und dadurch Erbrechen und Durchfall erzeugen. Sie sind an sich harmloser und höchstens für Kinder lebensgefährlich.

Besteht der Verdacht einer Pilzvergiftung, gibt man dem Patienten unter allen Umständen ein Brechmittel, versucht, Durchfall zu erzeugen (Abführmittel, Einlauf) und kann neben Tierkohle als Desinfektionsmittel auch Bohnenkaffee als herzstärkendes Mittel verabreichen. Arzt verständigen, wenn nötig, den Patienten ins Krankenhaus bringen.

Pilzgerichte sind sehr empfindlich und verderben, da Pilze hauptsächlich aus Eiwißstoffen bestehen, sehr rasch. Die Zerfallsprodukte sind giftig und können schwere Krankheitserscheinungen verursachen. Vergiftungen mit verdorbenen Pilzgerichten sind allerdings meist nicht so gefährlich wie etwa eine echte Wurstvergiftung.

Und nun noch eine Warnung: Wer sich mit Pilzen nicht genau auskennt und die einzelnen Sorten nicht zu unterscheiden weiß, erfreue sich lieber des schönen Anblicks der Pilze in der Natur und decke seinen Bedarf für die heimischen Kochtöpfe besser auf dem Markt, wo geschulte Kontrollorgane darüber wachen, daß nur wirklich genießbare Pilze in den Handel kommen.

Stichwörterverzeichnis

A

493

Unter anderem wurden folgende Bücher benützt:

Das Deutsche Arzneibuch, 6. Auflage (DAB 6)

Bäßler F. A., Dr., Heilpflanzen

Brauchle A., Prof. Dr. med. habil., Handbuch der Naturheilkunde

Buchinger O. H. F., Dr., Heilfastenkur

Esser P., Dr., Die Giftpflanzen Deutschlands

Gessner O., Prof. Dr., Die Gift- und Arzneipflanzen von Mitteleuropa

Guttmann, Medizinische Terminologie

Haferkamp H., Dr., Biologisch-medizinisches Taschenbuch

Kachler, Pflanzenwörterbuch

Kneipp, Pflanzenatlas

Kneipp, So sollt ihr leben!

Kroeber L., Apothekendirektor a. D., Das neuzeitliche Kräuterbuch

Die Kunst sich gesund zu erhalten *(Regimen Sanitatis Salernitanum)*

Møller K. O., Prof. Dr., Pharmakologie

Pollak K., Dr., Der neue Hausarzt

Rudolph W., Dr., Nahrung und Rohstoffe aus dem Meer

Schenk G., Das Buch der Gifte

Schlegel M., Dr., Meerwasser als Heilmittel

Schubert G. H., Naturgeschichte des Pflanzenreiches

Schultz J. H., Prof. Dr., Das autogene Training

Schulz H., Prof. Dr., Deutsche Arzneipflanzen

Siegmund F., Kräuterkunde

Wallnöfer H., Dr., Deine Gesundheit

Wallnöfer H., Dr., und Scheibenpflug H., 1×1 der Gesundheit

Wallnöfer H., Dr., und Rottaucher A. v., Der goldene Schatz der chinesischen Medizin

Abbildungsverzeichnis

502

———

Verzeichnis der Tafeln